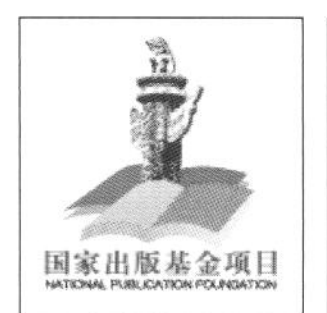

“十二五”国家重点图书出版规划项目
国家新闻出版改革发展项目
国家出版基金项目
澳门科学技术发展基金项目

CHROMATOGRAPHIC FINGERPRINTS FOR THE DETAILED ILLUSTRATION OF THE QUALITY OF HERBAL MEDICINES

中药色谱指纹图谱精细分析图集

主审： 赵守训　　**编著：** 谢培山　颜玉贞

海峡出版发行集团 | 福建科学技术出版社
THE STRAITS PUBLISHING & DISTRIBUTING GROUP | FUJIAN SCIENCE & TECHNOLOGY PUBLISHING HOUSE

图书在版编目（CIP）数据

中药色谱指纹图谱精细分析图集 / 谢培山，颜玉贞编著．—福州：福建科学技术出版社，2015.11
ISBN 978-7-5335-4654-0

Ⅰ．①中…　Ⅱ．①谢…②颜…　Ⅲ．①中药化学成分－色谱法－分析－图集　Ⅳ．① R284.1-64

中国版本图书馆 CIP 数据核字（2014）第 243037 号

书　　名	中药色谱指纹图谱精细分析图集
编　　著	谢培山　颜玉贞
出版发行	海峡出版发行集团 福建科学技术出版社
社　　址	福州市东水路 76 号（邮编 350001）
网　　址	www.fjstp.com
经　　销	福建新华发行（集团）有限责任公司
印　　刷	中华商务联合印刷（广东）有限公司
开　　本	889 毫米 ×1194 毫米　1/16
印　　张	28
图　　文	448 码
版　　次	2015 年 11 月第 1 版
印　　次	2015 年 11 月第 1 次印刷
书　　号	ISBN 978-7-5335-4654-0
定　　价	498.00 元

主编介绍

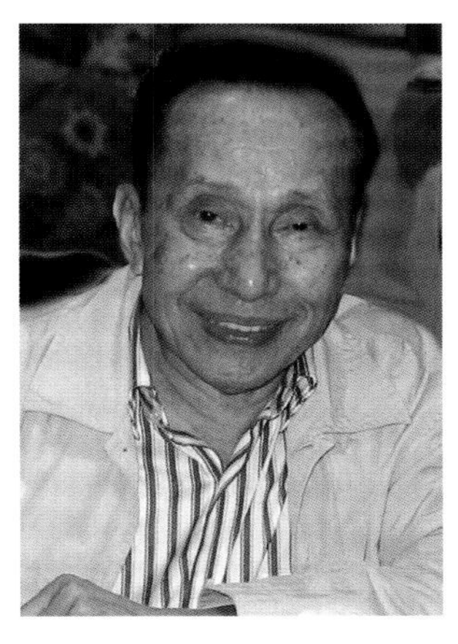

谢培山

生于1934年，山东济南人。1955年毕业于华东药学院（现中国药科大学）。主任药师，国家药典委员会委员，曾先后任广州口岸药品检验所中药室主任，澳门科技大学澳门药物与健康研究所高级研究员、博士生导师；曾先后兼任广州中医药大学客座教授、《分析测试学报》副主编、上海中医药大学上海中药标准化中心专家委员会委员、珠海市药学会专家委员会名誉主任委员、美国草药典技术顾问委员。从事中药及进口天然药物检验、质量分析方法研究及质量标准制订工作50余载，主要专长为植物药化学分析、色谱分析在中药分析的应用研究、中药色谱指纹图谱研究、中药标准提取物的研究，为我国中药色谱指纹图谱研究的先行者，是中药质量控制领域公认的资深专家和学术权威。发表论文100多篇，主编《中国药典中药材薄层色谱彩色图集》《中药色谱指纹图谱》《中药材质量专论》等著作。享受国务院特殊津贴。2001年获中国药学会发展基金授予的“中国药学会发展奖——地奥药学科学技术奖（中药类）”二等奖。2010年获国家药典委员会颁发的“中国药典发展卓越成就奖”。

编委会名单

主审　赵守训

编著　谢培山　颜玉贞

本书品种实验贡献者

颜玉贞（实验、编辑、药材外形的摄影）
孙帅（实验并协助编著）
王祥红
田润涛（提供指纹图谱专业软件）
赵宇
余琼希
刘和平
李合
陈美娟
郭隆钢
杜若骝（提供薄层图像数字扫描软件）
董乃平（协助编著）

项目资助

澳门科学技术发展基金项目（042/2005/A）：中药质量评价 C+C+D* 可持续体系 –(色谱指纹图谱 – 计算机质量评价及图像 / 数据库）及可外延技术平台示范研究

项目申请单位

澳门科技大学中药质量研究国家重点实验室、澳门药物与健康研究所

协助单位

广东省珠海科曼中药研究有限公司

致谢

香港力扬科技有限公司
广东优力生物科技发展有限公司

---

*C+C+D 为 Chromatographic fingerprinting + Computer aided evaluation + Databank of QC information 的简称。

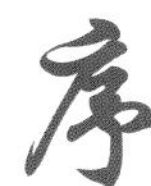

数千年来，中药乃是中华民族医疗保健的瑰宝，但中药材品种繁多，产地不一，质量良莠不齐，因而保证中药的品质是一项非常重要的任务。

本书主编谢培山于1952~1955年在我校生药学专业学习，毕业后从事中药质量分析和质量控制事业已60余载。20世纪50年代初，他首次在广藿香叶的栅栏组织及茎的韧皮部中发现双子叶植物中罕见的分泌细胞“间隙腺毛”；在石牌藿香的挥发油中首次经醋酸铜反应直接生成广藿香酮络合物，从而得到有明显的抗真菌作用的广藿香酮（pogostone）单体；对阐明广藿香何以广州石牌者为佳（海南及湛江广藿香不含或仅微量）具有创新性，以及其后的多项中药质量分析的科研成果，多次获省、部、国家级科技进步奖。在广州口岸进口药材及天然药物检验中也做出了令人瞩目的成绩。在兼任国家药典委员会委员期间，根据实践经验建议《中国药典》（1990年版）首次收载中药对照药材作为中药薄层色谱鉴别的参照标准物质，解决了长期以来无化学对照品无法鉴别、有对照品专属性不强的问题。在国家药典委员会的主持下，推动了全国药品检验系统薄层色谱鉴别的标准操作的规范化。1993年主编了《中华人民共和国药典中药薄层色谱彩色图集》（广东科技出版社）。2001年在当时国家药品监督管理局及国家中医药管理局的主持下，积极推动了中药色谱指纹图谱分析纳入国家药品标准的启动和研究。2005年主编出版了《中药色谱指纹图谱》（人民卫生出版社）。在国内外发表多篇质量较高的中药质量分析的论文，对中药质量的分析研究及实际应用做出了应有的贡献。此后，在澳门科技大学药物与健康研究所工作期间完成了澳门科学技术发展基金资助的科研项目“中药质量评价C+C+D*可持续及可外延技术信息平台示范研究”，其中有关常用中药的色谱指纹图谱部分，经精心编辑制作，以图谱集的形式出版新著《中药色谱指纹图谱精细分析图集》一书。

该书以图谱为主，文字为辅，图谱精细入微，均为其工作团队的通力协作完成；书中对各品种的图谱均加有关键的图注及标记，细解图谱涵义，力求读图谱可释义，再辅以言简意赅的文字；实验条件具有良好的可重现性和实用性，对每一品种均有小结，结合指纹图谱对研究的药材给予明确的质量分析意见，以概括其作用和意义。此书秉承编著者一贯的务实和细致的风格，对进一步推动色谱指纹图谱技术的发展具有示范作用，实乃佳作，乐以为序。

中国药科大学教授　赵守训

2013年7月20日

*C+C+D为Chromatographic fingerprinting + Computer aided evaluation + Databank of QC information的简称。

目 录

导论

各论

近缘品种比较

附录

索引

导论

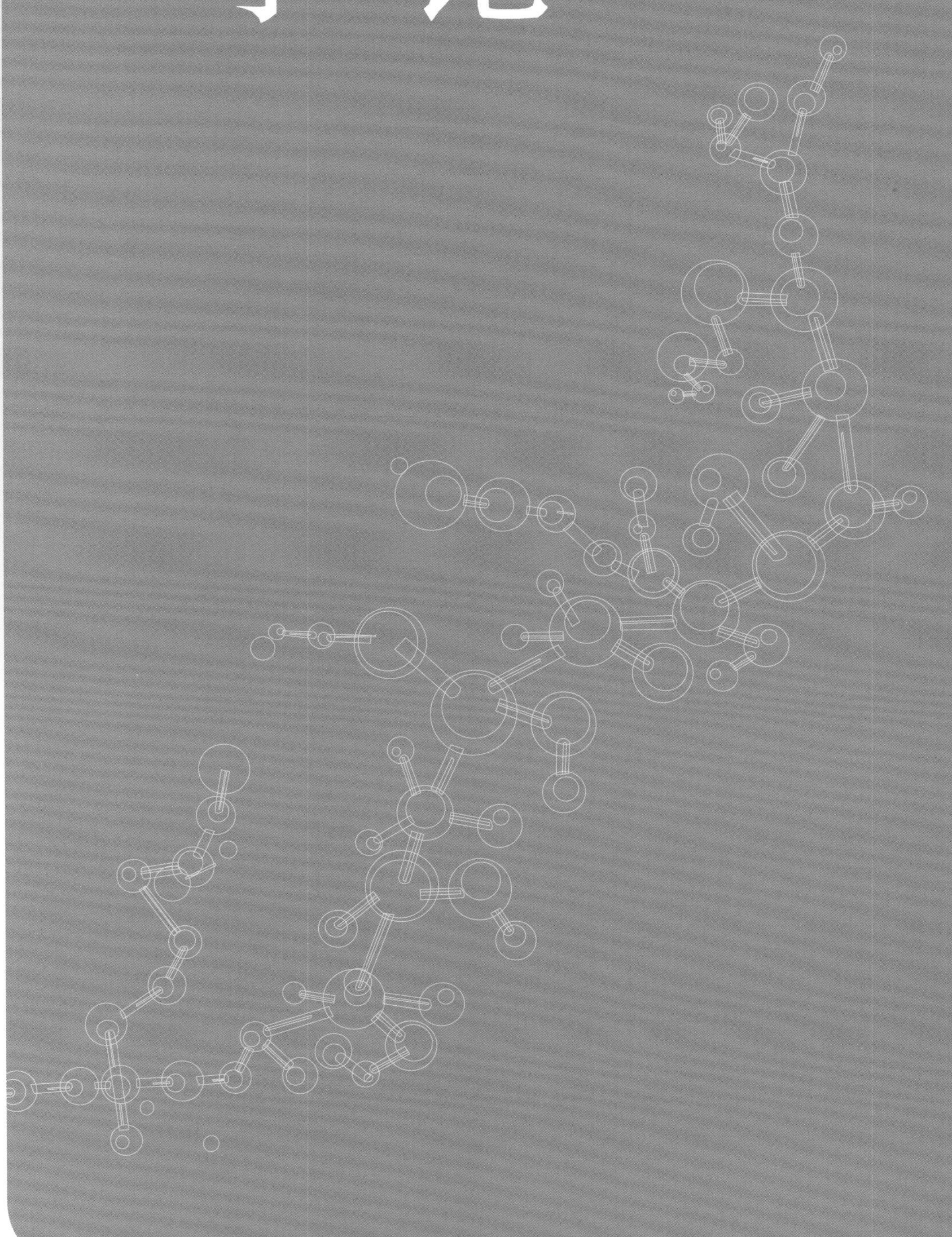

一、中药色谱指纹图谱分析是对传统中药质量控制模式的转变

早在 20 世纪 70 年代，色谱指纹图谱就作为一种思路和手段应用于中药的鉴别，日本和中国的一部分学者尝试用紫外光谱、红外光谱、薄层图像经扫描得到的轮廓图、气相色谱得到的指纹图谱的方式，进行中药复方成药及日本的汉方药的鉴别研究（高效液相色谱当时还没有普及）。当时萌发这一思路，主要是因为对中药复方制剂没有有效的检测方法，靠单一的化学对照品难以满足要求。这是意图突破传统用一两种化学对照品作为标准的框架，探索新的思路和方法。只是受当时客观条件和法定质量标准固有模式的限制，仅止步于探索，并未进入法定质量标准的轨道。这种发轫于尝试用光谱或色谱的“全谱特征”进行鉴别的思路，已经有了指纹图谱鉴别模式的雏形；到 1990 年《中国药典（一部）》中药薄层色谱鉴别引进了“对照药材”，以完整的薄层色谱图像作为药材鉴别的依据而正式纳入国家药品标准。当时这种带有“指纹图谱”的概念而应用于国家药品标准的新尝试曾引起强烈的质疑，认为对照药材是天然产物，所含的化学成分不同批次的样品不可能一成不变，怎能作为鉴别的依据？但是多年的实践证明，《中国药典》（1990 年版）中药薄层色谱鉴别增加“对照药材”的模式在相当程度上解决了没有对照品无法鉴别、有对照品难以准确鉴别的难题。《中国药典》（1990 年版）的中药【鉴别】项下正式收载了对照药材作为参照物质。至今，在新药研制开发和新药申报中仍得到广泛的应用。而真正将“指纹图谱”的概念和模式引进到中药鉴别则是 21 世纪初。2001 年，在广州举行的由当时的国家药品监督管理局和国家中医药管理局共同主持的“国际中药（草药）色谱指纹图谱研讨会”起了卓有成效的引导和推动作用，国家药品监督管理局从行政管理的角度，正式要求已注册的中药注射剂必须进行指纹图谱研究，并纳入质量检验标准；2002 年上海研讨会就指纹图谱的技术要求进行了技术动员；随后中药企业、监督检验、科研教学等有关单位大面积地在全国范围内迅速开展指纹图谱研究，“中药指纹图谱”开始引起中医药界的极大关注。可以说，中药指纹图谱应用于中药制剂（首先是注射剂）是在当时行政管理当局和有关领导的强力推动下启动的中药质量控制和评价的创新行动。在国家药典委员会主持和安排下，经过国内各有关大专院校、科研机构与生产企业合作，对已注册的 74 种中成药注射剂指纹图谱进行了 3 年左右的系统研究，并以其通过了技术鉴定为标志，《中国药典》也开始收载一些品种的色谱指纹图谱的标准内容。全国范围对中药指纹图谱的应用研究取得了前所未有的发展，至今仍然是许多中药质量研究部门的选题目标，在应用方面的研究持续有发展。

二、中药色谱指纹图谱的特点及评价质量的作用

中药的质量控制主要有两种取向。一种是参照化学合成药物的质量控制模式，即以已知的某一单一活性成分或有效成分为控制质量的指标，给予定性和定量的分析，借以判断药品是否“合格”。这种模式已经沿用了半个多世纪，其间分析手段不断地更新，测定指标亦有新旧更迭。对于化学药品以及由药用植物提取的单一化合物药品，这种线性的质量控制模式是有效的手段，它们具有确定性（certainty）的特征，检测其含量和纯度与其效价和安全均成正相关。但是中药的作用既不是单一成分起作用，也不是多种成分的简单相加，尤其是复方制剂更是如此。因为中医理论强调辨证论治，复方为主，处方随证加减，强调因人、因时、因地而异，一般是多种成分整体发挥协调作用，具有明显的非线性（non-linearity）和模糊性（fuzziness）特点。因此采用化学药品质量控制的模式解决中药质量控制问题越来越显露出它的不足，因为用线性分析的思维和手段很难解决非线性性质的问题，用还原论的思路不可能将天然产物的所有细节都能分解清楚，即使能够分解，也无法综合它的原貌。所以需要用综合的、宏观的、非线性的分析观念来适应（图 0-1)。在现阶段，指纹图谱就是适应这一特点的另一种可行的质量控制模式，它从色谱（或波谱）的指纹图谱的整体特征来综合地鉴别真伪，加上一定的量化参数，还可以大致整体地从量化的角度评价中药产品质量的稳定性和一致性，据此判断原料、半成品、成品的质量相关性、一致性和稳定性。应用到原料药材的筛选、生产工艺的优化、成品质量的稳定性考察、市场商品的质量监控，色谱指纹图谱所表达的质量信息远比测试单一成分要丰富得多(图 0-2， 图 0-3)。

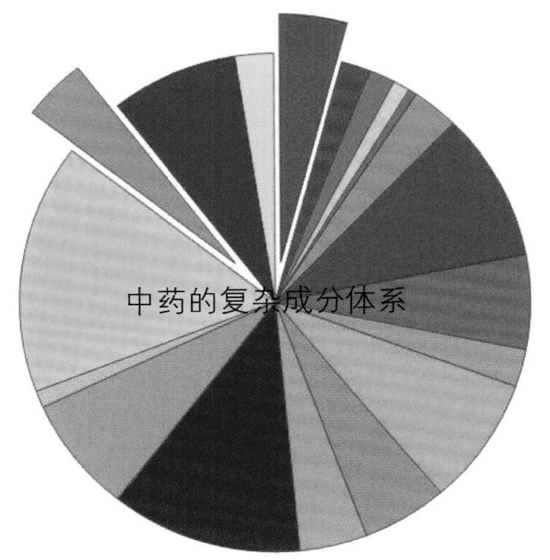

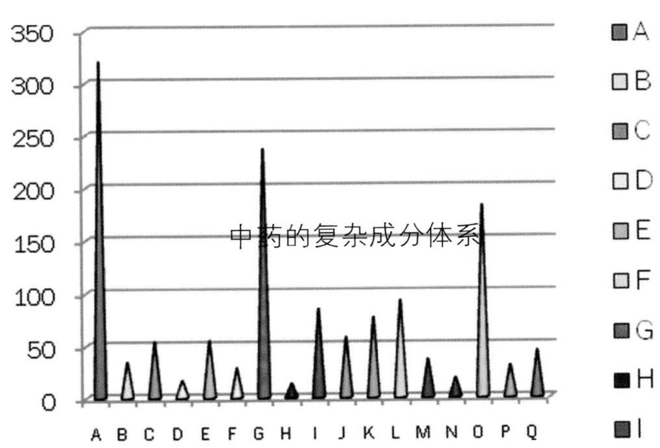

图 0-1　两种不同的中药质量分析模式的图解

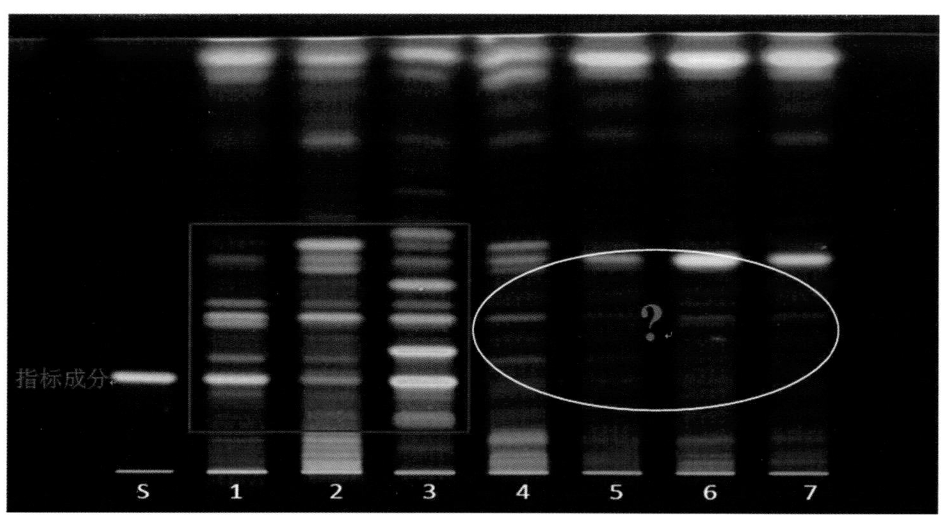

图 0–2　三种黄芪药材的 HPTLC 图像的比较

S：astragaloside IV

1：蒙古黄芪　2：膜荚黄芪　3：多花黄芪　4~7：黄芪商品饮片

注：图谱显示三种黄芪的指纹图谱同中有异；黄芪饮片商品色谱中部的活性成分明显减弱(系硫熏干燥所致)。

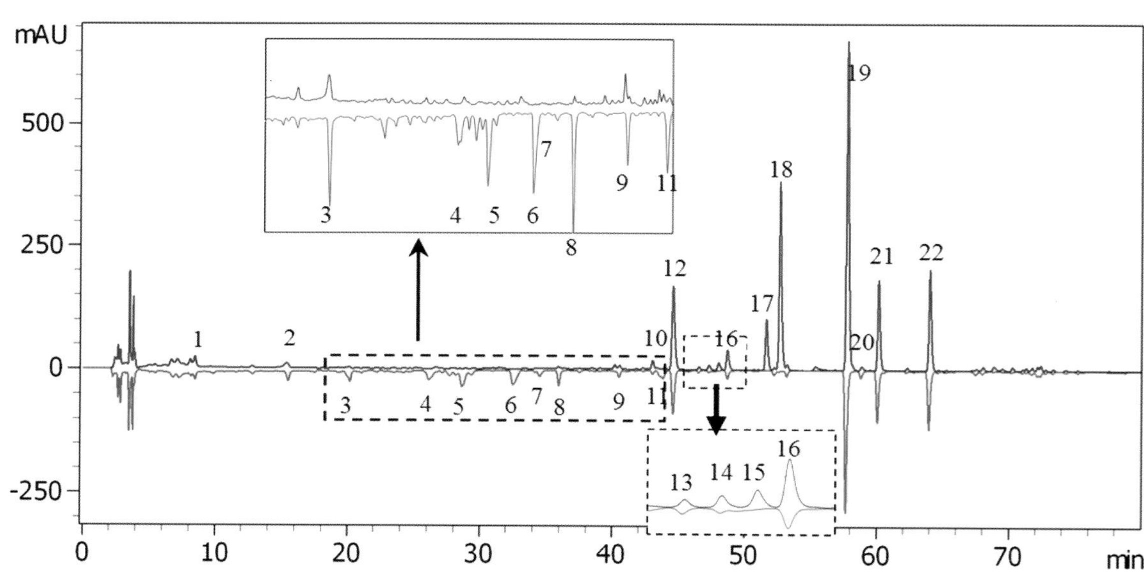

图 0–3　自然干燥白芷与硫熏干燥白芷样品的 HPLC 色谱指纹图谱的比较

1: adenosine　6: xanthotoxol　10: xanthotoxin　12: oxypeucedanin hydrate　14: isopimpinellin　16: bergapten

18: oxypeucedanin　19: imperatorin　21: cnidilin　22: isoimperatorin

注：HPLC 指纹图谱显示与正常的药材白芷比较，硫熏干燥的白芷主要香豆素成分欧前胡素（imperatorin）显著下降，氧化前胡素（oxypeucedanin）几乎检不出，而在色谱的 Rt 20~45min 段增多了一组成分，乃系硫熏后的降解产物。

从深层意义来看，指纹图谱所反映的是中药可测成分的整体质量信息，体现了中药作用的整体性（intactness）和模糊性 (fussiness) 特点。中药的化学指纹图谱（色谱或波谱）施行的基础是中药的安全有效性已经经过了数百年以上的中医临床实践验证。这是利用现代色谱指纹图谱表达其活性成分（植物的次生代谢产物）组成的依据。植物的次生代谢产物，具有遗传特性，因此不同物种的指纹图谱各不相同而形成物种的专属性。每个物种不同个体之间的指纹图谱结构应该是相同的，但从量的角度，不同个体样品之间不可能一成不变，所以一般是用相似度表达，可以更有效地评估优劣、饮片加工炮制的比较，乃至可以监控中成药生产过程（图 0–2 ~ 图 0–6）。实际上，质量控制模式的转变是对中药质量评价思维方式的质的转变，是从还原论（reductionism）的思维向整体论 (holism) 的思维转变。因此，色谱指纹图谱不是单纯的技术，而是一种与传统的质量控制本质上不同的模式。直至目前，有些分析工作者习惯于用线性的思维定势看待和处理中药的指纹图谱分析，往往圆凿方枘，难以合榫。当遇到难以解决的问题时浅尝辄止，又走回惯性的思路，弃“指纹图谱”改为挑选几个主要的色谱峰，改称“特征图谱” 以绕开指纹图谱就是一个例证。殊不知如此一改， “整体性”与“模糊性”的概念荡然无存，与原来色谱指纹图谱的原意差之毫厘，谬以千里了。

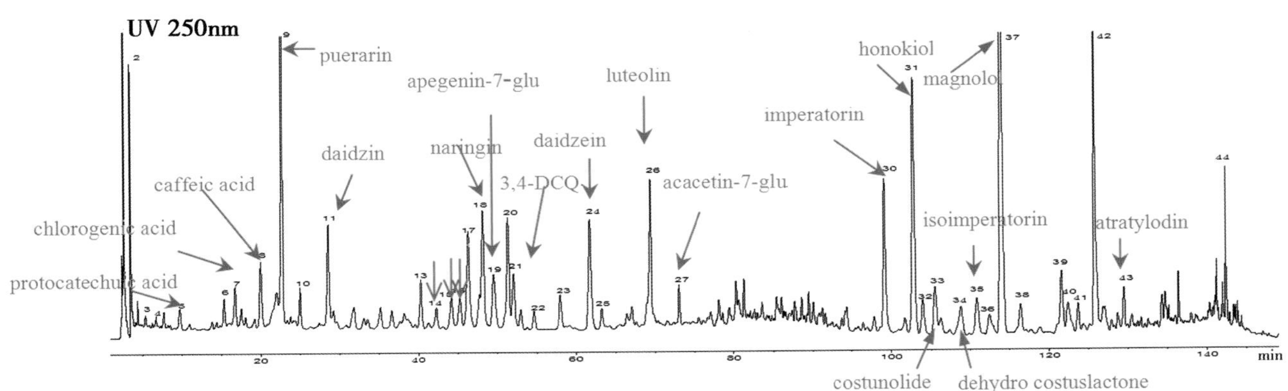

图 0–4　一个实验室模拟的“保济丸”样品的 HPLC 色谱指纹图谱（检测波长为 250nm）

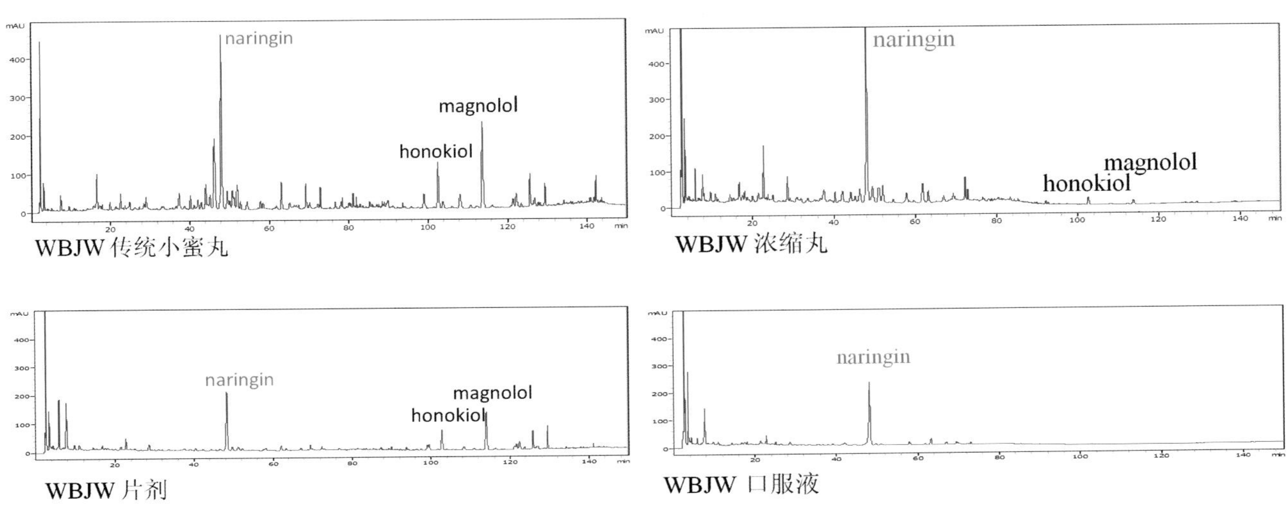

图 0–5　由保济丸衍生的不同剂型与原剂型的 HPLC 色谱指纹图谱的比较

注：HPLC 色谱指纹图谱显示，与传统剂型比较，浓缩丸、片剂及口服液产品均有不同程度的活性成分损失，口服液损失尤为明显，仅有柚皮苷尚可检出，其余成分仅有痕量留存或已损失殆尽。

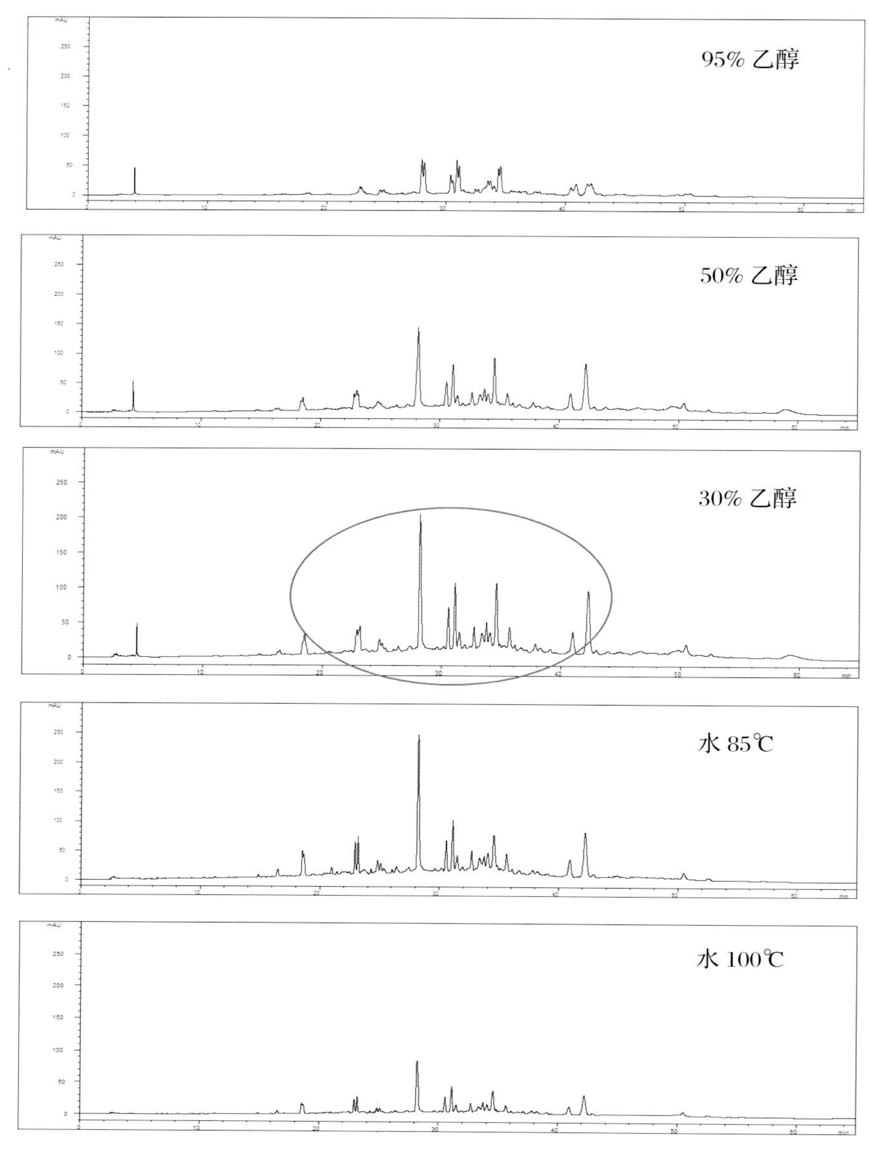

图 0–6　不同提取工艺对红花活性成分提取效率的高效液相色谱考察

注：红花分别用 95% 乙醇、50% 乙醇、30% 乙醇及水提取，色谱显示 30% 乙醇提取率最高，与用水 85℃提取的效果相当；高浓度乙醇及水在 100℃条件下提取率最低。

三、中药色谱指纹图谱的方法学、技术与发展

为了便于推广和使用，色谱指纹图谱的常用技术采用的是比较成熟且非常普及的高效液相色谱（HPLC）、薄层色谱（HPTLC）和气相色谱（GC）。各种色谱技术是互补的，而不是排他的，任何一种色谱技术都不可能“通吃”。本书多数品种均选用了薄层色谱及高效液相色谱指纹图谱的分析，展示了这种互补和参照的作用。

色谱指纹图谱的方法学实验研究，基本上可以遵循《中国药典》的通则及分析典籍的指引，但针对指纹图谱的要求，尚需注意几个较为关键的问题。

1. 指纹图谱作为某个品种的质量标准必须具备专属性（specificity）强、重现性（reproducibility）好、稳健性（robustness）好以及适用周期长的特点。随着分析技术的不断提高以及对药材活性成分了解的逐步深入，指纹图谱作为质量标准的一部分，亦需逐步提高。但无论如何，一个基础较为巩固的指纹图谱是持续发掘提高的基础。因此样品的收集和鉴定，色谱的方法学验证是一个严谨的、规范的试验研究过程，草率从事是大忌。

2. 化学计量学，如最常用的相似度分析、主成分分析、聚类分析等是指纹图谱研究和分析的重要辅助工具，尤其在大量样品同时分析的场合。但是应该明确，这些辅助手段必须结合分析工作者本身基于对研究对象的背景知识有较为充分的掌握的前提下的判断和决策，因为计算机只能给出客观计算的当然结果，而无法告诉你分析的样品所以然的背景。相似度高的样品未必都没有问题，例如指纹图谱各色谱峰的数目、峰与峰的比例形成的色谱面貌与“共有模式”或“典型色谱”高度相似，但是整体的“量”（如总积分面积）却很低，对相似度没有明显的影响；相反，如果一个样品的色谱中已知的最主要的活性成分明显高于共有模式，使相似度降低。这揭示了两种可能：一是在提取物中掺加了含量测定指定的单体成分以假冒合格产品，与共有模式或典型的色谱比较相似度降低；二是该药材或制剂所用的原药材中本身主要成分含量较高，造成与共有模式相比相似度偏低，判断时就需要分析者按照所掌握的实际情况给予合理的判断。主成分分析提出的是，对各样品中变异最大的成分加以区分，但并不知道这几个属于第一主成分或第二主成分的色谱峰对药材质量的判断的重要性如何。此外，如果分析的样品是小样本，是否非计算相似度不可也值得考虑。惯性思考总觉得不算一算相似度不放心，可是在少数几个样品间观察比较色谱的异同，直觉观察和经验判断对模糊性的“元素”的认知远比计算机要灵敏。化学计量学的介入和辅助是需要的，但应该目的性明确，用得其所，避免滥用和妄用。

3. 色谱指纹图谱的发展对多数中药而言可以分为三个阶段，即基本指纹图谱 (elementary fingerprint)、强化指纹图谱 (intensified fingerprint) 和高阶指纹图谱 (advanced fingerprint)。基本指纹图谱的主要功能是用于中药制剂的质量检测和生产过程的在线控制以及市场商品的检验，色谱的信息细节可能是较为粗糙的，多数色谱峰（或薄层色谱图像的斑点）是未知的，但指纹图谱的综合信息及量化信息（如色谱峰的积分面积）已经可以起到质量控制的作用（目前多数药材品种属于这一层次）；继而利用更高级的检测手段确认色谱中的更多成分的化学归属，更有针对性地考察药材的质量以及定量控制的指标以强化质量控制的作用；然后逐步与药理药效的研究结合，尝试阐明谱效关系的高阶指纹图谱，这是一个由产生到发展的长期过程，有较长的“生存期”。所以可持续性也是色谱指纹图谱研究的一个特点和优势。如野木瓜的指纹图谱初步研究的简单例子，分成三个阶段进行，即初级（elementary）、强化（intensify）和进阶 (advance) 逐步地研究（图 0–7）。

HPLC-DAD fingerprint of stem of *Stauntonia chinensis* DC.

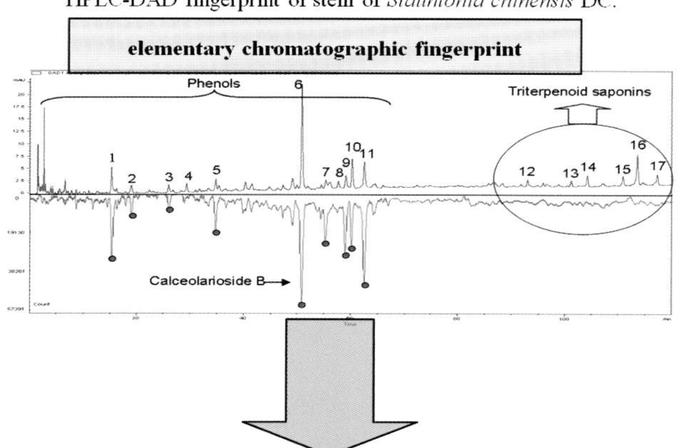

HPLC-MS^n tentatively elucidate the main compounds structures

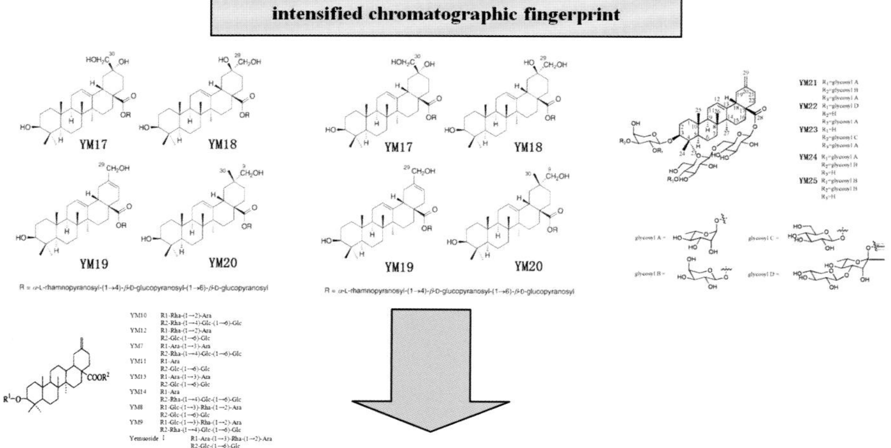

HPLC-online antioxidant analysis to bridge the relationship between chemical and bioactivity

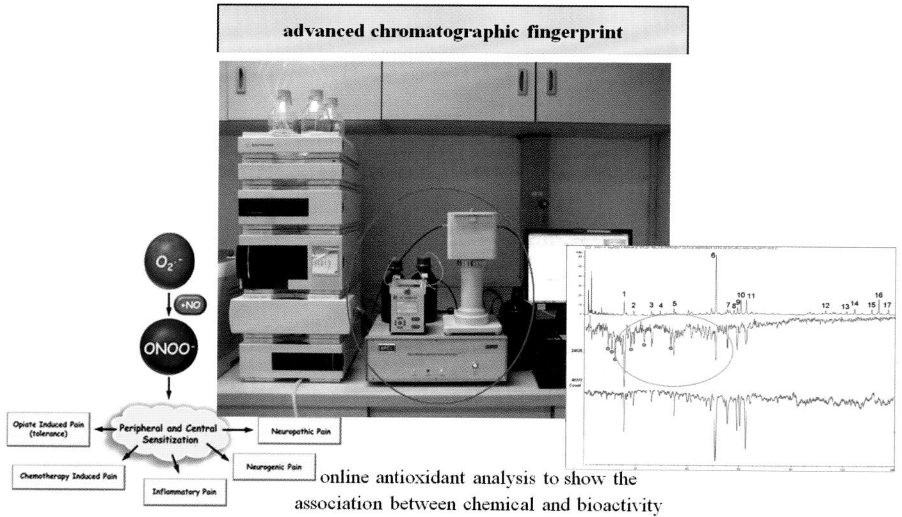

图 0–7　色谱指纹图谱可持续进展以逐步提高检测和评价质量的层次和水平简单举例[1-2]

[1] SUN Shuai, XU Shunjun, YAN Yuzhen,et al. Optimized high performance liquid chromatography tandem chemiluminescent detector applied to assess the antioxidative activity of Caulis Stauntoniae assisted by chemometrics [J]. Analytical meyhods, 2013, 5: 1837.

[2] SALVEMINI D, LITTLE J W, DOYLE T, et al. Roles of reactive oxygen and nitrogen species in pain [J]. Free Radical Biology & Medicine, 2011(51): 951-966.

四、色谱指纹图谱研究和实施中的几个实际问题的探讨

色谱指纹图谱存在的问题，最突出的是指纹图谱作为质量标准具体该如何实施。指纹图谱在不同实验室的重现性，将会因为实验室的具体设备条件和分析人员的结构与经验而各不相同。目前，产生良好的重现性的做法是提供色谱的共有模式图谱以及原始的色谱数据及实验条件，供检验单位参考实施。但这种做法极不方便，也是质量监督部门执行标准的瓶颈和产生搁浅的原因。然而这也是不得不解决的问题。不同的色谱柱或薄层板将使原订的指纹图谱产生诸如保留时间的漂移、色谱峰的分辨率有所改变以及色谱峰的变形；薄层色谱图像的 Rf 值漂移、分离度的改变、斑点颜色的深浅色泽的差别等。这些情况在含量测定项目中同样可以遇到，只是含量测定是针对某单一的色谱峰而言，问题简单很多，对于一个较为复杂的完整图谱，可能对鉴别造成一定的困难。

另一个问题是，如何解决同一个品种在不同的实验室所建立的指纹图谱，因其所采用的条件不同而完全不同，即一个品种可以提供不同的指纹图谱。其实即使同一个实验室改变了试验条件也会如此。一个液相色谱因所用流动相的梯度或溶剂组成不同，从大极性到小极性的洗脱过程，流出的洗脱曲线肯定有异；一个薄层色谱因展开剂不同，得到的图像可能有很大差别。因此在研究阶段，方法学验证的重要性是不言而喻的。复方成药涉及的药材较多，而可测的化学成分太复杂，一个单一的色谱可能难以满足鉴别的要求，针对不同成分类别，参照各单味药材的背景资料，研究制订 2 个以上的指纹图谱对尽可能保证全方位的质量评价是必要的。在指纹图谱中表达处方中全部药材的难度比较大，因为各种成分容易相互干扰、重叠、处方量太少以及有的药材尚没有指标成分可测（尤其是动物药）等，所以也要酌情扩展研究的范围，在“小心求证”的前提下，确定可行性、专属性、重现性、实用性较好的色谱条件，尽可能地将处方中的可测部分在指纹图谱中表达。这是一个比较精细的研究工作，不可浅尝辄止，应逐步提高检测水平。毋庸置疑，色谱指纹图谱不可能“包打天下”。对于某些至今尚未明确有效部位以及活性成分的药材，如怀山药、半夏、天南星等，有待基础研究的推进。为了在中药产业界及检验部门可以方便地实施色谱指纹图谱分析，检测的技术和设备也需要考虑通用性和分析成本，否则也只能是纸上谈兵。实施中药注射剂指纹图谱作为质量标准的初期，是采用将指纹图谱的实验条件及建立的指纹图谱共有模式的图谱作为质量标准的一部分，供各地药品检验部门执行，实践中陆续发生的各种问题，不及时跟进有效的配套措施，必然影响指纹图谱的实施。实际上一个必不可少的补救措施就是研究和提供待测品种的“提取物对照品”，用提取物对照品与待测样品现场同步进行测定，再参照质量标准提供的共有模式图谱，以解决不同实验室色谱差异的问题。当然，前提是不能与原来的共有模式图谱有无法辨认的差异。其次，利用计算机图形识别技术进行不同实验条件得到的图谱之间的趋同性识别，应该是可以期待的有效措施。复方制剂可以研究制订中成药的整体处方的指纹图谱，如“四物汤”“小柴胡汤”“六味地黄丸”等经典方剂的“标准提取物对照品”供指纹图谱检测用，也是可行的措施（图 0–8）。

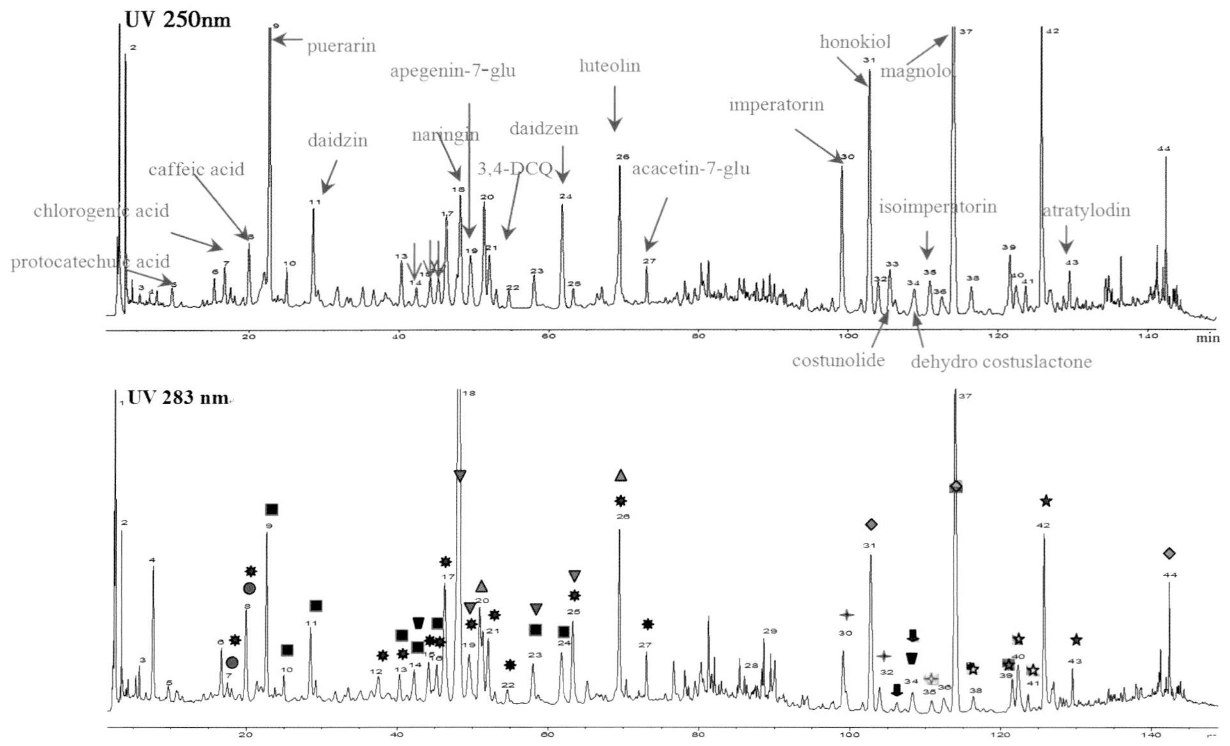

● 钩藤（UNCARIAE RAMULUS CUM UNCIS） ▼化橘红（CITRI GRANDIS EXOCARPIUM） ▲薄荷（MENTHAE HAPLOCALYCIS HERBA）
◆厚朴（MAGNOLIAE OFFICINALIS CORTEX） ✸广藿香（POGOSTEMONIS HERBA） ■葛根（PUERARIAE LOBATAE RADIX）
★苍术（ATRACTYLODIS RHIZOMA） ✚白芷（ANGELICAE DAHURICAE RADIX） ⬇木香（AUCKLANDIAE RADIX）
✸菊花（CHRYSANTHEMI FLOS）

图 0-8　中成药保济丸复方制剂指纹图谱的距离（检测波长为 UV 250nm 和 283nm）

注：从图谱中可见，处方中的 10 种药材的色谱对照确认了 22 种化合物。

五、本书编写的特点及几点说明

本书收载中药 35 种，编排体例与以往的相关书籍不同。本图集以图谱为主，文字为辅。图谱均经精心制作，力求达到看图谱和图解即可基本掌握该品种指纹图谱的特征和应注意的部分，文字仅作必要的说明和补充。迄今相关题材的出版物，均以文字为主，对图谱的描述、分析与诠释往往长篇大论，资深者嫌其累赘，初学者厌其繁琐，尤其在工作节奏非常紧张的今天，很难有时间和耐心仔细阅读冗长的文字描述。而且一幅较为复杂的图谱，文字描述显得非常乏力（薄层色谱得到的是一幅图像，就更难用文字描述清楚），反而读者在仔细阅读图谱本身及必要的说明时，更能体会到图谱中那些文字难以诠释的质量信息的细节和内涵。因为人的大脑对复杂图像的识别和领悟能力远较文字为灵敏，图谱识别有时只可意会难以言传，所谓“A picture tells thousands words”。此外，化学分析工作者通常对药材性状的关注较小，所以药材性状本身所表达的与质量有关的信息往往被忽略。本书将色谱的质量信息与药材性状的信息相结合，使指纹图谱获得的化学信息更贴近于分析对象的实际，有些化学分析的质量信息与药材表观性状识别可能有一定的关联，因此本书收载了药材的外形图片也是一个特点。

本书部分品种的薄层色谱图像测定的样品较多，制作本书图谱时常常将2~3个薄层板的色谱图像合并在一起，便于同时平行观察和比较，同时也显示薄层色谱只要规范操作，不同薄层板之间重复性是没有问题的（Rf值在一定范围内的漂移是不可避免的，液相色谱也有保留时间漂移的现象。只要用提取物对照品做参照，与待测样品同时进行操作，图谱平行比较，便是起到了矫正作用）。

中药材的汉语拼音习惯的写法是小写、无连字符、斜体，如*dongchongxiacao*（冬虫夏草）、*qiyeyizhihua*（七叶一枝花），本图集尝试改为首写字母大写（表示为专业名词）、音节之间加连字符（表示完整名词）、斜体（与正文其他字体区分），如*Dong-Chong-Xia-Cao*、*Qi-Ye-Yi-Zhi-Hua*，打破常规写法的目的是便于非汉语读者容易阅读，是否可行，还需读者给予评价。此外，专业名词，特别是化学成分的名词，中文多有不同的译名，易生混乱，故尽量保留了英文名称。

本书收载的一部分品种在王峥涛、谢培山主编的《中药材质量专论》（上海科学技术出版社，2013年）中也有收载。但本书中相关的品种是专为色谱指纹图谱部分编写的，在澳门科技大学澳门药物与健康研究所对所有重复的品种重新进行了较为深入的实验，内容做了重大的修订和更改，样品也扩大了数量，图谱及体例均有不同，有关内容可相互参阅比较。

各论

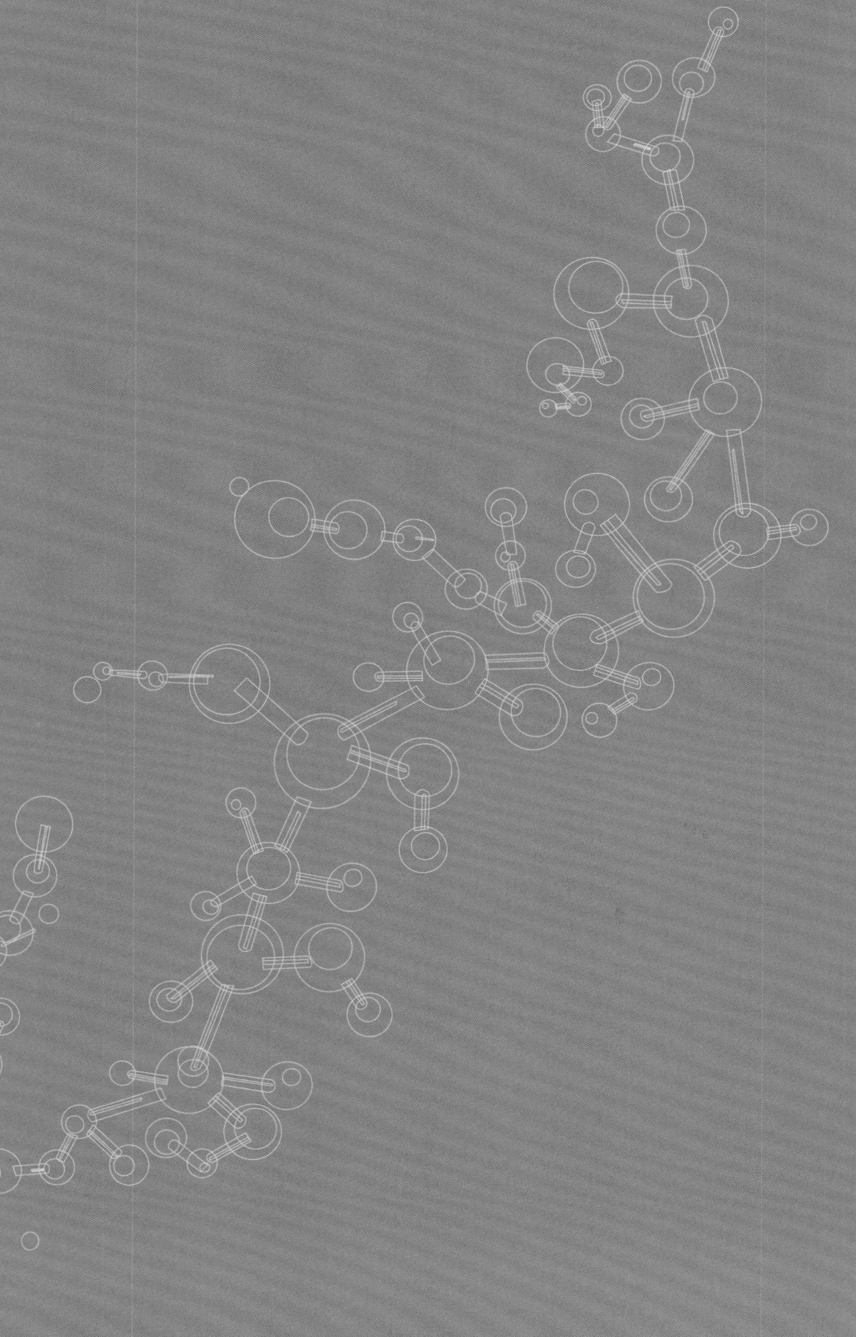

白芍（*Bai-Shao*）

PAEONIAE RADIX ALBA

英 White Peony Root

1 基　　原

为毛茛科(Ranunculaceae)栽培植物芍药*Paeonia lactiflora* Pall. 的根，除去侧根及须根、刮去栓皮、切除两端，沸水中略煮，取出，晒干。

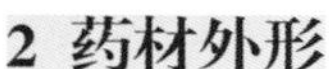

2 药材外形

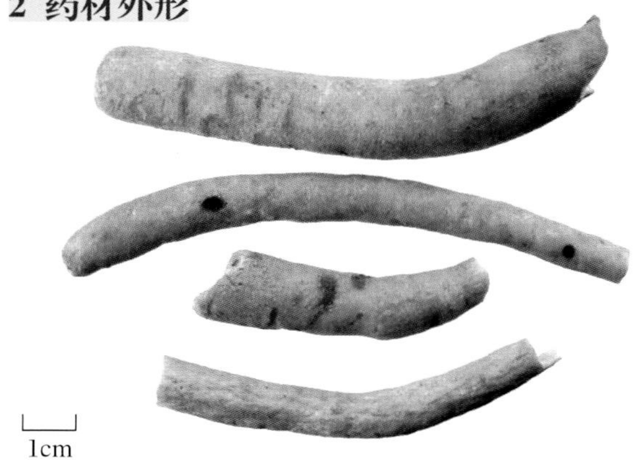

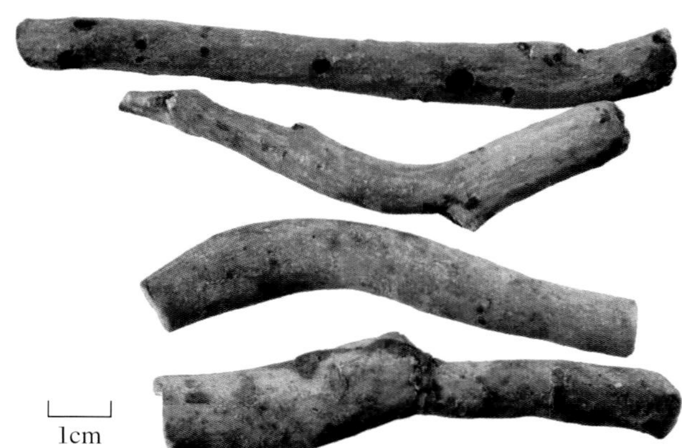

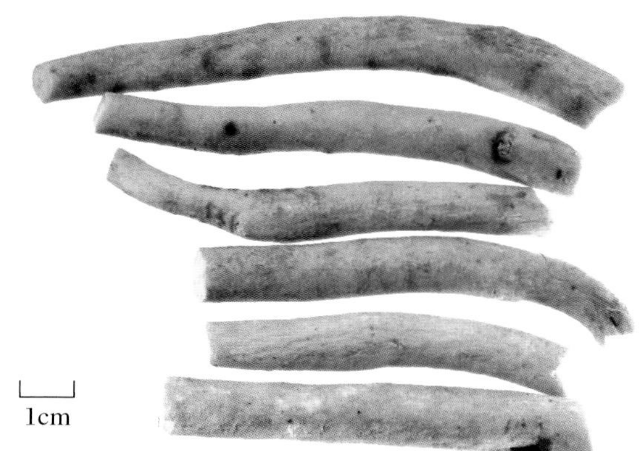

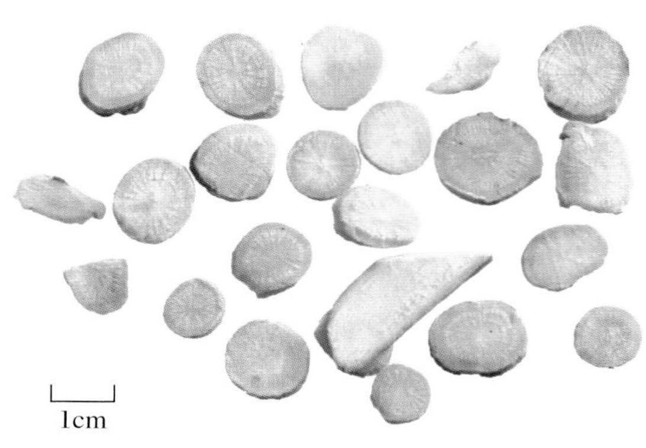

图 1-1　白芍药材及饮片

[化学成分]

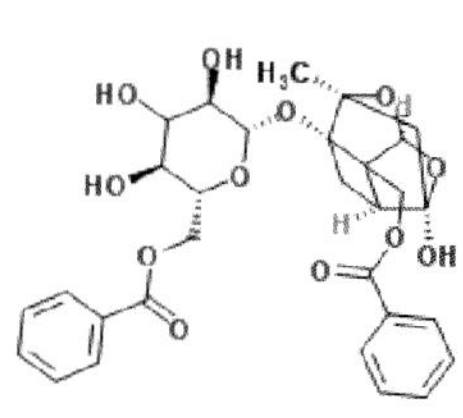

苯甲酰芍药苷
benzoylpaeoniflorin

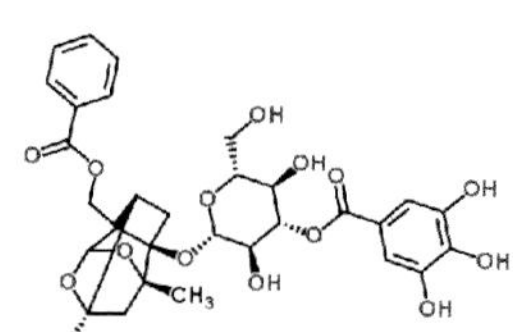

没食子酰芍药苷
galloylpaeoniflorin

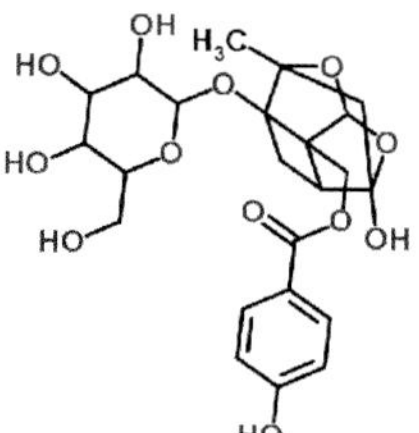

羟基芍药苷
oxypaeoniflorin

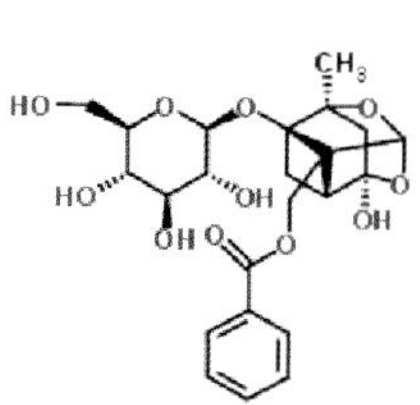

芍药苷
paeoniflorin

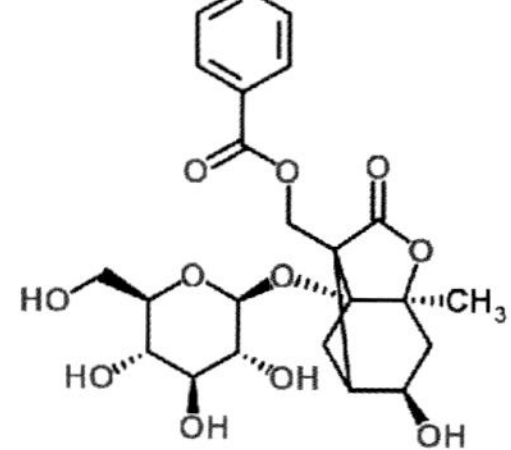

芍药内酯苷
albiflorin

图 1-2　白芍主要的活性成分

3 高效薄层色谱分析

3.1 白芍的薄层色谱图像及数码扫描轮廓图（指纹图谱）

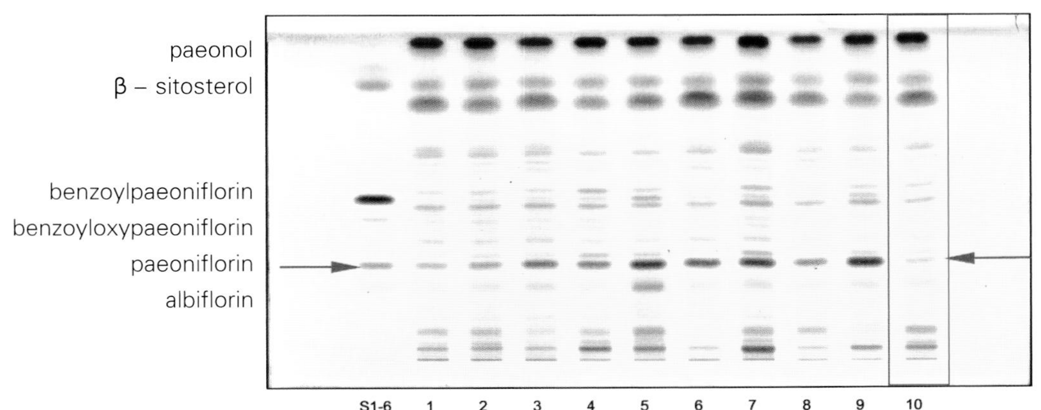

图 1–3　白芍的 HPTLC 可见光色谱图像

S1–6: 化学对照品

1: 对照药材　2~10: 白芍（商品）

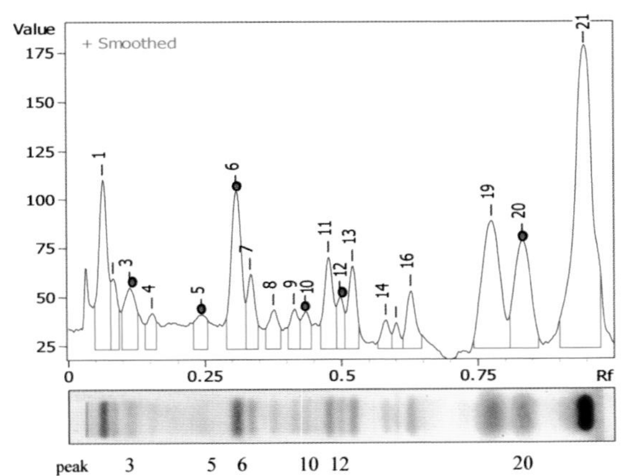

图 1–4　白芍的 HPTLC 色谱图像及其数码扫描轮廓图

3: methyl gallate　5: albiflorin　6: paeoniflorin　10: benzoyloxypaeoniflorin　12: benzoylpaeoniflorin　20: β – sitosterol

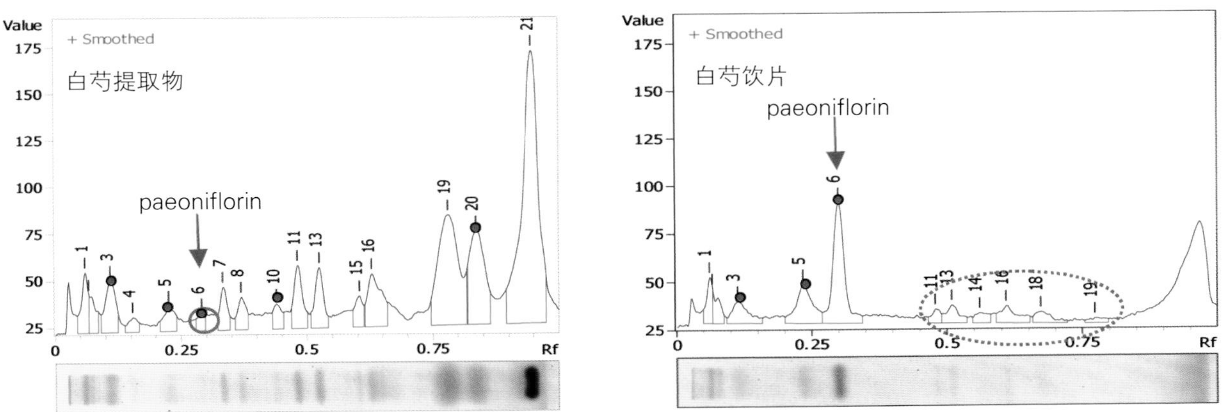

图 1–5　质量差的白芍的 HPTLC 色谱图像及其数码扫描轮廓图（与图 1–3 比较）

左：白芍提取物（仅保留了微量的芍药苷）　右：质量差的白芍饮片

注：6 号峰为芍药苷（paeoniflorin）。

3.2 结果与讨论

白芍主要的活性成分有芍药苷（paeoniflorin）、羟基芍药苷（hydroxy paeoniflorin）、芍药花苷（paeonin）、芍药内酯苷（albiflorin）、苯甲酰芍药苷（benzoylpaeoniflorin）等“白芍总苷”（TGP），其次尚有没食子酰基葡萄糖苷类的酚性成分，其中最主要的是芍药苷。此类成分的薄层色谱用硫酸显色不能激发荧光，故用香草醛 – 浓硫酸试剂显色，观察可见光图像。质量优良的白芍药材指纹图谱以芍药苷为主（图 1–4)。芍药苷相对不太稳定，故质量的好坏往往主要表现在芍药苷的含量上，质量低劣的白芍药材芍药苷明显降低，也有白芍饮片中芍药苷尚有保留，而其余多数样品是成分含量很低的个例（图 1–3，10 号样品；图 1–5；参照图 1–9）。参照液相色谱指纹图谱可知没食子酸甲酯（methyl gallate）及芍药内酯苷显色不明显，与液相色谱中的表现比较，显然与此类成分对香草醛 – 浓硫酸试剂响应灵敏较低有关。

3.3 高效薄层色谱实验条件

3.3.1 样品的制备

供试品溶液	称取粉碎的样品约 2g，加入丙酮 50ml，室温浸渍 15min；超声处理 30min，滤过，滤液蒸发至干。残渣加乙醇 1ml 溶解，乙醇溶液经 0.45μm 滤膜过滤，滤液为供试品溶液
对照药材溶液	经鉴定的正品白芍，照上述供试品溶液的方法制备对照药材溶液
化学对照品溶液	取芍药内酯苷 (albiflorin)、芍药苷 (paeoniflorin)、苯甲酰芍药苷 (benzoylpaeoniflorin)、β – 谷甾醇 (β –sistosterol) 各 1mg，分别溶于 1ml 乙醇中，作为对照品溶液

3.3.2 薄层色谱实验

薄层板	高效预制薄层板 silica gel–60 plate (20cm × 10cm；Merck)
点样	供试品溶液 6μl 和化学对照品溶液各 3μl 条带状点样，宽 8mm，相邻条带间隔 5mm 点于硅胶板上。点样后薄层板置于五氧化二磷真空干燥器干燥 2h，以保证硅胶薄层的充分干燥
溶剂系统及展开	甲苯 – 乙酸乙酯 – 甲醇 – 水 – 冰醋酸（10 ：7 ：4 ：0.5 ：0.1），展开 8cm（温度：21℃；相对湿度：约 40%）
检视	先置紫外灯（254nm）下检视芍药苷，再喷 5% 香草醛 – 浓硫酸溶液，105℃加热 2min，立即置白光下检视可见光色谱图像，常规记录存档（图 1–3)。经薄层扫描仪、数码薄层色谱摄像仪或 Chromafinger Solution 软件可生成轮廓扫描图（图 1–4），作为白芍薄层色谱指纹图谱共有模式，供直观及化学计量学评价

4 高效液相色谱分析

4.1 白芍的高效液相色谱指纹图谱

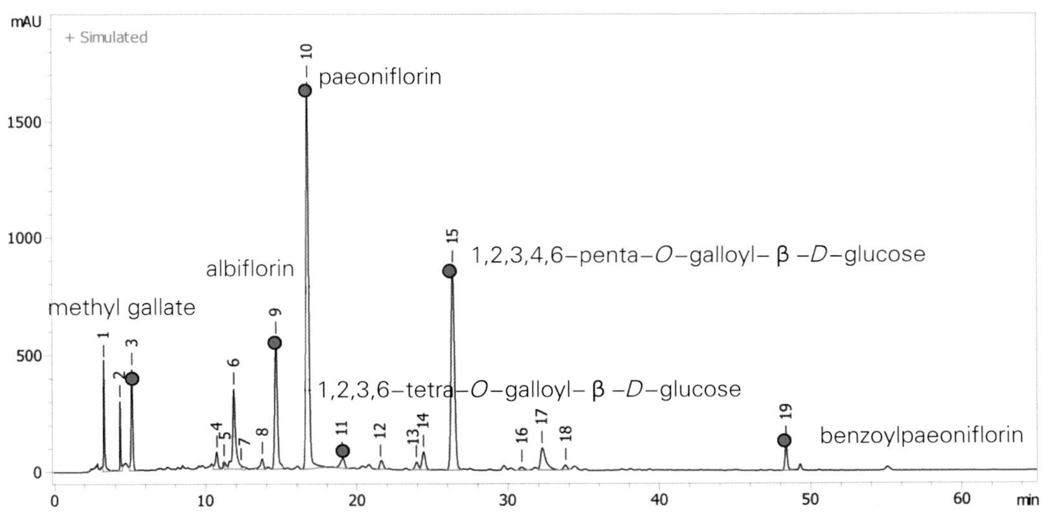

图 1-6　白芍药材的 HPLC 色谱指纹图谱的共有模式 (n=28)

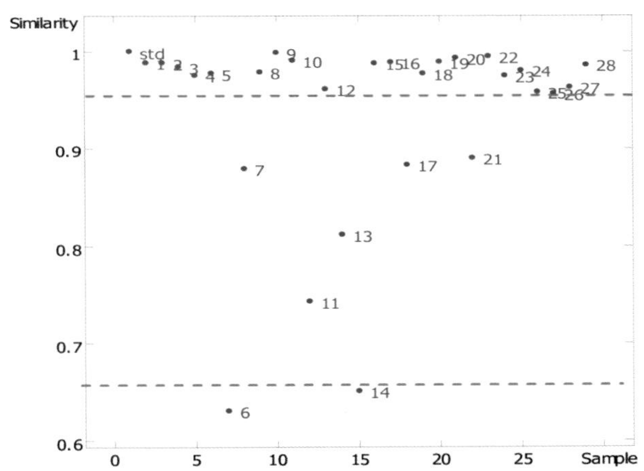

图 1-7　白芍样品的 HPLC 色谱指纹图谱与共有模式比较的相似度

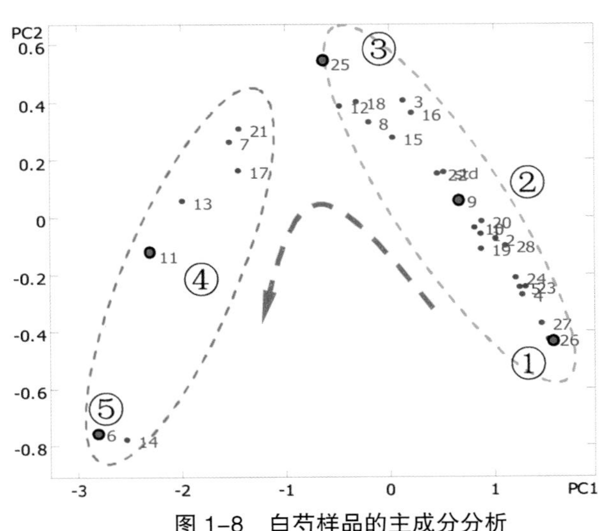

图 1-8　白芍样品的主成分分析

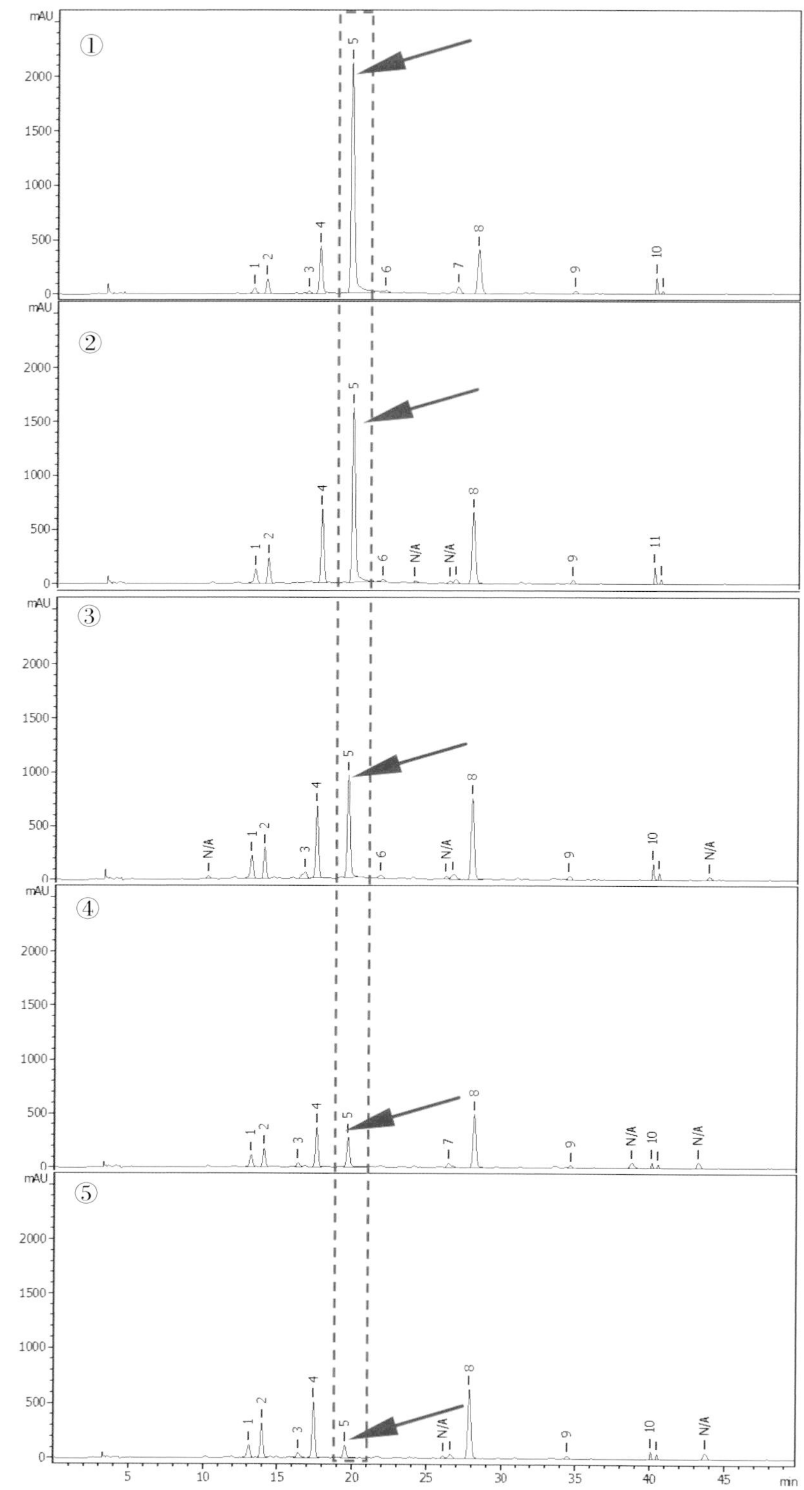

图 1–9　5 个质量表现不同的白芍饮片的 HPLC 指纹图谱

注：5 个样品的色谱显示芍药苷含量的明显变化，如样品⑤的芍药苷已难检出。

4.2 结果与讨论

液相色谱指纹图谱如图 1–6 所示，用 230nm 检测最突出的成分是芍药苷，没食子酸苷类成分如没食子酸甲酯、5– 没食子酰基葡萄糖苷（5GG）均有较高的响应值，有中等程度的表观强度。如图 1–7 所示，

28 批样品中 21 批样品与共有模式（图 1–6）相比有很高的相似性（相关系数 > 0.95)，另外 7 批商品白芍样品（6、7、11、13、14、17、21 号） 因芍药苷的含量甚低，甚至整体成分不规则地降低导致相似度低于 0.8，有的饮片甚至相关系数低于 0.6。

以标准化后数据进行分析时，第一主成分 PC1 中 4 号峰（芍药内酯苷）得分 –0.39，5 号峰（芍药苷）得分 0.63，8 号峰（五没食子酰葡萄糖）得分 –0.63; 第二主成分 PC2 中 4 号峰（芍药内酯苷）得分 0.40，5 号峰得分 0.76，8 号峰得分 0.43（图 1–8）。

从被检测的样品中选取 5 个不同质量表现的样品，其指纹图谱显示芍药苷 (5 号峰) 所占峰面积比例差异很大（图 1–9）。图 1–8 的 PCA 投影图中 25 号样品是拐点，在此左侧的样品芍药苷峰面积小于其他色谱峰，属于离群样品，与相似度分析结果一致。因此，标准化数据的主成分分析比较系统地描述了样品间的主要差异，提供的样品分类信息最多。

20 世纪 70 年代以后推广的硫熏干燥药材的方法，因具有干燥快速、能漂白饮片并能杀虫的特点而受到推广。但它忽略了硫熏造成的副作用和危害。除了硫的残留对人体有害外，药材中某些成分也会因二氧化硫的氧化而变质。如芍药苷经硫熏易产生芍药苷亚硫酸酯，生理活性降低（图 1–10）。

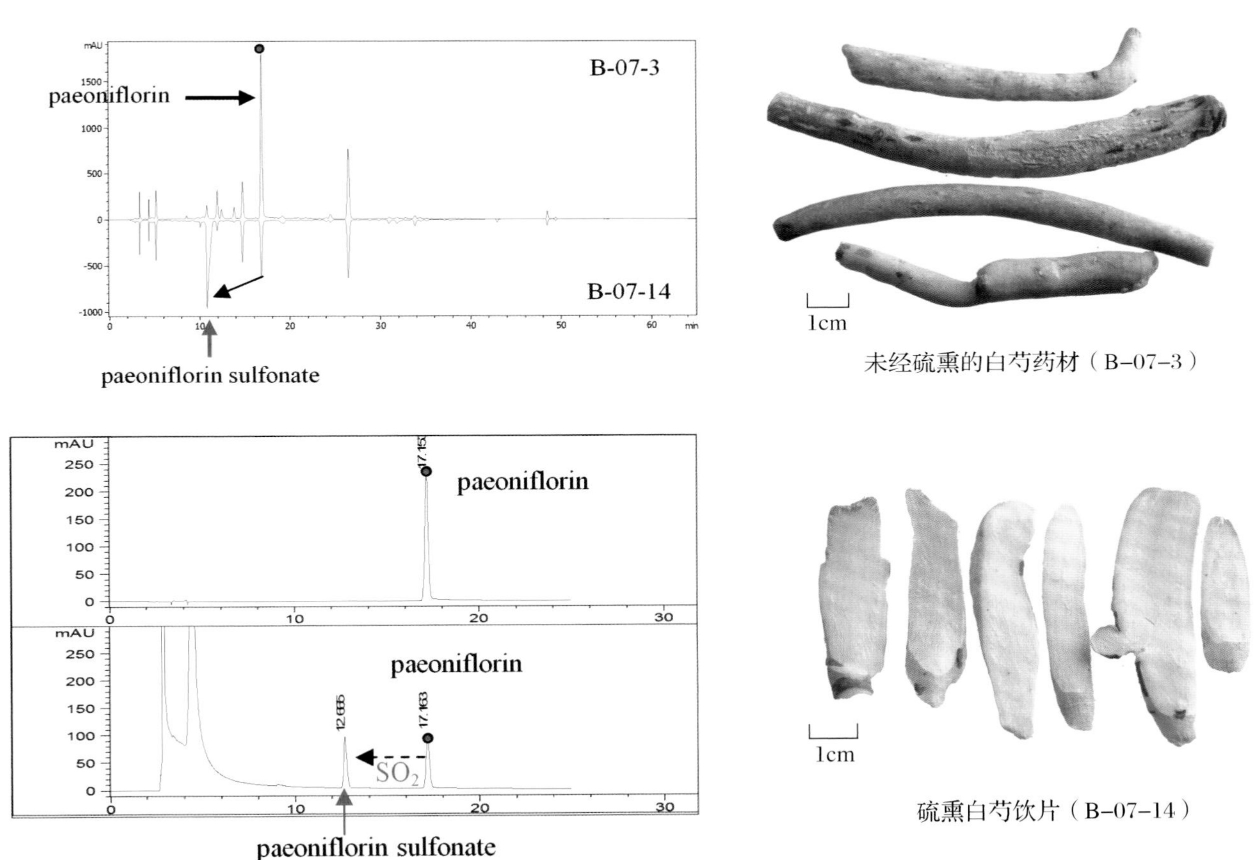

图 1–10　未经硫熏的白芍样品（B–07–3）与硫熏白芍饮片样品（B–07–14）的 HPLC 指纹图谱的比较

注：左上图显示，硫熏后样品产生了芍药苷亚硫酸酯（paeoniflorin sulfonate），在实验室用芍药苷与亚硫酸反应后的色谱图（左下图）亦证实了这一结果。

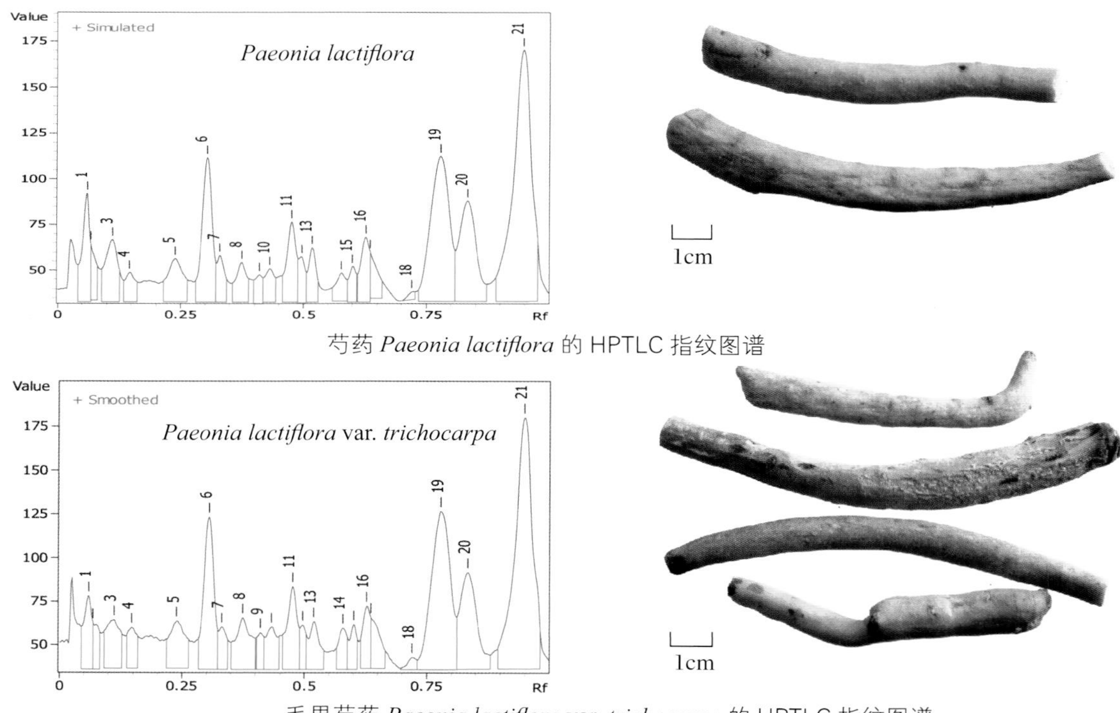

芍药 *Paeonia lactiflora* 的 HPTLC 指纹图谱

毛果芍药 *Paeonia lactiflora* var. *trichocarpa* 的 HPTLC 指纹图谱

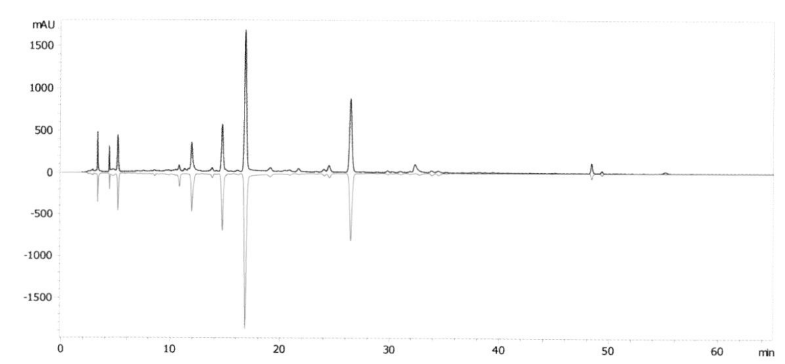

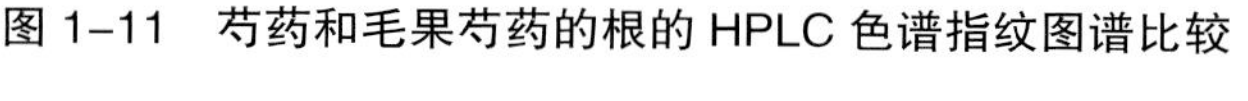

图 1-11　芍药和毛果芍药的根的 HPLC 色谱指纹图谱比较

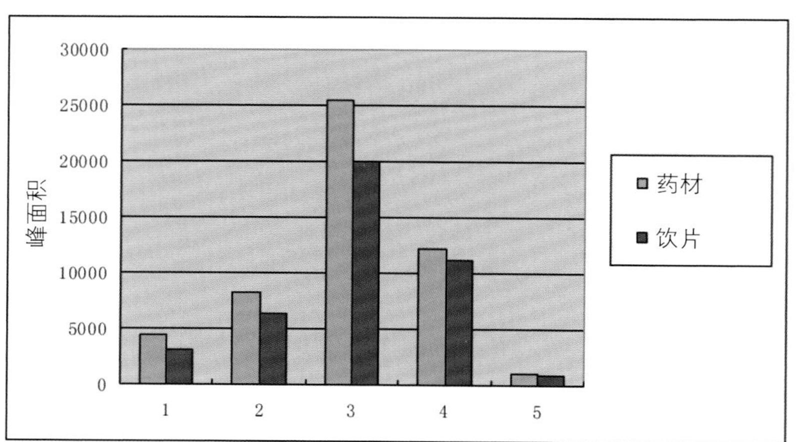

图 1-12　白芍药材和饮片的主要活性成分含量的比较（平均值）

1:gallic acid　2:albiflorin　3:paeoniflorin　4:1,2,3,4,6-penta-*O*-galloyl-β-*D*-glucose (5GG)　5:benzoylpaeoniflorin

4.3 高效液相色谱实验条件

4.3.1 样品的制备

供试品溶液	称取样品粉末约 2g，加 50% 甲醇 45ml，水浴回流加热 1 小时，放冷，过滤，滤液通过 0.22μm 滤膜，滤液为供试品溶液
化学对照品溶液	称取适量没食子酸甲酯 (methyl gallate)、苯甲酸 (benzoic acid)、芍药苷 (paeoniflorin)、芍药内酯 (albiflorin)、苯甲酰基芍药苷 (benzoylpaeoniflorin)、1,2,3,4,6- 五没食子酰基葡萄糖苷 (1,2,3,4,6-penta-galloyl-glucose) 、氧化苯甲酰基芍药苷 (benzoyloxypaeoniflorin) 分别溶于甲醇，制成每 10ml 各含 4~5mg 的溶液，作为对照品溶液

4.3.2 液相色谱实验

色谱柱	Waters Symmetry C_{18} column (250mm × 4.6mm；5μm)
进样量	20μl
流动相	A：乙腈；B：0.1% 磷酸
线性梯度洗脱	0~5min：10%~15% A；5~30min：15%~22% A；30~60min：22%~49% A；60~65min：49%~80% A
流速	0.8ml · min^{-1}
柱温	25℃
检测波长	230nm

5 小　结

《中国药典》（2010 年版　一部）收载的正品白芍为毛茛科植物芍药 *Paeonia lactiflora* 的干燥根。但有学者认为，我国白芍原植物主要来源于芍药的变种毛果芍药 *P. lactiflora* var. *trichocarpa*。据调查，白芍主产地的栽培芍药均为毛果芍药。将植物分类学家鉴定的芍药 *Paeonia lactiflora* 和毛果芍药 *P. lactiflora* var. *trichocarpa* 的根经指纹图谱比较，没有发现实质性差异（图 1-11）。

经高效液相色谱指纹图谱分析讨论可知：收集的白芍商品药材中约有一半样品经过硫熏，主要目的是使药材饮片漂白美观、防虫蛀；但硫熏易导致药材的某些活性成分变化而影响了其临床疗效（文献报道初步药理试验的结果显示芍药苷经硫磺熏制后转化为芍药苷亚硫酸酯而丧失原来的生物活性）。此外，白芍的炮制加工过程是采收后经沸水煮后刮皮，而后再将干燥的药材用水湿润后切成饮片再干燥，这样的处理方式不可避免地造成原药材有效成分的反复流失（图 1-12）。总的来看，白芍药材在加工成饮片的过程中采取的硫熏、浸泡、烘干等方式是造成药材有效成分破坏和流失的主要原因。

白芷 （*Bai-Zhi*）

ANGELICAE DAHURICAE RADIX

英 Taiwan Angelica Root

1 基　原

为伞形科 (Umbelliferae) 植物白芷 *Angelica dahuricae* (Fisch. ex Hoffm.) Benth. et Hook. f. 或杭白芷 *Angelica dahurica* (Fisch. ex Hoffm.) Benth. et Hook. f. var. *formosama* (Boiss.) Shan et Yuan 的根。

2 药材外形

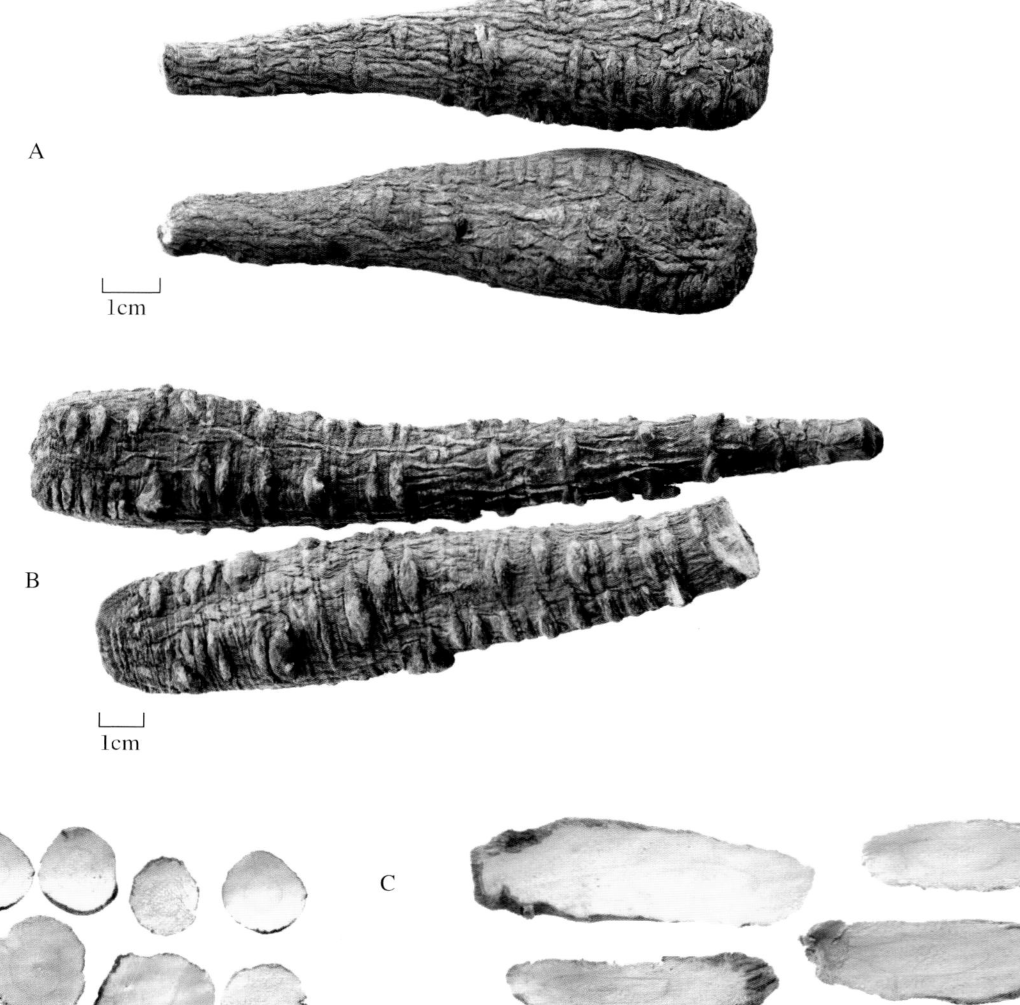

图 2-1　白芷药材及饮片

A: 四川产白芷　B: 浙江产白芷　C: 白芷饮片

[化学成分]

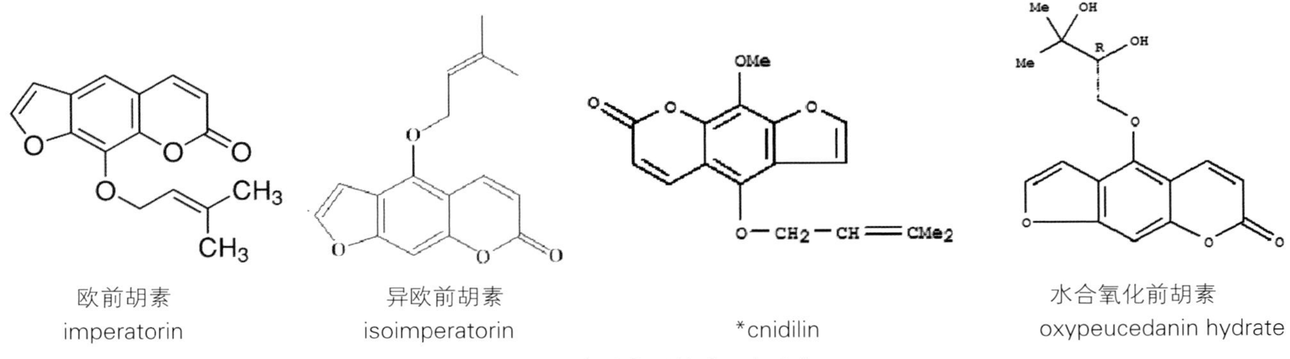

欧前胡素 imperatorin　　异欧前胡素 isoimperatorin　　*cnidilin　　水合氧化前胡素 oxypeucedanin hydrate

图 2-2　白芷主要的香豆素成分

3 高效薄层色谱分析

3.1 白芷的高效薄层色谱图像及数码扫描轮廓图（指纹图谱）

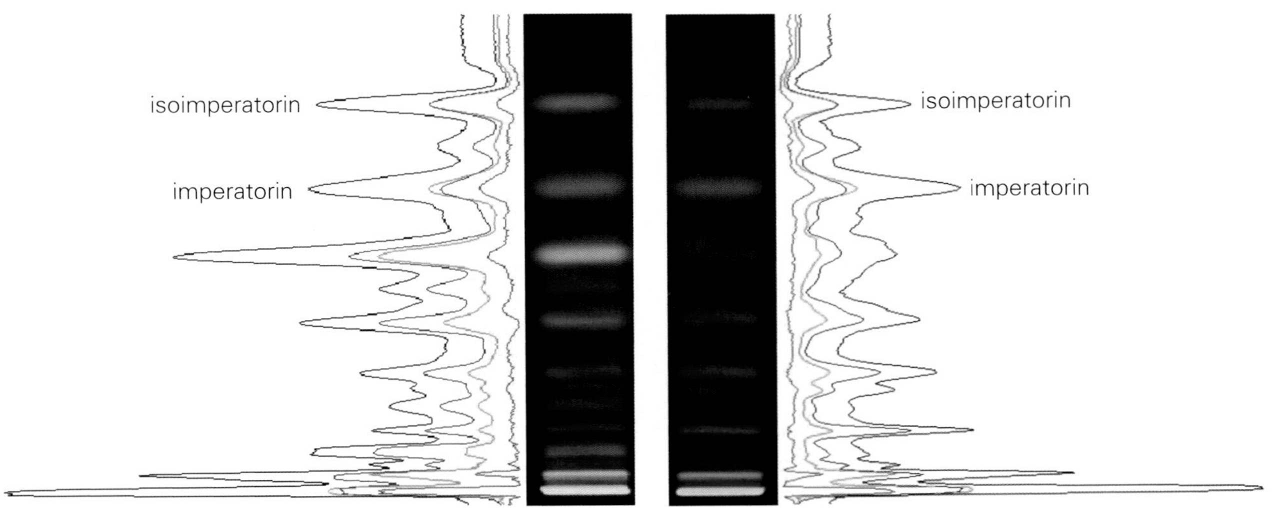

图 2-3　白芷的 HPTLC 荧光色谱图像及其数码扫描轮廓图
左：自然干燥的白芷样品　右：硫磺熏蒸的白芷样品

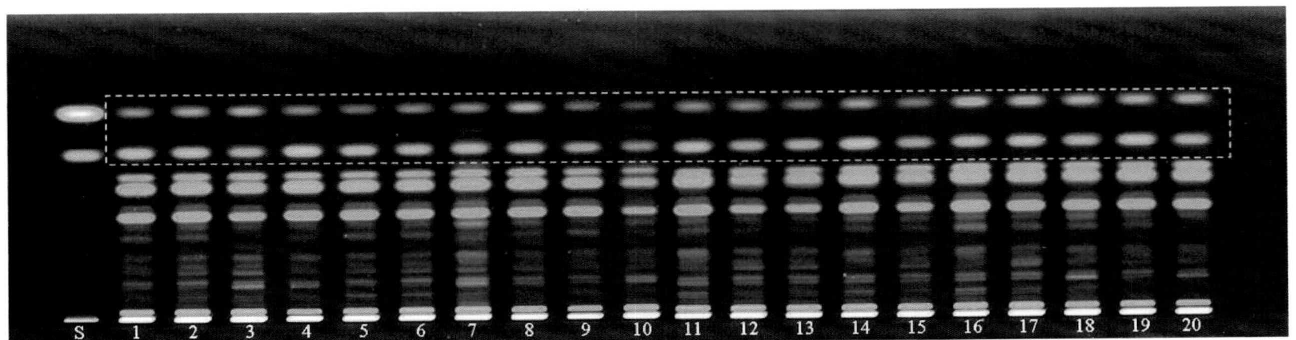

图 2-4　不同白芷样品的 HPTLC 荧光色谱图像 (1)
S: 化学对照品（自下而上分别为 imperatorin, isoimperatorin）
1~20: 自然干燥的白芷样品

*cnidilin: 文献出现过的中文名有蛇床素、蛇床呋内酯、8- 甲氧基异欧前胡素、8- 甲氧基异欧前胡内酯。

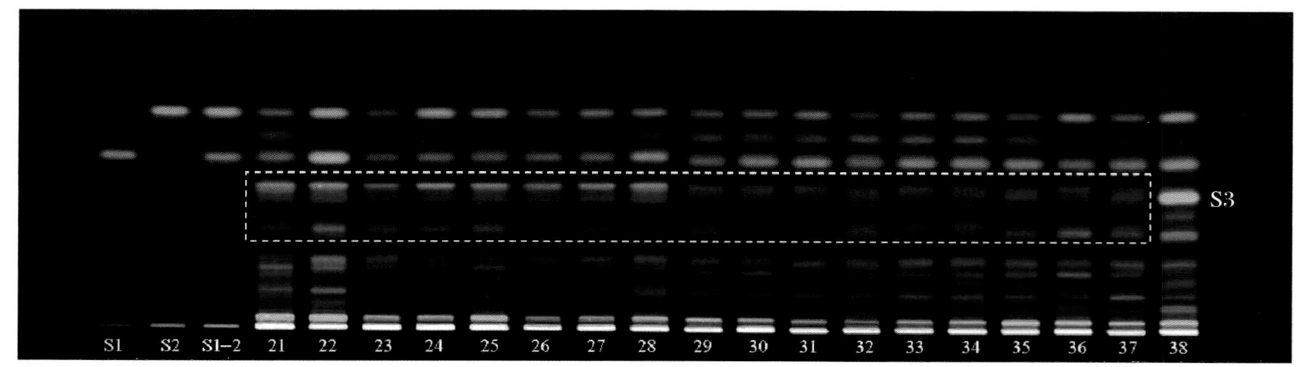

图 2–5　不同白芷样品的 HPTLC 荧光色谱图像（2）

S1: imperatorin　S2: isoimperatorin　S3:oxypeucedanic

21~28: 硫熏的药材商品　29~37: 白芷饮片　38: 自然干燥的白芷样品

3.2 结果与讨论

根据白芷的薄层色谱指纹图谱，可明显将四川 GAP 基地之白芷药材（1~20 号样品）与市售商品白芷（21~37 号样品）区分开来。即商品白芷所含的欧前胡素 (imperatorin) 荧光减弱，在其下方的氧化前胡素（白色虚线框内）强度明显减弱（图 2–4，图 2–5），实际上是因为多数商品白芷采用了硫熏的加工干燥方法，对活性成分有明显的破坏而损失。高效液相色谱紫外检测的色谱表达得更为明显(图 2–6，图 2–7，图 2–8)。

3.3 高效薄层色谱实验条件

3.3.1 样品的制备

供试品溶液	白芷药材 21 批，收集自四川遂宁川白芷 GAP 基地，属自然干燥品（未经硫熏）；商品 17 批，收集自河北、四川、浙江、安徽、山东等省。取本品粉末（过三号筛）1g，精密称定，置锥形瓶中，以 70% 乙醇为溶剂，超声（360W，35Hz）提取 2 次（20ml，20ml；30min，15min），滤过，洗涤药渣，合并滤液及洗液，水浴蒸干，残渣加 70% 乙醇适量溶解，定容至 10ml，摇匀，吸取 5ml，蒸干，残渣加 70% 乙醇定容至 2ml，摇匀，即得供试品溶液
对照品溶液	取对照品欧前胡素、异欧前胡素适量，精密称定，用甲醇制成每 1ml 含 0.25 mg 的溶液，作为对照品溶液

3.3.2 薄层色谱实验

薄层板	预制高效硅胶薄层板（20cm × 10cm；Merck）
点样	供试品溶液点样 3 μl，对照品溶液点样 5μl。点样后薄层板置五氧化二磷干燥器中抽真空干燥 1 小时
溶剂系统及展开	S1：氯仿 – 醋酸乙酯（10 ∶ 1）；S2：正己烷 – 氯仿 – 乙醚（4 ∶ 1 ∶ 2）。展开方式：二次展开，先用展开剂 S1 展开 4.5cm，取出，挥干溶剂，再用展开剂 S2 展开 8cm，取出
显色观察及记录	挥干展开剂后，置紫外光（365nm）灯下检视。记录荧光薄层色谱的图像及数码扫描轮廓图谱

4 高效液相色谱分析

4.1 白芷的高效液相色谱指纹图谱

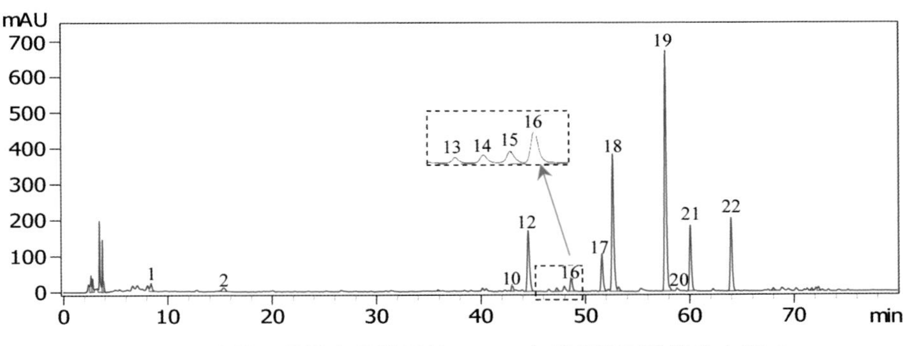

图 2-6　自然干燥的白芷样品的 HPLC 色谱指纹图谱的共有模式

1: adenosine　12: oxypeucedanin hydrate　14: isopimpinellin　16: bergapten　18: oxypeucedanin　19: imperatorin　21: cnidilin　22: isoimperatorin

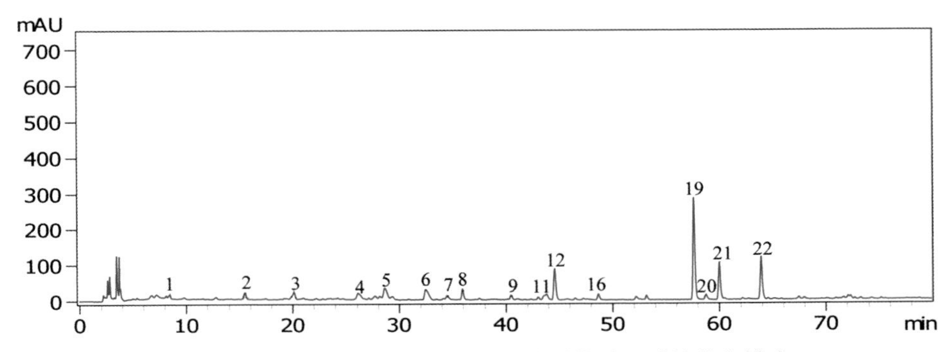

图 2-7　硫熏干燥的白芷的 HPLC 色谱指纹图谱的共有模式

1: adenosine　6: xanthotoxol　12: oxypeucedanin hydrate　14: isopimpinellin　16: bergapten　19: imperatorin　21: cnidilin　22: isoimperatorin

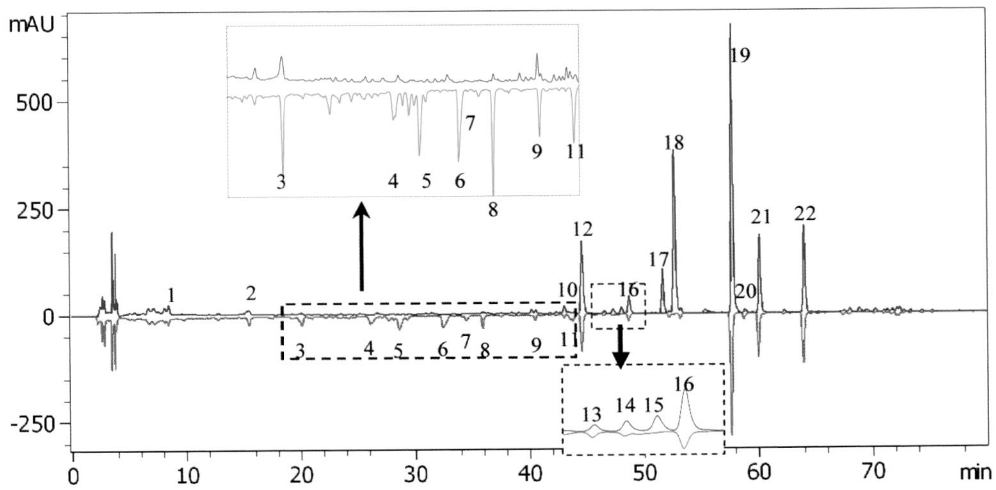

图 2-8　自然干燥（上）与硫熏干燥（下）的白芷样品的 HPLC 色谱指纹图谱共有模式的比较

1: adenosine　6: xanthotoxol　10: xanthotoxin　12: oxypeucedanin hydrate　14: isopimpinellin　16: bergapten　18: oxypeucedanin　19: imperatorin　21: cnidilin　22: isoimperatorin

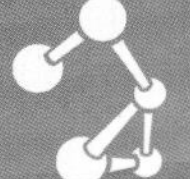

4.2 结果与讨论

白芷指纹图谱与对照品保留时间及光谱对比分析，确定了指纹图谱中腺苷 (adenosine)、欧前胡素 (imperatorin)、异欧前胡素 (isoimperaorin)、佛手柑内酯 (bergapten)、花椒毒酚 (xanthotoxol)、花椒毒素 (xanthotoxin)、异茴芹内酯 (isopimpinellin) 的位置，可确定氧化前胡素（oxypeucedanin）、水合氧化前胡素（oxypeucedanin hydrate）、cnidilin 的色谱峰（图 2–4，图 2–5）；另文献也报道了白芷指纹图谱可检出蛇床子素（osthol）、补骨脂素（psoralen）、东莨菪内酯（scopoletin）等成分，本实验通过与化学对照品保留时间与紫外光谱的对比分析发现，白芷中未检出上述成分，可能含量低于紫外检测器的最低检测限（LOD），故未能检出。

同法测定 21 批产于四川 GAP 基地的白芷药材和 17 批商品白芷的指纹图谱，两类药材的指纹图谱明显不同：商品白芷的指纹图在 10 ~ 40 min 区间内存在众多强度较低的小峰；氧化前胡素峰较难检出，而主要色谱峰如欧前胡素、异欧前胡素、cnidilin 则明显降低（图 2–6，图 2–7）。以两类样品的共有模式计，自然干燥的白芷药材中欧前胡素、异欧前胡素、cnidilin 的含量较从市场收集到的商品白芷分别高约 2.4、1.7、1.5 倍。经与硫熏干燥的白芷药材比较，所收集到的商品白芷基本都是经硫熏干燥而得。与自然干燥的白芷药材指纹图谱共有模式相比，硫熏者相似度均低于 0.85。硫熏干燥使白芷的香豆素成分发生明显的降解而损失。

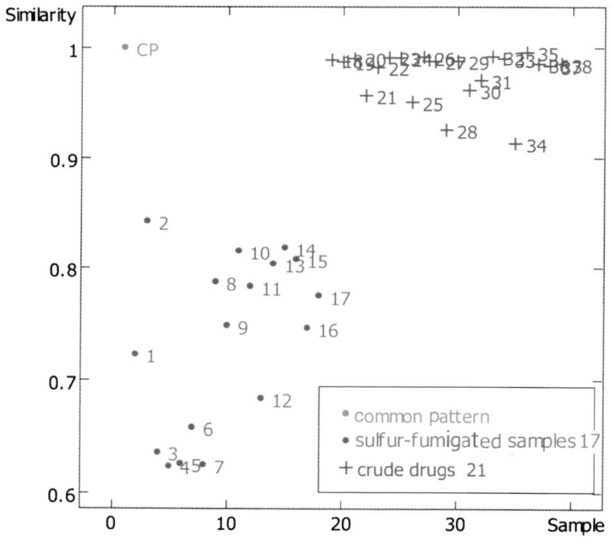

图 2–9 白芷 HPLC 指纹图谱的相似度分析

注：分析显示硫熏样品的相似度均低于 0.85。

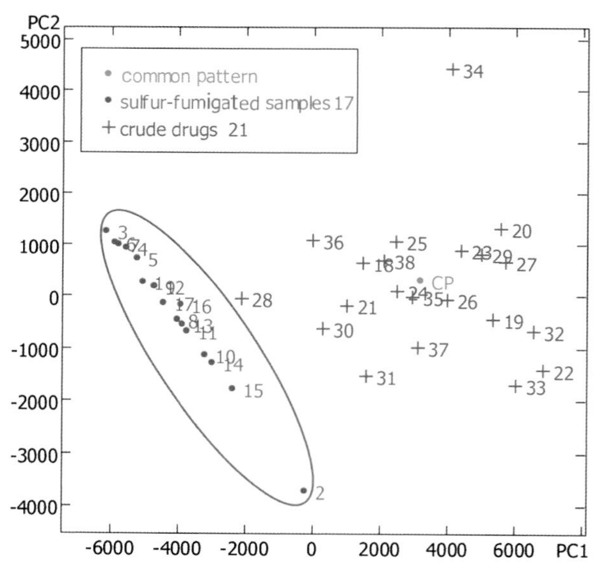

图 2–10 白芷 HPLC 指纹图谱的主成分分析

注：硫熏样品远离自然干燥品。

4.3 高效液相色谱实验条件

4.3.1 样品的制备

供试品溶液	取本品粉末（过三号筛）1g，精密称定，置锥形瓶中，以70%乙醇为溶剂，超声（360W，35Hz）提取2次（20ml，20ml；30min，15min），滤过，洗涤药渣，合并滤液及洗液，水浴蒸干，残渣加适量70%乙醇溶解，稀释至10ml，摇匀，再用微孔滤膜（0.45μm）滤过，取续滤液，即得
对照品溶液	精密称取欧前胡素(imperatorin)、异欧前胡素(isoimperatorin)、腺苷(adenosine)、佛手内酯（bergapten）、花椒毒素（xanthotoxin）、花椒毒酚（xanthotoxol）、异茴芹内酯（isopimpinellin）对照品适量，加甲醇制成每1ml含0.1mg的溶液，即得

4.3.2 液相色谱实验

色谱柱	Zorbax SB-C_{18}（4.6mm×250mm；5μm）
流动相	A：甲醇；B：0.5%冰醋酸
线性梯度洗脱	0min：5% A；80min：100% A
运行时间	80min
柱温	25℃
流速	1.0ml · min^{-1}
检测波长	250nm
测定法	分别精密吸取上述供试品溶液与对照品溶液各10μl，注入液相色谱仪，测定，即得

5 小　结

在产地将白芷药材采收后，大多用硫磺熏蒸干燥。该法干燥较快且可杀虫；尚可使饮片漂白且片张美观。但是HPTLC及HPLC指纹图谱均显示其主要的香豆素成分经硫磺熏蒸后大部分都被二氧化硫破坏。从保证药材质量的角度来说，硫熏不是合适的干燥方法。钟世红、马逾英、贾敏如等[1]也报道了川白芷药材的HPLC指纹图谱研究，并得出相似的结果。现在不少药材推广采用硫熏干燥并不妥当。首先残留在药材上的硫对人体有害，再者硫熏会使药材的活性成分被破坏。《中国药典》中规定了对硫残留量的检测，实际上是默许了硫熏干燥的方式，但这是不合理的，对采收后的药材的干燥方式应有改革性的措施。

[1] 钟世红，马逾英，贾敏如，等. 川白芷HPLC指纹图谱研究[J]. 世界科学技术－中药现代化，2005，7(6)：67–71.

补骨脂（*Bu-Gu-Zhi*）

PSORALEAE FRUCTUS

英 Malaytea Scurfpea Fruit

1 基　原

为豆科（Leguminosae）植物补骨脂 *Psoralea corylifolia* L. 的成熟果实。

2 药材外形

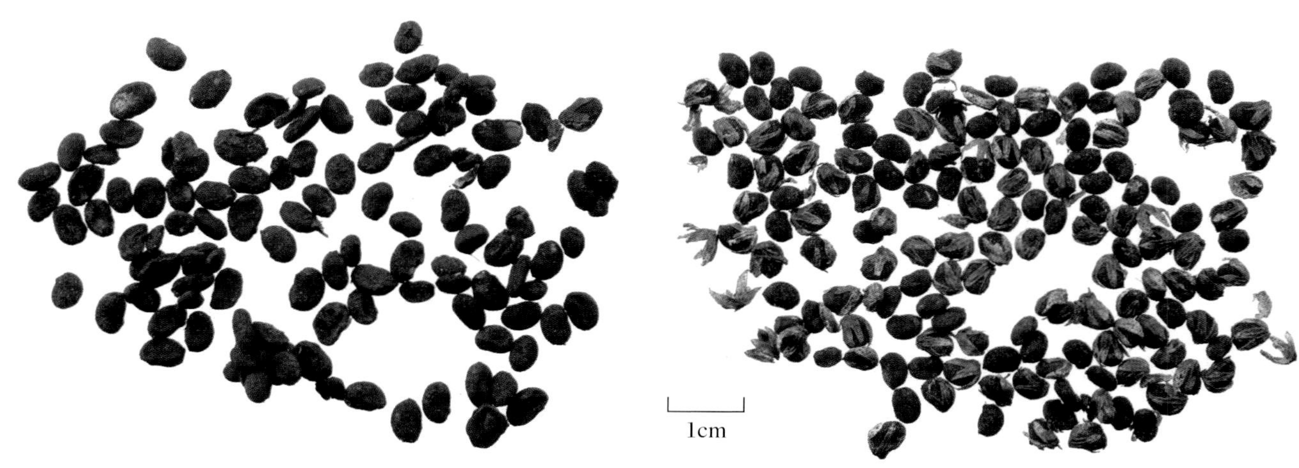

图 3-1　补骨脂药材

[化学成分]

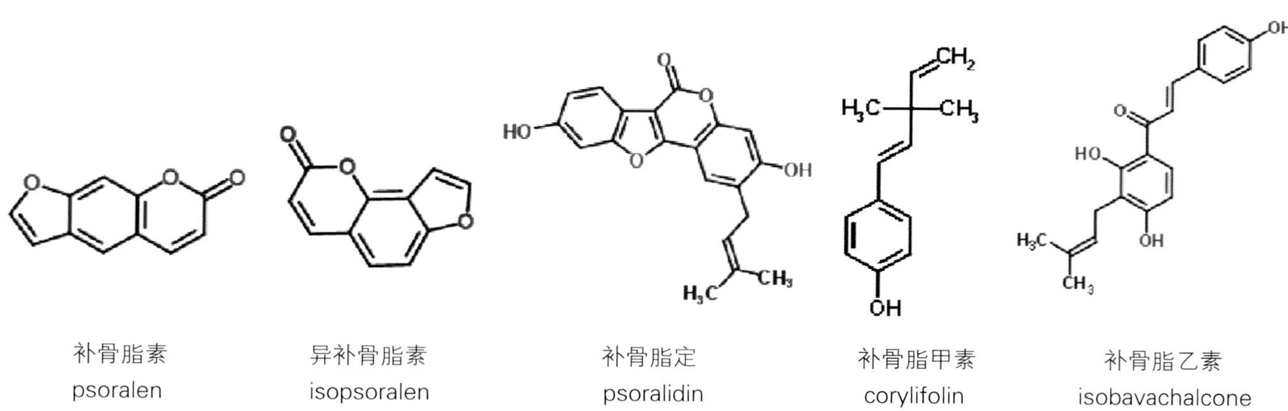

图 3-2　补骨脂主要的活性成分

3 高效薄层色谱分析

3.1 补骨脂的高效薄层色谱图像及数码扫描轮廓图（指纹图谱）

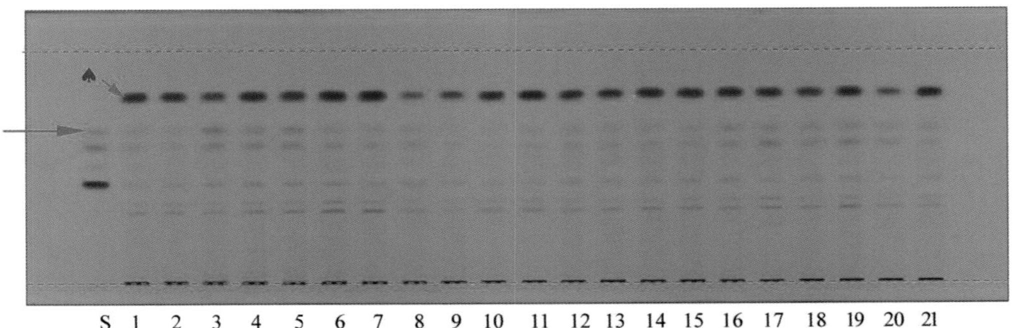

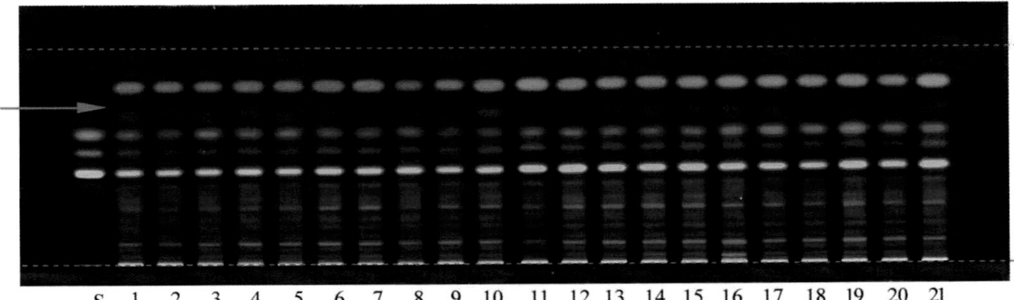

图 3-3　不同补骨脂样品的 HPTLC 荧光猝灭（254nm；上）和荧光（365nm；下）色谱图像

S：化学对照品（自下而上分别为 psoralidin, isobavachalcone, psoralen，isopsoralen）

1~21: 补骨脂商品

♠ backuchiol（待确定）

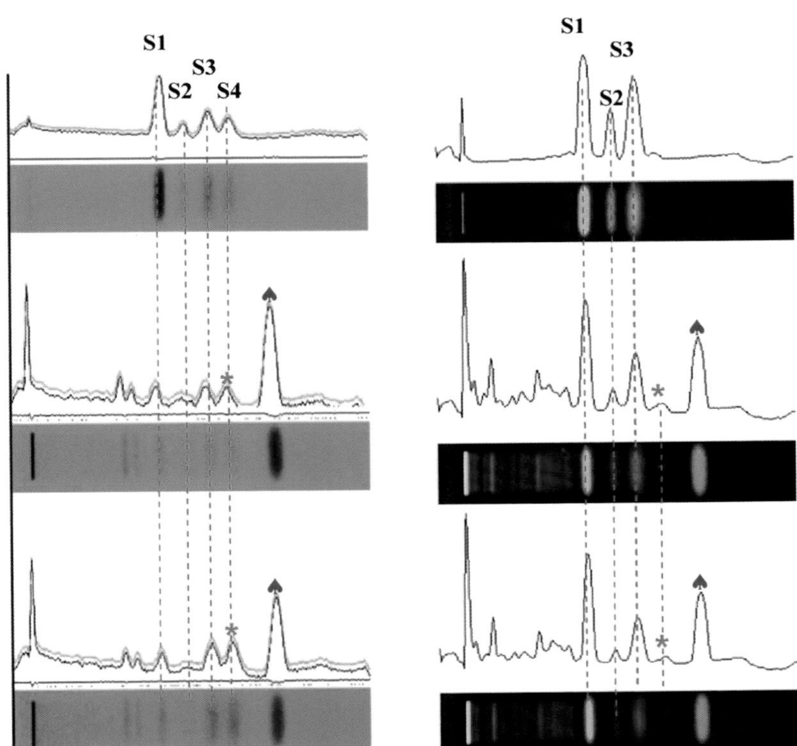

图 3-4　补骨脂的 HPTLC 荧光猝灭 (254nm；左)、荧光 (365nm; 右) 色谱图像及其相应的数码扫描轮廓图

S1:psoralidin　S2:isobavachalcone　S3:psoralen　S4:isopsoralen（*）

♠ backuchiol（待确定）

3.2 结果与讨论

21 批样品包括四川 GAP 基地的正品补骨脂药材及各大药材市场的商品补骨脂药材。所有的 TLC 荧光色谱图像及荧光猝灭图像显示有较高的相似度（均大于 0.9），区别仅在于某些荧光条带的荧光强度略有差别，作为成熟的果实类药材，其所含的次生代谢成分的组成相对稳定。

荧光色谱图像显示补骨脂定 (psoralidin）翠蓝色荧光最强，推测补骨脂酚 (backuchiol) 的灰绿色荧光次之（荧光猝灭条斑最强）；补骨脂乙素 (isobavachalcone) 在紫外灯光（365nm）下观察荧光及在紫外灯（254nm）下观察荧光猝灭均微弱；异补骨脂素 (isopsoralen) 荧光极弱 (图 3–3，图 3–4)。

3.3 高效薄层色谱实验条件

3.3.1 样品的制备

供试品溶液	称取约 0.2g 药材粉末，加入 70% 乙醇 25ml，浸渍 15min，超声提取 30min；滤过，滤液水浴蒸干，残渣溶于 1.0ml 的无水乙醇中，通过 0.45μm 微孔滤膜过滤，滤液为供试品溶液
对照药材溶液	照“供试品溶液”的制备方法，将对照药材补骨脂（GAP 基地样品）制备成对照药材溶液
化学对照品溶液	分别称取补骨脂素（psoralen）、异补骨脂素（isopsoralen）、补骨脂乙素（isobavachalcone）、补骨脂定（psoraidin）对照品适量溶于甲醇，制成 $0.5mg\cdot ml^{-1}$ 的化学对照品溶液

3.3.2 薄层色谱实验

设备	双槽薄层色谱展开缸（20cm×10cm；CAMAG）；将展开剂加入双槽的一侧，预平衡 15min
点样	供试品溶液 2μl，对照品溶液 1μl，条带状点样于硅胶 GF_{254} 高效薄层板（20cm×10cm；Merck）上，条带宽 8mm，间隔 5mm
干燥	将荷载样品的薄层板置五氧化二磷真空干燥器中放置 2h，以确保硅胶层充分干燥
溶剂系统及展开	甲苯 – 醋酸乙酯 – 甲酸（26 ∶ 5 ∶ 1）；上行展开 8cm（温度：25℃；相对湿度：约 45%）
检视	先在紫外灯（254nm）下观察荧光猝灭色谱图像；再喷洒 5% $AlCl_3$ 乙醇试剂，在紫外灯（365nm）下观察荧光色谱图像；如常法记录

4 高效液相色谱分析

4.1 补骨脂的高效液相色谱指纹图谱

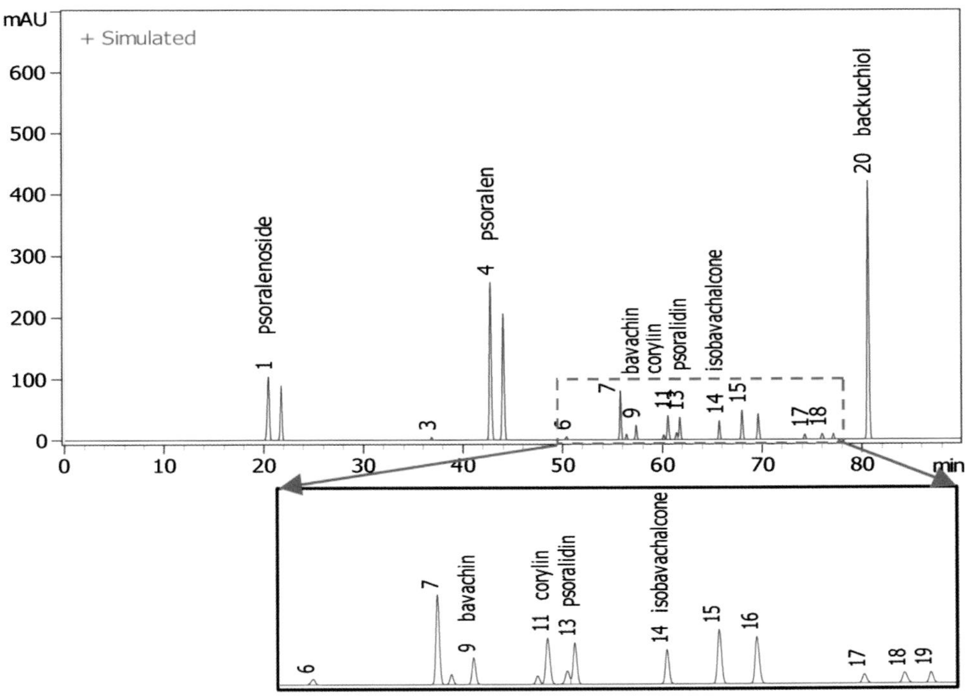

图 3-5 补骨脂的 HPLC 色谱指纹图谱的共有模式

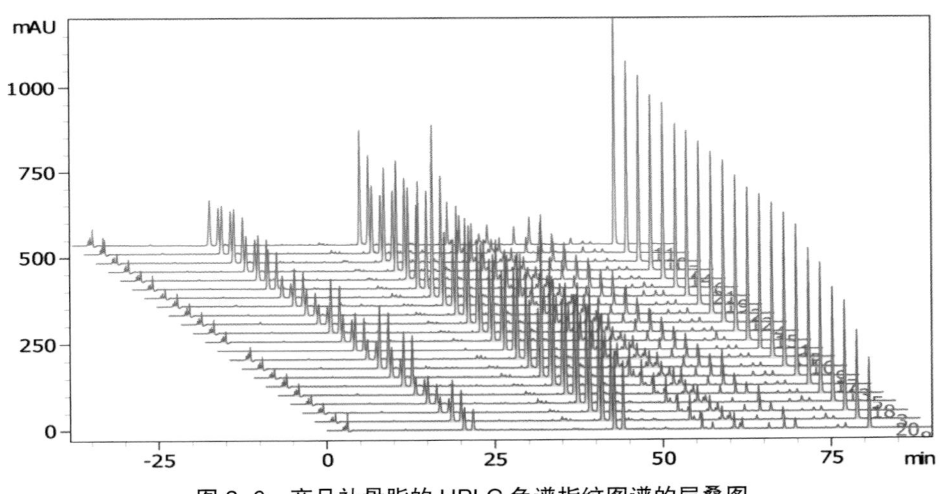

图 3-6 商品补骨脂的 HPLC 色谱指纹图谱的层叠图

4.2 结果与讨论

根据被测试的 21 批样品的 HPLC 指纹图谱，可确定补骨脂素（psoralen）、异补骨脂素（isopsoralen）、补骨脂定（psoralidin）、补骨脂酚（backuchiol）、补骨脂宁（corylin）等。与 GAP 基地的样品色谱相比较，各样品均有较高相似度（相关系数＞ 0.9）（图 3-5, 图 3-7）；主成分分析（PCA）表明 8 号样品因第一主成分 (PC1) 补骨脂素（psoralen）及第二主成分 (PC2) 异补骨脂素（isopsoralen）含量偏低；11 号样品二者含量偏高（峰面积比）；17 号及 19 号样品的补骨脂酚峰面积偏高而离群（图 3-8），但以指纹图谱整体形态而言，对相似度没有显著影响。

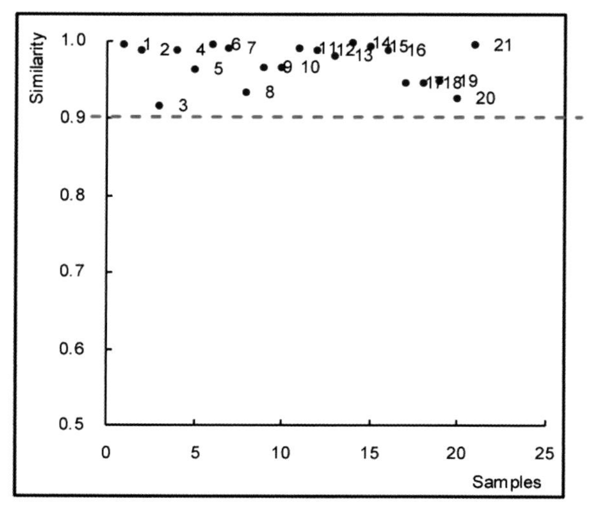

图 3–7　补骨脂样品的 HPLC 色谱指纹图谱与共有模式比较的相似度

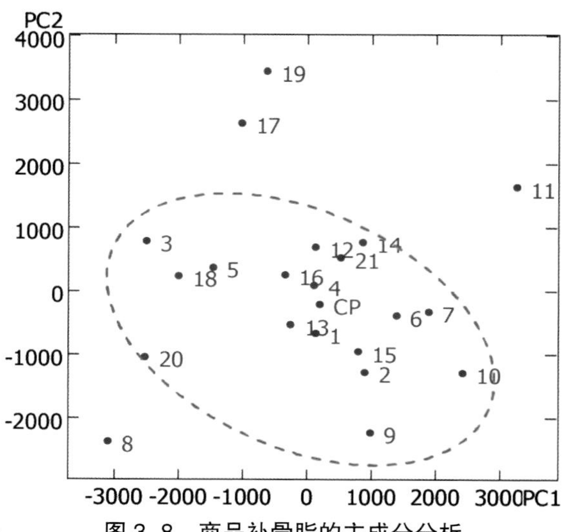

图 3–8　商品补骨脂的主成分分析

4.3 高效液相色谱实验条件

4.3.1 样品的制备

供试品溶液	称取样品粉末 0.2g，加 70% 乙醇 20ml，浸渍约 10min，超声提取 30min，滤过，制成 25ml，再经 0.45μm 滤膜，精滤，为供试品溶液
化学对照品溶液	3.3.1 项下的对照品溶液，甲醇稀释 10 倍后，作为供 HPLC 分析的对照品溶液，备用

4.3.2 液相色谱实验

色谱柱	Zorbax SB−C_{18}（4.6mm × 250mm；5μm）
进样量	10μl
流动相	A：0.1% 冰醋酸；B：乙腈
梯度	0 min：95% A；25 min：82% A；80 min：25% A
流速	1.0ml · min^{-1}
柱温	50℃
检测波长	246nm

5 小　结

一般而言，植物的次生代谢产物在成熟的繁殖器官的组成相对其他器官比较稳定，所以商品补骨脂果实的色谱指纹图谱有相当的稳定性在预料之中。薄层色谱图像在 254nm 紫外光灯下检视荧光猝灭条斑显示响应值最大的是补骨脂酚，与 HPLC 色谱表现一致。虽然分辨率不如液相色谱高，但 365nm 下的荧光色谱与 254nm 下的荧光猝灭色谱增强了专属性。

按照《中国药典》的含量测定方法测定 21 批补骨脂样品，补骨脂素平均含量（0.82 ± 0.21）%，异补骨脂素（0.73 ± 0.15）%，二者含量综合平均为（1.56 ± 0.35）%，说明实际商品的含量远高于《中国药典》中所规定的补骨脂素与异补骨脂素总含量不得低于 0.7% 的要求。

柴胡（*Chai-Hu*）

BUPLEURI RADIX

英 Chinese Thorowax Root(柴胡)
Red Thorowax Root(狭叶柴胡)

1 基　原

为伞形科植物柴胡 *Bupleurum chinense* DC. 或狭叶柴胡 *Bupleurum scorzonerifolium* Willd. 的干燥根。前者习称“北柴胡”，后者习称“南柴胡”。二者均收载于《中国药典》。主流商品为北柴胡，一般也以北柴胡为正品。

2 药材外形

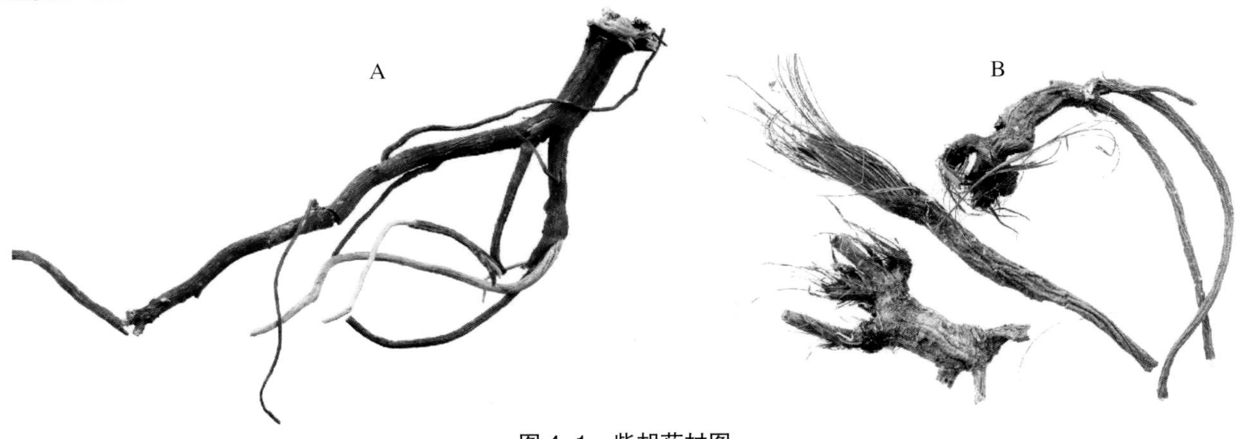

图 4-1　柴胡药材图
A：北柴胡　B：南柴胡

[化学成分]

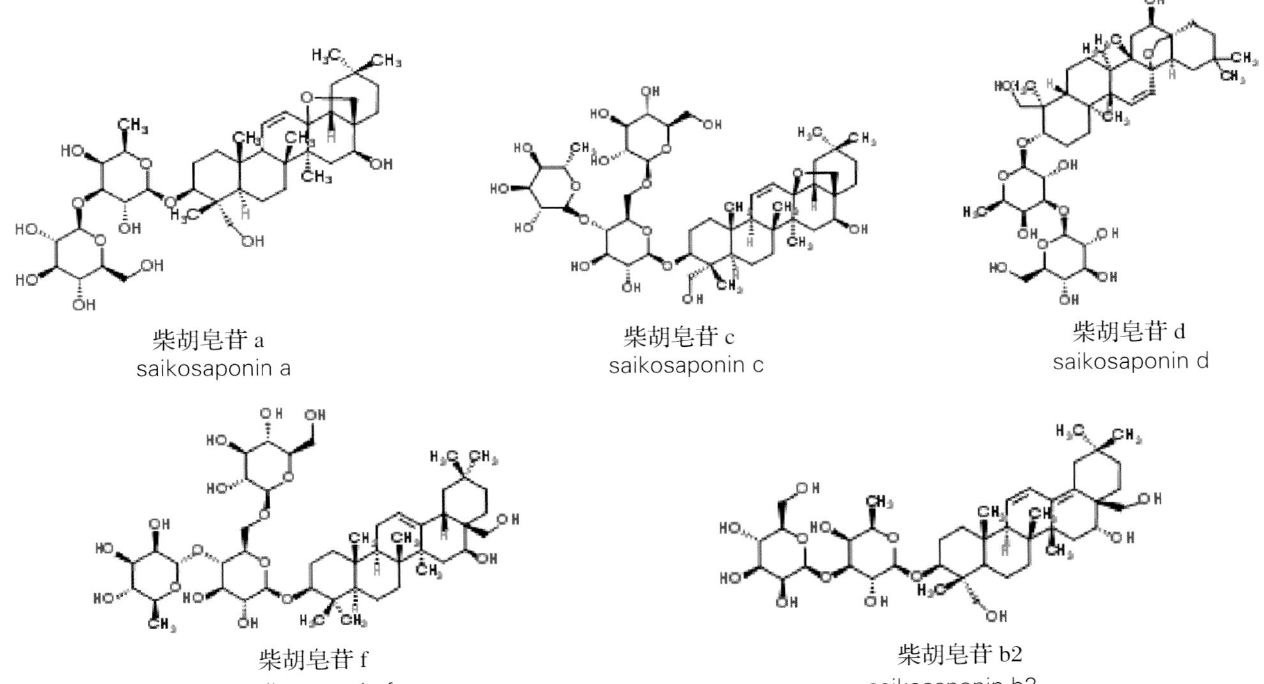

图 4-2　柴胡皂苷的化学结构

3 高效薄层色谱分析

3.1 柴胡的高效薄层色谱图像及数码扫描轮廓图（指纹图谱）

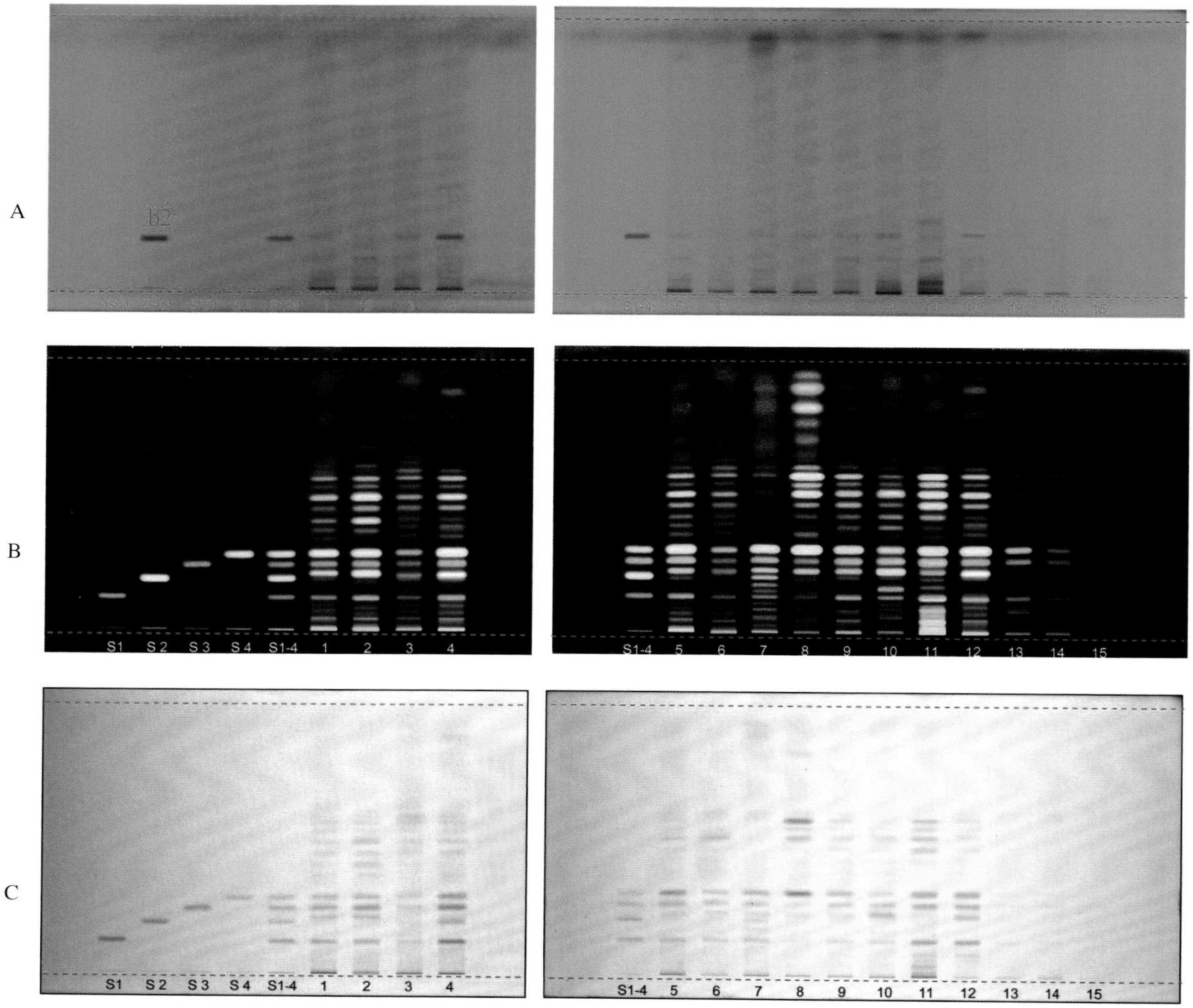

图 4–3 不同柴胡 * 样品的 HPTLC 色谱图像及其数码扫描轮廓图

A：柴胡 HPTLC 荧光淬灭色谱图像（254nm） B：HPTLC 荧光色谱图像（365nm） C：HPTLC 可见光色谱图像

S1: saikosaponin f S2: saikosaponin b2 S3: saikosaponin a S4: saikosaponin d

1、2、5：北柴胡 3、6：南柴胡 4、7：大叶柴胡 8：竹叶柴胡 9：多枝柴胡 10：汶川柴胡 11：西藏柴胡 12：三岛柴胡 13：银州柴胡 14：小叶黑柴胡 15：小柴胡

* 参与分析的柴胡原植物：北柴胡（*Bupleurum chinense* DC.）；南柴胡（狭叶柴胡、红柴胡）（*Bupleurum scorzonerifolium* Willd）；小柴胡（*Bupleurum tenue* Buch. Ham. ex D. Don.）；西藏柴胡（窄竹叶柴胡）[*Bupleurum marginatum* Wall. ex DC. var. *stenophyllum* (Wolff) Shan et Y. Li]；三岛柴胡（*Bupleurum falcatum*）；竹叶柴胡（*Bupleurum marginatum Wall. ex DC.*）；大叶柴胡（*Bupleurum longiradiatum Turcz.*）；多枝柴胡（*Bupleurum polyclonum Y. Li et S. L. Pan*）；汶川柴胡（*Bupleurum wenchuanense Shan et Y. Li*）；银州柴胡（*Bupleurum yinchowense Shan et Y. Li*）；小叶黑柴胡（*Bupleurum simithii Wolff. var. parvifolium Shan et Y. Li*）；锥叶柴胡（*Bupleurum bicaule Helm*）

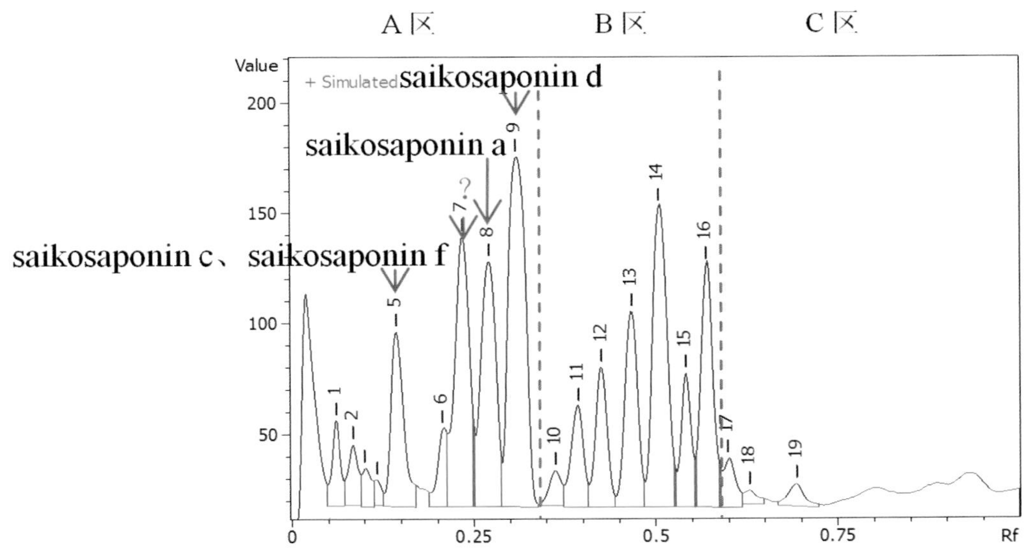

图 4–4　柴胡的 HPTLC 荧光色谱图像的数码扫描轮廓图

A 区：主要柴胡皂苷区　B 区：种间鉴别区　C 区：小极性成分区

3.2 结果与讨论

从薄层色谱图分析，北柴胡及其他品种的大部分样本均能检测到柴胡皂苷 a、d、c，但样品间的成分相对含量差异较大。柴胡皂苷用 2% 对二甲氨基苯甲醛（DMAB）的 10% 硫酸乙醇溶液显色后，在荧光下显黄绿色条斑，可见光下显橙红色条斑，色谱图清晰、信息丰富。须注意柴胡皂苷 b2（柴胡皂苷 a 的降解产物）呈现明显的荧光，并在紫外灯 254nm 下呈易于辨认的荧光猝灭条斑（分子中有共轭双键）。因此，在辨认柴胡样品的色谱中是否有柴胡皂苷 b2，关键是观察在相当于柴胡皂苷 b2 的位置上是否有荧光猝灭条斑，因为其他皂苷分子中没有共轭双键（图 4–3A，样品 4）。

为了便于比较不同品种的柴胡指纹图谱的差异，将指纹图谱划分为 A、B、C 三个区（图 4–4），其中 A 区（第 1 ~ 9 号峰）主要表达柴胡中柴胡皂苷 d、柴胡皂苷 a 以及柴胡皂苷 c、f 等组分；B 区（第 10 ~ 16 号峰）主要表达一组未知皂苷类成分，为大叶柴胡特征指纹区；C 区（第 17 号及以后的峰）主要表达柴胡中所含小极性组分，此区为锥叶柴胡特征指纹区。三岛柴胡、多枝柴胡、汶川柴胡指纹图谱各特征峰的比例和含量与北柴胡很相似，不易区分，故相似度均大于 0.9。南柴胡各特征峰的比例较接近北柴胡，但绝对含量偏低；大叶柴胡指纹图谱 B 区色谱峰丰度明显低于北柴胡指纹图谱的相应峰，而 A 区色谱峰的丰度较高，构成了大叶柴胡指纹图谱的显著特征。将锥叶柴胡与北柴胡及其他品种柴胡指纹图谱相比（图 4–5），第 16 号以后的色谱峰较突出，且 C 区色谱峰明显较多，丰度较高，因此可作为锥叶柴胡指纹特征区。西藏柴胡所含皂苷类成分与北柴胡相似，但整体含量较高，且 A 区色谱峰丰度明显比其他的品种高。银州柴胡和小叶黑柴胡所含皂苷类成分的含量明显比北柴胡少 。

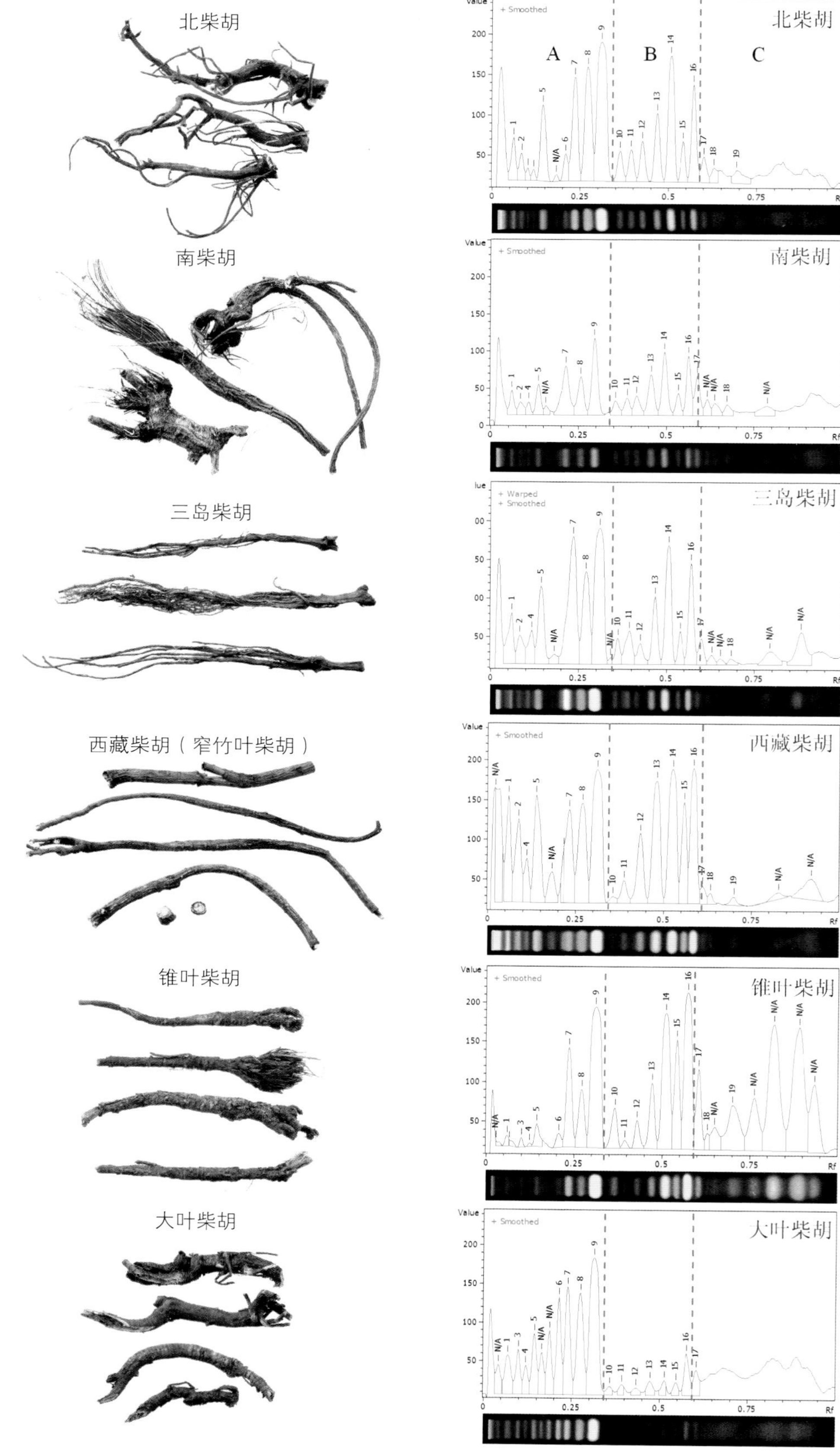

图 4–5　不同品种柴胡药材及其各自的 HPTLC 荧光色谱图像及其相应的数码扫描轮廓图

小柴胡、竹叶柴胡和部分商品柴胡收集的样本为全草或地上部分，只能检测到痕量的皂苷色谱峰，相似度小于 0.5，区别明显（图 4–6）。2 号样品为柴胡对照药材，但由于样本存放时间较长（10 年以上），其所含皂苷类成分损失较多，提示柴胡药材需要妥善储藏，不宜久存。

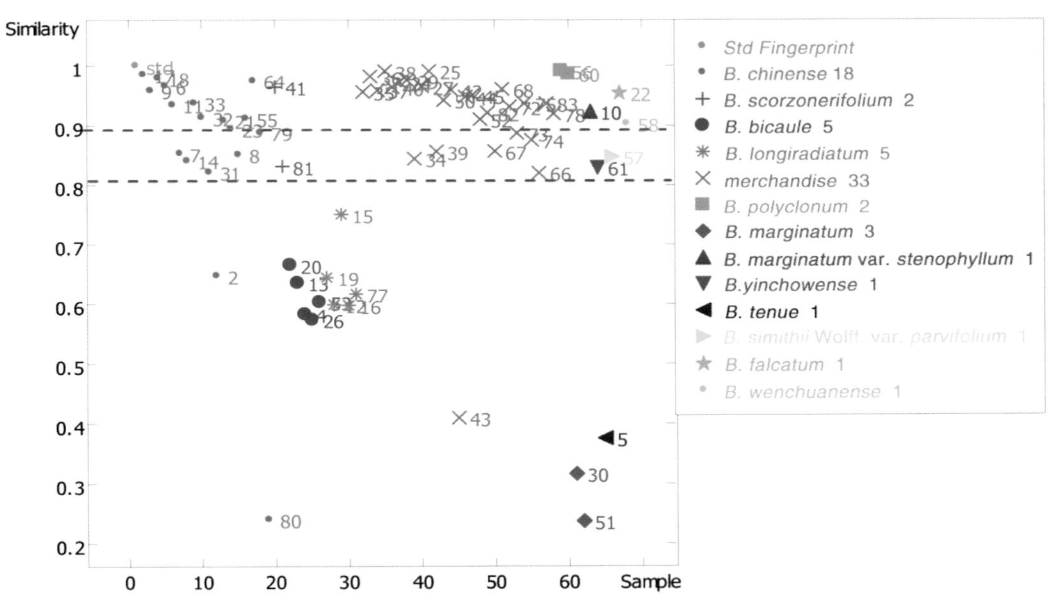

图 4–6　各种柴胡与北柴胡 HPTLC 指纹图谱共有模式比较的相似度分析

市售柴胡商品曾经发现过有大叶柴胡 (*B. longiradiatum*)，该品种所含柴胡皂苷与北柴胡相似，但含有毒性成分柴胡毒素 (bupleurotoxin) 及乙酰柴胡毒素 (acetyl bupleurotoxin)。薄层色谱可以快速鉴别，喷以香草醛硫酸试剂柴胡毒素显蓝灰色条斑，在紫外灯 (254nm) 下为荧光猝灭条斑（图 4–7）。

$$HOH_2C-CH=CH-C\equiv C-C\equiv C-CH=CH-CH=CH-CH(OR)-CH_2-CH_2-CH_2-CH_2-CH_3$$

bupleurotoxin：R=H
acetyl bupleurotoxin：R=$COCH_3$

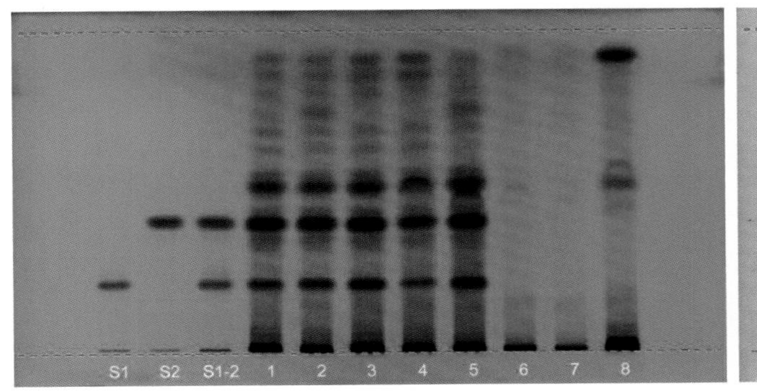

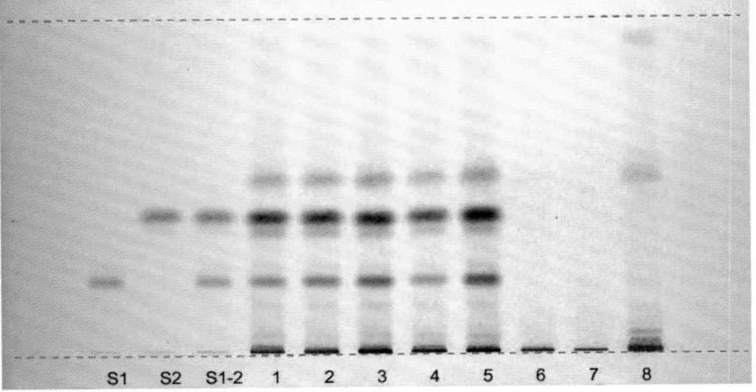

图 4–7　大叶柴胡的薄层色谱鉴别（示柴胡毒素、乙酰柴胡毒素的检出）

S1:bupleurotoxin　S2:acetyl bupleurotoxin

1~5: 大叶柴胡　6: 北柴胡　7: 南柴胡　8: 竹叶柴胡

3.3 高效薄层色谱实验条件

3.3.1 柴胡皂苷的薄层色谱实验条件

3.3.1.1 样品的制备

供试品溶液	取柴胡药材粉末 0.5g，加乙醇 50ml，冷浸 15min，超声提取 30min，滤过，滤液于 80℃水浴蒸干，残渣用 5ml 水溶解后通过 C_{18} 小柱，先后用 30% 甲醇和 80% 甲醇各 15ml 洗脱，收集 80% 甲醇洗脱液，80℃水浴蒸干，残渣用甲醇溶解，制成 1ml 的溶液，作为供试品溶液
对照品溶液	取柴胡皂苷 a、b2、d、f、c 适量，精密称定，加甲醇溶解，配制成每 1ml 含 1mg 的溶液，作为对照品溶液

3.3.1.2 薄层色谱实验

薄层板	高效硅胶预制薄层板（20cm×10cm；Merck）
点样	供试品溶液的点样量各 4μl，对照品各 1μl，条带状点样于薄层板上。点样后放置于有五氧化二磷的干燥器中减压干燥 1 小时以上
展 开	以二氯甲烷 – 乙酸乙酯 – 甲醇 – 水（30 ∶ 40 ∶ 15 ∶ 3）为展开剂，展开 8cm(温度：18℃左右)
检视	取出，挥去残存溶剂后，先置紫外灯（254nm）下检视荧光猝灭色谱图像（检查柴胡皂苷 b2）；再喷以 2% 对二甲氨基苯甲醛（DMAB）含 10% 硫酸的乙醇溶液，105℃加热约 1 min，立即置紫外光灯（365nm）和可见光下检视荧光色谱图像及可见光色谱图像。如常法规定记录色谱图像及数码扫描轮廓图

3.3.2 大叶柴胡中柴胡毒素及乙酰柴胡毒素的薄层色谱实验条件

3.3.2.1 样品的制备

供试品溶液	取样品药材细粉 2g，加乙酸乙酯 50ml，置冰箱中冷浸过夜后取出，立即超声提取 5min，滤过，滤液常温下挥干，残渣用乙酸乙酯溶解制成 1ml 溶液，过 0.45μm 滤膜，取续滤液作为供试品溶液
对照品溶液	取柴胡毒素、乙酰柴胡毒素的乙酸乙酯溶液，作为对照品溶液

3.3.2.2 薄层色谱实验

薄层板	高效硅胶 GF_{254} 预制薄层板（20cm×10cm；Merck）
点样	供试品溶液各 3μl；对照品各 10μl
展 开	以石油醚（Ⅱ）– 乙酸乙酯（2 ∶ 1）为展开剂，展开 8cm
检视	先置紫外灯（254nm）下观察荧光猝灭图像，再喷以 5% 香草醛 – 浓硫酸溶液，于 105℃加热 2 ~ 3min，立即置可见光下观察可见光色谱图像

4 高效液相色谱分析

4.1 柴胡的高效液相色谱指纹图谱

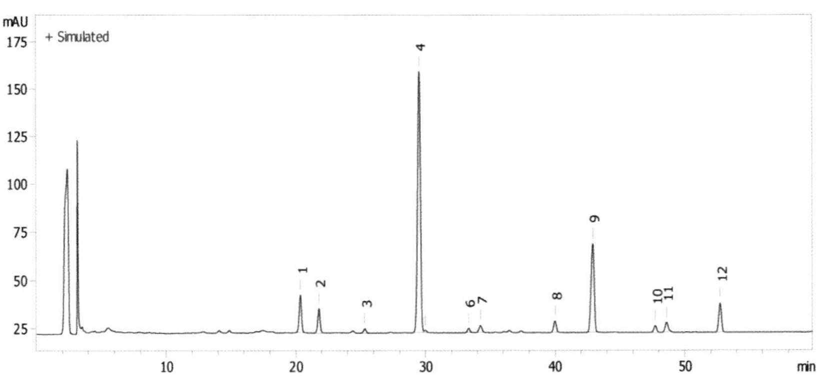

图 4-8　北柴胡药材的 HPLC-ELSD 指纹图谱的共有模式

表 4-1　北柴胡指纹图谱共有模式的特征峰

序号	成分名称	出现频率	近似保留时间 (min)	相对峰面积
1	saikosaponin c	1.00	20.35	0.12
2	saikosaponin f	0.86	21.79	0.07
3		0.36	25.33	0.01
4 (R)	saikosaponin a	1.00	29.55	1.00
5	saikosaponin b2	0.29	29.97	0.01
6		0.36	33.34	0.01
7		0.43	34.26	0.03
8		0.36	40.00	0.04
9	saikosaponin d	1.00	42.92	0.37
10		0.50	47.73	0.02
11		0.64	48.61	0.04
12		0.64	52.73	0.10

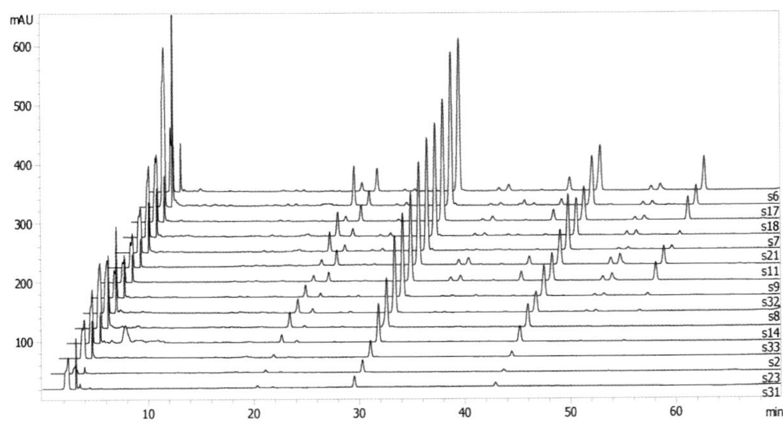

图 4-9　北柴胡的 HPLC-ELSD 指纹图谱的层叠图

4.2 结果与讨论

通过测定得到的 74 批药材的 HPLC-DAD-ELSD 指纹图谱，结合药材形态学分析，选取 14 批经鉴定的北柴胡标本，根据所体现的成分信息的不同侧重点，分别采用第一四分位和中位数法建立了北柴胡药材 HPLC-ELSD 指纹图谱共有模式（图 4-8，图 4-9）。该共有模式表达了柴胡药材皂苷类成分的质量现状及全貌，重点体现了成分在统计学意义上的稳定组成及相对比例。在所得到的北柴胡药材 ELSD 指纹图谱共有模式中，各柴胡皂苷的含量多寡依次为：柴胡皂苷 a > 柴胡皂苷 d > 柴胡皂苷 c > 柴胡皂苷 f 等其他柴胡皂苷。使用夹角余弦法以样品特征峰面积作为参数进行计算，结果显示北柴胡标本的相似度较一致（均大于 0.96），而市售药材中成分发生显著分解的样品相似度均低于 0.93。大叶柴胡、西藏柴胡和锥叶柴胡的相似度低于 0.93。狭叶柴胡、三岛柴胡的相似度虽然比北柴胡高，但均低于 0.97。而相似度考察不能将多枝柴胡、汶川柴胡和银州柴胡与北柴胡相区分 (图 4-10)。

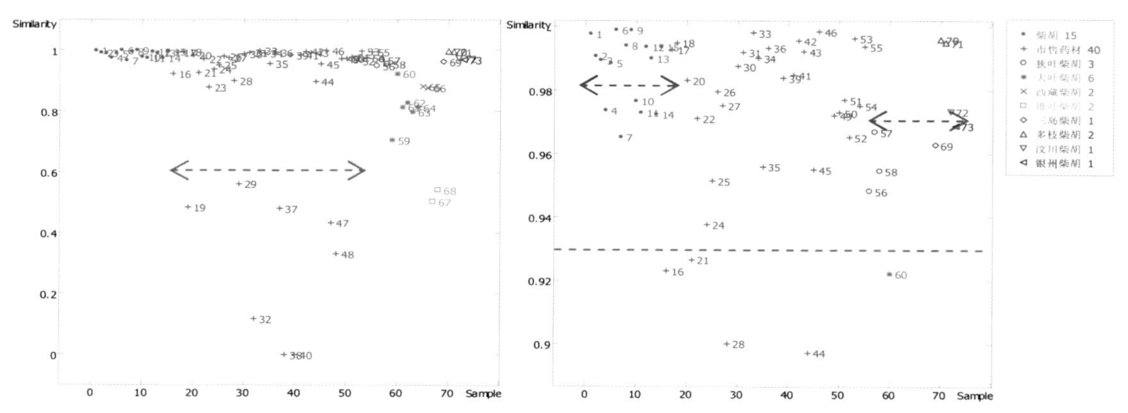

图 4-10　不同品种柴胡的 HPLC 色谱与共有模式比较的相似度

以标准化后的数据进行主成分分析（图 4-11A），结果显示一组样本为离群样本，经分析该类样品指纹图谱中均含有其他样品所不具有的峰面积较高的柴胡皂苷 b2 的色谱峰，同时其柴胡皂苷 d 的峰面积显著下降。因此，该类样品是加工和储藏不当造成了有效成分的损失。

剔除上述 7 个离群样品后再进行主成分分析（图 4-11B），结果显示又有 3 类样本明显地与北柴胡区分开来，它们分别为锥叶柴胡、大叶柴胡和西藏柴胡，这一结果提示这 3 个柴胡品种与北柴胡在成分组成上存在明显的差别，因此不应作为正品柴胡入药。从抽样结果来看，值得注意的是锥叶柴胡为当前市场流通的主要混淆品种。此外，大叶柴胡为《中国药典》明令禁止收载的有毒品种，通过色谱指纹图谱该品种也可以得到准确的区分，现在所收集的市场流通药材中没有发现该品种。

最后剩余的 43 个样品以正品北柴胡为主，尚包括狭叶柴胡（南柴胡，《中国植物志》订名为红柴胡）、三岛柴胡、多枝柴胡、汶川柴胡和银州柴胡等共 6 个品种。这些样品聚类较集中，显示样品间差异不明显。提示上述品种从化学成分的角度看应为近缘品种，均可划入北柴胡色谱指纹图谱模式群中。对这些样本的原始数据进行主成分分析的考察，以同时兼顾样品间在成分含量和比例间的差异。结果显示，（图 4-11C）三岛柴胡，以及一类柴胡皂苷 c 和柴胡皂苷 f 的色谱峰响应值比例发生变化的样品，与其余样本得到了区分，同时观察到狭叶柴胡较偏向集合的一侧，主成分得分提示这一类样品中成分峰面积较低，有效成分含量不高。而个别品种如银州柴胡样品个数不足，因此不能与北柴胡达到区分。

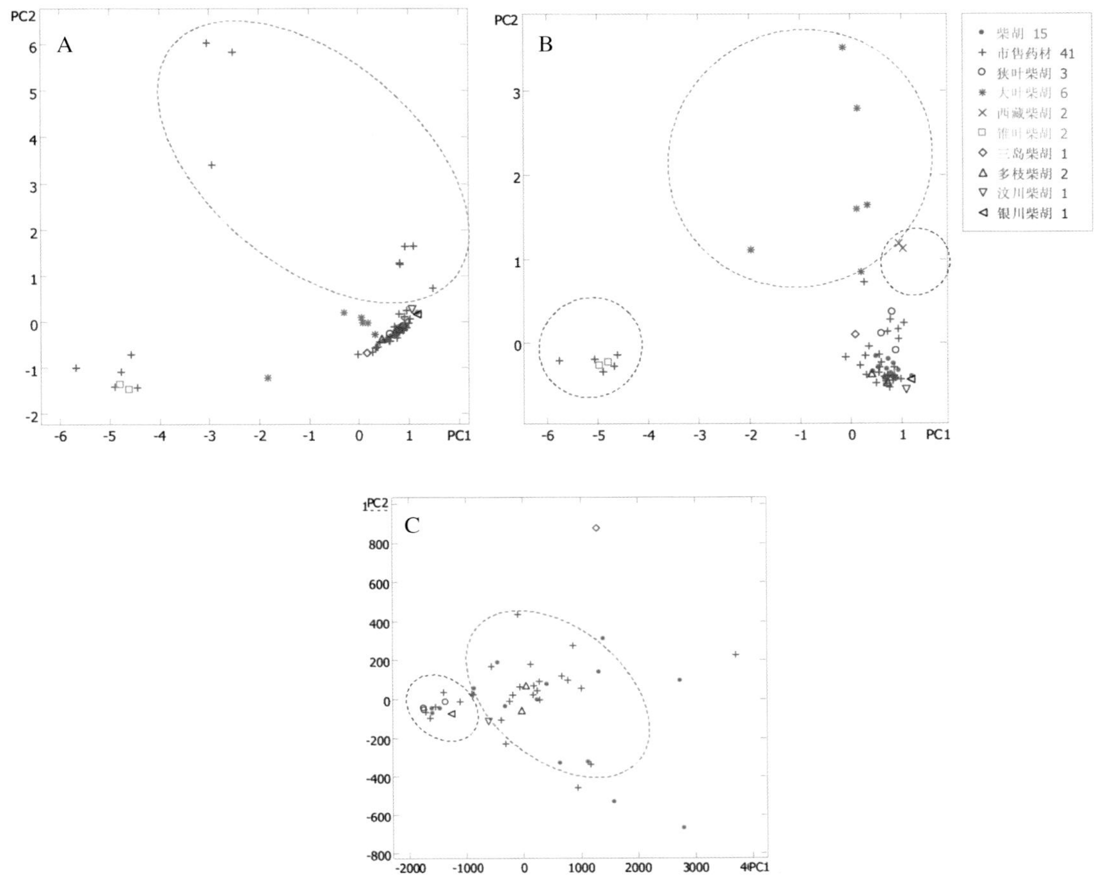

图 4–11　不同品种柴胡 HPLC 色谱指纹图谱的主成分分析

A: 数据标准化后显示，柴胡皂苷 d 降解而偏离了主群体　B: 数据标准化后显示，大叶柴胡、西藏柴胡及竹叶柴胡离群　C: 数据进一步简化，南柴胡、三岛柴胡及部分样品的柴胡皂苷 c、f 偏离了主群体

4.3 高效液相色谱实验条件

4.3.1 样品的制备

供试品溶液	称取药材粉末约 0.3g（过 50 目筛），加 0.5% 吡啶甲醇 20ml，80℃水浴回流提取 2 次，分别提取 30min 和 15min，合并提取液，滤过。滤液浓缩至干，加少量水溶解后通过 C_{18} 小柱，依次以 30% 甲醇 10ml、80% 甲醇 20ml 和甲醇 10ml 洗脱，收集 80% 甲醇洗脱部位，水浴浓缩至干。残渣用甲醇定容至 2ml，临用前用 0.45μm 微孔滤膜过滤，作为供试品溶液
化学对照品溶液	取柴胡皂苷 a、d 各 5mg，精密称定，置 5ml 量瓶中，加甲醇稀释至刻度，摇匀，即得

4.3.2 液相色谱实验

色谱柱	Zorbax SB−C_{18}（4.6mm × 250mm；5μm）
进样量	10μl
流动相	A：乙腈；B：水
梯度	0min：25% A；15min：35% A；38min：45% A；60min：60% A
流速	1.0ml · min^{-1}
柱温	35℃
检测波长	203nm
ELSD− 气体流速	2.1L · min^{-1}
漂移管温度	103℃

5 小　结

柴胡在《中国药典》中收载了两个品种，即北柴胡 (*Bupleurium chinese*) 及南柴胡（狭叶柴胡）(*B. scorzonerifolium*)，其他柴胡品种虽多，但没有形成商品主流，甚至罕见。从色谱指纹图谱分析看，与北柴胡的活性成分的化学模式接近的是南柴胡（但总的含量远低于北柴胡）、三岛柴胡 (*B. falcatum*)（我国资源不多）。锥叶柴胡 (*B. bicaule*)、西藏柴胡 (*B. marginatum* var. *stenophyllum*) 也比较接近北柴胡的色谱指纹图谱，但薄层荧光色谱图像显示在指纹图谱的 B 区，各成分荧光强度明显增强，显示含量高于北柴胡，特别锥叶柴胡的 C 区，更是荧光条斑高于其他品种。陈旧的柴胡药材及饮片色谱指纹图谱显示皂苷成分含量明显降低。某些地方的药材市场有小柴胡及竹叶柴胡，为地上茎叶部分，皂苷含量太低，不堪药用。液相色谱由于蒸发光散射检测器的响应值较低，信息量反而不够丰富，区别不是很明显。

如上所述，不同的色谱方法得出的指纹图谱提供的信息可以互补，薄层色谱一般而言分辨率低于液相色谱，但是不少案例，反映出薄层色谱的图像信息也很丰富。特别是荧光色谱图像，灵敏度均明显高于 HPLC−DAD 或 ELSD 的响应值。如将来 HPLC−MS 达到可以普及应用于常规质量检验，则 MS 的信息和灵敏度明显提高，不过，薄层色谱的彩色图像，可同板同时以鲜明的彩色图谱鉴别多个样品的真伪，以及相对低分析成本等优势仍然是其他色谱所无法取代的。

野生柴胡类品种较多而乱，但商品显示能够构成大宗资源的品种基本上是北柴胡和南柴胡。

陈皮 （Chen-Pi）

CITRI RETICULATAE PERICARPIUM

英 Aged Tangerine Peel

1 基　原

为芸香科 (Rutaceae) 植物橘 *Citrus reticulata* Blanco 及其栽培变种的干燥果皮。

2 药材外形

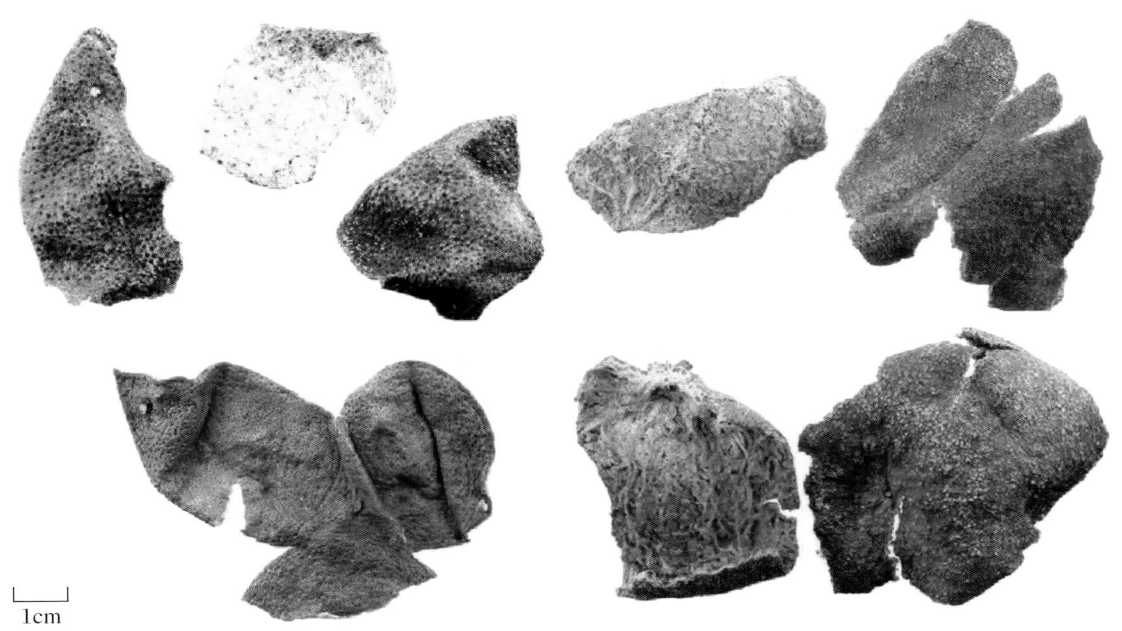

图 5-1　陈皮药材

[化学成分]

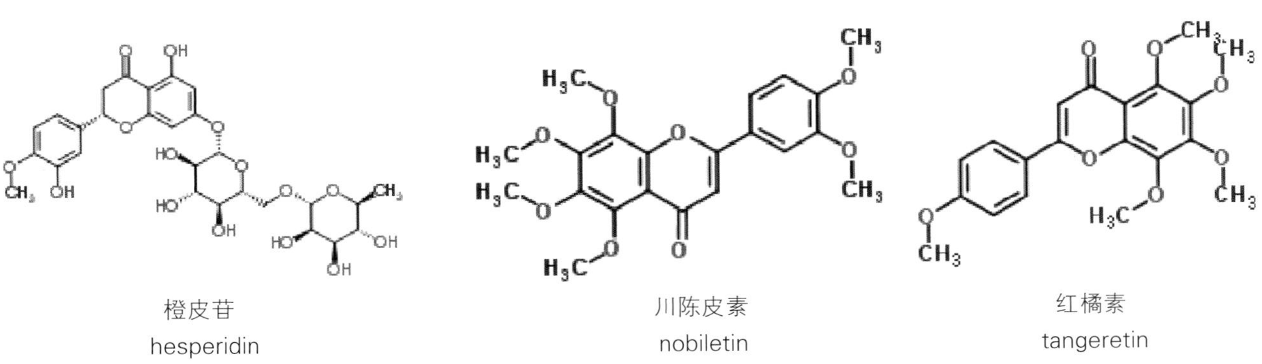

图 5-2　陈皮主要的二氢黄酮苷和苷元成分

3 高效薄层色谱分析

▶ 3.1 陈皮二氢黄酮类成分的高效薄层色谱图像及数码扫描轮廓图（指纹图谱）

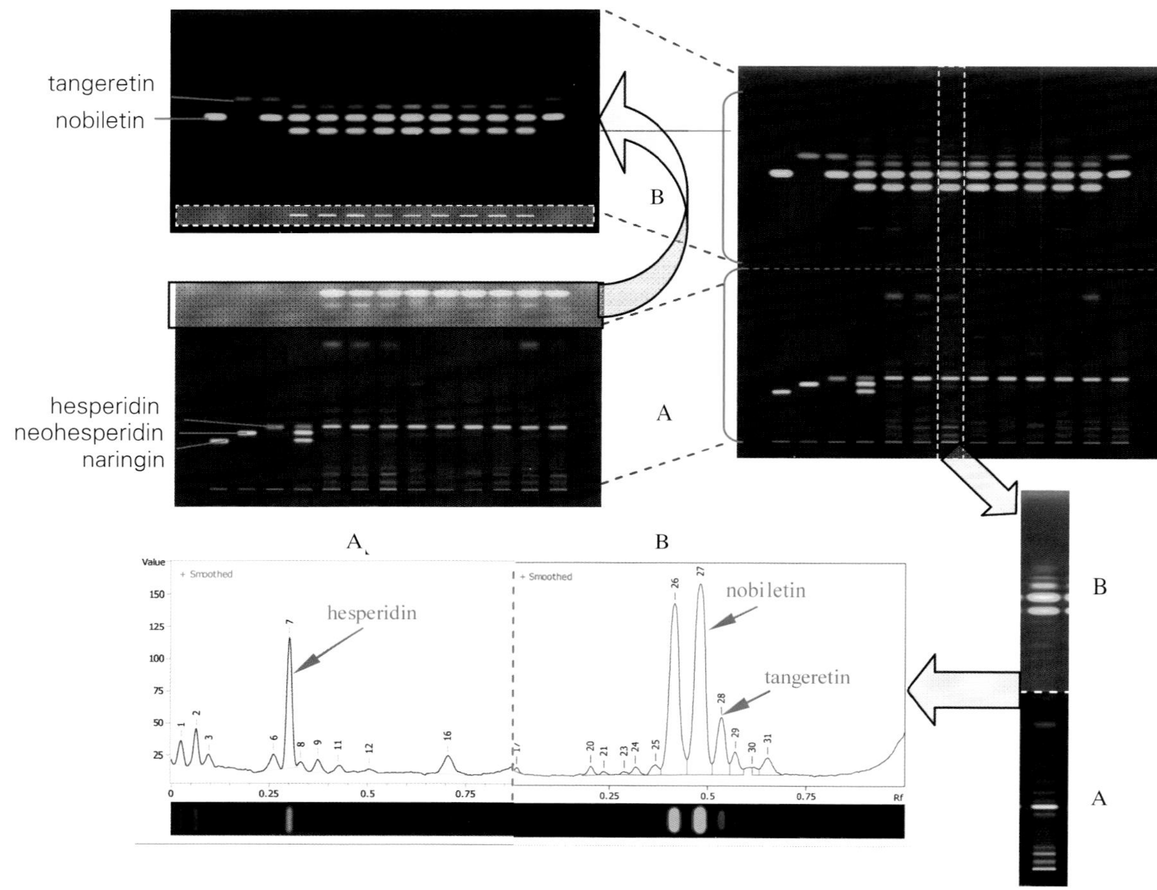

图 5-3　陈皮的二氢黄酮苷类成分和苷元类成分的 HPTLC 荧光色谱图像及其对应的数码扫描轮廓图

7：hesperidin　27：nobiletin　29：tangeretin

A: 二氢黄酮苷部分　B: 苷元部分

▶ 3.2 陈皮脂溶性成分（包括挥发油）的高效薄层色谱图像及数码扫描轮廓图（指纹图谱）

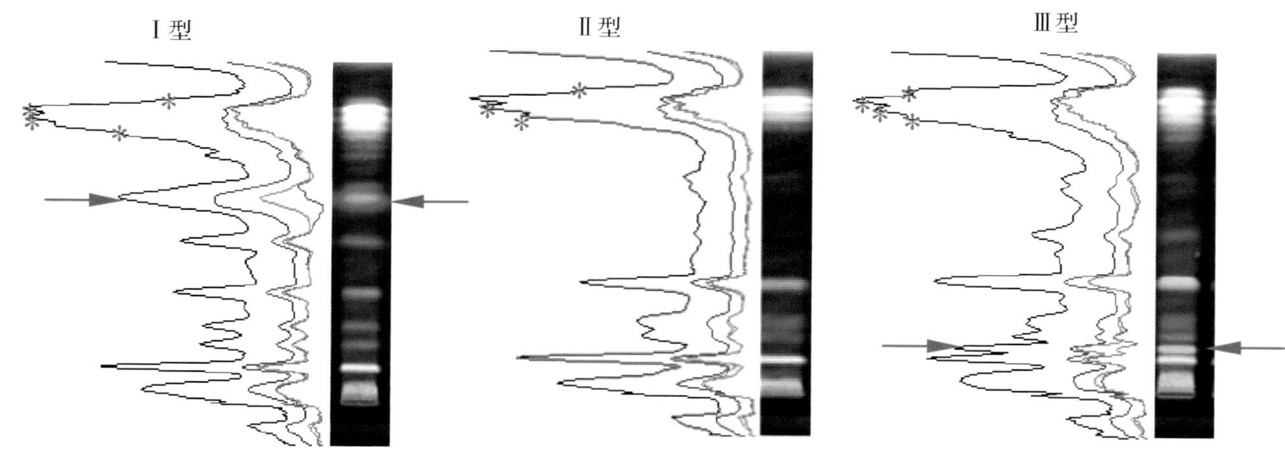

图 5-4　陈皮脂溶性成分的 HPTLC 荧光色谱图像及其相应的数码扫描轮廓图

3.3 结果与讨论

3.3.1 陈皮二氢黄酮类成分的薄层色谱图像

陈皮主要的活性成分是二氢黄酮类成分及挥发油。对该两类成分的薄层色谱分析均获得具有特征性的指纹图谱。二氢黄酮苷及苷元极性差别较大，用单一的薄层色谱难以兼顾，故分别进行分析，并将二者的色谱图像做“无缝连接”，等于延长了薄层色谱的展距，使苷及苷元的各成分均能恰当地展开。荧光图像显示陈皮所含的黄酮苷部分（图 5-3A）最突出的就是橙皮苷（hesperidin），其余 5~6 个均为很弱的荧光条斑，图像前沿是苷元成分拥挤在一起的荧光条斑。更换溶剂系统后，着重展开图 5-3A 前沿的苷元部分，有约 10 个荧光条斑，其中有 2 个很强的荧光条斑（Rf 值为 0.35~0.45），一个为川陈皮素（nobiletin），在川陈皮素之前一弱的荧光条斑 Rf 值约为 0.7 的是红橘素（tangeretin）（图 5-3B）。据此分析 34 份不同供应来源的药材样品，结果显示商品陈皮药材基本可划分为两类（图 5-5~ 图 5-7）：广东新会、四川自贡以及湖南长沙所产陈皮与 2 批对照用药材聚为一类（图 5-7，A 型），该类样品的突出特征是，除橙皮苷而外，川陈皮素和红橘素含量相对较高，属优质药材；另一类样品（图 5-7，B 型）黄酮苷部分具有两个特征峰——6 号峰（未知成分）和 7 号峰橙皮苷，川陈皮素和红橘素含量相对偏低。两类样品总体特征变化规律为：6 号峰强，则川陈皮素和红橘素弱，反之亦然。除此而外，另有 1 批商品陈皮（13 号）的色谱中检出柚皮苷及新橙皮苷，但橙皮苷含量明显低于其他陈皮样品，据其指纹图谱的整体结构，并结合样品的性状，可确定其仍属于柑橘类的外果皮，但因含有柚皮苷，应不属“甜柑”类，故列为掺杂品（图 5-7，C 型）。

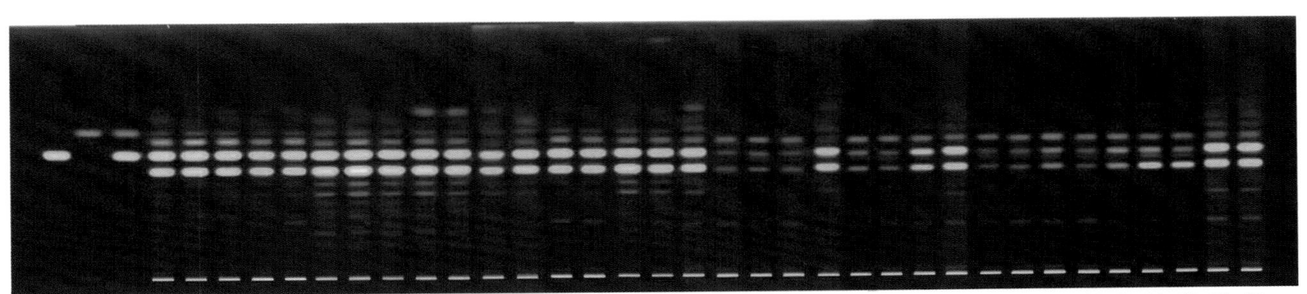

图 5-5 陈皮二氢黄酮苷元的 HPTLC 荧光色谱图像

S1:nobiletin S2:tangeretin

1~4：广陈皮（新会） 5~10：川陈皮 11：陈皮（湖南） 12~34：陈皮商品

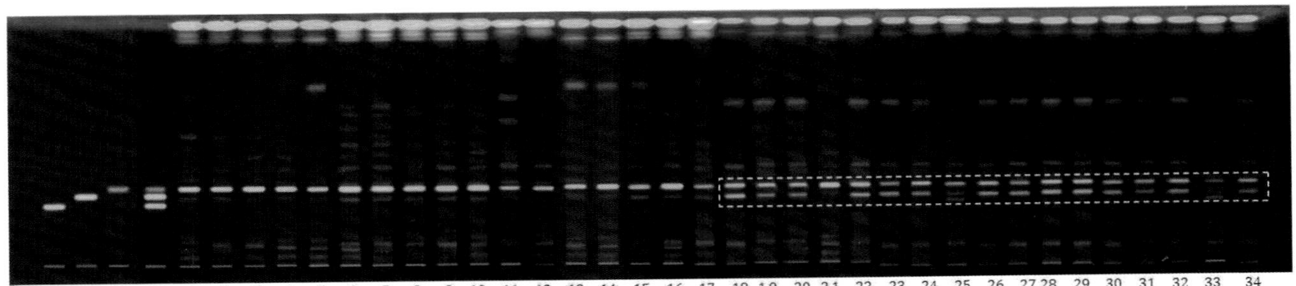

图 5-6 陈皮二氢黄酮苷的 HPTLC 荧光色谱图像

S3:naringin S4:neohesperidin S5:hesperidin

1~4：广陈皮（新会） 5~10：川陈皮 11：陈皮（湖南） 12~34：陈皮商品

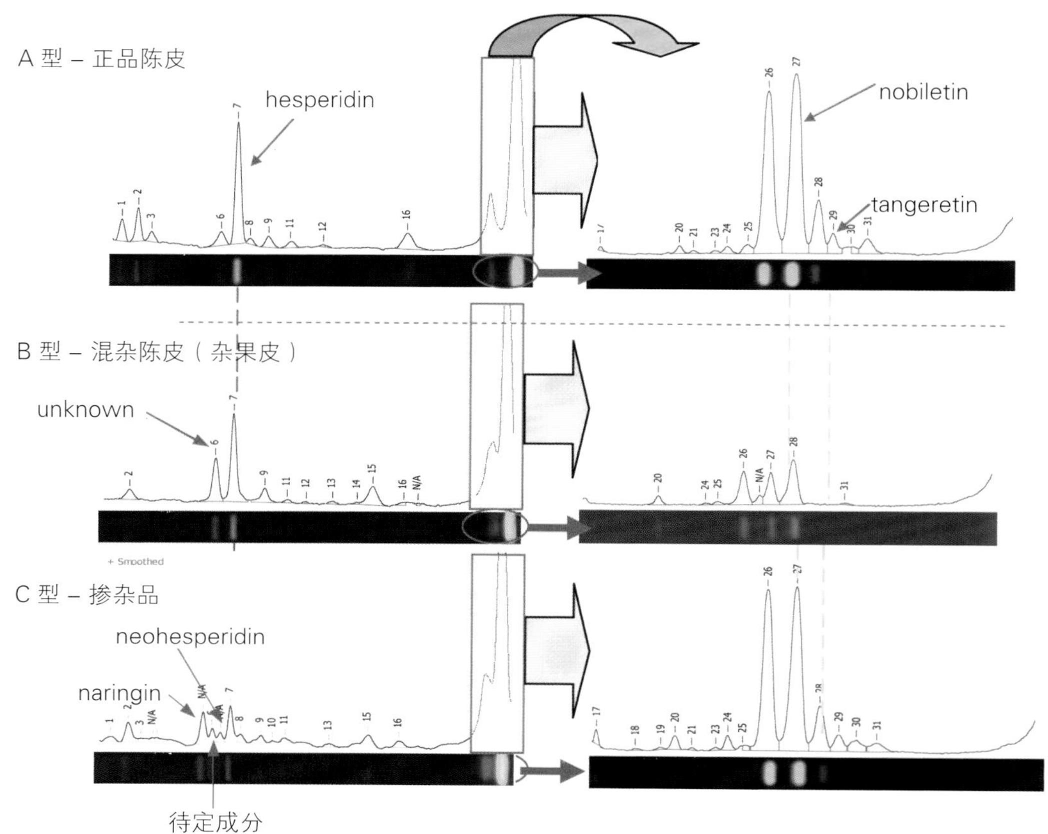

图 5–7　三种类型陈皮的 HPTLC 荧光色谱图像及其相应的数码扫描轮廓图

3.3.2　陈皮的脂溶性（包括挥发油）部分的薄层色谱图像

就挥发性成分而言，陈皮（*Citrus reticulata* Blanco.）与广陈皮（*Citrus reticulata* Blanco. cv. *Chachiensis*）的 HPTLC 荧光指纹图谱具有较为明显的差异：广陈皮在 Rf 值为 0.6 左右具有一强蓝色荧光斑点，其他陈皮在该位置检测不到这一斑点或是该斑点极弱，从而构成了广陈皮特征性指纹图谱而与其他地区的陈皮相区别（图 5–3，图 5–8，样品 1,2）。有些商品陈皮药材除具有陈皮共有特征斑点外，尚有一蓝绿色荧光斑点（Rf 值约为 0.13）（图 5–7，样品 3，4，20~23），属于二氢黄酮类成分薄层色谱的 B 型陈皮。总的趋势商品中广陈皮较少，说明商品药材来源比较杂乱且优质陈皮不多。

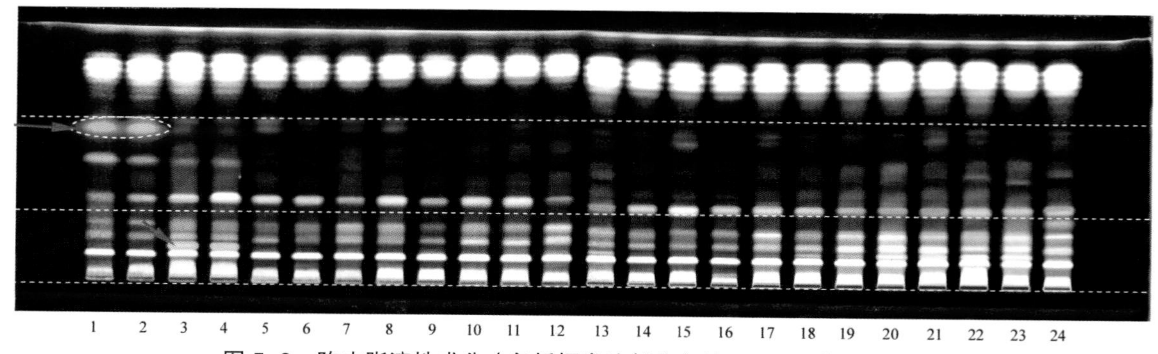

图 5–8　陈皮脂溶性成分（包括挥发油部分）的 HPTLC 荧光色谱图像

1~2：广陈皮（茶枝柑）　3~24：陈皮商品

3.4 高效薄层色谱实验条件

3.4.1 样品的制备

供试品溶液	低极性成分：取样品粉末 3g，加正己烷 30ml，超声提取 15min，滤过，常温挥干溶剂，残渣加正己烷溶解，制成 1ml 溶液，即得。 二氢黄酮类成分：取样品粉末 0.5g，加甲醇 5ml，室温冷浸 15min，超声提取 15min，取出，再离心处理 10min（4000r·min^{-1}），取上清液过微孔滤膜（0.45μm），取续滤液作为供试品溶液
对照药材溶液	照“供试品溶液”的制备方法，将对照药材制备为对照药材溶液
对照品溶液	取橙皮苷、新橙皮苷、川陈皮素、红橘素、柚皮苷对照品适量，分别精密称定，用甲醇溶解，配成每 1ml 各含 0.5mg 的溶液，作为对照品溶液

3.4.2 薄层色谱实验

薄层板	预制硅胶高效薄层板（20cm×10cm；Merck）

3.4.2.1 黄酮苷元部分

点样	取供试品溶液、对照药材溶液、对照品溶液各 1μl 分别条带状点于上述薄层板上，点样后放于五氧化二磷真空干燥器中干燥 2h，备用
展 开	展开两次。（1）甲苯－乙酸乙酯－甲酸－水（20∶20∶1∶1）10℃下冰箱中放置分层的上层溶液为展开剂，展开 8.5cm，取出，挥干，放于置有五氧化二磷的真空干燥器中干燥 2h；（2）继续以甲苯－乙酸乙酯－甲酸－水（20∶10∶1∶1）10℃下冰箱中放置分层的上层溶液为展开剂，展开 8.5cm，取出，挥干
检视	直接置紫外灯（365nm）下观察荧光色谱图像。记录荧光薄层色谱图像及数码扫描轮廓图谱

3.4.2.2 黄酮苷部分

点样	取上述供试品溶液、对照药材溶液、对照品溶液各 1μl 分别条带状点于薄层板上，点样后放于五氧化二磷的真空干燥器中干燥 2h，备用
展 开	氯仿－甲醇－水－冰醋酸（13∶4∶1∶1.5）10℃下冰箱中放置分层的下层溶液为展开剂，展开 8.5cm，取出，挥干
检视	喷以 5% 三氯化铝乙醇溶液，立即置于紫外灯 (365nm) 下观察荧光色谱图像。记录荧光薄层色谱图像及数码扫描轮廓图谱

3.4.2.3 低极性成分

<table>
<tr><td>点样</td><td>取供试品溶液、对照药材溶液各 5μl 分别条带状点于薄层板上；点样后放于五氧化二磷的真空干燥器中干燥 2h，备用</td></tr>
<tr><td>展 开</td><td>采用 AMD2 全自动多级展开仪多级梯度展开，展开溶剂系统及步骤(见表 5－1)；展开后，取出，挥干残留溶剂
表 5-1　自动多步展开系统
<table>
<tr><th>步骤</th><th>正己烷（%）</th><th>甲苯（%）</th><th>二氯甲烷（%）</th><th>乙酸乙酯（%）</th><th>展距（cm）</th><th>平衡时间（min）</th></tr>
<tr><td>1</td><td>65</td><td>2</td><td>30</td><td>3</td><td>60</td><td>25</td></tr>
<tr><td>2</td><td>75</td><td>5</td><td>17</td><td>3</td><td>70</td><td>25</td></tr>
<tr><td>3</td><td>65</td><td>35</td><td>0</td><td>0</td><td>90</td><td>15</td></tr>
<tr><td>4</td><td>70</td><td>30</td><td>0</td><td>0</td><td>90</td><td>15</td></tr>
<tr><td>5</td><td>75</td><td>25</td><td>0</td><td>0</td><td>90</td><td>10</td></tr>
</table></td></tr>
<tr><td>检视</td><td>喷以 2% 对二甲氨基苯甲醛含 10% 硫酸的乙醇溶液，105℃加热显色至斑点显色清晰，置于紫外灯 (365nm) 下检视荧光色谱图像。记录荧光薄层色谱图像及数码扫描轮廓图谱</td></tr>
</table>

4 高效液相色谱分析

4.1 陈皮的高效液相色谱指纹图谱

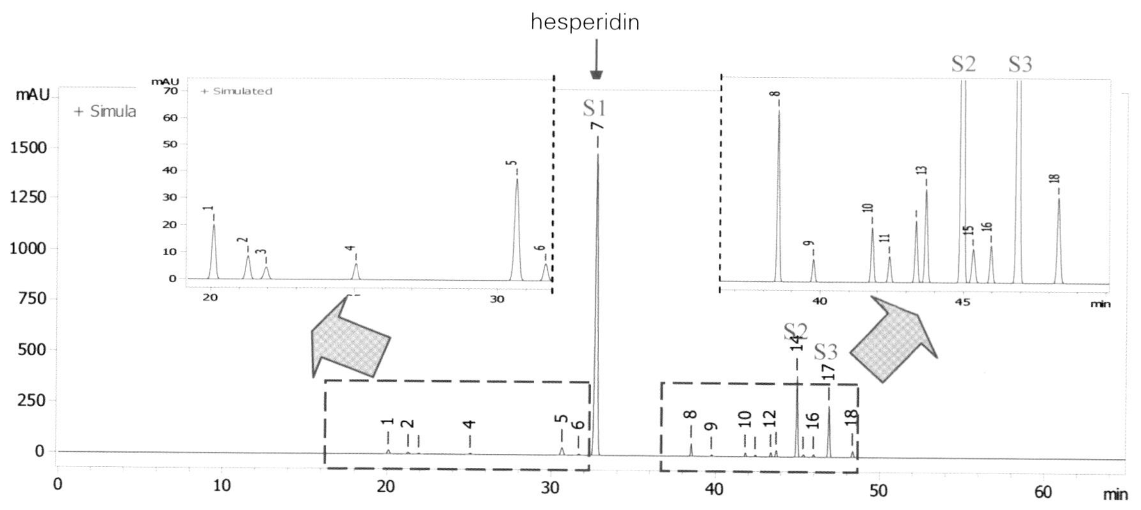

图 5-9　陈皮二氢黄酮类成分的 HPLC 色谱指纹图谱的共有模式

S1:hesperidin　S2: nobiletin　S3: tangeretin

4.2 结果与讨论

31 批陈皮药材指纹图谱各组分的整体组成相似度大于 0.97，细微处进一步分析，新会等地区道地药材（茶枝柑果皮）聚为一类，大部分商品药材聚为另一类。两类图谱差异主要表现在 5 号、14 号和 17 号峰的丰度上。新会陈皮 14 号（川陈皮素）和 17 号（红橘素）峰丰度相对较高，5 号峰则丰度相对较低；而另一类商品药材的上述 3 个物质含量则相反（图 5–9）。说明道地陈皮与部分市售商品药材物质含量方面仍然存在一定差异。运用主成分分析，可明显区分为两类样本（图 5–10）。市售“红光橙”和“砂糖柑”的果皮也有混入陈皮者，说明该类商品陈皮药材来源较为复杂。偶有发现以柚皮充陈皮的样品，其指纹图谱与陈皮完全不同（图 5–11）。

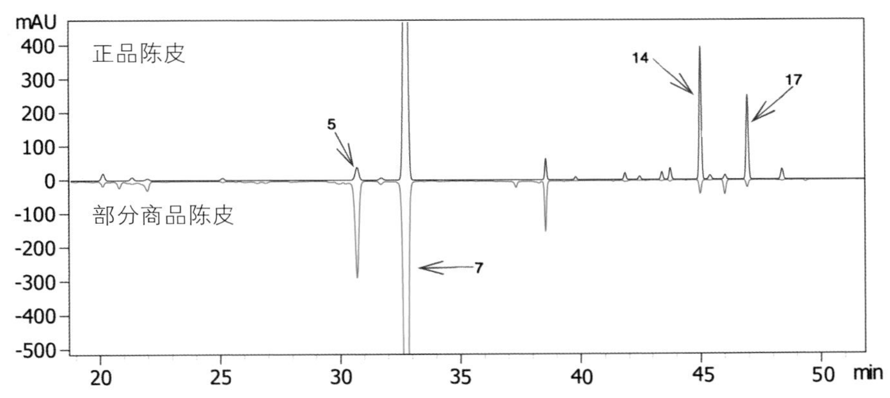

图 5-10　正品陈皮和商品陈皮的 HPLC 色谱指纹图谱的比较

5：naringin　7：hesperidin　14：nobiletin　17：tangeretin

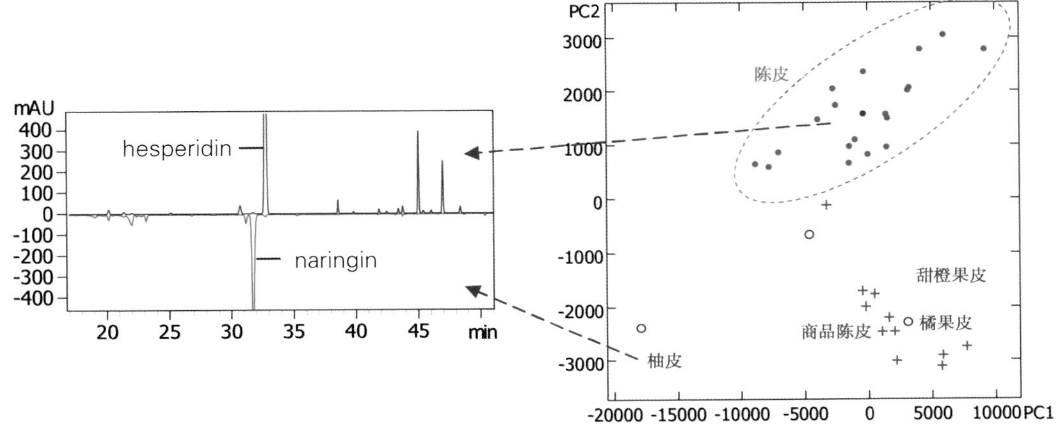

图 5-11　陈皮及其他柑橘类果皮的 HPLC 色谱指纹图谱的主成分分析

4.3 高效液相色谱实验条件

4.3.1 样品的制备

供试品溶液	取样品粉末（过二号筛）0.5g，加甲醇 25ml，超声提取 45min，放冷，滤过，滤液转移至 25ml 量瓶中，并稀释至 25ml，滤过，取续滤液，即得
对照品溶液	取橙皮苷、川陈皮素和红橘素对照品，精密称定，分别用甲醇定容制成每 1ml 含橙皮苷 0.5mg，川陈皮素 0.1mg，红橘素 0.1mg 的对照品溶液

4.3.2 液相色谱实验

色谱柱	Hypersil BDS C_{18} (250mm × 4.6mm)
流动相	A：乙腈；B：水
梯度	0~30min：5%~25% A；30~55 min：25%~95% A；55~65min：95% A
流速	0.8ml · min^{-1}
柱温	20℃
检测波长	280nm
测定法	分别精密吸取对照品和供试品溶液各 10μl，注入高效液相色谱仪，记录色谱流出曲线，即得

5 气相色谱分析

5.1 陈皮芳香性成分的气相色谱指纹图谱

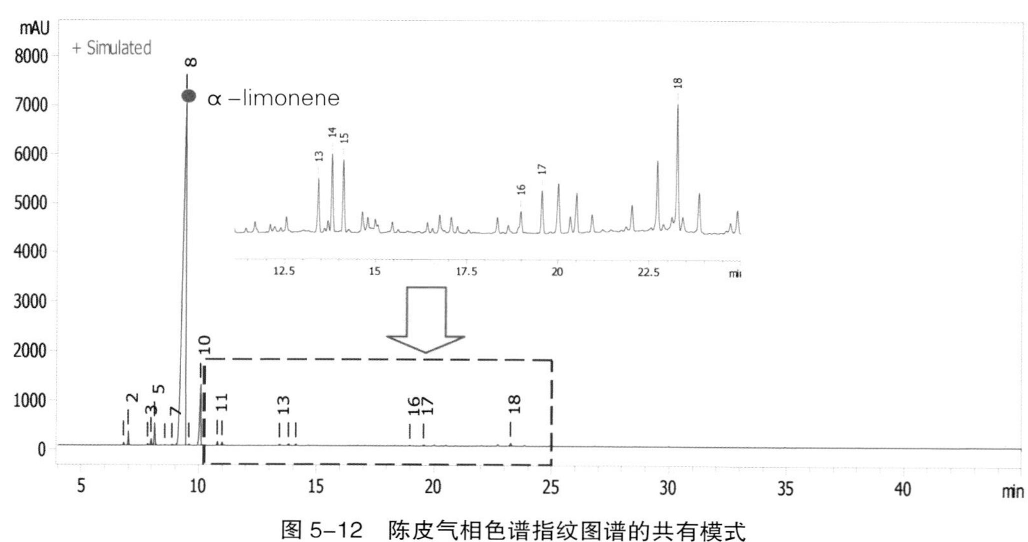

图 5–12　陈皮气相色谱指纹图谱的共有模式

5.2 结果与讨论

陈皮除了二氢黄酮类成分外，芳香性成分是传统经验判断陈皮质量的重要指标，道地产品广陈皮（新会陈皮）一向以气味芳香舒适著称，同时也是食品佐剂及香精的重要一员。气相色谱显示各种“陈皮”的成分组成很相似，有一个共同的特点是 α – 柠檬烯（ α –limonene ）是色谱中最主要的成分，峰面积按归一化法计算，约占 80%，实际含量在 2.0%~8.5%。所以在分析群体样品色谱的相似度时，须将 α – 柠檬烯的权重降低，设为 0.1，从总体特征出发选取 18 个色谱峰构成特征，计算得到 32 份样品相似度均大于 0.9，其中 15 份样品相似度大于 0.95。即以总的芳香性成分分析，大同小异。虽然陈皮之所以“越陈越好”的一个原因估计是低沸点的 α – 柠檬烯随贮存时间的延长而挥发，香气变佳。问题是其他杂果皮放置日久香气仍然欠佳，因此除柠檬烯外的较高沸点的含氧萜类成分仍需 GC–MS 精细分析。

5.3 气相色谱实验条件

5.3.1 样品的制备

供试品溶液	取粉碎后（过二号筛）的陈皮药材 25g，按《中国药典》（2010 年版　一部）附录“挥发油的含量测定”方法甲提取 1h，分离挥发油加正己烷至 2ml，即得

5.3.2 气相色谱实验

色谱柱	Agilent HP–5 石英毛细管色谱柱（30m × 0.32mm；0.25μm）
载气	N_2
流速	0.8ml · min^{-1}
进样口温度	250 ℃

续表

检测器温度	300℃
分流比	50 ∶ 1
柱温	70℃ $\xrightarrow{4\ ℃\cdot min^{-1}}$ 250 ℃
采样时间	50min
测定法	精密吸取供试品溶液各 0.6μl，注入气相色谱仪，记录色谱流出曲线，即得

6 小　结

陈皮实际即橘皮，因传统鉴别经验是放置长久，香气柔和舒适，质量优良，故名“陈皮”。茶枝柑（广东新会）、红橘（四川）、福橘（江苏、浙江）、大红袍（四川、江西）、川橘（湖北）、衢橘（浙江）、朱橘（浙江、江西）等芸香科柑橘属（*Citrus*）甜柑类植物的干燥成熟果实的果皮（果皮较有韧性，可完整剥离，香气柔和）多作为陈皮混用，统称“杂果皮”。从目前的商品分析，市场正品广陈皮（茶枝柑果皮）货源较少，价格较高。从历代医家用药经验上来看，质量以广东新会产的茶枝柑（*Citrus reticulata* cv. *Chachiensis*）及四会产的四会柑（*Citrus reticulata* cv. *Hanggan*），统称广陈皮为优。色谱指纹图谱分析广陈皮（新会陈皮）二氢黄酮苷元特别是川陈皮素和红橘素含量较其他“杂果皮”为高，芳香性成分的气相指纹图谱未能发现有意义的区别。而芳香性成分的 AMD 高效薄层色谱显示广陈皮有一明显的蓝色荧光成分（化学结构待鉴定）是其他橘皮的色谱中所没有，似有鉴别意义。GC 色谱指纹图谱显示待更多的样品结果方可最终确认（图 5-4, 图 5-8）。

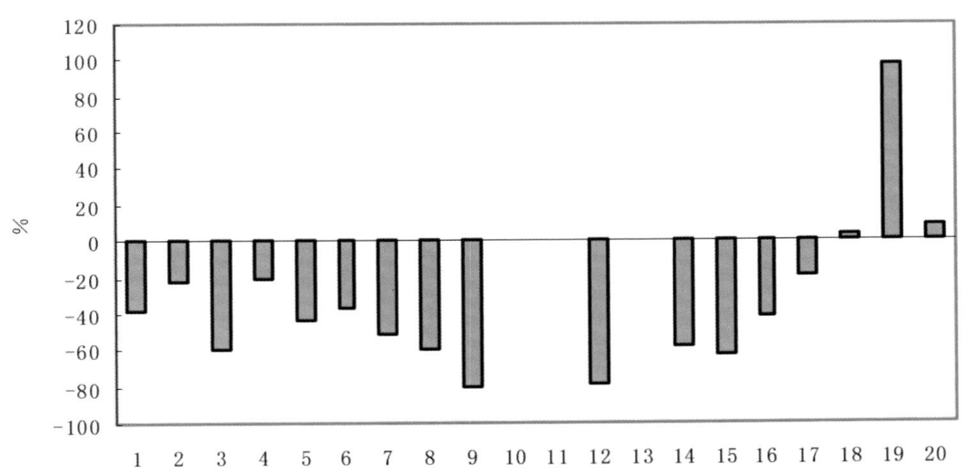

图 5-13　当年采收和放置 7 年以上的陈皮样品的低沸点成分与较高沸点成分的分布呈负相关

从放置年份不同的陈皮气相谱图可知，陈皮放置时间较久后，挥发油部分没有检出新的物质。考察陈皮挥发油 20 个特征峰的含量变化，以其中 1~18 号峰号为横坐标、峰面积为纵坐标的柱状图显示（图 5-13）当年采收及放置 7 年以上的样品（1~17 号）的色谱中低沸点成分含量逐渐减少，而 18~20 号等高沸点的微量色谱峰的含量逐渐上升，二者呈现负相关。其百分含量变化的计算式：（放置 7 年以上陈皮峰面积 – 当年陈皮峰面积）× 100 ÷ 当年陈皮峰面积。

赤芍（*Chi-Shao*）

PAEONIAE RADIX RUBRA

英 Red Peony Root

1 基　原

为毛茛科（Ranunculaceae）植物芍药 *Paeonia lactiflora* Pall. 或川赤芍 *Paeonia veitchii* Lynch 的干燥根。

2 药材外形

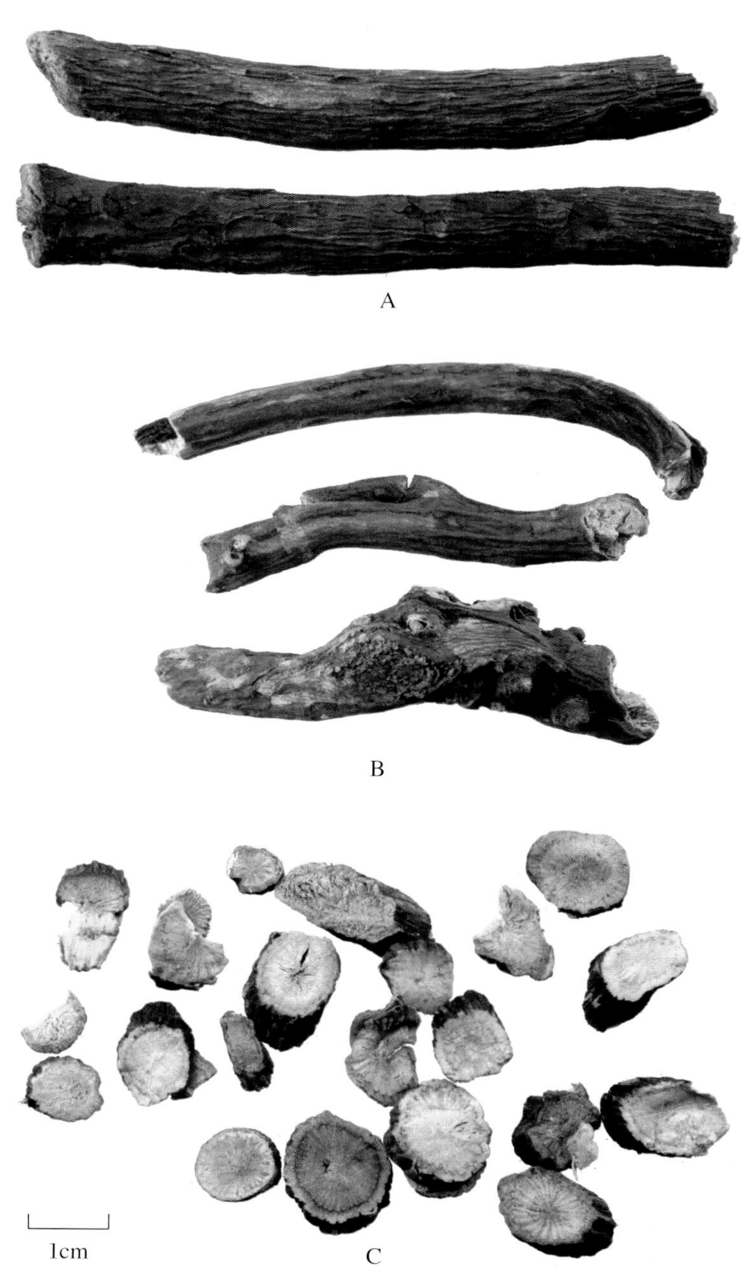

图 6-1　赤芍药材及饮片

A：赤芍　B：川赤芍　C：赤芍饮片

[化学成分]

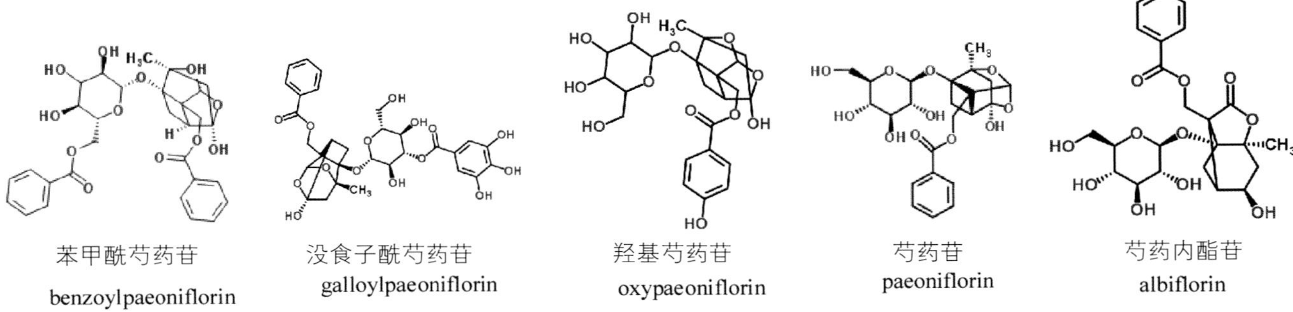

图 6-2　赤芍主要的活性成分

3 高效薄层色谱分析

3.1 赤芍的高效薄层色谱图像及数码扫描轮廓图（指纹图谱）

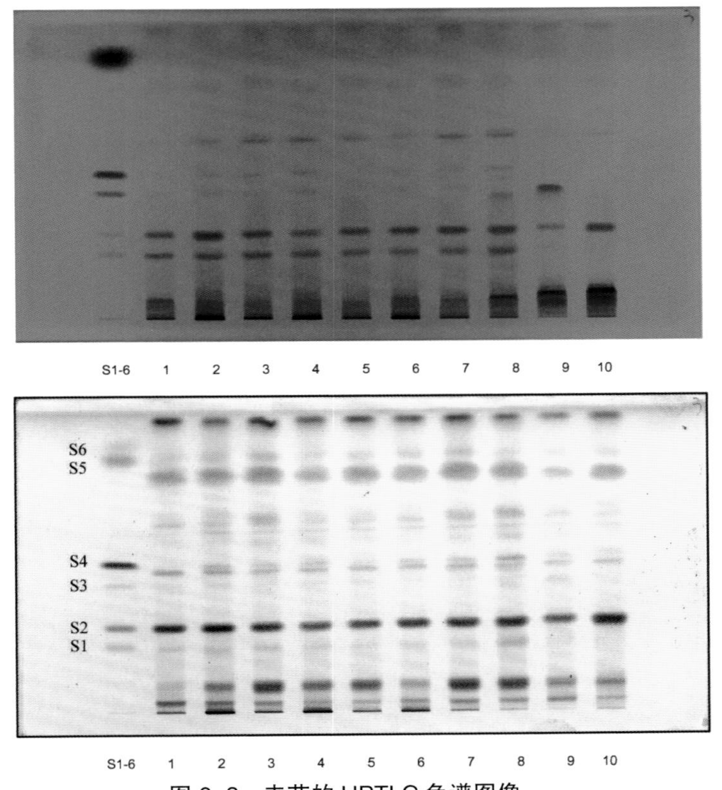

图 6-3　赤芍的 HPTLC 色谱图像

上：荧光猝灭色谱图像　下：可见光色谱图像

S1~6：化学对照品（自下而上分别为 albiflorin, paeoniflorin, oxybenzoylpaeoniflorin, benzoylpaeoniflorin, β-sitosterol, paeonol）

1: 白芍　2~7: 赤芍饮片　8: 赤芍　9~10: 川赤芍

3.2 结果与讨论

芍药苷在 254nm 荧光下显荧光猝灭斑点，用 5% 香草醛 - 浓硫酸溶液显色后，在可见光下显紫蓝色斑点，赤芍在可见光下的薄层色谱图丰富而清晰；其指纹图谱由 8 ~ 12 个紫色、黄褐色等强度不同（浓度分布不同）的可见光条斑组成，主要的条斑为芍药苷（4 号峰）、β－谷甾醇（13 号峰）及未知峰 2 号峰和 6 号峰等，而苯甲酰氧化芍药苷（5 号峰）、苯甲酰芍药苷（7 号峰）色谱峰的表观丰度较低，有些样品基本检不出。将与赤芍对照药材图谱较一致的 18 批样品的可见光薄层色谱图导入指纹图谱分析软件，生成扫描轮廓图并积分，产生赤芍的 HPTLC 指纹图谱共有模式（图 6–4）。

正品赤芍的薄层可见光色谱图像及轮廓图形成的指纹图谱与赤芍的共有模式相比，以夹角余弦计算相似度均应大于 0.9。

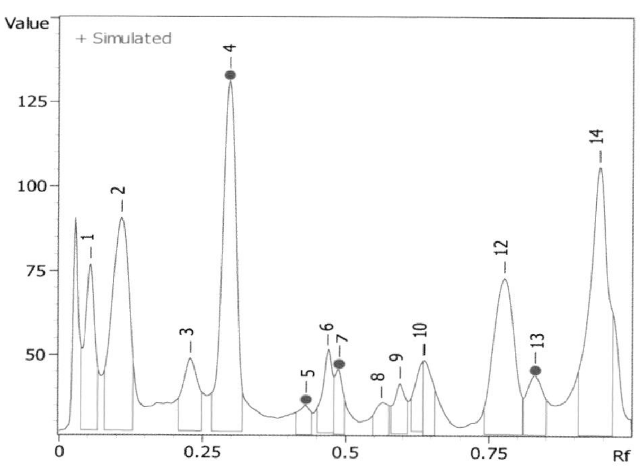

图 6–4　赤芍的 HPTLC 色谱图像的数码扫描轮廓图

4:paeoniflorin　5:benzoyloxypaeoniflorin　7:benzoylpaeoniflorin　13: β –sitosterol

对赤芍市售药材的薄层色谱指纹图谱分析研究显示，绝大部分样本均能检测到芍药苷、β－谷甾醇及其他未知成分，个别样品检测不到芍药苷。将 21 批样品的薄层色谱指纹图谱数据与赤芍共有模式相比，计算夹角余弦相似度。结果显示，所有经鉴定的赤芍与川赤芍相似度均大于 0.9（图 6–5），表明赤芍与川赤芍所含主要成分基本一致；市售赤芍大部分样本相似度大于 0.9，而 18 号商品样品相似度较低，主要是芍药苷难以察见，属劣质药材，可能与产地环境条件有关（图 6–6）。相似度最低的 15 号、22 号样品检测不出芍药苷，而在 3 号峰与 4 号峰色谱峰之间多出 1 个未知成分，其薄层色谱指纹图谱与赤芍对照药材图谱差异明显，两者药材的性状也与正品赤芍有差别，其中 22 号样品收集自内蒙古，药材外观多侧根，纤维性强，栓皮颜色灰褐色，与正品赤芍有异，品种待确认（图 6–6）。

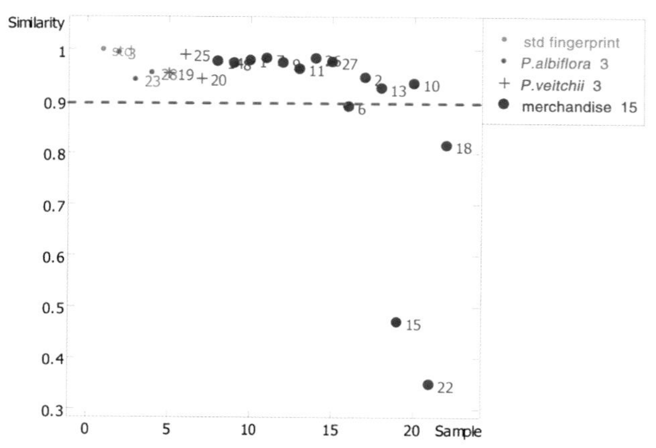

图 6–5　赤芍 HPTLC 色谱指纹图谱与共有模式的相似度分析

注：15、18、22 号赤芍样品相似度明显低于共有模式。

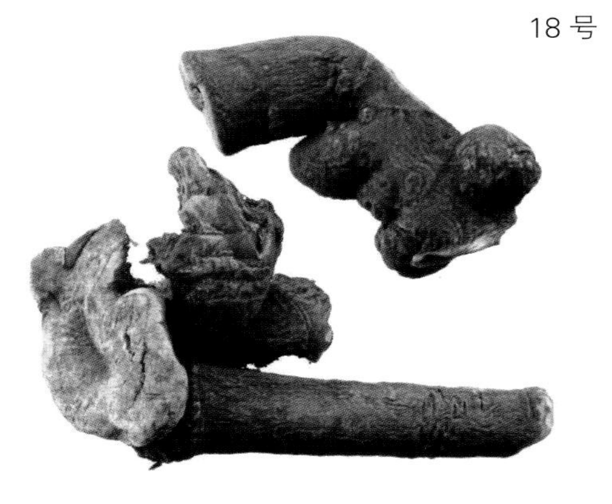

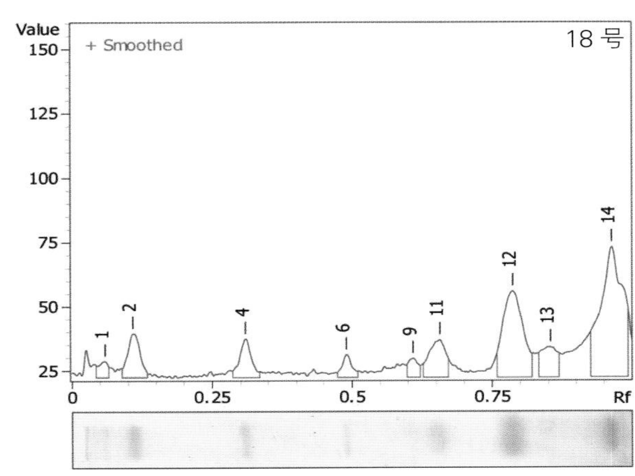

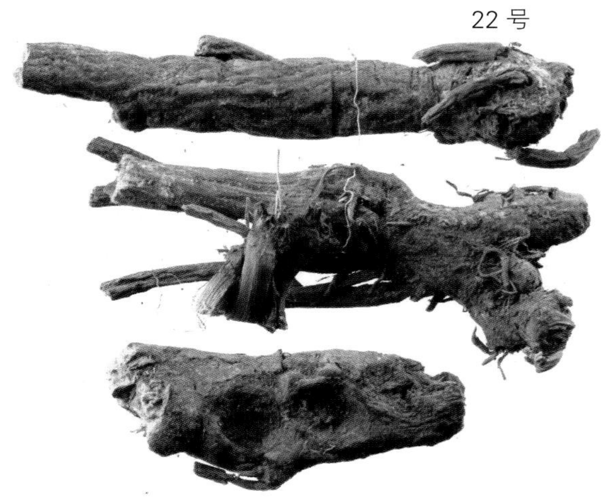

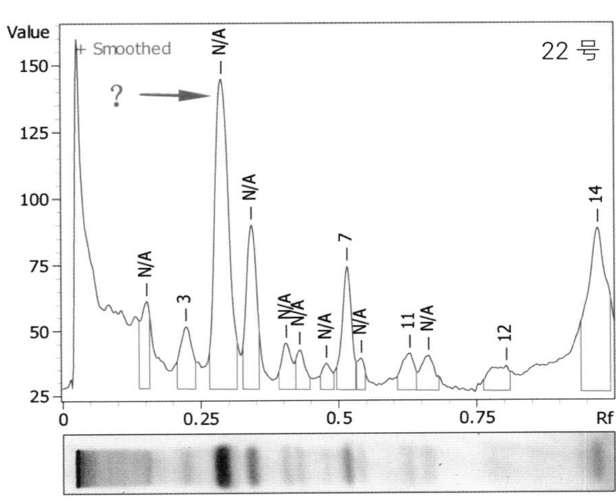

图 6–6　两批质量低劣的赤芍样品（18 号、22 号）的 HPTLC 色谱图像及其数码扫描轮廓图的比较

4: paeoniflorin　5: benzoyloxypaeoniflorin　7: benzoylpaeoniflorin　13: β – sitosterol

注：从上图看，18、22 号样品与正品赤芍明显有别。22 号样品与正品赤芍有相似的色谱构成，但是在与芍药苷 paeoniflorin 极为靠近甚至重叠的位置出现一明显反常的暗紫色条斑，怀疑不是芍药苷，后经 HPLC 核对确认为一尚待鉴定的成分，故相似度低于 0.4（参照图 6–5 及 图 6–10）。18 号样品具备赤芍共有模式的特征峰群，但丰度明显低于正品赤芍，相似度 0.8（图 6–5），且其药材性状与正品芍药也有区别。

3.3 高效薄层色谱实验条件

3.3.1 样品的制备

供试品溶液	分别从安徽、四川、内蒙古、浙江等地收集 24 份药材样品。各取样品粉末（过三号筛）2 g，加 50ml 丙酮，超声提取 30min，滤过，滤液室温挥干，残渣加无水乙醇 1ml 使溶解，过微孔滤膜（0.45μm），取续滤液作为供试品溶液
对照药材溶液	取赤芍对照药材粉末 2g，同法制备
对照品溶液	取芍药苷、苯甲酰氧化芍药苷、苯甲酰芍药苷、β – 谷甾醇、芍药内酯苷、丹皮酚适量，精密称定，加甲醇溶解，配制成每 1ml 各含 1mg 的溶液，作为对照品溶液

3.3.2 薄层色谱实验

薄层板	硅胶高效预制薄层板（20cm × 10cm；Merck）
点样	分别取供试品溶液 2μl，对照品溶液 3μl，条带状点样于薄层板上，点样后置有五氧化二磷的干燥器减压干燥 2h，备用
展 开	以甲苯 – 乙酸乙酯 – 甲醇 – 水 – 冰醋酸（10 ∶ 7 ∶ 4 ∶ 0.5 ∶ 0.1）为展开剂，展开缸预平衡 15min 后，立即将薄层板置于展开缸中展开，展距为 8cm（温度：21℃；相对湿度：40%~50%）
检视	先置紫外光灯（254nm）下检视芍药苷，再喷 5% 香草醛 – 浓硫酸溶液，105℃加热约 2min，立即置可见光下检视可见光色谱图像（图 6–3)。经薄层扫描仪、数码薄层色谱摄像仪或专业软件可生成轮廓扫描图，作为赤芍薄层色谱指纹图谱共有模式，供化学计量学评价

4 高效液相色谱分析

4.1 赤芍的高效液相色谱指纹图谱

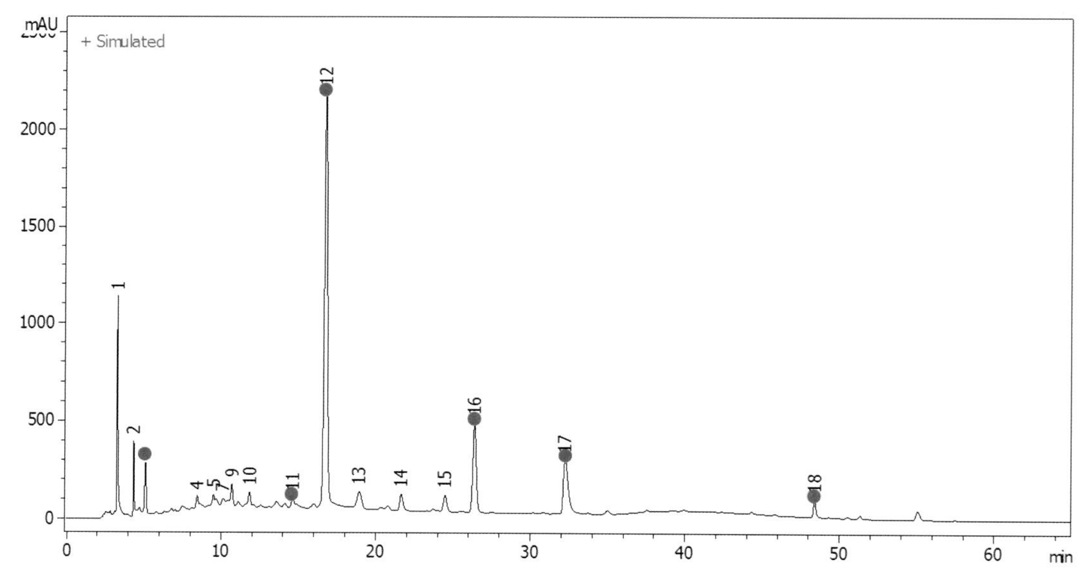

图 6–7　赤芍的 HPLC 色谱指纹图谱的共有模式

3: gallic acid　11: albiflorin　12: peaoniflorin　16: 1,2,3,4,6–penta–*O*–galloyl– β –*D*–glucose　17: benzoic acid　18: benzolypeaoniflorin

4.2 结果与讨论

以赤芍对照药材作为参照考察市场商品赤芍药材，相似度计算结果见图 6–8。夹角余弦以 0.95 为分界线，川赤芍大部分商品相似度低于 0.95。相似度最低的是 15、16 和 22 号样品；22 号药材收集自内蒙古，药材外观多侧根，纤维性强而与赤芍样品相差甚远，指纹图谱与赤芍共有模式差异也最大，不具备赤芍的鉴别特征，应为赤芍的混伪品或是地方习用品种，使用时应加以留意不可混用（图 6–10）。10 号样品为刮去外皮的赤芍样品，有效成分芍药苷显著降低（损失约80%），相似度计算将其剔出正常样品之列（图6–10）。关于赤芍药材加工去皮与否多有争议，单就有效成分的含量而言，不去皮能够保留更多的有效成分，质量上应优于去皮加工样品。6号与18号样品五没食子酰葡萄糖含量高而芍药苷含量较低，有效成分比例发生了较大变化，可能为芍药的另一来源或品种（图6–10）。2号、11号和26号样品指纹图谱比较接近川赤芍，以建立的川赤芍共有模式进行判别，可将这个样品归属于川赤芍一类（图6–9)。

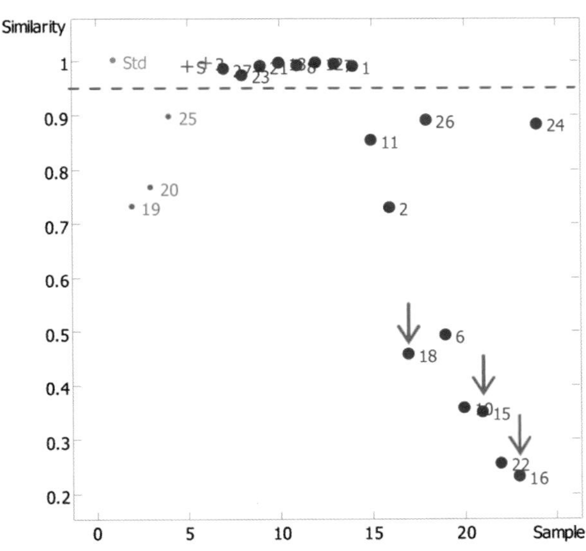

图6–8　商品赤芍HPLC色谱指纹图谱与正品赤芍共有模式的相似度分析

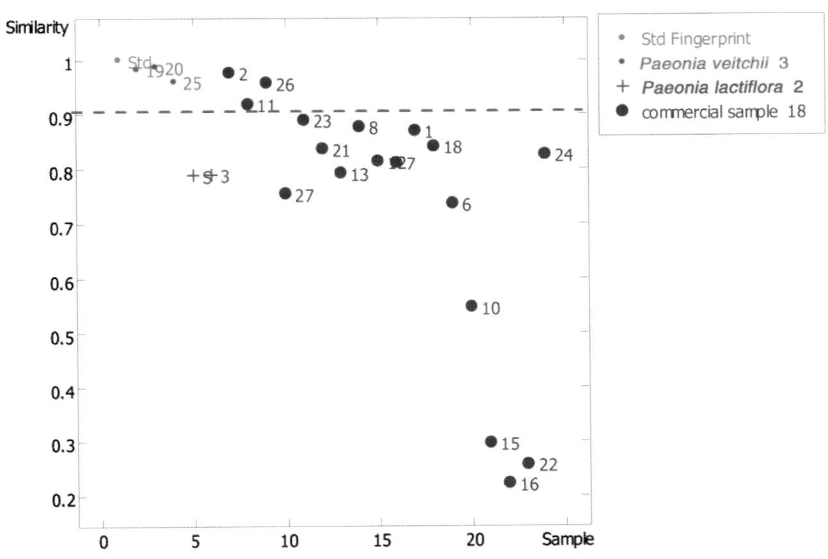

图6–9　商品赤芍HPLC色谱指纹图谱与川赤芍共有模式的相似度分析

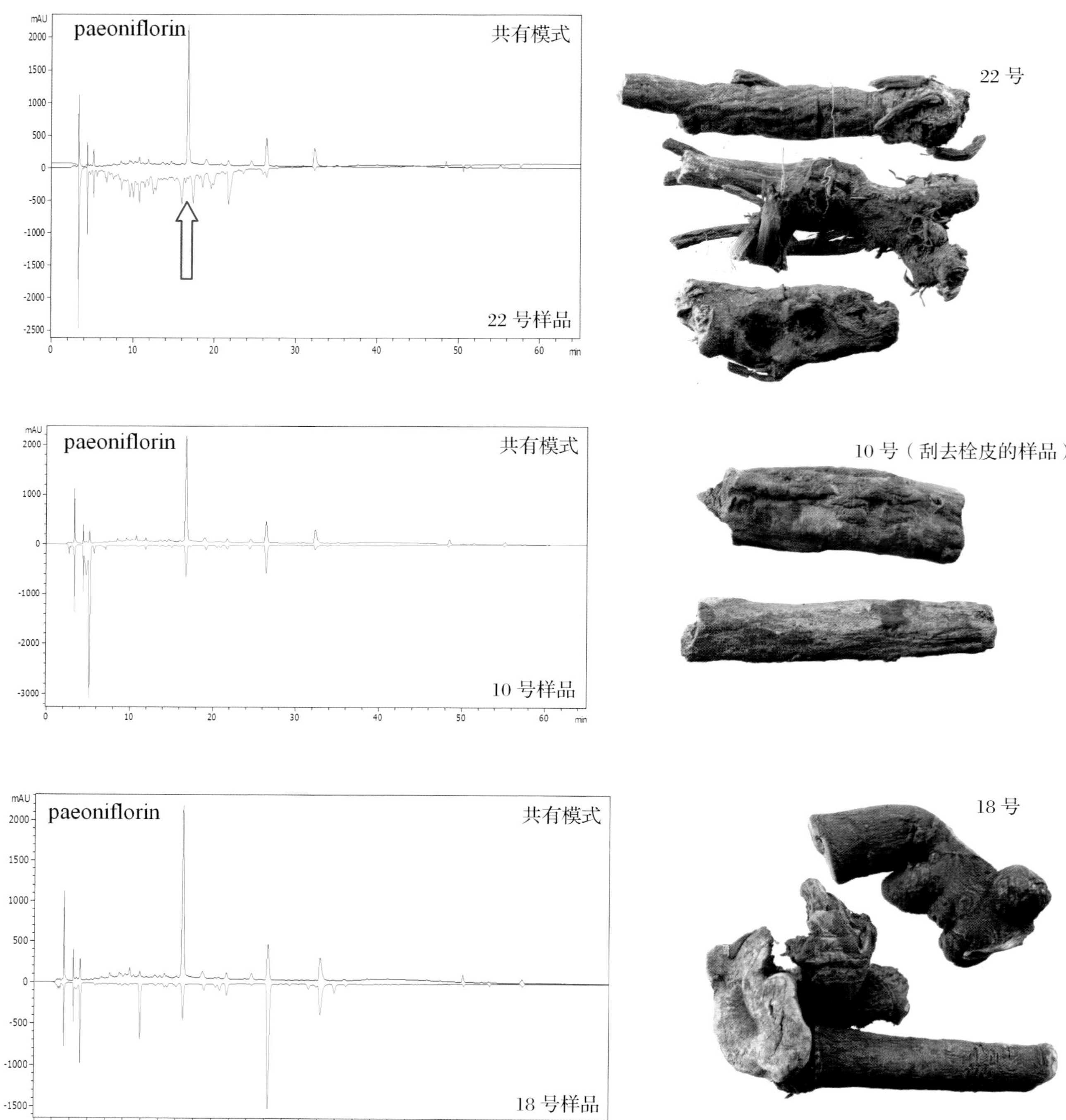

图 6–10　10、18、22 号样品的 HPLC 色谱指纹图谱与赤芍共有模式的比较（参照图 6–8）

4.3 高效液相色谱实验条件

4.3.1 样品的制备

供试品溶液	取样品粉末约 2g，精密称定，加 50% 甲醇 45ml 回流提取 1h，趁热过滤，滤液转入 50ml 容量瓶中，加 50% 甲醇稀释至刻度即得
对照品溶液	取对照品丹皮酚、没食子酸、芍药苷、苯甲酰芍药苷、芍药内酯苷、苯甲酰氧化芍药苷、五没食子酰葡萄糖、苯甲酸对照品适量，精密称定，用无水乙醇溶解，配成每 1ml 各含 1mg 的溶液，作为对照品溶液

4.3.2 液相色谱实验

色谱柱	Symmetry C_{18} (4.6mm × 250mm；5μm)
流动相	A: 乙腈；B: 0.1% 磷酸
梯度洗脱	0~5min：10%~15% A；5~30min：15%~22% A；30~60min：22%~49% A；60~65min: 49%~80% A
柱温	25℃
流速	0.8ml · min^{-1}
检测波长	230nm

4.4 芍药苷（paeoniflorin）的含量测定

赤芍对照药材中芍药苷含量为 3.4%，符合《中国药典》的规定（规定芍药苷含量不得少于 1.5%）。19 批商品药材中芍药苷含量分别为: 3.4%、3.7%、4.3%、1.7%、2.9%、3.7%、0.9%（刮皮）、2.3%（川赤芍）、4.5%、3.6%、0.6%（川赤芍）、3.0%（川赤芍）、3.3%（川赤芍）、3.5%、2.2%、1.3%、2.5%（川赤芍）、2.7%（川赤芍）、4.4%，并有 3 批样品检测不到芍药苷。分别取赤芍（n=13）与川赤芍（n=6）中芍药苷含量平均值 3.3% 和 2.4% 进行比较，说明整体上赤芍中芍药苷含量略高于川赤芍。刮皮的赤芍样品芍药苷含量远低于《中国药典》规定，质量较次，也说明芍药的活性成分主要在根的皮部，特别是近栓皮部位。《中国药典》规定含量不得少于 1.5%，显然定得太低，可考虑改为 1.5%~3.0%。

赤芍与川赤芍几种主要成分的含量测定见图 6-11 所示。

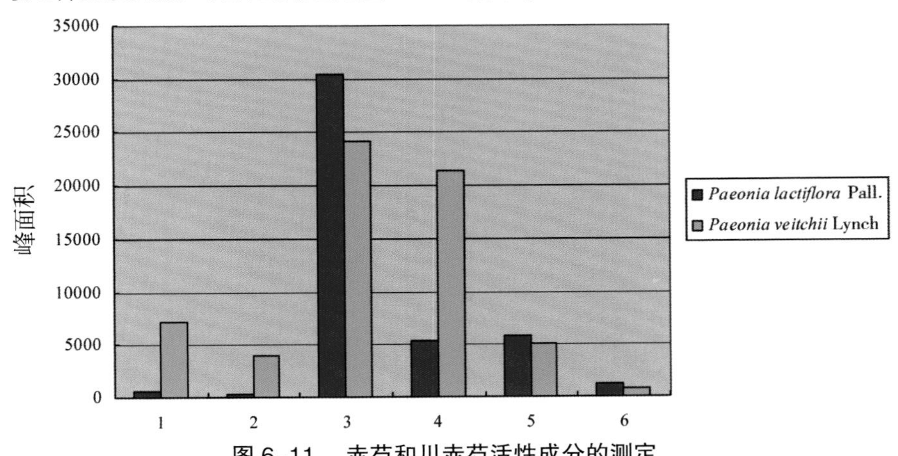

图 6-11　赤芍和川赤芍活性成分的测定

1: gallic acid　2: albiflorin　3: paeniflorin　4: 1,2,3,4,6-penta-*O*-gallyl-β-*D*-glucose　5: benzoic acid　6: benzoylpaeniflorin

5 小　结

5.1 商品药材现状

《中国药典》（2010 年版　一部）规定赤芍的来源为毛茛科植物芍药（*Paeonia lactiflora* Pall.）或川赤芍（*Paeonia veitchii* Lynch.）的干燥根。古代用药多取野生品种，曾有包括草芍药、毛叶草芍药、美丽芍药、窄叶芍药等芍药属多种野生植物的根作为芍药药材使用。近现代由于药材消耗日益加大，药用资源短缺，芍药的栽培品发展迅速，因而栽培的芍药除加工成白芍药材以外，也直接晒干作为赤芍使用，甚至也有将栽培的芍药在加工成白芍的过程中，形状不佳或是细小的支根直接干燥作为赤芍进入药材市场。从本研究收集到的市场赤芍样品来看，除芍药与川赤芍外，尚有不知名的植物的根混淆作为赤芍药材使用（检测不到芍药苷等特征性成分），该类药材无论是 HPTLC 指纹图谱或是 HPLC 指纹图谱均与正品赤芍药材相差甚远（详细讨论见薄层色谱指纹图谱和高效液相色谱指纹图谱项下，图 6–6，图 6–10）。整体上来说，市场主流商品仍具有较高的相似性，少数混伪品掺杂亦不可忽视。

5.2 赤芍、川赤芍指纹图谱的比较分析

芍药与川赤芍植物基原不同，通过指纹图谱综合分析可知：赤芍、川赤芍的图谱整体上化学物质组成基本相同，但部分组分间比例显著不同，从而可明确地聚为两类。川赤芍中芍药苷略低于赤芍，没食子酸、五没食子酰葡萄糖和芍药内酯苷绝对含量高于赤芍（图 6–11，图 6–12）。

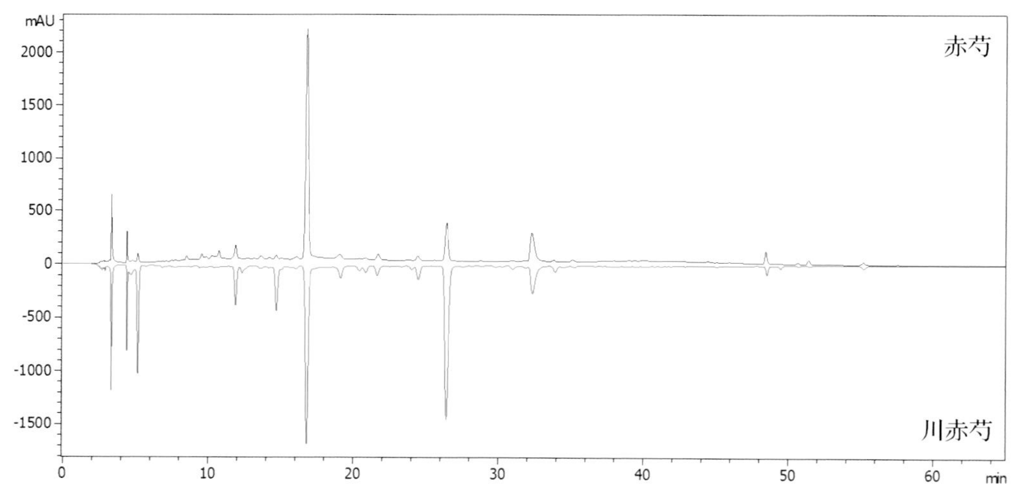

图 6–12　赤芍和川赤芍 HPLC 色谱指纹图谱的比较

5.3 白芍、赤芍综合比较分析

为了更明确地了解赤芍和白芍化学物质基础的差异，试验采用 HPLC–DAD 法以同样的色谱条件对赤芍和白芍的指纹图谱分别进行了测定，结果显示两者化学成分的差异主要集中在四个方面：①单萜类芍药内酯苷，白芍明显高于赤芍，在有些样品中不仅是量，甚至有质的区别；②酚性成分，如五没食子酰葡萄糖等，赤芍特别是川赤芍远高于白芍；③挥发性成分，如丹皮酚、苯甲酸等，丹皮酚在白芍药材中一般未检出，苯甲酸含量也很低，与赤芍药材有明显差异；④白芍所检测到的各化学成分含量明显低于赤芍和川赤芍。植物所含化学成分是次生代谢产物，它们的含量及组成对环境的依赖性较强，由于生

长年限、环境的不同可能产生明显的差异，但生物的遗传特性又使得它们具有群体共有的相似性。如赤芍、白芍来源相同，二者在化学成分的种类上具有相似性，但白芍为人工栽培品，且在加工炮制过程中须经浸泡，刮皮，蒸制或沸水煮至透心等工序，与一般以野生品种入药的赤芍必然存在差异（含量一般偏低，饮片含量往往更低），人工栽培品的次生代谢产物的含量一般较野生品种少，且芍药苷、五没食子酰葡萄糖等成分富含于皮部，另外在炮制过程中挥发性成分极易损失，赤芍与白芍在色谱指纹图谱表现出的差异即来源于这些综合因素。

川射干（Chuan-She-Gan）英 Roof Iris Rhizome

IRIDIS TECTORI RHIZOMA

1 基　原

为鸢尾科（Iridaceae）植物鸢尾 *Iris tectorum* Maxim. 的干燥根茎。

2 药材外形

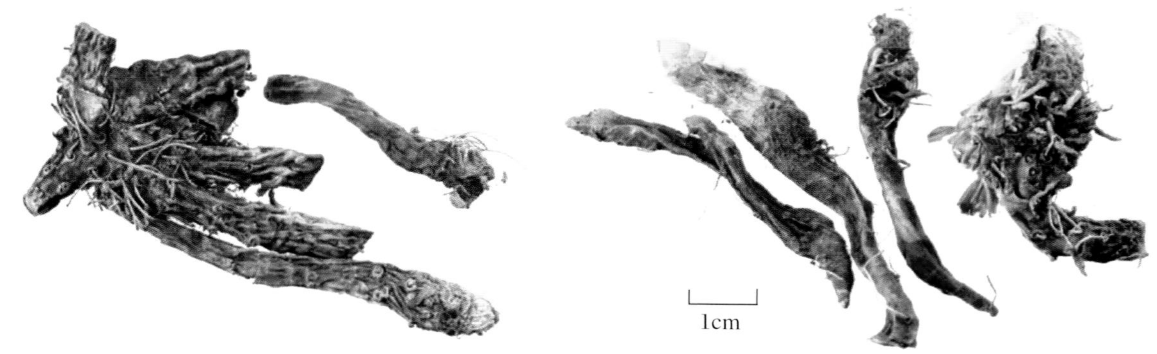

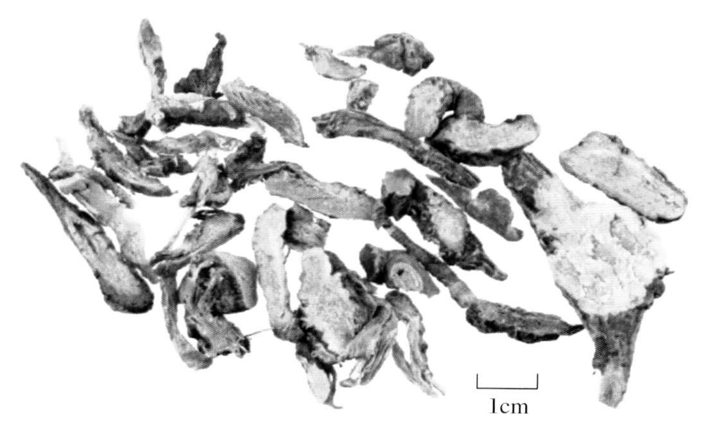

图 7-1　川射干药材及饮片

[化学成分]

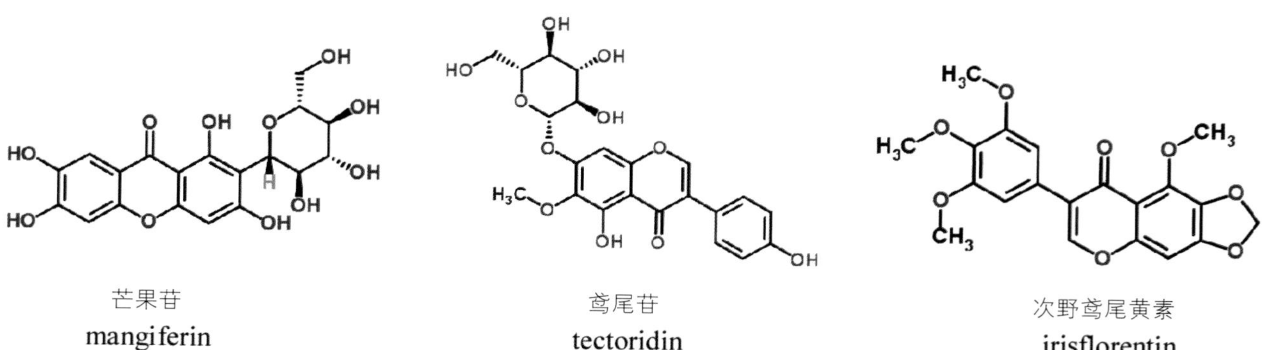

图 7-2　川射干主要的异黄酮类和氧杂蒽酮类成分

3 高效薄层色谱分析

3.1 川射干的高效薄层荧光色谱图像及数码扫描轮廓图（指纹图谱）

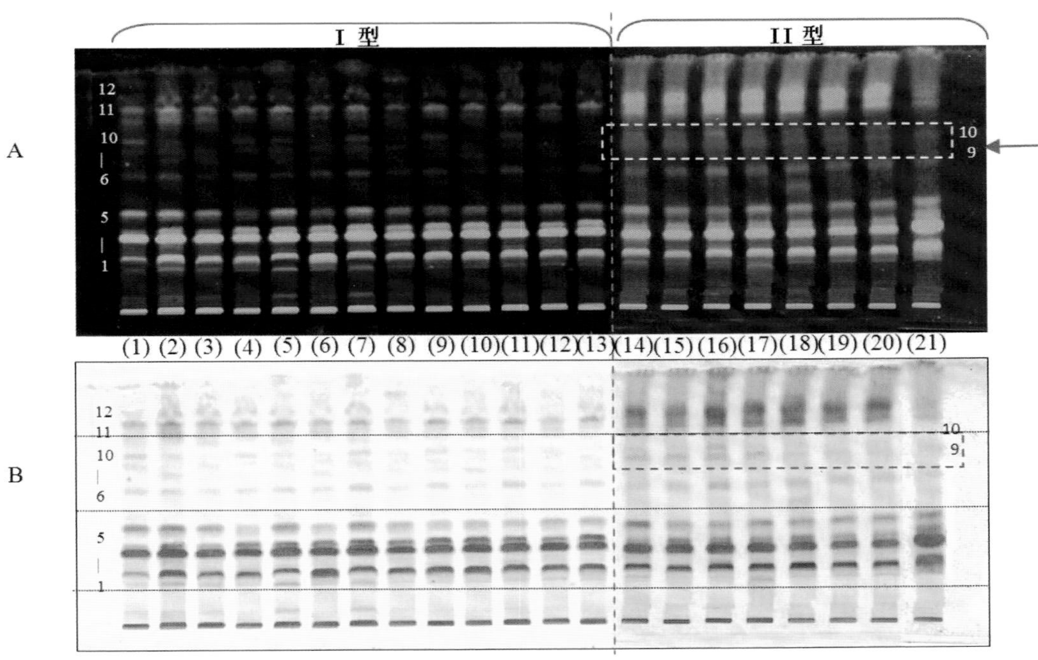

图 7-3　不同川射干的 HPTLC（聚酰胺板）色谱图像

A: 荧光色谱图像　B: 由 A 转换的反相色谱图像

(1)~(13)：Ⅰ型　(14)~(21)：Ⅱ型

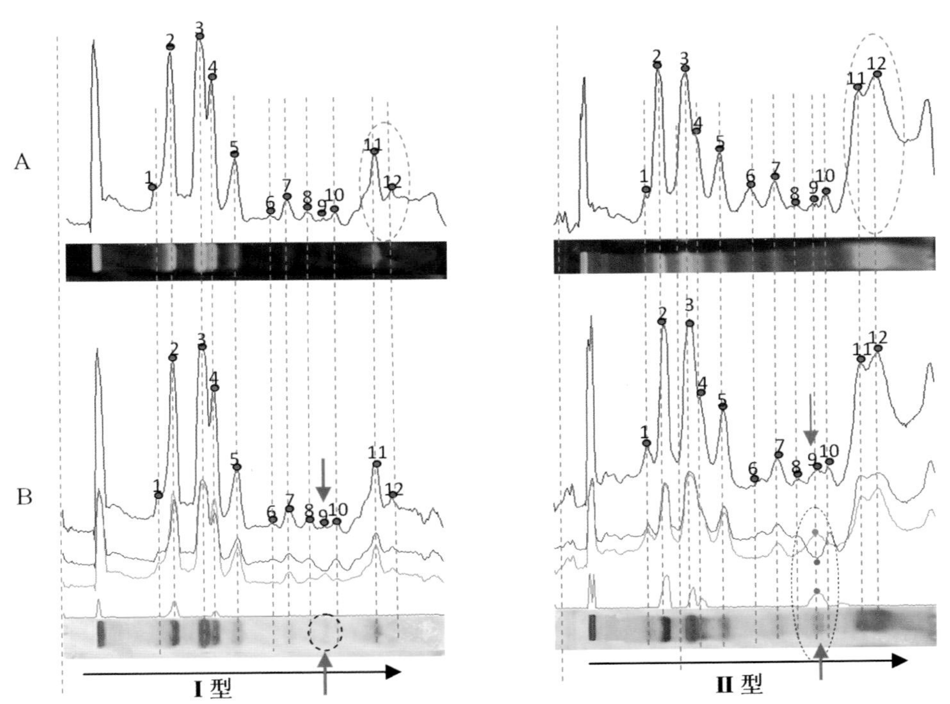

图 7-4　从图 7-3 中选择两个川射干品种的 HPTLC 荧光、可见光色谱图像及其相应的数码扫描轮廓图

注：↑标记的是鸢尾苷（tectoridin；9 号色谱峰），它在荧光色谱中为一很弱的暗黄绿色条斑。

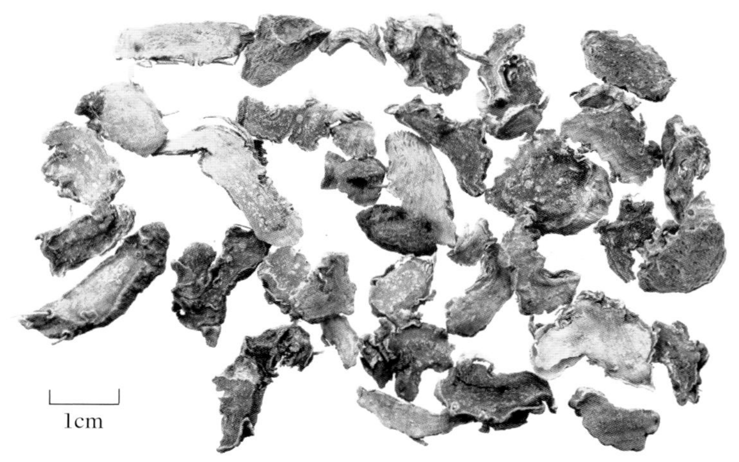

图 7-5　染色的商品川射干饮片

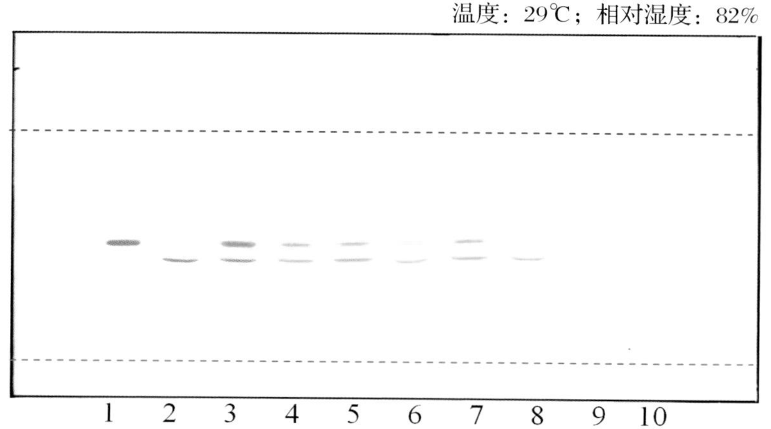

图 7-6　用柠檬黄、日落黄染色的射干和川射干饮片的 HPTLC 色谱图像

1：日落黄　2：柠檬黄　3：日落黄、柠檬黄　4~7：染色的射干　8：染色的川射干　9：正常的川射干饮片
10：正常的川射干饮片

薄层板：HPTLC 硅胶 60 板（MN）　溶剂系统（展开剂）：BuOH-acetone-NH_4OH（3∶3∶1∶1）

3.2 结果与讨论

川射干的薄层色谱可分为两种类型，将色谱分上下两个部分观察：I 型，下半部的荧光条斑强度较高（2~5 号色谱峰，主要是苷类），上半部各荧光条斑较弱（6~10 号色谱峰），芒果苷在川射干中未能检出。II 型的色谱上部荧光较 I 型为强。射干苷（tectoridin）的暗黄绿色条斑（扩散呈斑块状）较强，在转换为相应的反相 RGB 三原色色图谱上为淡紫色，较为清楚（注意三原色 - 绿、红、蓝色的色阶比例与其他斑点不同，可作为辅助鉴别）；I 型的样品中此射干苷很微弱。前沿部分有较多成分重叠（粗略地分为 11~12 号色谱峰，限于聚酰胺薄层板的分辨率差，在前沿部位的成分难以分辨）（图 7-3，图 7-4）。

商品中发现有染黄色的川射干饮片，经分析是用日落黄及柠檬黄染色，故饮片呈淡暗黄色（图 7-5，图 7-6），射干及川射干在商品中均发现将劣质的饮片用水溶性色素染色晒干后出售的情况（图 7-5）。薄层色谱鉴别证明所用色素为柠檬黄及日落黄[1]（图 7-6）；川射干饮片应为灰白色或浅褐色，《中国药典》描述川射干饮片断面为黄棕色，系染色所致，实际应为灰白色或浅褐色。

[1] 王祥红，谢培山．射干伪品中柠檬黄与日落黄的研究［J］．中国实验方剂学杂志，2012，18（14）：108-109.

3.3 高效薄层色谱实验条件

3.3.1 样品的制备

供试品溶液	取药材粉末约 0.5g，加入乙酸乙酯 40ml，超声提取 30min，过滤后滤液蒸干，以 2ml 甲醇溶解残渣，通过 0.45μm 微孔滤膜，取续滤液即得
对照药材溶液	照供试品溶液的制备方法制备
对照品溶液	用甲醇溶解适量芒果苷（mangiferin）和射干苷（tectoridin）制成浓度分别为 $0.1mg \cdot ml^{-1}$ 和 $1.0mg \cdot ml^{-1}$ 的溶液，作为对照品溶液

3.3.2 薄层色谱实验

薄层板与设备	聚酰胺薄层板（10cm×10cm；浙江台州四甲生化塑料厂）；水平展开缸（CAMAG；Switzerland）
点样	取芒果苷对照品溶液 1μl，射干苷对照品溶液 4μl 和供试品溶液 1μl 条带状点样于薄层板上，条带宽度 6mm，间距 5mm
溶剂系统及展开	以乙酸为展开剂；水平展开至 8cm 处（温度：22℃；相对湿度：60%）
检视	喷以 5% 三氯化铝乙醇溶液，105℃加热 1min，置紫外灯（365nm）下观察荧光图像，并按照常规拍摄图像、记录

4 高效液相色谱分析

4.1 川射干的高效液相色谱指纹图谱

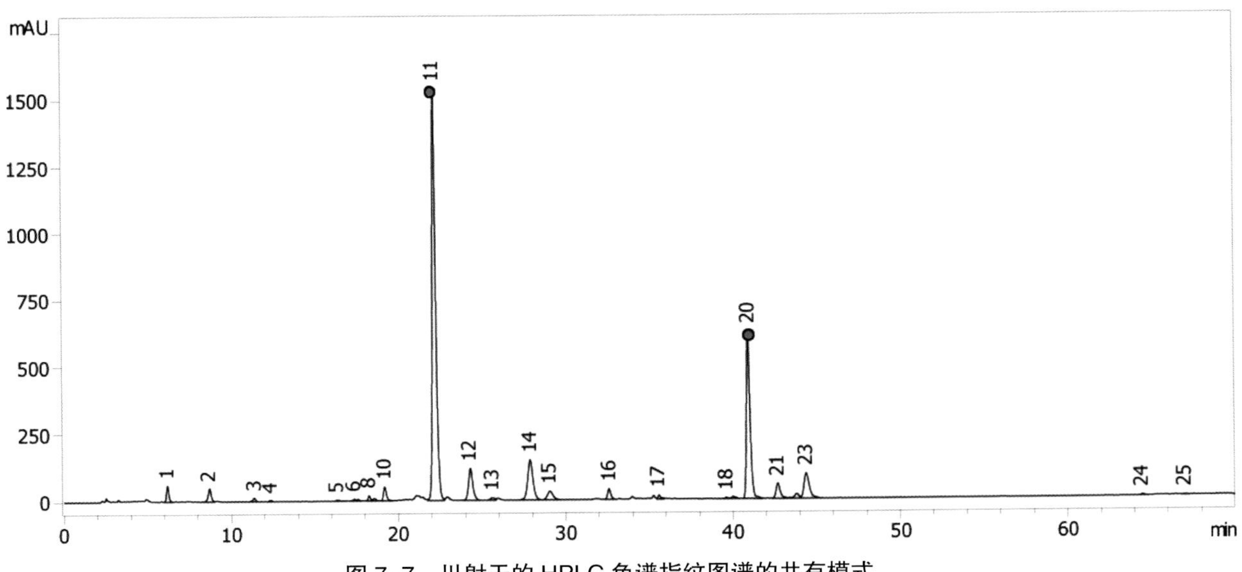

图 7-7 川射干的 HPLC 色谱指纹图谱的共有模式

3:mangiferin 11:tectoridin 12:iritectorin B 14: iridin 15:iritectorin A 16:resveratrol 20:tectorigenin 23:irigenin

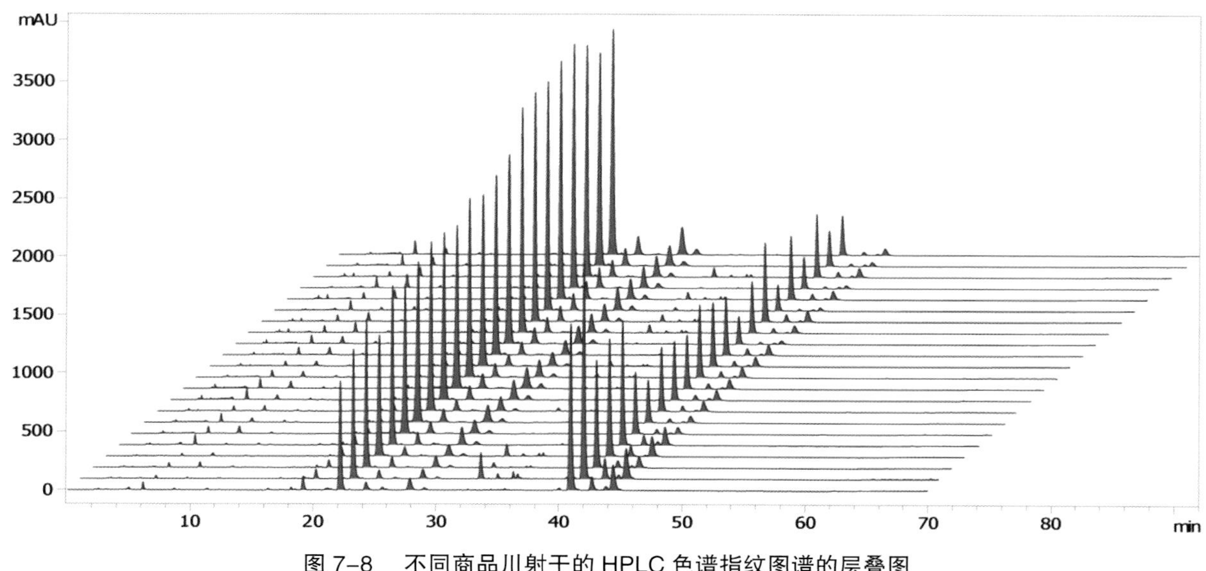

图 7–8　不同商品川射干的 HPLC 色谱指纹图谱的层叠图

4.2 结果与讨论

将 21 批川射干样品和川射干对照药材生成的 HPLC 指纹图谱共有模式（Ⅰ型）（图 7–7）与化学对照品比对，可确认 3 号峰为芒果苷 (mangiferin)，11 号峰为鸢尾苷 (tectoridin)，12 号峰为鸢尾新苷 B（iristectorin B），14 号峰为野鸢尾苷 (iridin)，15 号峰为鸢尾新苷 A （iristectorin A），16 号峰为白藜芦醇 (resveratrol)，20 号峰为鸢尾黄素 (tectorigenin)，23 号峰为野鸢尾苷元（irigenin）。各批样品的色谱指纹图谱的层叠图看出色谱中鸢尾苷（tectoridin）及鸢尾黄素 (tectorigenin) 是 HPLC 指纹图谱的主峰，一般鸢尾苷的峰大于鸢尾黄素（图 7–7，图 7–8）。

21 批被测试的样品中有 19 批的相似度大于 0.9（夹角余弦），说明这 19 批样品在 HPLC 显示的成分分布趋势基本一致 (图 7–9)。唯有 1 号及 5 号样品的相似度低于 0.75，查该两批样品，储放时间较久，可能与射干苷水解有关，主成分分析二者偏离了主体（图 7–10）。观察其色谱可知因两个主峰的比例与共有模式不同，发生了逆转，即鸢尾黄素（是鸢尾苷的苷元）峰大于鸢尾苷 （图 7–11）。

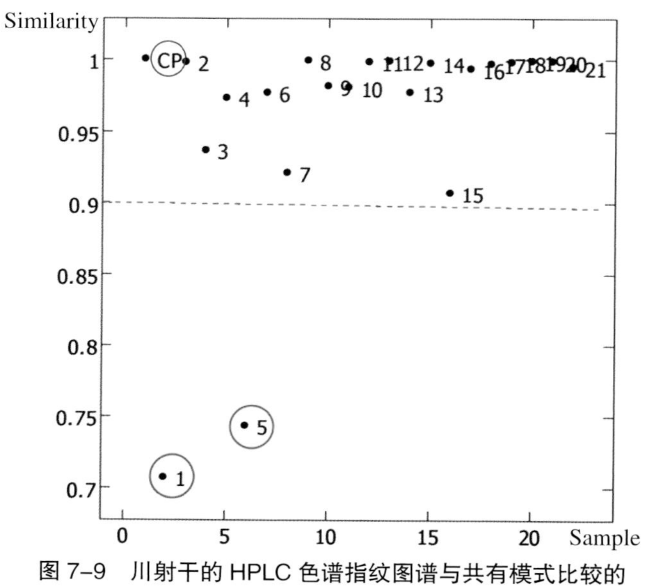

图 7–9　川射干的 HPLC 色谱指纹图谱与共有模式比较的相似度分析

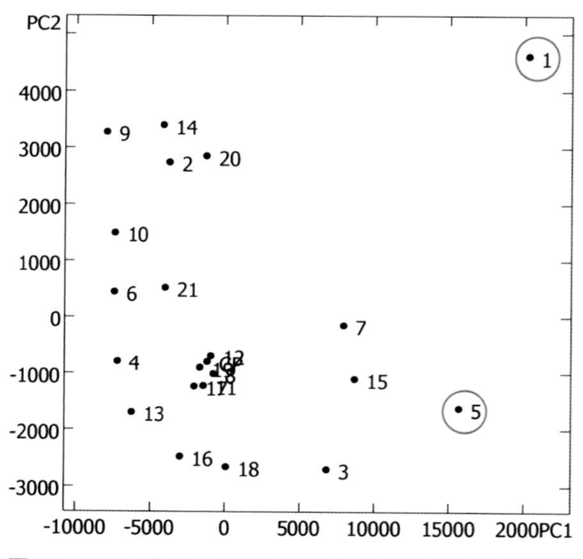

图 7–10　川射干的 HPLC 色谱指纹图谱的主成分分析

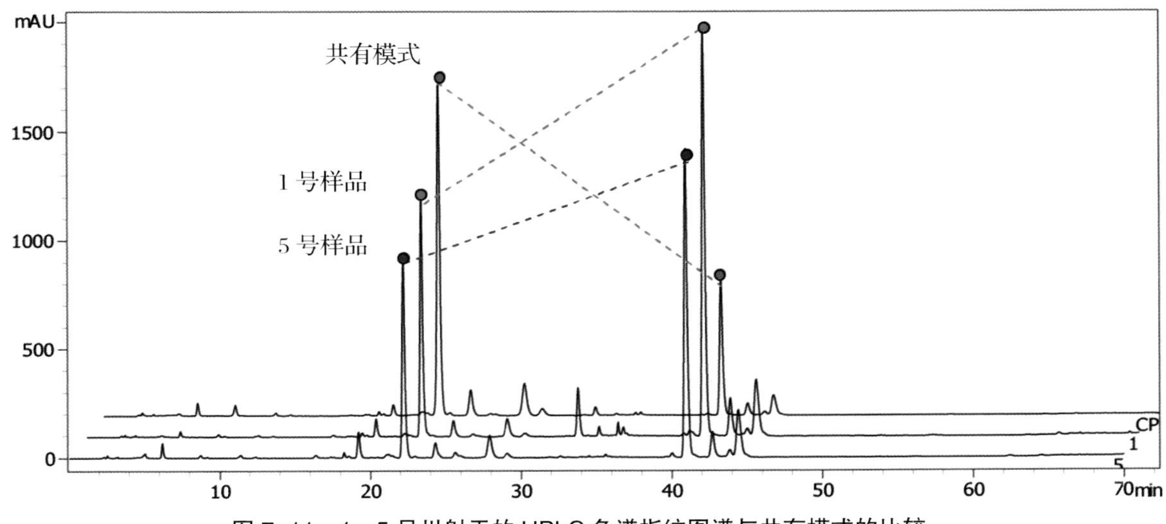

图 7-11　1、5 号川射干的 HPLC 色谱指纹图谱与共有模式的比较

注：显示鸢尾苷与鸢尾黄素两个色谱峰的高低比例恰好相反。

4.3 高效液相色谱实验条件

4.3.1 样品的制备

供试品溶液	参见 3.3.1 项下的供试品溶液的制备方法
对照品溶液	参见 3.3.1 项下的对照品溶液的制备方法

4.3.2 液相色谱实验

设备及参数	高效液相色谱仪 (Agilent 1200+DAD；ChemStation)
色谱柱	Zorbax SB-C_{18} (4.6mm × 250mm；5μm)
进样量	10μl
流动相	A：乙腈；B：0.05% 磷酸溶液
流速	1.0ml · min^{-1}
柱温	40℃
检测波长	266nm

线性洗脱梯度：

时间（min）	乙腈（%）	0.05% 磷酸溶液（%）
0	10	90
12	15	85
15	19	81
27	19	81
32	32	68
43	32	68
45	35	65
58	35	65
70	80	20

5 小　结

川射干作为传统正品射干药材的补充资源，《中国药典》（2005 年版）开始收载，两者不是同属植物，至今关于活性成分的研究说明射干与川射干有相同的黄酮类成分，除主要的成分如鸢尾苷、鸢尾黄素在两个品种的色谱中均占主要比例的相同点外，其他有些成分不尽相同［如射干中的氧杂蒽酮成分芒果苷（mangiferin）在薄层荧光色谱中为很突出的荧光条斑，但在川射干中未能检出；其次射干含有 hispidulin、irisflorentin，而川射干中含有 aurantiamide、acetate、rhamnazin、kanzakiflavone-2，但所有这些可区别的成分含量皆甚低，在色谱中均系微弱的色谱峰］。其次，70% 乙醇浸出物测定结果，射干含 25%，川射干则高达 40%。从另一侧面，也说明两者差别较为明显。因此两种“射干”的功能是否等价尚待临床考察。

川芎（Chuan-Xiong）

CHUANXIONG RHIZOMA

㊖Szechwan Lovage Rhizome

1 基　原

为伞形科 (Umbelliferae) 植物川芎 *Ligusticum chuanxiong* Hort. 的根茎。

2 药材外形

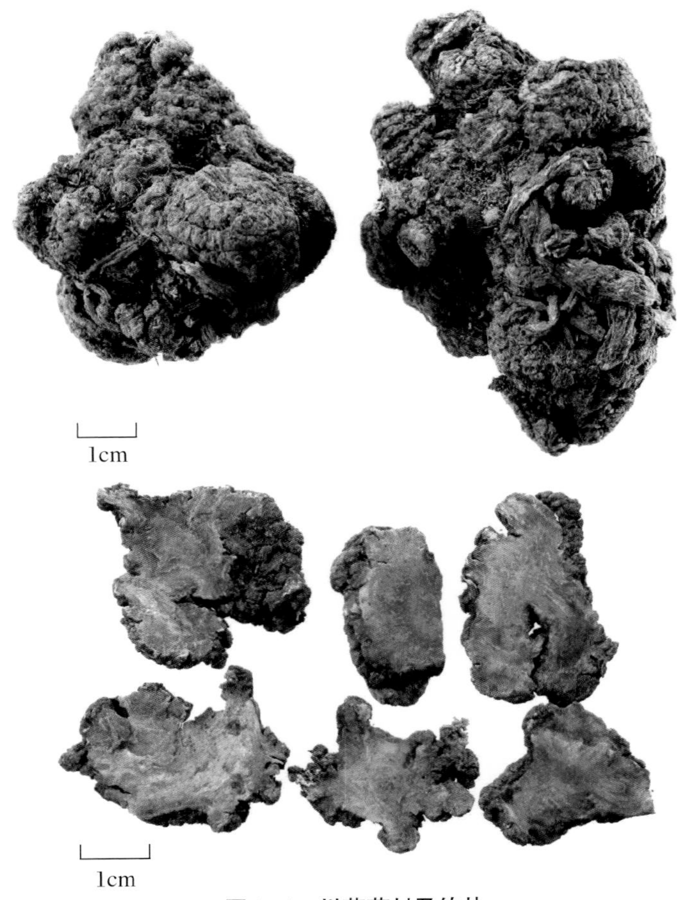

图 8-1　川芎药材及饮片

[化学成分]

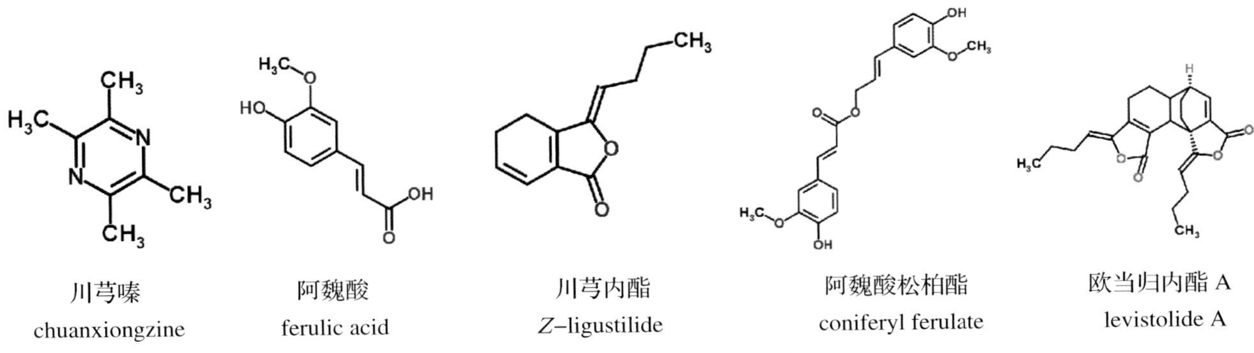

图 8-2　川芎主要的活性成分

3 高效薄层色谱分析

3.1 川芎的高效薄层色谱图像及数码扫描轮廓图（指纹图谱）

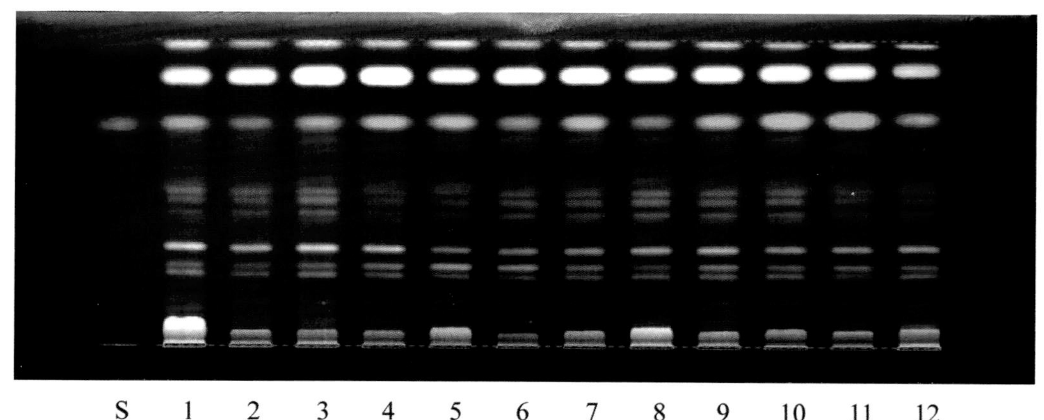

图 8-3　川芎的 HPTLC 荧光色谱图像

S: *Z*-ligustilide

1: 对照药材　2~12: 商品川芎

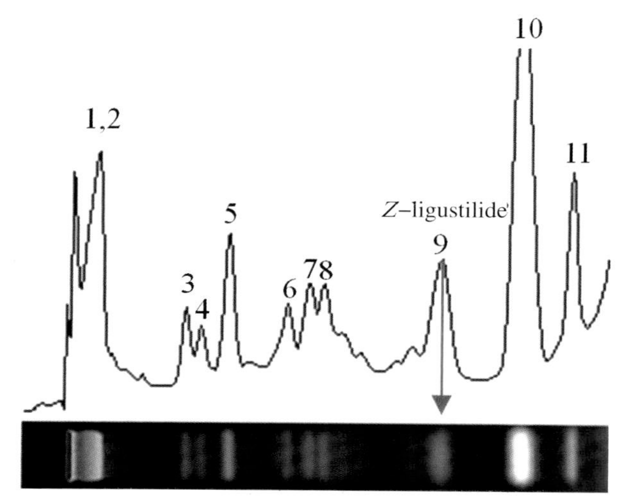

图 8-4　川芎的 HPTLC 荧光色谱图像及其相应的数码扫描轮廓图

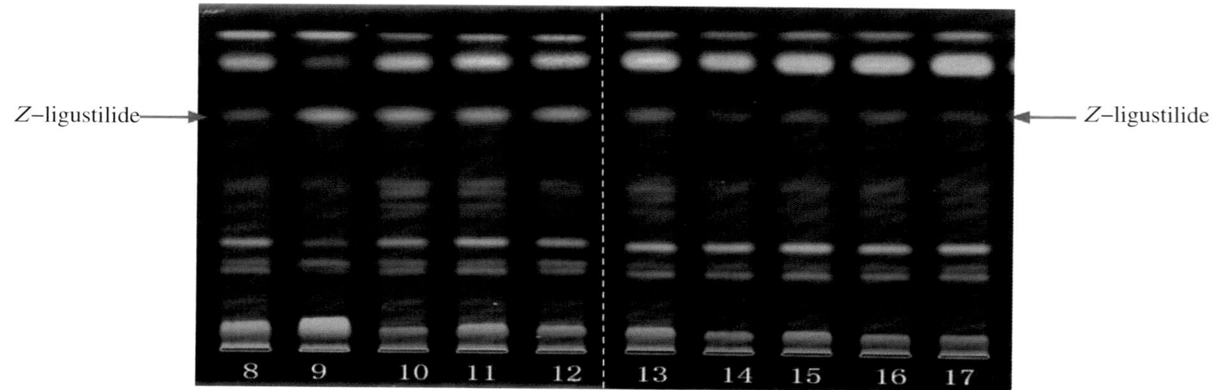

图 8-5　川芎药材（8~12 号）与部分川芎饮片（13~17 号）的 HPTLC 图像的比较

3.2 结果与讨论

荧光色谱显示以藁本内酯（*Z*–ligustilide；Rf 值约 0.74）荧光条斑为标记，在其下方为一组中低极性及中等极性成分的浅蓝白色荧光条斑，其上方为一亮白色荧光条斑（Rf 值为 0.85~0.9）（图 8–3）。相应的色谱峰（1~8 号）显示在数码扫描的曲线图（图 8–4）。部分川芎饮片的色谱显示与原药材的主要区别是主成分 *Z*– 藁本内酯明显减弱（图 8–5）。

3.3 高效薄层色谱实验条件

3.3.1 样品的制备

供试品溶液	称取川芎样品粉末约 1g，加入 3ml 丙酮，室温浸润 15min，间歇振摇；离心分离 5min（$4000r \cdot min^{-1}$），吸取上清液，备用
对照药材溶液	同上"供试品溶液"制备
对照品溶液	取藁本内酯（*Z*–ligustilide）对照品适量，加丙酮溶解，制成 $1mg \cdot ml^{-1}$ 的溶液，备用

3.3.2 薄层色谱实验

设备	双槽薄层展开缸（20cm × 10cm；CAMAG）；使用前，在展开缸的一侧槽中加入展开剂 10ml，密闭，使溶剂蒸气预平衡 15min，备用
点样	取样品供试品溶液 6μl，对照药材溶液 2μl，藁本内酯对照品溶液 4μl；条带状点样，宽 8mm，各样品之间的间距 5mm；硅胶 60 高效薄层板（20cm × 10cm；Merck)
干燥	将荷载样品的高效薄层板置五氧化二磷真空干燥器放置 2h
展开剂	甲苯 – 醋酸乙酯（9 ： 1）；上行展开 8cm（温度：21℃；相对湿度：约 40%）
显色	新鲜配制的 2% 二甲氨基苯甲醛（*p*–dimethylaminobenzaldehyde）的 10% 硫酸乙醇溶液 (1g ： 5ml ： 95ml)，105℃加热至各成分显色清晰，在紫外光灯 365nm 下观察荧光色谱。拍摄荧光色谱图像

4 高效液相色谱分析

4.1 川芎的高效液相色谱指纹图谱

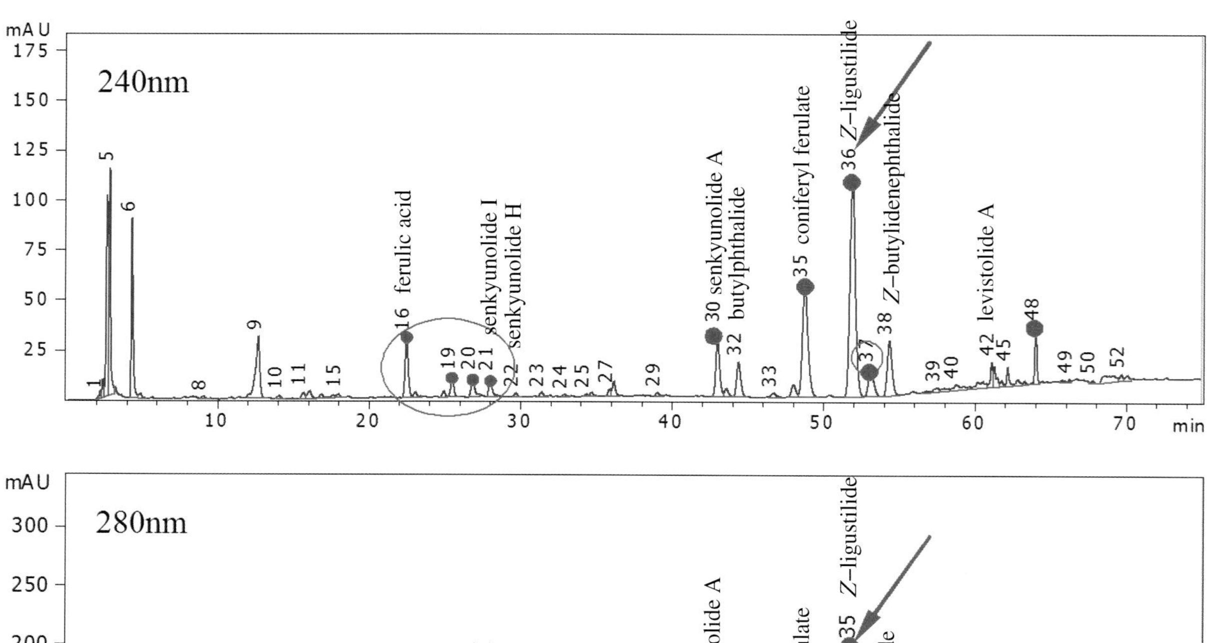

图 8-6 川芎的 HPLC 色谱指纹图谱的共有模式（检测波长：240nm 与 280nm）

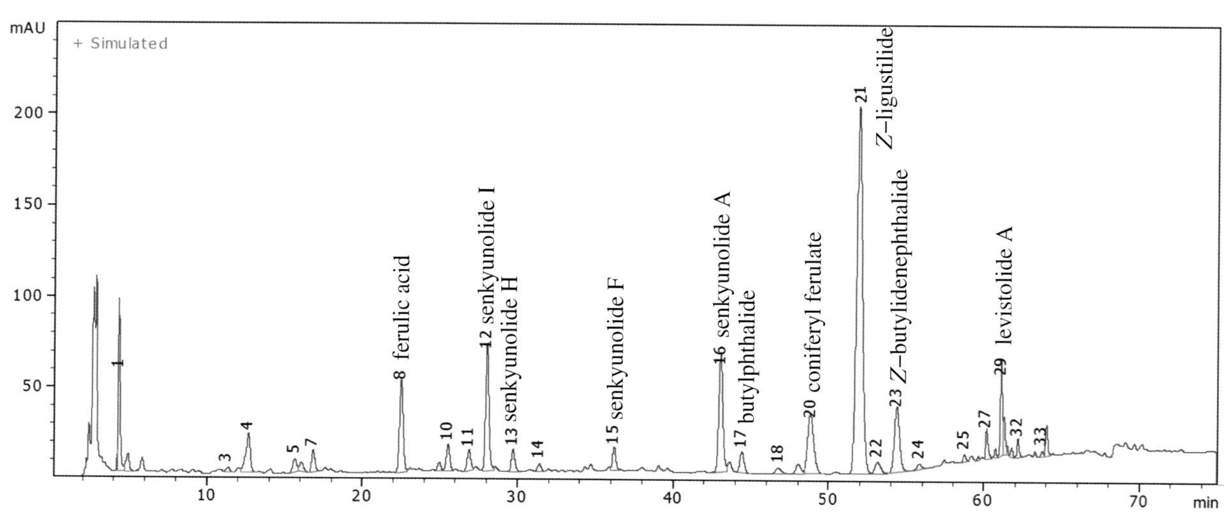

图 8-7 由 240nm 与 280 nm 检测得到的两个色谱图通过计算机模拟而合成的色谱图

4.2 结果与讨论

文献报道检测波长设置为 280nm，但检查 240nm 及 280nm 的色谱，两者实际色谱差别很小且 240nm 的色谱稍好，故设为 240nm（图 8–6）。亦可将两个波长加测的色谱经计算机软件模拟合成为一个色谱（图 8–7）。参照文献报道，认定色谱中一部分色谱峰的化学归属，如川芎内酯（*Z*–ligustilide）、欧当归内酯 A（levistolide A）、阿魏酸松柏酯（coniferyl ferulate）、洋川芎内酯 I（senkyunolide I）、洋川芎内酯 A（senkyunolide A）等（图 8–6）。35 批商品样品的指纹图谱与对照样品的指纹图谱相比，相似度均大于 0.9。有一部分药材及饮片相似度低于 0.7（7、8、23、25 号样品），主要原因是该样品因用硫熏处理，导致藁本内酯损失所致（图 8–8）。

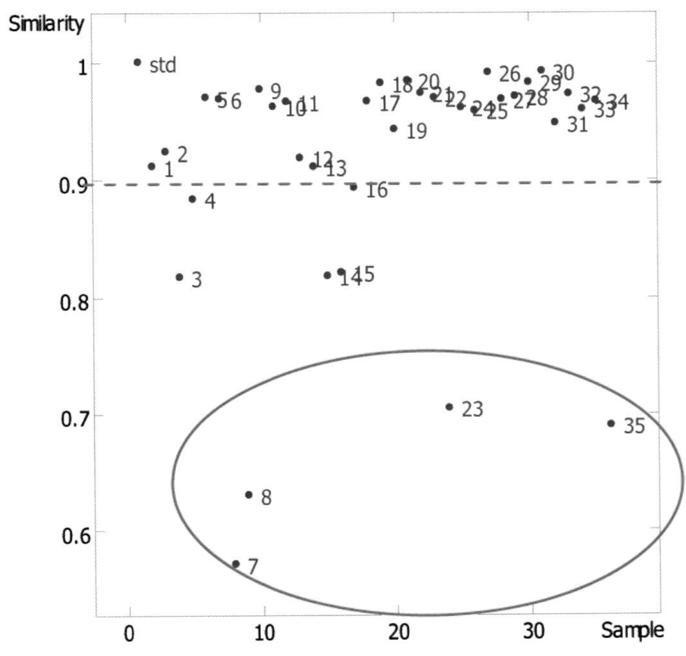

图 8–8　川芎的 HPLC 色谱指纹图谱与共有模式的相似度分析

4.3 高效液相色谱实验条件

4.3.1 样品的制备

供试品溶液	称取川芎样品粉末 0.5g，加入甲醇 – 甲酸溶液（95 : 5），超声提取 30min，滤过，通过 0.45μm 滤膜过滤，滤液备用
对照品溶液	取约 1.0mg 阿魏酸溶于 1.0ml 甲醇中，备用
对照药材溶液	照“供试品溶液”项下方法，制备川芎对照药材溶液，备用

4.3.2 液相色谱实验

<table>
<tr><td>色谱柱</td><td>Phenomenex Kromasil 5u 100A C_{18}（4.6mm×250mm，5μm）</td></tr>
<tr><td>进样量</td><td>10μl</td></tr>
<tr><td>流动相</td><td>A：甲醇；B：0.1% 磷酸</td></tr>
<tr><td>流动相梯度</td><td>
<table>
<tr><th>时间（min）</th><th>甲醇（%）</th><th>0.1% 磷酸（%）</th></tr>
<tr><td>0</td><td>18</td><td>82</td></tr>
<tr><td>30</td><td>55</td><td>45</td></tr>
<tr><td>35</td><td>62</td><td>38</td></tr>
<tr><td>50</td><td>65</td><td>35</td></tr>
<tr><td>55</td><td>80</td><td>20</td></tr>
<tr><td>65</td><td>100</td><td>0</td></tr>
<tr><td>75</td><td>100</td><td>0</td></tr>
</table>
</td></tr>
<tr><td>流速</td><td>1.0ml·min^{-1}</td></tr>
<tr><td>柱温</td><td>20℃</td></tr>
<tr><td>检测波长</td><td>240nm</td></tr>
</table>

5 小　结

苯酞内酯类、阿魏酸及其衍生物等是许多伞形科植物所共有的生物活性成分，但是它们在中医的应用中却是各不相同的，因此区分川芎与其他近缘品种的药材就显得很有必要。HPTLC、HPLC 及 GC 色谱指纹图谱分析是一个很适合的手段。川芎与很接近的当归的色谱指纹图谱比较的初步研究显示两者共性成分较多，但指纹图谱共有模式不易区分，关键是所显示的区别（如某些成分的有无、色谱峰之间的表观丰度的比例）是不是稳定、可重复的。所以这两味中药材的色谱指纹图谱鉴别仍值得进一步精细分析。我们初步地进行了用固相微萃取（SPME）截取川芎有代表其特征气味的组分，利用气相色谱分析特征气味的成分组成的指纹图谱，初步的结果提示 *Z*-ligustilide 并不是川芎特征气味的成分，细致的分析必须用更为先进的色谱分析技术进行，它必将是有趣且有意义的。

丹参（*Dan-Shen*）

SALVIAE MILTIORRHIZAE RADIX ET RHIZOMA

英 Dan-Shen Root

1 基　原

为唇形科（Labiatae）植物丹参 *Salvia miltiorrhiza* Bge. 的干燥根和根茎。

2 药材外形

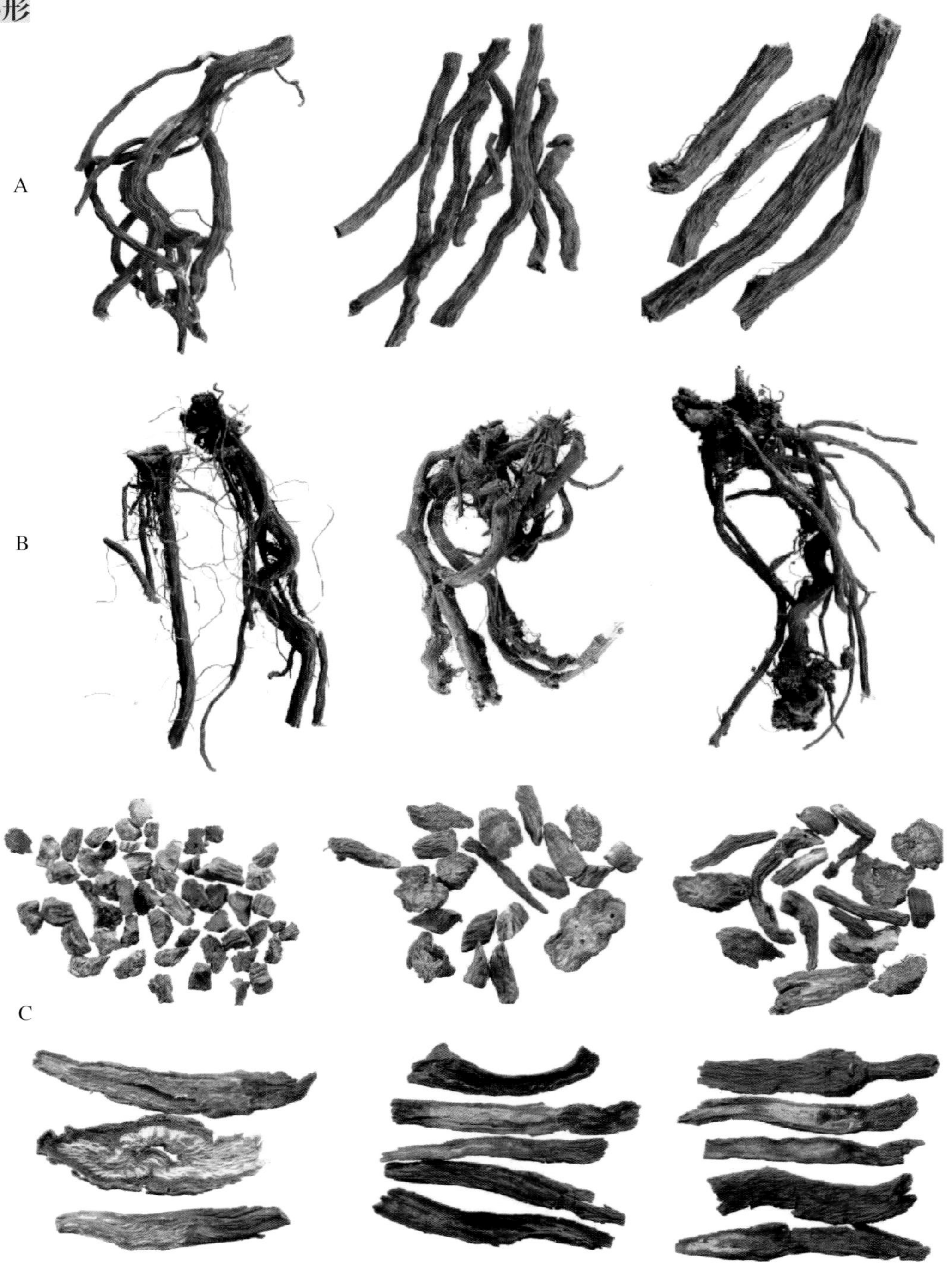

图 9-1（1）　丹参药材及饮片

A：栽培丹参　B：野生丹参　C：丹参饮片

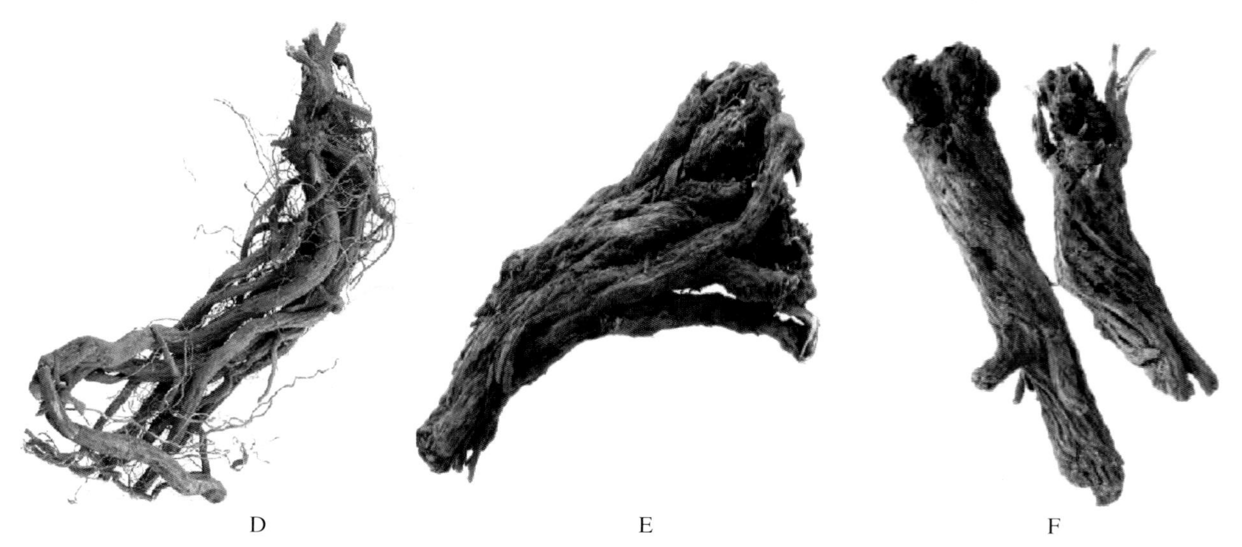

图 9-1（2） 不同品种的丹参药材

D: 丹参（白花；河南） E: 甘西鼠尾草（西藏） F: 绒毛鼠尾草（甘肃）

[化学成分]

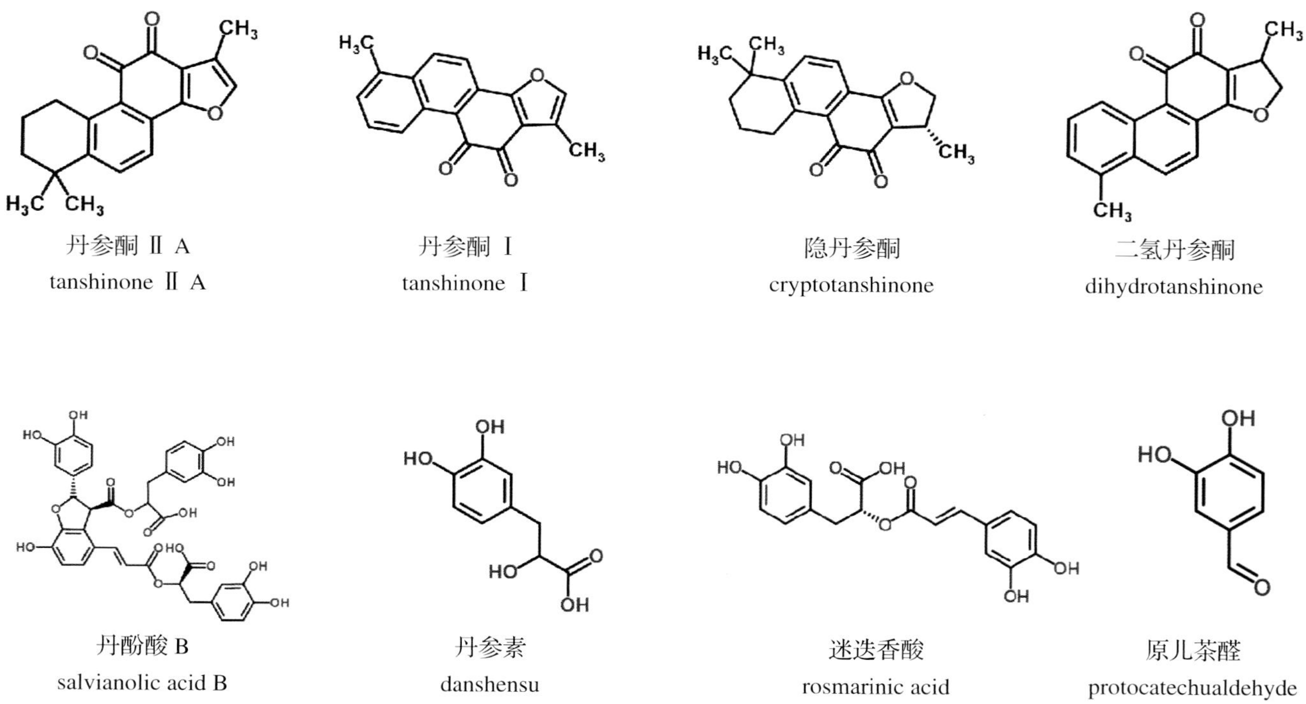

图 9-2 丹参主要的生物活性成分

3 高效薄层色谱分析

3.1 丹参脂溶性组分的高效薄层色谱图像及数码扫描轮廓图（指纹图谱）

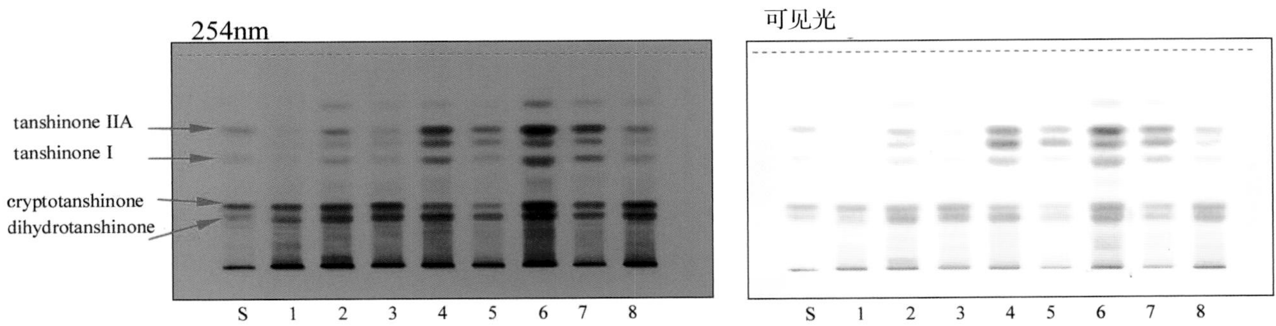

图 9-3　丹参脂溶性成分的 HPTLC 荧光猝灭色谱（左）及可见光色谱图像（右）

S: 化学对照品　1~7：丹参商品　8：对照药材

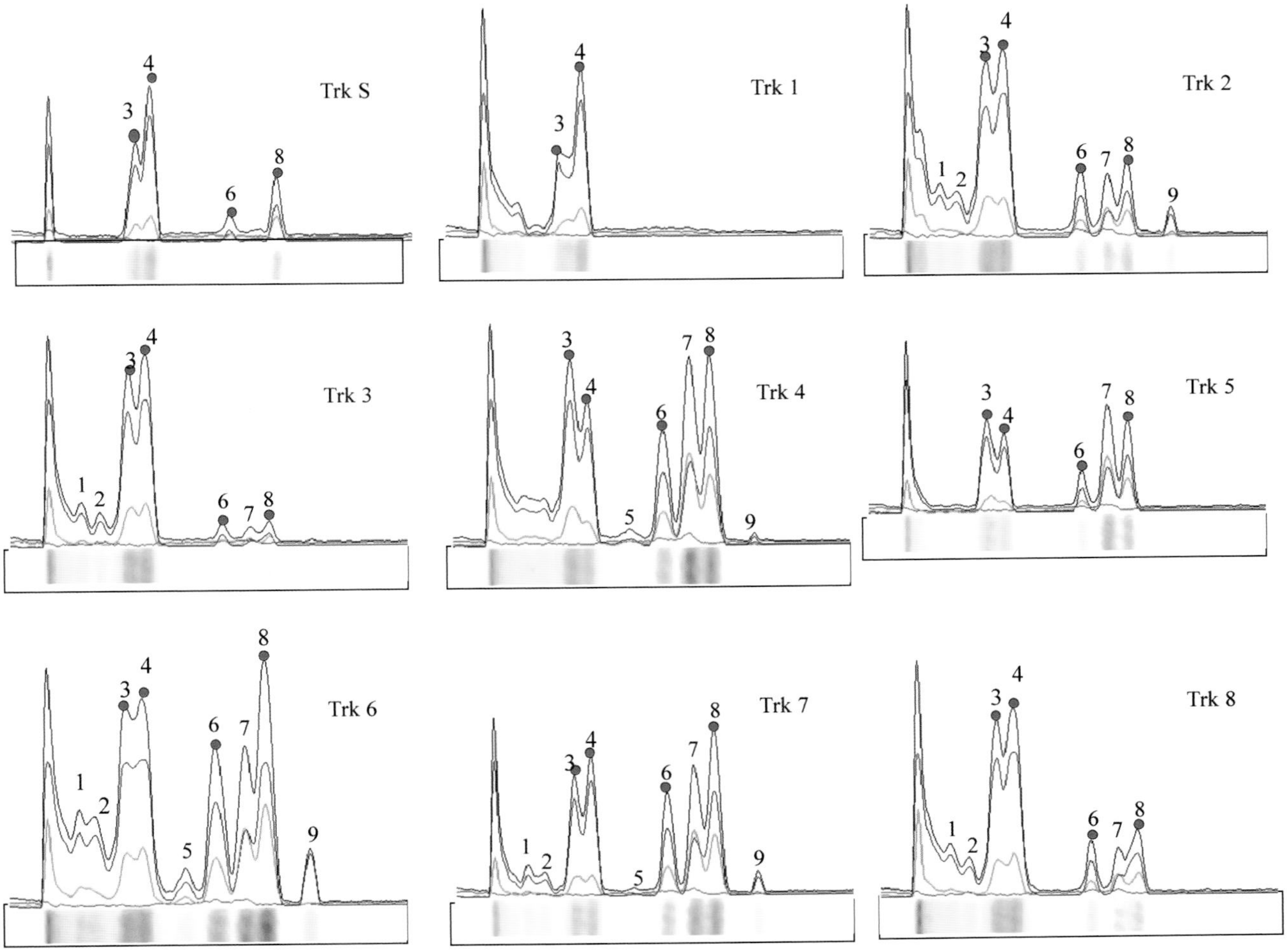

图 9-4　丹参脂溶性成分的 HPTLC 可见光色谱图像及其相应的数码扫描轮廓图

3: dihydrotanshinone　4: cryptotanshinone　6: tanshinone I　8: tanshinone IIA　1、2、5、7、9: 待鉴定的二萜醌类成分

Trk 1~Trk 8：参照图 9-3

3.2 丹参水溶性组分的高效薄层色谱图像及数码扫描轮廓图（指纹图谱）

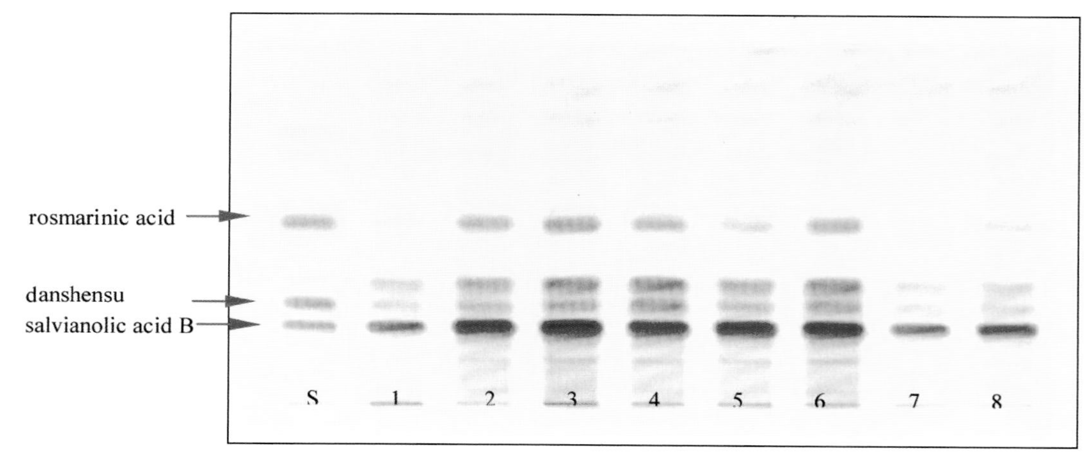

图 9–5　丹参亲水性成分的 HPTLC 可见光色谱图像

S：化学对照品　1~7: 丹参药材商品　8：丹参对照药材

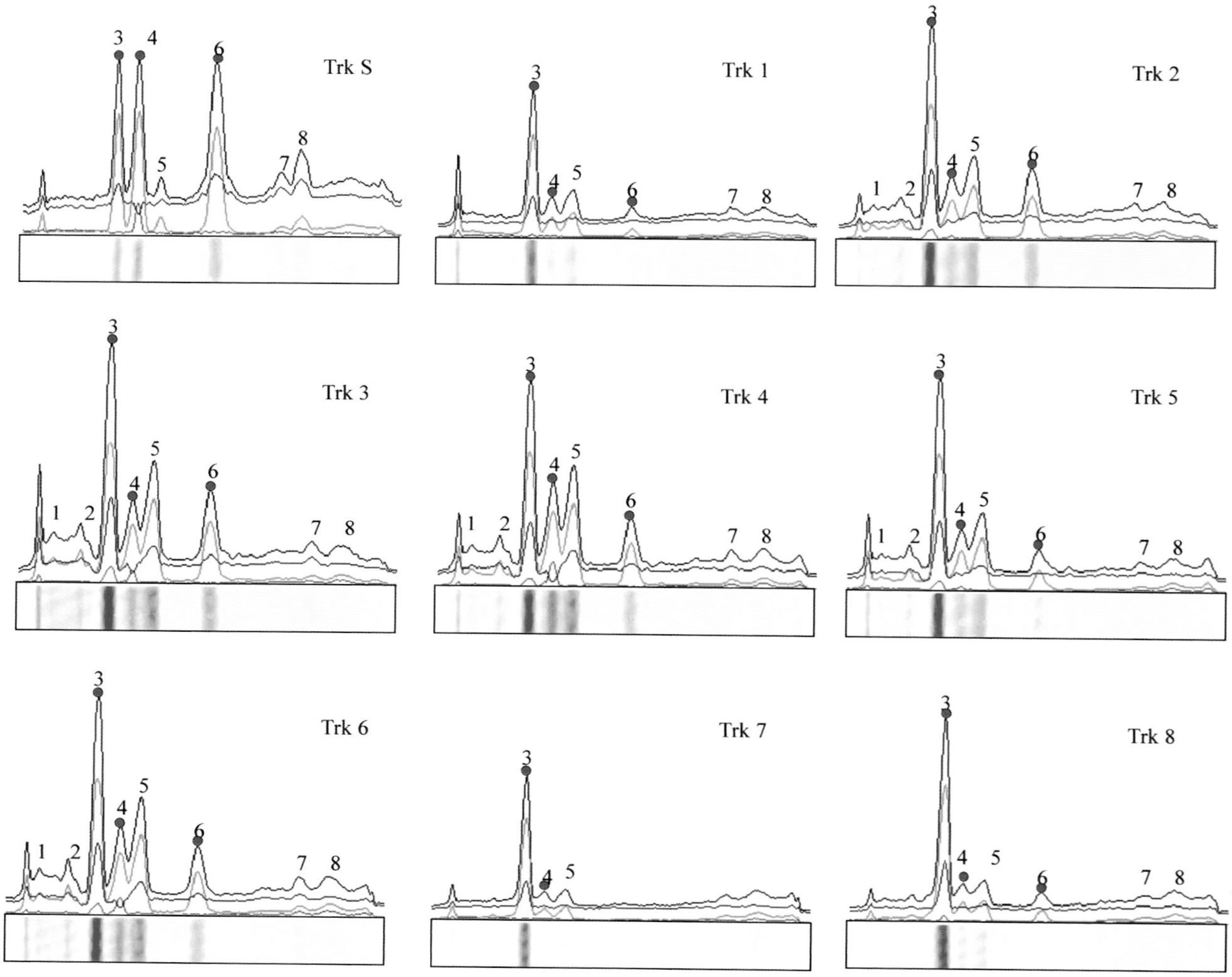

图 9–6　丹参亲水性成分的 HPTLC 可见光色谱图像及其相应的数码扫描轮廓图

3:salvianolic acid B　4:danshensu　6:rosmarinic acid

Trk 1~Trk 9 : 丹参样品 (参照图 9–5)

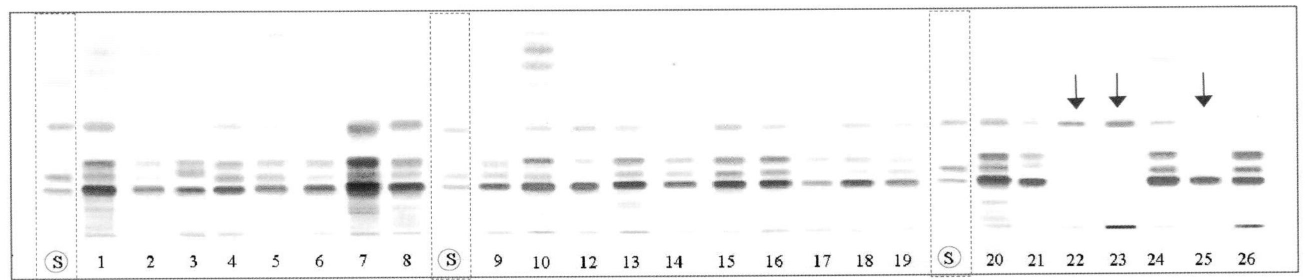

图 9-7 丹参商品的水溶性成分的 HPTLC 可见光色谱图像

S: 化学对照品（自下而上为：salvianolic acid B， danshensu ，rosmarinic acid）

1~2: 野生丹参（宜昌；霞县） 3~8: 不同产地的栽培丹参 9~19: 丹参饮片 20: 野生丹参 21: 栽培丹参 22: 绒毛鼠尾草 23: 甘西鼠尾草 24: 丹参（紫花） 25: 丹参（白花） 26: 丹参的根皮部分

3.3 结果与讨论

丹参的主要活性成分是脂溶性的二萜醌类成分，主要的是丹参酮 IIA（tanshinone IIA）、丹参酮 I（tanshinone I）、隐丹参酮 (crytotanshinone)、二氢丹参酮 (dihydrotanshinone) 等多种成分；水溶性的成分以丹酚酸 (salvianolic acids)、丹参素 (danshensu)、原儿茶醛 (protocatechualdehyde) 、迷迭香酸 (rosmarinic acid) 等为代表。薄层色谱分别对两类成分进行分析，检出含量较高的两类成分，以其整体的色谱图像及轮廓扫描图谱作为鉴别手段。一般脂溶性代表成分为丹参酮 IIA，薄层色谱分析显示丹参酮 IIA 含量并不稳定，如 Trk 1、Trk 3 样品仅含微量，甚至检不出丹参酮 IIA；而隐丹参酮及二氢丹参酮含量相对较为稳定。Trk 5 样品整体的色谱模式具备丹参指纹图谱的特征，但各峰的丰度均较低，说明总含量不高；而 Trk 4、Trk 6 样品整体的色谱峰的丰度甚高，以峰 6、7、8（tanshinone IIA）比较突出，相对应的条斑颜色较深，说明含量较高 (图 9-3，图 9-4)。

各样品中的水溶性成分均以丹酚酸 B 的含量为最高，Trk 1、Trk 7、Trk 8 以丹酚酸 B 为主，其余成分甚微。结合两组成分分析，以 Trk 4、Trk 6 样品质量最好。水溶性酚类成分在药材饮片制作过程易于流失，所以饮片的质量参差不齐。不同品种的酚类成分分布有差别，如生长在甘肃、西藏等地区的甘西鼠尾草 (*Salvia przewalskii*) 及绒毛鼠尾草 (*Salvia castanea* f. *tomentosa*) 的根则以迷迭香酸（rosmarinin acid）为主，丹酚酸等常量分析条件下未能检出（图 9-7，图 9-8）。为了证实脂溶性及水溶性成分在丹参根部的分布，取 26 号丹参样品根的外层部分（相当于根皮）进行检测，其脂溶性成分含量极低，几乎难以检出，说明脂溶性成分基本不在根皮部，而是在根木质部中（薄壁组织中红色素即为二萜醌类成分），根皮基本是水溶性成分，多以丹酚酸 B 为主（图 9-7，图 9-8）。

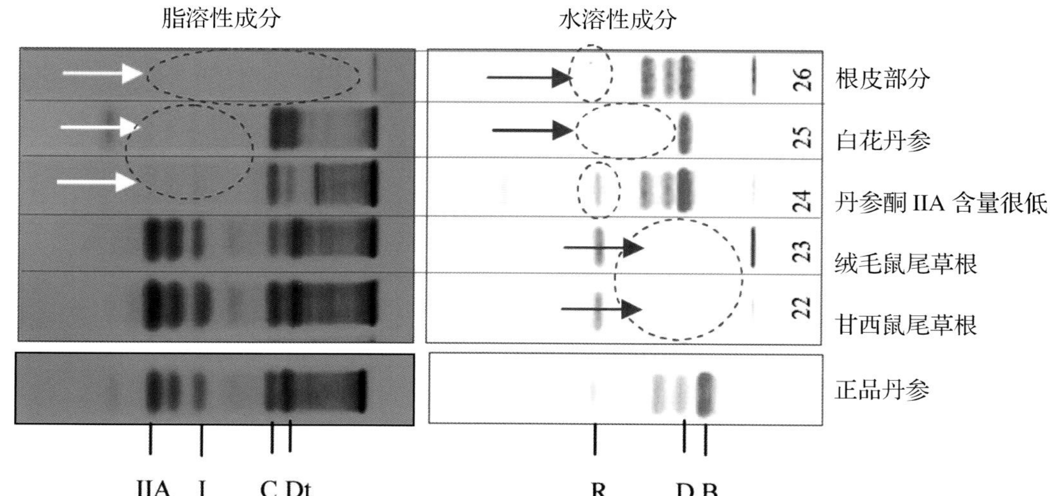

图 9–8　不同品种丹参脂溶性成分的 HPTLC 荧光猝灭色谱图像和水溶性成分的 HPTLC 可见光色谱图像的比较

IIA: tanshinone IIA　I: tanshinone　C: cryptotanshinone　Dt: dihydrotanshinone　R:rosmarinic acid　D: danshensu　B: salvianlolic acid B

注：与正品丹参比较，甘西鼠尾草根与绒毛鼠尾草根富含脂溶性成分，但水溶性成分仅检出迷迭香酸。一个紫花丹参样品脂溶性成分较少，丹参酮 IIA 含量非常低；另外，白花丹参样品这两类成分含量均低，仅隐丹参酮、二氢丹参酮以及迷迭香酸可清晰地检出。另一样品外形与正品丹参符合，但主要的二萜醌类脂溶性成分较少，多元酚类水溶性成分（如丹酚酸 B、丹参素）含量较高，容易检出，推测可能与产地环境条件不同有关。同时，该鉴别显示根皮部主要含水溶性酚酸类成分。

3.4 高效薄层色谱实验条件

3.4.1 样品的制备

供试品溶液	脂溶性成分：取本品粉末 1g 置带塞试管中，加入乙酸乙酯 5ml，超声提取 30min，上清液为供试品溶液。 水溶性成分：取本品粉末 0.5g，置带塞试管中，加水 15ml，60℃超声提取 30min，取出，加入 10% 盐酸 0.2ml，摇匀，加入乙酸乙酯 5ml，振摇，乙酸乙酯提取液为供试品溶液
对照药材溶液	参照供试品溶液制备方法处理
对照品溶液	脂溶性成分：取丹参酮ⅡA（tanshinone ⅡA）、二氢丹参酮（dihydrotanshinone）、丹参酮Ⅰ（tanshinone Ⅰ）适量，用乙酸乙酯制成每 1ml 各含 0.1mg 的溶液，作为对照品溶液。 水溶性成分：取丹参素（danshensu；钠盐）、迷迭香酸（rosmarinic acid）、丹酚酸 B（salvianolic acid B）对照品，用甲醇制成每 1ml 含 0.1mg 的溶液，作为对照品溶液

3.4.2 薄层色谱实验

薄层板	预制硅胶高效薄层板（F_{254}；20cm × 10cm；Merck）
点样	供试品溶液与对照品溶液各 10μl，分别条带状点于上述薄层板上；点样后放于五氧化二磷的真空干燥器中干燥 2h，备用
溶剂系统及展开	脂溶性成分：以正己烷 – 醋酸乙酯 – 甲酸（30 ：10 ：0.5）为展开剂，加入双槽展开缸的一侧槽中，密闭，预平衡 15min，将载有样品并预干燥的薄层板放入展开缸中，上行展开 6cm（温度：10 ~ 25℃；相对湿度：58% 左右）。 水溶性成分：以甲苯 – 醋酸乙酯 – 甲醇 – 甲酸（5 ：4 ：0.5 ：2）为展开剂，加入展开缸中，密闭，预平衡 15min，将载有样品的薄层板放入展开缸中上行展开 6~7cm（温度：约 25℃；相对湿度：18% 左右）
检视	脂溶性成分：日光下观察可见光色谱图像；并在紫外灯（254nm）下观察荧光猝灭的色谱图像并记录。 水溶性成分：喷以 5% 香草醛 – 浓硫酸溶液，90℃加热至斑点显色清晰，置可见光下检视可见光色谱图像并记录其图像

4 高效液相色谱分析

4.1 丹参的高效液相色谱指纹图谱

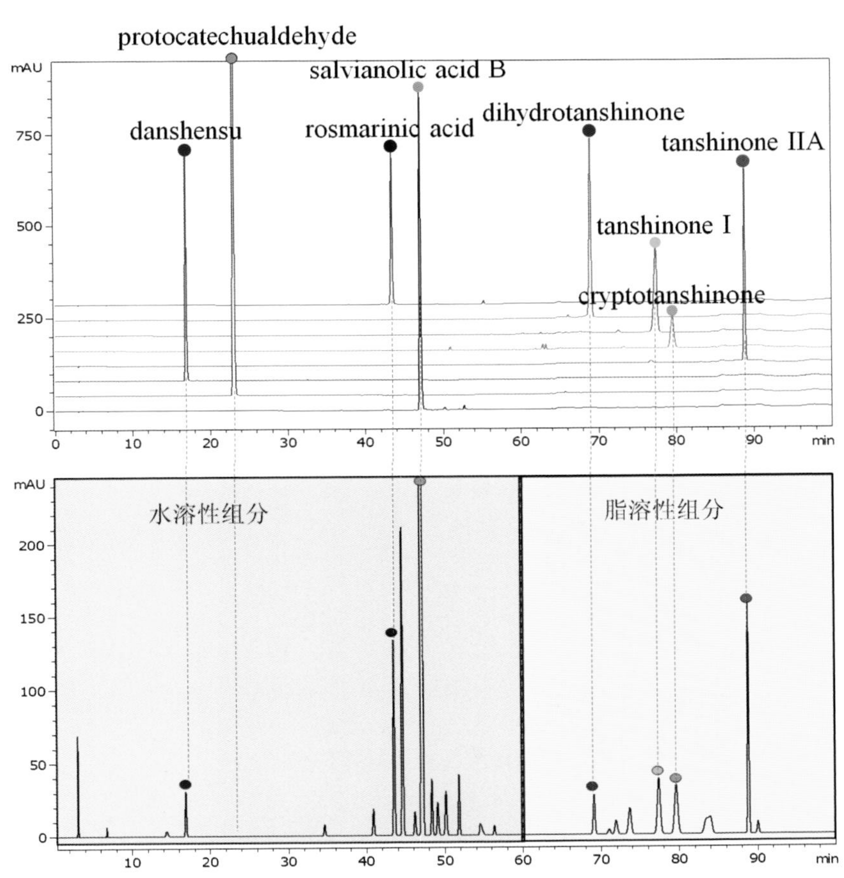

图 9–9 丹参水溶性成分（0 ~60 min）及脂溶性成分（61~95 min）的 HPLC 色谱指纹图谱共有模式

上：化学对照品（CRS） 下：丹参样品

4.2 结果与讨论

丹参的脂溶性成分（以二萜醌类为主）及水溶性成分（以酚酸类为主）研究颇多，因两类成分极性相差较大，一般多将二者分别用 HPLC 分析。本专题用单一的 HPLC 色谱将水溶性成分和脂溶性成分显示在同一个色谱中（图 9–9）。经过对 115 批药材和饮片的分析比较，结果与薄层色谱分析结果基本一致。

对丹酚酸 B（salvianolic acid B）热稳定性也进行了考察，实验证明经 0.5h、1h、2h、3h、4h、5h、6h、7h 加热，其水解产物丹参素 (danshensu)、原儿茶醛 (protocatechualdehyde) 及迷迭香酸 (rosmarinic acid) 色谱峰随加热时间的延长逐渐提高了响应值（图 9–10，图 9–11）。由此可见，在传统汤剂的煎剂过程 （1h 内）丹酚酸 B 基本稳定，而工业生产一般加热煎煮及浓缩时间远远长过传统煎剂的加热时间，因而产品中的丹酚酸的一般含量均有不同程度的降低，从而造成批次间产品和不同厂家间产品质量的不一致。

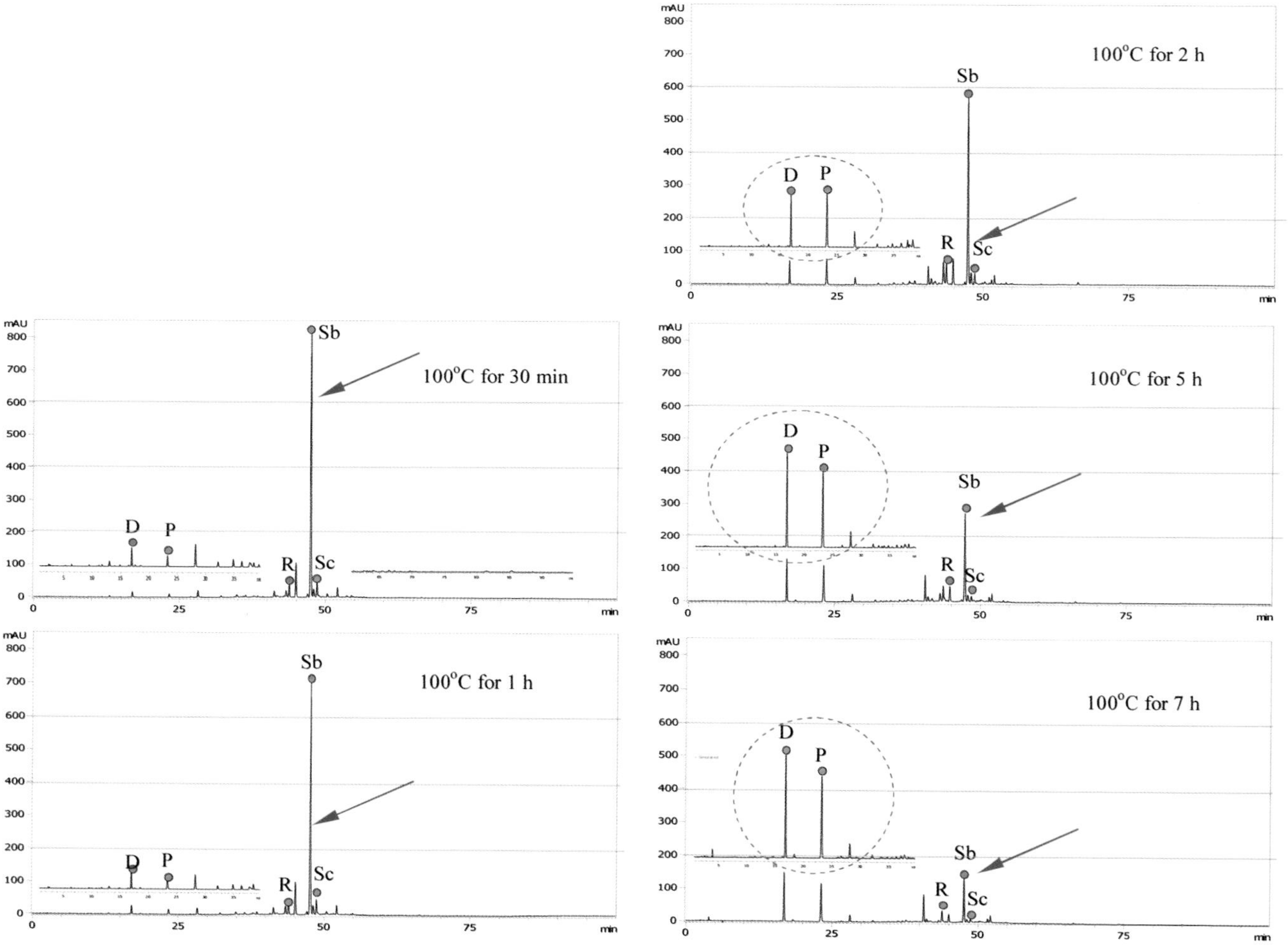

图 9–10　多元酚酸在沸水中的不稳定性考察

D：danshensu　P：protocatechualdehyde　R：rosmarinic acid　Sb：salvianolic acid B　Sc：salvianolic acid C

注：沸水加热 3h，salvianolic acid B 即分解；小分子组分如 danshensu、protocatechualdehyde 逐渐增多。

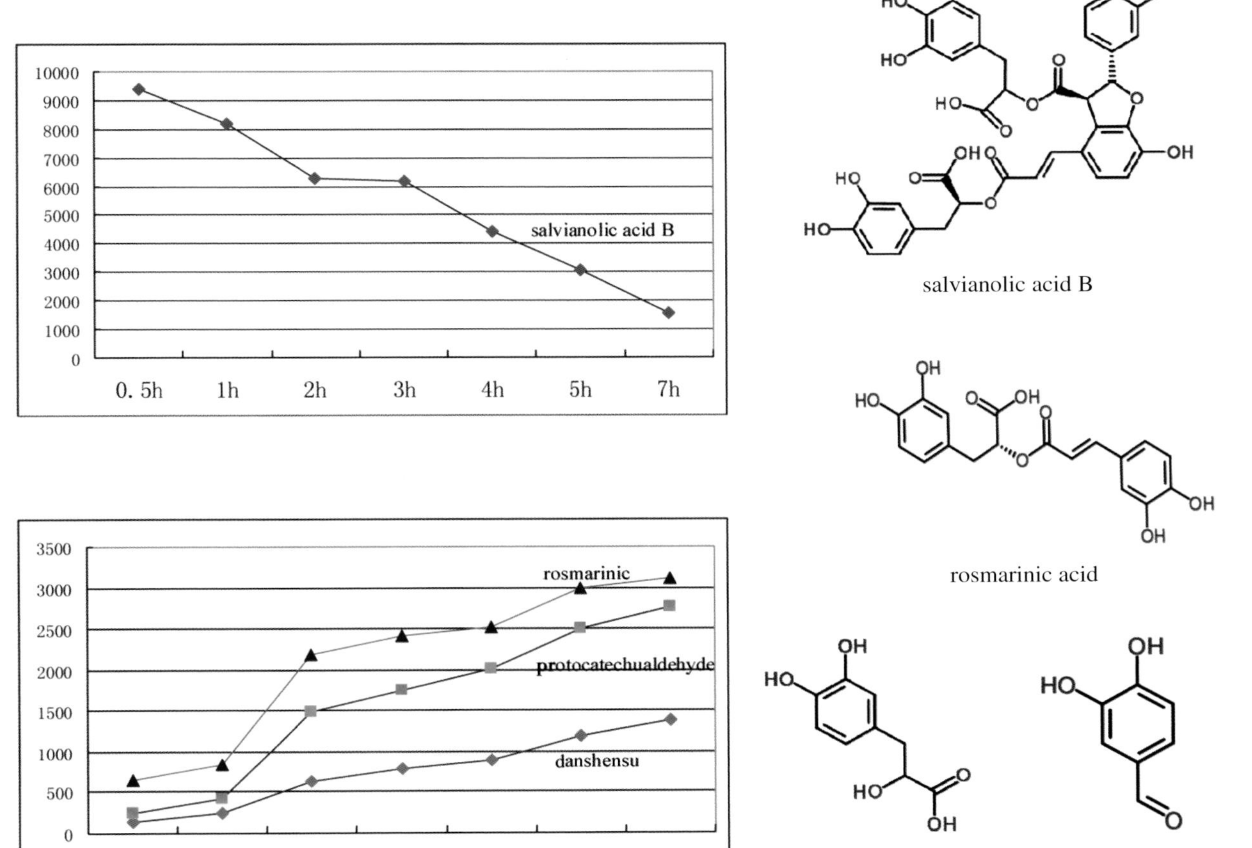

图 9-11　丹酚酸 B 不稳定性的折线图

注：上图中丹酚酸 B 随加热时间的延长而降解；下图中丹参素、原儿茶醛、迷迭香酸则随加热时间延长而不同程度提高溶出率。

4.3 高效液相色谱实验条件

4.3.1 样品的制备

供试品溶液	取样品粉末（过三号筛）约 0.2g，精密称定，先后用甲醇、30% 甲醇各 10ml，前后分别超声提取 30min，离心（4000r・min^{-1})5min，甲醇提取液与 30% 甲醇提取液合并至 25ml 量瓶中，用 30% 甲醇定容至刻度，用 0.45μm 滤膜过滤，取续滤液为供试品溶液（新鲜配制）
对照品溶液	取丹参酮Ⅱ A 对照品适量，精密称定，置棕色量瓶中，用甲醇制成每 1ml 约含 0.12mg 的溶液，为丹参酮Ⅱ A 对照品储备溶液。另取丹酚酸 B 对照品约 6mg，精密称定，置 10ml 量瓶中，用 60% 甲醇溶解并定容至刻度，为丹酚酸 B 对照品储备液。精密加入上述丹参酮Ⅱ A 储备液 1ml、丹酚酸 B 对照品储备液 2ml 置 5ml 量瓶中，摇匀，用甲醇定容至刻度，摇匀，为对照品溶液。另取丹参素钠、原儿茶醛、二氢丹参酮、丹参酮Ⅰ适量，分别用甲醇制成约含 0.2mg・ml^{-1} 的溶液，为各对照品溶液

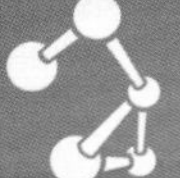

4.3.2 液相色谱实验

<table>
<tr><td>色谱柱</td><td>Zorbox SB C_{18}（250mm × 4.6mm；5μm）</td></tr>
<tr><td>流动相</td><td>乙腈 – 甲醇 –0.2% 磷酸</td></tr>
<tr><td>洗脱梯度</td><td>
<table>
<tr><th>步骤</th><th>时间(min)</th><th>甲醇（%）</th><th>乙腈（%）</th><th>0.2% 磷酸（%）</th></tr>
<tr><td>1</td><td>0</td><td>0</td><td>0</td><td>100</td></tr>
<tr><td>2</td><td>45</td><td>0</td><td>30</td><td>70</td></tr>
<tr><td>3</td><td>60~80</td><td>35</td><td>36</td><td>29</td></tr>
<tr><td>4</td><td>90~100</td><td>5</td><td>90</td><td>5</td></tr>
</table>
</td></tr>
<tr><td>流速</td><td>1ml · min^{-1}</td></tr>
<tr><td>进样</td><td>20μl</td></tr>
<tr><td>柱温</td><td>20℃</td></tr>
<tr><td>检测波长</td><td>248nm、270nm、286nm</td></tr>
<tr><td>测定法</td><td>分别精密吸取对照品和供试品溶液各 10μl，注入高效液相色谱仪，记录色谱流出曲线，即得</td></tr>
</table>

5 小　　结

丹参药材市场的主流品种是 *Salvia miltiorrhiza*，四川、甘肃、西藏地区的绒毛鼠尾草（*S. castanea* f. *tomentosa*）及甘西鼠尾草（*S. przewalsii*）的根在局部地区也有药用，这两个品种的色谱指纹图谱显示丹参酮 Ⅱ A 等二萜醌类成分比较丰富，酚酸类却只能检出迷迭香酸。脂溶性的丹参酮类成分主要分布在丹参根的栓皮、内皮层及韧皮部射线细胞内，较老的根栓皮层已脱落，在加工饮片、包装、运输过程容易造成脱落损失。在饮片加工过程中用水浸渍软化药材过度，也容易造成丹酚酸 B 等水溶性成分的损失，在指纹图谱中均有表达。

本书收载的丹参色谱指纹图谱的条件，薄层色谱分析比较详尽，液相色谱供试品溶液改为甲醇与 30% 甲醇两步萃取，合并使用，兼顾脂溶性及水溶性成分，而不用加热和浓缩。色谱也兼顾了两类不同成分的表达。在常量分析条件下含量甚微的成分如白花丹参的白花丹参酮（salmilalbanone）及甘西鼠尾的 przewalskin 未能检出。从其指纹图谱（特别是薄层色谱图像）的组成来看与正品丹参可以明确地相互区别。

若是提取单一成分，脂溶性成分在甘西鼠尾草和绒毛鼠尾草的根部含量较为丰富。

当归 （*Dang-Gui*） ANGELICAE SINENSIS RADIX 英 Chinese Angelica

1 基　原

为伞形科 (Umbelliferae) 植物当归 *Angelica sinensis* (Oliv.) Diels 的干燥根。

2 药材外形

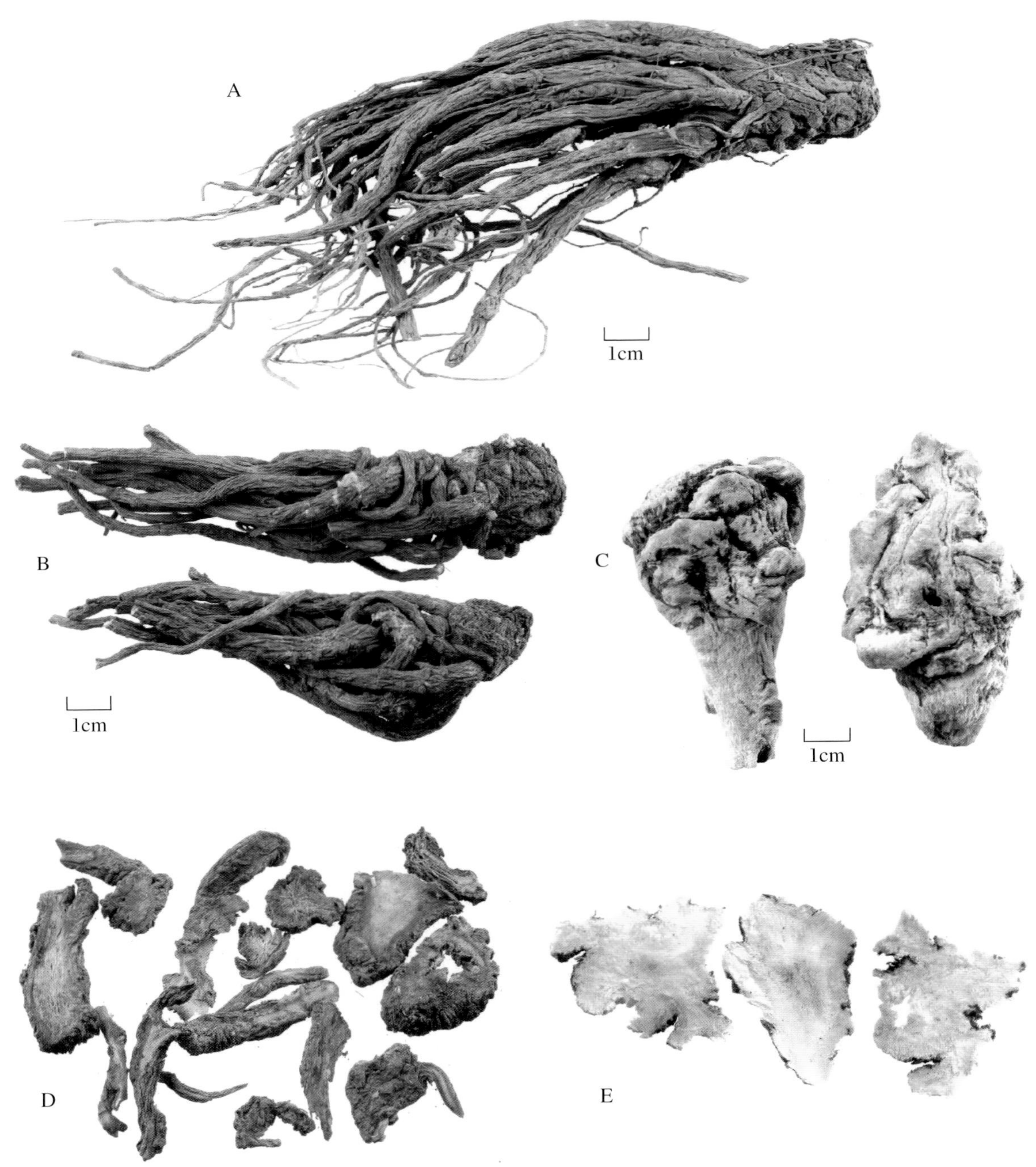

图 10–1　当归药材及饮片

A：自然干燥品　B：烟熏干燥品　C：硫熏当归头　D：当归饮片　E：硫熏当归饮片

[化学成分]

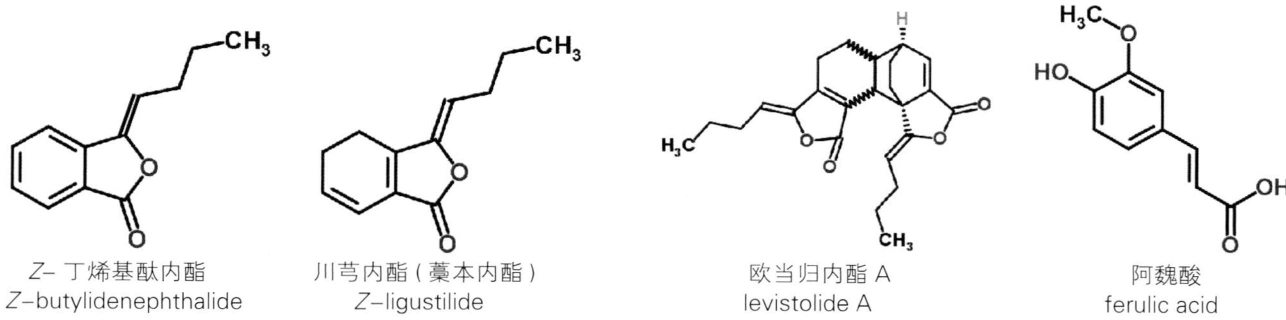

图 10-2　当归主要的活性成分

3 高效薄层色谱分析

3.1 当归的高效薄层色谱图像及数码扫描轮廓图（指纹图谱）

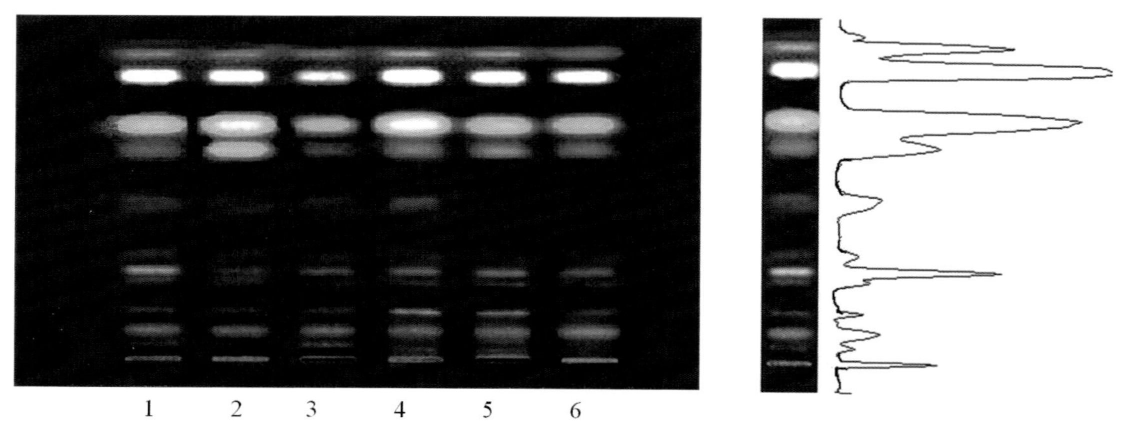

图 10-3　当归的 HPTLC 荧光色谱图像及数码扫描轮廓图（指纹图谱）

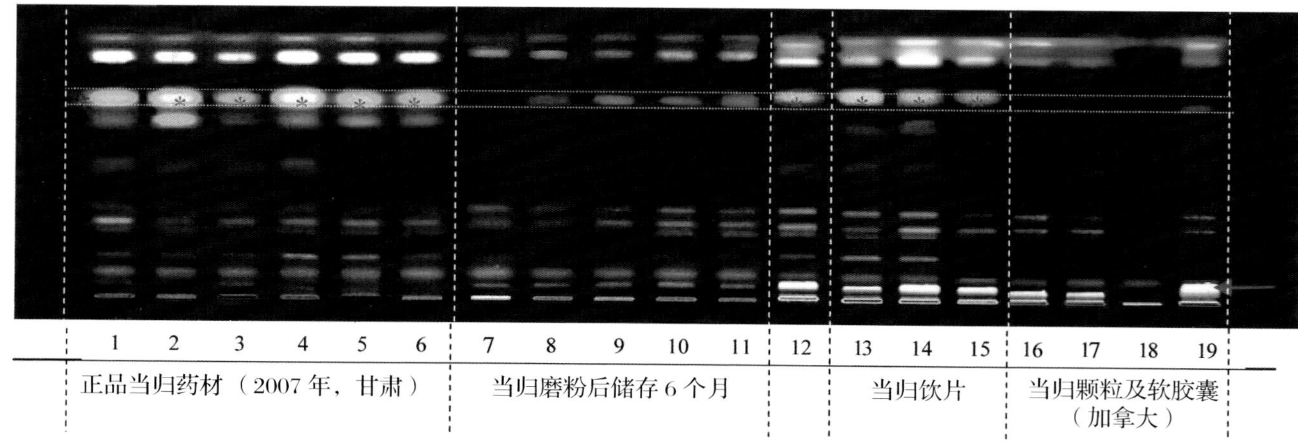

图 10-4　不同当归药材商品的 HPTLC 荧光色谱图像

1~6: 正品当归药材（甘肃，2007）　7~11: 当归粉（磨粉后储存 6 个月）　12: 硫熏当归　13~15: 当归饮片　16~18: 商品当归颗粒　19: 当归软胶囊（加拿大）

注：1~11 号样品为詹华强教授、董婷霞博士惠赠；* 所示为 Z-ligustilide。

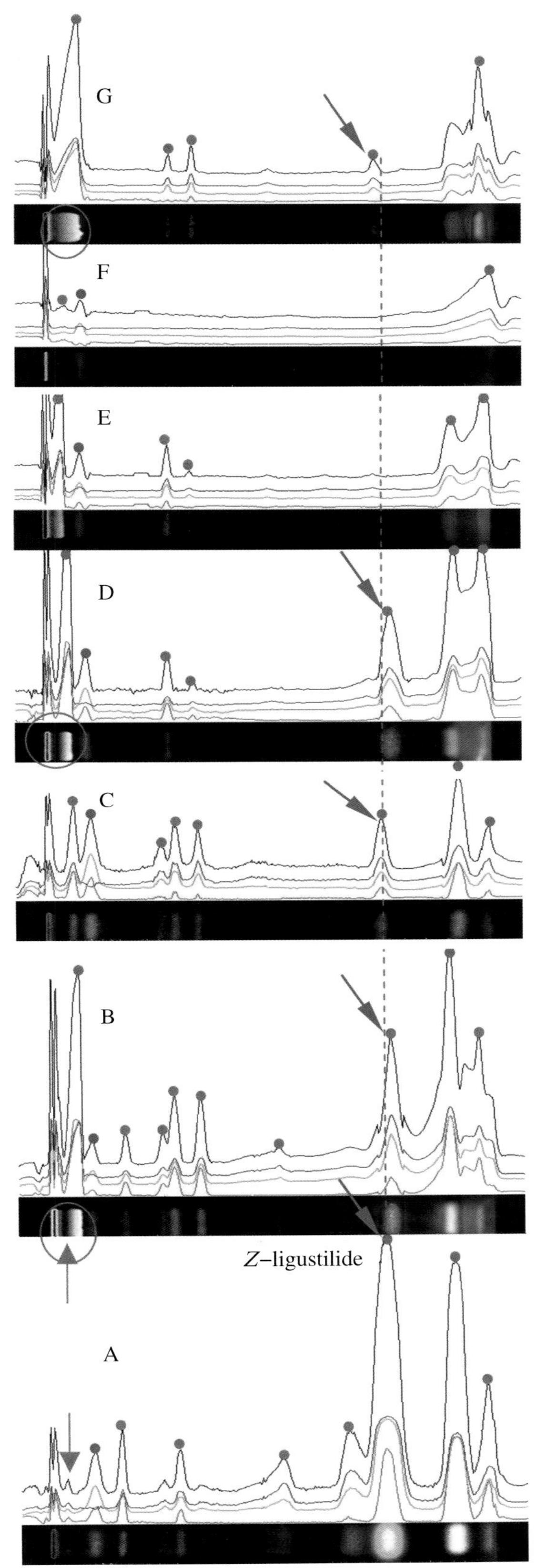

图 10–5　不同当归样品的 HPTLC 荧光色谱图像及其对应的数码扫描轮廓图（参照图 10–3）

A: 当归对照药材　B: 储存较久的当归粉　C: 硫熏样品　D: 饮片　E、F: 当归颗粒　G: 当归软胶囊（加拿大）

3.2 结果与讨论

当归所含的中等至低极性成分的薄层色谱荧光图像显示 1~6 号质优样品（即原产地没有硫熏过的当归药材）的色谱中 Rf 值大约为 0.9 的蓝白色荧光条带为 *Z*– 藁本内酯（*Z*–ligustilide）（图 10–3）。市场商品的色谱显示大部分商品样品质量较差，此条带强度明显减弱。将 2~6 样品磨粉放置 6 个月后作为 7~11 号样品，图像显示其活性成分损失严重。12 号样品硫熏当归和 13~15 号样品当归饮片中的活性成分亦有损失，条带荧光强度减弱，且图谱底部原点上方呈现两条明显的浅粉色荧光条带（正常的当归原药材，此荧光条带极弱）。据此推测，商品当归饮片也经由硫磺熏制而得。16~18 号样品商品当归颗粒剂及 19 号样品当归软胶囊基本检测不到 *Z*– 藁本内酯，整体成分荧光均显著减弱（但上述近原点位置的浅粉红荧光条带清晰，乃系放置日久、硫熏或加工时的产物），18 号样品质量最差，16、17 号样品均为中国产品，19 号样品为加拿大超市的保健商品（图 10–4，图 10–5)。

3.3 高效薄层色谱实验条件

3.3.1 样品的制备

供试品溶液	取样品粉末约 1g，加 3ml 丙酮于室温下浸渍 15min，时而振摇，离心（$4000r \cdot min^{-1}$）5min，上层液备用
对照药材溶液	照“供试品溶液”项下制备经认证的当归药材溶液
对照品溶液	由制备薄层现制得的 *Z*– 藁本内酯的丙酮溶液（浓度未知；定性鉴别用）

3.3.2 薄层色谱实验

设备	双槽展开缸（20cm × 10cm；CAMAG）；使用前加展开剂至一侧槽中预平衡 15min
点样	供试品溶液 6μl 及对照品溶液 4μl 条带状点样于硅胶 60 高效薄层板（20cm × 10cm；Merck）上，条带宽 8mm，间距 5mm
干燥	点样后的薄层板置于五氧化二磷真空干燥器内干燥 2h，保证硅胶层的充分干燥
溶剂系统及展开	展开剂：甲苯 – 乙酸乙酯 （9 ： 1）；上行展开 8cm（温度：21℃；相对湿度：约 40%）
显色及图像存储	喷以现制备的含 2% 对二甲氨基苯甲醛含 10% 硫酸的乙醇溶液（1g：5ml：95ml），105℃加热至条带清晰。于紫外灯（365nm）下观察荧光图像并按常规拍摄图像、记录

4 高效液相色谱分析

4.1 当归的高效液相色谱指纹图谱

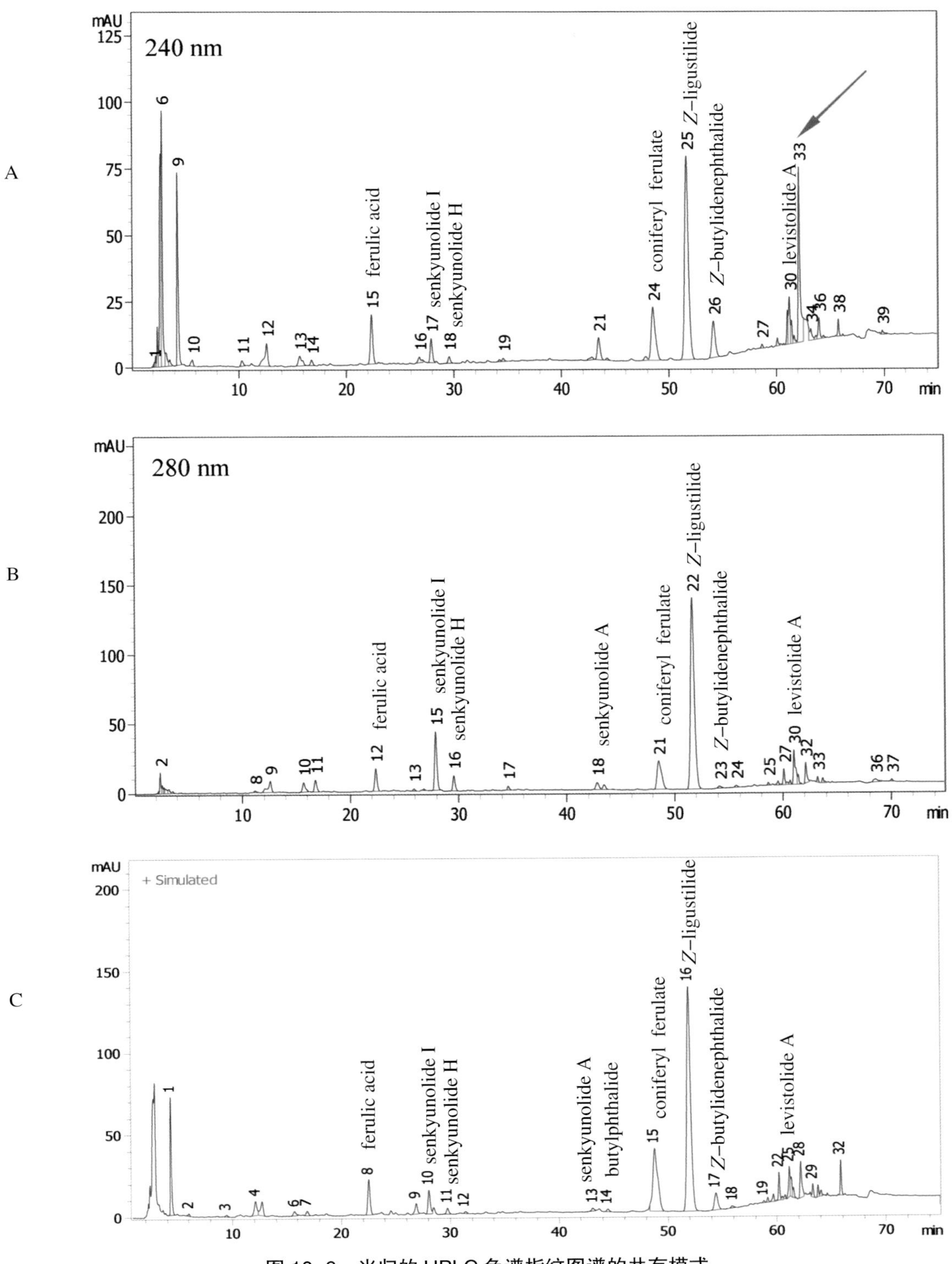

图 10–6　当归的 HPLC 色谱指纹图谱的共有模式

A: 检测波长 240nm　B: 检测波长 280nm　C: 用计算机将 A 与 B 合成的复合指纹图谱

4.2 结果与讨论

检测波长设置在240nm和280nm，结果显示在此两处波长下各峰的吸收强度差别较小，记录240nm处信号可满足分析要求。根据文献报道的数据，9个化合物被指认为对应的色谱峰。其中包括*Z*-ligustilide，*Z*-butylphthalide，*Z*-butylidenephthalide，senkyunilide A，levistolide A，senkyunilide I，senkyunilide H，coniferyl ferulate和ferulic acid（图10-6）。

57批当归样品的相似度分析结果显示其中有38批样品的相似度高于0.8，其他样品介于0.75~0.2之间（图10-7）。33%的商品与共有模式相比具有较低的相似度。由此看来，不当的处理方法（例如切制饮片时因过度浸泡、硫熏干燥等造成成分损失或变质），陈旧的当归或者不当的生产工序均会引起质量下降。

由于大多数产地对药材均采用硫熏的干燥方法而导致其内在质量下滑。硫熏干燥效率高，并且使饮片外观白净美观，易误导购买者认为是质量优良的饮片（图10-1，样品C、E）。实际硫熏后有效成分损失严重（图10-5，C；图10-8）。

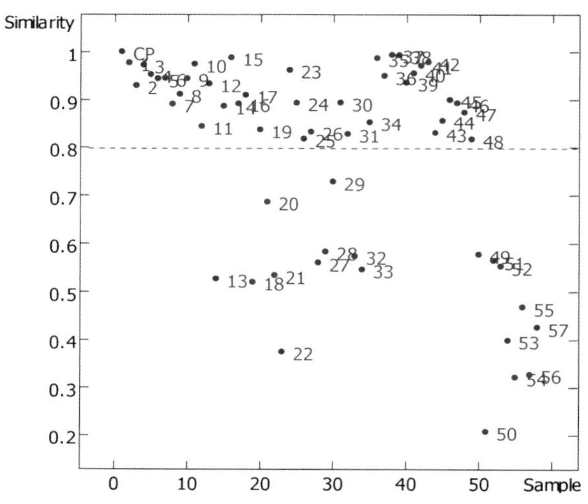

图10-7　当归样品的HPLC色谱指纹图谱的相似度分析

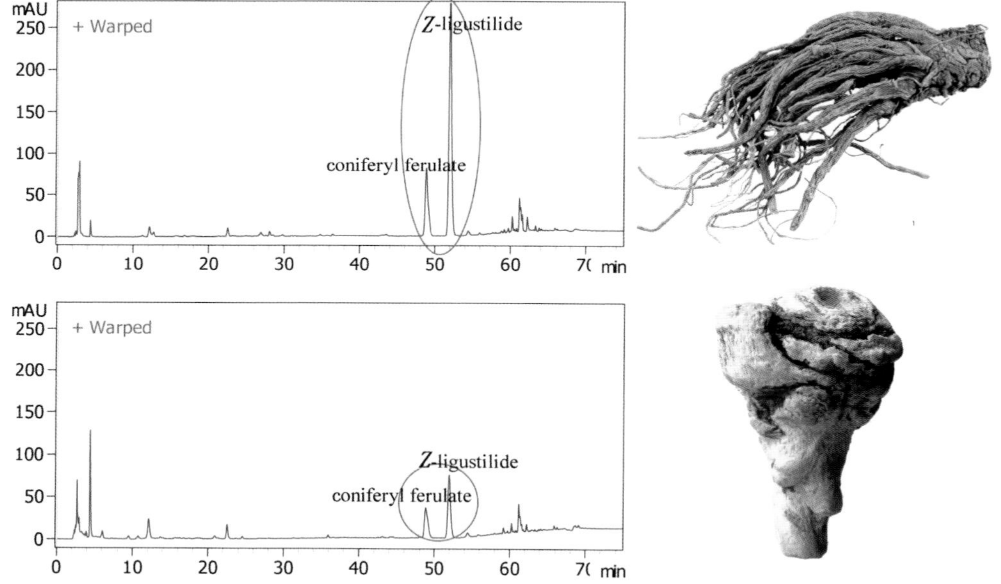

图10-8　等量的自然干燥的当归样品（上）和硫磺熏蒸的当归主根样品（下）的HPLC色谱指纹图谱的比较

注：由上图可知，硫熏干燥的当归样品活性成分明显降低。

［1］LEUNG Yitao,Yin Kelvin. LU Guanghua, et al. Simultaneous Qualitative and Quantitative Analyses of the major constituents in the rhizome of *Ligusticum chuanxiong* using HPLC-DAD-MS［J］. Chemical & Pharmaceutical Bulletin，2006，54(2): 255-259.

［2］WANG Yali, LIANG Yizeng, CHEN Benmei, et al. LC-DAD-APCI-MS-based screening and analysis of the absorption and metabolite components in plasma from a rabbit administered an oral solution of *Dang-Gui*［J］. Analytical and Bioanalytical Chemistry，2005, 383:247-254.

［3］LU Guanghua, CHAN Kelvin, LIANG Yizeng. et al. Development of High-Petformance Liquid Chromatographic Fingerprints for distinguishing Chinese Angelica from related umbelliferae herbs［J］. Journal of Chromatography A，2005, (1073): 383-392.

4.3 高效液相色谱实验条件

4.3.1 样品的制备

供试品溶液	称取样品粉末约 0.5g，加入甲醇－甲酸（95：5）超声提取 30min，过滤，滤液过 0.45μm 微孔滤膜备用
对照品溶液	将 1.0mg 阿魏酸溶解在 1.0ml 甲醇中制得
对照药材溶液	照供试品溶液的制备方法制备

4.3.2 液相色谱实验

色谱柱	Kromasil 5u 100A C_{18}（4.6mm×250mm；5μm；Phenomenex）		
进样量	10μl		
流动相	A：甲醇；B：0.1% 磷酸		
洗脱梯度	时间（min）	甲醇（%）	0.1% 磷酸（%）
	0	18	82
	30	55	45
	35	62	38
	50	65	35
	55	80	20
	65	100	0
	75	100	0
流速	1.0ml·min^{-1}		
柱温	20℃		
检测波长	240nm		

5 小　结

当归是最常用中药之一，目前当归采收后多采用硫熏干燥的方法以代替过去传统的烟熏或阴干的加工方法，虽然这起到快速干燥和杀虫作用，也能使饮片色白美观，但色谱指纹图谱显示硫熏易导致活性成分的损失，饮片切制过度的浸渍软化以及硫熏以求饮片的片张大而薄、色白，易使生产者和使用者误以为此种饮片为“高档商品”，但实际却是活性成分损失严重，质量难以保证。硫熏不仅是硫的残留问题，而且活性成分也受到严重的损失或破坏，实不可取。饮片的切制理应与不合理的旧法切制决裂，不应盲目追求饮片的片张薄和色泽浅，药材应在当地采收后新鲜切制饮片或切制成碎块后立即晒干、低温烘干或红外线迅速干燥，以保证药材内在成分的相对稳定，传统的饮片切制，特别是较为贵重的药材饮片刻意追求片张的厚薄和色泽的美观是得不偿失之举，理应改革。

当归与川芎是重要的中药材，两者活性成分接近，高效液相色谱指纹图谱、薄层色谱指纹图谱亦显示两者很接近，目前尚未明确检出两者不同活性成分的鉴别特征，但气味和功能主治迥异（四物汤中的归芎同用就是明证）。这是一个值得注意的问题。我们曾经用固相微萃取收集并以嗅觉可以区别的馏分进行气相色谱分析，初步显示两者是有明显的区别，川芎内酯（*Z*–ligustilide）不在此馏分中，但因经费及时间所限，未能完成最终的实验，有待有兴趣的同仁挖掘。初步估计就是关键活性成分的组成及比例构成了两味药材的不同。

地黄（Di-Huang）

REHMANNIAE RADIX
（附：熟地黄 REHMANNIAE RADIX PRAEPARATA）
英 Rehmannia Root

1 基　原

为玄参科 (Scrophulariaceae) 植物地黄 *Rehmannia glutinosa* Libosch. 的新鲜块根（鲜地黄）或干燥块根（生地黄、干地黄）。干地黄直接加黄酒浸渍，再反复蒸制至断面漆黑、晒干；或直接取干地黄蒸制至断面漆黑色，晒干；即为熟地黄。

2 药材外形

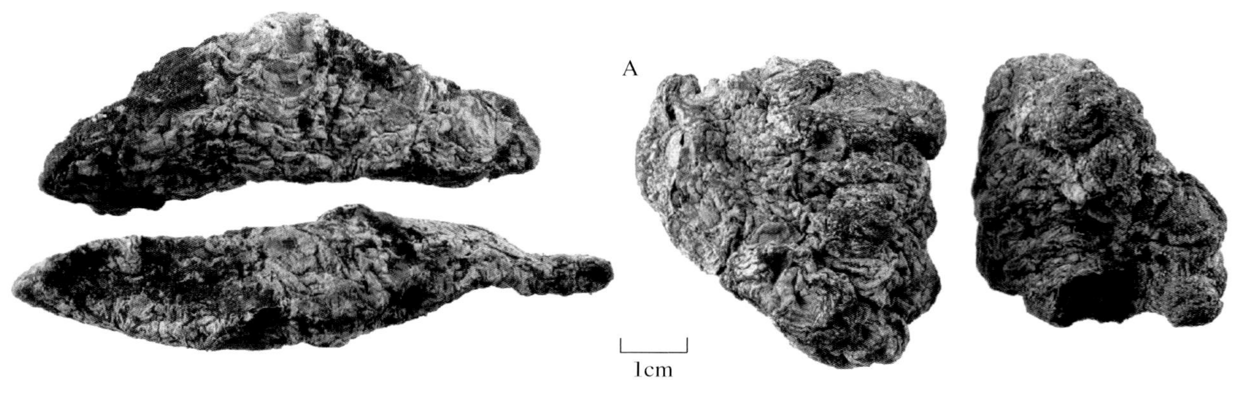

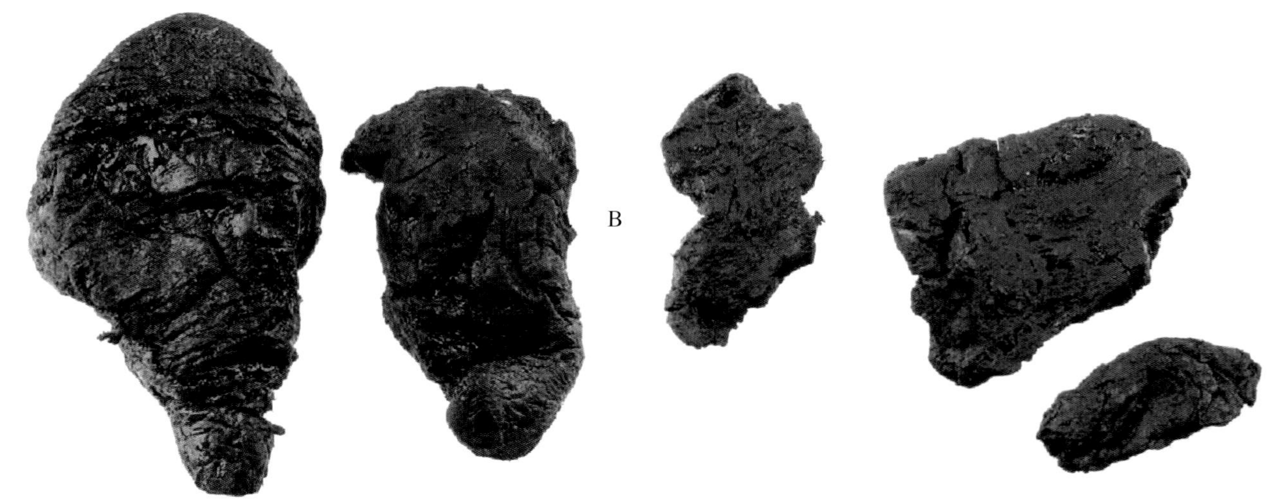

图 11–1　地黄药材及饮片
A：生地黄　B：熟地黄

[化学成分]

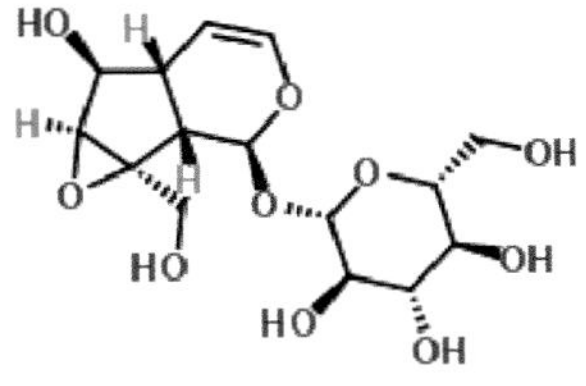

梓醇
catalpol

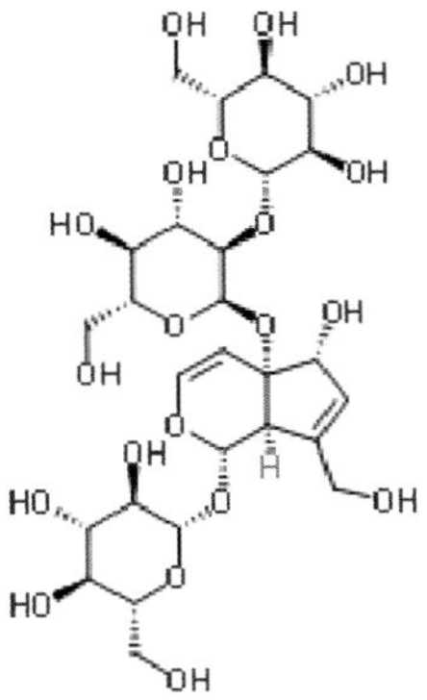

地黄苷 D
rehmannioside D

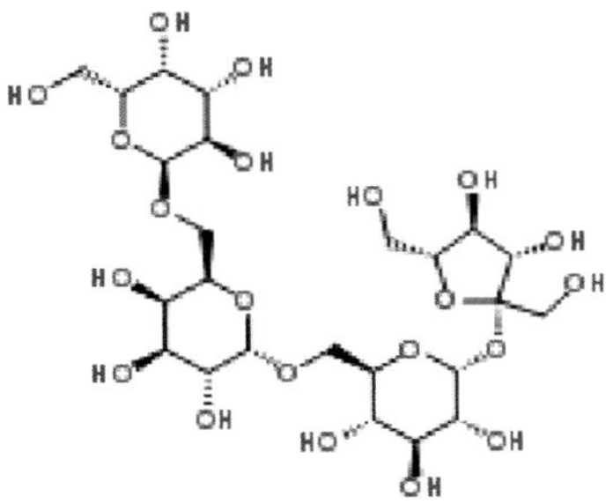

水苏糖
stachyose

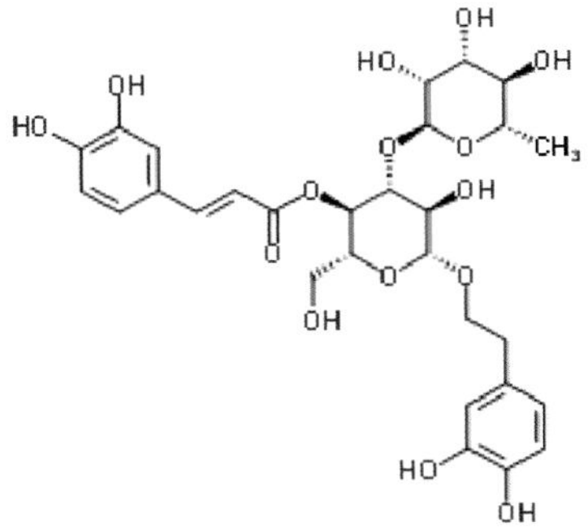

毛蕊花糖苷
acteoside

图 11-2　地黄中的环烯醚萜苷、毛蕊花糖苷和寡糖

3 高效薄层色谱分析

3.1 地黄的高效薄层色谱图像及数码扫描轮廓图（指纹图谱）

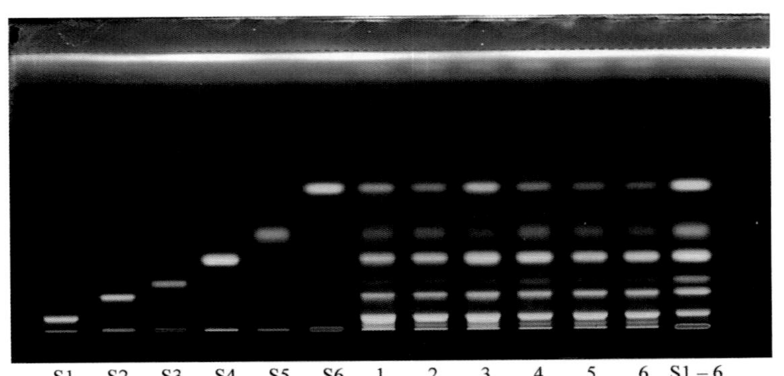

图 11-3　地黄中寡糖及环烯醚萜苷类成分的 HPTLC 荧光色谱图像

S1:stachyose　S2:raffinose　S3:rehmanniosde D　S4:sucrose　S5:*D*–fructose　S6:catalpol

1: 地黄对照药材　2~6: 商品地黄

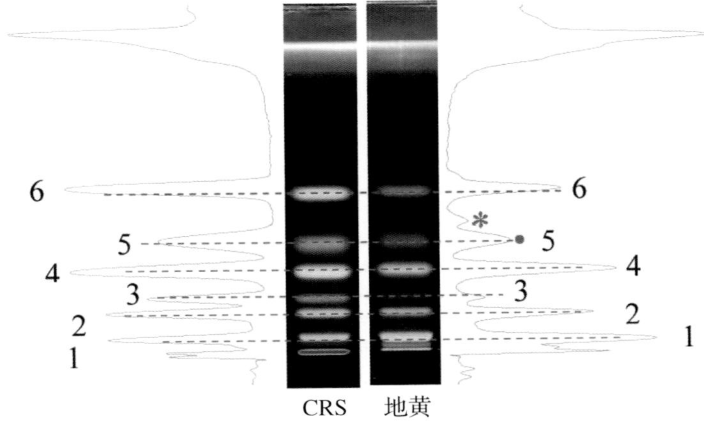

图 11-4　化学对照品（CRS）和地黄的 HPTLC 荧光色谱图像及其相应的数码扫描轮廓图（参照图 11-3）

1:stachyose　2:raffinose　3:rehmannioside D　4:sucrose　5:*D*–fructose　6:catalpol

注：* 所示为待鉴定成分。

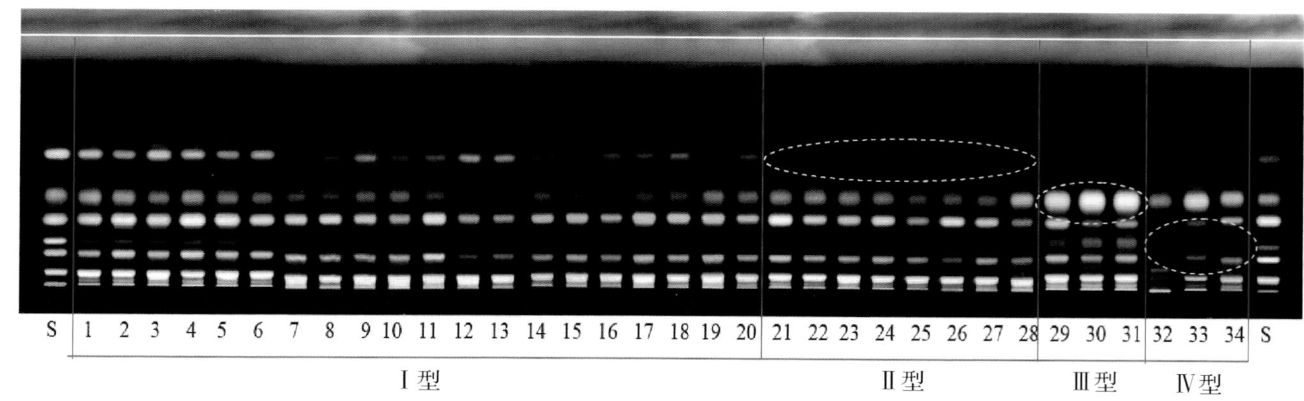

图 11-5　四种类型的地黄的 HPTLC 荧光色谱图像

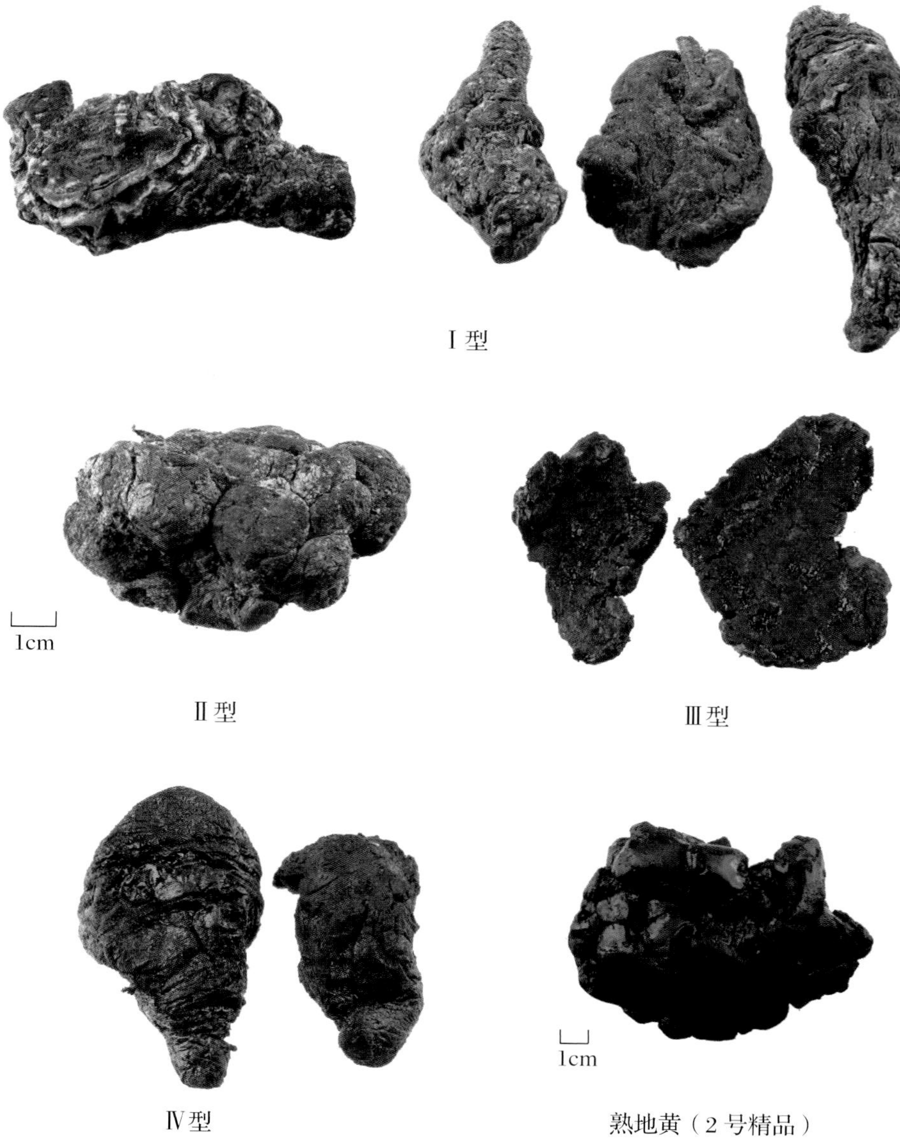

Ⅰ型

1cm

Ⅱ型

Ⅲ型

1cm

Ⅳ型

熟地黄（2 号精品）

图 11-6　四种类型的生地黄药材（根据薄层色谱图像的模式进行分型，参照图 11-5、图 11-7）

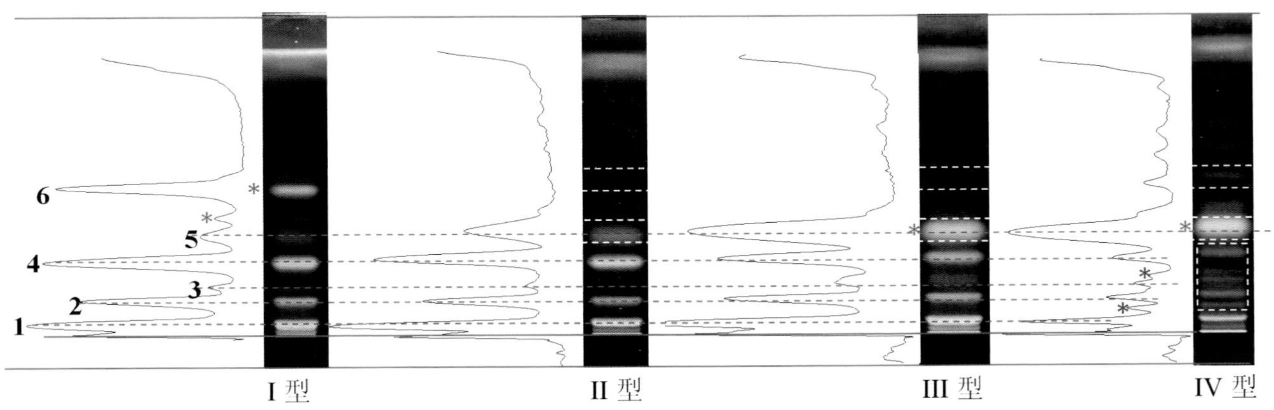

图 11–7　地黄样品的四种类型的 HPTLC 荧光色谱图像及其数码扫描轮廓图

1:stachyose　2:raffinose　3:rehmannioside D　4:sacrose　5:fructose　6:catalpol

注：生地黄的 HPTLC 色谱可检出梓醇、地黄苷 D、水苏糖、棉籽糖、蔗糖、果糖。随着蒸制时间的延长或反复蒸制，环烯醚萜苷（梓醇、地黄苷 D）成分逐渐被破坏，寡糖也逐渐被水解，按照这种变化程度的差异，薄层色谱图像出现 4 个类型。

3.2 结果与讨论

《中国药典》将地黄与熟地黄分别单列，前者晒干而成，后者加黄酒浸透后蒸制或直接蒸制成断面漆黑，晒干后有光泽（也有在尚未充分晒干前，先切制成饮片，再晒干）。生、熟地黄的中医临床应用相差甚远。观察其薄层荧光色谱，生地黄的色谱图像及数码扫描轮廓图谱可以检出梓醇（catalpol）及微量的地黄苷 D （rehmannioside D） 及数种寡糖，如水苏糖（stachyose）、棉籽糖 （raffinose）、蔗糖（sacrose） 和单糖果糖（fructose）。熟地黄因较长时间加热蒸制环烯醚萜苷类水解而难以检出，甚至完全破坏（图 11–5；32~34 号样品）。熟地黄因加热蒸制的时间长短不一致，个体之间寡糖成分的变化程度也是有差异的，可以大致分成 4 种类型。

Ⅰ型：	水苏糖 (++++)	棉籽糖 (+++)	地黄苷 D（微量）	蔗糖 (++)	果糖 (+)	梓醇 (++)
Ⅱ型：	水苏糖 (++++)	棉籽糖 (+++)	地黄苷 D（微量）	蔗糖 (++)	果糖 (+)	梓醇 (–)
Ⅲ型：	水苏糖 (++++)	棉籽糖 (+++)	地黄苷 D（微量）	蔗糖 (++)	果糖 (++)	梓醇 (–)
Ⅳ型：	水苏糖 (++)	棉籽糖 (?)	地黄苷 D (?)	蔗糖 (+)	果糖 (++++)	梓醇 (–)

〔1 号峰 ~4 号峰之间增多 2 个小峰，（微弱荧光条带），如图 11–7 蓝色星号 * 所示〕

Ⅰ型 符合生地黄的特征；Ⅱ型外形具备生地黄的特征，但梓醇已较难察见，可能是生地黄经受一定程度的加热干燥，部分梓醇被破坏。Ⅲ型与Ⅳ型外形黑色，断面有玻璃样光泽，符合熟地黄的性状，薄层荧光色谱图果糖增多，水苏糖、棉籽糖及蔗糖均减少。性状完全与本草描述一致的黑色如漆的样品，虽商品标名为“生地黄”，实则完全符合熟地黄的特征，所含各种成分均显著减少，以至于图像“面貌”模糊，仅存少量很弱的果糖荧光及极弱的其他荧光条斑 （图 11–8，左）。相似度分析及主成分分析都可以清楚地分辨 4 种类型的地黄色谱。Ⅰ型和Ⅱ型接近，Ⅲ型和Ⅳ型接近，前两者是生地黄的特征，后两者是熟地黄的特征（图 11–9）。

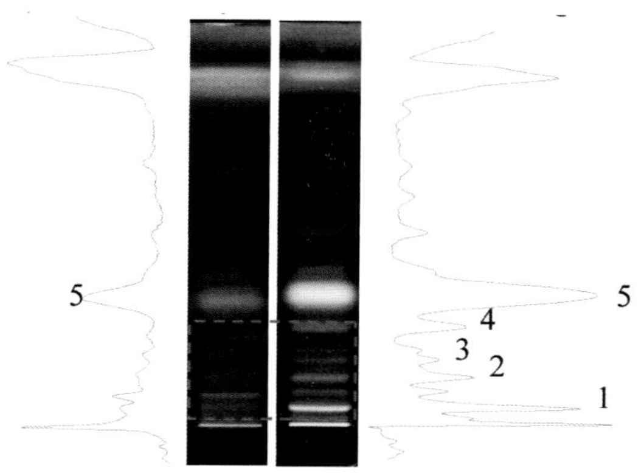

图 11-8　熟地黄（右；III 型）与一个过度炮制的熟地黄样品（左）的 HPTLC 荧光色谱图像及其对应的数码扫描轮廓图的比较

注：过度炮制的熟地黄整体漆黑，断面有光泽，薄层色谱中仅残存果糖（5 号峰），其余成分为痕迹量。

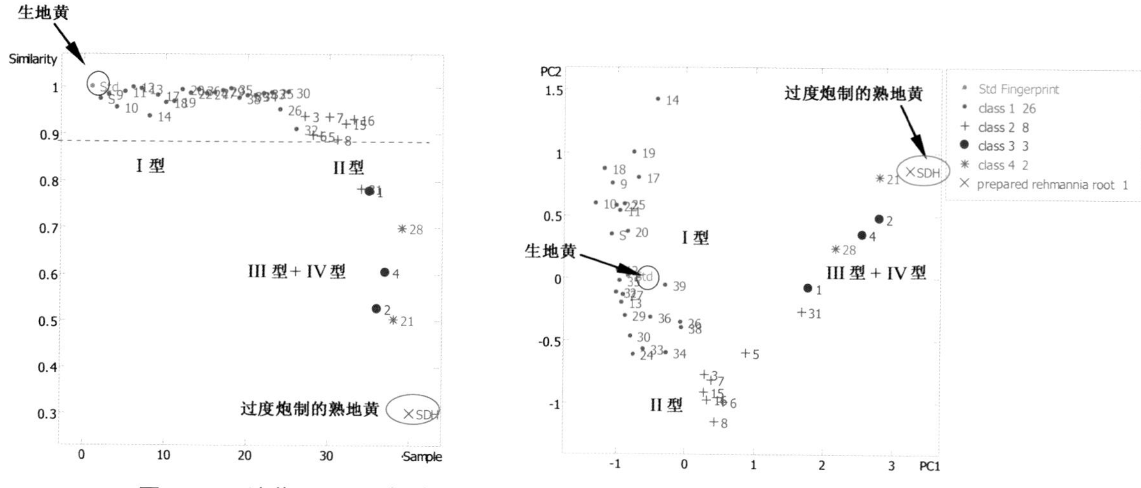

图 11-9　地黄 HPTLC 色谱指纹图谱的相似度分析（左）和主成分分析（右）

注：相似度分析可知，I 型和 II 型样品与共有模式相比，相关系数均大于 0.9；而 II 型和 IV 型则小于 0.8；主成分分析验证了相似度的分析结果。

3.3 高效薄层色谱实验条件

3.3.1 样品的制备

供试品溶液	取供试品 0.1g，置于 10ml 刻度试管中，加甲醇至 5ml，超声提取 15min（40 ℃），取出，离心处理（4000r · min^{-1}）10min，取上清液作为供试品溶液
对照药材溶液	取对照药材粉末 0.1g，照“供试品溶液”的制备方法制备对照药材溶液

3.3.2 薄层色谱实验

薄层板	预制硅胶薄层板（20cm × 10cm；Merck。批号：HX604153）
点样	供试液与对照液点样各 2μl
展开剂及展距	以二氯甲烷 – 乙酸乙酯 – 甲醇 – 水 – 冰醋酸（8 ∶ 4 ∶ 7 ∶ 1 ∶ 1）溶液为展开剂，展开 8cm
检视	喷以 2% 茴香醛溶液 – 乙醇硫酸溶液，105 ℃加热至斑点显色清晰，置紫外光灯（365nm）下检视荧光色谱图像。图像轮廓扫描图由 Digize 软件生成（软件由杜若骝开发）

4 高效液相色谱分析

4.1 地黄的高效液相色谱指纹图谱（苯乙醇苷类成分）

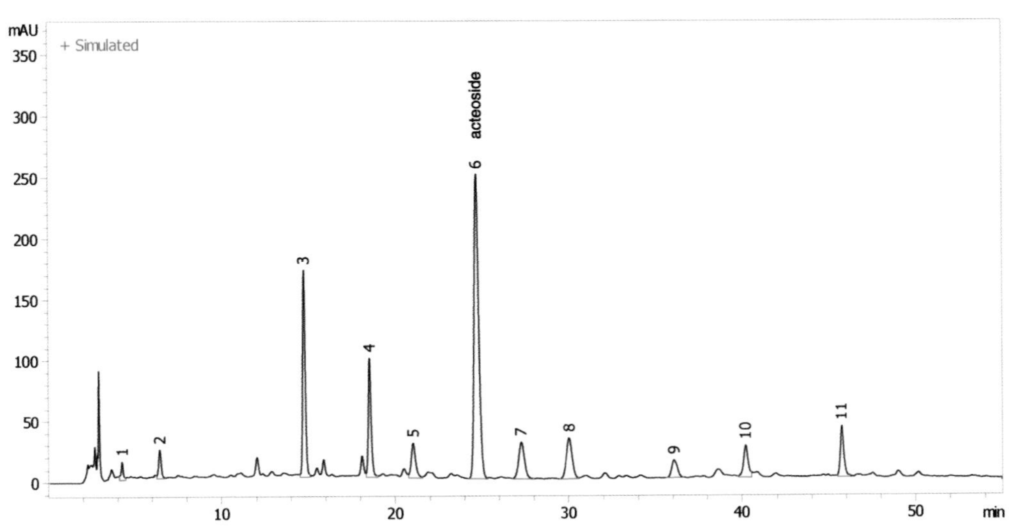

图 11–10　地黄中苯乙醇苷类成分的 HPLC 色谱指纹图谱的共有模式

注：8 号峰为毛蕊花糖苷（类叶升麻苷）

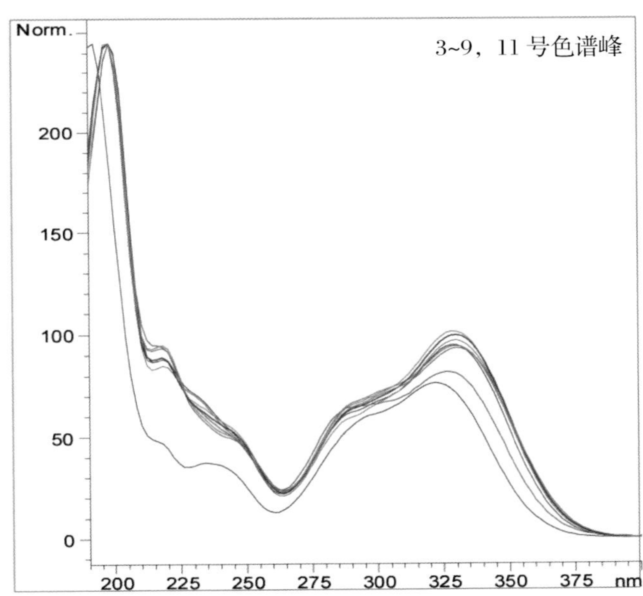

图 11–11　地黄 HPLC 色谱指纹图谱中若干苯乙醇苷类成分色谱峰的紫外光谱

注：选取 HPLC 色谱的 3~9 号色谱峰，其吸收曲线均与主要成分毛蕊花糖苷相似，故可推断其属同类成分。

4.2 结果与讨论

40 批地黄样品的测定结果显示大部分样品与共有模式的相似度均大于 0.8，部分样品相似度偏低（图 11–12），主要是各色谱峰之间的表观丰度比例有变化，导致相似度低于 0.8。有的样品苯乙醇苷成分的含量明显偏低；个别样品（14 号样品）毛蕊花糖苷含量特高，反而导致相似度降低（图 11–13）。

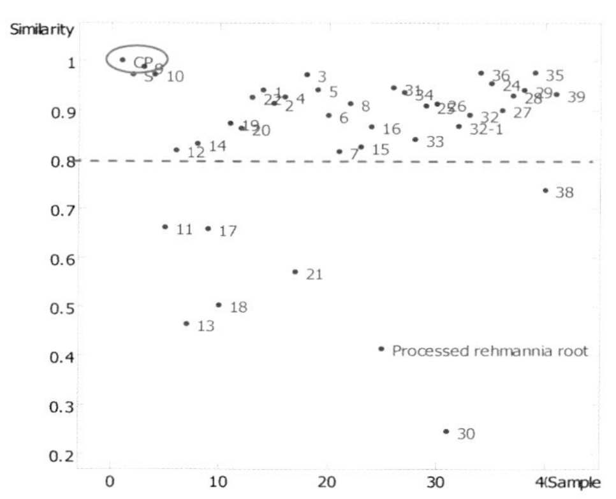

图 11-12　地黄样品苯乙醇苷成分的 HPLC 色谱指纹图谱与共有模式比较的相似度分析

注：cp 为共有模式。

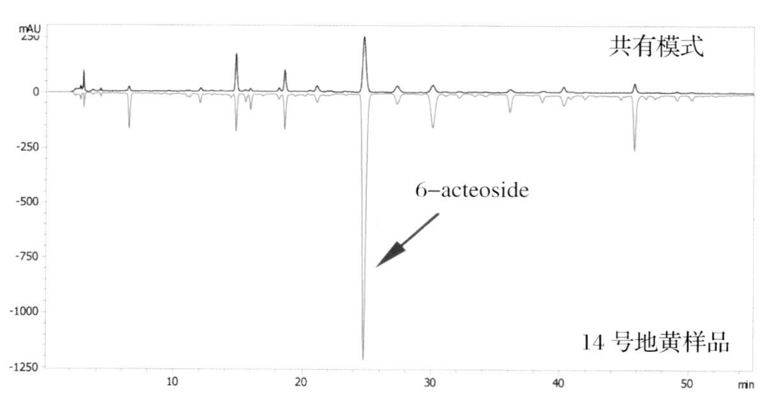

图 11-13　14 号地黄样品的 HPLC 色谱指纹图谱与共有模式的比较

注：14 号地黄样品的 HPLC 色谱中的毛蕊花糖苷色谱峰较共有模式明显增强，尤为突出；与共有模式相比，其相似度亦降低。

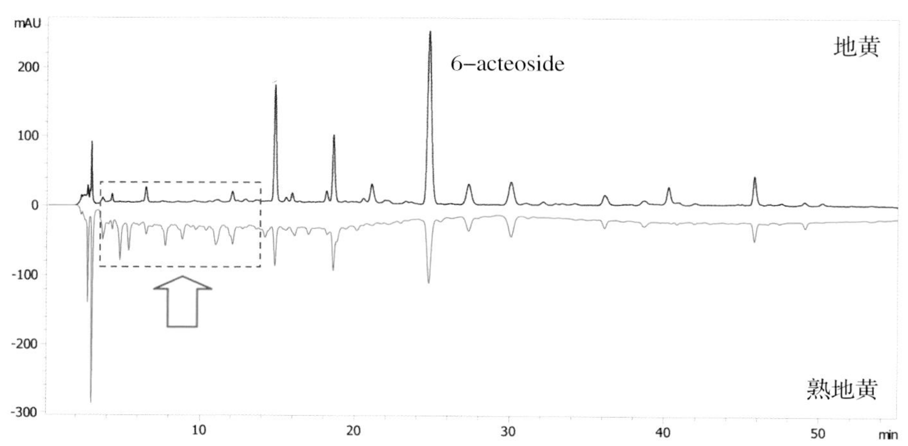

图 11-14　熟地黄样品与地黄 HPLC 色谱指纹图谱的共有模式的比较

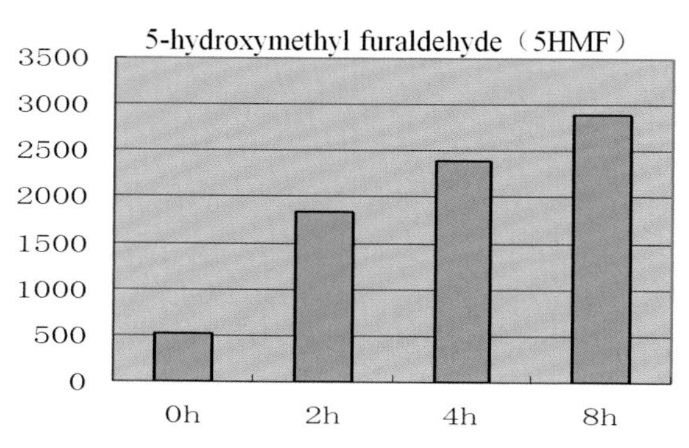

图 11-15　熟地黄蒸制过程中 5- 羟甲基糠醛生成量的柱状图

注：随着熟地黄蒸制时间的延长，葡萄糖分解生成的 5- 羟甲基糠醛的含量逐渐增加。

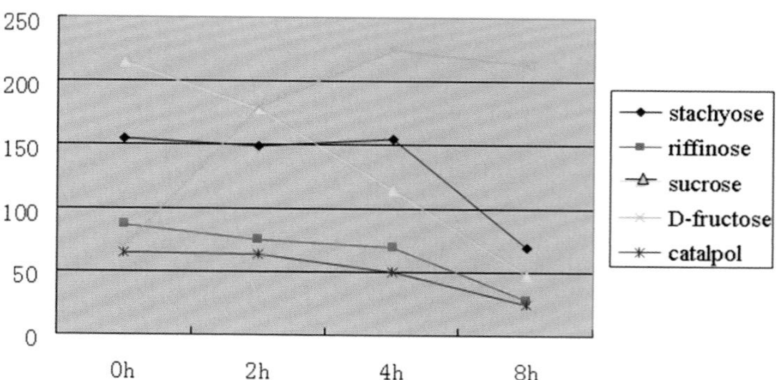

图 11-16　熟地黄蒸制过程梓醇、水苏糖、棉籽糖、蔗糖含量变化的折线图

注：随着熟地黄蒸制时间的延长，梓醇、水苏糖、棉籽糖、蔗糖的含量呈不同程度的降低。

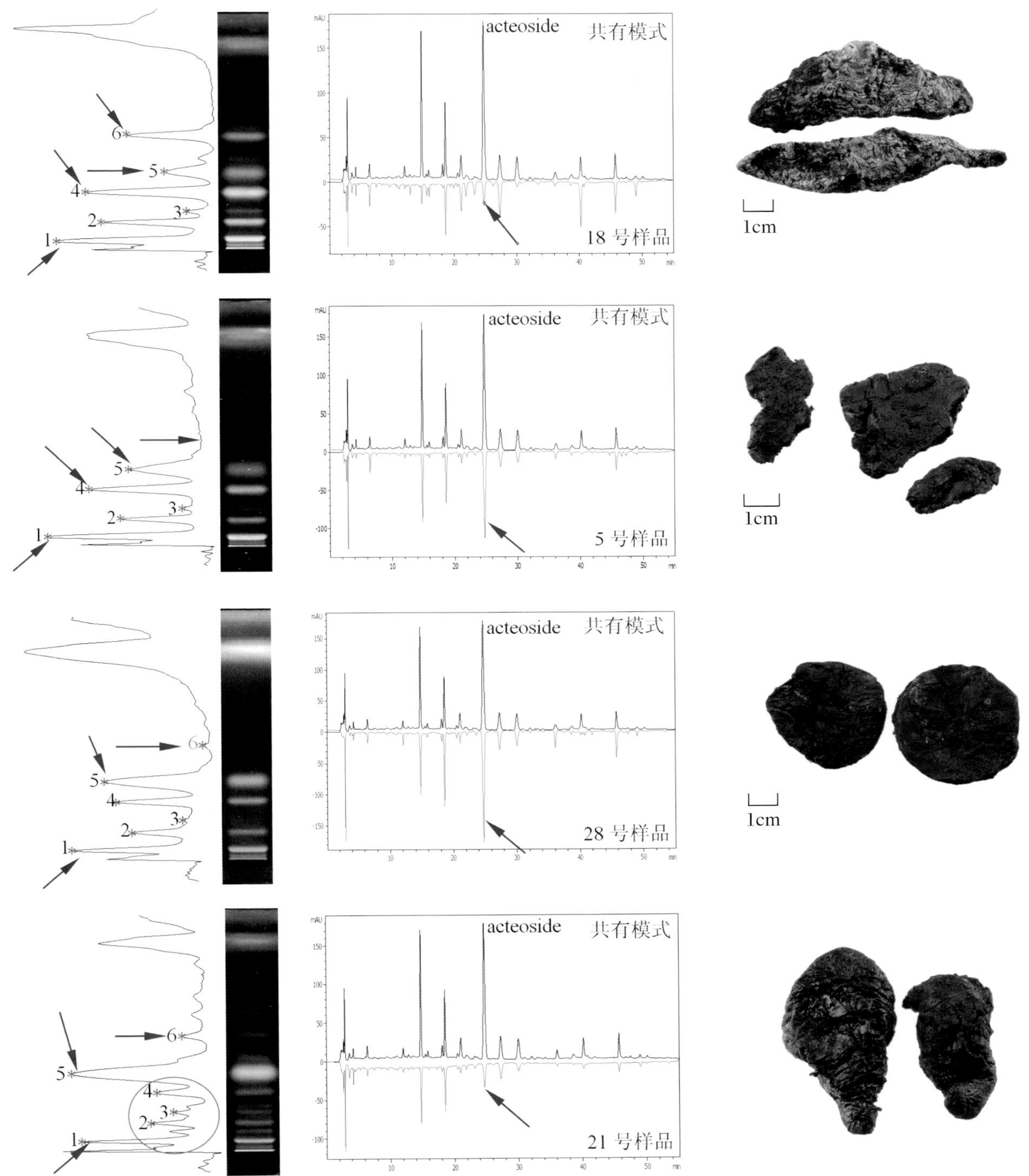

图 11-17　不同地黄样品的 HPTLC 色谱指纹图谱的比较及其 HPLC 色谱指纹图谱与共有模式的比较

1:stachyose　2:raffinose　3:rehmannioside　4:sacrose　5:fructose　6:catalpol

注：一是因为地黄样品的炮制过程不同，造成活性成分分布差别，致使色谱指纹图谱表达互有差异；

二是 HPTLC 色谱显示，除 18 号样品可明显检出梓醇（catalpol）外，其余样品仅存微量或未检出梓醇，可见，环烯醚萜苷类成分的热不稳定性；

三是 HPLC 色谱显示苯乙醇苷类成分的分布情况，说明主要成分毛蕊花糖苷（acteoside）的相对具有较好的热稳定性，除 21 号样品因过度蒸制（性状通体漆黑且有光泽）致使含量明显降低外，其余样品的含量不同，似与炮制不呈相关性，如 18 号 样品是较为典型的生地黄，但毛蕊花糖苷含量并不高。

4.3 高效液相色谱实验条件

4.3.1 样品的制备

供试品溶液	取样品粉末(60℃减压干燥后粉碎)2g，加70%乙醇50ml回流提取30min，滤过，残渣及容器用适量70%乙醇分次洗涤，水浴蒸干溶剂（90℃），残渣以20ml水溶解，转移至125ml分液漏斗中，加正丁醇振摇提取2次（第一次30ml，第二次20ml），静止分层，合并正丁醇层，水浴蒸干溶剂（95℃），残渣以30%乙醇溶解，转移至5ml容量瓶中，加30%乙醇稀释至刻度，摇匀，即得
对照品溶液	取类叶升麻苷对照品适量，精密称定，用30%甲醇溶解，配成每1ml含0.5mg的溶液，作为对照品溶液

4.3.2 液相色谱实验

色谱仪	Agilent 1200 series 高效液相色谱仪		
色谱柱	ZORBAX SB C_{18} RP−C_{18} (250mm×4mm；5μm)		
流动相	A：乙腈；B：0.1%醋酸溶液		
洗脱梯度	时间（min）	乙腈（%）	0.1%醋酸溶液（%）
	0	10	90
	15	17	83
	25	17	83
	55	30	70
	75	100	0
流速	1ml · min^{-1}		
柱温	30 ℃		
检测波长	334nm		
进样量	对照品溶液与供试品溶液各20μl，注入液相色谱仪，测定，记录色谱即得		
测定法	照高效液相色谱法〔《中国药典》（2010年版　一部）附录VID〕测定，记录图谱		

5 小　结

地黄为“四大怀药”之一，属于最常用中药。主要产地河南、山东、山西等地，栽培历史悠久，商品有多种栽培品系。根据临床应用的不同，分为鲜地黄（商品无供应）、生地黄和熟地黄。地黄药材质量古代以外观性状鉴别为主，通常以根块肥大，横切面有菊花心者为道地药材“怀地黄”（古代本草记述早期地黄为野生，主产山西，根如人的指头大小，与今日河南所栽培的地黄不可同日而语）。由于栽培地域的扩大、栽培技术的多样化及采收后的干燥手段、熟地黄的炮制（蒸制）方法不一，靠药材外观形状进行鉴别和评价质量已不可靠，化学分析亦面临难题。化学分析过去主要集中在梓醇（catalpol）的鉴别和含量测定。根据地黄植物化学的研究文献，本文试图分别采用色谱指纹图谱分析，用 HPTLC 分析地黄中梓醇和地黄苷 D（代表环烯醚萜）以及水苏糖（stachyose）等（代表寡糖），而 HPLC 分析以毛蕊花糖苷（acteoside）为代表的苯乙醇苷类成分，综合地反映各类成分在地黄药材中的分布情况，从整体上分析地黄药材的内在质量。分而言之，环烯醚萜类成分可有助于判断“生地黄”的基本特征；寡糖类成分的变化可鉴别“熟地黄”蒸制的程度。40 批地黄样品的分析结果说明：三类不同生理活性的成分在不同的地黄个体分布很不一致。毛蕊花糖苷等代表苯乙醇苷类成分在地黄中的含量高低具很大的悬殊，HPLC 色谱显示因炮制而减低。含量实测结果，低者仅 0.01%，高者 6.6%，一般为 0.01%~0.1%。中医临床上生地黄味甘、苦，性寒，功能清热凉血，养阴，生津；熟地黄味甘，微温，功能滋阴补血、益精填髓，为六味地黄系列方剂之君药。生熟地黄泾渭分明，理应分别有明确的质量指标。但商品地黄实测结果显示，标为“生地黄”者往往环烯醚萜成分多有损失；标为“熟地黄”者寡糖成分变化随蒸制时间的延长差别很大，甚至只剩下果糖，5–羟甲基糠醛的量随受热时间延长逐渐增加，可见，地黄的炮制工艺缺乏明确的界限（图 11–15，图 11–16），而且三种类别的成分含量之间没有相关性（图 11–17）。毛蕊花糖苷则含量幅度很宽，且无规律可循。地黄是一个典型的质量不确定性的品种。对生地黄而言，环烯醚萜苷的稳定是主要问题，应尽量避免加热，对熟地黄而言，寡糖的稳定是关键因素之一。确实需要从源头到中间各个环节的综合治理及有效的质量控制的技术和指标，方可制订出合理的可行的质量控制标准，以保证地黄药材的生存和发展。

葛根（Ge-Gen） PUERARIAE LOBATAE RADIX 英 Lobed Kudzuvine Root

1 基　原

为豆科（Leguminosae）植物野葛 *Pueraria lobata* (Willd.) Ohwi 的干燥根。（粉葛为同科植物甘葛藤 *Puerariae thomsonii* Benth. 的干燥根。）两者虽然均收载入《中国药典》，但活性成分含量相差悬殊，药用应以葛根（野葛）为佳。

2 药材外形

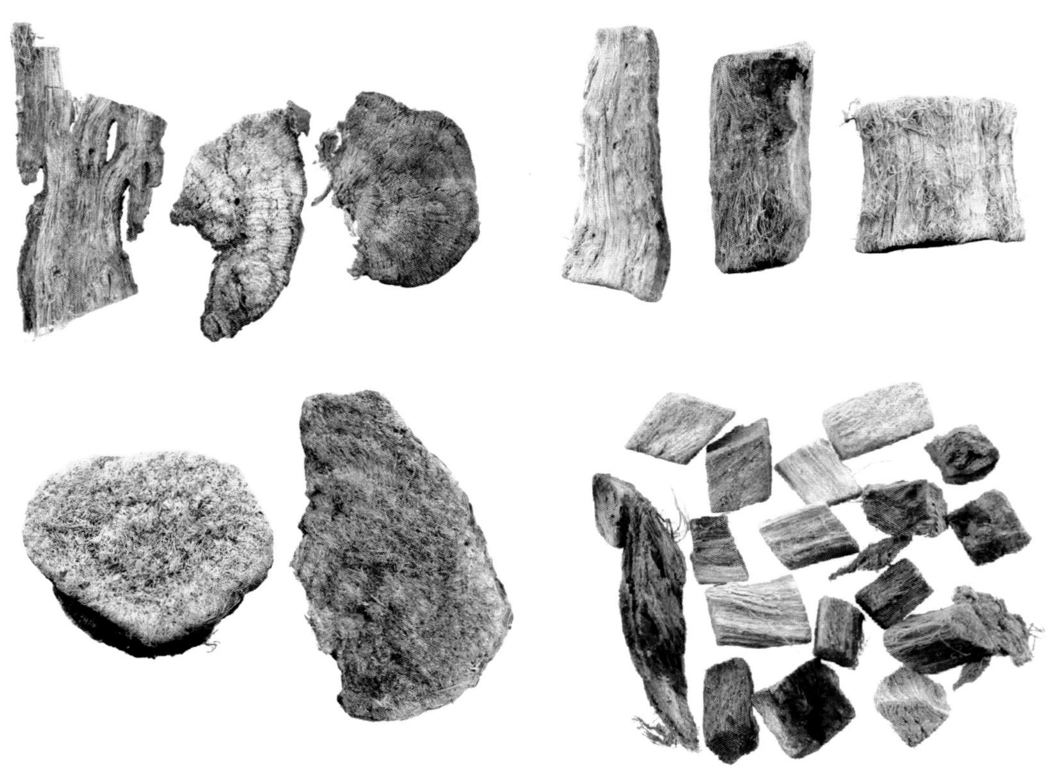

图 12-1　葛根药材及饮片

[化学成分]

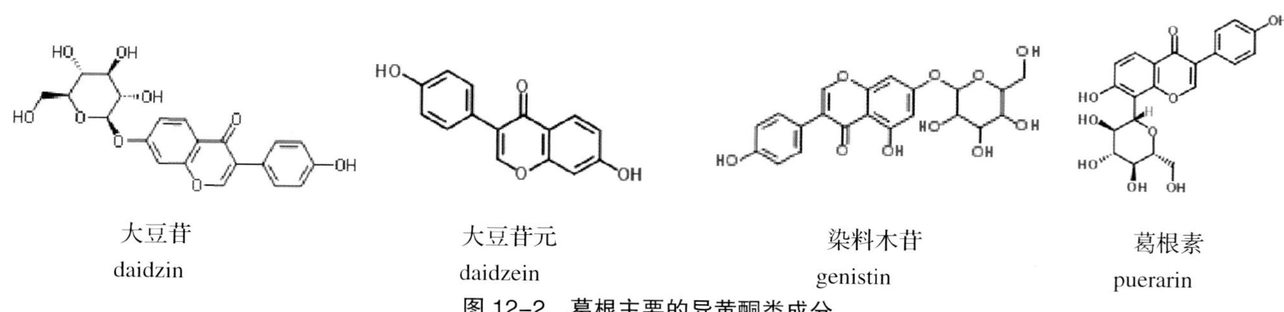

图 12-2　葛根主要的异黄酮类成分

3 高效薄层色谱分析

3.1 葛根的高效薄层色谱图像及数码扫描轮廓图（指纹图谱）

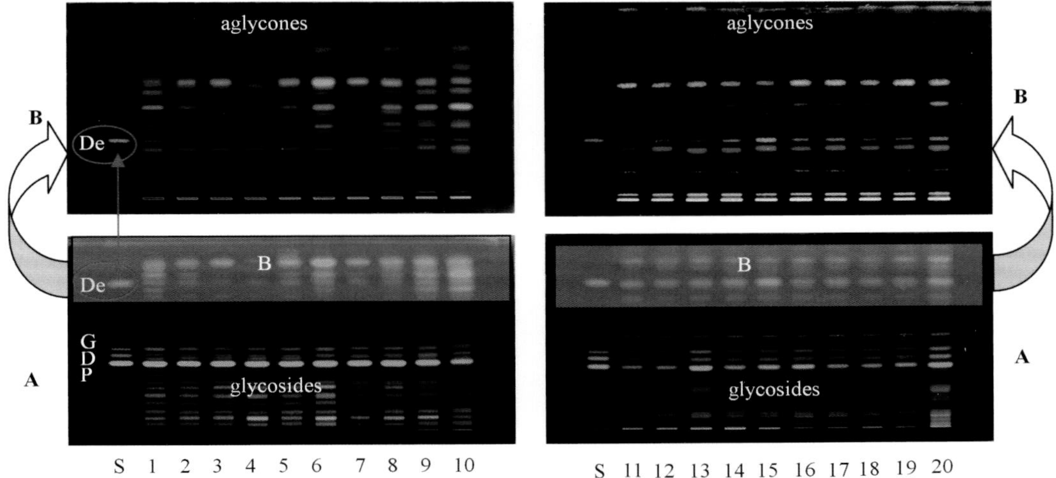

图 12-3 葛根（左）和粉葛（右）异黄酮苷的 HPTLC 荧光色谱图像

A：异黄酮苷组分 B：苷元组分

P：puerarin D：daidzin G：genistin De：daidzein

1~10：葛根 11~19：粉葛 20：葛根（对比）

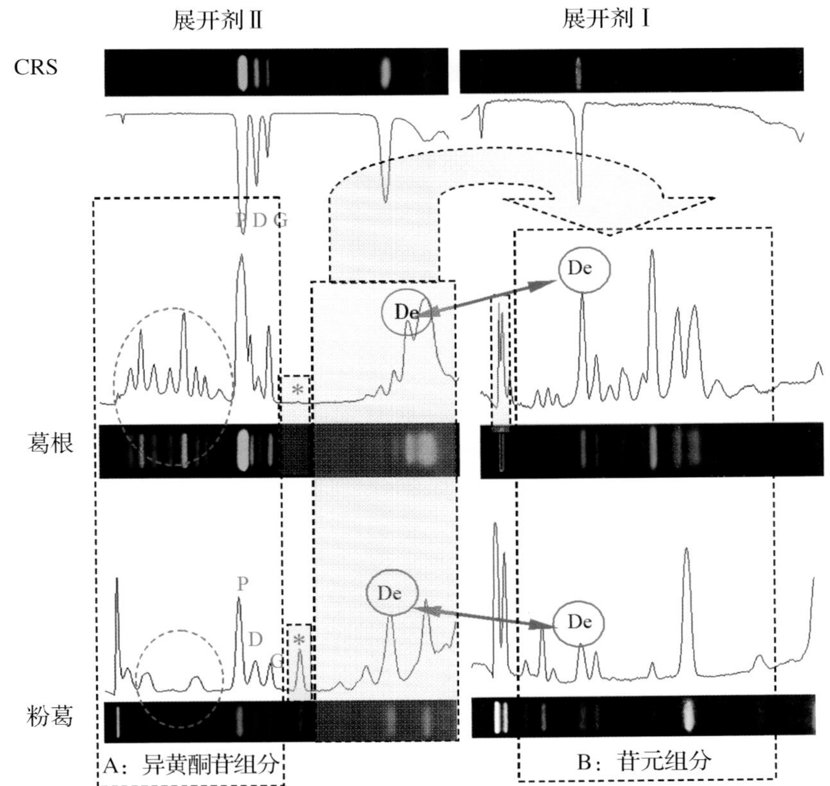

图 12-4 葛根（上）及粉葛（下）HPTLC 荧光色谱图像及其数码扫描轮廓图

P：puerarin D：daidzin G：genistin De：daidzein

注：葛根取样量为 0.2g · 2ml^{-1} 甲醇溶液；粉葛取样量为 3g · 2ml^{-1} 甲醇溶液。

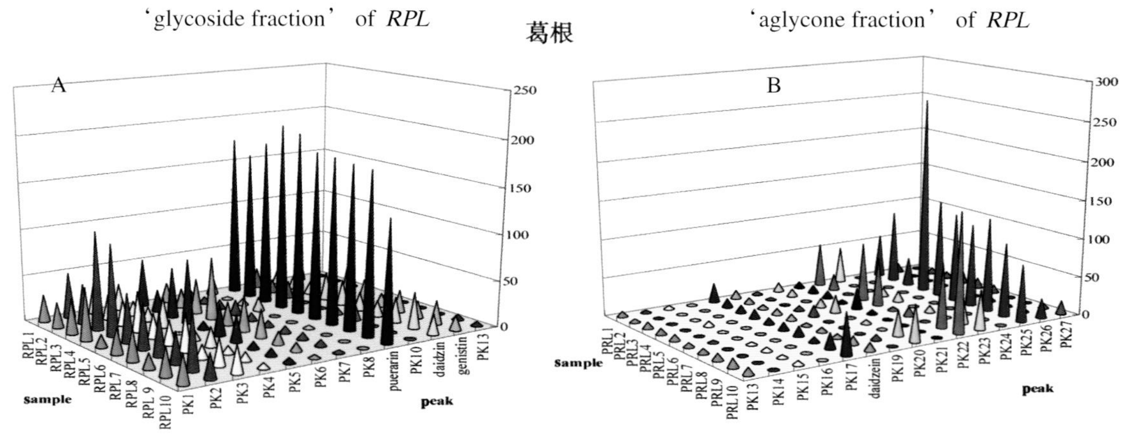

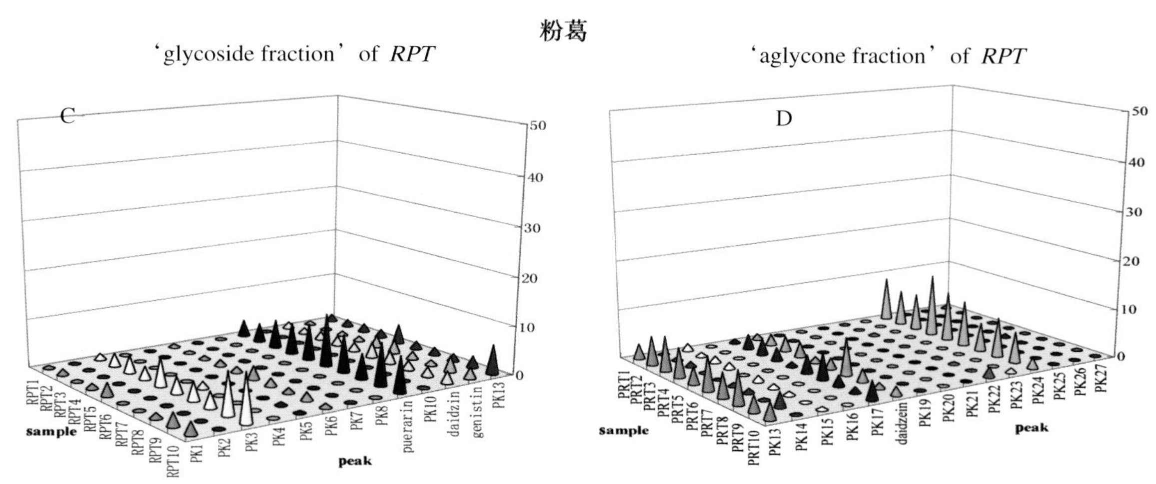

图 12-5　葛根和粉葛 HPTLC 色谱图像数码扫描轮廓图整体色谱峰积分面积的量化比较

A：葛根异黄酮苷组分　B：葛根苷元组分　C：粉葛异黄酮苷组分　D：粉葛苷元组分

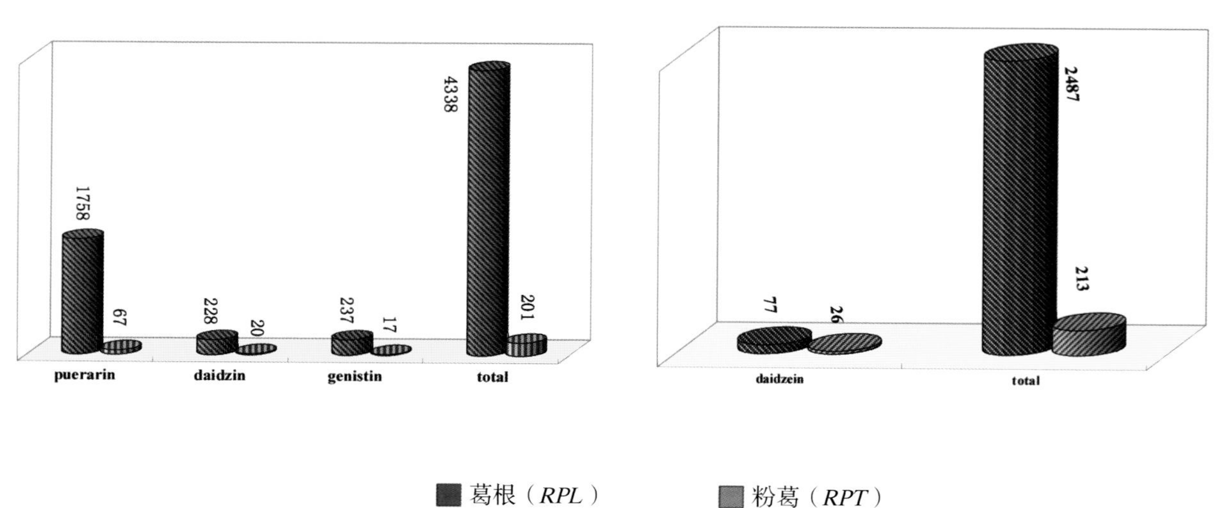

图 12-6　葛根和粉葛中葛根素、大豆苷、染料木苷（左）及大豆苷元（右）峰面积及总积分面积的比较

3.2 结果与讨论

葛根药用应以野葛（*Pueraria lobata*）的根为正品。因为它含有的异黄酮类等活性成分比栽培的粉葛（*Pueraria thomsonii*）高出许多倍，仅以葛根素 (puerarin) 为例，《中国药典》规定两者含量相差 8 倍。本书所述色谱指纹图谱所用的供试品溶液取样量是野葛 0.2g、粉葛 3g，即粉葛比葛根（野葛）多了 15 倍的取样量。图 12–5 及图 12–6 是取样等量给出的积分面积的结果，此批粉葛的葛根素与总异黄酮苷积分面积值相差 20 几倍。粉葛淀粉丰富，味淡、微甘甜，基本上作为食用。但由于葛根（野葛）供应量较少（野生资源），药材经常以粉葛的饮片供应市场（广东的药材市场），如中医处方以同样剂量，或生产成药品以与葛根等量的粉葛投料，疗效之差可以预期。薄层指纹图谱将异黄酮苷及苷元分别制备指纹图谱（荧光图像及数码扫描的轮廓图谱）两者的区别也比较容易辨别（图 12–3, 图 12–4），从整体的积分面积亦可见两者活性成分含量相差之大（图 12–5）。

葛根薄层色谱分析如只用同一展开溶剂系统（常规的做法），异黄酮苷及苷元难以充分显示，故以图 12–3、图 12–4 中星标标记的峰为苷与苷元的分界点，将苷元部分另行展开后，将两部分有机结合在一起，形成了葛根药材较完整的薄层色谱指纹图谱。

3.3 高效薄层色谱实验条件

3.3.1 样品的制备

供试品溶液制备	取葛根（野葛）药材粉末 0.2g 加无水乙醇 80ml，置水浴回流提取 1h，取出，滤过，滤液蒸干，残渣加甲醇 2ml 使溶解，过 0.45μm 微孔滤膜，取续滤液作为供试品溶液。另取粉葛 3g，依法制成粉葛供试品溶液
对照药材溶液制备	取葛根素 (puerarin)、大豆苷 (daidzin)、染料木苷 (genistin)、大豆苷元 (daidzein) 对照品适量，精密称定，用甲醇溶解，配成每 1ml 各含 1mg 的溶液，作为对照品溶液

3.3.2 薄层色谱实验

薄层板	预制硅胶高效薄层板（20cm × 10cm；Merck）
点样	小极性组分（异黄酮苷）：分别将供试品溶液和对照品溶液各 0.5μl、1μl 点于同一块硅胶 60 高效预制薄层板上。点样后放于五氧化二磷真空干燥器中干燥 2h，备用。 大极性组分（异黄酮苷元）：分别将供试品溶液和对照品溶液各 1μl 条带状点于同一块硅胶 60 高效预制薄层板上。点样后放置五氧化二磷真空干燥器中干燥 2h
溶剂系统与展开	小极性组分（异黄酮苷）以溶剂系统Ⅰ：甲苯 – 醋酸丁酯 – 甲酸（60 ∶ 30 ∶ 5）为展开剂，展开 8.5cm，取出，晾干。 大极性组分（异黄酮苷元）以溶剂系统Ⅱ：氯仿 – 醋酸乙酯 – 甲醇 – 水（20 ∶ 40 ∶ 22 ∶ 10）10℃下放置分层的下层溶液为展开剂，展开 8.5cm，取出，晾干
显色	喷以 10% 硫酸乙醇溶液，105℃加热至斑点显色清晰，置紫外光灯 (365nm) 下检视
结果	供试品色谱中，在与对照品葛根素、大豆苷、染料木苷及大豆苷元相应位置显相同荧光条斑；供试品色谱应与对照用药材色谱基本一致。分别记录荧光薄层色谱的图像及数码扫描轮廓图谱

4 高效液相色谱分析

4.1 葛根的高效液相色谱指纹图谱

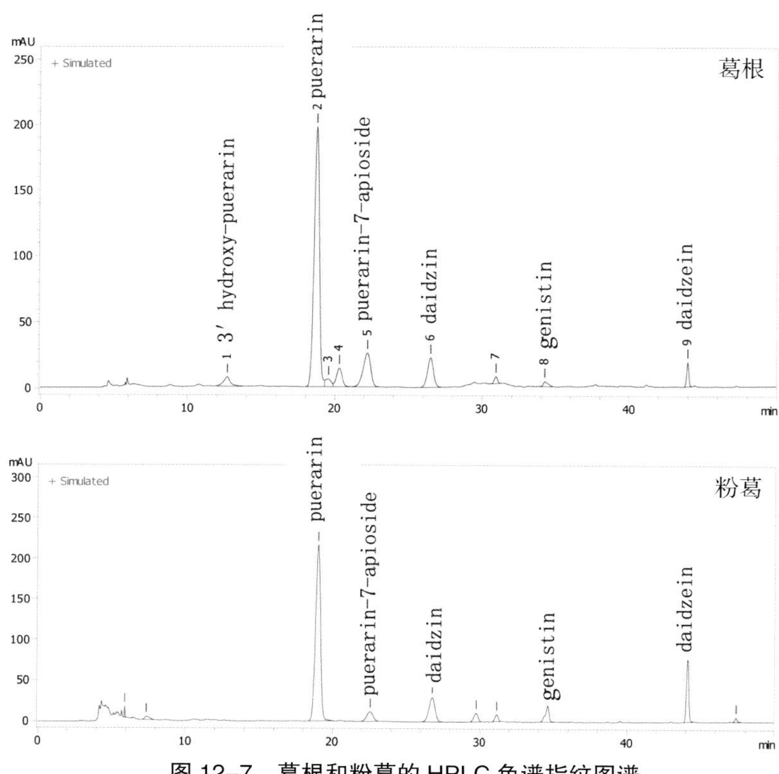

图 12–7 葛根和粉葛的 HPLC 色谱指纹图谱

注：葛根的取样量为 100mg；粉葛的取样量为 800mg。

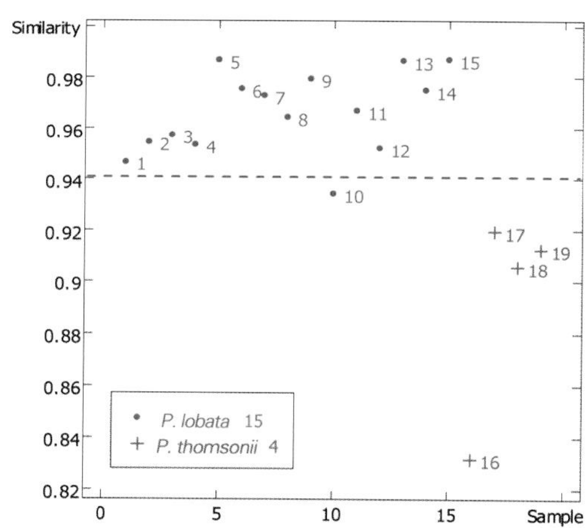

图 12–8 葛根和粉葛的 HPLC 色谱指纹图谱与葛根共有模式比较的相似度分析

注：在粉葛取样量提高 8 倍的条件下，一部分样品（17~19 号）相似度为 0.9~0.92，说明两者活性成分的组成是相似的。16 号样品相差较大（0.83）。因此，粉葛药用时需要提高药材的剂量。

4.2 结果与讨论

18 批（其中 13 批来自安徽霍山生产基地）葛根（野葛）HPLC 指纹图谱表明样品间具有相当高的相似度（0.94 以上，夹角余弦计算），说明活性成分的分布比较稳定。葛根素以及总异黄酮的含量（以积分面积估算）较粉葛高 8 倍以上。指纹图谱显示葛根素在总异黄酮成分中占比例最高。苷元部分在 HPLC

指纹图谱中仅有大豆苷元可以检出。与薄层色谱比较，荧光色谱图像显示苷元部分也占相当比例，可能与不含糖基的苷元荧光灵敏度较高有关。

4.3 高效液相色谱实验条件

4.3.1 样品的制备

供试品溶液	精密称定野葛粉末（过 50 目筛）100mg（粉葛 800mg），置圆底烧瓶中，精密加入 100ml 30% 的乙醇溶液，称定重量，加热回流 30min，用 30% 乙醇补足减失的重量，摇匀，滤过，取续滤液，过 0.45μm 滤膜，即得
对照品溶液	取葛根素、大豆苷、染料木苷、大豆苷元、3′ －羟基葛根素、葛根素 -7- 芹菜糖对照品适量，精密称定，置于 25ml 容量瓶中，用 30% 乙醇定容，制成对照品混合溶液

4.3.2 液相色谱试验

色谱柱	Zorbax XDB C_{18} (4.6mm × 250mm；5μm)
流动相	A：水；B：甲醇
线性梯度洗脱	0min：25% B；10min：30% B；20min：30% B；50min：80% B
流速	0.5ml · min^{-1}
柱温	25℃
检测波长	250nm
测定法	分别精密吸取对照品和供试品溶液各 10μl，注入高效液相色谱仪，记录色谱流出曲线，即得

5 小　结

在本草记载中即有葛根与粉葛混用的情况，但实际分析两者活性成分含量相差在 8 倍以上。所以以等量的样品测试色谱指纹图谱，整体色谱峰的丰度高低相差甚远，故本实验供试品溶液的取样量 HPTLC 为葛根（野葛）：粉葛（1 ： 15）；HPLC 为葛根（野葛）：粉葛（1 ： 8）。值得注意的是 HPLC/DAD 检测，总体给出的色谱峰较少，苷元部分只有大豆苷元可以检出；而 HPTLC 荧光色谱图像则将苷元展开显示给出的信息要丰富得多，从定性鉴别的角度更有优势（参见陈皮、青皮、枳实、枳壳，也有类似情况）。可见，两种不同的色谱技术是互补的，而不是排斥的。

本实验还用 HPLC 测定了葛根素的含量，结果葛根素测定以第一四分位数（quartile）为依据，葛根素的含量下限约为 3.3%。这一结果较《中国药典》（2010 年版　一部）葛根项下葛根素含量测定结果不得低于 2.4% 的标准为高，与文献报道一致。

葛根与粉葛在《中国药典》中分别各自单列，实际使用中仍然界限不明，因为中医处方一般不会特指粉葛，故实际给药往往是葛根与粉葛混用。问题是粉葛活性成分含量太低，从保证用药质量的角度来说，中医处方以及生产企业的中成药产品应该以葛根为主，如因资源短缺，则粉葛应该提高用药的剂量，《中国药典》在用法用量项下似应调整提高剂量后（如提高约 8 倍的剂量），方可与葛根同等使用。生产企业同一产品则有困难，因为药材直接投料的传统生产工艺，增大 8 倍药材的投料量，实际生产时是不可行的。如改用提取物作为起始原料，似可以解决此矛盾。

葛花（*Ge-Hua*）

PUERARIAE FLOS

英 Kudzuvine Flower Bud

1 基　原

为豆科（Leguminosae）植物野葛 *Pueraria lobata* (Willd.) Ohwi 或甘葛藤 *Pueraria thomsonii* Benth. 的花蕾及初开的花。

2 药材外形

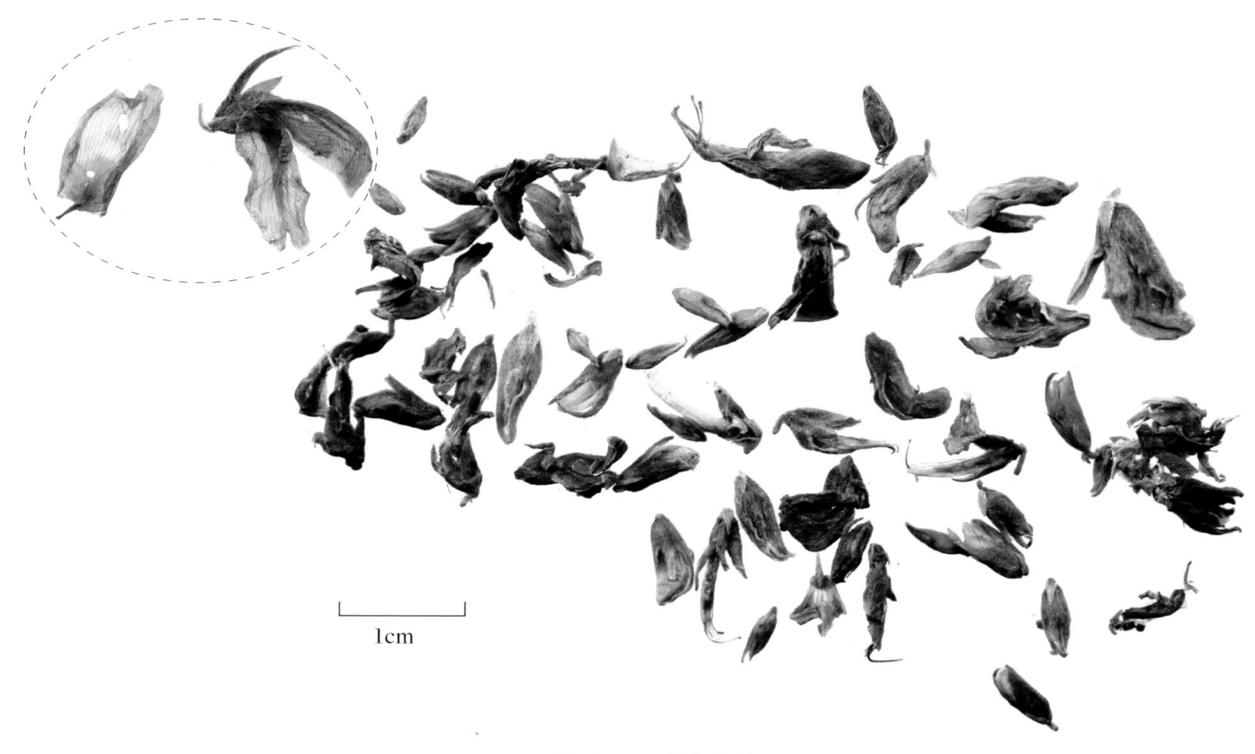

图 13–1　葛花药材

[化学成分]

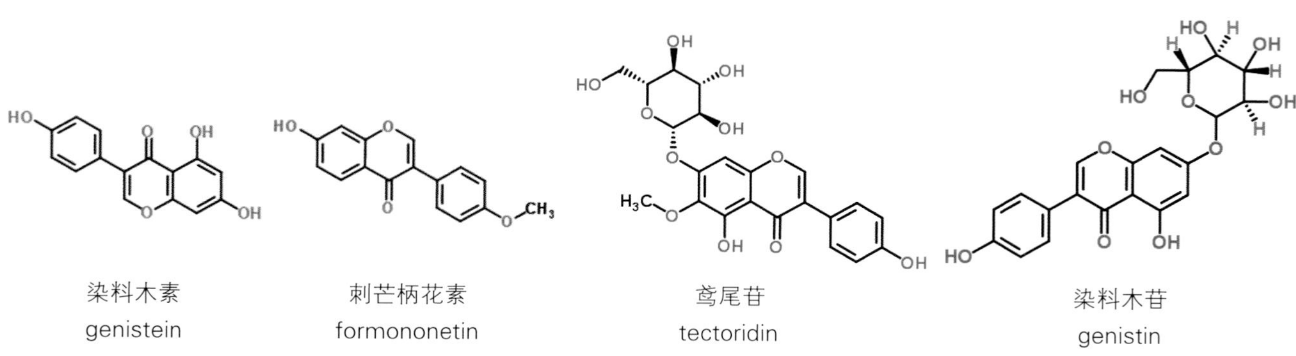

图 13–2　葛花主要的异黄酮类成分

3 高效薄层色谱分析

3.1 葛花的高效薄层色谱图像分析及数码扫描轮廓图（指纹图谱）

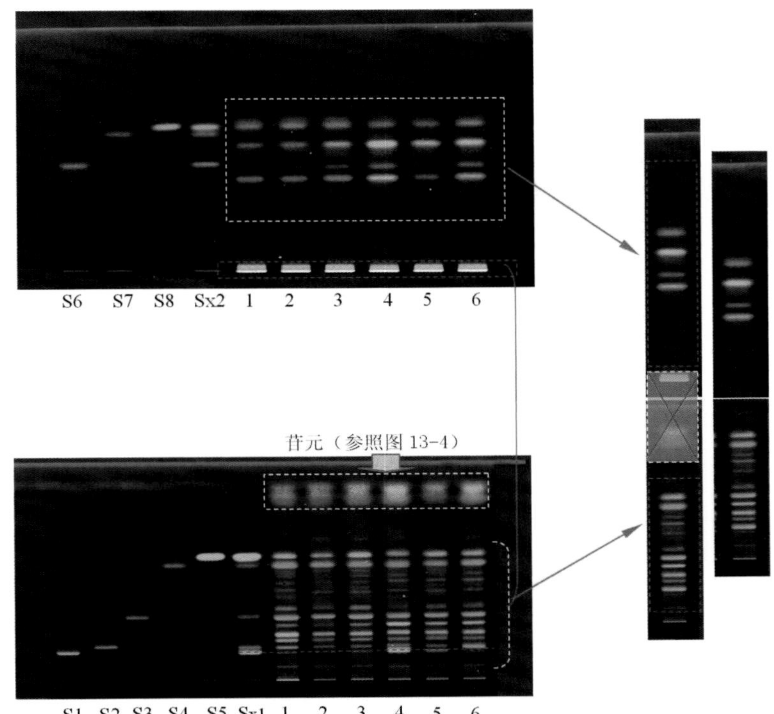

图 13-3　葛花异黄酮苷元（上）和异黄酮苷（下）的 HPTLC 荧光色谱图像

S1:formononetin-6,7-*O*-glucoside　S2:genistein-6,7-*O*-glucoside　S3:tectorigenin-6″-*O*-xyloside　S4:tectoridin　S5:genistin　S6:daidzein　S7:formononetin　S8:genistein

Sx1: 混合对照品 1　Sx2: 混合对照品 2

1~6：葛花药材样品

注：2、3、5 号样品的芒柄花苷含量较低（荧光弱）。

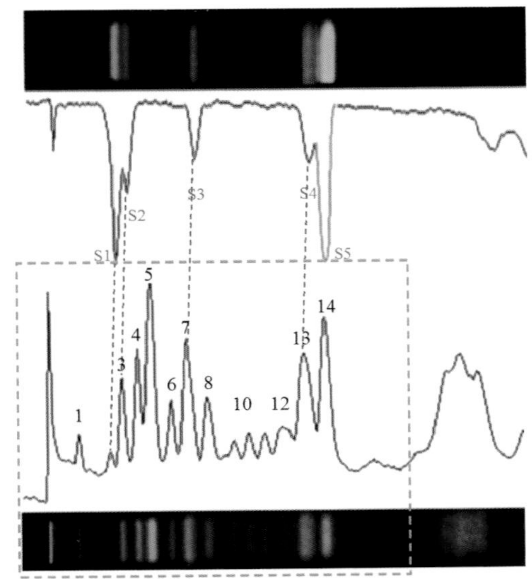

图 13-4　葛花异黄酮苷的 HPTLC 荧光色谱图像及其相应的扫描轮廓图

S1:formononetin-6,7-*O*-glucoside　S2:genistein-6,7-*O*-glucoside　S3:tectorigenin-6″-*O*-xyloside　S4:tectoridin　S5:genistin

注：葛花的异黄酮苷可检出 14 个荧光条斑。

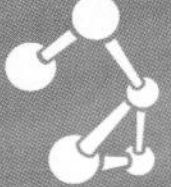

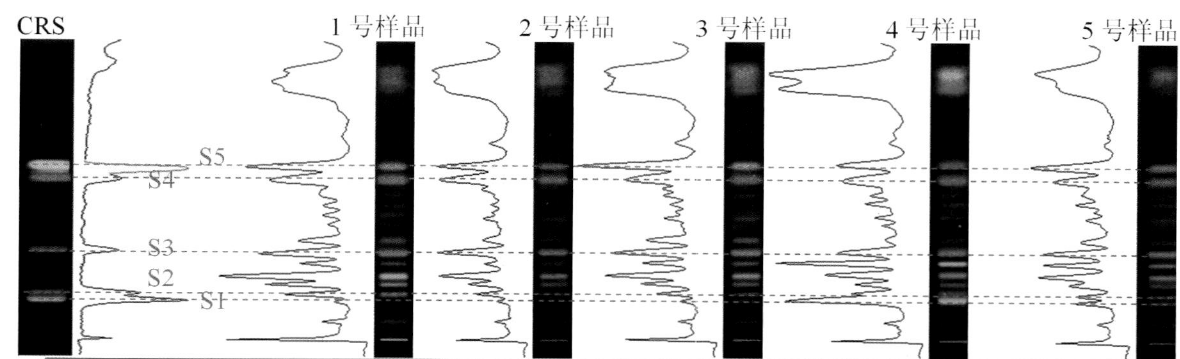

图 13-5　葛花异黄酮苷的 HPTLC 荧光色谱图像及其相应的数码扫描轮廓图

S1:formononetin-6,7-*O*-glucoside　S2:genistein-6,7-*O*-glucoside　S3:tectorigenin-6′-*O*-xyloside　S4:tectoridin　S5:genistin

1~5: 葛花药材（参照图 13-3）

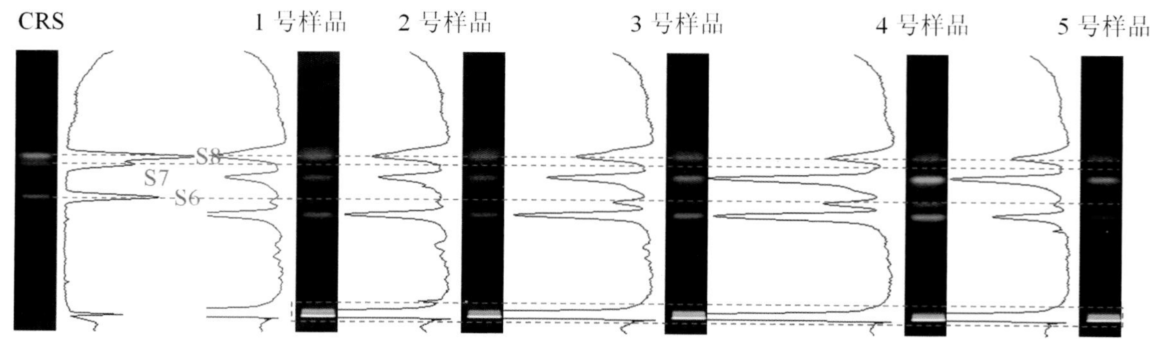

图 13-6　葛花苷元部分的 HPTLC 荧光色谱图像及其相应的数码扫描轮廓图

S6:daidzein　S7:formononetin　S8:genistein

1~5: 葛花药材（参照图 13-4）

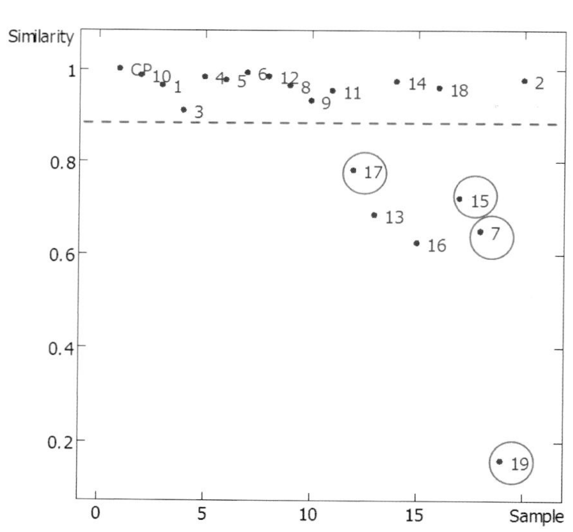

图 13-7　不同商品葛花样品与 HPTLC 色谱图像共有模式比较（参照图 13-8）的相似度分析

注：7、13、15、16、17 号样品的相似度为 0.6 ~0.8；19 号样品相似度最低（小于 0.2）

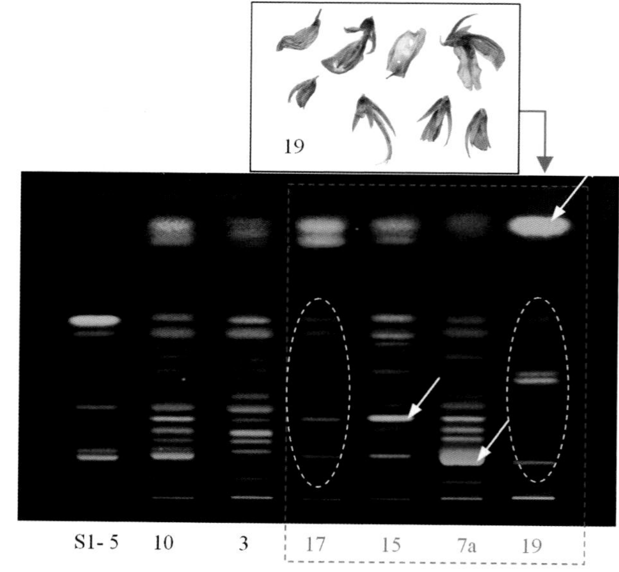

图 13-8　正品葛花 (3、10 号) 与相似度低于 0.8 的样品（7、15、17、19 样品）的 HPTLC 荧光色谱图像的比较（参照图 13-9）

注：17 号样品色谱各成分荧光条斑很弱，显示其含量很低，但色谱的整体模式与正品葛花近似，故相似度略高（0.75）；7a 号样品的芒柄花苷条斑荧光最强，导致其相似度降低；19 号样品的色谱模式与正品葛花差异大，故相似度小于 0.2。

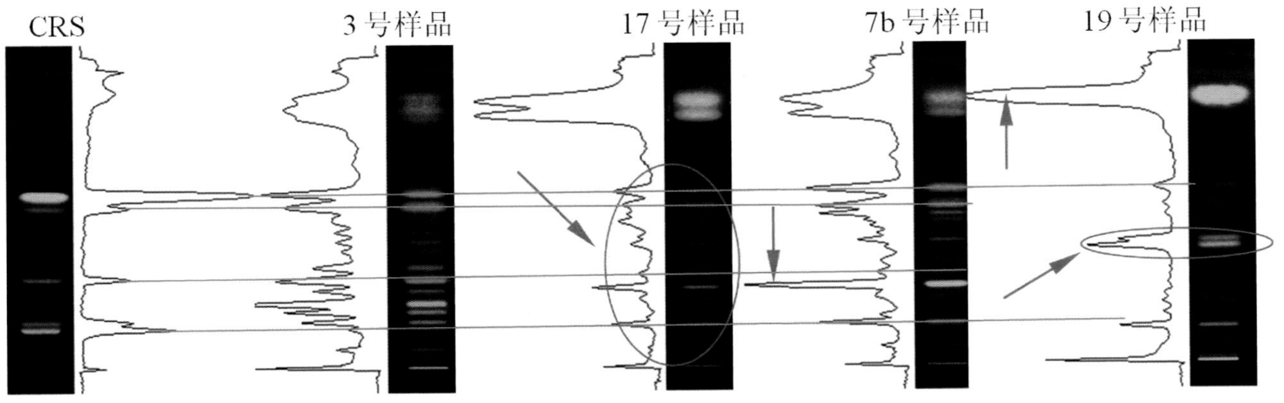

图 13-9　正品葛花 (3 号) 和 HPTLC 色谱异常的商品葛花样品 (7b、17、19 号) 的 HPTLC 色谱指纹图谱的比较

3.2 结果与讨论

葛花的薄层色谱指纹图谱，将极性较大的异黄酮苷类及极性较小的苷元类成分分别展开（图 13-3，图 13-4）。异黄酮苷部分在紫外光灯（254nm）下获取荧光猝灭图像，继而用三氯化铝试剂喷雾，加热后获取激发的荧光图像，配合数码扫描的轮廓图，异黄酮苷部分大约可清晰检出荧光强弱不等的 15 个条斑 / 峰。从 19 批不同地区收集的样品的薄层色谱结果看，多数样品的色谱与经鉴定的葛花的色谱比较相似度甚高，即 13 批样品相似度均在 0.9 以上（图 13-7），其余 6 批样品的色谱图像差异较大，其中 19 号样品色谱与正常葛花有显著差异，在色谱前沿最强的荧光条斑是苷元部分一个待鉴定的成分，其含量最高；对照该样品的药材外形为完全开放的花朵而且有的花冠已经脱落，可能导致成分的变化（图 13-8，图 13-9）。图 13-8 的 7a 样品与图 13-9 的 7b 样品是同一批样品中不同的花朵，其特点是芒柄花苷含量高。

3.3 高效薄层色谱实验条件

3.3.1 异黄酮苷部分的薄层色谱实验条件

供试品溶液	取本品粉末（过三号筛）0.2g，加 40ml 乙醇，回流提取 1h，滤过，滤液蒸干，残渣用 10ml 水溶解，过 C_{18} 小柱，分步用 10% 甲醇及 80% 甲醇各 15ml 洗脱，收集 80% 甲醇洗脱液，蒸干，残渣加甲醇 1ml 使溶解，过微孔滤膜（0.45μm），取续滤液作为供试品溶液
对照品溶液	分别取鸢尾苷(tectoridin)、鸢尾素 -6″ -*O*- 木糖苷(tectorigenin-6″ -*O*-xyloside)、染料木素 -6，7- 葡萄糖苷（genistein-6,7-*O*-glucoside），刺芒柄花素 -6,7- 葡萄糖苷(forononetin-6,7-*O*-glucoside)、染料木苷(genistin)各适量，精密称定，加甲醇溶解，配制成每 1ml 各含 1mg 的溶液，作为对照品溶液
薄层板	硅胶高效预制薄层板（Merck）
点样	分别取供试品溶液 1μl 和对照品溶液 2μl 条带状点样，点样后置有五氧化二磷的干燥器中减压干燥 2h，以保证硅胶薄层的充分干燥
展开	以乙酸丁酯 – 无水乙醇 – 冰醋酸（10 ∶ 4 ∶ 1 ∶ 0.5）为展开剂，展开缸预平衡 15min，立即上行展开 8cm（温度：约 20℃，相对湿度：40%~50%）
检视	先在紫外光灯（254nm）下观察荧光猝灭图像，再喷以 5% 三氯化铝乙醇溶液，105℃加热约 2min，立即置紫外光灯（365nm）下检视荧光色谱图像

3.3.2 异黄酮苷元部分的薄层色谱实验条件

供试品溶液	同 3.3.1
对照品溶液	取染料木素（genistein）、大豆苷元（daidzein）、芒柄花素（formononetin）适量，精密称定，加甲醇溶解，配制成每 1ml 各含 1mg 的溶液，作为对照品溶液
薄层板	硅胶高效预制薄层板（Merck）
点样量	分别取供试品溶液 1μl 和对照品溶液 2μl 条带状点样，点样后置有五氧化二磷的干燥器中减压干燥 2h，以保证硅胶薄层的充分干燥
展开	以甲苯－乙酸乙酯－甲酸（15 ∶ 7 ∶ 1)为展开剂，展开缸预平衡 15min，立即上行展开 8cm（温度：约 20℃；相对湿度：40%~50%）
检视	喷以 5% 三氯化铝乙醇溶液，105℃加热约 2min，立即置紫外光灯（365nm）下检视荧光色谱图像

4 高效液相色谱分析

4.1 葛花的高效液相色谱指纹图谱

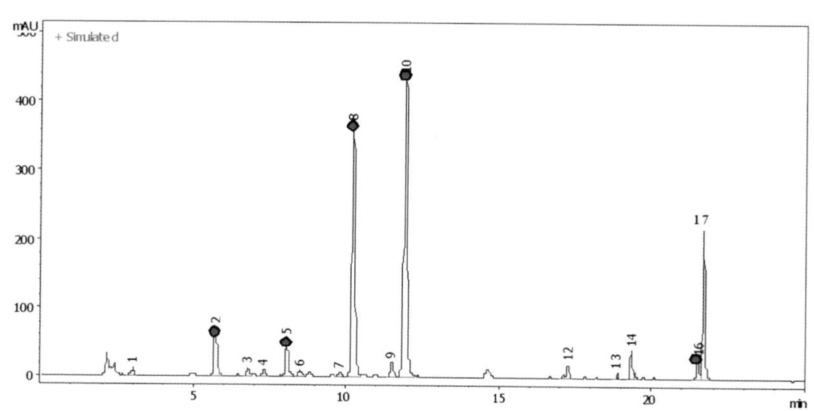

图 13-10 葛花的 HPLC 色谱指纹图谱共有模式

2：formononetin-6,7-*O*-glucoside 5：3′-methoxy-puerarin 8：tectorigenin-6″-*O*-xyloside 9：genistin 10：tectoridin 16：genistein

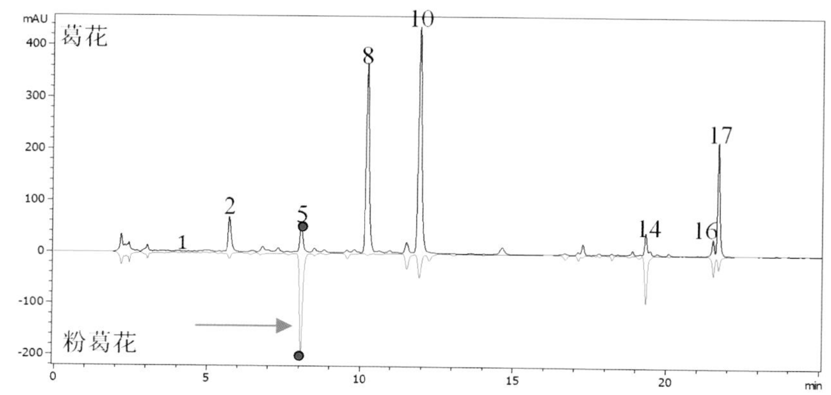

图 13-11 葛花与粉葛花的 HPLC 色谱指纹图谱的比较

注：5 号色谱峰经 HPLC-MSn 分析，暂定为 3′-methoxy-puerarin（3′-甲氧基葛根素）。

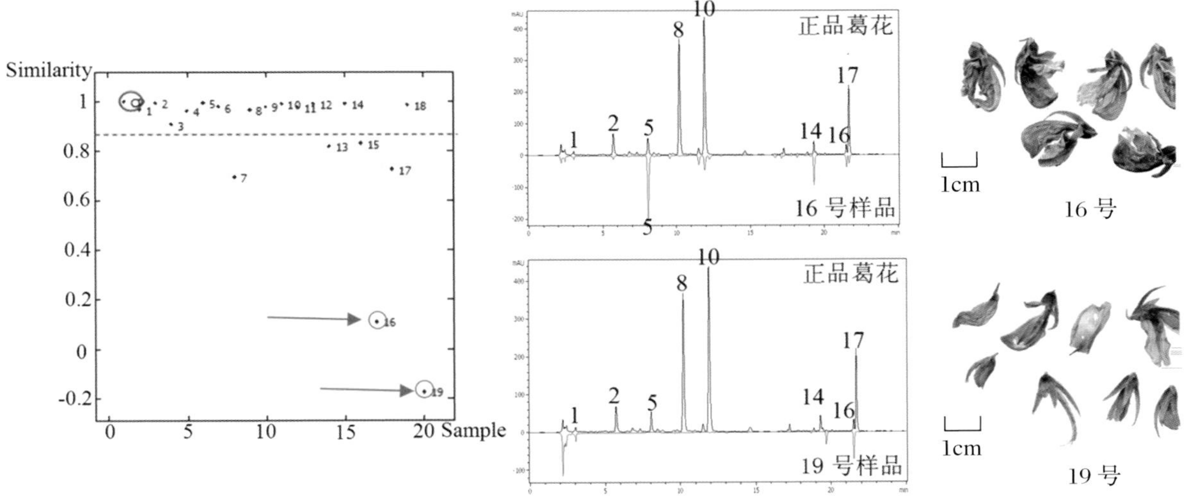

图 13-12　相似度低于 0.2 的异常葛花样品与正品葛花 HPLC 色谱指纹图谱的比较

注：16 号样品为粉葛已开放的花朵，5 号色谱峰（3′ – 甲氧基葛根素）最强；19 号样品为一劣质葛花（参照图 13-11）。

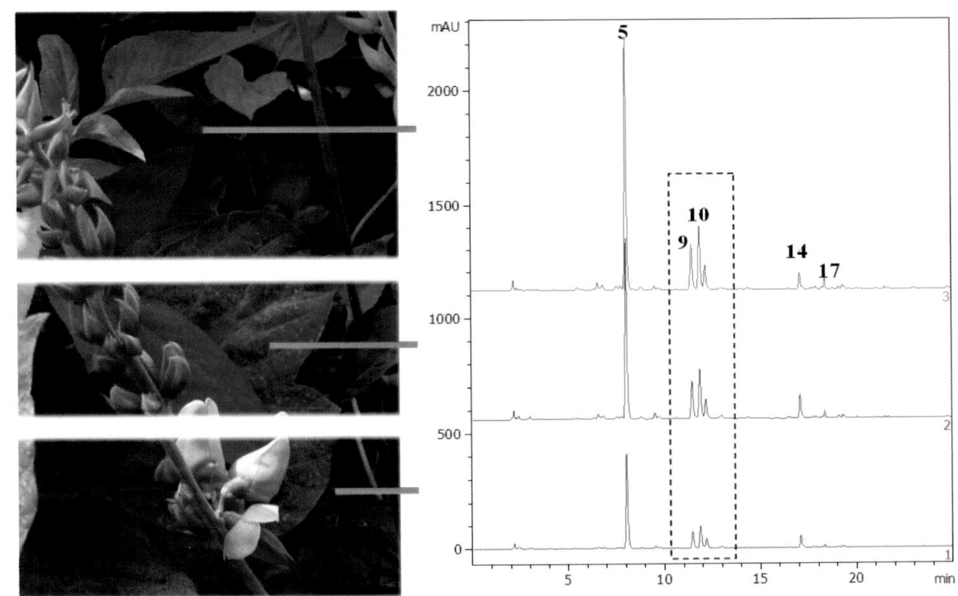

图 13-13　粉葛花幼小花蕾、较大的花蕾及开放的花朵所含活性成分的 HPLC 色谱指纹图谱的比较

注：有效的花蕾含活性成分最高，较为成长的花蕾次之，开放的花朵最低，均以 5 号色谱峰（3′ – 甲氧基葛根素）为主。由此可以推测葛花与粉葛花有同样的规律，即葛花应以花蕾为佳。

4.2 结果与讨论

葛花的液相色谱显示突出的色谱峰主要是 8 号峰（鸢尾素 -6″ -*O*- 木糖苷）及 10 号峰鸢尾苷。葛花指野葛的花蕾或初开的花朵，粉葛花以 3′ – 甲氧基葛根素（3′ –methoxy-puerarin）为主。两者液相色谱的主要区别在于粉葛花色谱的 5 号峰（3′ – 甲氧基葛根素）很强，而 8 号峰及 10 号峰很弱（图 13-11）。

商品葛花包含花蕾和花朵，所含的异黄酮类成分分析，在同等取样、定量操作的条件下，HPLC 色谱显示花蕾的活性成分高于开放的花朵（图 13-12，图 13-13）。

4.3 高效液相色谱实验条件

4.3.1 样品的制备

供试品溶液	取本品粉末 0.2g，加 80% 甲醇 20ml 超声提取 30min，滤入 25ml 容量瓶中，残渣及容器用少量 80% 甲醇分次洗涤，转移至容量瓶中，加 80% 甲醇稀释至刻度，摇匀，即得
对照品溶液	分别取鸢尾苷对照品适量，精密称定，用 80% 甲醇溶解，配成每 1ml 含 0.3mg 的溶液，作为对照品溶液。另取 6″ -*O*- 木糖鸢尾苷、染料木素、染料木苷、6,7- 葡萄糖染料木素、6,7- 葡萄糖刺芒柄花素适量，加甲醇溶解，分别制成每 1ml 各含 1mg 的对照品溶液

4.3.2 液相色谱实验

色谱柱	Zorbax SB-C_{18}(4.6mm × 250mm；5μm)
流动相	A：乙腈；B：0.1% 磷酸溶液
梯度	0~8min：15%~22% A；8~12min：22% A；12~25min：70% A
流速	1ml · min^{-1}
柱温	30℃
检测波长	265nm
测定法	分别精密吸取对照品和供试品溶液各 5μl，注入高效液相色谱仪，记录色谱，即得

5 小　结

葛花通常是指野葛花，以花蕾为主。据收集到的 19 批葛花样品，除一批经指纹图谱分析证实为粉葛花外，均为野葛花。粉葛花少的原因可能是栽培品过度采摘，可能影响种子收集。薄层色谱图像及其相应的数码扫描轮廓图谱构成的指纹图谱，分别为异黄酮苷部分及苷元部分，共检出 18 个成分。葛花的液相色谱指纹图谱检出 17 个成分。葛花及粉葛花的液相色谱指纹图谱易于区分，粉葛花较为突出的成分是 3′ – 甲氧基葛根素（3′ –methoxy–puerarin），其余成分均含量甚低（薄层色谱未作比较）。新鲜的粉葛花的 HPLC 指纹图谱显示花蕾较开放的花朵活性成分高，推测葛花也应该是同样的规律，因此传统上使用花蕾是合理的。

葛花以花蕾的活性成分含量较高，当前商品葛花良莠不齐，花蕾、花朵及部分花梗混杂。精细采收人工成本太高；自古以来，药材多为农产品，尤其野生，价格不高，这也是难以提高质量的客观原因。

据活性成分的组成，野葛花与粉葛花差异比较显著。本草已述，葛花可以解酒。目前市场上亦有以葛花为主要成分的保健药，但确切的效果未见较为权威的报告。

诃子 (He-Zi)

CHEBULAE FRUCTUS

英 Medicine Terminalia Fruit

1 基　原

为使君子科（Combretaceae）植物诃子 *Terminalia chebula* Retz. 的干燥成熟果实。

2 药材外形

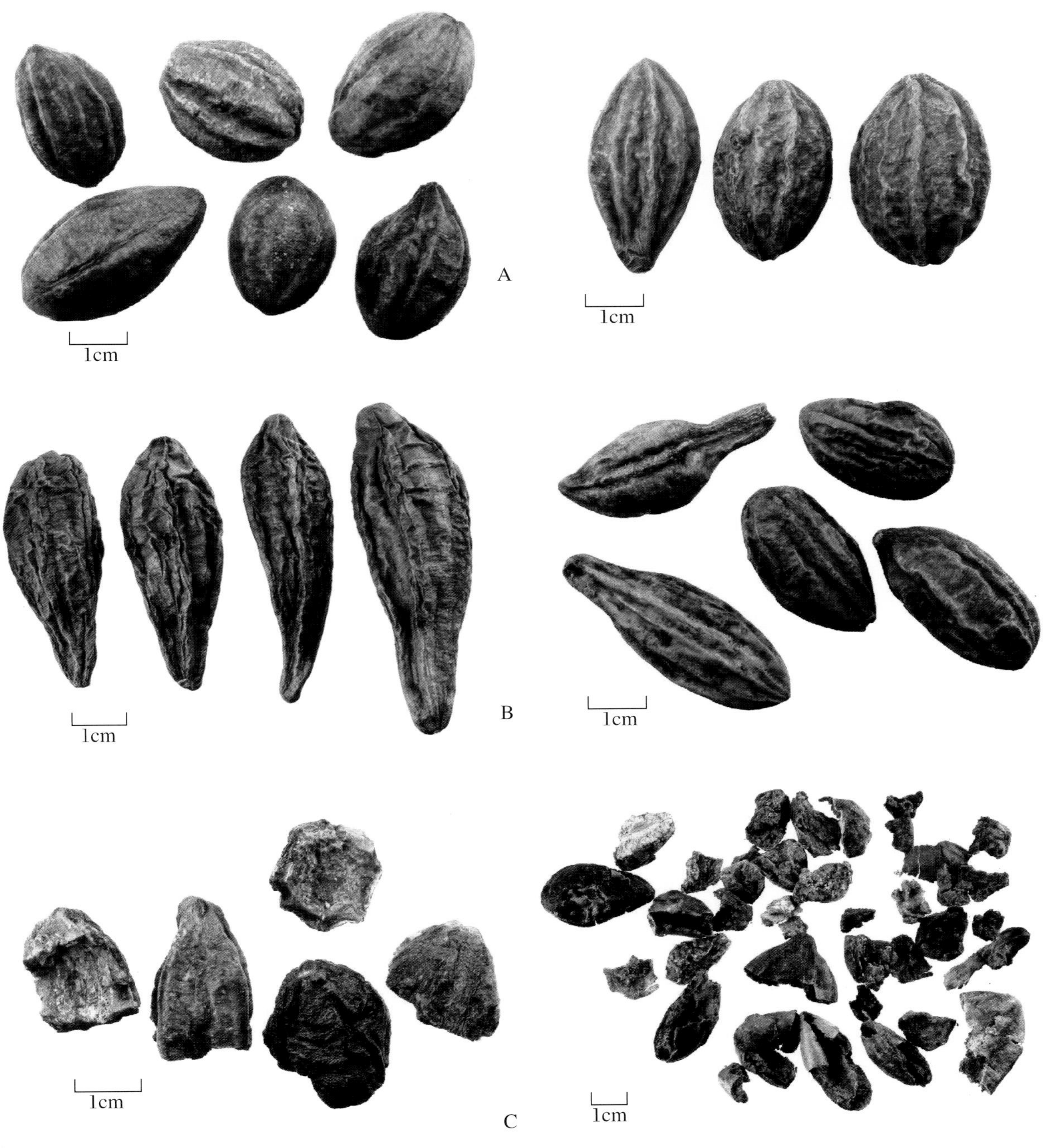

图 14-1（1） 诃子药材［进口药材；参照本文“小结”的叙述］

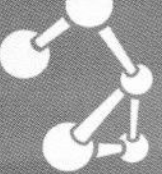

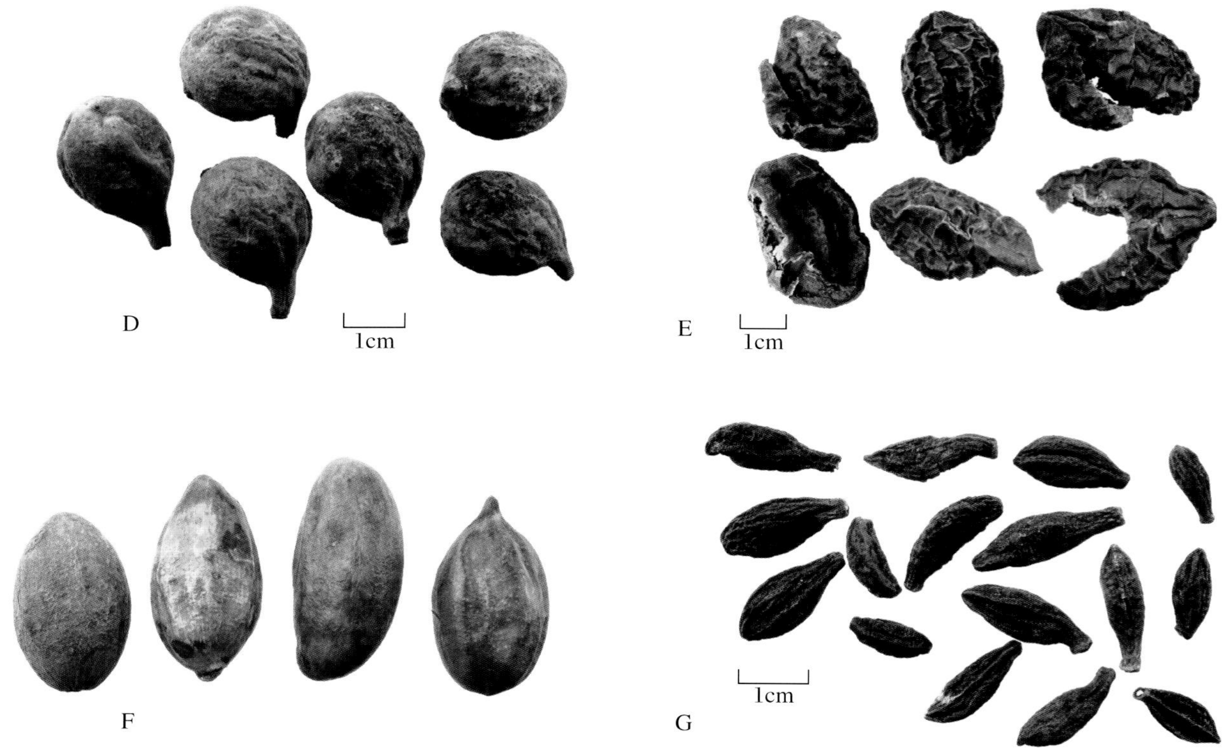

图 14-1（2） 不同的诃子药材近似品

D：毛诃子（*Terminalia billerica*） E：微毛诃子（*Terminalia chebula* var. *tomentella*）

F：小花诃子（*Terminalia chebula* var. *darviflora*） G：西青果（*Terminalia chebula*）

[化学成分]

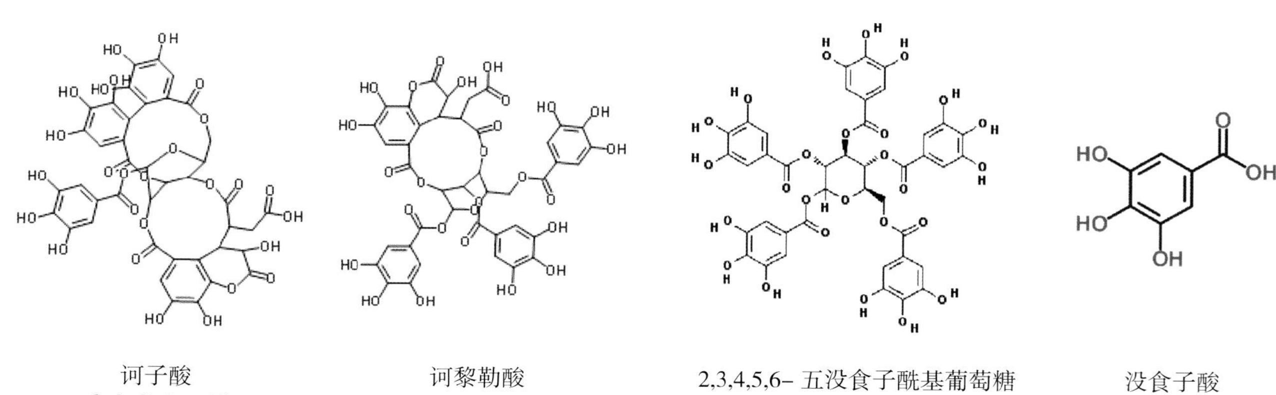

图 14-2 诃子主要的酚酸类成分

3 高效薄层色谱分析

3.1 诃子的高效薄层色谱图像及数码扫描轮廓图（指纹图谱）（三萜类部分）

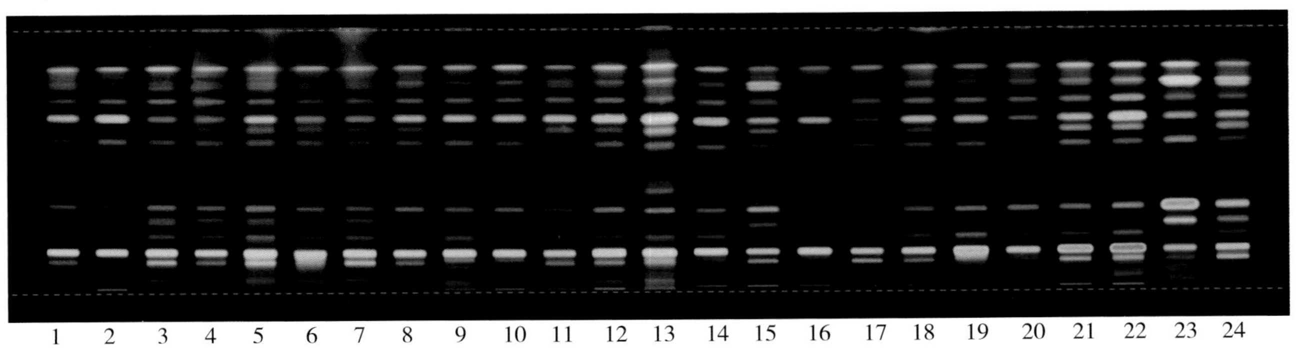

图 14-3　诃子三萜类成分的 HPTLC 荧光色谱图像

1: 正品诃子 [Bibhitaki (Behada) Terminalia；印度]　2~9：进口商品诃子　10、19、20、24: 国内药材市场商品
11、12、14~18: 印度诃子（美国草药典 Roy Upton 惠赠）　13、21~23: 印度市场的商品诃子（Anchvom Mumbauida）

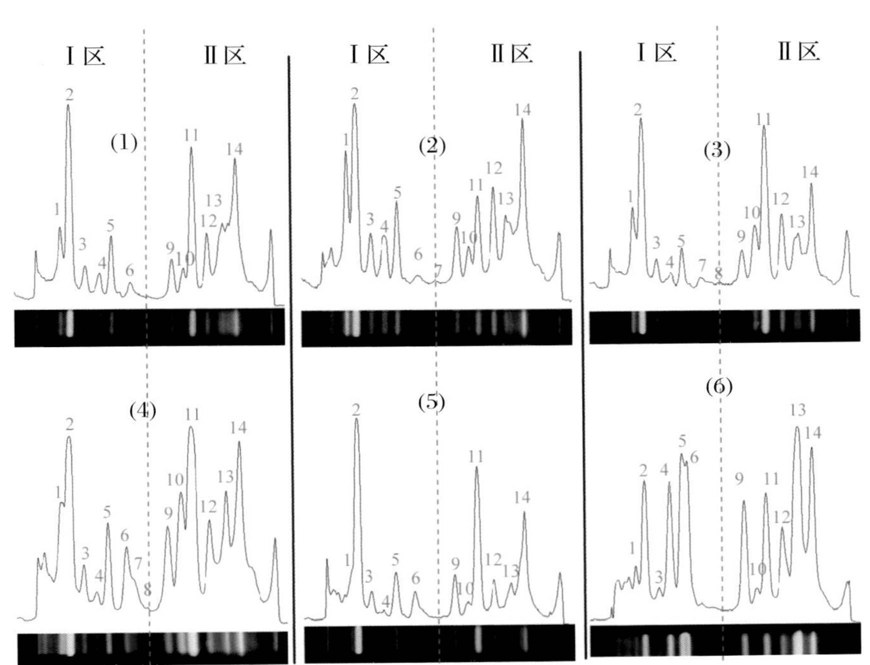

图 14-4　不同诃子样品的 HPTLC 荧光色谱图像及其相应的数码扫描轮廓图

（1）诃子 [印度；美国草药典 Roy Upton 惠赠 Bibhitaki （Behada）Terminalia]　（2）~（4）国内市场收集的诃子
（5）~（6）: 印度的诃子样品

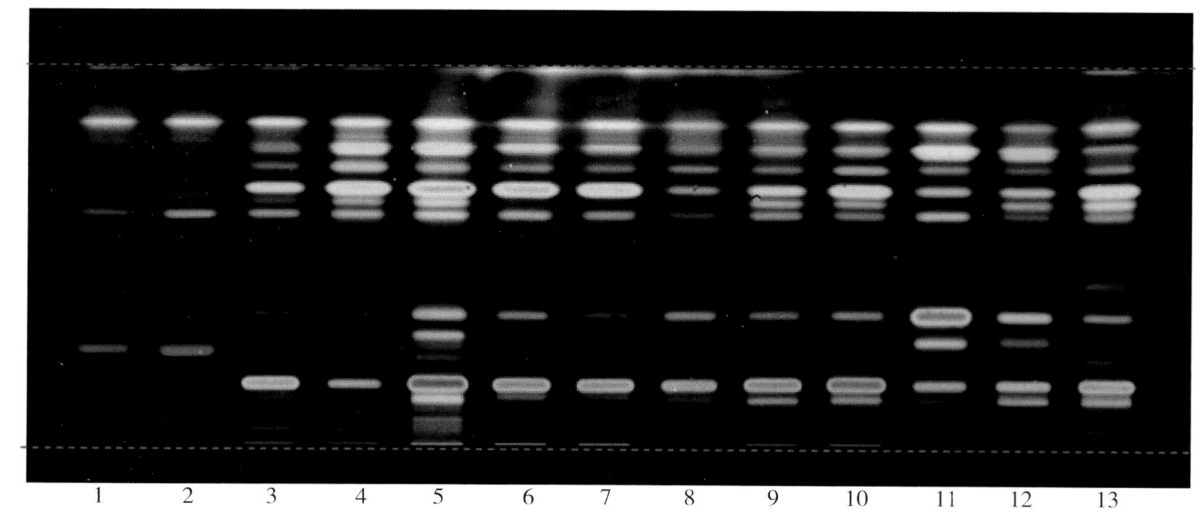

图 14-5 诃子属的几种诃子的三萜类成分的 HPTLC 荧光色谱图像

1~2：毛诃子　3~4：微毛诃子　6~7：西青果　5、8~13：诃子

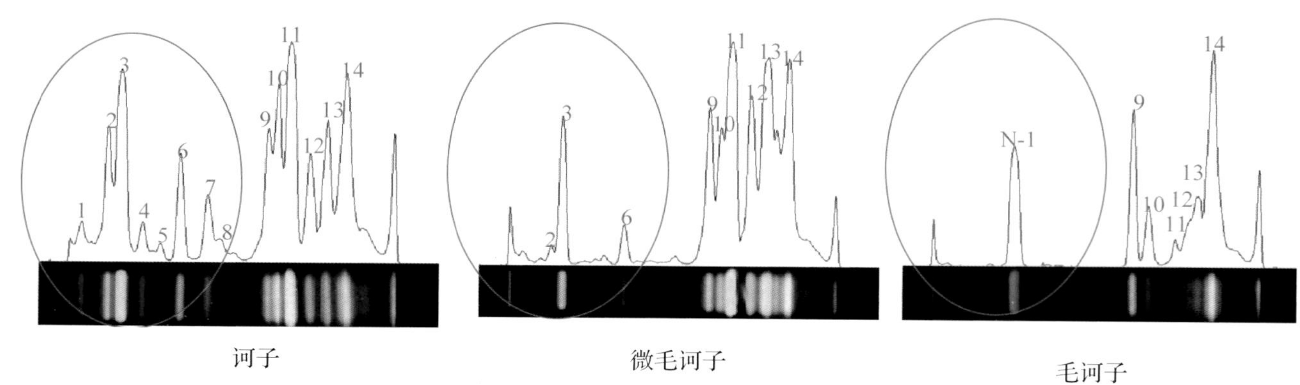

图 14-6 诃子、微毛诃子及毛诃子的三萜类成分的 HPTLC 荧光色谱图像及其相应的数码扫描轮廓图

3.2 结果与讨论

诃子的三萜类亲脂性成分的薄层色谱指纹图谱分析，由于诃子所含三萜类成分缺乏相应的对照品，现阶段以“裸色谱”（指具体成分化学归属尚待确认的色谱），由 14 个荧光条斑及扫描轮廓色谱构成的指纹图谱做整体分析（图 14-3，图 14-4）。经 24 批收集自印度及国内市场的诃子样品的检测，诃子（*Terminalia chebulae*）指纹图谱可分为两个部分：1~8 号峰为第一区，9~14 号峰为第二区。诃子各个样品的指纹图谱模式基本相似，成分的浓度（荧光强度或峰的高度 / 面积）有差异，如图 14-3 的 13 号、23 号样品总体荧光强度（峰高 / 面积）较其他样品为强；16 号、17 号、20 号样品的整体荧光较弱，显示三萜类成分的含量较低。个体样品图谱中峰 – 峰之间的比例（荧光条斑的强弱）也有差别，总的来说，第一区峰的比例差异较为明显，第二区互相之间差异较小。图 14-4 中（6）号样品的第一区 5 号峰、6 号峰特强（即图 14-3，23 号样品）。

近年来商品中发现尚有其他“诃子”近似品，如毛诃子（*Terminalia bellirica*）、微毛诃子（*Terminalia chebula* var. *tomentella*）、小花诃子（*Terminalia chebula* var. *parviflora*）。它们的三萜类成分的薄层荧光指纹图谱与正品诃子相比，微毛诃子及毛诃子的薄层色谱图像第一区成分较诃子明显为少（图 14-6），毛诃子第一区与诃子明显不同，即诃子色谱第一区的成分的荧光条带均未检出，而在 Rf 值约为 0.23（相当于诃子色谱 4 号与 5 号峰荧光条斑的位置）为一蓝色的荧光条斑（N-1）（硫酸显色加热时间及条斑的浓度不同会影响荧光的颜色，或可呈现为绿色荧光），第二区仅 9 号与 14 号荧光条斑较强（图 14-4，图 14-5）。可见，毛诃子与诃子有很大区别。

3.3 高效薄层色谱实验条件

3.3.1 样品的制备

供试品溶液	取本品去核粉末 0.5g，加无水乙醇 30ml，回流 30min，滤过，滤液通过中性氧化铝柱（4g，直径 2cm）用 50% 乙醇 50ml 洗脱，收集洗脱液，蒸干，用水溶解后通过 C_{18} 小柱，依次用水、30% 甲醇、甲醇各 10ml 洗脱，收集甲醇洗脱液蒸干，用甲醇溶解做成 1ml 溶液，作为供试品溶液（共有 24 批样品，8 批由美国草药典 Roy Upton 惠赠，及自印度孟买 India Anchvom Mumbauidia 购买 4 批，其余为国内商场收集）
对照药材溶液	取印度产诃子，参照 3.3.1 供试品溶液的制备方法，制成对照药材溶液

3.3.2 薄层色谱实验

薄层板	预制硅胶薄层板（20cm × 10cm；Merck。批号：HX604153）
点样	供试液点样 1μl，对照液点样 4μl
展开剂及展距	甲苯 - 冰醋酸 - 水（12 ∶ 10 ∶ 0.4），展开 6cm
检视	喷以 10% 硫酸乙醇溶液，105℃加热至斑点显色清晰，置紫外光灯（365nm）下检视荧光色谱图像。图像轮廓扫描图由专业软件生成（软件由杜若骝开发）

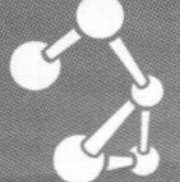

4 高效液相色谱分析

4.1 诃子的高效液相色谱指纹图谱（酚酸及没食子酰基葡萄糖苷部分）

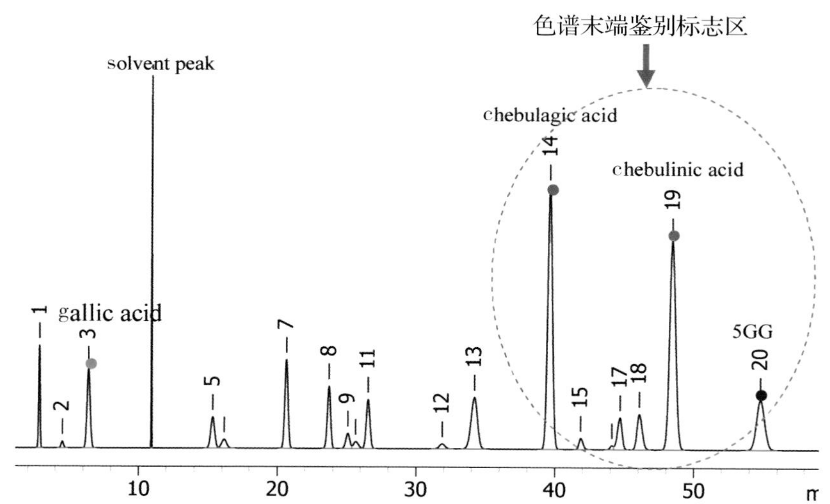

图 14-7　诃子酚酸类成分的 HPLC 色谱指纹图谱的共有模式

* 5GG = pentagalloylglucose

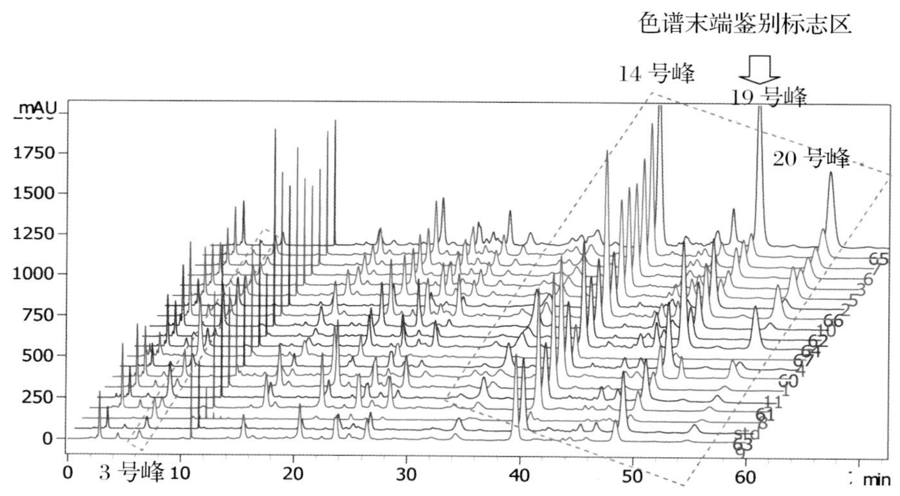

图 14-8　20 批诃子样品的 HPLC 色谱指纹图谱的层叠图（n=20）

4.2 结果与讨论

HPLC 指纹图谱表达的是诃子所含多酚酸类成分的分布特征。除没食子酸及没食子酰基葡萄糖苷（如 5GG）外，特征成分是诃子酸（chebulinic acid）、诃黎勒酸（chebulagic acid），位于指纹图谱的末端［大约保留时间（Rt）38~58 min 的一段］，即“末端鉴别标志区”（terminal identification marker region）（图 14- 7，图 14-8）。自印度及国内收集的诃子样品的 HPLC 色谱图与多酚酸类成分指纹图谱共有模式基本一致（图 14–3），个体样品之间没食子酸、诃黎勒酸、诃子酸的液相色谱含量测定的各不相同。国内市场的诃子样品一部分来自云南、广西等地，与印度来源的诃子比较，主要是总成分含量比印度来源的诃子低；其指纹图谱的“末端鉴别标志区”内的诃子酸含量很低。观察药材的性状，国内来源的诃子与印度来源进口的诃子相比，20 世纪 70 年代以后，一部分进口商品品种有所混杂，有毛诃子（*Terminalia belleralia*）、微毛诃子（*Terminalia chebula* var. *tomenatella*）、小花诃子（*Terminalia chebula* var. *darviflora*），其中包括国内的产品。液相色谱与诃子（*Terminalia chebula*）相比主要是整体成分含量高低有差别，末端鉴别标志区内的诃子酸色谱峰丰度明显低于诃黎勒酸（图 14–7~ 图 14–10），可与进口诃子区别。

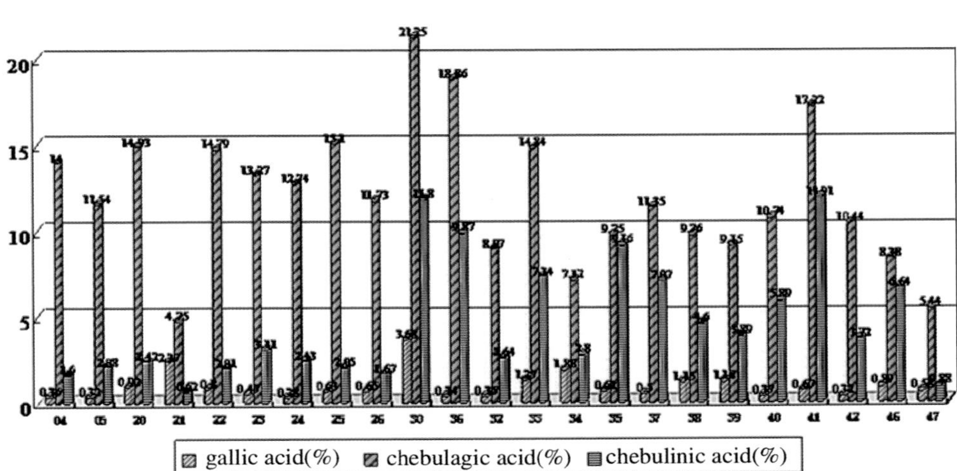

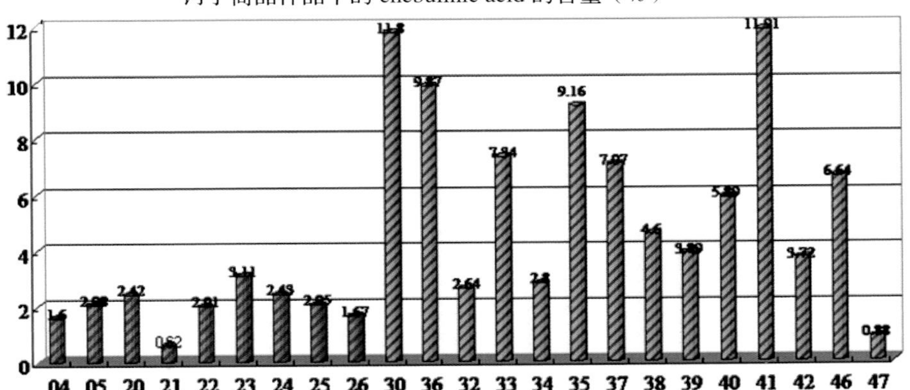

图 14–9　不同样品中的没食子酸、诃子酸和诃黎勒酸的含量比较（上图）及收集自国内的诃子样品（04~26）与收集自印度的诃子样品（30~47）中的诃子酸的含量比较（下图）

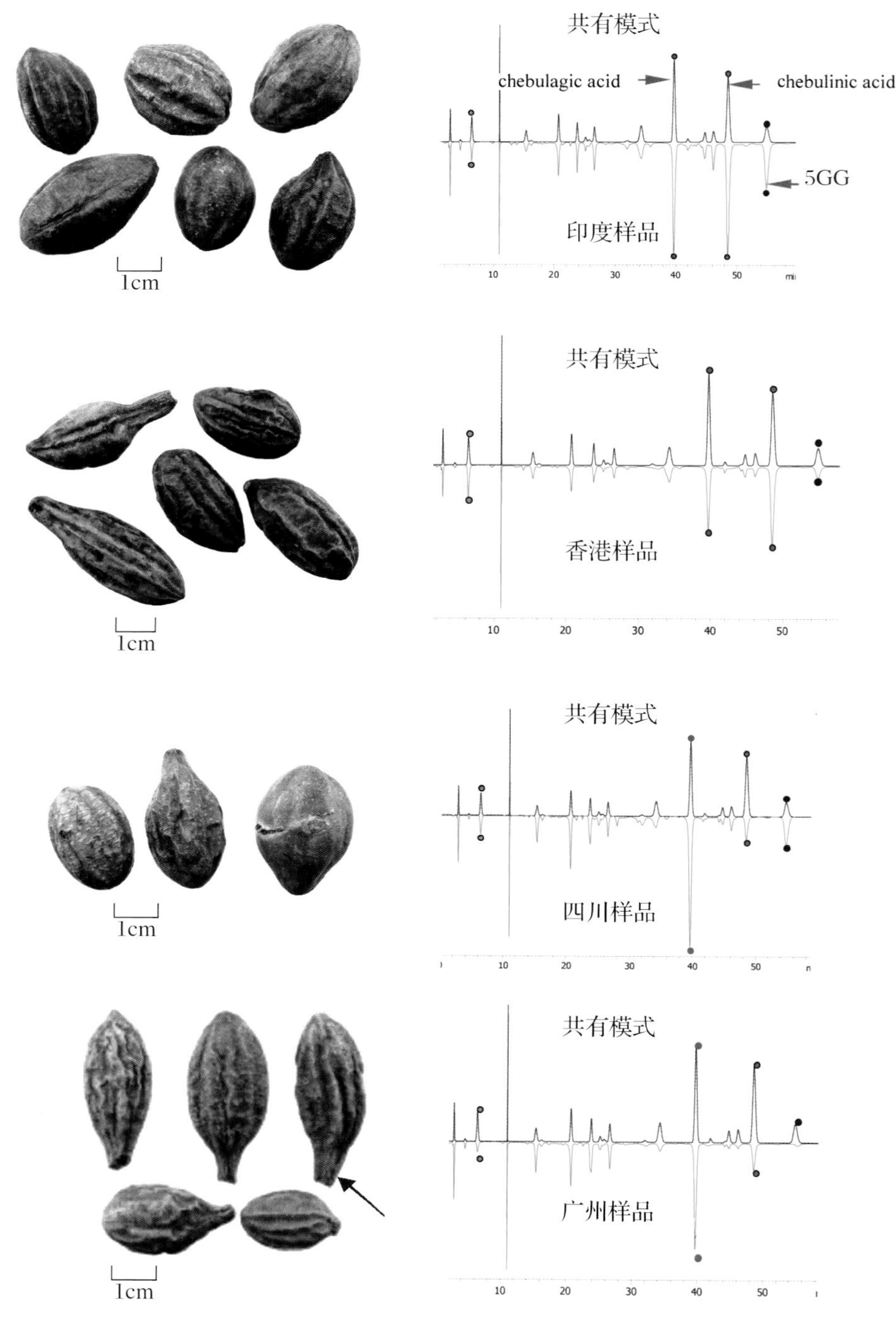

图 14–10　不同来源的诃子样品的 HPLC 色谱指纹图谱与诃子的共有模式的比较

注：5GG 为五没食子酰基葡萄糖。

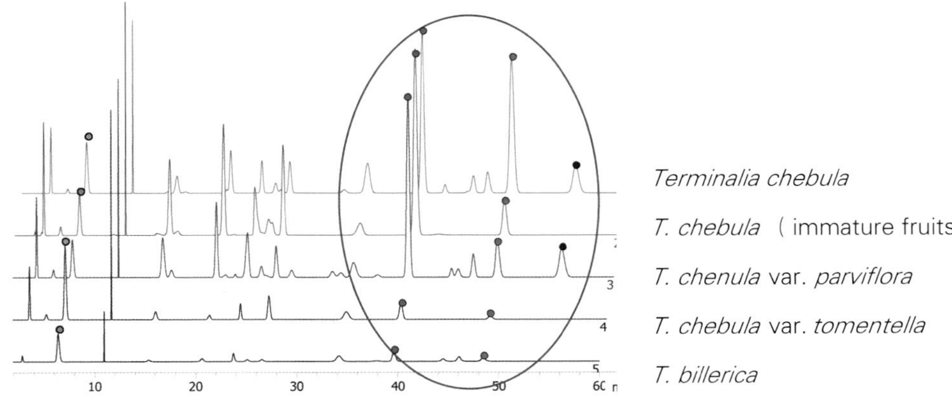

图 14–11　不同品种诃子的 HPLC 色谱指纹图谱层叠图（比较末端鉴别识别区）

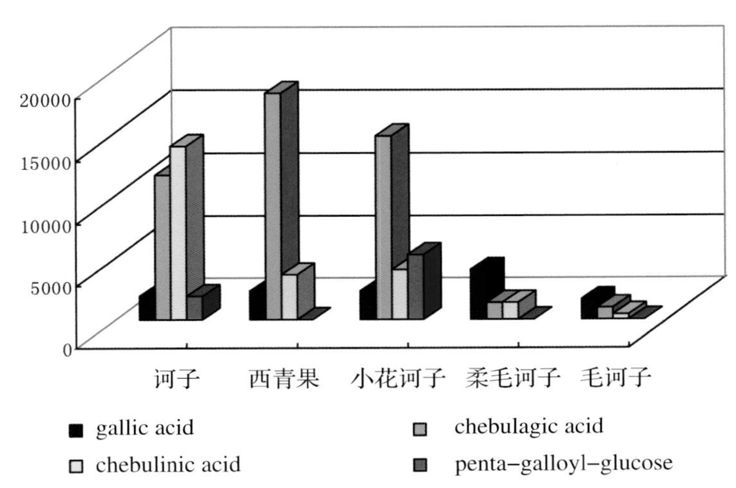

图 14–12　不同品种诃子中没食子酸、诃子酸、诃黎勒酸和五没食子酰基葡萄糖的含量比较

4.3 高效液相色谱实验条件

4.3.1 样品的制备

供试品溶液	取本品粗粉（过二号筛）约 0.05g，精密称定，加入丙酮 80ml，加热回流 30min，滤过，滤液蒸至近干，残渣用水溶解，并定容到 10ml，置冰箱（5 ~ 10℃）放置 1h 后，离心，取上清液为供试品溶液
对照品溶液	取经五氧化二磷真空干燥过夜的没食子酸、诃黎勒酸、诃子酸对照品（供含量测定用）适量，精密称定，加甲醇制成每 1ml 含 50μg 的溶液，作为对照品溶液

4.3.2 液相色谱实验

<table>
<tr><td>色谱仪</td><td>Agilent 1200 series 高效液相色谱仪</td></tr>
<tr><td>色谱柱</td><td>Lichrospher RP-C_{18} （150mm × 4 mm；5μm）</td></tr>
<tr><td>流动相</td><td>A：0.05mol · L^{-1} 磷酸 −0.05mol · L^{-1} 磷酸二氢钾（1 ∶ 1）；B：甲醇；C：醋酸乙酯</td></tr>
<tr><td>洗脱梯度</td><td>
<table>
<tr><th>时间（min）</th><th>A（%）</th><th>B（%）</th><th>C（%）</th></tr>
<tr><td>0</td><td>94</td><td>6</td><td>0</td></tr>
<tr><td>5</td><td>96</td><td>3</td><td>1</td></tr>
<tr><td>15</td><td>94</td><td>3</td><td>3</td></tr>
<tr><td>20</td><td>87</td><td>8</td><td>5</td></tr>
<tr><td>35</td><td>84</td><td>11</td><td>5</td></tr>
<tr><td>40~60</td><td>73</td><td>22</td><td>5</td></tr>
</table>
</td></tr>
<tr><td>流速</td><td>0.8 ml · min^{-1}</td></tr>
<tr><td>柱温</td><td>20℃</td></tr>
<tr><td>检测波长</td><td>280 nm</td></tr>
<tr><td>进样量</td><td>对照品溶液与供试品溶液各 20μl，注入液相色谱仪，测定，记录色谱即得</td></tr>
<tr><td>测定法</td><td>照高效液相色谱法〔《中国药典》（2010 年版　一部）附录Ⅵ D〕测定，记录图谱</td></tr>
</table>

5 小　　结

诃子商品 20 世纪 90 年代以前均进口自印度或斯里兰卡，此后在云南等地也渐有国产的诃子供应。长期以来，诃子的品种均确认进口诃子为 *Terminalia chebula*，果实呈椭圆球形，表面较平滑，有数个浅纵棱［图 14–1（1），A］。进口诃子中尚有一种形状为狭长椭圆形，末端狭长呈喙状［图 14–1（1），B］。《中国药典》收载的诃子来源有两种：诃子 *Terminalia chebula* Retz. 和绒毛诃子（《中国植物志》改称微毛诃子）*Terminalia chebula* Retz. var. *tomentella* （kurt）C. B. Clarke。性状描述没有区分，实际上，从标本及云南（昆明）、四川（自贡、成都）、湖南（衡阳）、上海、郑州、亳州、江西、西安、广西等地收集的样品，其性状与进口的诃子明显不同，果皮明显皱缩［图 14–1（2），E］，HPLC 指纹图谱显示酚酸类成分总的含量较低。《中国植物志》描述 *Terminalia chebula* 的果实形状为黑棕色卵圆形、椭圆形或筒状卵圆形，有 5 个钝棱，“干燥后果皮明显有很深的皱纹”似乎与此相符，但长期以来进口诃子形状均没有发现果皮明显皱缩的样品，仅在国内市场发现，HPLC 色谱显示除没食子酸外，其余酚酸类成分均很低，三萜类成分的薄层荧光色谱与诃子有可比性（图 14–3、图 14–4）。维基百科（英文版）记载印度将诃子（*Terminalia chebula*）称为 Haritaki，“根据产区、果实颜色和形状分为 7 个变型，即 vijaya，rohini，putana，amrita，abhaya，jivanti 和 chetaki。通常认为 vijaya 型为好”。由于此种狭长，尾部呈喙状的诃子色谱指纹图谱与常见的椭圆形诃子相比，诃子酸色谱丰度甚低（图 14–10），故推测可能是 7 个变型的一种，中药西青果是诃子的未成熟幼果，形状长椭圆形，基部瘦削呈喙状［图 14–1（2），G］，与此种变型来源可能一致。《中国药典》将毛诃子（毗黎勒）（*Terminalia billerica*）作为藏族用药，与诃子分开单列，性状描述为果实被红棕色柔毛（《中国植物志》描述为密被丝绸状绒毛），但美国草药典馈赠的印度产毛诃子，绒毛不易察见，或因商品储存放置日久摩擦脱落［图 14–1（2），D］，HPLC 指纹图谱各峰丰度除没食子酸外均很低（图 14–11）。西青果为诃子的未成熟果实［图 14–1（2），G］，HPLC 色谱诃子酸色谱峰丰度甚低，与果实尾部呈喙状的诃子相符。近年来在市场上发现的据称是进口“诃子”，经鉴定为小花诃子（*Terminalia chebula* var. *parviflora*）［图 14–1（2），F］，其 HPLC 图谱与诃子酸色谱峰丰度甚低的诃子接近。从酚酸类成分分析，微毛诃子及毛诃子质量均不及诃子（图 14–11、图 14–12）。从三萜类成分分析，毛诃子及微毛诃子与诃子的薄层色谱指纹图谱相差较大。化学成分分析如何结合中医的功能主治即所谓谱效结合的问题是很复杂的，用目前以单一化学成分、单一靶点为目标的现代药理学还难以揭示天然药物多成分综合作用的问题。如诃子与毛诃子多酚类成分相近，但三萜成分相差很大，多成分如何作用不得而知，所以一般情况下，发现生物活性成分的分布于整体色谱模式有明显差异，则应尊重传统的用药习惯为宜，据此，则毛诃子不宜与诃子混用。

黄连（Huang-Lian）

COPTIDIS RHIZOMA

英 Chinese Goldthread

1 基 原

为毛茛科（Ranunculaceae）植物黄连 *Coptis chinensis* Franch.、三角叶黄连 *Coptis deltoidea* C. Y. Cheng et Hsiao 或云连 *Coptis teeta* Wall. 的干燥根茎。

2 药材外形

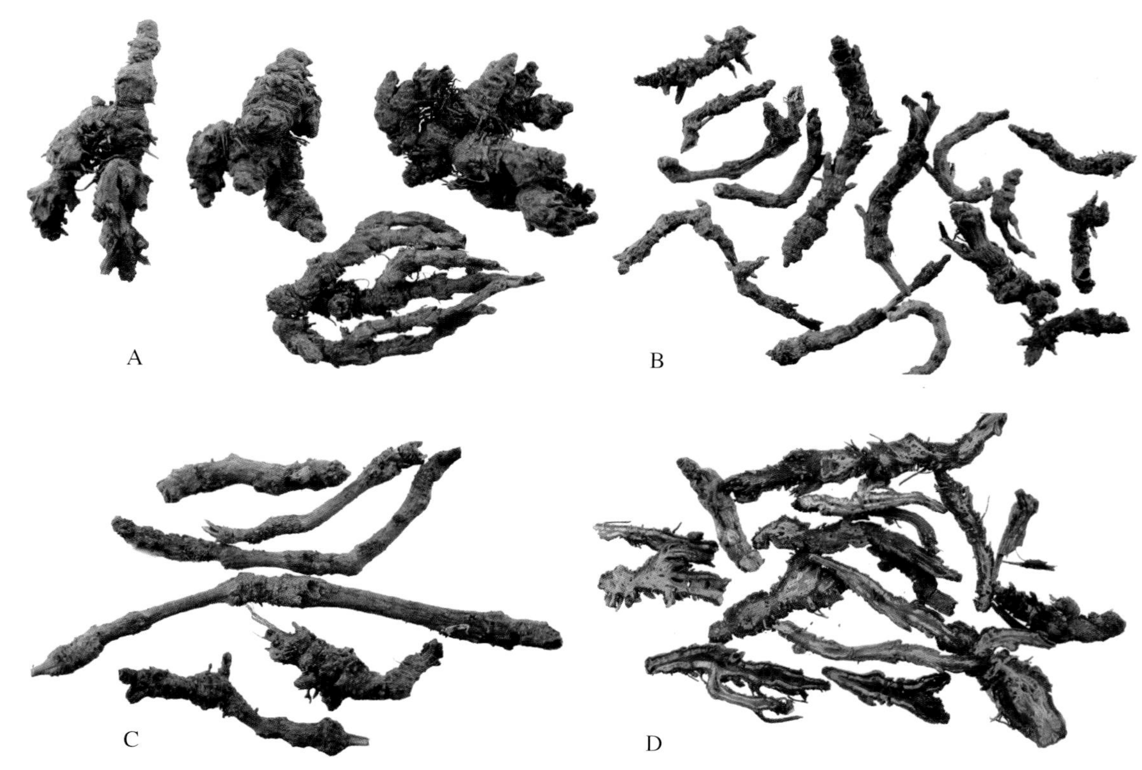

图 15-1 黄连药材与饮片

A: 味连 B: 云连 C: 雅连 D：黄连饮片

[化学成分]

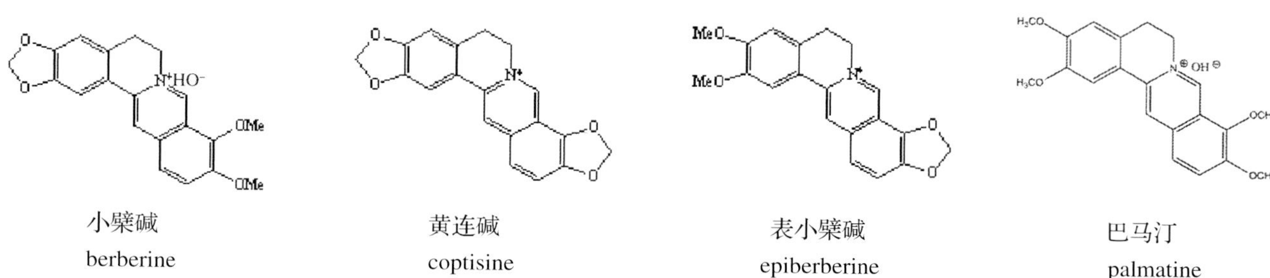

图 15-2 黄连主要的生物碱

3 高效薄层色谱分析

3.1 黄连的高效薄层荧光色谱图像及数码扫描轮廓图（指纹图谱）

温度：19°C；相对湿度：48%

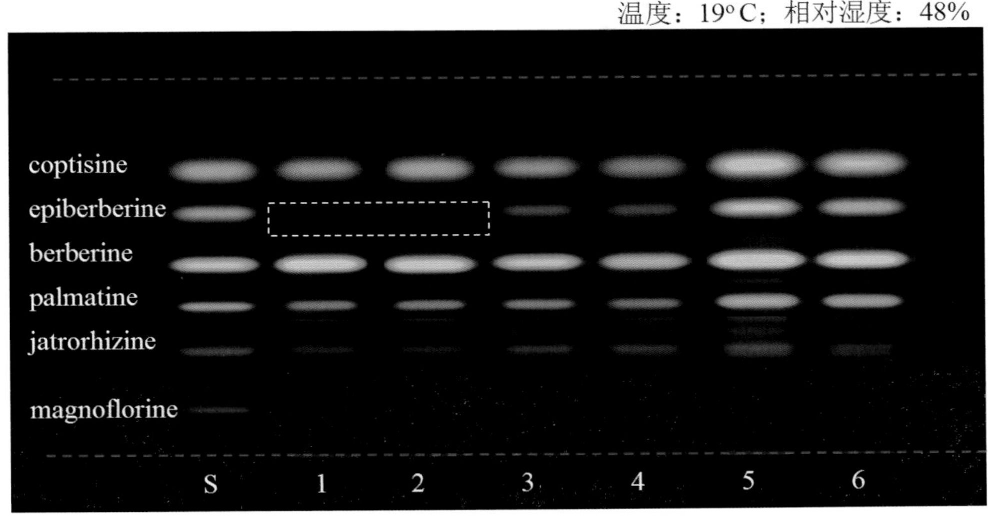

图 15–3 三种黄连的 HPTLC 荧光色谱图像

S: 化学对照品 1~2: 云连 3~4: 雅连 5~6: 味连

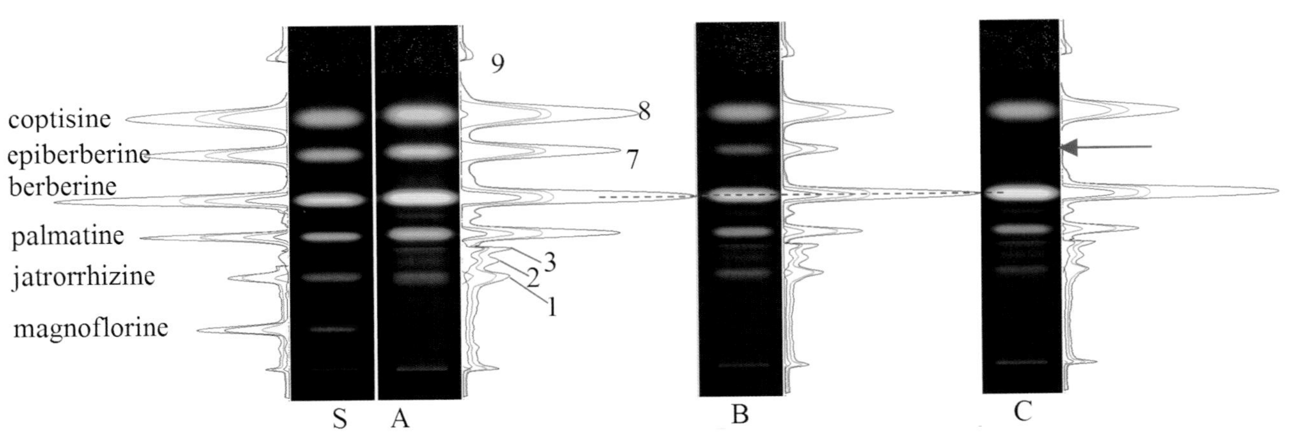

图 15–4 不同黄连样品的 HPTLC 荧光色谱图像及其数码扫描轮廓图

S: 化学对照品 A: 味连 B: 雅连 C: 云连

3.2 结果与讨论

黄连的薄层荧光色谱主要生物碱具有较强的黄色荧光，除主要的小檗碱（coptisine）、巴马汀（palmatine）、表小檗碱（epiberberine）、黄连碱（berberine）、药根碱（jatrorrhizine）外尚有低含量的其他生物碱呈现很弱的青色荧光；三种黄连的薄层荧光色谱中生物碱分布相似，主要的区别在于表小檗碱，味连含量较高，雅连含量较低，云连未能检出（图 15–3，图 15–4，图 15–5）；少数味连样品可见微弱的木兰碱荧光条斑（图 15–5，11、12、13 号样品）。

关于黄连生物碱的薄层色谱条件，有不少文献报道，本书所选用的展开条件是为了尽量将各个生物碱最大限度地分离。氨水对此类生物碱的分离起了很重要的作用。原来展开剂中含 28% 浓氨水，为了证明氨水在展开过程中以氨的蒸气状态起作用，故将展开剂中的氨水改为水，将浓氨水放在双槽展开缸的另一槽中，让它以蒸气的状态参与展开的过程，结果证明氨水中的氨的确以蒸气状态参与了黄连生物碱的展开过程，而且氨蒸气的浓度直接影响了生物碱的分离效果，譬如降低氨水的浓度，生物碱明显降低了分离度，而且 Rf 值均降低；反之氨蒸气浓度提高，Rf 值亦提高，但浓度太高会导致各个生物碱 Rf 值上升，生物碱分离度也明显降低。因此为了保证氨浓度的稳定性，将浓度为 25%~28% 的氨水定量加入到双槽展开缸的另一个槽中。实际操作，也可以将展开剂中水以浓氨水代替。（目前商品氨水较难保证 28% 的浓度，所以至少要保证不要低于 25%。实验室中氨水瓶如经常开瓶，氨的浓度也会逐渐降低，从而影响薄层色谱的分离效果。）

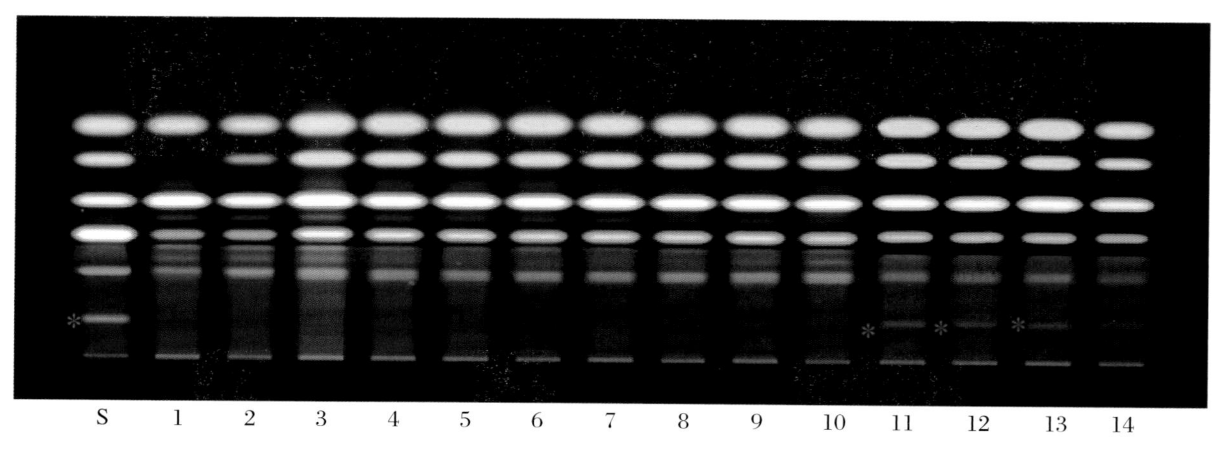

图 15–5　黄连的 HPTLC 荧光色谱图像

S: 化学对照品（参照图 15–4）　1: 云连对照药材　2: 雅连　3: 味连　4~14: 黄连商品

3.3 高效薄层色谱实验条件

3.3.1 样品的制备

供试品溶液	称取样品粉末约 0.1g，加盐酸 – 甲醇溶液（1 ∶ 100）95 ml, 60℃超声提取 15min, 补加甲醇至 100 ml, 过滤 , 准确吸取 25ml, 水浴蒸发至干 , 残渣溶于 5 ml 甲醇，备用
对照品溶液	分别称取盐酸小檗碱、盐酸表小檗碱、盐酸巴马汀、盐酸药根碱及木兰碱各 0.2 mg 分别溶于 1ml 盐酸 – 甲醇（1 ∶ 100）溶液中，备用

3.3.2 薄层色谱实验

设备	薄层色谱双槽展开缸（20cm×10cm；CAMAG）
点样	取供试品溶液及对照品溶液各 1μl 条带状点样于硅胶 60 高效薄层板上，距底边 8mm 处；条带宽 8mm，间距 5mm；将点样后的薄层板置五氧化二磷真空干燥器 2h，保证薄层板的干燥
溶剂系统及展开	展开剂：醋酸丁酯 - 甲醇 - 异丙醇 - 水（5 ∶ 2 ∶ 1.5 ∶ 0.6）加入展开缸的一侧槽中，另一槽加同等量的 25%~28% 的浓氨水预平衡 15min。上行展开 6cm（温度：21℃；相对湿度：约 40%）
检视	在紫外光灯 365nm 下观察荧光色谱，并按照常规拍摄图像、记录

4 高效液相色谱分析

4.1 黄连的高效液相色谱指纹图谱

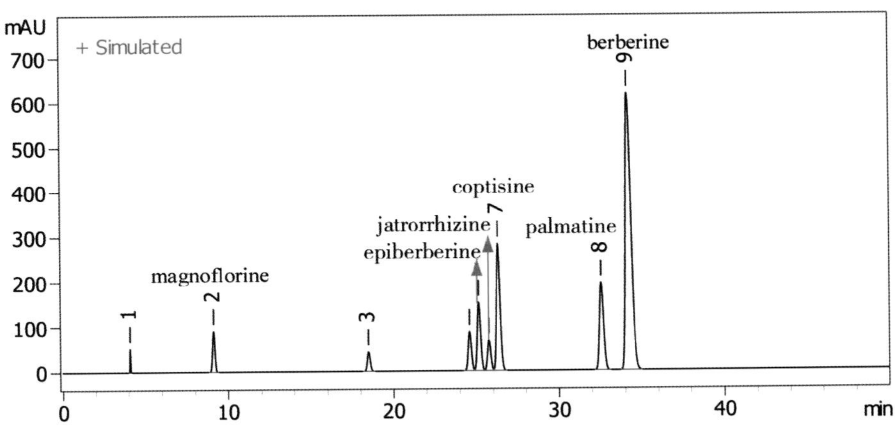

图 15–6 味连的 HPLC 色谱指纹图谱的共有模式

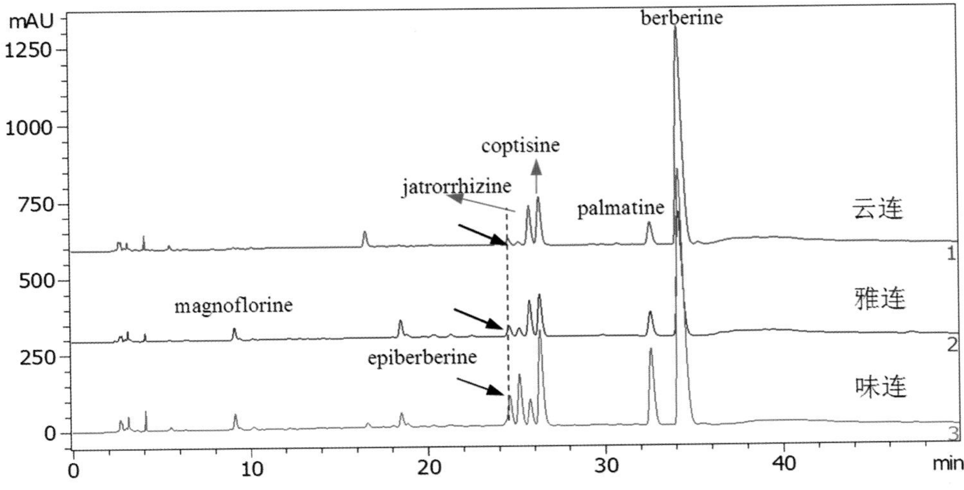

图 15–7 味连、雅连、云连的 HPLC 色谱指纹图谱的比较

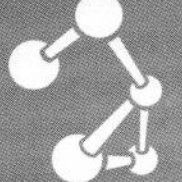

4.2 结果与讨论

HPLC 指纹图谱结果显示各生物碱的分布与薄层荧光色谱基本一致（图 15–7）。三个黄连品种的色谱主要区别是表小檗碱的多少或有无，即味连含表小檗碱，雅连表小檗碱含量低，云连未检出，与薄层色谱一致。商品黄连的色谱均符合味连的模式（图 15–8）。相似度分析是以味连的共有模式为依据进行比较分析，雅连及云连均显示很低的相似度（图 15–9）。主成分分析显示三种黄连品种泾渭分明（图 15–10）。

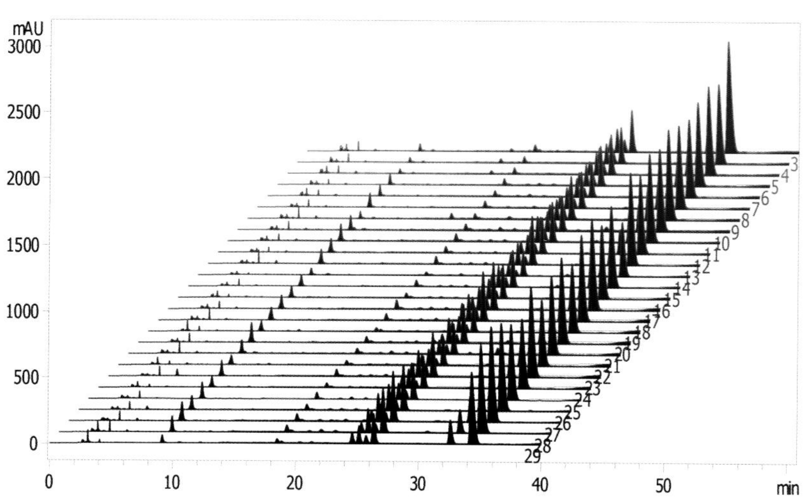

图 15–8　不同黄连商品样品的 HPLC 色谱指纹图谱的层叠图

注：商品黄连的色谱均符合味连的色谱的共有模式。

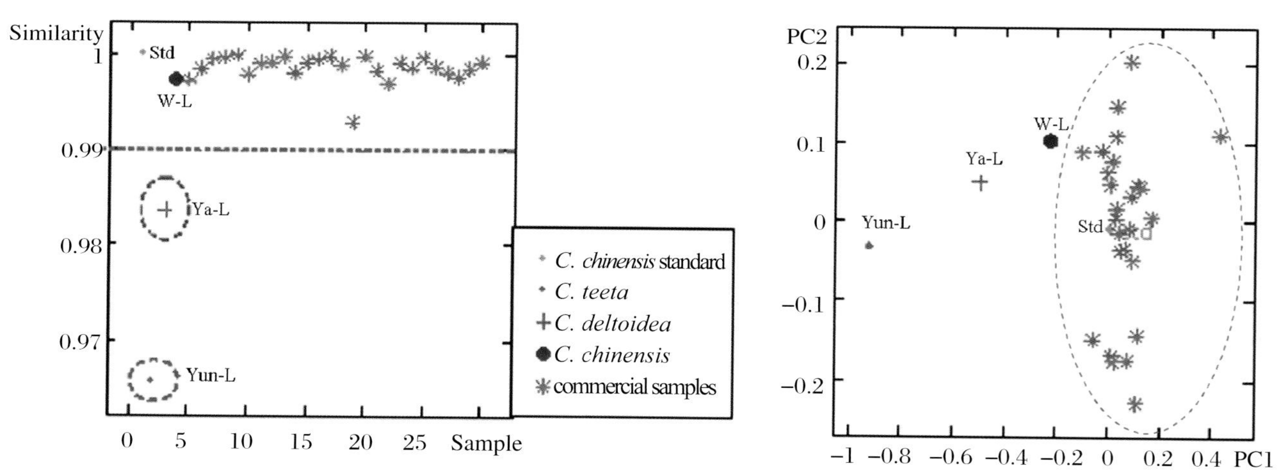

图 15–9　黄连商品样品的 HPLC 色谱指纹图谱的相似度分析（左）和主成分分析（右）

Std：共有模式　W–L: 味连　Ya–L: 雅连　Yun–L: 云连

注：图上显示，收集的商品黄连均为味连。

4.3 高效液相色谱实验条件

4.3.1 样品的制备

供试品溶液	参见 3.3.1
对照品溶液	参见 3.3.1

4.3.2 液相色谱实验

色谱柱	Kromasil $-C_{18}$（4.6mm × 250mm；5μm）
进样量	5 μl
流动相	A：乙腈；B：0.3% 磷酸 - 0.3% 三乙胺（1 ∶ 1）
梯度	0 min：15% A；25 min：25% A；40~50 min：28% A
流速	0.8 ml · min^{-1}
柱温	25℃
检测波长	270 nm

5 小　结

收集的 26 批商品黄连其色谱指纹图谱显示均符合味连的 HPTLC 荧光色谱及 HPLC 色谱的指纹图谱的模式，说明当前主流商品是味连。黄连的薄层荧光色谱图像灵敏度高，荧光条斑鲜明易于鉴别，三个品种的主要区别在于表小檗碱的有无和多少。味连表小檗碱最高，云连难以检出表小檗碱。小檗碱与巴马汀均有较为强烈的荧光，部分样品可以检出微量的木兰碱。但液相色谱指纹图谱中的巴马汀在 270 nm 的响应值明显较小檗碱弱，因此小檗碱和巴马汀的液相色谱峰的差异比薄层色谱中两者的荧光强度的差异悬殊更大。遇到这种情况，在以积分面积做半定量量化评价时，须注意两种不同色谱方法的响应值的差异（譬如黄连的 HPLC 色谱应选择小檗碱及巴马汀的不同的最大吸收波长的积分值）。

黄连的薄层色谱操作的主要注意点：载有样品的硅胶薄层板展开前需充分干燥（点样过程的硅胶层可能吸附大气中的水分，尤其是在南方的潮湿季节）、展开剂加入的氨水浓度合适、展开时实验环境保持较低的室温与相对湿度，以上这些因素是保证色谱具有良好重现性的基本条件。

黄柏（Huang-Bo）

PHELLODENDRI CHINENSIS CORTEX
英 Chinese Corktree Bark

1 基　原

为芸香科（Rutaceae）植物黄皮树 *Phellodendron chinense* Schneid. 的干燥树皮。习称“川黄柏”。（关黄柏为同科植物黄檗 *Phellodendron amurense* Rupr. 的干燥树皮。）

2 药材外形

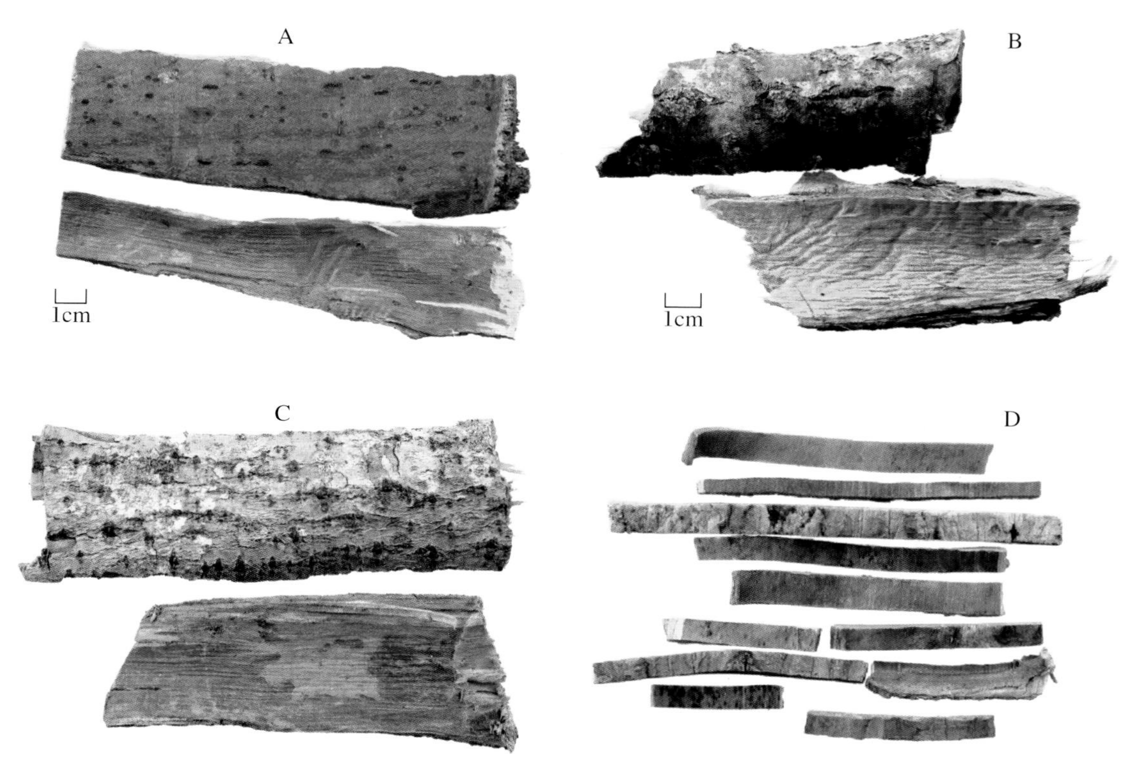

图 16-1　黄柏药材与饮片

A、B：（川）黄柏　C：关黄柏　D：黄柏饮片

[化学成分]

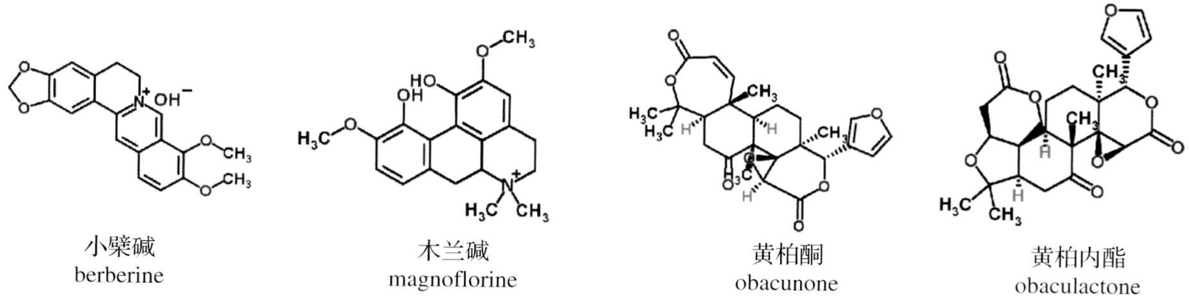

图 16-2　黄柏主要的生物碱及内酯类化学成分

3 高效薄层色谱分析

3.1 黄柏高效薄层色谱图像分析及数码扫描轮廓图（指纹图谱）

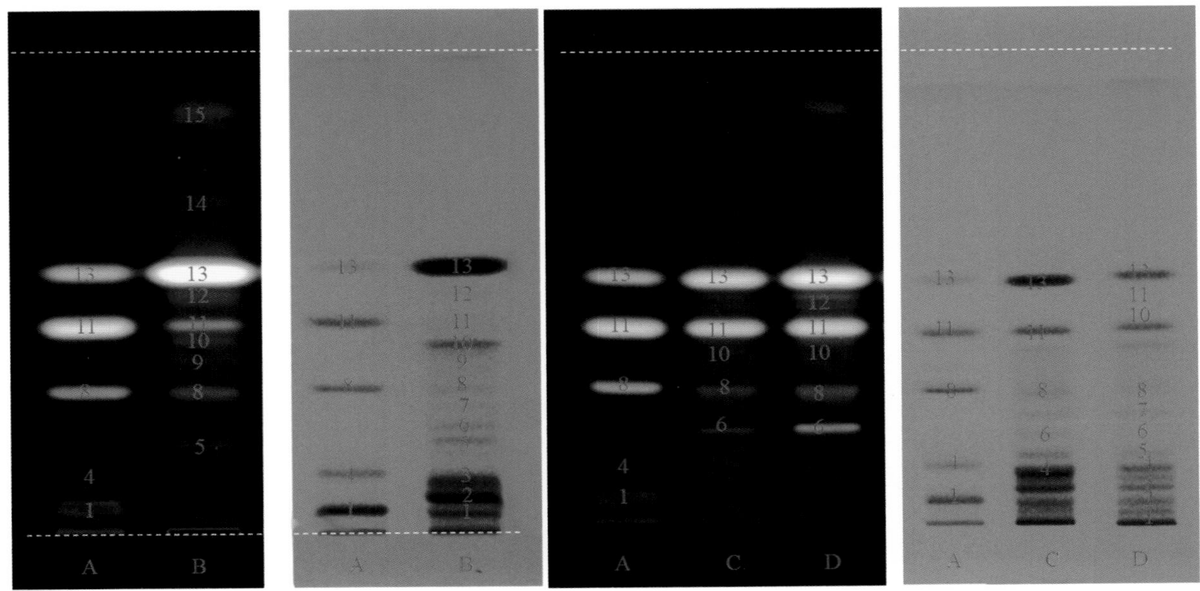

图 16-3　黄柏的 HPTLC 荧光（365nm；左）、荧光猝灭色谱图像（254nm；右）

A: 化学对照品　B: 川黄柏　C、D: 关黄柏

1: phellodendrine　4: magnoflorine　8: jatrorrhzine　11: palmatine　13: berberine

注：为得到清晰的色谱图像，关黄柏取样量为川黄柏的 5 倍。

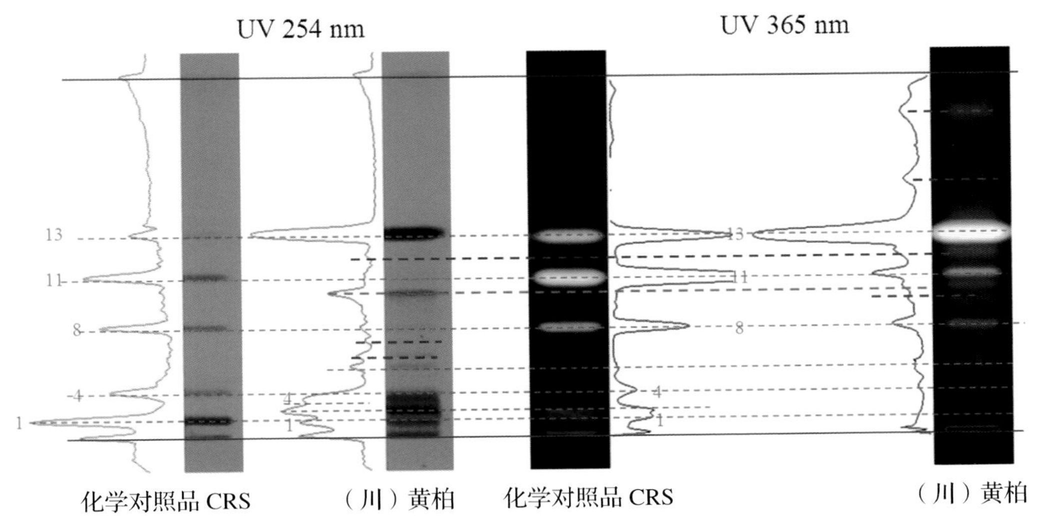

图 16-4　黄柏 HPTLC 荧光猝灭色谱（254nm）、荧光色谱（365nm）图像及扫描轮廓图

1: phellodendrine　4: magnoflorine　8: jatrorrhzine　11: palmatine　13: berberine

注：黄柏的突出特点是小檗碱荧光条斑很强，而巴马汀很弱，以至于荧光猝灭色谱几乎检不出，相差悬殊。与巴马汀近邻下方有的 10 号色谱峰荧光猝灭条斑明显，但无荧光。在色谱的下端有 4 条荧光猝灭条斑，排列拥挤，其中可辨认的是黄柏碱及木兰碱，荧光极弱。

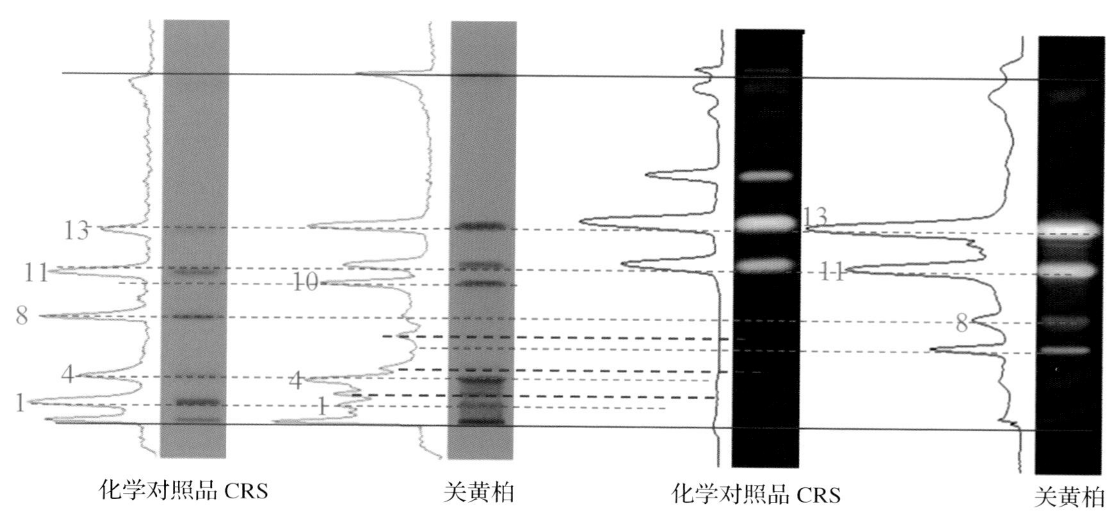

图 16-5　关黄柏的 HPTLC 荧光猝灭色谱图（254nm；左）和荧光色谱图（365nm；右）以及其相应的数码扫描轮廓图

注：化学对照品（CRS）参照图 16-4；关黄柏中巴马汀含量相对较高，在 10 号色谱峰上方显荧光及荧光猝灭条斑均清晰可见。

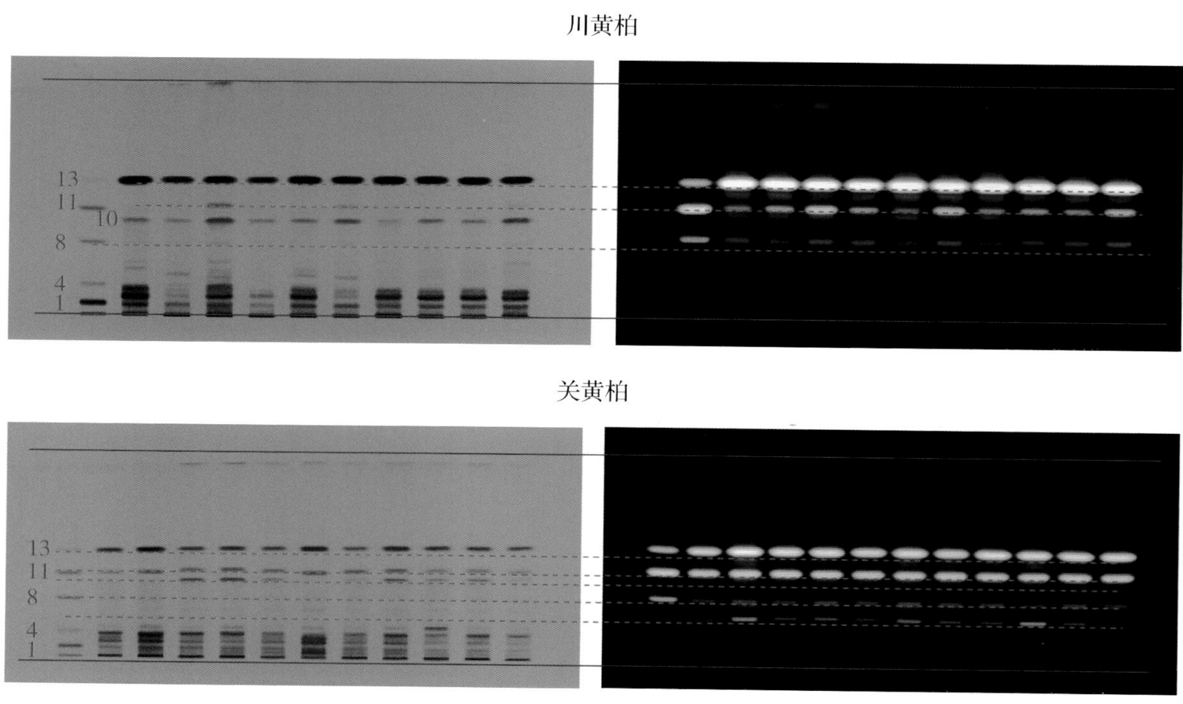

图 16-6　不同黄柏商品样品的 HPTLC 荧光猝灭色谱图像（254nm）和荧光色谱图像（365nm）

注：根据色谱图像可以有效地将川黄柏与关黄柏区分开来。

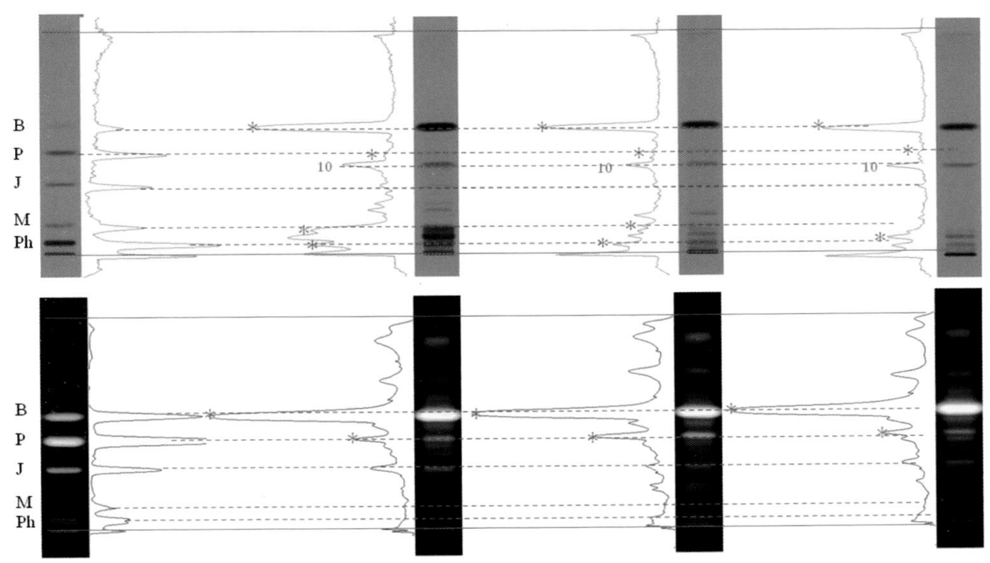

图 16-7　不同川黄柏的 HPTLC 荧光猝灭色谱图像（254nm）和荧光色谱图像（365nm）以及其相应的数码扫描轮廓图

B: berberine　P: palmatine　J: jatrorrhizine　M: magnoflorine　Ph: phellodendrine

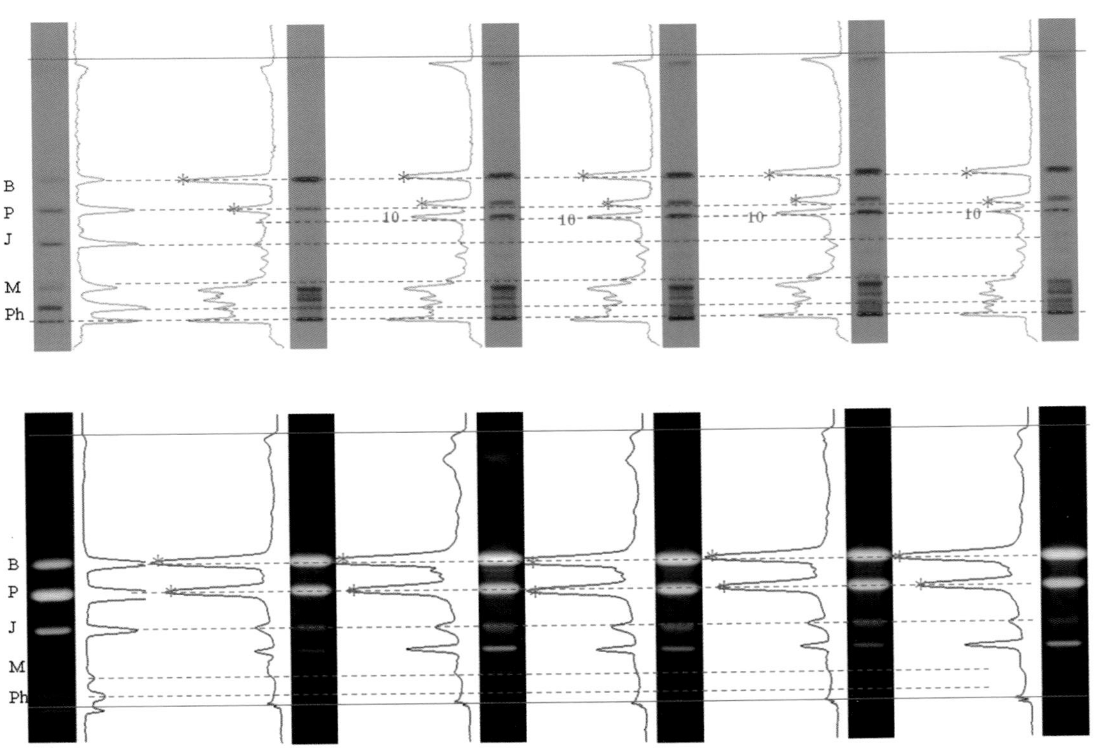

图 16-8　不同关黄柏的 HPTLC 荧光猝灭色谱图像（254nm）和荧光色谱图像（365nm）及其相应的数码扫描轮廓图

B: berberine　P: palmatine　J: jatrorrhizine　M: magnoflorine　Ph: phellodendrine

注：据图谱显示，关黄柏的小檗碱含量较川黄柏稍低，故其小檗碱色谱峰与巴马汀色谱峰的比例相差无几，而川黄柏中小檗碱峰明显比巴马汀色谱峰大。

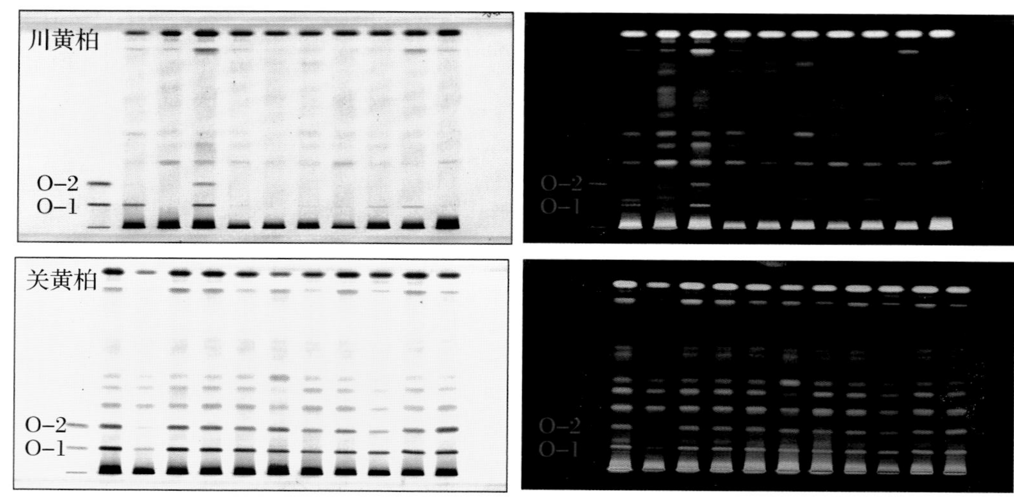

图 16-9 川黄柏和关黄柏脂溶性成分的 HPTLC 可见光薄层色谱图像（喷以香草醛 - 硫酸试剂显色）和 HPTLC 荧光色谱图像（365nm）

O-1: obacunone O-2: obaculactone

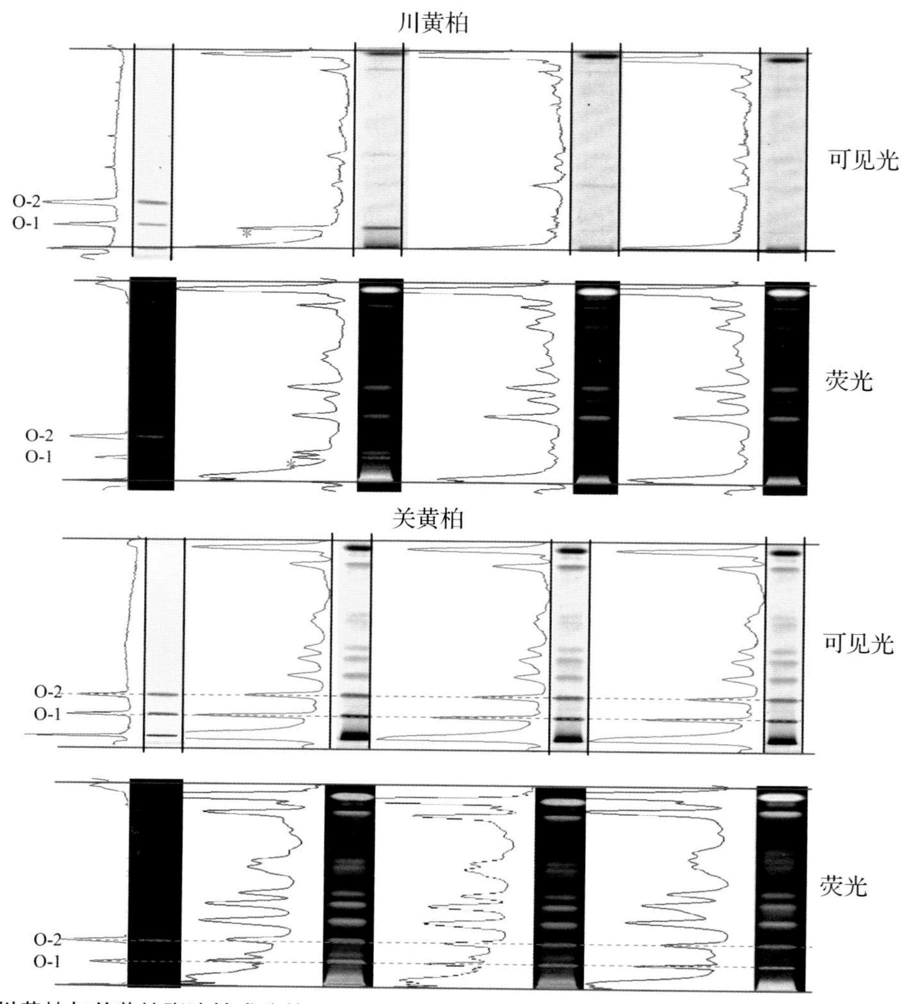

图 16-10 川黄柏与关黄柏脂溶性成分的 HPTLC 可见光薄层色谱图像和 HPTLC 荧光色谱图像以及其相应的数码扫描轮廓图

O-1: obacunone O-2: obaculactone

3.2 结果与讨论

黄柏薄层色谱指纹图谱分两部分：生物碱类和脂溶性成分（包括黄柏内酯与黄柏酮）。（川）黄柏与关黄柏分别收载在《中国药典》。两者薄层荧光色谱及可见光色谱均显示川黄柏以小檗碱（berberine）为主，而巴马汀（palmatine）含量很低；关黄柏中巴马汀与小檗碱荧光条斑相差不远。另一方面，从色谱峰的表观丰度可粗略地估计到关黄柏的生物碱总量及各生物碱的含量较川黄柏低得多（参见含量测定数据）。木兰碱及黄柏碱极性较大，用硅胶 GF_{254} 薄层板展开后，以碘蒸气熏后，在紫外光灯（254nm）下观察荧光猝灭的条斑，至少可观察到的有 5 个成分，木兰碱、黄柏碱等一组大极性生物碱类成分均滞留在色谱的下端近点样原点的部位未能充分展开；1 号色谱峰（条斑）为黄柏碱、4 号色谱峰（条斑）为木兰碱，它们的进一步分离尚需修改色谱条件（图 16–4~ 图 16–8）。

脂溶性部分的色谱图像是用梯度展开，香草醛 – 硫酸试剂显色后，可见光及紫外光（365nm）下观察荧光，黄柏内酯及黄柏酮 Rf 值很低，可见光下显棕红色，荧光为很弱的棕褐色条斑，其他成分尚未知。川黄柏中黄柏酮及黄柏内酯含量甚微，极难察见，其他荧光条斑同样很弱；关黄柏脂溶性成分较易察见，也构成两者的区别。

3.3 高效薄层色谱实验条件

3.3.1 脂溶性成分部分

3.3.1.1 样品的制备

供试品溶液	精密称取黄柏药材粉末 0.5g，加乙酸乙酯 30ml，超声提取 30min，滤过（药渣备用），滤液蒸干，残渣用乙酸乙酯制成 1ml 的溶液，作为供试品溶液
对照品溶液	精密称取黄柏内酯、黄柏酮适量，用甲醇做成每 1ml 各含 0.5mg 的溶液，作为对照品溶液

3.3.1.2 薄层色谱实验

薄层板	预制硅胶高效薄层板（20cm × 10cm；Merck）
点样	供试液与对照液点样各 2μl
展开剂及展距	甲苯 – 丙酮，以下列梯度展开 *（AMD，CAMAG）
展开梯度	见下表
检视	喷以 10% 硫酸乙醇溶液，105℃加热至斑点显色清晰，置日光与紫外光灯（365nm）下检视（仅观察黄柏酮与黄柏内酯，用 5% 香草醛 – 浓硫酸溶液代替硫酸溶液，可以提高这两个成分的显色灵敏度）

展开梯度：

步骤	甲苯（%）	丙酮（%）	展距（mm）	干燥时间（min）
1	90	10	80	20
2	100		90	5

* 二次展开也可用普通薄层色谱双槽展开缸，手工操作进行，两次展开的间隙，应保证薄层上残存的溶剂完全挥干，并保持干燥（图谱可能与 AMD 结果有差异，故待测样品与对照品必须同时同板测定）

3.3.2 生物碱部分

3.3.2.1 样品的制备

供试品溶液	取 3.3.1.1 项下的经乙酸乙酯提取后的药渣，加入甲醇约 30ml，超声提取 30min，滤过，滤液蒸干，残渣用甲醇定容至 2ml，作为供试品溶液
对照品溶液	取盐酸小檗碱、盐酸巴马汀、盐酸药根碱与木兰碱、黄柏碱适量，用甲醇制成每 1ml 各含 0.2mg 的溶液，作为对照品溶液

3.3.2.2 薄层色谱实验

薄层板	预制硅胶 F_{254} 高效薄层板（20cm×10cm；Merck）
点样	供试液与对照液点样各 1μl，点样后置五氧化二磷干燥器真空干燥 2h
展开剂及展距	醋酸丁酯－甲醇－异丙醇－水（5 ∶ 2 ∶ 1.5 ∶ 0.6）
检视	置紫外光灯（365nm）下检视荧光色谱图像；碘蒸气熏 5min 后，置紫外光灯（254nm）下检视荧光猝灭色谱图像

4 高效液相色谱分析

4.1 黄柏的高效液相色谱指纹图谱（生物碱部分）

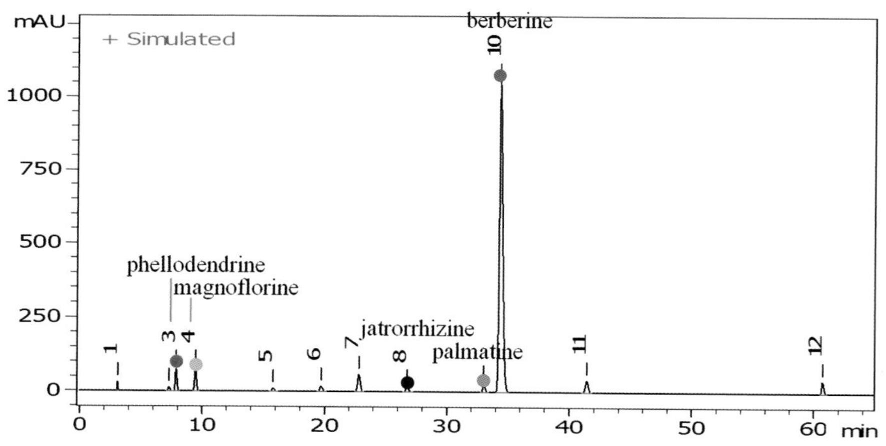

图 16–11　黄柏的 HPLC 色谱指纹图谱的共有模式

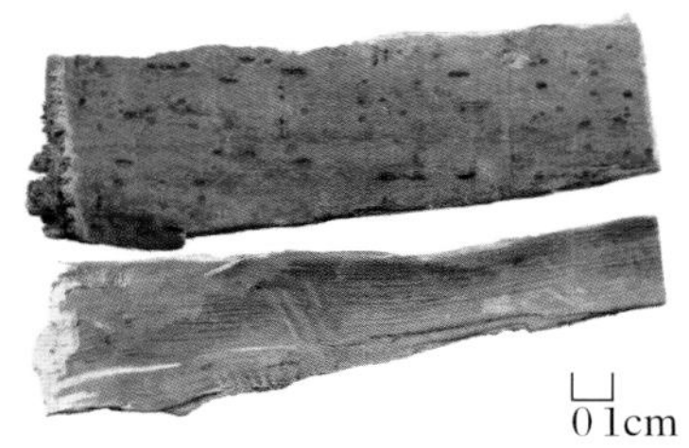

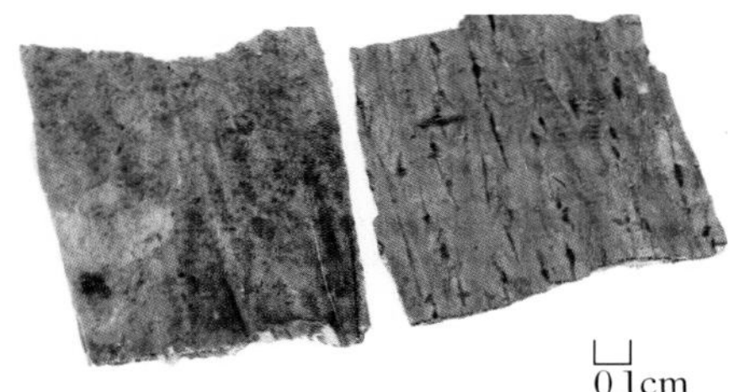

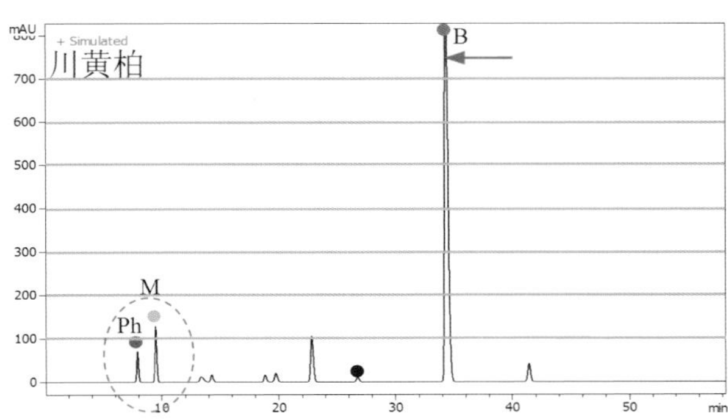

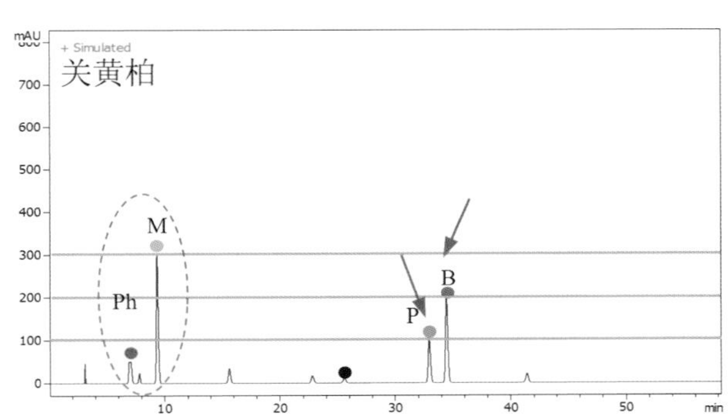

图 16-12　川黄柏和关黄柏的 HPLC 色谱指纹图谱的半定量的量化（积分面积）比较

Ph：phellodendrine　M: magnoflorine　P: palmatine　B: berberine

注：图谱显示，关黄柏生物碱含量明显低于川黄柏，以小檗碱最为明显。

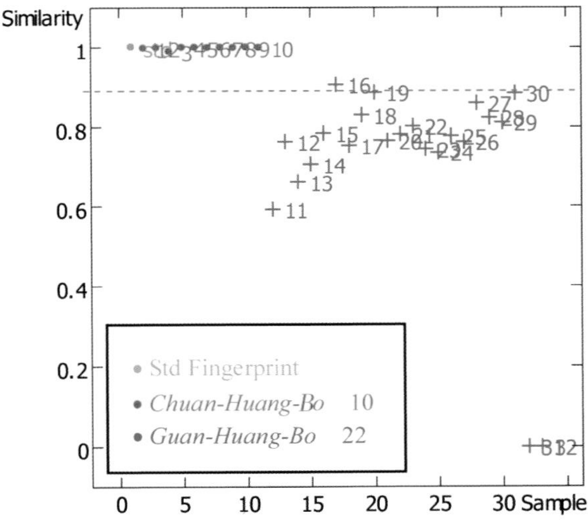

图 16-13　不同黄柏样品生物碱成分的 HPLC 色谱指纹图谱与共有模式比较的相似度分析

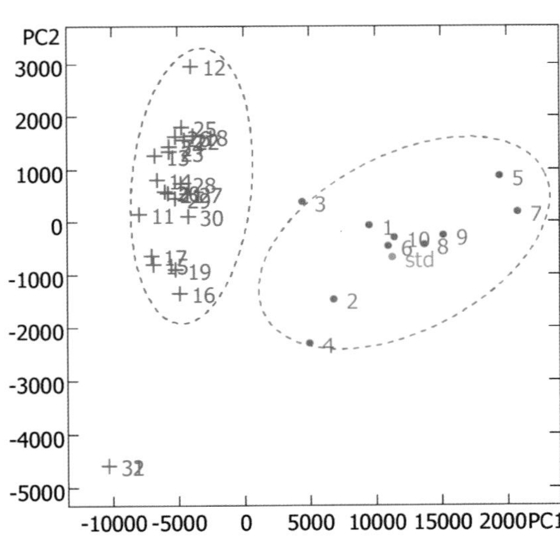

图 16-14　不同黄柏样品的 HPLC 色谱指纹图谱的主成分分析

4.2 结果与讨论

黄柏的 HPLC 指纹图谱可检出 12 个色谱峰，其中已知的 5 个生物碱为黄柏碱（phellodendrine）、木兰碱（magnoflorine）、药根碱（jatrorrhizine）、巴马汀（palmatine）、小檗碱（berberine）（图 16–11）。川黄柏色谱峰的表观丰度最强的是小檗碱，巴马汀很弱，两者相差悬殊；关黄柏色谱峰的整体表观丰度明显低于川黄柏，与含量测定结果相符。木兰碱色谱峰亦明显较强（图 16–12）。

HPLC 指纹图谱经相似度计算，32 批样品与川黄柏共有模式相比，计算夹角余弦相似度，川黄柏、关黄柏成分组成有共性，由于二者指纹图谱在色谱峰的表观丰度及色谱峰的峰高比例存在差异，川黄柏相关系数均在 0.96 以上，关黄柏相似度低于 0.9，22 批关黄柏中有 10 批低于 0.8，差异还是明显的（图 16–13）。主成分分析结果（数据未经标准化）显示 PC1 与 PC2 得分较高的均是 7 号峰（palmatine，–0.4661、0.8738）与 9 号峰（berberine，0.8796、0.4645），PC1~PC2 的累计方差为 98.98%，足以反映样品间的差异，投影图显示商品药材基本聚为两类，一类是川黄柏，另一类是关黄柏（图 16–16），离群样品 31、32 号为 1.5~2 mm 厚刮去药材栓皮的饮片，生物碱含量太低，脂溶性成分也很少，质量甚差。

4.3 高效液相色谱实验条件

4.3.1 样品的制备

供试品溶液	取样品粉末（过三号筛）约 0.1g，精密称定，用盐酸 – 甲醇（1 ∶ 100）溶液 100ml，室温浸泡 1h，超声提取 30min，取出，滤过，滤液蒸干，残渣用盐酸 – 甲醇（1 ∶ 100）溶液定容至 5ml，摇匀，通过孔径为 0.45μm 的微孔滤膜，取续滤液为供试品溶液
对照品溶液	取盐酸小檗碱、盐酸巴马汀、盐酸药根碱与木兰碱、黄柏碱适量，用甲醇做成每 1ml 各含 0.2mg 的溶液，作为对照品溶液

4.3.2 液相色谱实验

色谱仪	Agilent 1200 series 高效液相色谱仪
色谱柱	Kromasil C_{18} RP–C_{18} (250mm × 4 mm；5μm)
流动相	A：乙腈；B：0.3% 磷酸 –0.3% 三乙胺（1 ∶ 1）
洗脱梯度	见下表

时间（min）	乙腈（%）	0.3% 磷酸 –0.3% 三乙胺（%）
0	15	90
25	25	75
40	40	60
60	100	0
65	100	0

续表

流速	0.8 ml · min^{-1}
柱温	20℃
检测波长	230 nm
进样量	对照品溶液与供试品溶液各 5μl，注入液相色谱仪，测定，记录色谱即得
测定法	照高效液相色谱法〔《中国药典》（2010 年版　一部）附录 VI D〕测定，记录图谱

5 小　结

《中国药典》将（川）黄柏与关黄柏分别单列的主要原因是两者主要活性成分小檗碱含量相差 5 倍以上，分别规定小檗碱含量川黄柏不得少于 3%，关黄柏不得少于 0.6%。本文测定结果得到，10 批川黄柏小檗碱含量为 2.23%~4.72%；22 批关黄柏小檗碱含量为 0.37%~1.02%。除此以外，两者的色谱指纹图谱显示成分分布有共同的元素，但色谱中各成分之间的比例以及总生物碱的积分总量相差甚大。关黄柏中木兰碱及黄柏碱在薄层色谱图像中紫红色条斑明显，在液相色谱中木兰碱色谱峰也很明显（在同一样品中甚至高于小檗碱的色谱峰），但在川黄柏中色谱峰表观丰度很低（关黄柏总体色谱峰的表观丰度明显低于川黄柏）。薄层色谱图像脂溶性成分的分析表明，关黄柏总体成分低于川黄柏，木兰碱及黄柏碱极少，甚至难以检出。因此，综合考虑《中国药典》将“关黄柏”从“黄柏”品种中剥离出来另立品种是比较合理的；可惜的是，功能主治和计量均未修订，是一个缺陷。

黄芪（*Huang-Qi*） ASTRAGALI RADIX 英 Milkvetch Root

1 基　原

为豆科（Leguminosae）植物蒙古黄芪 *Astragalus membranaceus*（Fisch.）Bge. var. *mongholicus*（Bge.）Hsiao 或膜荚黄芪 *Astragalus membranaceus*（Fisch.）Bge. 的干燥根。

2 药材外形

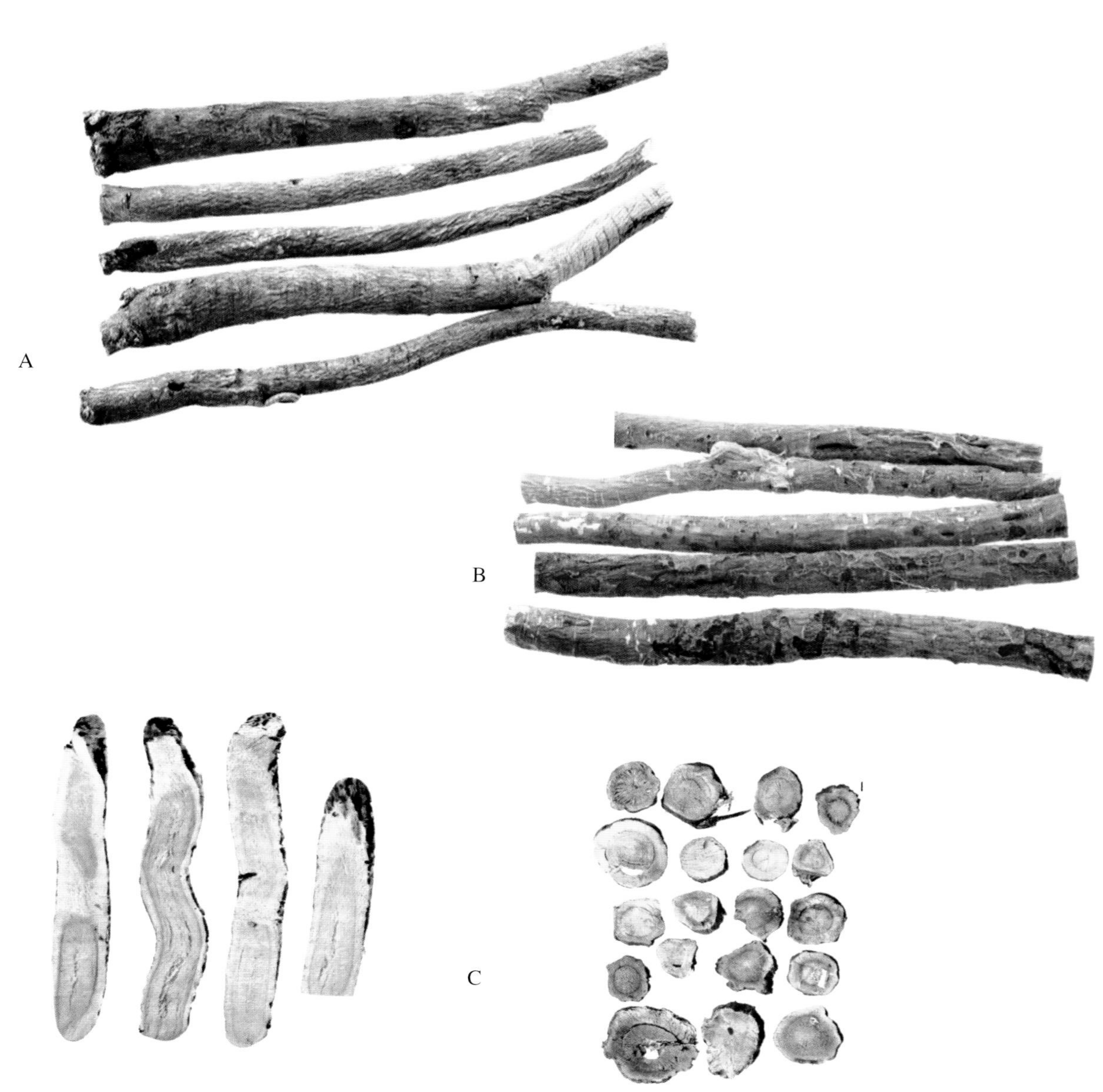

图 17-1　黄芪药材和饮片

A：蒙古黄芪　B：膜荚黄芪　C：黄芪饮片

[化学成分]

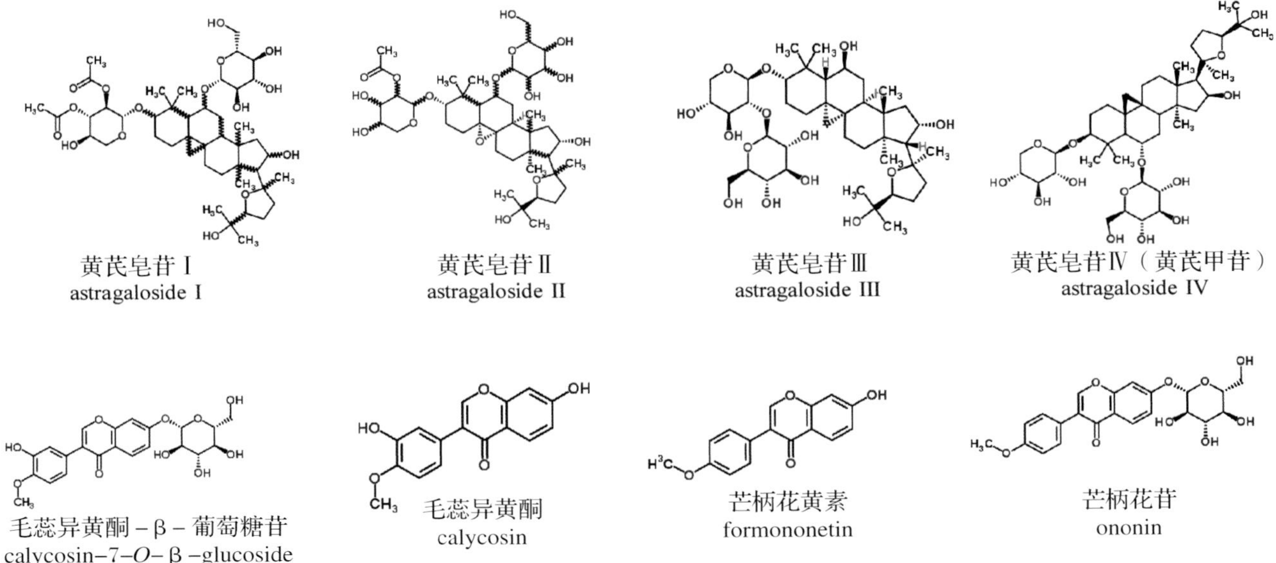

图 17-2 黄芪主要皂苷和异黄酮类成分

3 高效薄层色谱分析

3.1 黄芪的高效薄层色谱图像及数码扫描轮廓图（指纹图谱）

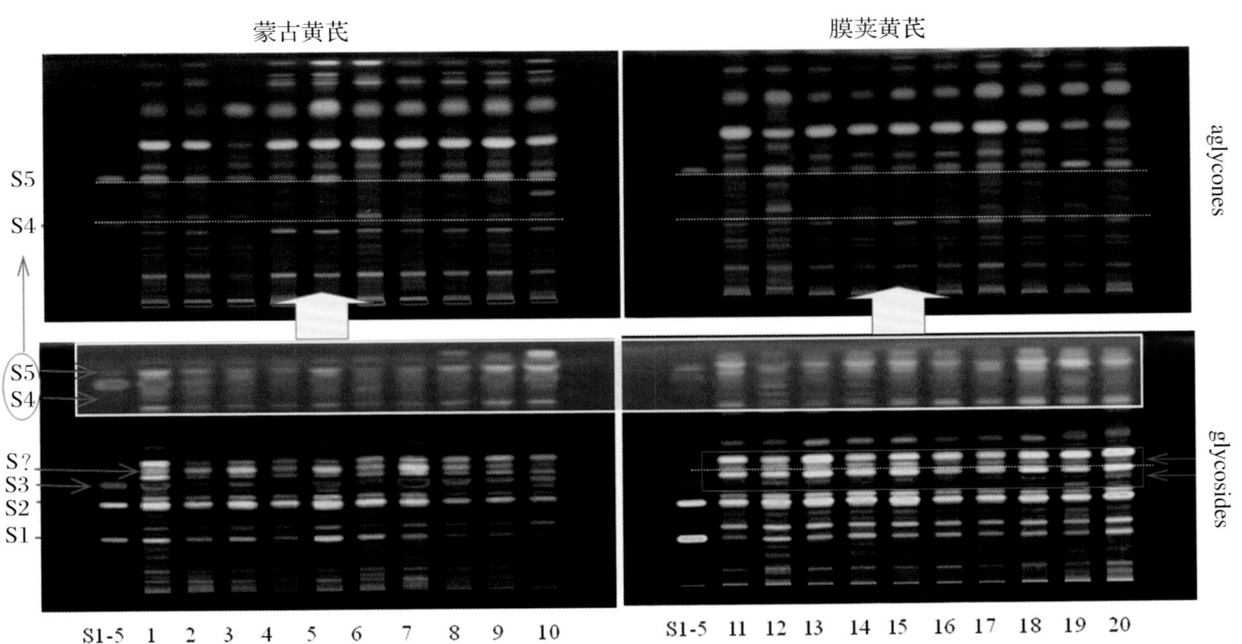

图 17-3 黄芪苷元组分（上）和黄酮苷类及皂苷类组分（下）的 HPTLC 荧光色谱图像

S1: astragaloside IV S2: astragaloside II S3: calycosin-7-*O*-β-glucoside S4: calycosin S5: formononetin S?: ononin

1～10: 蒙古黄芪 11～20: 膜荚黄芪

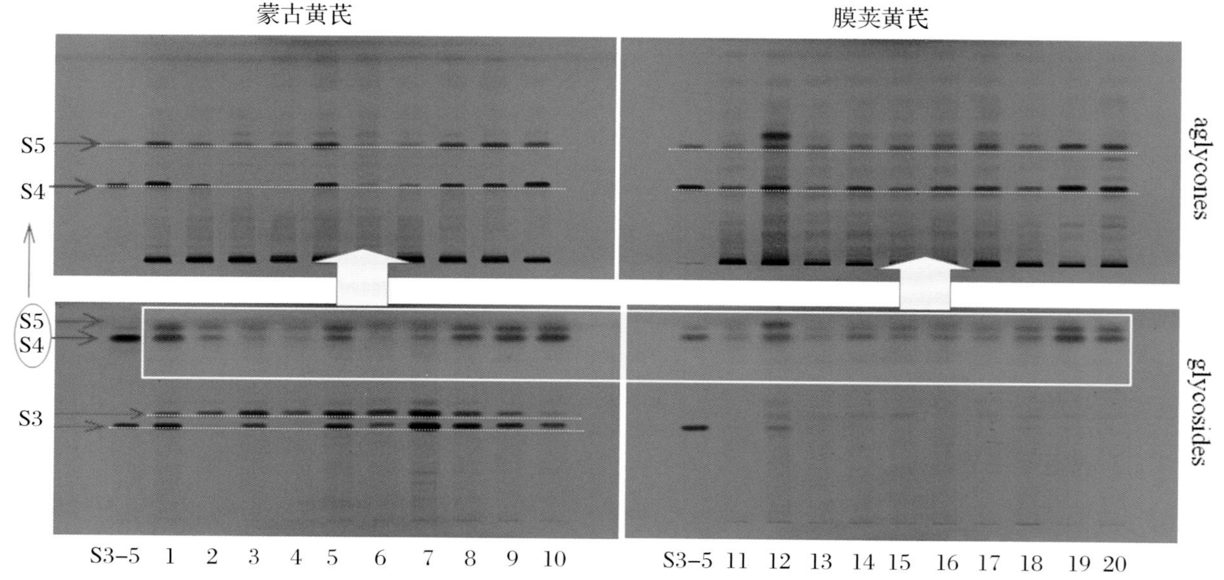

图 17–4 黄芪异黄酮类成分的 HPTLC 荧光猝灭色谱（254nm）图像

注：化学对照品、样品参照图 17–3。从上图看，膜荚黄芪的苷类成分的荧光猝灭色谱仅显示了少量黄酮苷成分极为微弱的暗斑，与图 17–3 比较，可知膜荚黄芪富含皂苷类成分。相比之下，蒙古黄芪黄酮苷成分的条斑则较为明显。

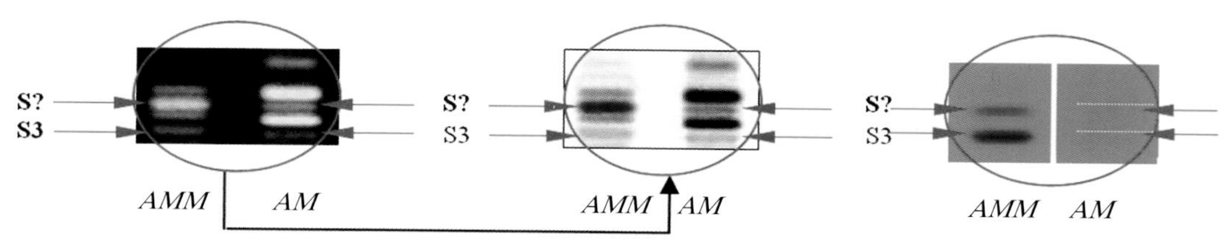

图 17–5 蒙古黄芪与膜荚黄芪的 HPTLC 色谱局部图像的细部特征比较

左：图 17–3 荧光色谱图　中：荧光色谱反相色谱图　右：喷显色剂前的荧光猝灭色谱图

S3: calyosin–7–*O*–β–glucoside　S?: ononin（待确认）　*AMM*: 蒙古黄芪　*AM*: 膜荚黄芪

注：在色谱图像的这一区段中，蒙古黄芪中较为明显的是毛蕊异黄酮苷（calyosin–7–O–β–glucoside, S3）为暗蓝色荧光条斑（其反相色为浅砖红色）和芒柄花苷（ononin, S?）的灰绿色条斑（其反相色为赭石色），两者为黄酮苷，故在紫外灯 254nm 下的荧光猝灭色谱中为一强一弱的黑色暗斑；而膜荚黄芪则为痕迹量。膜荚黄芪的两个浅橘黄色的荧光条斑明显（反相色为暗蓝色），因此在紫外灯 254nm 下的荧光猝灭色谱中未检出暗斑，证明其为皂苷类成分。在蒙古黄芪中此两个成分为弱灰色条斑。

3.2 结果与讨论

黄芪的活性成分较为复杂，作为供薄层色谱分析的供试品溶液制备需要预处理，将供试品溶液分为较强极性的苷类成分（皂苷、异黄酮苷）及较弱极性的成分（苷元）两部分，分别展开，以减少彼此的干扰，相当于延长了薄层板的长度，从而提高了分离度。较强极性的供试品溶液经 C_{18} 小柱除去强极性水溶性杂质; 较弱极性的供试品溶液经乙酸乙酯萃取，富集苷元类成分。如不经预处理，易导致色谱条带边缘不清晰，背景常有杂质形成的拖曳现象。本品的较强极性成分的色谱荧光图像（图 17–3）显示膜荚黄芪与蒙古黄芪的指纹图谱大致接近，观察在 254nm 紫外光下的荧光猝灭色谱，可以判断哪些是皂苷成分（无紫外吸收，故不显色斑），哪些为黄酮苷成分（有紫外吸收，故显示暗色的吸收条斑）。这是一个极为简便的鉴别方法。但观察二者指纹图谱中间位置的细部，则见蒙古黄芪的毛蕊异黄酮苷（calycosin–7–*O*–β–glucoside）(S3) 蓝色荧光条斑之上方较膜荚黄芪多一个暗浅绿色的条斑，将此部分细部转变为互补色（反相色），则为清晰的暗紫色条斑，荧光猝灭色谱显示暗斑（图 17–5）在 254 nm 附近有紫外吸收，肯定不是皂苷，根据文献报道，推测可能是芒柄花苷 (ononin)。

黄芪的荧光薄层色谱指纹图谱的特点是皂苷类成分均为浅橙色荧光条斑，异黄酮苷及苷元类成分为蓝色或浅灰绿色荧光条斑。如毛蕊异黄酮（claycosin）显蓝色荧光，芒柄花黄素（formononetin）显浅灰绿色荧光，以及推测为芒柄花苷（ononin，为芒柄花黄素的 7– 葡萄糖苷）的浅灰绿色荧光条斑；在硅胶 254 薄层板上在 254nm 荧光灯下均显荧光猝灭暗斑。据此，对比膜荚黄芪和蒙古黄芪的荧光及荧光猝灭图谱，在相同的取样量条件下，皂苷的荧光强度膜荚黄芪比蒙古黄芪为强，说明皂苷含量较高（图 17–3），异黄酮苷类成分则蒙古黄芪比膜荚黄芪的相应荧光条斑较强，紫外光 254nm 下荧光猝灭条斑也有清楚的显示（图 17–4）。

除《中国药典》收载的这两个品种外，四川地区尚有多花黄芪（*Astragalus floridus*）和梭果黄芪（*Astragalus ernestii*）。多花黄芪的薄层色谱指纹图谱与《中国药典》规定的蒙古黄芪及膜荚黄芪明显不同的是其皂苷条斑的数量以及在色谱的分布很丰富，而异黄酮类色谱条斑极少，但在色谱的下端有一明显的蓝色异黄酮苷荧光条斑（硅胶 254 薄层板显荧光猝灭暗斑）（图 17–6，样品 3）。梭果黄芪皂苷类及异黄酮类成分含量均低，皂苷主要是色谱下部黄芪甲苷上下少量的皂苷荧光条斑，异黄酮苷类浓度极低，与蒙古黄芪及膜荚黄芪相差甚远（图 17–6，样品 4）。另与黄芪有类似功能的药材——红芪（*Hedysarum polybotrys*），其荧光色谱仅可察见于异黄酮类（苷类及苷元）成分的蓝色荧光条斑，与黄芪属的黄芪相去甚远（图 17–6，样品 5）。

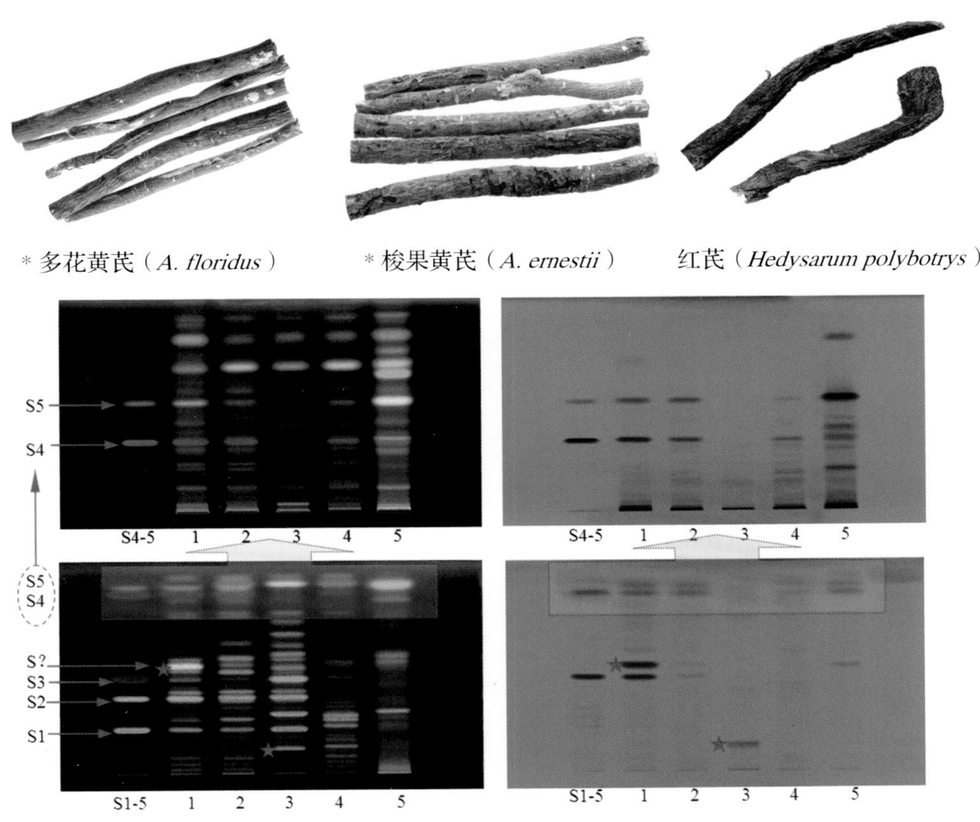

图 17–6　不同品种黄芪及红芪的 HPTLC 荧光、荧光猝灭色谱图像的比较

S1：astragaloside IV　S2：astragaloside Ⅱ　S3：calycosin–7–*O*–β–glucoside　S4：calycosin　S5：formononetin　S?：ononin

1：蒙古黄芪　2：膜荚黄芪　3：多花黄芪　4：梭果黄芪　5：红芪

注：多花黄芪与梭果黄芪样品由华西医科大学唐心曜教授惠赠。

3.3 高效薄层色谱实验条件

3.3.1 样品的制备

供试品溶液	取样品粉末4g，加甲醇100 ml索氏提取1h，过滤，滤液分为两份，待进一步处理。取上述提取物滤液一份（约50 ml）在水浴上蒸发至近干，用40%甲醇10 ml溶解，溶液在水浴上蒸干，残渣加水约10ml溶解后通过一C_{18}小柱(30 mg填料)，先后用30%甲醇及甲醇15 ml洗脱，将甲醇洗脱液蒸干，残渣溶于甲醇1 ml中，通过滤膜（0.45 μm），滤液供较强极性（苷类）成分的分析。取另一份提取物滤液水浴上蒸发至近干，残渣溶于30 ml 0.3% NaOH水溶液中，置分液漏斗中，加稀盐酸调整至pH 4~5，加乙酸乙酯振摇萃取2次，每次30 ml，合并乙酸乙酯萃取液；蒸发至干，残渣加甲醇1 ml溶解，过滤，滤液供较弱极性（苷元类）成分的分析
化学对照品溶液	分别取黄芪甲苷（astragaloside Ⅳ）、黄芪皂苷Ⅱ（astragaloside Ⅱ）、毛蕊异黄酮苷（calycosin-7-*O*-β-glucoside）、毛蕊异黄酮（calycosin）和芒柄花黄素（formononetin）各0.5 mg各溶于1ml甲醇中，备用

3.3.2 薄层色谱实验

实验器材	双槽展开缸（20cm×10cm; CAMAG），预先加入展开溶剂于展开缸的一个槽中，用前预平衡15min。自动点样器（CAMAG）（或手动定量毛细管），高效薄层板（Merck，MN或效能相近的其他高效薄层板），薄层色谱摄像设备(ReproStar, CAMAG)

3.3.2.1 较强极性成分（苷类）

点样	取供试品溶液及药材对照品溶液4μl，化学对照品溶液2μl，条带状点样于硅胶高效薄层板（20cm×10cm; MN。批号：257276），条带宽8mm，样品之间间隔5 mm，距板的底边8mm
薄层板的预干燥	取点样后的薄层板于五氧化二磷真空干燥器中放置2h，以保证点样后的薄层板硅胶的充分干燥。
展开	展开溶剂：二氯甲烷－乙酸乙酯－乙醇－水－冰醋酸（20∶40∶20∶5∶0.5）；上行展开至8 cm（温度：20℃；相对湿度：40%~50%）
显色及图像记录	首先在紫外光灯（254 nm）下观察荧光猝灭色谱，按常规拍摄记录荧光猝灭图像。然后均匀喷雾10%硫酸乙醇试液，105℃加热至色谱的斑点足够清晰，在紫外光灯（365 nm）下观察荧光色谱图像，并按常规拍摄记录荧光图像

3.3.2.2 较弱极性成分（苷元）

点样	取供试品溶液及药材对照品溶液 4μl，化学对照品溶液 2μl，条带状点样于硅胶高效薄层板（20cm × 10cm；MN。批号：257276），条带宽 8mm，样品之间间隔 5 mm，距板的底边 8mm
薄层板的干燥	取点样后的薄层板于五氧化二磷真空干燥器中放置 2h，以保证点样后的薄层板硅胶的充分干燥
展开	展开溶剂：甲苯 － 乙酸丁酯 － 甲酸（7 ：3 ：1）；上行展开至 8 cm（温度：21℃；相对湿度：40%~50%）
显色及图像记录	首先在紫外光灯（254 nm）下观察荧光猝灭色谱，按常规拍摄记录荧光猝灭图像。然后均匀喷雾 10% 硫酸乙醇试液，105℃加热至色谱的斑点足够清晰，在紫外光灯（365 nm）下观察荧光色谱图像，并按常规拍摄记录荧光图像

4 高效液相色谱分析

4.1 黄芪的高效液相色谱指纹图谱

4.1.1 异黄酮苷部分

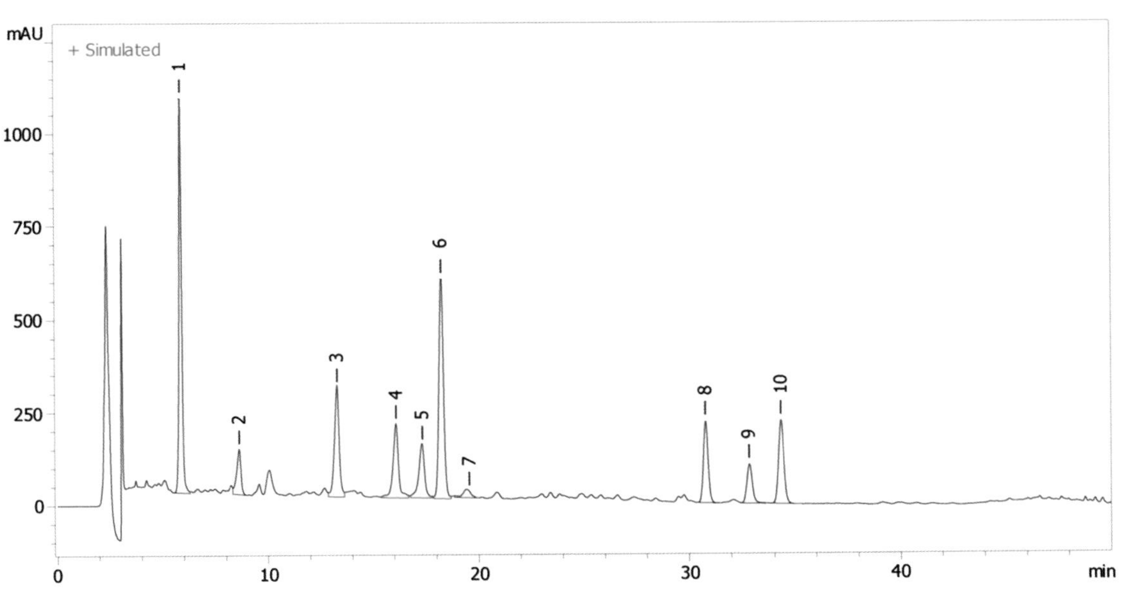

图 17-7 蒙古黄芪异黄酮成分的 HPLC-DAD 色谱指纹图谱的共有模式

1: calycosin-7-*O*-β-glucoside 6: calycosin 8: formononetin

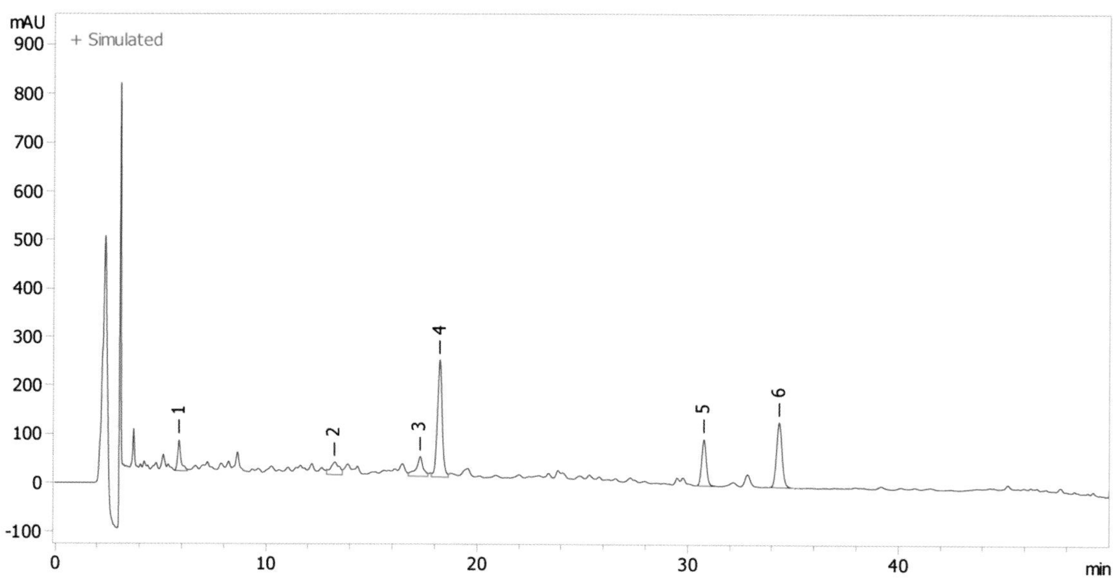

图 17-8　膜荚黄芪异黄酮成分的 HPLC-DAD 色谱指纹图谱的共有模式

1: calycosin-7-*O*-β-glucoside　4: calycosin　5: formononetin

4.1.2 皂苷部分

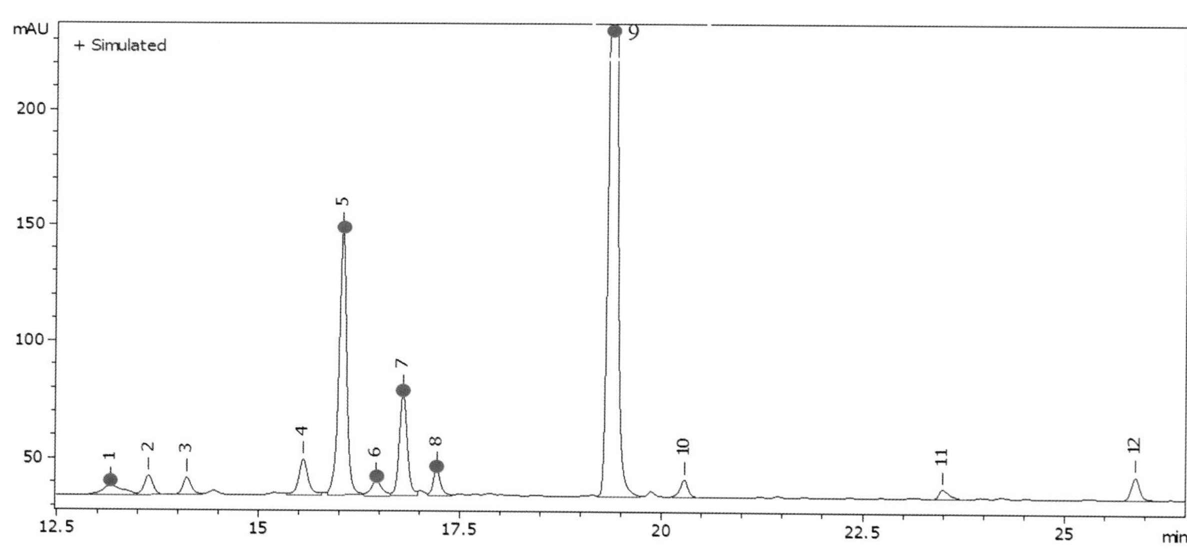

图 17-9　黄芪皂苷成分的 HPLC-ELSD 色谱指纹图谱的共有模式

1: astragaloside Ⅳ　5: astragaloside Ⅱ　6、7、8：flavone　9：astragaloside Ⅰ

4.2 结果与讨论

异黄酮苷类部分的 HPLC-DAD 指纹图谱显示蒙古黄芪所含异黄酮类成分较膜荚黄芪丰富，且含量较高，两者相差较大（图 17-8）。皂苷部分的色谱显示两者非常相似，区别不明显（图 17-9）。比较而言，HPTLC 得到的荧光色谱的图像较 HPLC 色谱指纹图谱更能明显地区别蒙古黄芪与膜荚黄芪（图 17-6）。

4.3 高效液相色谱实验条件

4.3.1 样品的制备

供试品溶液	称取供试品粉末 1.0 g，加 80 ml 甲醇，索氏回流提取 1h。滤过，滤液在水浴上蒸发至近干，加 10 ml 水溶解，水溶液通过 C_{18} 小柱（30mg），用水及 80% 甲醇相继洗脱，各 15 ml，收集 80% 甲醇洗脱液，水浴上蒸发至干，加甲醇溶解蒸干物，制成 2.0 ml 的溶液，通过 0.45μm 滤膜过滤，滤液备用。
对照品溶液	称取适量的 formononetin, calycosin, calycosin-7-*O*-β-glucoside 和 astragaloside IV 对照品，加甲醇溶解，分别制成 100μg·ml^{-1} 的溶液，备用

4.3.2 液相色谱实验

4.3.2.1 黄酮类成分

仪器	高效液相色谱仪 (Agilent 1200 +DAD& ELSD；ChemStation）
色谱柱	Agilent Zorbax SB-C_{18}（4.6mm×250mm；5μm)
进样量	15μl
流动相	A: 乙腈，B: 0.1% 冰醋酸水溶液
梯度	0 min：20% A；18min：30% A；23min：35% A；40min：40% A
柱温	32℃
检测波长	230nm

4.3.2.2 皂苷成分

色谱柱	gilent Zorbax SB-C_{18}（4.6mm×250mm；5μm）
进样量	5 μl
流动相	A: 乙腈；B: 0.3% 磷酸
梯度	0min：25% A；7min：40% A；7.01min：30% A；25min：80% A
柱温	30℃
蒸发光散射检测计	103℃
载气	空气
流速	2.6 L·min^{-1}

5 小　　结

黄芪药用有生黄芪及炙黄芪之分，生黄芪利水、化脓生肌；炙黄芪补气固表。但从化学分析的角度，尚未发现生黄芪与炙黄芪所含活性成分的本质区别。已知的活性成分是三萜类皂苷、黄酮苷及多糖。20 世纪 80 年代曾以氨基丁酸为检测目标成分，后根据日本学者对黄芪皂苷的研究改为主要是关于皂苷及黄酮成分的分布与表达。

《中国药典》收载黄芪两个品种：膜荚黄芪（*Astragalus membranaceus*）及蒙古黄芪（*Astragalus membranaceus* var. *monghlicus*），由于两者亲缘关系很近（后者为前者的变种），故次生代谢产物的分布大致相似，HPLC-ELSD 得到的皂苷类的指纹图谱极为相似；但参照薄层色谱的荧光图像则可较为清晰地分辨出两者皂苷分布有所不同，含量差异较大。异黄酮类部分的 HPLC-DAD、HPTLC 荧光色谱及荧光猝灭色谱图像可以清晰地分辨两者的异同。从方法学角度，液相色谱与薄层色谱可以互补。

关于黄芪的含量测定，《中国药典》是以黄芪甲苷（astragaloside Ⅳ）为指标成分进行测定，且规定含量不得少于 0.04%。但实际测定的商品黄芪含量一般高于此限度。从 HPLC 指纹图谱可以看出，正常的黄芪药材黄芪甲苷（astragaloside Ⅳ）在主要的皂苷中含量是最低的（色谱峰丰度最弱）。即原生态的成分黄芪甲苷含量并不高，之所以选定其为定量的指标成分，应该与其易于得到纯品，可以提供作为含量测定的化学对照品(更名为黄芪甲苷)有关。究其原因是正丁醇提取液经氨水处理后 Astragaloside Ⅰ、Ⅱ在碱性环境中易失去乙酰木糖的乙酰基而成为黄芪甲苷 (astragaloside Ⅳ)(图 17-10，图 17-11)。

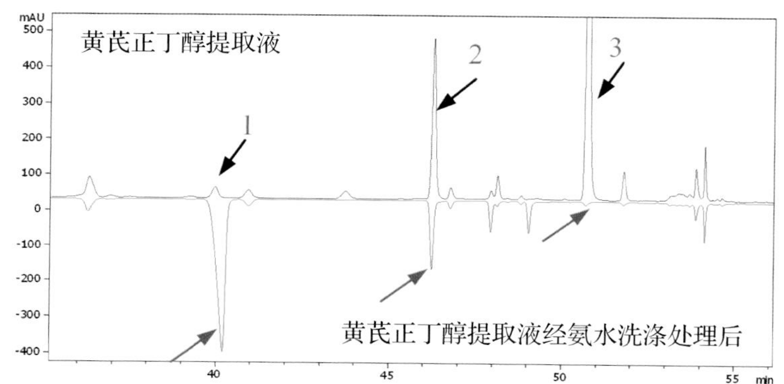

图 17-10　黄芪甲苷 (astragaloside Ⅳ) 在经碱性处理提取黄芪液前后的 HPLC 色谱的变化

上：黄芪正丁醇提取液　下：正丁醇提取液经氨水处理后（《中国药典》的方法）

1：黄芪甲苷 (astragaloside Ⅳ)　2：黄芪皂苷Ⅱ (astragaloside Ⅱ)　3：黄芪皂苷Ⅰ (astragaloside Ⅰ)

注：黄芪甲苷 (astragaloside Ⅳ) 在经氨水处理后的黄芪供试品中含量明显提高；黄芪皂苷Ⅰ (astragaloside Ⅰ) 经氨水处理后含量明显减弱。

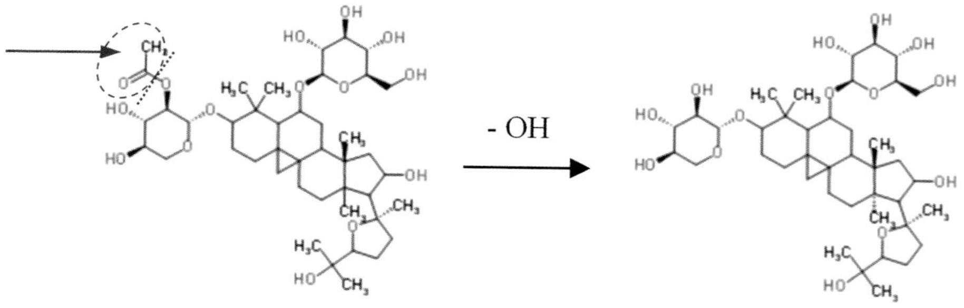

- OH

图 17-11　黄芪皂苷Ⅱ (astradaloside Ⅱ)(左) 在碱性环境下降解为黄芪甲苷 (astragaloside Ⅳ)(右)

连翘 (Lian–Qiao)

FORSYTHIAE FRUCTUS

英 Weeping Forsythia Capsule

1 基　原

为木犀科 (Oleaceae) 植物连翘 *Forsythia suspense* (Thunb.) Vahl 的干燥果实。

2 药材外形

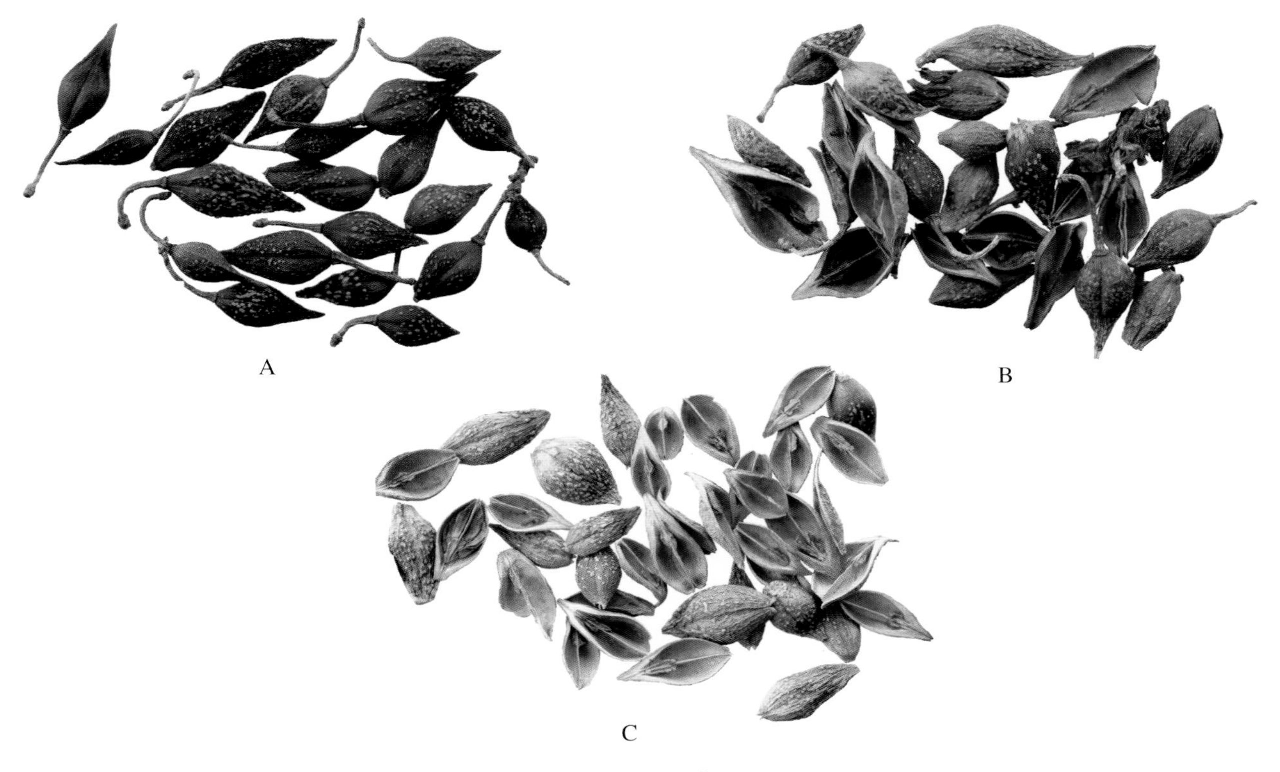

图 18–1　连翘药材

A：青翘　B：老翘　C：陈旧连翘

[化学成分]

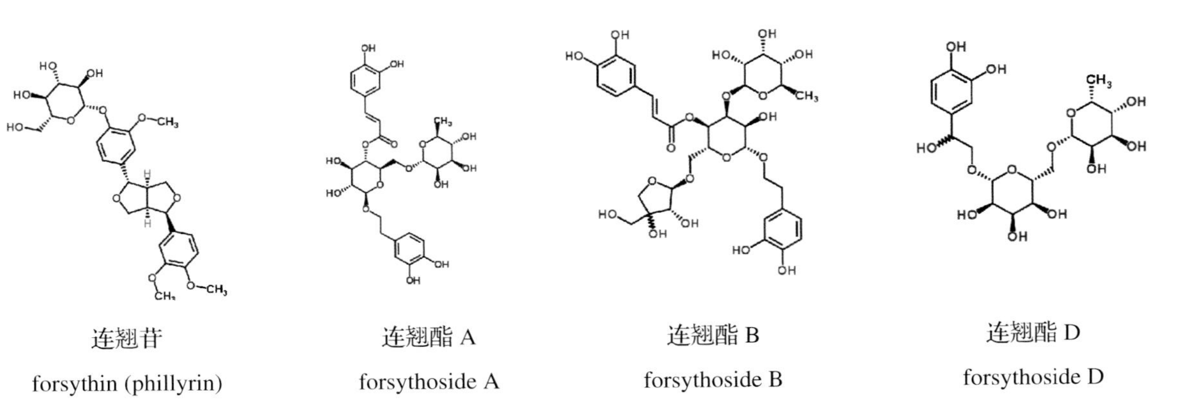

图 18–2　连翘部分的活性成分

3 高效薄层色谱指纹图谱分析

3.1 连翘的高效薄层色谱图像及数码扫描轮廓图（指纹图谱）

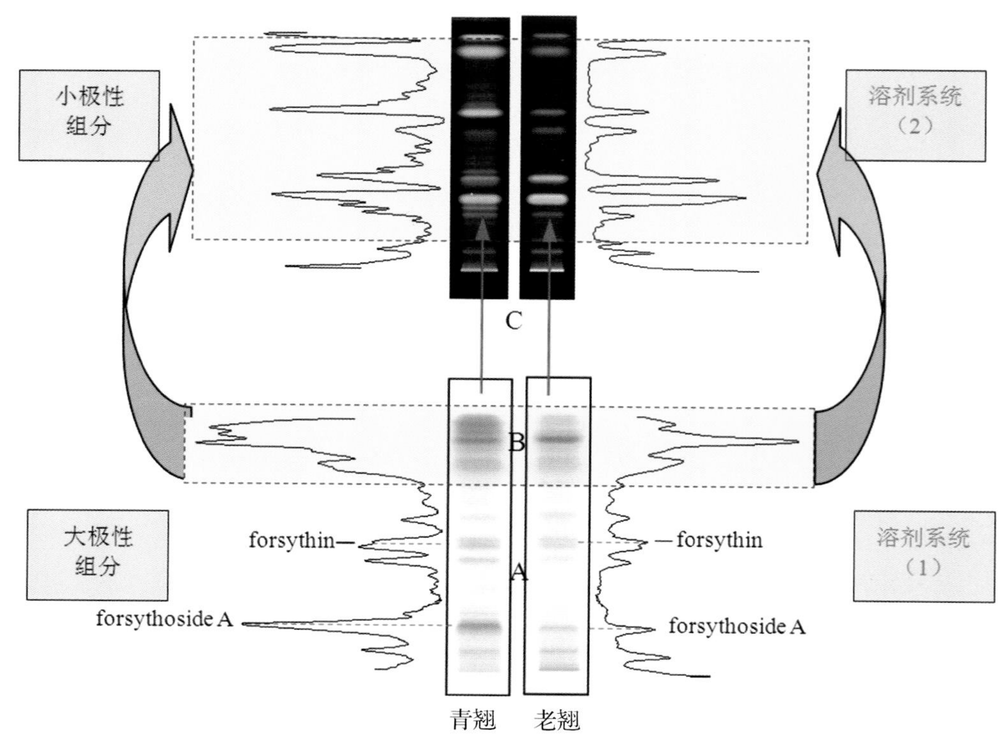

图 18-3　青翘和老翘的 HPTLC 色谱图像及其相应的数码扫描轮廓图

A：溶剂系统（1）以展开较高极性的成分　B：色谱顶端堆积的较小极性的成分　C：B 部分用溶剂系统（2）展开的荧光色谱图及其数码扫描轮廓图

3.2 结果与讨论

高效薄层指纹图谱显示连翘中成分的极性差别较大，必须使用两种展开系统进行展开。以展开系统（1）展开获得的高效薄层图像中以大极性组分为主（Rf 值 0.1~0.7），其中包括连翘酯苷 A（forsythoside A）和连翘苷（forsythin）；小极性组分均被堆积到薄层板前沿区域（图 18-3， A 和 B），色谱图像的 B 部分（图 18-3，B）以展开系统（2）展开并喷以硫酸衍生化后得到具有明显荧光的条带（图 18-3，C）。极性较大的化合物用硫酸显色并不能激发出鲜艳的荧光条带。这两部分合并得到完整的连翘特征图像，结合数码扫描轮廓图共同构成鉴别之用薄层色谱指纹图谱。

为方便比较商品连翘药材，3 块高效薄层板共 35 批样品合并在一起比较化合物的分布情况。所有样品具有相似的成分分布模式，但是某些成分的含量差异较大（图 18-4）。例如，3、4、30 号样品中蓝色星号标记的极弱荧光条带说明这些药材不仅存放时间长，而且无种子（见后）。此方法是一种简便、快速、直观的量化质量评估方法，适用于现场检测或预估含量。

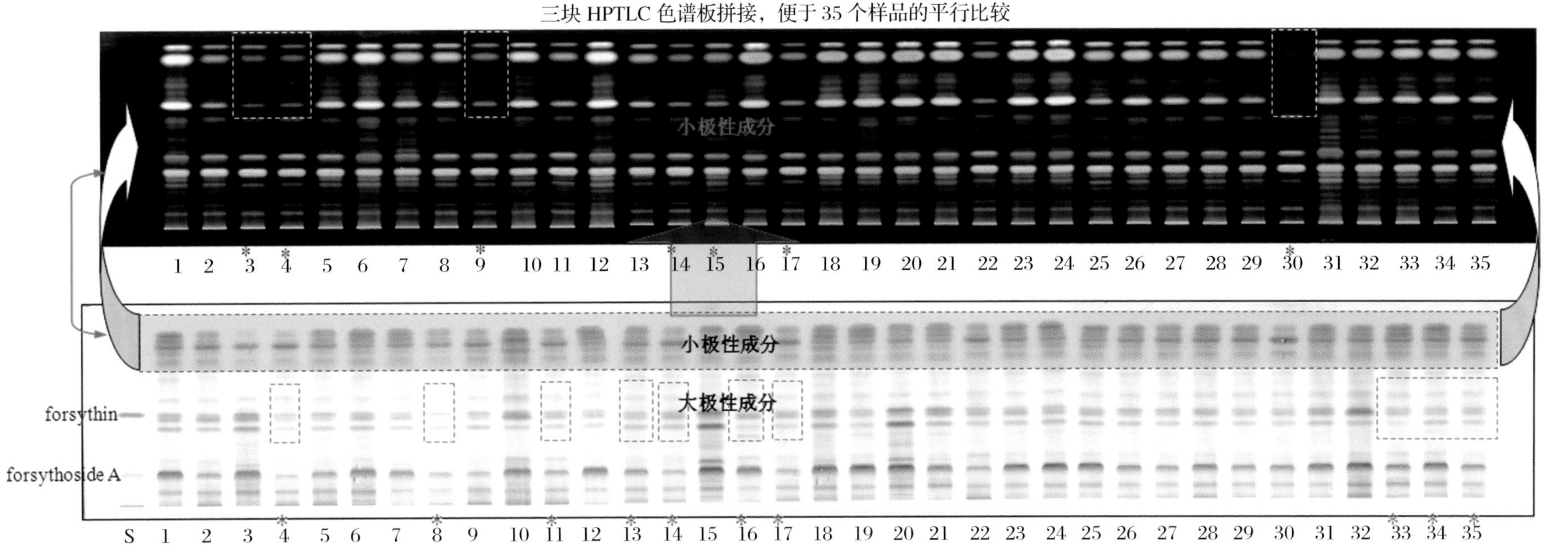

图 18-4　不同连翘商品的 HPTLC 荧光色谱图像及可见光色谱图像

S：化学对照品　1: 青翘对照药材　2~35: 连翘商品

注: 低极性组分（苷元）（上）采用 溶剂系统（2），较高极性组分（苷）（下）采用溶剂系统 (1)；色谱顶端部分是较低极性组分堆积在一起，须用溶剂系统（2）才能展开。

＊＊标记的样品显示一部分活性成分明显低于其他样品。

3.3 高效薄层色谱实验条件

3.3.1 样品的制备

供试品溶液	加 50ml 丙酮至约 1g 药材粉末中，超声提取 30min，离心（4000r·min^{-1}）10min，蒸干，残渣以甲醇溶解并定容至 1ml
对照品溶液	分别溶解 1mg 连翘苷（forsythin）和连翘酯苷 A（forsythoside A）至 1ml 甲醇中制得

3.3.2 薄层色谱实验

设备	双槽展开缸（20cm × 10cm; CAMAG），用前以 10ml 展开剂加至其中一槽中预平衡 15min

3.3.2.1 大极性组分

点样	供试品溶液与对照品溶液各 2μl 条带状点样于高效硅胶 60 薄层板 (20cm × 10cm; Merck) 上，距底边 8mm 处，条带宽 8mm，间距 5mm
展开	氯仿 – 乙酸乙酯 – 甲醇 – 甲酸（30 ： 5 ： 10 ： 1）作为展开剂；上行展开至 8cm 处

3.3.2.2 小极性组分

点样	供试品溶液 1μl
展开	甲苯 – 乙酸乙酯 –36% 乙酸（90 ： 25 ： 2）作为展开剂；上行展开至 8cm 处
温度	20~24℃
湿度	约 40%
检测及图像存储	喷以 10% 硫酸乙醇溶液，105℃加热至条带清晰，置于可见及紫外光灯（365 nm）下观测，并按照常规拍摄图像、记录

4 高效液相色谱分析

4.1 连翘的高效液相色谱指纹图谱

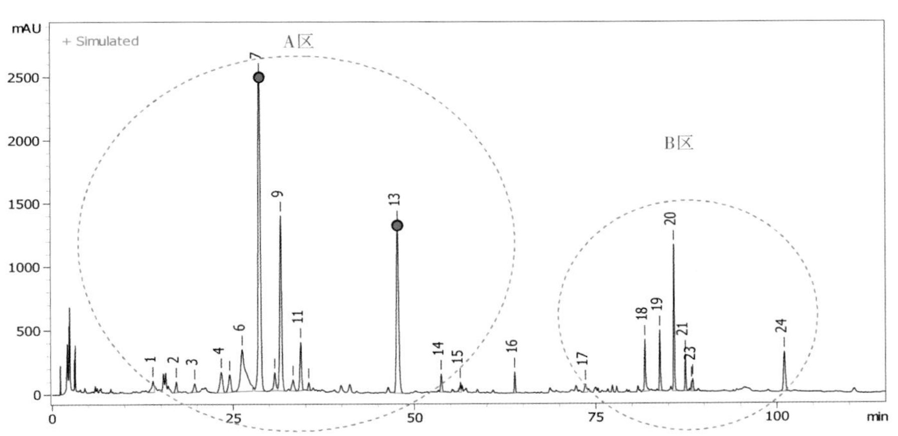

图 18–5　连翘的 HPLC 色谱指纹图谱的共有模式

7：forsythoside A　13：forsythin

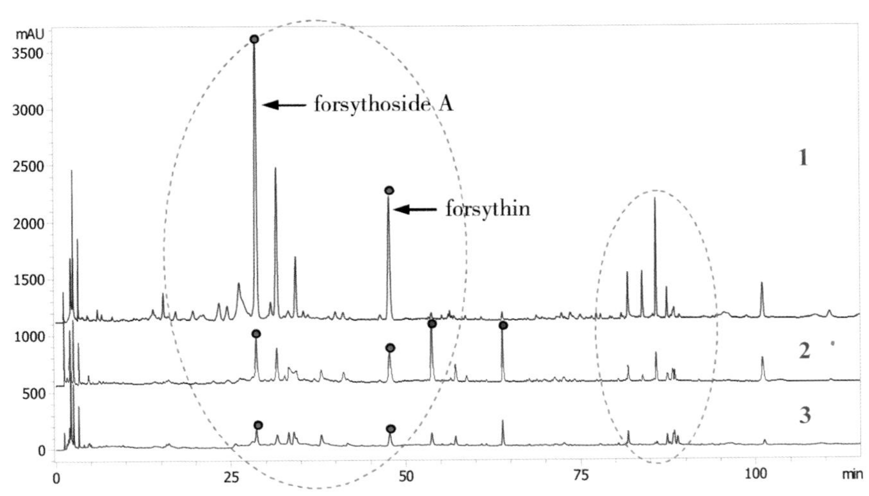

图 18–6　不同等级连翘的 HPLC 色谱指纹图谱的比较

1: 青翘　2: 老翘　3: 陈旧的连翘果壳（无种子）

4.2 结果与讨论

连翘（青翘）的高效液相色谱指纹图谱包含 24 个色谱峰；色谱峰间比例构成其独特的模式。基于在 C_{18} 色谱柱上的保留行为，为了便于识别图谱可分为两个区，A 区包括 forsythin 和 forsythoside A（大极性成分），B 区为小极性成分（图 18–5）。

以共有模式为基准可区分青翘和老翘（图 18–6）。随着贮藏时间的延长，活性成分含量降低。青翘优于老翘，陈旧样品老翘质量最差（图 18–6）。全果中含有较多的大极性成分（A 区）和小极性成分（B 区）。果壳中主要含 A 区内成分包括 forsythoside A 和 forsythin，含有较少的 B 区成分。全果中的 B 区内成分主要来源于种子（图 18–7）。

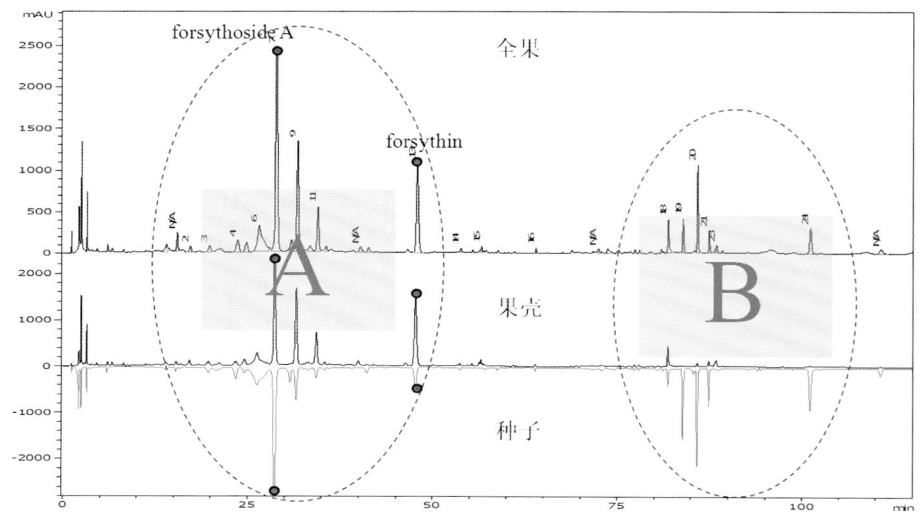

图 18-7　青翘整个果实、果壳、种子的 HPLC 色谱指纹图谱的比较

7：forsythoside A　13: forsythin

样品指纹图谱相似度分析采用夹角余弦计算而得，与共有模式相比，大多数商品样品的相似度低于 0.8。14 号样品的相似度最低（小于 0.2），该样品为一陈旧样品，部分已霉变，为离群样品（图 18-8、图 18-9）。3 号样品为青翘的代表样品（图 18-10），具有最高的相似度（0.99）。

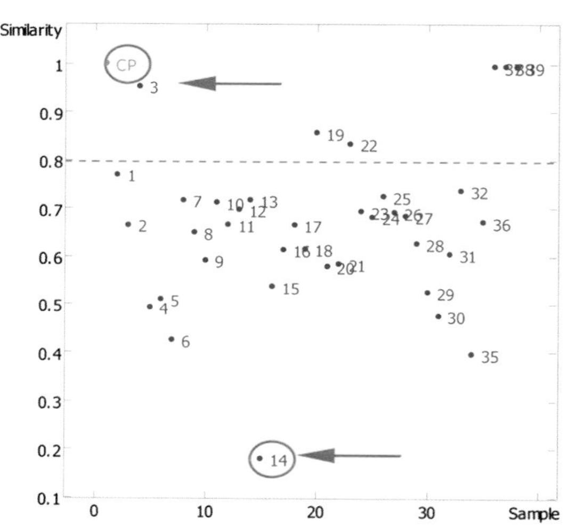

图 18-8　连翘样品的 HPLC 色谱指纹图谱与青翘的共有模式比较的相似度分析

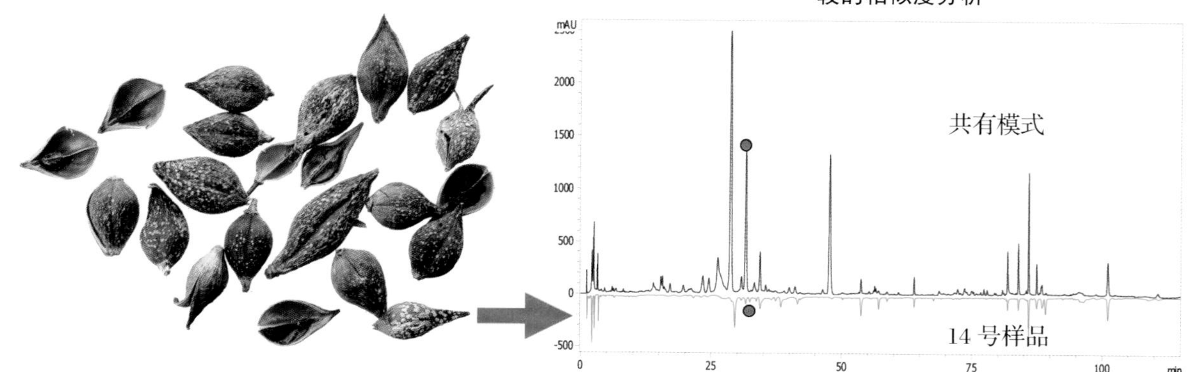

图 18-9　劣质连翘样品（14 号）的 HPLC 色谱指纹图谱与共有模式的比较

注：14 号样品的连翘苷（forsythin）的含量为 0.04%。

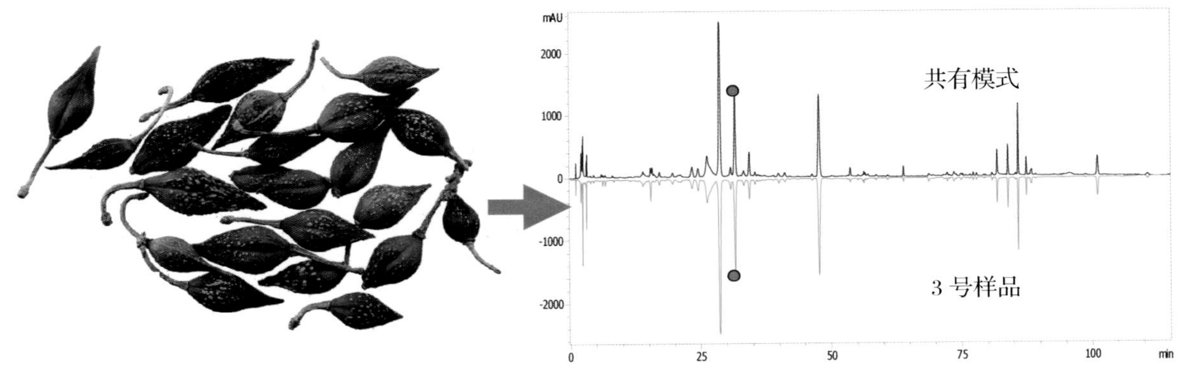

图 18-10　优质连翘（青翘）样品的 HPLC 色谱指纹图谱与共有模式的比较

注：3 号样品的连翘苷（forsythin）的含量为 0.95%。

4.3 高效液相色谱实验条件

4.3.1 样品的制备

供试品溶液	加 20ml 甲醇至约 1.0g 药材粉末中，水浴回流 30min，过滤，残渣以少量新鲜甲醇冲洗，合并洗液及滤液，定容至 25ml，通过 0.45μm 微孔滤膜，取续滤液制得
对照品溶液	将 1.0mg forsythin 和 forsythoside A 溶解至 1ml 甲醇中制得

4.3.2 液相色谱实验

仪器	HPLC（Agilent 1200 +DAD）；工作站
色谱柱	ZORBAX SB-C_{18} (4.6mm × 250mm；5μm；Agilent)
进样量	10μl
流动相	A：乙腈；B：水
梯度	0min：10% A；10 min：15% A；20min：15% A；30min：20% A；45min：23% A；60min：40% A；90min：100% A；115min：100% A
流速	1.0ml · min^{-1}
柱温	25℃
检测波长	202nm

5 小　　结

中医临床认为其功效为清热解毒，消肿散结。连翘分为两种：青翘和老翘。前者为较嫩果实（青色指果皮颜色）；后者为成熟果实。通常认为青翘的质量优于老翘。

利用连翘的高效薄层及高效液相色谱指纹图谱可以便捷地鉴别品种并评估商品药材的质量。通过分析印证了本草古籍中的说法：连翘为蒴果，以果壳不开裂者为优（果壳开裂后种子容易散失）。青翘为未成熟果实，所以果壳闭合，完整的幼果质量最佳。

连翘苷（forsythin）的含量也揭示了优质与劣质样品间的差异有统计学意义：3 号样品中的连翘苷含量为 0.95%（图 18-10），而 14 号样品中仅含 0.04%（本实验室未发表的数据）。2010 版《中国药典》规定，forsythin 含量不得低于 0.15%，推测可能《中国药典》制定含量限度所用的样品为较新鲜的连翘（青翘）。

灵芝（Ling-Zhi）

GANODERMA

英 Glossy Ganoderma 或 Chinese Ganoderma

1 基　原

为多孔菌科（Polyporaceae）真菌赤芝 *Ganoderma lucidum*（Leyss.ex Fr.）Karst. 或紫芝 *Ganoderma sinense* Zhao, Xu et Zhang 的干燥子实体。野生或人工培育，全年可采，除去杂质拣除附有朽木、泥沙或培养基质的下端菌柄，阴干或在 40~50℃烘干。

2 药材外形

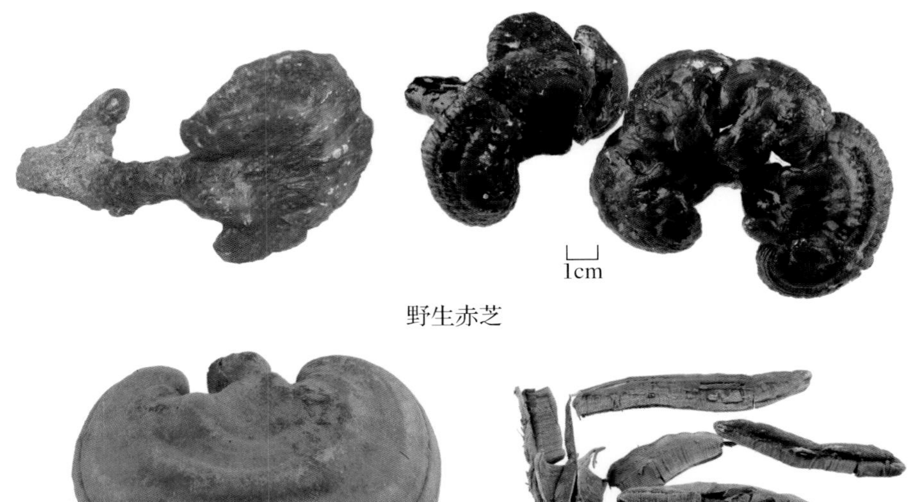

野生赤芝

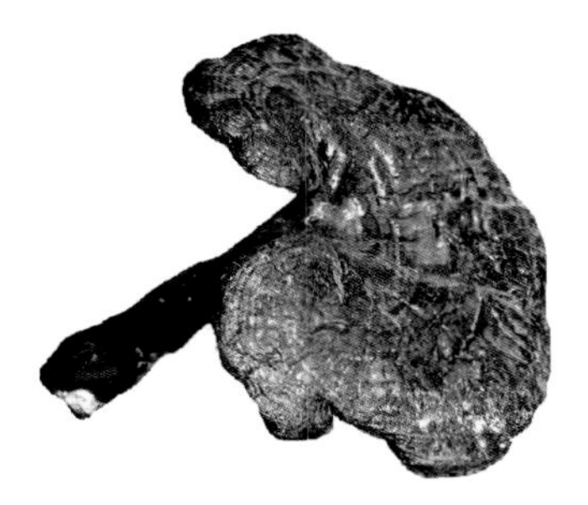

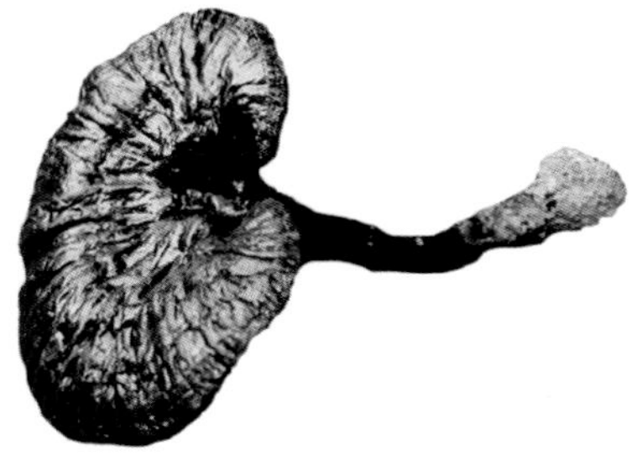

培植赤芝（菌盖为孢子覆盖）

紫芝

图 19-1　赤芝和紫芝药材

[化学成分]

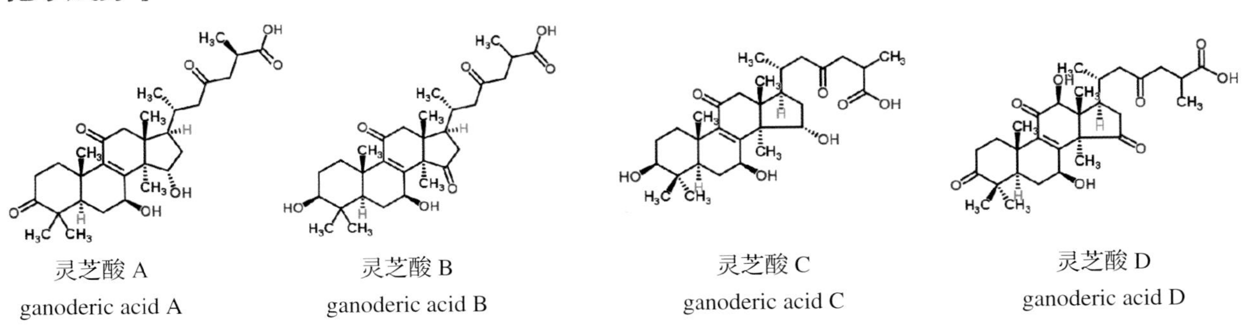

灵芝酸 A
ganoderic acid A

灵芝酸 B
ganoderic acid B

灵芝酸 C
ganoderic acid C

灵芝酸 D
ganoderic acid D

图 19-2　赤芝含有的部分三萜酸类成分

3 高效薄层色谱分析

3.1 灵芝的高效薄层色谱图像及数码扫描轮廓图（指纹图谱）

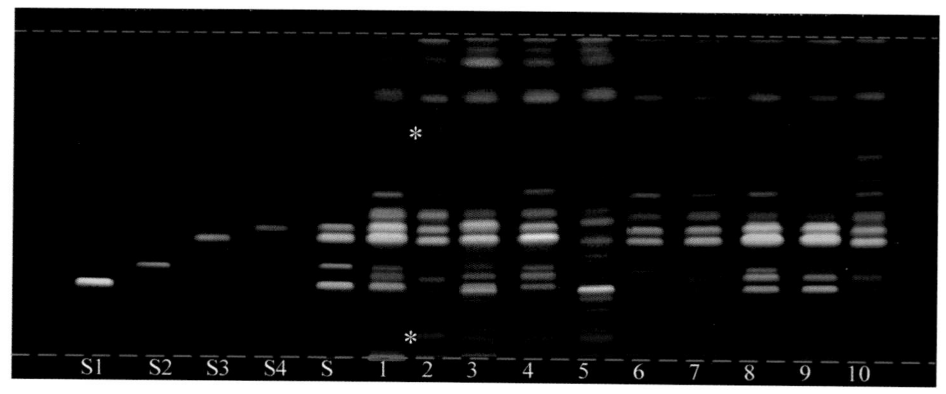

图 19-3　赤芝的 AMD-HPTLC 荧光色谱图像

S1: ganoderic acid C　S2: ganoderic acid A　S3: ganoderic acid B　S4: ganoderic acid G

S: 混合化学对照品（自下而上为 ganoderic acid C、ganoderic acid A、ganoderic acid B、ganoderic acid G）　1~10: 赤芝

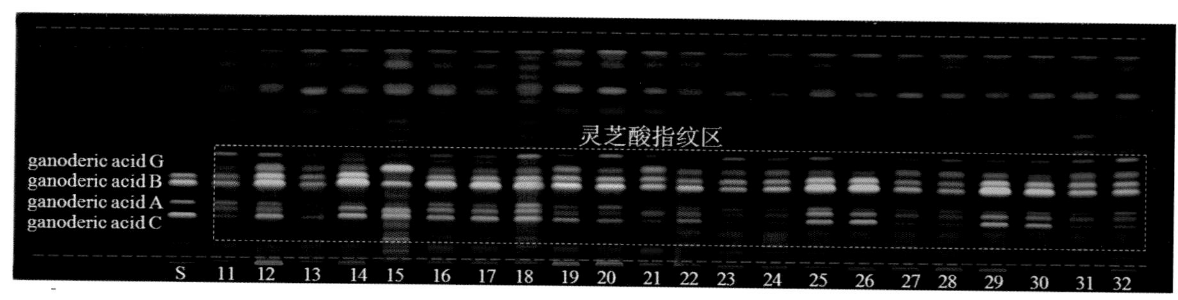

图 19-4　不同赤芝样品的 AMD-HPTLC 荧光色谱图像

S: 混合化学对照品　11~32: 赤芝

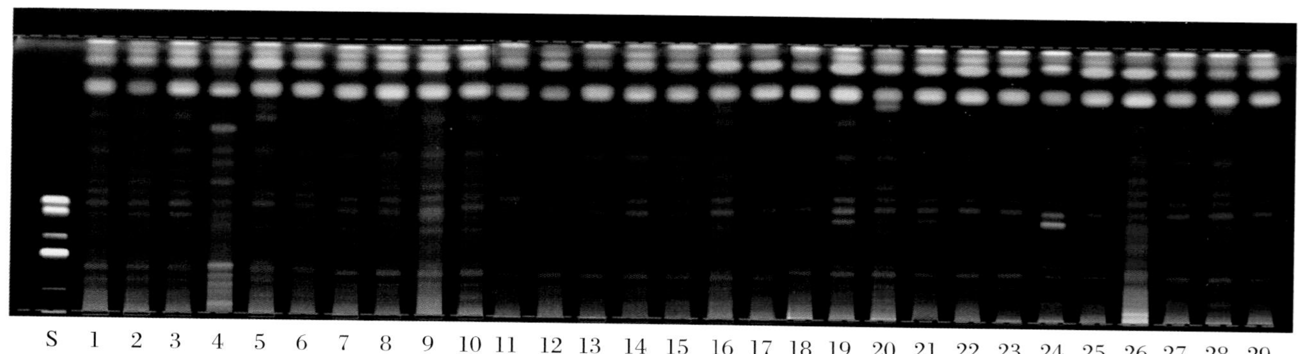

S 1 2 3 4 5 6 7 8 9 10 11 12 13 14 15 16 17 18 19 20 21 22 23 24 25 26 27 28 29

图 19-5　紫芝和黑芝的 AMD-HPTLC 荧光色谱图像

S: 混合化学对照品（自下而上为 ganoderic acid C、ganoderic acid A、ganoderic acid B、ganoderic acid G）

1~5、17：紫芝　5~16、18~29：黑芝

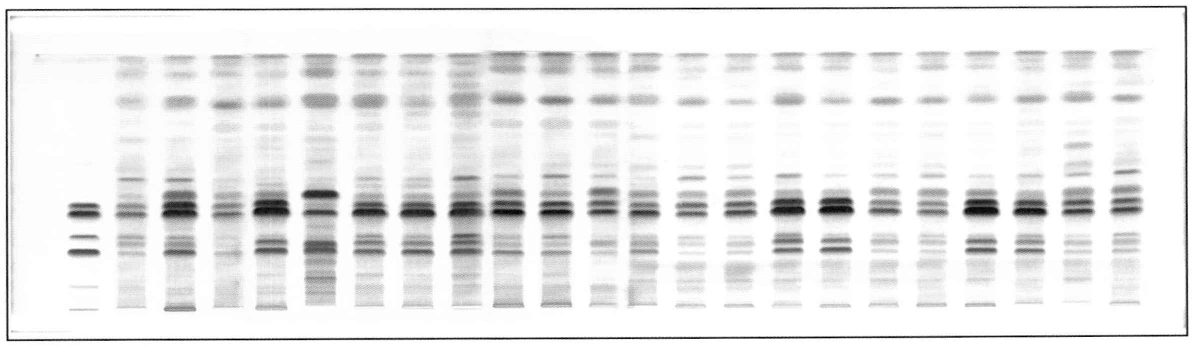

图 19-6　赤芝的 HPTLC 荧光色谱图像转换为反相色的图像（参见图 19-4）

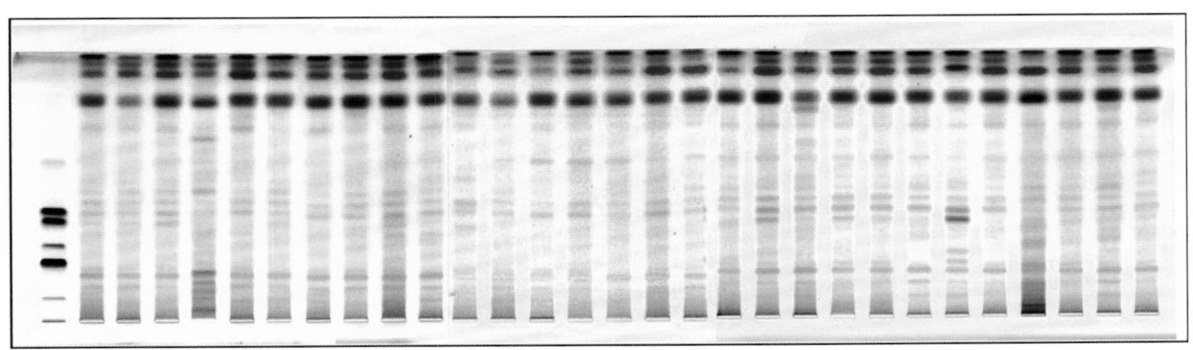

图 19-7　紫芝的 HPTLC 荧光色谱图像转换为反相色的图像（参见图 19-5）

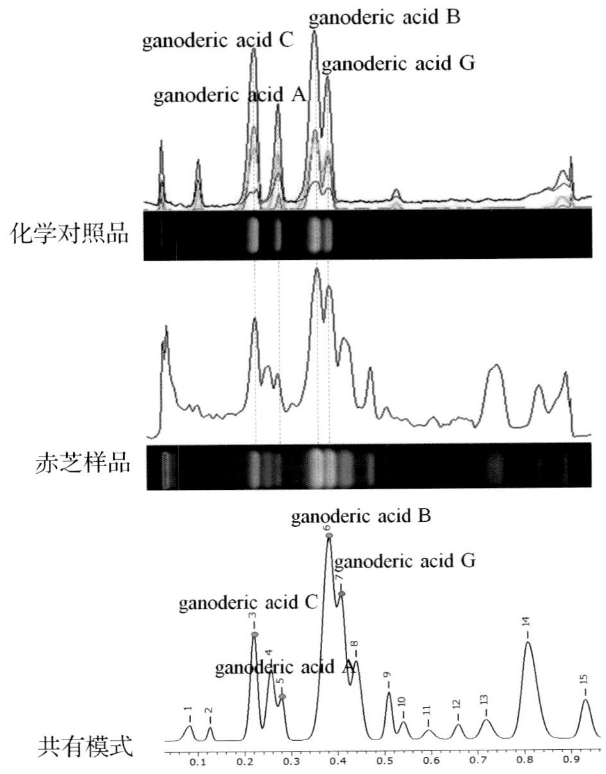

图 19-8　不同赤芝样品的 HPTLC 色谱图像及其对应的数码扫描轮廓图

注：共有模式是由 38 批赤芝样品的 HPTLC 荧光色谱图像的数码扫描轮廓图产生的。

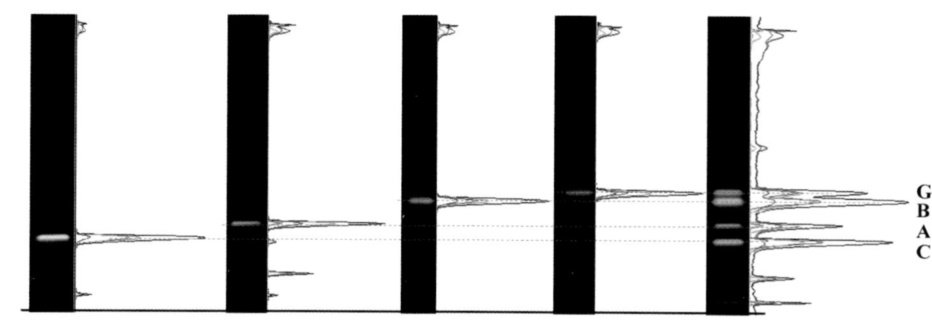

(1) 灵芝酸化学对照品的 HPTLC 荧光色谱图像及其数码扫描轮廓图

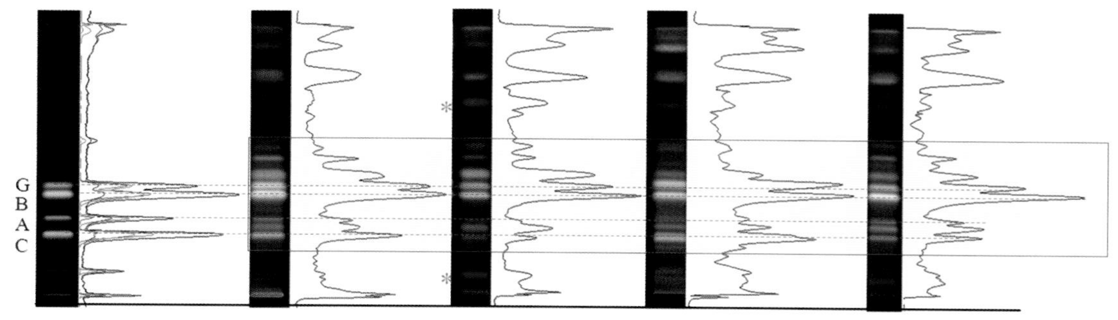

(2) 赤芝的 HPTLC 荧光色谱图像及其数码扫描轮廓图

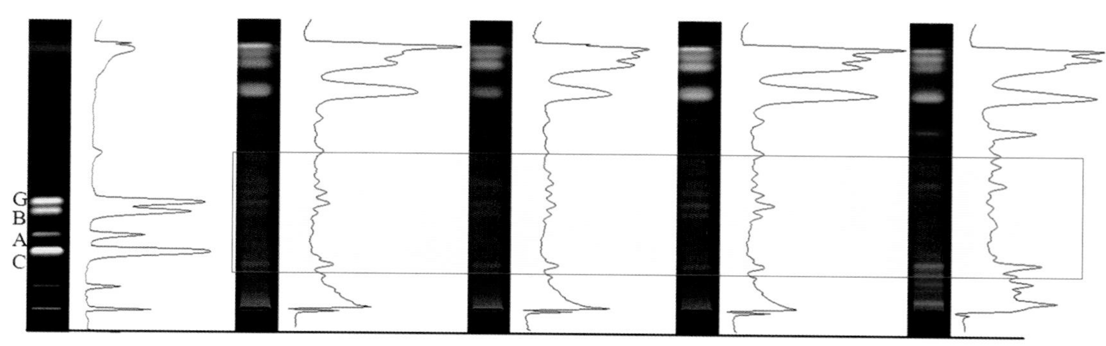

(3) 紫芝的 HPTLC 荧光色谱图像及其数码扫描轮廓图

图 19–9　赤芝和紫芝的 HPTLC 荧光色谱图像及其数码扫描轮廓图

C：ganoderic acid C　A：ganoderic acid A　B：ganoderic acid B　G：ganoderic acid G

注：该图谱显示赤芝与紫芝所含三萜酸类成分有明显区别，赤芝富含三萜酸类成分，紫芝仅含微量。

3.2 结果与讨论

赤芝与紫芝三萜酸成分的最大区别是薄层图像中灵芝酸指纹区，赤芝富含灵芝酸类成分；而紫芝在此区内仅有痕迹量的荧光条斑。中性的三萜类成分集中在图像的前端，未进一步分析。由于所含三萜类成分众多，本专题采用的是自动多步展开仪（Automatic Development Device, AMD；CAMAG，Switzerland）程序展开 3 次。用常规展开设备手工 3 次展开也能得到近似的结果，但分辨率稍差，Rf 值有变异，荧光条带较扩散。收集的 38 批商品赤芝具有较高的相似度。样品个体之间的差异表现为各三萜酸的浓度分布有所不同（图 19-3；2、6、7、10 号样品），灵芝酸 C 附近的成分荧光强度明显减弱；产生差异的原因可能与人工培植灵芝的寄主不同有关，或者与菌株不同也有关系。5 号样品在灵芝酸 C 下方的荧光条斑荧光最强，其余成分明显减弱，此样品是以“椴木”培养的灵芝，与“培养袋”人工培植的赤芝指纹图谱有所差异。

灵芝品种复杂，习称“赤芝”及“紫芝”的商品中很可能不是《中国药典》收载的两个单一品种。从 38 批赤芝、35 批标识为“黑芝”（*G. atrum*）及 6 批紫芝样品的薄层荧光色谱图像分析，紫芝及黑芝特征差异较小，但与赤芝明显不同（图 19-4，图 19-5），两者荧光图像经软件处理为其反相色图像观察更为清晰（图 19-6，图 19-7）。市场所称的“黑芝”品种尚需鉴定，从指纹图谱比较，与紫芝样品同样三萜酸成分很少，但成分的分布有所差别。相似度及主成分分析结果也证实这一直观观察的结果（图 19-10，图 19-11）。而且黑芝与紫芝色谱图像的主要区别还需待中性三萜类成分的色谱分析，从 HPLC 色谱看，两者中性三萜醇类成分确有不同（参见 HPLC 分析部分）。

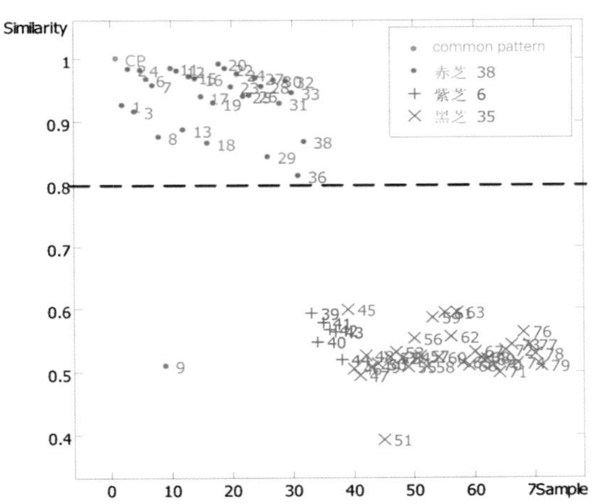

图 19-10　灵芝类药材的 HPTLC 色谱的相似度分析

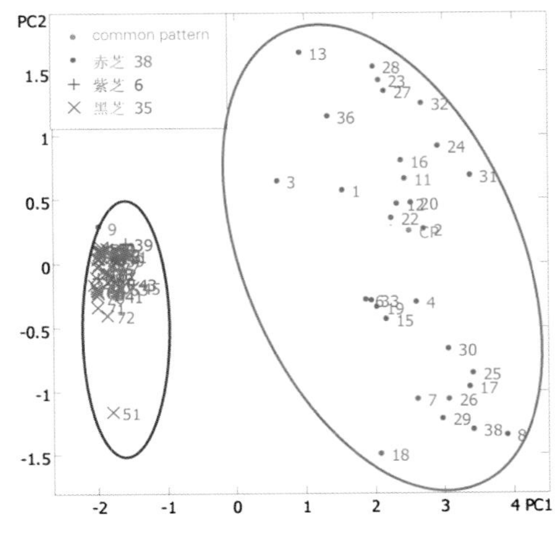

图 19-11　灵芝类药材的 HPTLC 色谱的主成分分析

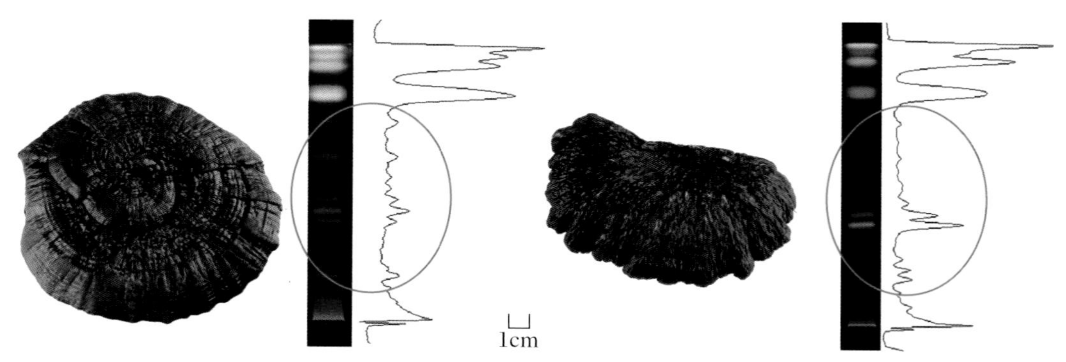

图 19-12　紫芝（左）和黑芝（右）的 HPTLC 荧光色谱图像及其相对应的数码扫描轮廓图

3.3 高效薄层色谱实验条件

3.3.1 样品的制备

供试品溶液	取本品粉末（过二号筛）约 5g，精密称定，置 250ml 具塞锥形瓶中，加入甲醇 100ml，静置 1h，置 60℃水浴中超声处理 30min，放冷，减压抽滤，滤渣用甲醇洗涤 2 次，每次 30ml，合并滤液。滤液经 50℃减压蒸发至近干，再用甲醇溶解、稀释并定容至 5ml 量瓶中，摇匀，0.45μm 微孔滤膜滤过，取续滤液，即得
对照品溶液	取灵芝酸 A、B、C、G 对照品适量，精密称定，用甲醇溶解，分别制成每 1ml 各含 1.2mg 对照品溶液

3.3.2 薄层色谱实验

薄层板	预制硅胶高效薄层板（10cm × 20cm；Merck。批号：HX775184）
点样	供试品溶液与对照品溶液各 1μl
展开剂及展距	以甲苯 – 醋酸乙酯 – 甲醇 – 甲酸 (15 ∶ 15 ∶ 1 ∶ 0.1) 为展开剂，将载有样品并预干燥的薄层板放入程序自动的展开仪（AMD）中，于温度 10 ~ 25 ℃；相对湿度 42% 左右，按以下步骤展开
检视	喷以 10% 硫酸乙醇溶液，105℃加热 10min，置紫外光灯（254nm）及日光下检视

步骤	甲苯 – 醋酸乙酯 – 甲醇 – 甲酸 (15 ∶ 15 ∶ 1 ∶ 0.1)	展距（mm）	干燥时间（min）
1	100	30	5
2	100	60	5
3	100	80	5

4 高效液相色谱分析

4.1 灵芝的高效液相色谱指纹图谱

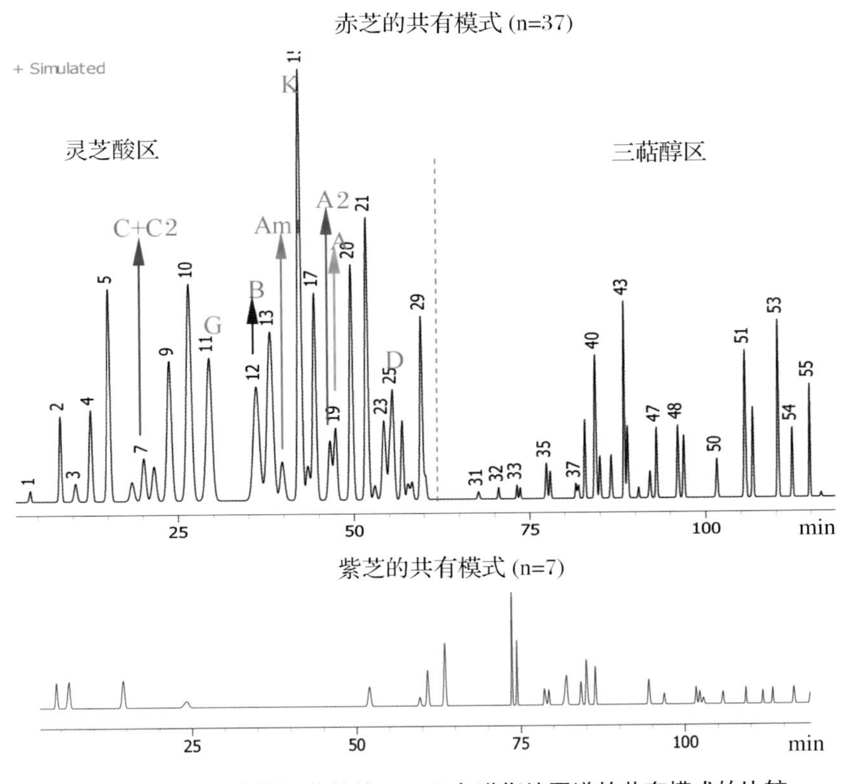

图 19–13 赤芝与紫芝的 HPLC 色谱指纹图谱的共有模式的比较

7：ganoderic acid C、C2 11：ganoderic acid G 12：ganoderic acid B 14：ganoderic acid Aml 15：ganoderic acid K 16：ganoderic acid A2 18：ganoderic acid A2 或 H 19：ganoderic acid A 25：ganoderic acid D

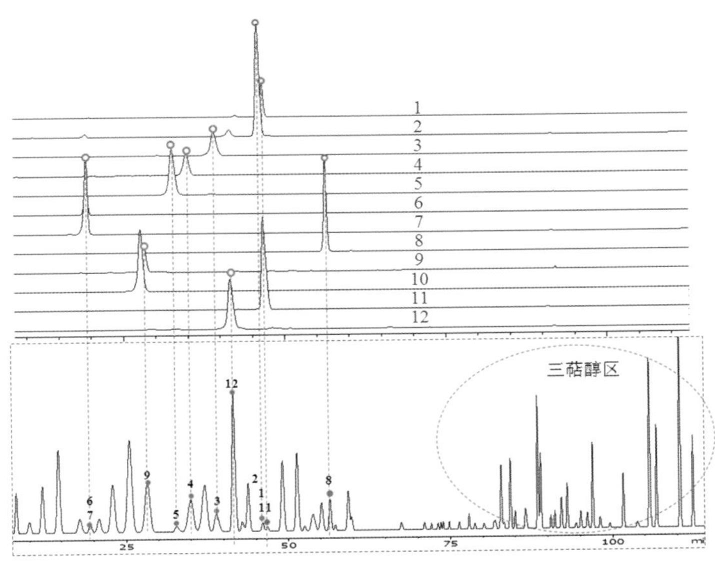

图 19–14 灵芝酸化学对照品与赤芝的 HPLC 色谱指纹图谱的比较

1：ganoderic acid A 2：ganoderic acid A2 3：ganoderic acid Am1 4：ganoderic acid B 5：ganoderic acid B2 6：ganoderic acid C 7：ganoderic acid C2 8：ganoderic acid D 9：ganoderic acid G 10：ganoderic acid G2 11：ganoderic acid H 12：ganoderic acid K

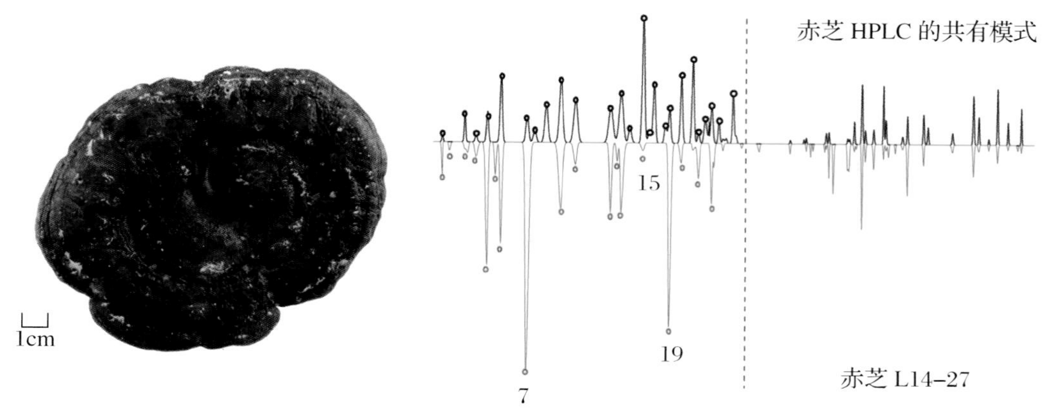

图 19–15 L14–27 号赤芝样品与赤芝的 HPLC 色谱指纹图谱共有模式的比较

注：L14–27 号样品的形态及颜色与惯用赤芝有所不同，但其 HPLC 三萜酸类成分的分布模式与共有模式基本吻合，但有的色谱峰如 7 号色谱峰（灵芝酸 C、C2）、19 号色谱峰（灵芝酸 A）的丰度较高，而 15 号色谱峰（灵芝酸 K）则明显减弱，表示含量不同；应仍属赤芝。

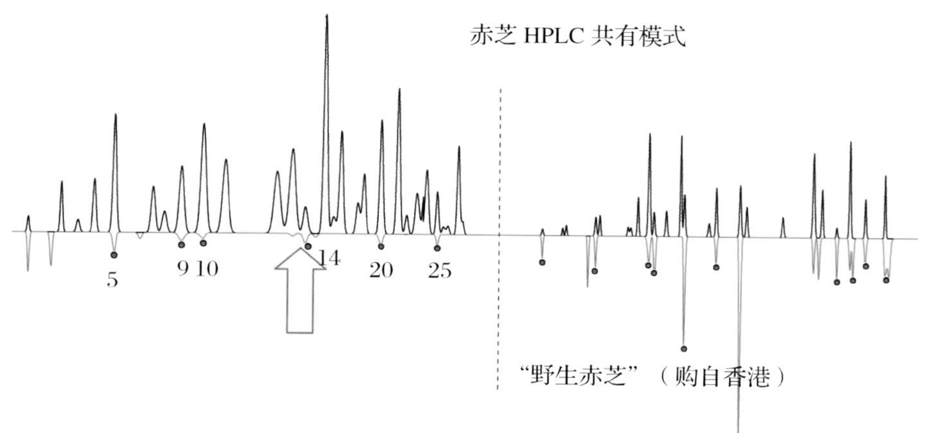

图 19–16 一种标识为"野生赤芝"的样品与赤芝 HPLC 色谱指纹图谱共有模式的比较

注：色谱显示灵芝酸部分与共有模式可以对应的色谱峰（5、9、10、14、20、25 号）仍可检出痕迹量的弱峰，模式仍属赤芝，但含量极低，属于过于陈旧的劣质赤芝。三萜醇类部分也能与共有模式相对应。

4.2 结果与讨论

HPLC 指纹图谱实验设计是构建一个色谱，可同时观测三萜酸类成分及三萜醇类中性成分的分布状况，可以化繁为简；全图谱可分为两部分，即灵芝酸区及灵芝醇区。HPLC 显示赤芝与紫芝的最明显的区别在于灵芝酸部分，三萜醇类成分含量相对赤芝也较低（色谱峰的响应值低），具体成分分布两者也不相同。用已知成分对照，HPLC 显示较薄层色谱图像更多的信息，以获得的 12 个灵芝酸类对照品 *(1：ganoderic acid A; 2：ganoderic acid A2；3：ganoderic acid Am1；4：ganoderic acid B；5：ganoderic acid B2；6：ganoderic acid C；7：ganoderic acid C2；8：ganoderic acid D；9：ganoderic acid G；10：ganoderic acid G2；11：ganoderic acid H；12：ganoderic acid K）作参照，可以指认出赤芝指纹图谱中的 9 个色谱峰。可以检出确认的 7 号峰是 ganoderic acid C、C2，11 号峰是 ganoderic acid G，12 号峰是 ganoderic acid

* 灵芝酸类对照品除灵芝酸 C 外，皆由果德安教授惠赠。

B，14 号峰 ganoderic acid Am1，15 号峰是 ganoderic acid K，16 号峰为 ganoderic acid A2，18 号峰是 ganoderic acid A 或 H，19 号峰是 ganoderic acid A，25 号峰 ganoderic acid D（图 19–13，图 19–14）。

与薄层色谱相似，HPLC 指纹图谱同样显示赤芝与紫芝的明显区别在于三萜酸部分，由于 HPLC–DAD 用紫外检测，灵敏度较荧光为低，所以大多数灵芝酸成分在色谱中很难检出（图 19–13）。

如前所述，灵芝的菌株及培养基础物质各不相同，影响成分的分布，但基本指纹图谱的模式仍有共同特征（图 19–15）。

4.3 高效液相色谱实验条件

4.3.1 样品的制备

供试品溶液	参见 3.3.1 项下供试品溶液的制备方法
对照品溶液	同 3.3.1 项下对照品溶液的制备方法

4.3.2 液相色谱实验

色谱仪	Agilent 1200 series 高效液相色谱仪
色谱柱	TSK–Gel ODS 18（150mm × 4.6mm；5μm)
流动相	A：乙腈；B：0.02% 磷酸
洗脱梯度	见下表
流速	1.2 ml · min^{-1}
柱温	0~40min: 15℃；40~70min: 35℃；70~125min: 15℃
检测波长	244nm、256nm
进样量	对照品溶液与供试品溶液各 20μl，注入液相色谱仪，测定，记录色谱即得
测定法	照高效液相色谱法〔《中国药典》（2010 年版　一部）附录 VI D〕测定

洗脱梯度：

步骤	时间 (min)	乙腈 (%)	0.02% 磷酸 (%)
1	0	26	74
2	35	26	74
3	45	30	70
4	65	38	62
5	90	65	35
6	120	100	0

5 小　　结

《中国药典》收载两种灵芝——赤芝及紫芝，两者三萜酸类活性成分（灵芝酸类）在色谱指纹图谱中表现有明显的不同，赤芝具有显著的优势，紫芝截然不同，据此推测两者所含的三萜类成分的活性表达应该有所不同。除灵芝酸成分外，文献报道灵芝的三萜醇类成分的活性也值得注意，尤其液相色谱显示赤芝的中性三萜醇类成分较为丰富，所以进一步研究中性部分的三萜成分的分布及其组成，对品种鉴别及相关生物活性的研究是大有裨益的。灵芝的多糖也是研究较多的活性成分，但限于当前色谱技术在分析多糖方面难度较大，未能进行指纹图谱分析。

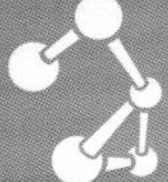

附：灵芝及近似品种的色谱指纹图谱分析

与药用正品灵芝相近的品种商品甚多，就已经收集到的各种“灵芝”进行色谱指纹图谱分析。

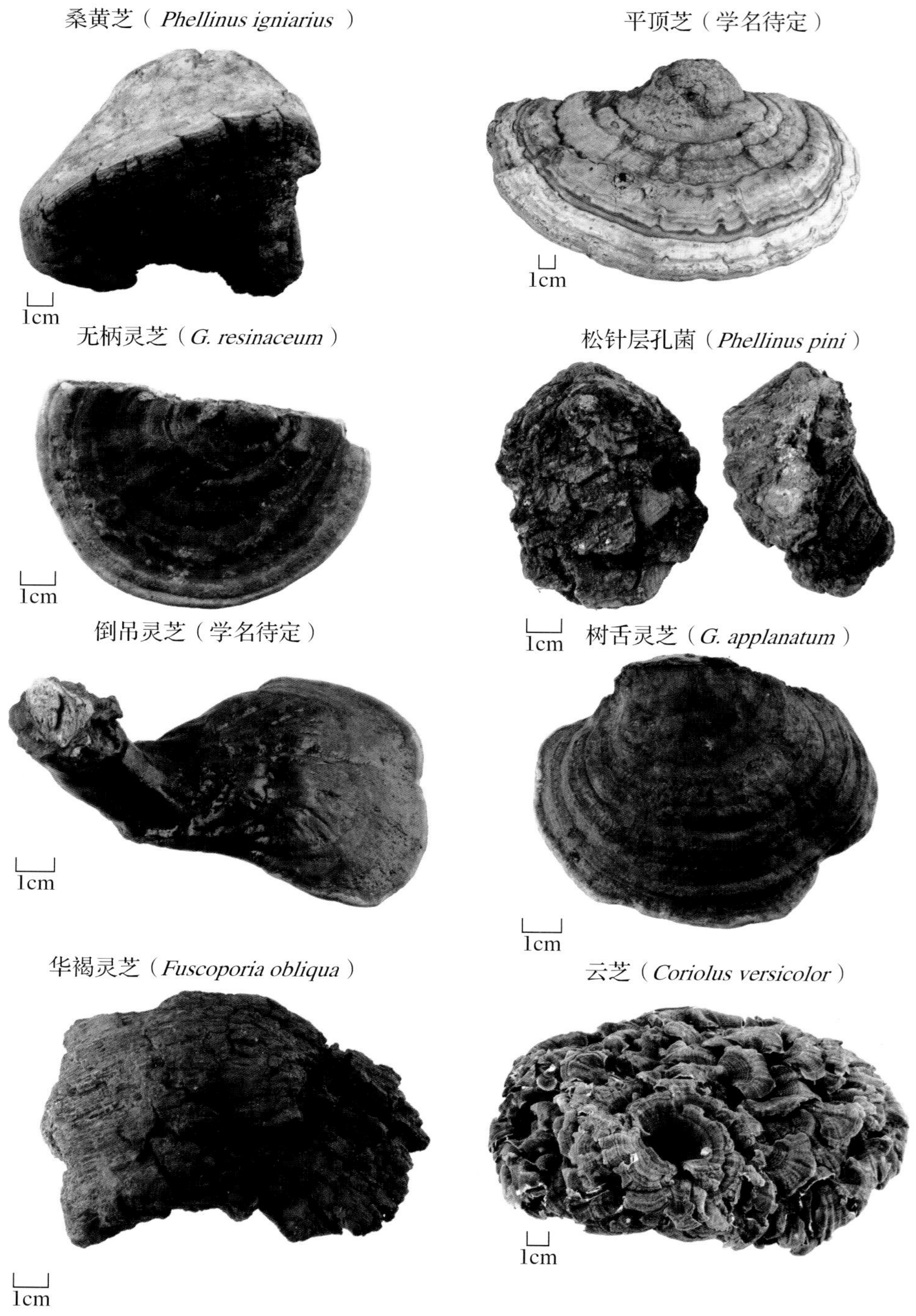

桑黄芝（*Phellinus igniarius*）

1cm

平顶芝（学名待定）

1cm

无柄灵芝（*G. resinaceum*）

1cm

松针层孔菌（*Phellinus pini*）

1cm

倒吊灵芝（学名待定）

1cm

树舌灵芝（*G. applanatum*）

1cm

华褐灵芝（*Fuscoporia obliqua*）

1cm

云芝（*Coriolus versicolor*）

1cm

图 19-17　灵芝属（*Ganoderma*）及其他市场上见到的部分类似灵芝的品种

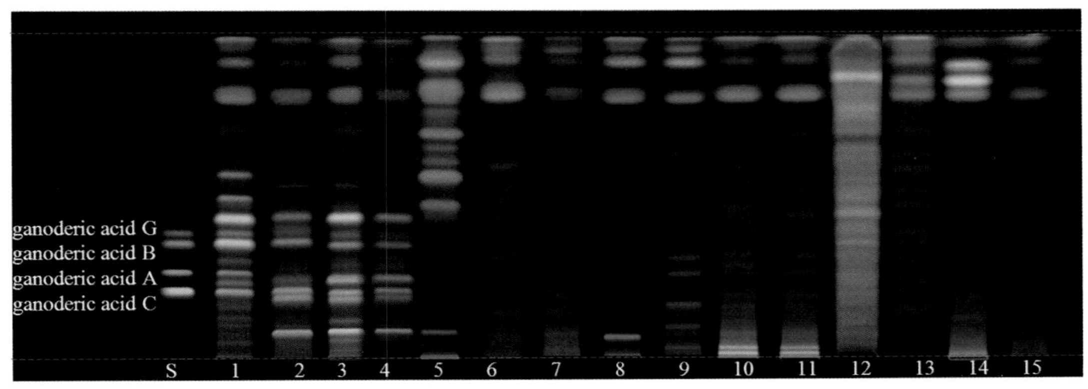

图 19-18 灵芝与类似品种的 HPTLC 荧光色谱图像

S：化学对照品 1：赤芝 2~4：无柄灵芝 5：白芝 6：青芝 7：桑黄芝 8：黑芝 9：紫芝 10~11：平顶芝 12：松针丛孔菌 13：倒吊灵芝 14：华褐灵芝 15：树舌灵芝

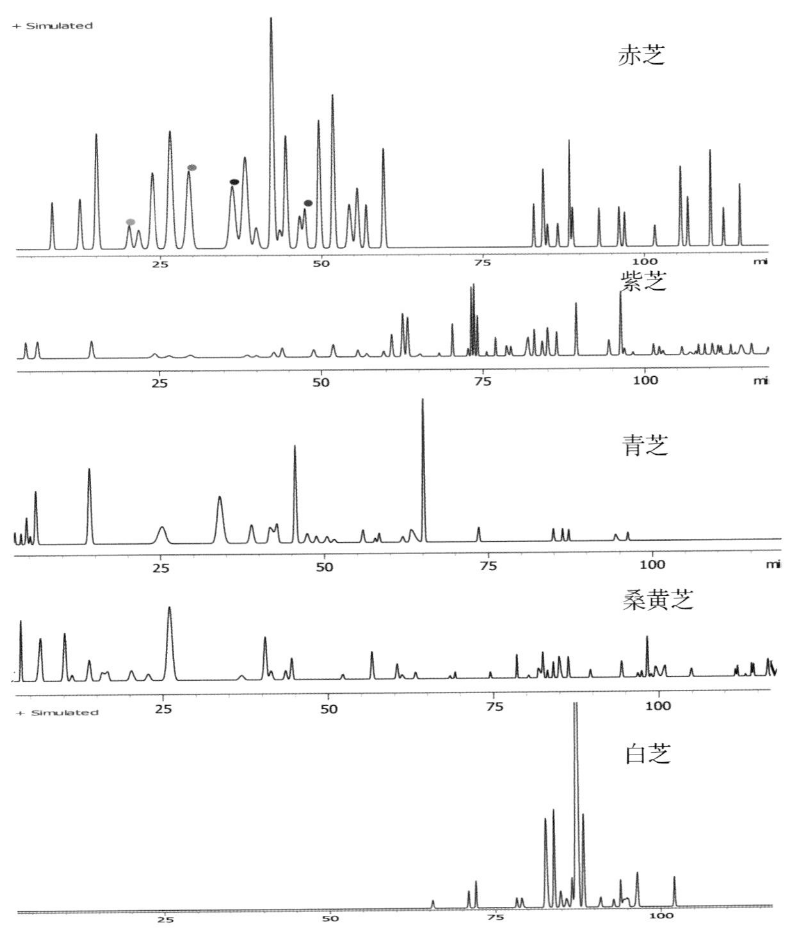

图 19-19 五色灵芝的 HPLC 色谱指纹图谱

注：赤芝（*Ganoderma lucidum*），紫芝（*Ganoderma senense*），青芝（学名待定），桑黄芝（*Phellius igniarius*），白芝（*Fomitopsis officinalis*）。

《本草纲目》有“五色灵芝”一说，当前市场商品没有规范确认的品种，除赤芝、紫芝外，收集到的所谓“五色灵芝”，其色谱指纹图谱各不相同容易鉴别（图 19–18、图 19–19）。

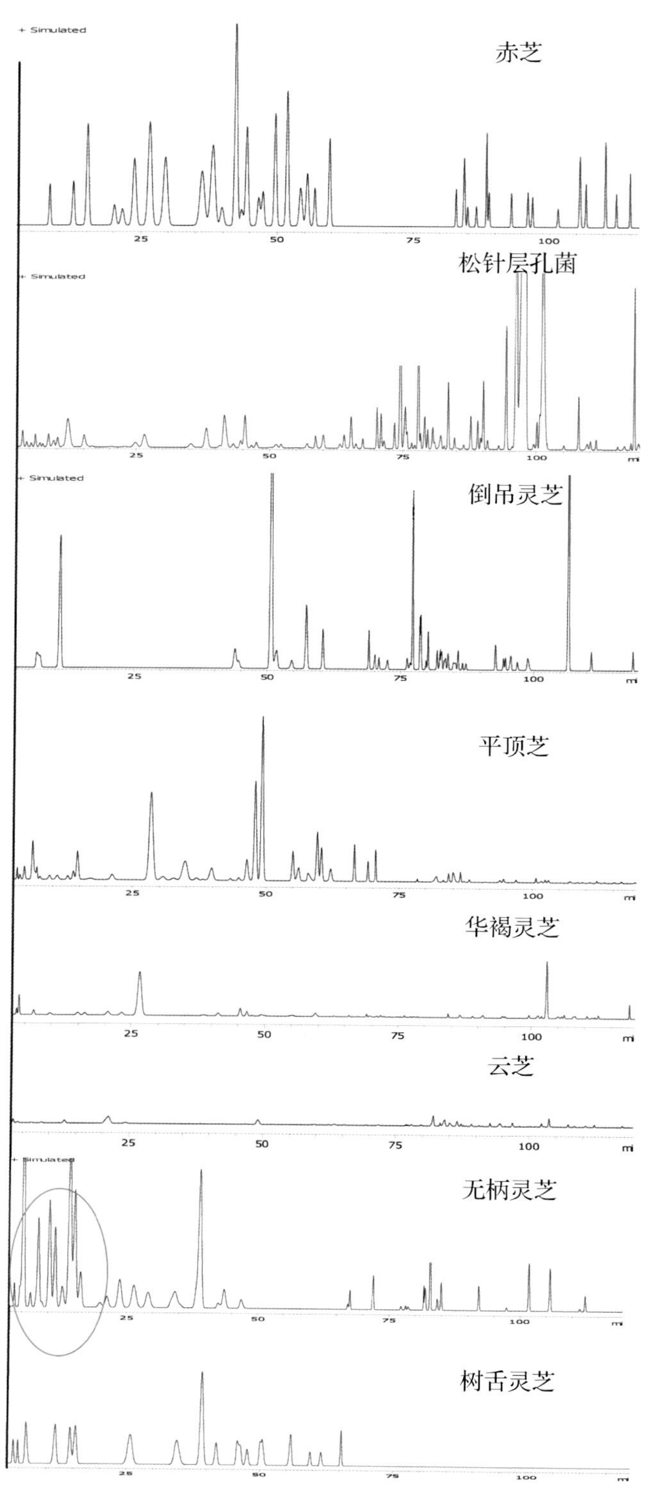

图 19–20　赤芝及其近似品的 HPLC 色谱指纹图谱的比较

注：赤芝（*Ganoderma lucidum*），松针层孔菌（*Phellinus pini*），倒吊灵芝（学名待定），平顶芝（学名待定），华褐灵芝（*Fuscoporia oblique*），云芝（*Coriolus versicolor*），无柄灵芝（*Ganoderma resinaceum*），树舌灵芝（*Ganoderma applanatum*）。

当前市场除赤芝与紫芝为《中国药典》收载的灵芝药材外，有许多与灵芝有关的多孔菌科植物的子实体亦作为商品供应，并以各种名目宣称有保健功能（图 19-17)。本文将收集到的不同品种进行色谱指纹图谱观察，因样品个数很少，尚不能确认是否有品种的代表性，但就个体而言，色谱各不相同，薄层荧光图像已经显示出各自的不同图像，除赤芝及无柄灵芝有丰富的灵芝酸类成分，其他品种三萜酸成分均含量甚微（图 19-18）。HPLC 色谱图的细节也各有特点（图 19-20）。

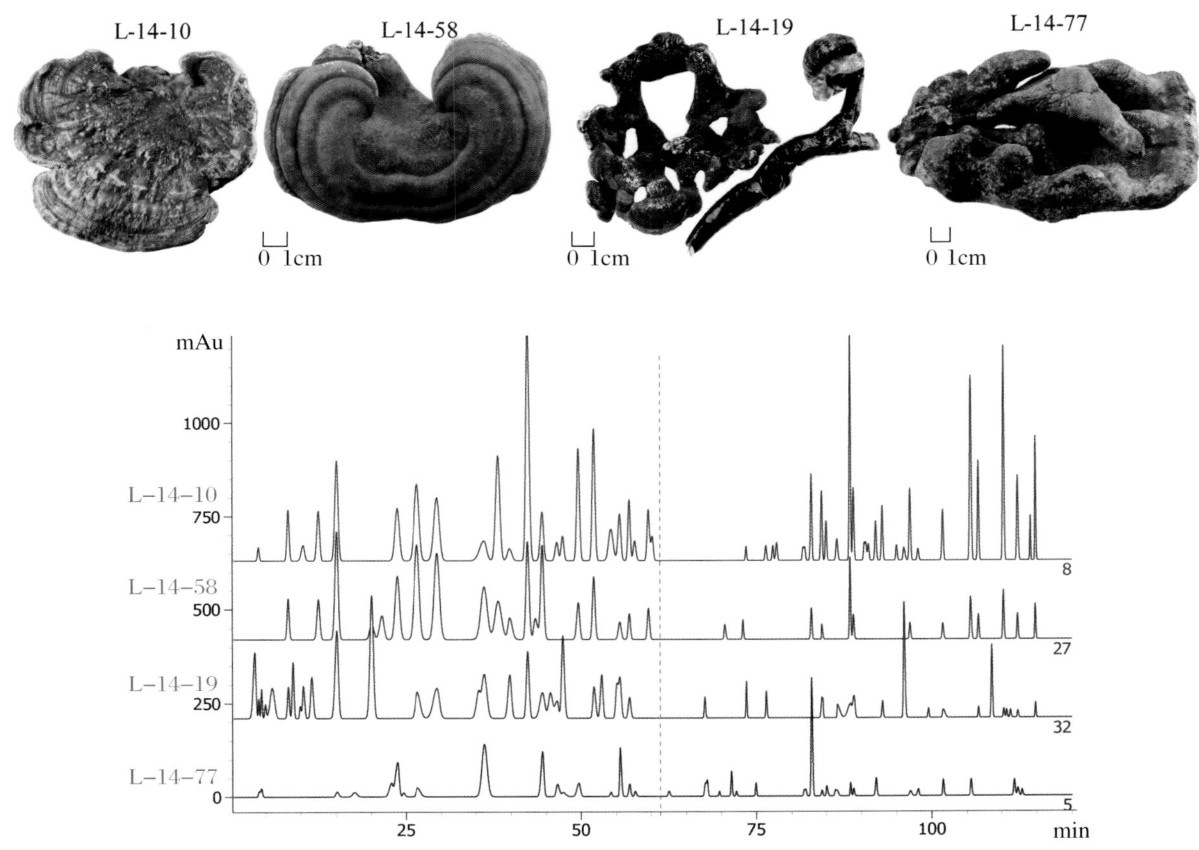

图 19-21　商品标识“野生赤芝”样品的 HPLC 色谱指纹图谱

L-14-10：野生无柄灵芝（香港）　L-14-58：野生灵芝（澳门）　L-14-19：野生灵芝（珠海）　L-14-77：野生灵芝（珠海）

4 株市场称之为“野生赤芝”的性状完全不同，HPLC 轮廓图谱互有差异，L-14-10 则中性及酸性三萜成分均含量较高，L-14-58，L-14-19 含量较低，L-14-77 酸性及中性三萜成分响应值明显最低（色谱峰少且弱），灵芝酸类成分的谱图相似，尽管 L-14-19 与 L-14-77 样品形态怪异，但均与赤芝薄层色谱指纹图谱的共有模式相近（图 19-21）。

不同地区收集的赤芝灵芝酸成分的色谱图谱很相似，中性三萜成分（灵芝醇）部分的成分分布互不一致（图 19-22）。

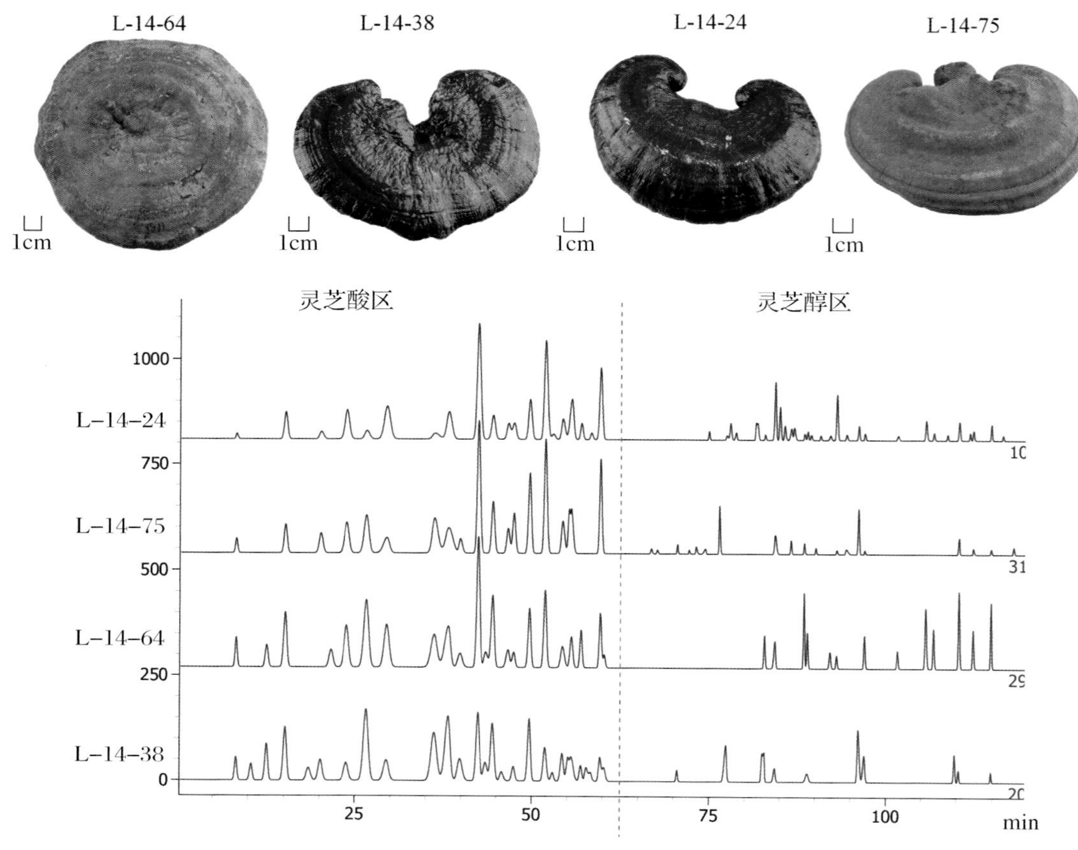

图 19-22　不同地区收集的赤芝样品的 HPLC 色谱指纹图谱

L-14-24（珠海）　L-14-38（南宁、广西）　L-14-64（澳门）　L-14-75（澳门）

注：灵芝酸部分色谱基本符合赤芝色谱的共有模式，但三萜醇类成分的分布微有差异。

注：赤芝（*Ganoderma lucidum*）；紫芝（*Ganoderma sinense*）；青芝（学名待定）；桑黄芝（*Phellinus igniarius*）；白芝（*Fomitopsis officinalis*）；松针层孔菌（*Phellinus pini*）；倒吊灵芝（学名待定）；平顶芝（学名待定）；华褐灵芝（*Fuscoporia oblique*）；云芝（*Coriolus versicolor*）；无柄灵芝（*Ganoderma resinaceum*）；树舌灵芝（*Ganoderma applanatum*）。

密蒙花（Mi-Meng-Hua）英 Pale Butterflybush Flower

BUDDLEJAE FLOS

1 基　原

为马钱科（Loganiaceae）植物密蒙花 *Buddleja officianlis* Maxim. 的干燥花蕾及花序。

2 药材外形

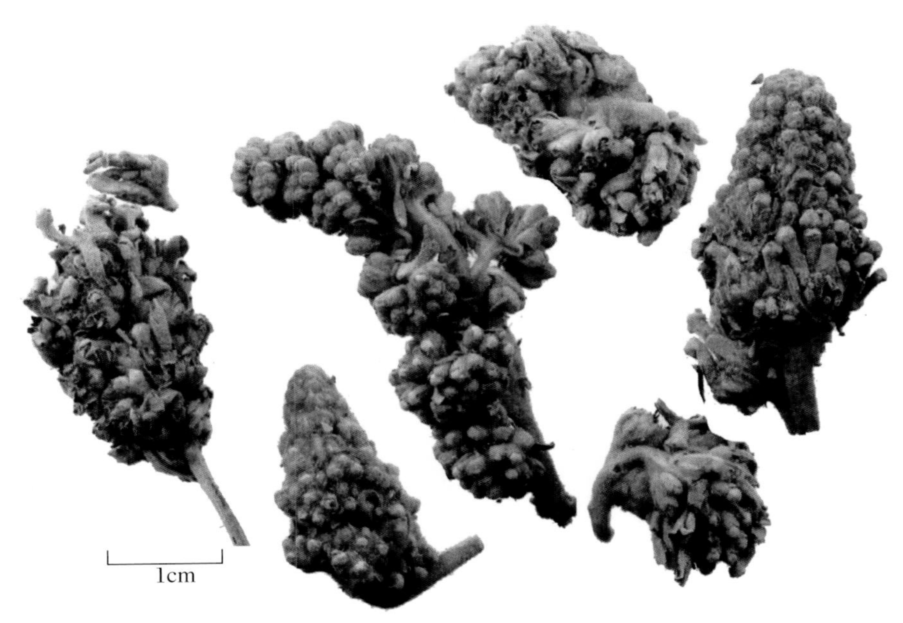

图 20-1　密蒙花药材

[化学成分]

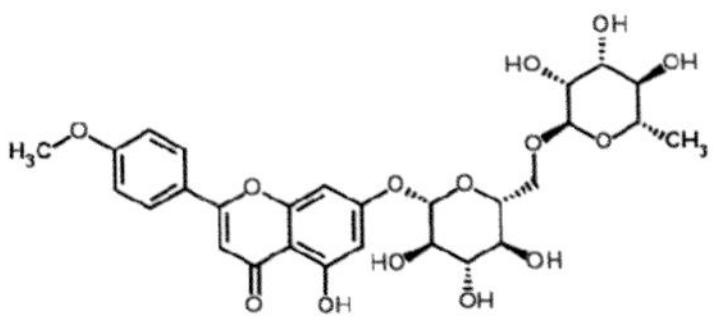

蒙花苷
linarin

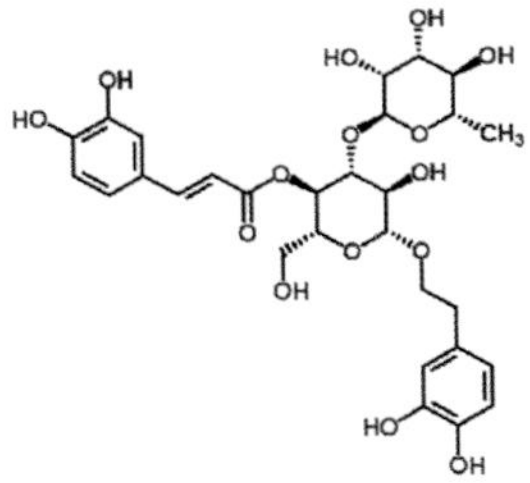

毛蕊花苷
verbascoside

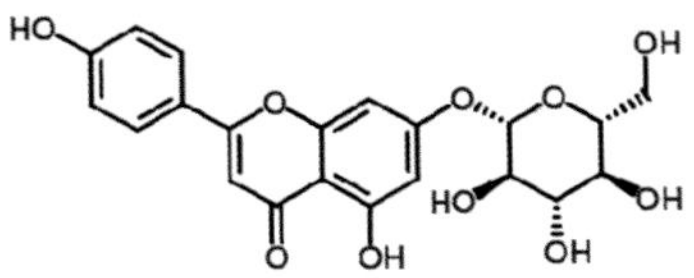

芹菜素 -7-*O*- 葡萄糖苷
apigenin-7-*O*-β-*D*-glucoside

图 20-2　密蒙花的活性成分

3 高效液相色谱分析

3.1 密蒙花的高效液相色谱指纹图谱

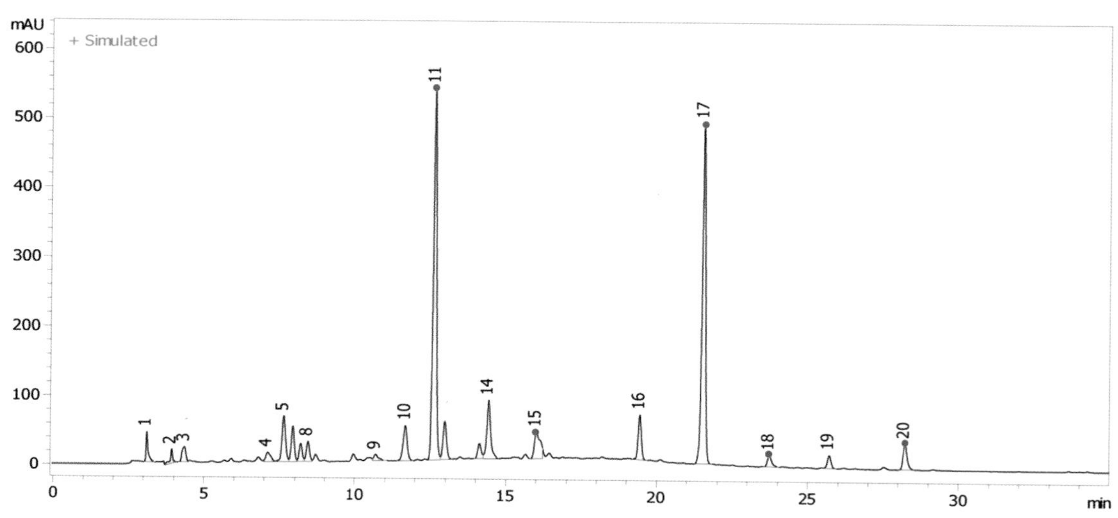

图 20-3 密蒙花的 HPLC 色谱指纹图谱的共有模式

11: verbascoside 15: apigenin-7-*O*-β-*D*-glucoside 17: linarin 18: luteolin 20: apigenin

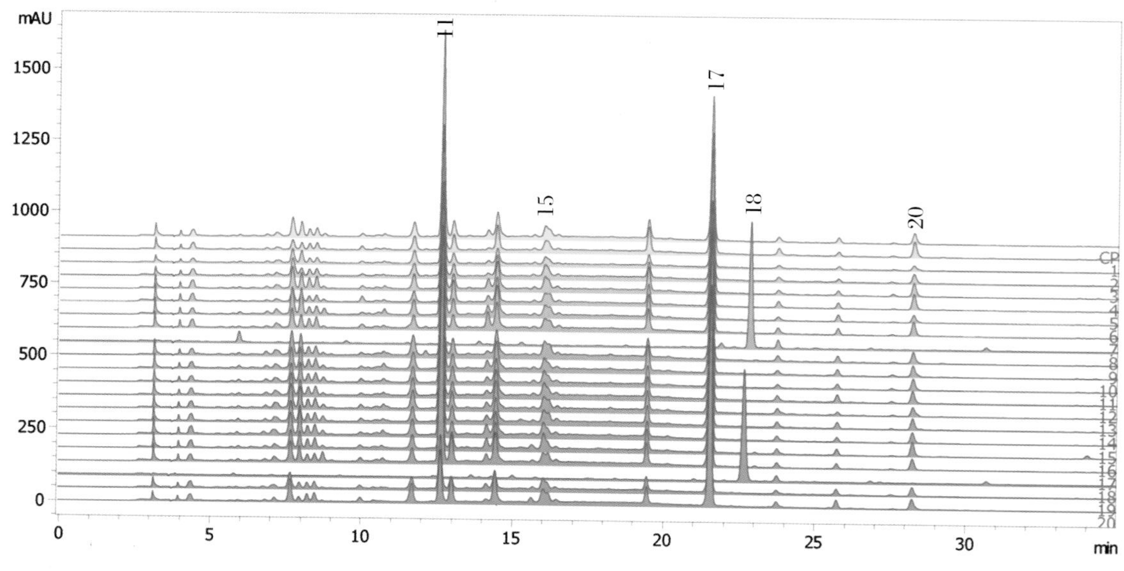

图 20-4 商品密蒙花的 HPLC 色谱指纹图谱的层叠图

11: verbascoside 15: apigenin-7-*O*-β-*D*-glucoside 17: linarin 18: luteolin 20: apigenin

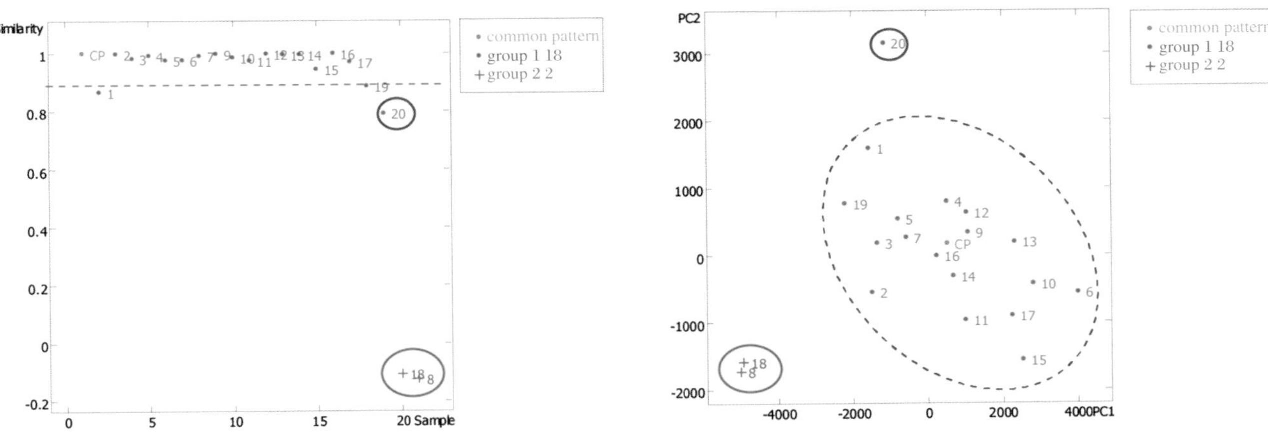

图 20-5　密蒙花 HPLC 色谱指纹图谱的相似度分析

图 20-6　密蒙花 HPLC 色谱指纹图谱的主成分分析

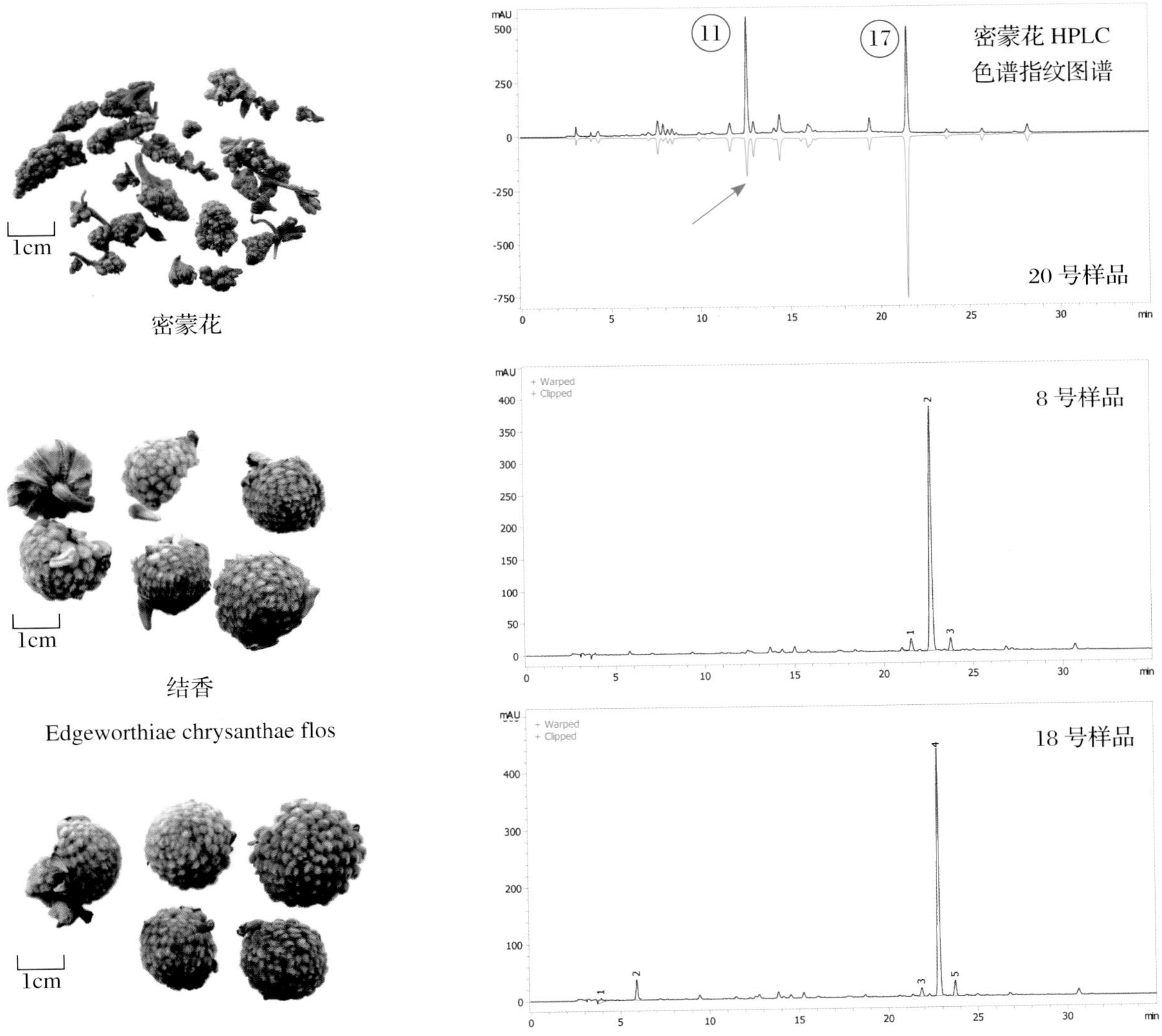

1cm

密蒙花

密蒙花 HPLC
色谱指纹图谱

20 号样品

8 号样品

1cm

结香

Edgeworthiae chrysanthae flos

18 号样品

1cm

图 20-7　密蒙花商品中 3 个相似度低的样品的 HPLC 色谱指纹图谱分析

注：20 号 样品的色谱模式符合密蒙花的共有模式，但 11 号色谱峰 (verbasoside) 丰度减弱，而 17 号色谱峰 (linarin) 较共有模式强；8 号样品（收集自云南）、18 号样品（收集自浙江）色谱模式与密蒙花不同，按照花的形态查阅《中国植物志》应为瑞香科的结香（Edgeworthiae chrysanthae flos）。

3.2 结果与讨论

密蒙花的液相色谱显示了以毛蕊花苷 (verbascoside) 和蒙花苷 (linarin) 为主包含 20 个色谱峰的指纹图谱。21 批样品中 19 批与经色谱指纹图谱专业软件产生的共有模式有较高的相似度（大于 0.9），主成分分析显示高度的收敛（图 20–3，图 20–4，图 20–5，图 20–6）。商品中发现两批（来自浙江和云南），色谱与密蒙花的指纹图谱相距甚远，根据药材形态及《中国植物志》（52 卷第二分册的描述应为瑞香科的结香 *Edgeworthia chrysantha* Lindl. 的花蕾期花序（图 20–7）。

3.3 高效液相色谱实验条件

3.3.1 样品的制备

供试品溶液	取本品粉末约 0.25 g，精密称定，加入 70% 甲醇 50ml 水浴回流提取 1h，滤过，滤液蒸干，残渣加 70% 甲醇溶解，转移至 10ml 容量瓶中，加 70% 甲醇稀释至刻度，摇匀，即得
对照品溶液	分别取木犀草素、芹菜素、蒙花苷、毛蕊花糖苷适量，精密称定，加甲醇溶解，分别制成每毫升各含 0.1mg、0.3mg、0.1mg 和 0.1mg 的对照品溶液，即得

3.3.2 液相色谱实验

色谱柱	Zorbax SB–C_{18}（4.6mm × 250mm；5μm）
流动相	A：乙腈；B：0.5% 冰醋酸溶液
梯度	0~12 min：15%~25% A；12~40 min：25%~55% A
流速	0.8 ml · min^{-1}
柱温	30℃
检测波长	334nm
测定法	分别精密吸取对照品和供试品溶液各 5μl，注入高效液相色谱仪，记录色谱，即得

4 小　结

密蒙花含黄酮类化合物，如蒙花苷（linarin）、芹菜素 –7–*O*– 葡萄糖苷（apigenin–7–*O*–β–*D*–glucoside）和苯乙醇化合物毛蕊花苷 (verbascoside)。HPLC 指纹图谱以毛蕊花苷及蒙花苷为突出的色谱峰，其余色谱峰很弱而构成的显著反差为本品的指纹图谱特征。文献报道商品中有发现以瑞香科植物结香（*Edgeworthia chrysantha* Lindl.）的花蕾期的花序误作密蒙花，但以密蒙花的色谱条件得到的是非常简单的色谱，最突出的是一个保留时间较蒙花苷色谱峰（保留时间约 21.5min）为迟的色谱峰（保留时间大约 22.5min），药材的形态及色谱极易与密蒙花区别。

牡丹皮（*Mu-Dan-Pi*）

MOUTAN CORTEX

英 Tree Peony Root Bark

1 基　原

为毛茛科 (Ranunculaceae) 植物牡丹 *Paeonia suffruticosa* Andr. 的干燥根皮。

2 药材外形

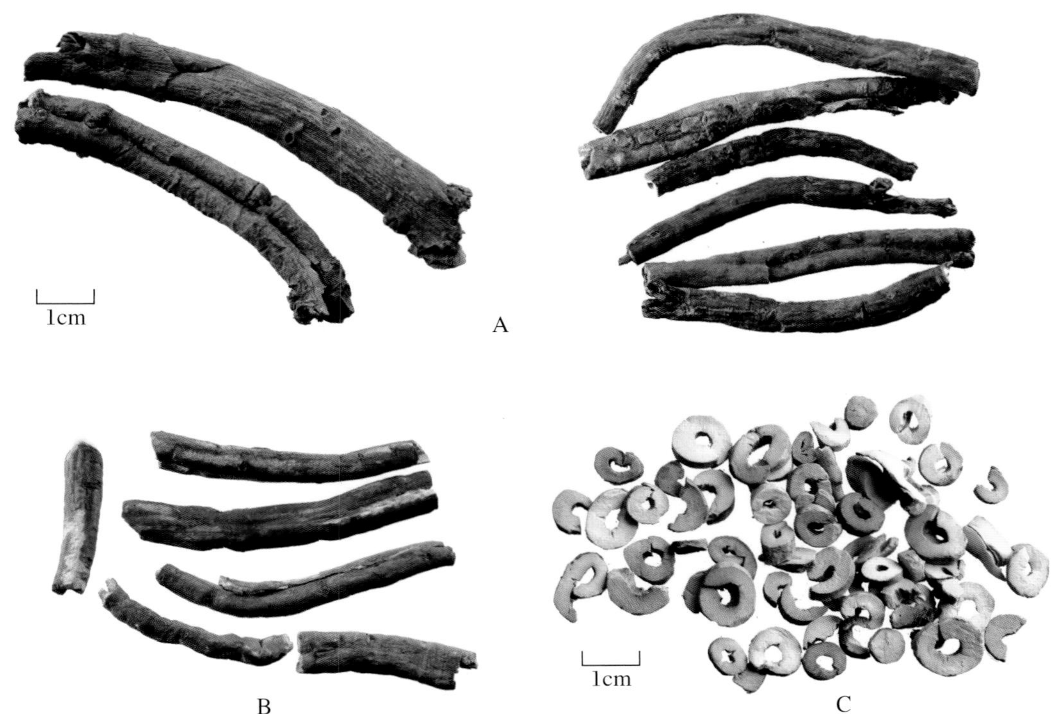

图 21-1　牡丹皮药材及饮片

A：原丹皮　B：刮丹皮　C：饮片

[化学成分]

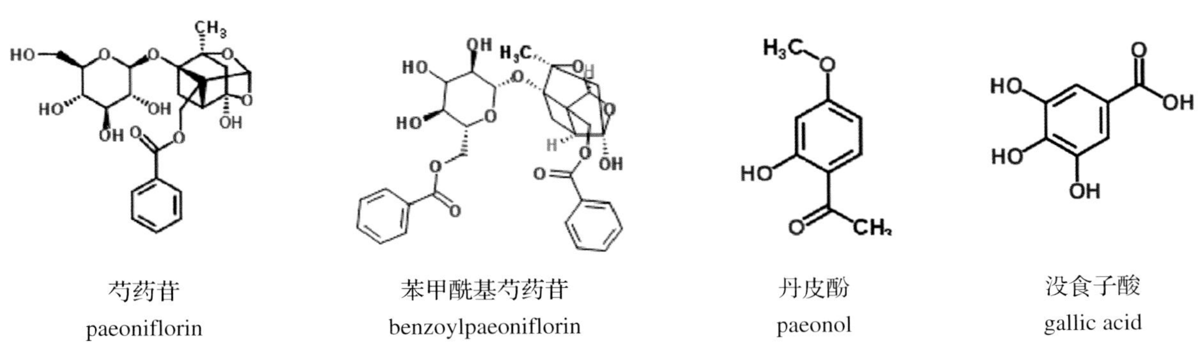

图 21-2　牡丹皮部分的活性成分

3 高效薄层色谱指纹图谱分析

3.1 牡丹皮的高效薄层色谱图像及数码扫描轮廓图（指纹图谱）

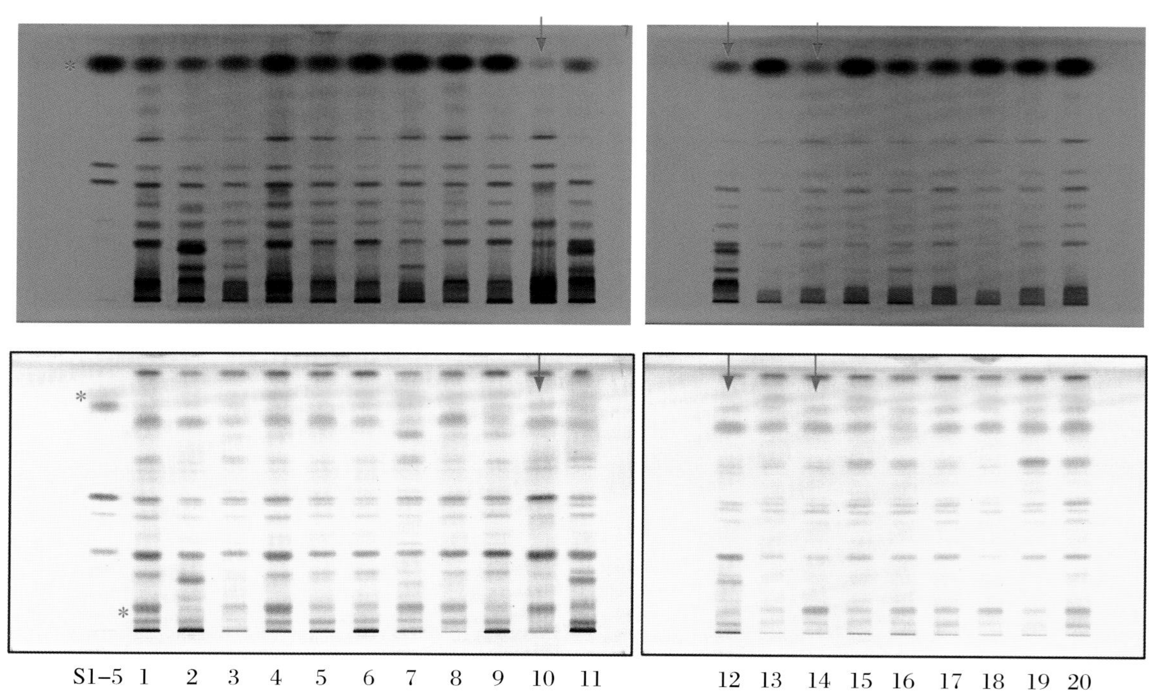

图 21–3　牡丹皮的 HPTLC 荧光猝灭、可见光色谱图像

S1–5：化学对照品（自下而上分别为 paeoniflorin，benzoyloxypaeoniflorin，benzoylpaeoniflorin，β – sitosterol，paeonol）

1~11：牡丹皮药材　12~20：牡丹皮商品

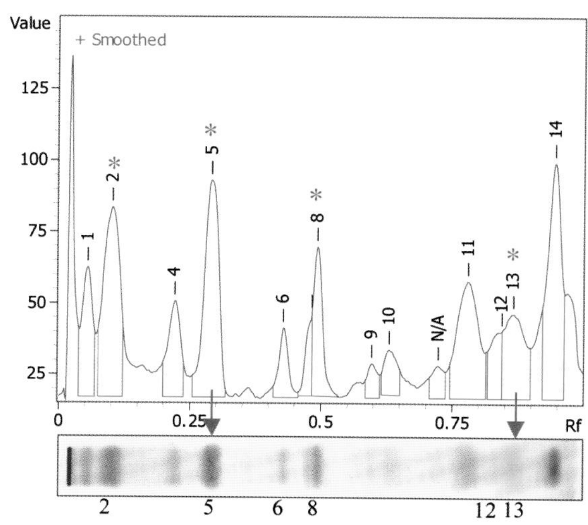

图 21–4　牡丹皮的 HPTLC 可见光色谱图像及其相应的数码扫描轮廓图

2: gallic acid, methyl gallate　5: paeoniflorin　6: benzoyloxypaeoniflorin　8: benzoylpaeoniflorin

12: β – sitosterol　13: paeonol

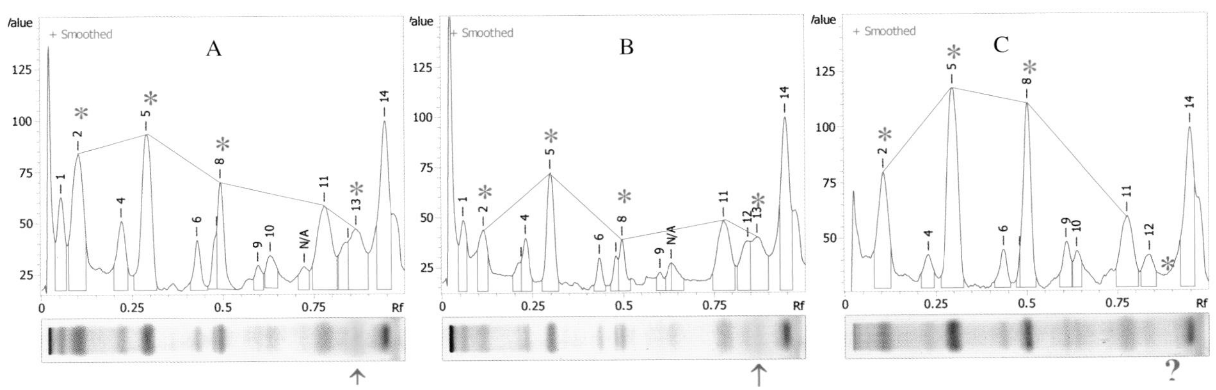

图 21-5 不同产区的牡丹皮 HPTLC 可见光色谱图像及数码扫描轮廓图

A：凤丹皮 (*Paeonia sufruticosa*；安徽） B：川丹皮 (*Paeonia sufruticosa*；四川） C：滇丹皮 (*Paeonia delavayi*；云南）

2：gallic acid, methyl gallate 5：paeoniflorin 6：benzoyloxypaeoniflorin 8：benzoylpaeoniflorin

12：β－sitosterol 13：paeonol

注：滇丹皮未检出丹皮酚。

3.2 结果与讨论

通过比较 21 批牡丹皮与白芍和赤芍的薄层色谱图像，它们的主要成分十分相似，但丹皮酚（条斑 /13 号峰）只存在于牡丹皮中，作为其鉴别特征（图 21–3，21–4）。不同药材薄层色谱图像的差别主要体现在成分的含量及峰与峰之间的比例。例如，野生品种 *Paeonia delavayi* 的根皮（滇丹皮）不含丹皮酚，然而其他成分如芍药苷（paeoniflorin）、没食子酸盐（gallate）、苯甲酰芍药苷（benzoylpaeoniflorin）的含量却很高，类似赤芍。此品种因不含丹皮酚这一主要的特征成分，故不宜用作牡丹皮（图 21–5）。

3.3 高效薄层色谱实验条件

3.3.1 样品的制备

供试品溶液	加 50ml 丙酮至约 2g 药材粉末中，超声提取 30 min，过滤，滤渣挥干，残渣溶解至 1 ml 无水乙醇中，溶液通过 0.45μm 微孔滤膜，滤液作为供试品溶液
对照品溶液	分别溶解 albiflorin, paeoniflorin, benzoylpaeoniflorin, paeonol, β－sistosterol 1mg 至 1ml 无水乙醇中制得，作为对照品溶液

3.3.2 薄层色谱实验

设备	双槽展开缸（20cm×10cm；CAMAG），用前以 10 ml 展开剂加至其中一槽中预平衡 15min
点样	供试品溶液 2μl，对照品溶液 3μl 条带状点样于高效硅胶 F_{254} 板（20cm×10cm；Merck）上，条带宽度 8 mm，条带间距 5 mm
薄层板的干燥	点样后的薄层板置五氧化二磷真空干燥器 2h，保证硅胶层的干燥
溶剂系统及展开	甲苯 – 乙酸乙酯 – 甲醇 – 水 – 冰醋酸（10 ∶ 7 ∶ 4 ∶ 0.5 ∶ 0.1）作为流动相，上行展开至 8 cm 处（温度：21℃；相对湿度：约 40%）
显色及图像存储	先置于紫外光灯（254 nm）下观察荧光猝灭图像，再喷以新鲜制备的硫酸香草醛乙醇溶液（1 g ∶ 5 ml ∶ 95 ml），105℃加热至条带清晰，置日光灯下检测。按照常规拍摄图像、记录，并通过 Chromafinger 软件扫描得到数码扫描图

4 高效液相色谱分析

4.1 牡丹皮的高效液相色谱指纹图谱

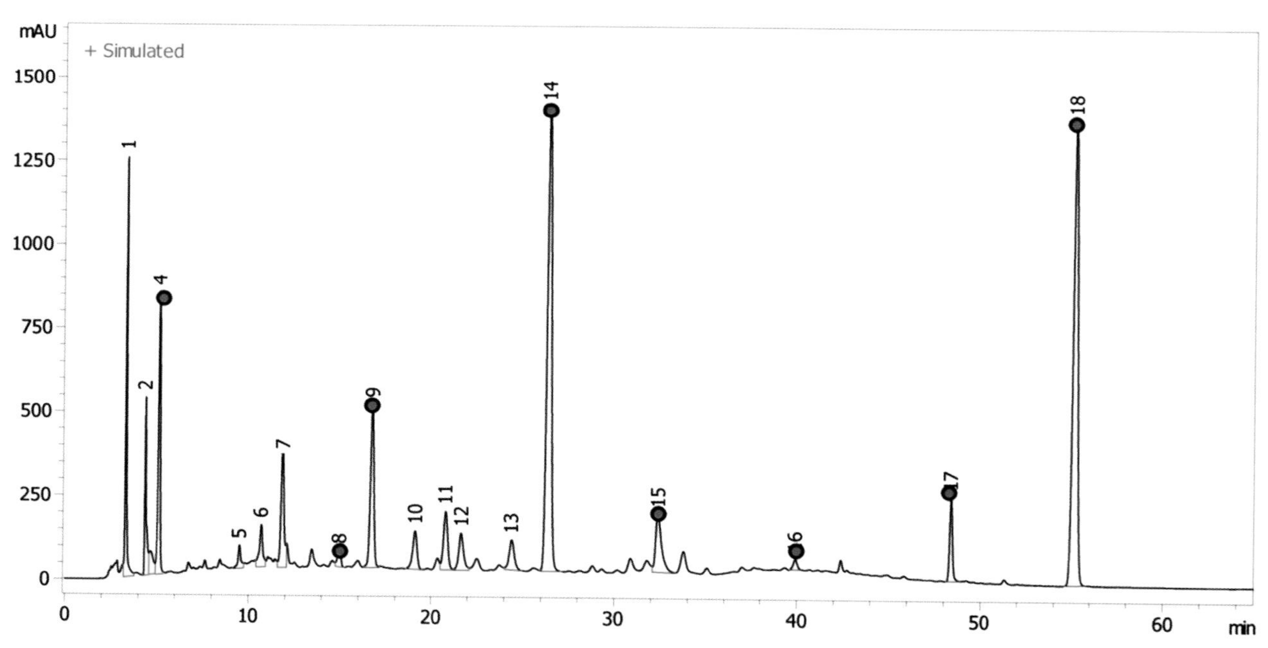

图 21–6 牡丹皮的 HPLC 色谱指纹图谱的共有模式

4: gallic acid 8: albiflorin 9: paeoniflorin 14: 1,2,3,4,6–penta–*O*–galloyl–β–*D*–glucose 15: benzoic acid 16: benzoyloxypaeoniflorin 17: benzoylpaeoniflorin 18: paeonol

4.2 结果与讨论

检测波长设置为 280 nm 对于大部分成分较为合适，而检测丹皮酚则应设置为 230 nm。30 批牡丹皮商品药材检测结果显示大多数样本具有与共有模式类似的图谱（相似度大于 0.9）。29 号样品质量较好(图 21–7)，而商品丹皮提取物样品 38 号检测不到丹皮酚，据推断可能与水提后加热浓缩处理过程有关，导致丹皮酚损失严重（图 21–8）。刮去栓皮的样品及经切制的饮片总成分有一定损失（图 21–8）。用 HPLC 外标法测定 27 批商品牡丹皮中丹皮酚的含量为 1.24%~2.52%。

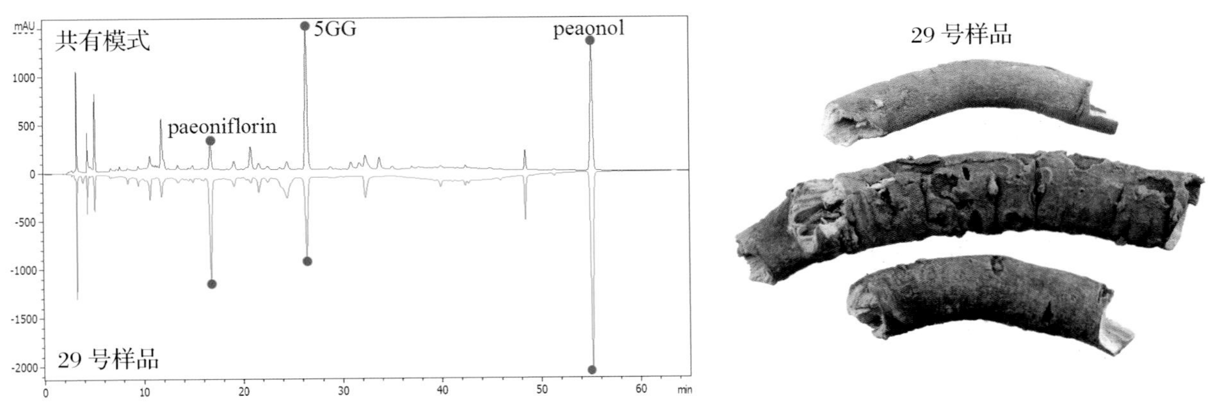

图 21–7　丹皮酚含量高的 29 号牡丹皮样品的 HPLC 色谱指纹图谱与共有模式的比较

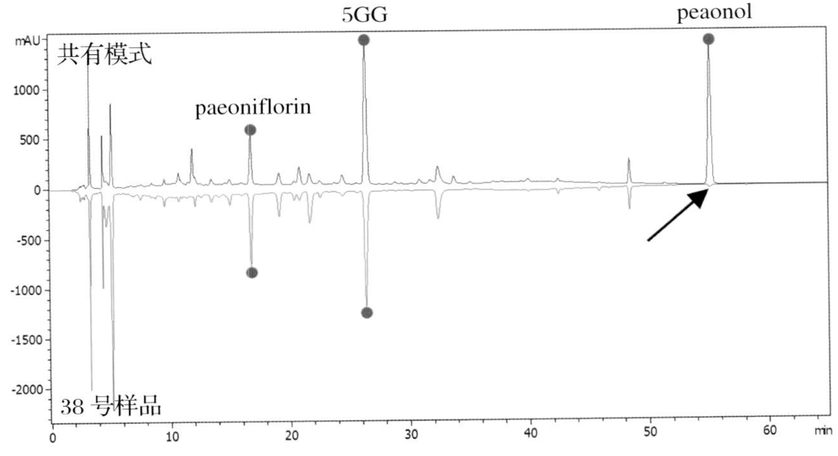

图 21–8　不含丹皮酚的 38 号牡丹皮样品的 HPLC 色谱指纹图谱与共有模式的比较

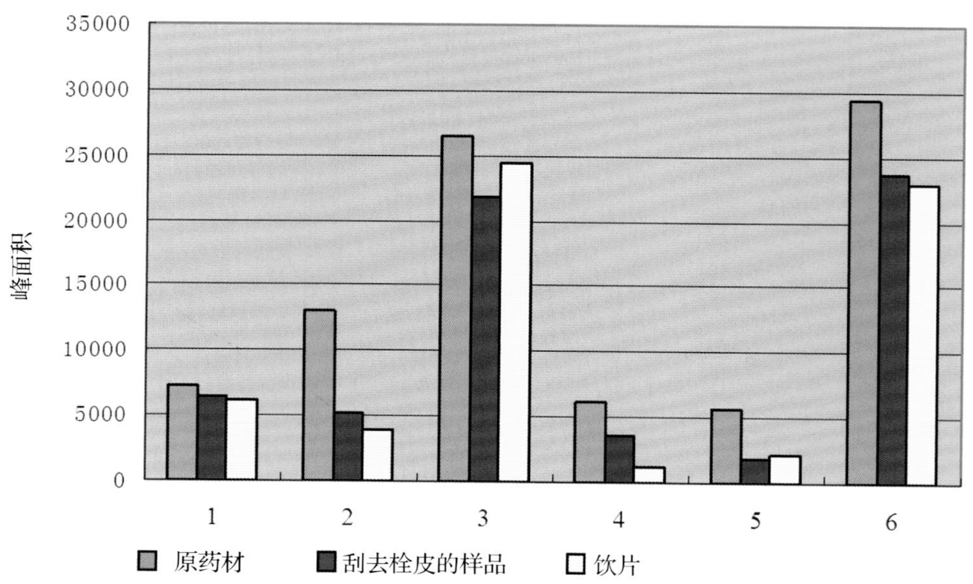

图 21–9　牡丹皮药材、刮去栓皮样品及饮片样品的活性成分的含量比较

1: gallic acid　2: paeniflorin　3: 1,2,3,4,6–penta–*O*–galloyl– β –*D*–glucose　4: benzoic acid　5:benzoylpaeoniflorin　6: paeonol

4.3 液质联用分析

采用高效液相色谱串联飞行时间质谱对样品进行进一步地分析，确定了 10 个色谱峰的归属。分析和指认的结果（图 21–10，表 21–1）。[1]

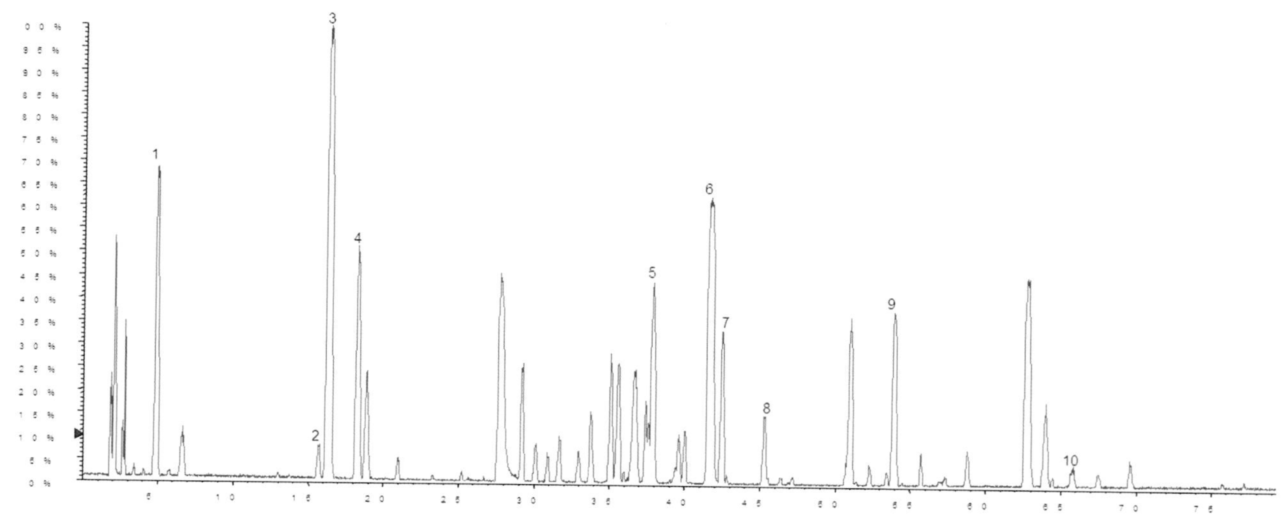

图 21–10　牡丹皮 50% 提取物的 HPLC–MS 总离子图（ESI 负离子模式）

[1] XU Shunjun , YANG Liu, ZENG Xing, et al. Characterization of compounds in the Chinese herbal drug *Mu-Dan-Pi* by liquid chromatography coupled to electrospray ionization mass spectrometry [J]. Rapid Communications in Mass Spectrometry,2006, 20: 3275 - 3288.

表 21-1　牡丹皮 HPLC 色谱指纹图谱部分色谱的确认

峰号	已确认的化学成分	UV λ_{max}(nm)	[M－H]$^-$	HPLC/ESI-MS^2（m/z）
1	galic acid	217,270	169	125,97,81,69
2	*p*-hydroxybenzoic acid	258	137	93,65
3	galic methylate	—	183	124,95,78,49
4	hydroxypaeoniflorin	260,275	495	465,281,165,137
S	paeoniflorin	230	479	449, 357, 317, 165, 121
5	galloyl paeoniflorin	220,270	631	613,491,399,313,271,169,165,125
6	5GG	224,277	939	785,635,465,301,275,169,125
7	mudanpioside H	220,270	615	585,477,447,437,281,239,165,137
8	hexagalloyl-glucose	—	1091	939,769,617,447,169,125
9	benzoyloxypaeoniflorin	230,267,281	599	551,447,431,281,137,121
10	paeonol	228,274,310	165	150,135,122,91,65

4.4 高效液相色谱实验条件

4.4.1 样品的制备

供试品溶液	加 45 ml 50% 乙醇至约 2 g 的药材粉末中，置于索氏提取器内提取 1 h，通过微孔滤膜（0.45μm），滤液作为供试品溶液
对照品溶液	称取化学对照品芍药内酯苷（albiflorin）、芍药苷（paeoniflorin）、苯甲酰芍药苷（benzoylpaeoniflorin）、丹皮酚（paeonol）、β－谷甾醇（β-sistosterol）对照品各适量，加乙醇溶解，制成 1.0 mg · ml^{-1} 的溶液，即得

4.4.2 液相色谱实验

仪器	Agilent 1100 HPLC 系统（光电二极管阵列检测器）
色谱柱	Waters Symmetry C_{18} column（250 mm × 4.6 mm I.D.；5μm）
进样量	20 μl
流动相	A：乙腈；B：0.1% 磷酸
线性梯度	0~5 min：10%~15% A；5~30 min：15%~22% A；30~60 min：22%~49% A；60~65 min：49%~80% A
流速	0.8 ml · min^{-1}

续表

柱温	25℃
检测波长	230 nm （检测 paeonol）; 280 nm
评测软件	Chromafinger software version 1.5, 珠海科曼中药研究所

5 小　结

牡丹皮已有两千多年的药用历史，临床应用十分广泛。牡丹皮除含芍药所含基本的单萜苷类成分如 paeoniflorin、albiflorin、benzoylpaeoniflorin 和 polygalloyl glucose esters 外，还含有 paeonol（主要活性成分之一），故有特殊芳香气味，此成分高温时或久置易升华。传统的感官鉴别方法主要依据该芳香气味来判断药材的质量。

《中国药典》（2010 年版）收载的牡丹皮为毛茛科植物牡丹 *Paeonia suffruticosa* Andr. 的干燥根皮，全国各地均有栽培。以四川、安徽产量最大。根据产地不同，可分为“凤丹皮”（安徽凤阳）、“川丹皮”（四川）、“西丹皮”（甘肃、陕西及四川康定、泸定）、“西昌丹皮”（四川西昌）。

从所收集的 20 多批牡丹皮药材的高效液相色谱、薄层色谱指纹图谱可以看出，市场上流通的商品牡丹皮药材大体一致，仅在各成分的含量及其相对比例上稍有变化。川丹皮所含成分与共有模式基本一致；而云南地方用药滇丹皮来源于野生牡丹 *Paeonia delavayi* Franch，其基原不同而在图谱上差异较大，丹皮酚难以检出。丹皮酚为牡丹皮的特征成分，对心血管系统有明显的药理作用，能抑制动脉粥样硬化斑块的形成和抗血栓及抑制血管内膜病变的形成，减少心肌耗氧量，抗心率失常及降压作用，还具有抗氧化、抗病毒等活性，在某种程度上丹皮酚可以代表牡丹皮的主要功效，据此，则滇丹皮不宜与正品牡丹皮等价使用。牡丹皮饮片多半丹皮酚损失较大，故传统的将原药材用水浸软切制饮片的方法强调饮片美观的观点应该与时俱进，锐意改革。

木香（*Mu-Xiang*）

AUCKLANDIAE RADIX（附：川木香 VLADIMIRIAE RADIX）

英 Costus Root

1 基　原

为菊科 (Compositae) 植物木香 *Aucklandia lappa* Decne. 的干燥根。

2 药材外形

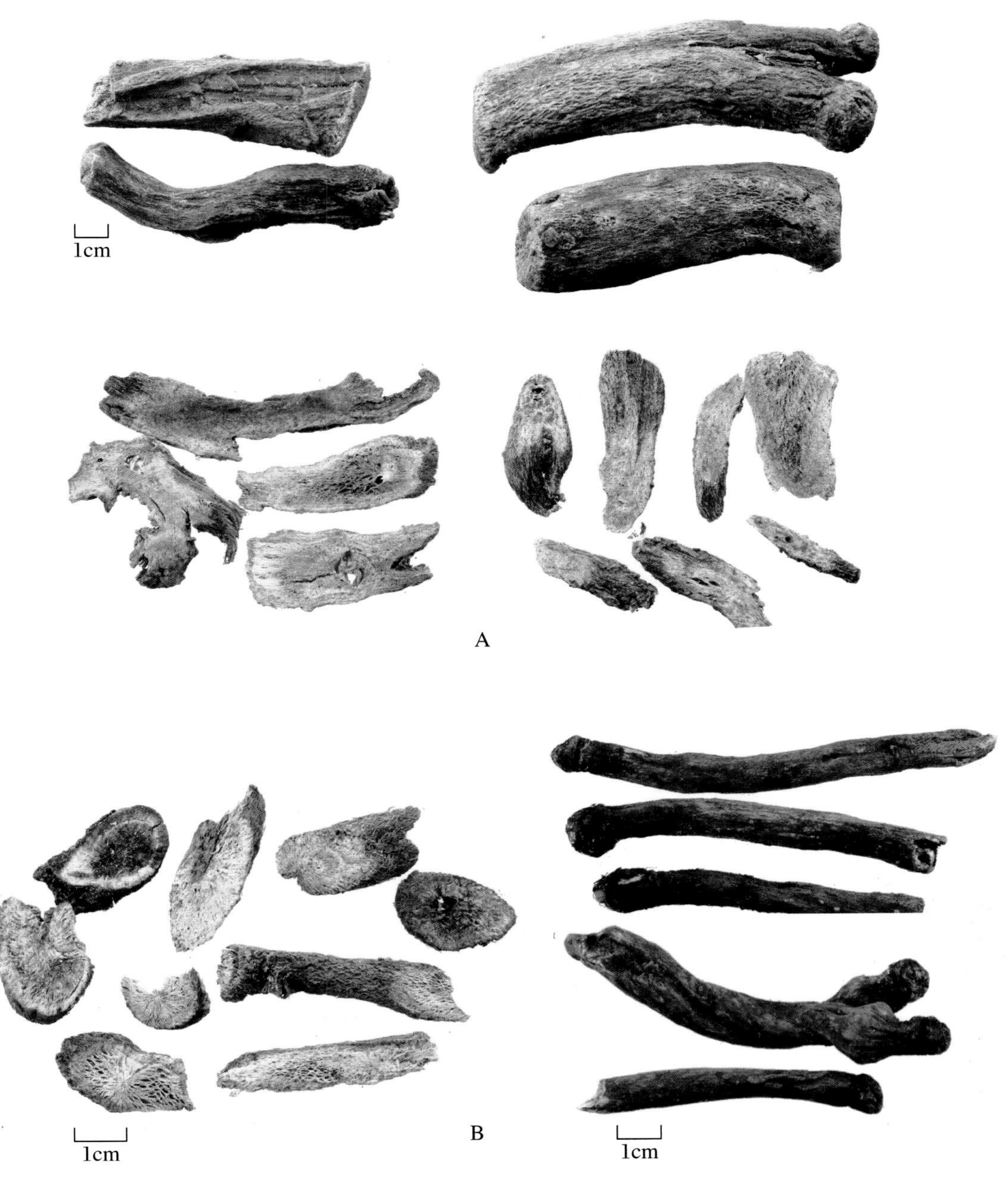

图 22-1　木香和川木香的药材及饮片

A：木香　B：川木香

[化学成分]

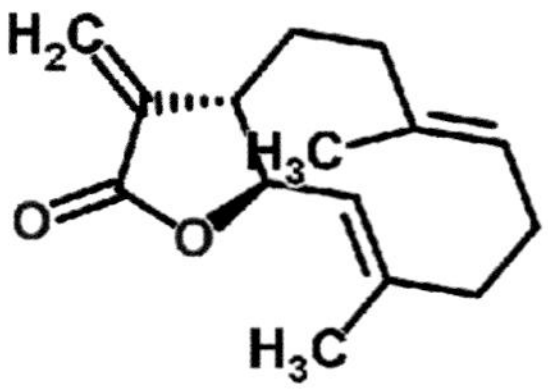

木香烃内酯

costunolide

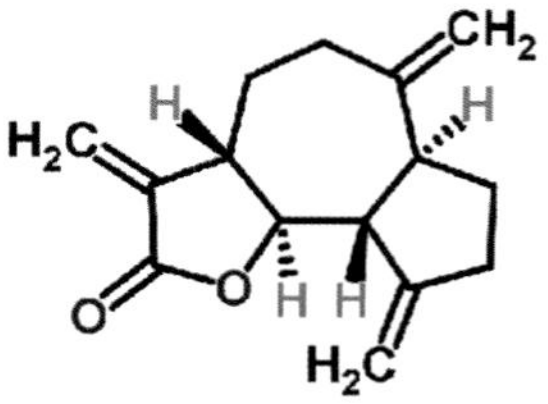

去氢木香内酯

dehydrocostus lactone

图 22-2　木香的内酯类活性成分

3 高效薄层色谱分析

3.1 木香的高效薄层色谱图像及数码扫描轮廓图（指纹图谱）

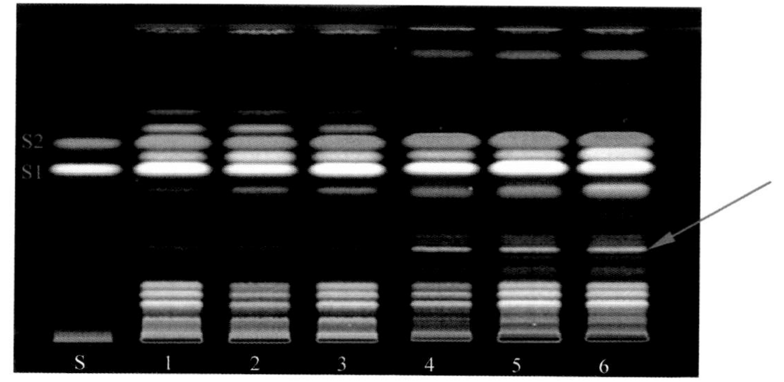

图 22-3　木香及川木香自动多步展开的 HPTLC 荧光色谱图像

S1：costunolide　S2：dehydrocostus lactone

1~3：木香　4~6：川木香

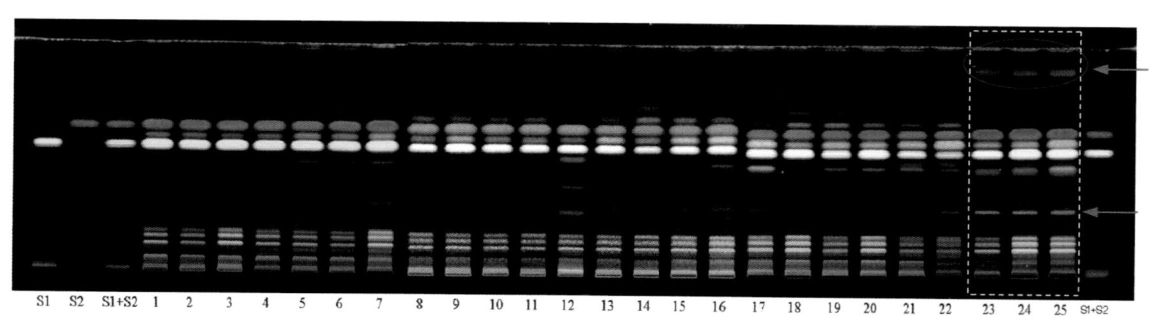

图 22-4　木香及川木香商品的自动多步展开的 HPTLC 荧光色谱图像

S1: costunolide　S2: dehydrocostus lactone

1~ 22: 木香　23~25: 川木香

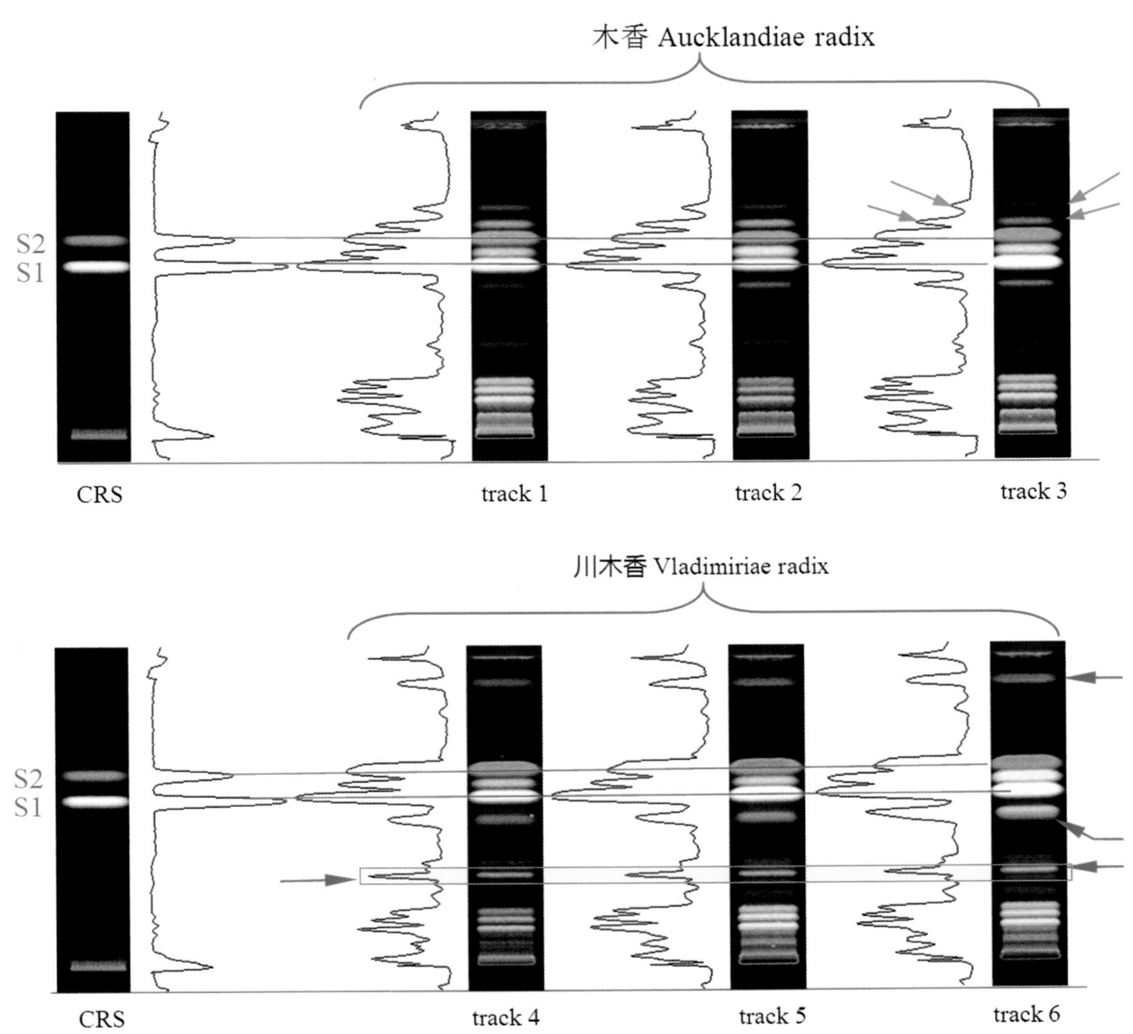

图 22-5　木香及川木香自动多步展开的 HPTLC 荧光色谱图像及数码扫描轮廓图

S1：costunolide　S2：dehydrocostus lactone

注：1~6 号样品参照图 22-4。

3.2 结果与讨论

由于木香成分比较复杂，用常规的薄层色谱展开效果欠佳，故改用自动多步展开（Automatic Multiple Development，AMD）。22 批收集自云南、四川、广东、河南、安徽、河北、湖南等地的木香样品显示相似度很高的荧光色谱图像。主要成分为木香烃内酯（costunolide）及去氢木香内酯（dehydrocostus lactone），木香烃内酯显示为黄白色荧光，去氢木香内酯显砖红色荧光。色谱的下部有 3 条明显的绿黄色荧光条斑；包括去氢木香内酯条斑上方的较弱的暗绿色荧光条斑及色谱中部微弱的数条荧光条斑，构成木香的特征。川木香与之相比，基本特征相同，但川木香在色谱的前沿部位尚可见有两条浅暗红色荧光条斑，以及中部有一条明显的蓝色荧光条斑（图 22-3~ 图 22-5）。

AMD 是 20 世纪 80 年代欧洲开发的薄层色谱自动多步展开装置，用梯度溶剂展开可多达 25 步，显著提高了分辨率。本品种利用 AMD 设备简化了溶剂系统，采用 8 次展开的步骤，得到的分离效果较手工操作多次展开，分离度高，条斑扩散小，分离效果较好，而且有良好的重现性，减少了手工操作带来的误差和克服了重现性差的缺点。但因 20 世纪 80 年代后 HPLC 技术高速发展、迅速普及，AMD 设备较为昂贵，故技术应用受到限制。目前实验室拥有此设备的不多，改为手工多次展开，不能用线性梯度溶剂系统展开，需要更改为多次同一溶剂系统，或调整为溶剂极性的多次展开（手工展开一般 2 次展开，最多 3 次）。效果自然不能等同于 AMD 展开。

3.3 高效薄层色谱实验条件

3.3.1 样品的制备

供试品溶液	取本品粉末约 2g，加入氯仿 30ml，室温超声处理 30min，取出，滤过，药渣再加入氯仿 30ml，室温超声处理 15min，取出，滤过，滤液合并，水浴挥去氯仿，残渣加无水乙醇适量，制成 3ml 的溶液，作为供试品溶液
对照品溶液	取木香烃内酯、去氢木香内酯适量，精密称定，加甲醇制成每 1ml 各含 1mg 的溶液，作为对照品溶液

3.3.2 薄层色谱实验

薄层板	预制硅胶薄层板（20cm×10cm；Merck。批号：OB255229）
点 样	供试液点样 1μl，对照液点样 2μl
展 开	AMD2（自动多步展开仪 CAMAG）
展开剂及展距（展开温度约 19℃）	见下表
检视	喷以 2% 对二甲氨基苯甲醛的 20% 硫酸、20% 磷酸乙醇溶液，105℃加热至斑点显色清晰，置紫外光灯（365nm）下检视

展开剂及展距（展开温度约 19℃）：

步骤	甲苯（%）	氯仿（%）	乙酸乙酯（%）	甲醇（%）	展距（mm）	干燥时间 (min)
1	20	50	20	10	15	10
2	64	20.4	14	1.6	28	10
3	71.2	17	10.6	1.2	41	10
4	78.4	13.6	7.1	0.9	55	10
5	85.6	10.2	3.7	0.5	70	10
6	92.8	6.8	0.3	0.1	80	10
7	98.6	1.4	0	0	90	10
8	98.6	1.4	0	0	90	10

4 气相色谱分析

4.1 木香的气相色谱指纹图谱

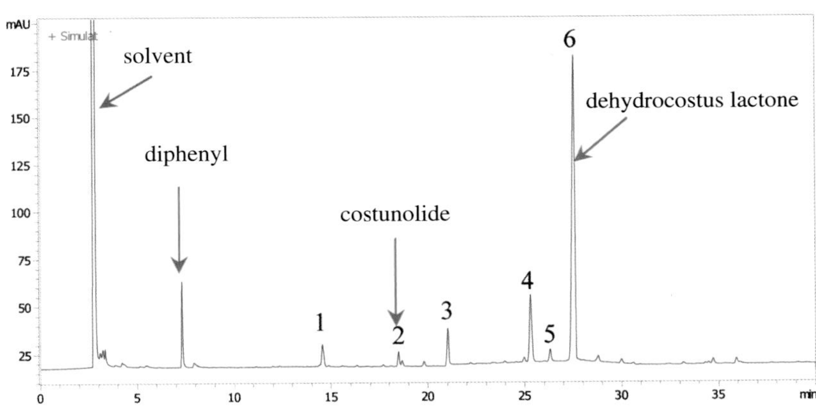

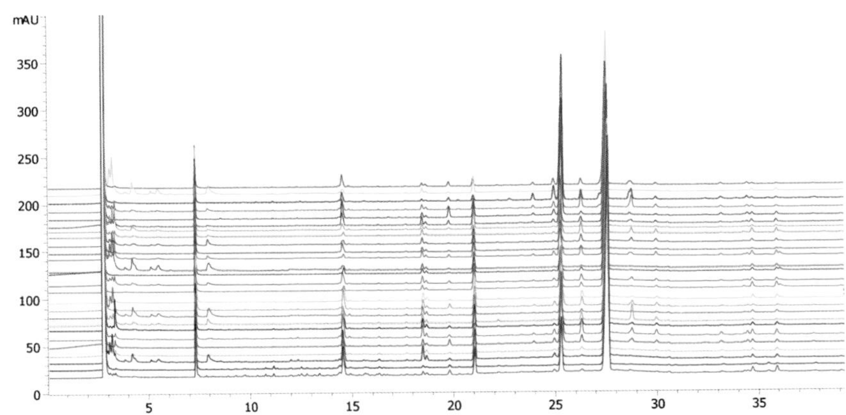

图 22-6　木香乙酸乙酯提取部分的 GC 色谱指纹图谱的共有模式（上）及其 GC 色谱指纹图谱层叠图（下）

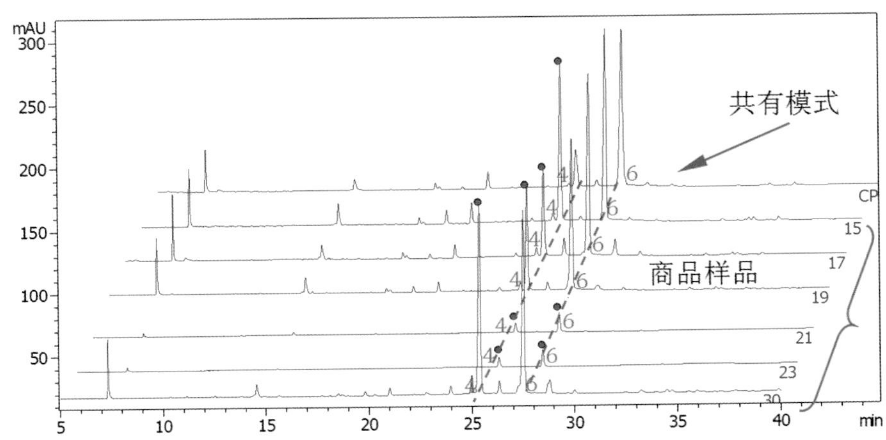

图 22-7　几个相似度较低的木香样品的 GC 色谱指纹图谱与共有模式的比较

注：15、17、19、30 号样品的 GC 色谱指纹图谱的 4 号色谱峰明显较共有模式强，故相似度偏低；而 21、23、30 号样品则 6 号色谱峰明显低于共有模式，导致色谱峰 – 峰之间的比例失调，因而相似度降低。

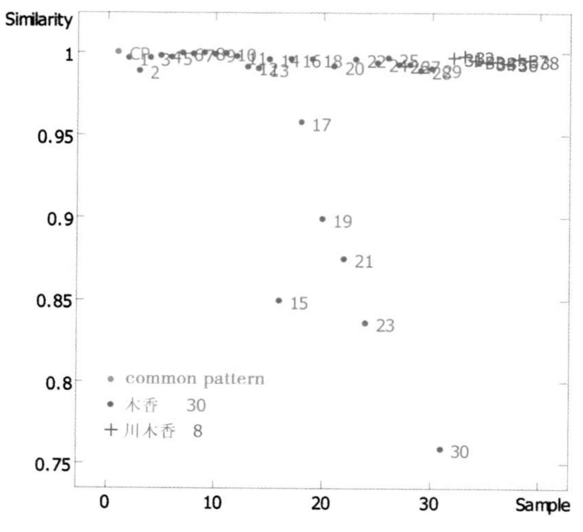

图 22-8　木香和川木香的 GC 色谱指纹图谱的相似度分析

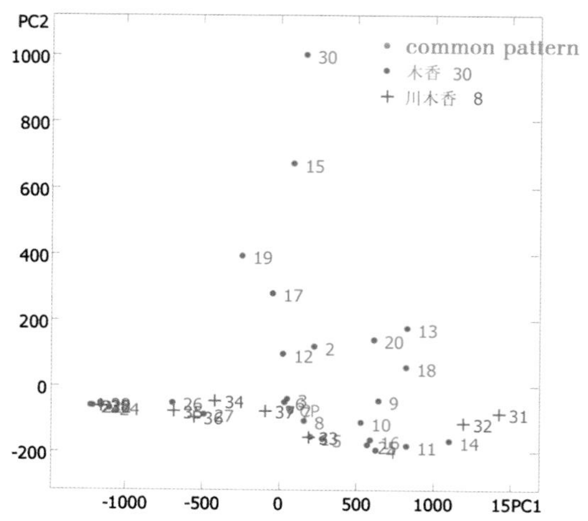

图 22-9　木香和川木香 GC 色谱指纹图谱的主成分分析

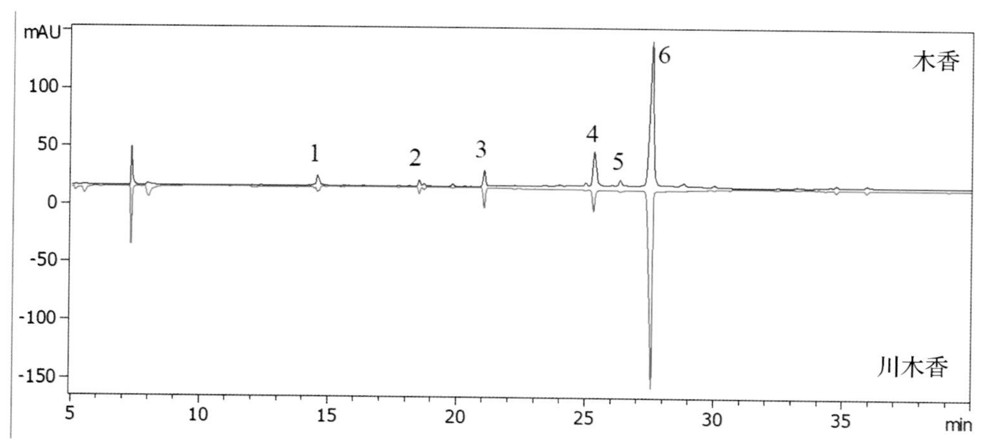

图 22-10　木香和川木香的 GC 色谱指纹图谱的比较

注：从木香和川木香的乙酸乙酯萃取部位的气相色谱极为相似。

4.2 结果与讨论

用乙酸乙酯提取物进行气相色谱指纹图谱分析，显示的色谱峰不多，可以辨认的只有 6 个峰，低含量的众多成分未能检出；而且在薄层色谱荧光图像中有很强的黄白色荧光的木香烃内酯在气相色谱中色谱峰的响应值很弱，响应值最高的是去氢木香内酯（图 22-6）。就现有的指纹图谱分析，大部分样品与共有模式相比，有较高相似度（大于 0.9）；相似度低于 0.85 的样品是由于 4 号色谱峰明显比共有模式强，峰与峰的比例明显改变所致（如 30 号样品最为突出，相似度低于 0.8）。21 号及 23 号样品则因为共有模式中最强的 6 号峰（去氢木香内酯）明显减弱，也造成峰峰之间比例失调，因而相似度也降低（图 22-7）。同样的原因，主成分分析也表现出这些样品远离于样品群主体（图 22-8，图 22-9）。按照此实验条件，川木香乙酸乙酯萃取部位的色谱与木香的 GC 色谱基本相同，在薄层荧光色谱中两者的区别特征在 GC 中未检出（图 22-10）。

4.3 气相色谱实验条件

4.3.1 样品的制备

供试品溶液	取木香药材粉末（过四号筛）0.5g，精密称定，置50ml平底烧瓶中，加入乙酸乙酯回流提取2次（30ml，1h；30ml，0.5h），滤过，滤渣用少许乙酸乙酯洗涤，合并滤液与洗液，室温下置通风橱内挥去溶剂或减压蒸去溶剂，残渣用无水乙醇溶解，移入5ml的容量瓶中，加入内标溶液1ml，用无水乙醇定容到刻度，摇匀，滤过，取续液即得
对照品溶液	取五氧化二磷干燥过夜的木香烃内酯约16mg，精密称定，置5ml容量瓶中，加入内标溶液1ml，再加无水乙醇至刻度，摇匀，作为木香烃内酯对照液。 取五氧化二磷干燥过夜的去氢木香内酯约10mg，精密称定，置25ml容量瓶中，加入内标溶液1ml，再无水乙醇至刻度，摇匀，作为去氢木香内酯对照液
内标溶液	取联苯50mg，精密称定，置100ml容量瓶中，加无水乙醇溶解，并稀释至刻度，摇匀，作为内标溶液

4.3.2 气相色谱实验

仪器	安捷伦 Agilent 6890N 型气相色谱仪，FID 检测器、手动进样器、Agilent 化学工作站，电热恒温水浴锅（二列六孔型）
色谱柱	HP-5 石英毛细管柱，5%Phenyl（Methyl Siloxane）30.0m × 320μm × 0.25μm
程序升温	起始柱温140℃，以2℃ · min^{-1} 升至220℃（共40 min）
检测器温度	280℃
进样口温度	250℃
载气	N_2
载气流速	0.8 ml · min^{-1}
进样量	1μl，不分流进样
测定法	分别精密吸取上述供试品溶液、对照品溶液各1μl，注入气相色谱仪，测定即得

5 小　结

木香又称广木香、云木香，与川木香均为菊科不同属的植物的根，《中国药典》收载的木香（云木香）原植物拉丁学名为 *Aucklandia lappa* Decne, 文献也有用 *Saussurea lappa* C. B. Clarke；川木香为 *Vladimiria soulilei* (Franch.) Ling 或 *Vladimiria soulilei* (Franch.) Ling var. *cinerea* Ling 。从现已进行的薄层荧光色谱图像及气相色谱分析，两者所含主要成分很接近，但川木香的薄层荧光图像特有的蓝色荧光条斑可以清晰地与木香区分。AMD 多步自动展开，需要特定的仪器设备，常规操作难以实现，如用常规设备的多次展开需重新探索色谱的溶剂展开系统（流动相）条件。气相色谱采用的条件仅检出常量分析可以检出的乙酸乙酯萃取的成分，而非常规水蒸气蒸馏所得的挥发油，色谱的主要色谱峰是去氢木香内酯。文献报道用 GC 可以检出 50 余个色谱峰，具有特征的有 10 个色谱峰，系用水蒸气蒸馏的挥发油进行分析[1]。

[1] 杨华生，蔡光先，杨永华．木香挥发油 GC 指纹图谱的建立．首席医学网，2007年12月20日．

青皮（Qing-Pi）

CITRI RETICULATAE PERICARPIUM VIRIDE

英 Green Tangerine Peel

1 基　原

为芸香科（Rutaceae）植物橘 *Citrus reticulata* Blanco 及其栽培变种的干燥幼果或未成熟果实的果皮。

2 药材外形

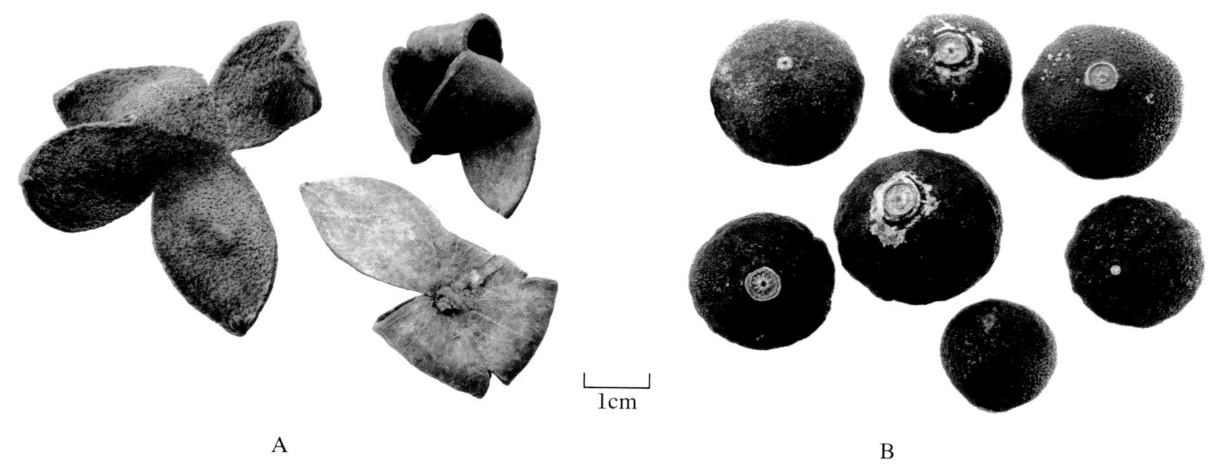

图 23-1　青皮药材

A：四花青皮　B: 个青皮

[化学成分]

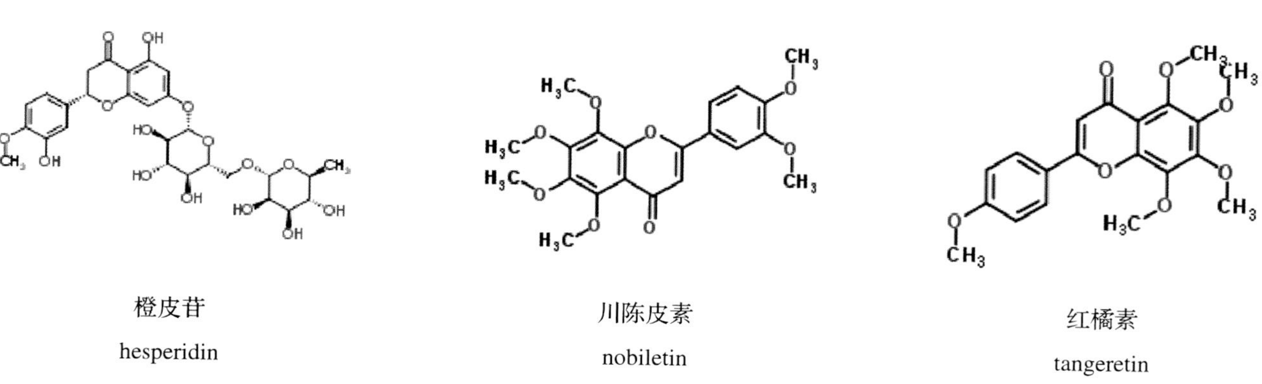

图 23-2　青皮主要的黄酮苷类成分

3 高效薄层色谱分析

3.1 青皮的高效薄层色谱图像及数码扫描轮廓图（指纹图谱）

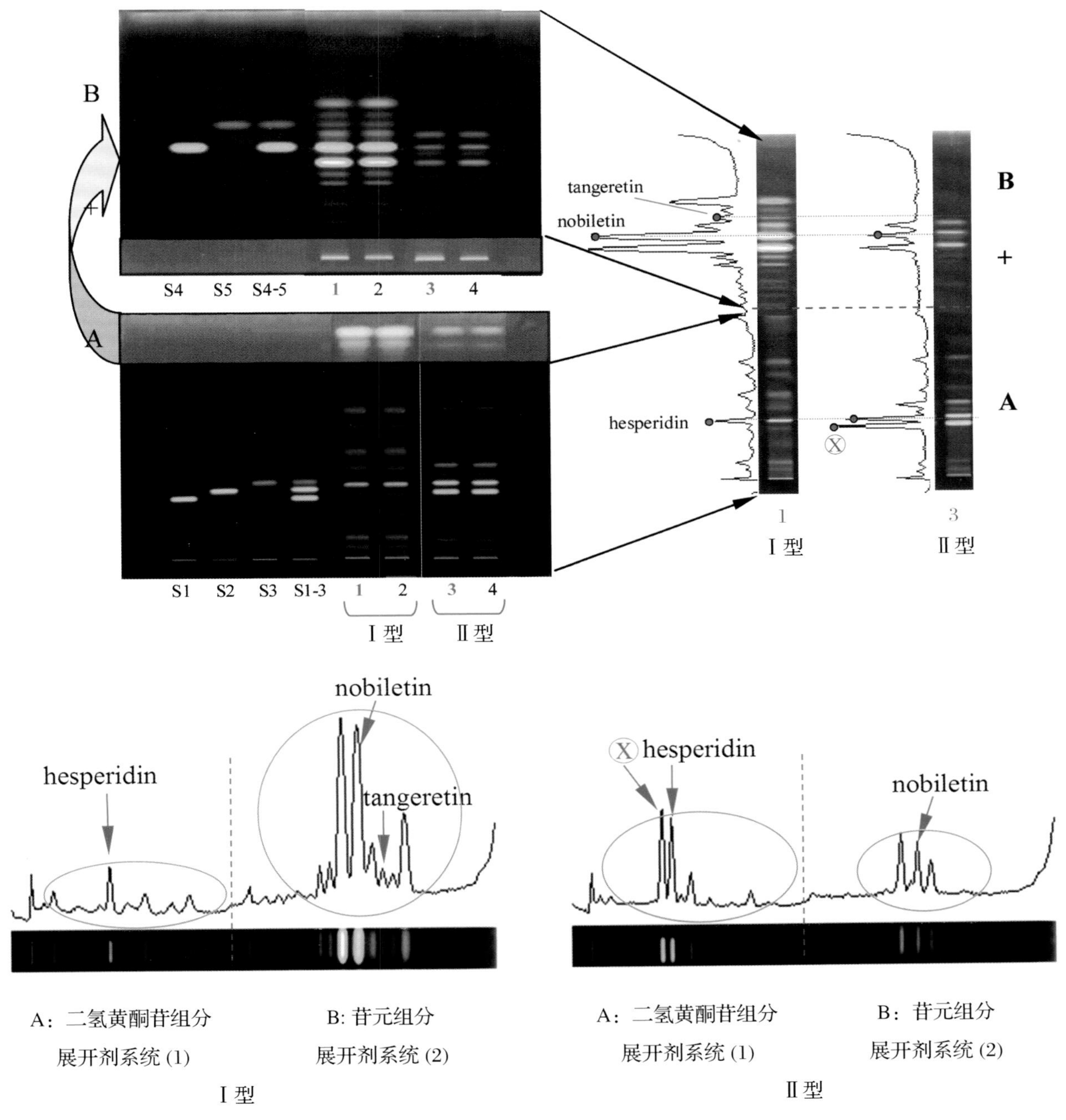

图 23-3　两种类型的青皮 HPTLC 荧光色谱图像及数码扫描轮廓图

A：二氢黄酮苷组分　B：苷元组分

S1：naringin　S2：neohesperitin　S3：hesperitin　S4：nobiletin　S5：tangeretin

1~2：Ⅰ型样品　3~4：Ⅱ型样品

注：ⓧ 标记的为尚待确认的成分，因为此色谱峰与新橙皮苷位置重叠，但在 HPLC 色谱中却位于橙皮苷之后接近柚皮苷的位置（参照 HPLC 色谱可以确定该色谱峰不是新橙皮苷）。

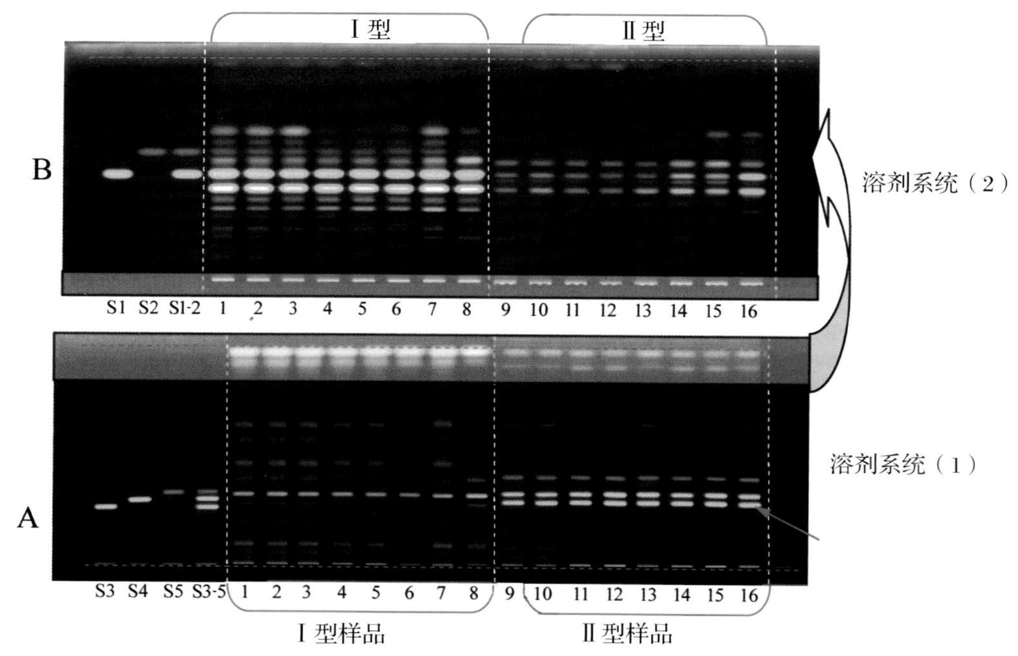

图 23–4　青皮二氢黄酮苷 HPTLC 荧光色谱图像

A：二氢黄酮苷组分　B：苷元组分

S1：nobiletin　S2：tangeretin　S3：naringin　S4：neohesperitin　S5：hesperitin

1~8：Ⅰ型商品样品　9：对照药材　10~16：Ⅱ型商品样品

3.2 结果与讨论

青皮是橘的未成熟的果实，所含二氢黄酮苷及苷元与陈皮极为接近。薄层图像及其扫描轮廓指纹图谱显示二氢黄酮苷（以橙皮苷为主）含量较苷元部分为低，而苷元部分有 3~4 个强荧光条斑，其中有川陈皮素（nobiletin）（图 23–3）。商品青皮显示有两种类型，一类属于与正品陈皮同一来源的青皮（Ⅰ型）（图 23–4，1~8 号样品），另一类为未成熟的其他橘皮（杂果皮）作为青皮（相当于陈皮的Ⅱ型），这一类青皮橙皮苷含量较低，紧靠橙皮苷下方有一较强的荧光条斑，与新橙皮苷（neohesperidin）几乎重叠（图 23–4，9~16 号样品），与液相色谱比较可以明确此条斑不是新橙皮苷，而是位移至橙皮苷之后（保留时间较短，靠近柚皮苷的位置，所以为一待确定的二氢黄酮苷（图 23–6）；此外，苷元部分含量较正品青皮低，以至于检不出红橘素（tangeretin）。以条带的荧光强度及大小比较，Ⅰ型的样品成分的分布是苷元的含量高于苷；Ⅱ型的样品苷的含量高于苷元（图 23–3~ 图 23–4）。

3.3 高效薄层色谱实验条件

3.3.1 样品的制备

供试品溶液	取样品粉末 0.5g，加甲醇 5ml，室温冷浸 15min，超声提取 15min，取出，再离心处理 10min（4000r · min^{-1}），取上清液过微孔滤膜（0.45μm），取续滤液作为供试品溶液
对照药材溶液	参照供试品溶液制备方法处理
对照品溶液	取对照品橙皮苷、新橙皮苷、川陈皮素、红橘素、柚皮苷适量，分别精密称定，用甲醇溶解，配成每 1ml 各含 0.5mg 的溶液，作为对照品溶液

3.3.2 薄层色谱实验

薄层板	预制硅胶高效薄层板（20cm×10cm；Merck）

3.3.2.1 黄酮苷元部分

点 样	分别取供试品、对照药材溶液、对照品溶液各 1μl 条带状点于上述薄层板上，点样后放于五氧化二磷的干燥器中真空干燥 2h，备用
展 开	采用两次展开方式，先以甲苯－乙酸乙酯－甲酸－水（20 ∶ 20 ∶ 1 ∶ 1）10℃下冰箱中放置分层的上层溶液为展开剂，展开 8.5 cm，取出，挥干，放于置有五氧化二磷的干燥器中真空干燥 2 h；再以甲苯－乙酸乙酯－甲酸－水（20 ∶ 10 ∶ 1 ∶ 1）10℃下冰箱中放置分层的上层溶液为展开剂，展开 8.5 cm，取出，挥干
检视	直接置紫外光灯（365nm）下检视

3.3.2.2 黄酮苷部分

点 样	分别取上述供试品、对照药材溶液、对照品溶液各 1μl 条带状点于上述薄层板上，点样后放于五氧化二磷的干燥器中真空干燥 2h，备用
展 开	以氯仿－甲醇－水－冰醋酸（13 ∶ 4 ∶ 1 ∶ 1.5）10℃下冰箱中放置分层的下层溶液为展开剂，展开 8.5 cm，取出，挥干
检视	喷以 5% 三氯化铝乙醇溶液，立即置于紫外光灯 (365nm) 下检视

4 高效液相色谱分析

4.1 青皮的高效液相色谱指纹图谱

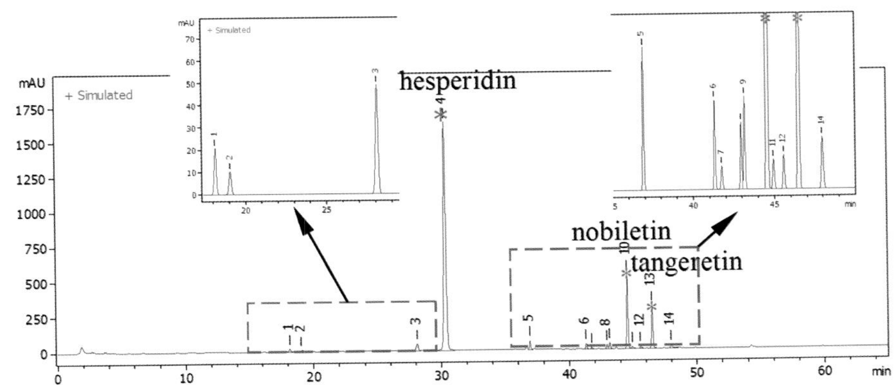

图 23–5 青皮 HPLC 色谱指纹图谱的共有模式

4：hesperidin 10：nobiletin 13：tangeretin

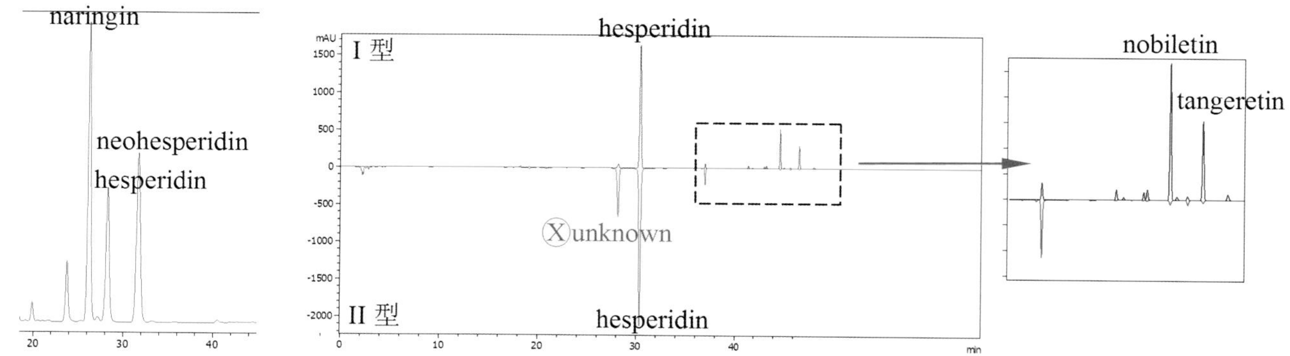

图 23-6　两种类型的青皮 HPLC 色谱指纹图谱的比较

注：II 型样品在相当于新橙皮苷位置没有色谱峰，橙皮苷后面的色谱峰，看似柚皮苷，但在 HPTLC 图像中不是柚皮苷，因此为一待确认的成分。

4.2 结果与讨论

14 批青皮药材的液相色谱指纹图谱显示了青皮的成分分布与薄层色谱图像所示基本一致。如 4.1 节的分析，进行主成分分析，两类青皮商品泾渭分明。Ⅰ型与正品青皮 Citri reticulatae pericarpium viride 聚在一起，二氢黄酮苷主要是橙皮苷，苷元部分在液相色谱也明确检出。Ⅱ型的来源为其他柑类的果皮有较强韧性，可以剥取完整果皮（四花青皮）或未成熟幼果（个青皮），其指纹图谱特点是橙皮苷及与之相邻的一个二氢黄酮苷成分含量明显高于苷元成分（据薄层色谱图像的荧光强度及液相色谱的色谱峰峰高判断）。

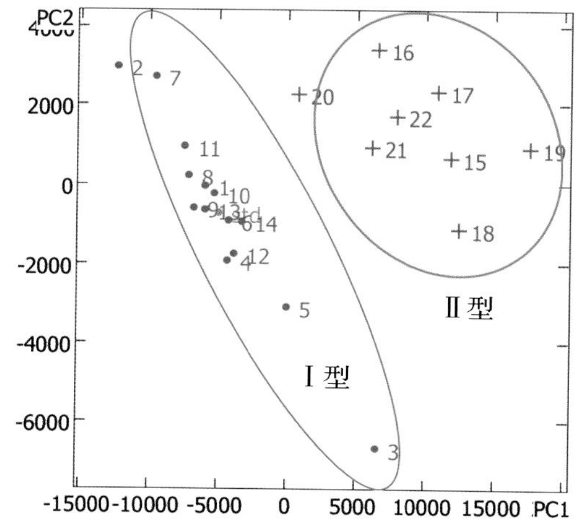

图 23-7　青皮 HPLC 色谱指纹图谱的主成分分析

4.3 高效液相色谱实验条件

4.3.1 样品的制备

供试品溶液	取样品粉末（过二号筛）0.5g，加甲醇 25ml，超声提取 45min，放冷，滤过，滤液转移至 25ml 容量瓶中，并稀释至 25ml，滤过，取续滤液，即得
对照品溶液	取橙皮苷、川陈皮素和红橘素对照品，精密称定，分别用甲醇定容制成每 1ml 含橙皮苷 0.5mg，川橙皮素 0.1mg，红橘素 0.1mg 的对照品溶液

4.3.2 液相色谱实验

色谱柱	Hypersil BDS C_{18} (250mm × 4.6mm)
流动相	A：乙腈；B：水
梯度	0~30min：5%~25% A； 30~55 min：25%~95% A；55~65min：95% A
流速	0.8ml · min^{-1}
柱温	20 ℃
检测波长	280nm
测定法	分别精密吸取对照品和供试品溶液各 10μl，注入高效液相色谱仪，记录色谱流出曲线，即得

5 小　结

青皮是柑橘的未成熟果实（落果）的果皮，与陈皮为同一来源，在本草记载为“青橘皮乃橘之未黄而青色者”，橘、柑、橙为芸香科柑橘属的近缘品种，栽培品种非常复杂，大多为可食用的水果类。陈皮为柑类果皮，以广东新会出产的“茶枝柑”（*Citrus reticulate* cv. *Chachiensis*）的成熟果皮为正品陈皮，而且储放日久，香气温馨舒适；而且果皮颇具韧性，用果刀割划三刀即可剥取完整的四瓣相连的果皮，传统认为陈皮正品，不仅可药用尚可食用佐料；广东四会亦产四会柑，，通常四会柑包括行柑、甜柑，其果皮也做陈皮药用（现市场已少见）。由于新会陈皮的来源茶枝柑或四会柑数量有限，而且主要作为陈皮采收，故市场青皮商品相当一部分是来自其他的“柑”（甜橘类果皮，果皮较有韧性者，可完整与果肉剥离的未成熟柑）的果皮。

正品青皮，即茶枝柑或四会柑来源的青皮（即第一类青皮），其薄层色谱图像及液相色谱指纹图谱与陈皮类似，苷元，特别是川陈皮素及红橘素含量较高，而其他柑类的青皮（第二类青皮，及混用青皮）含量明显偏低。二者易于区别。

文献报道陈皮、青皮中所含多甲氧基二氢黄酮类化合物具有抗血栓和显著的抗肿瘤作用，是该类药材中不可忽视的活性有效成分。两类青皮样品间这类成分含量的明显差异对评价正品青皮及混用青皮之间的质量有参考价值。仅就此点而言，茶枝柑的未成熟果皮应该是质量较好的青皮，其他“杂果皮”来自柑橘属的不同种，苷元类成分含量不高，且质量难以稳定。

人参（*Ren-Shen*）

GINSENG RADIX ET RHIZOMA

英 Ginseng

1 基　原

为五加科（Araliaceae）植物人参 *Panax ginseng* C.A.Mey. 的干燥根及根茎。

2 药材外形

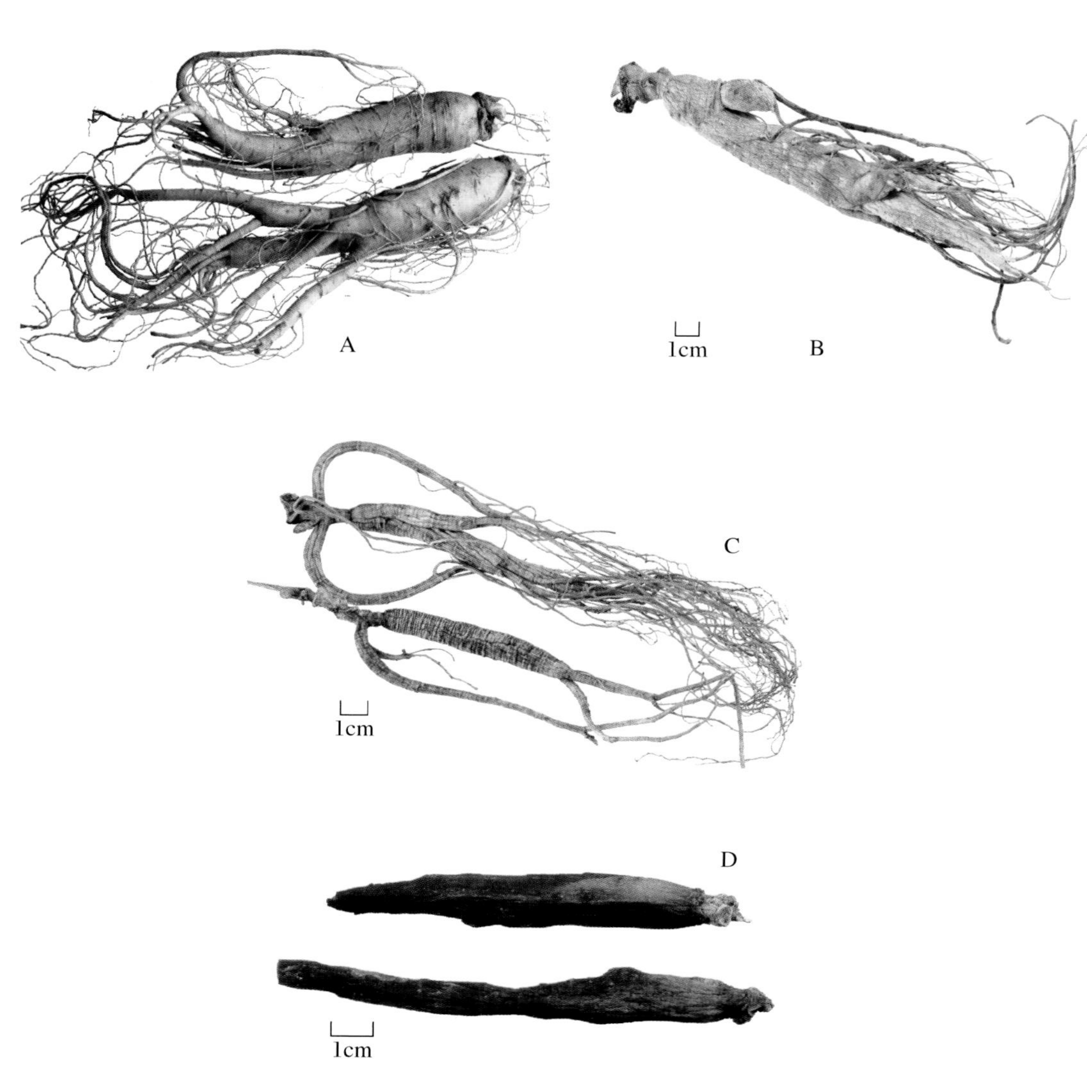

图 24-1　人参药材

A: 鲜人参　B: 生晒参　C: 池底参　D: 红参

[化学成分]

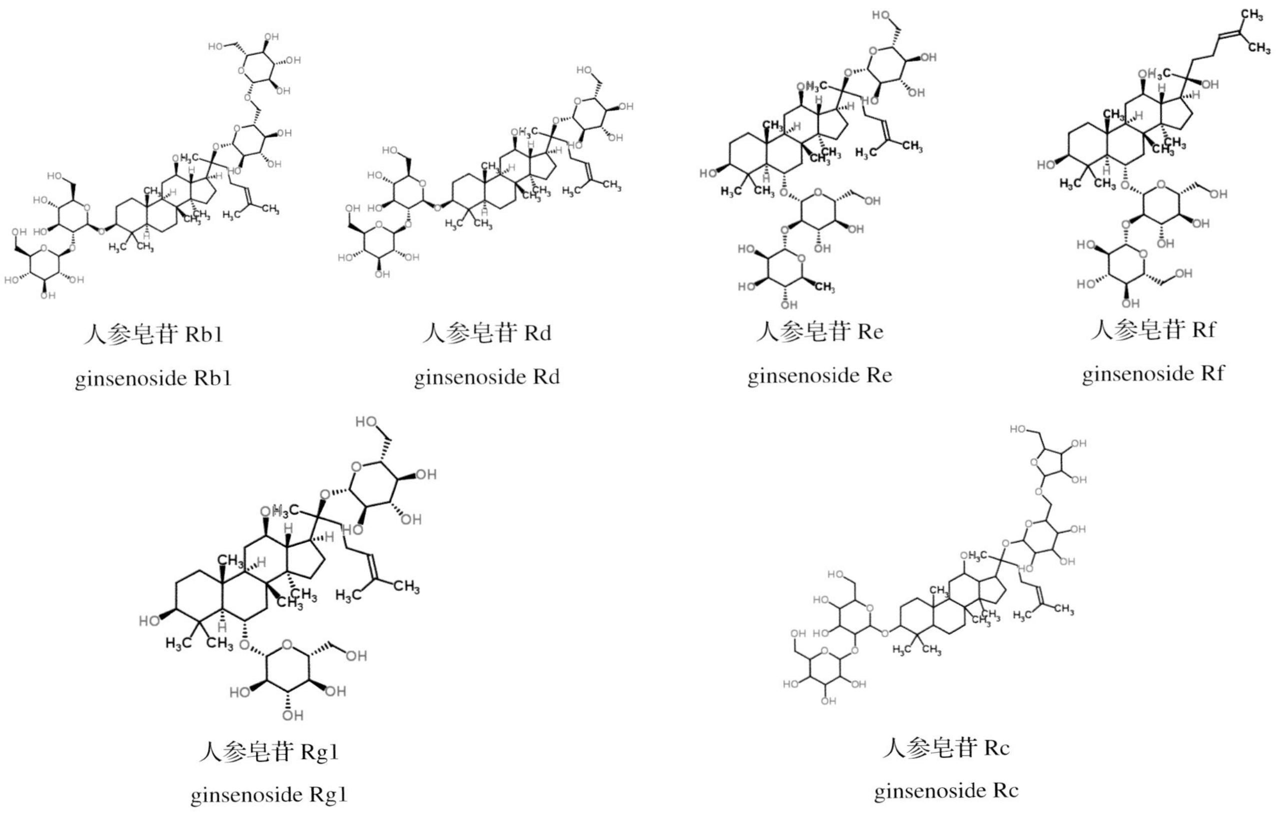

图 24-2　人参主要的人参皂苷

3 高效薄层色谱分析

3.1 人参的高效薄层色谱图像及数码扫描轮廓图（指纹图谱）

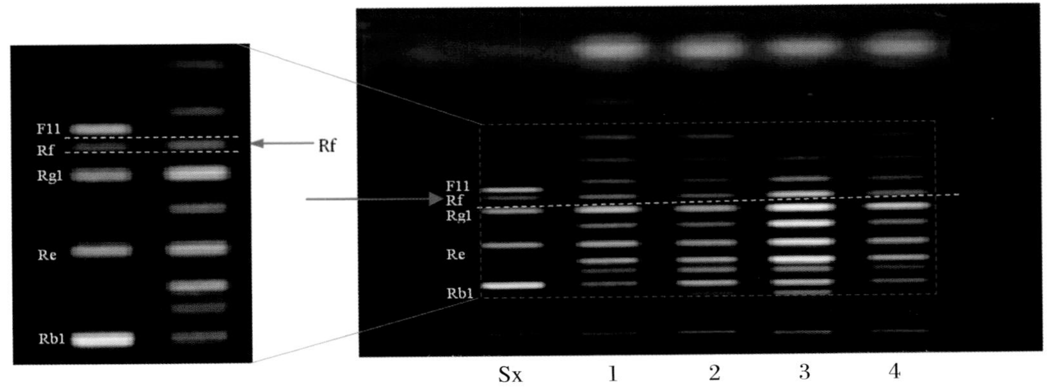

图 24-3　人参的 HPTLC 荧光色谱图像

Sx：化学对照品（ginsenoside）

1~4：人参药材样品

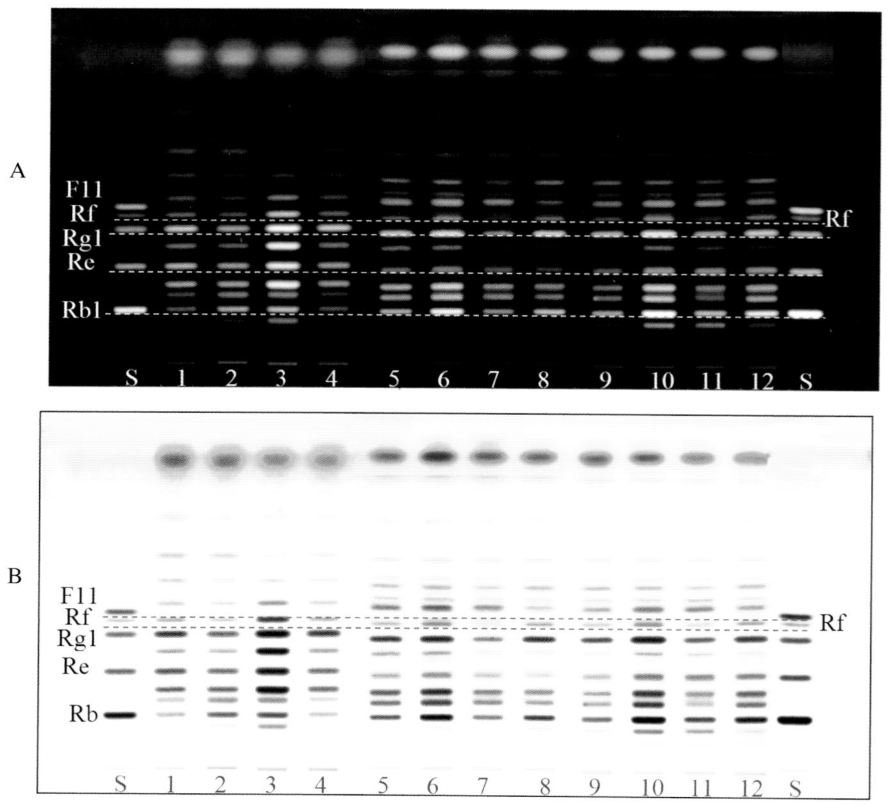

图 24-4　商品人参的 HPTLC 荧光色谱图像 (A) 及其转换为反相色的色谱图像 (B)

S：化学对照品（自下而上分别为 ginsenoside Rb1，Re，Rg1，Rf，pseudoginsenoside F11）

1~4：生晒参　5~8：吉林红参　9~12：高丽红参（韩国）

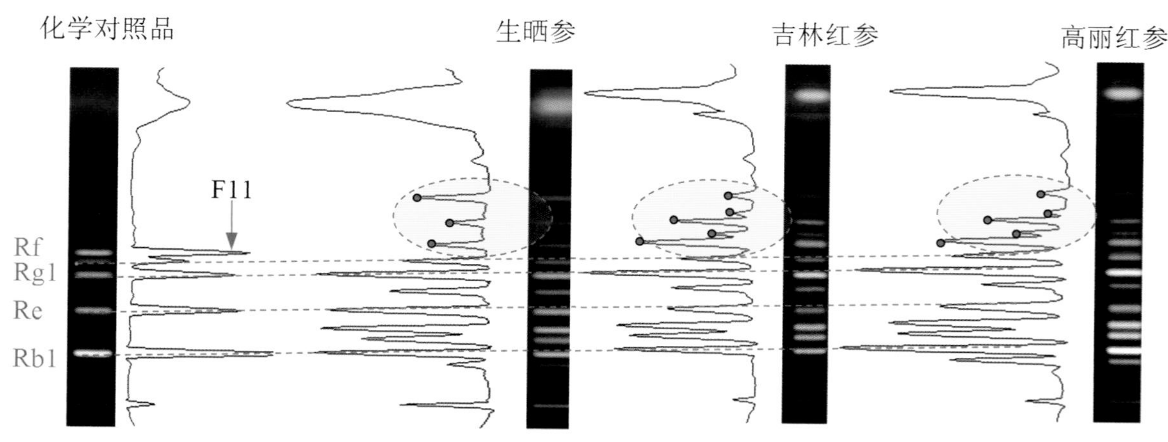

图 24-5　生晒参、吉林红参、高丽红参的 HPTLC 荧光色谱图像及数码扫描轮廓图

注：色谱指纹图谱（色谱图像加数码扫描轮廓图）显示生晒参、吉林红参及高丽红参的主要人参皂苷分布大同小异，说明人参的主要人参皂苷的分布是相当稳定的。经蒸制而成为红参的后期变化是在 Rf 值较高的位置较小极性的微量皂苷有所增多（图谱的中上部，即浅橙黄色标记的部位），对主要皂苷的浓度分布没有明显的影响。对照加入 pseudoginsenoside F11 是明确它不是人参的特征，不应检出，但因在色谱中位置紧靠 ginsenoside Rf 的上方，所以 pseudoginsenoside F11 以免误判。所以规范操作得到稳定重现的薄层色谱图像至关重要。

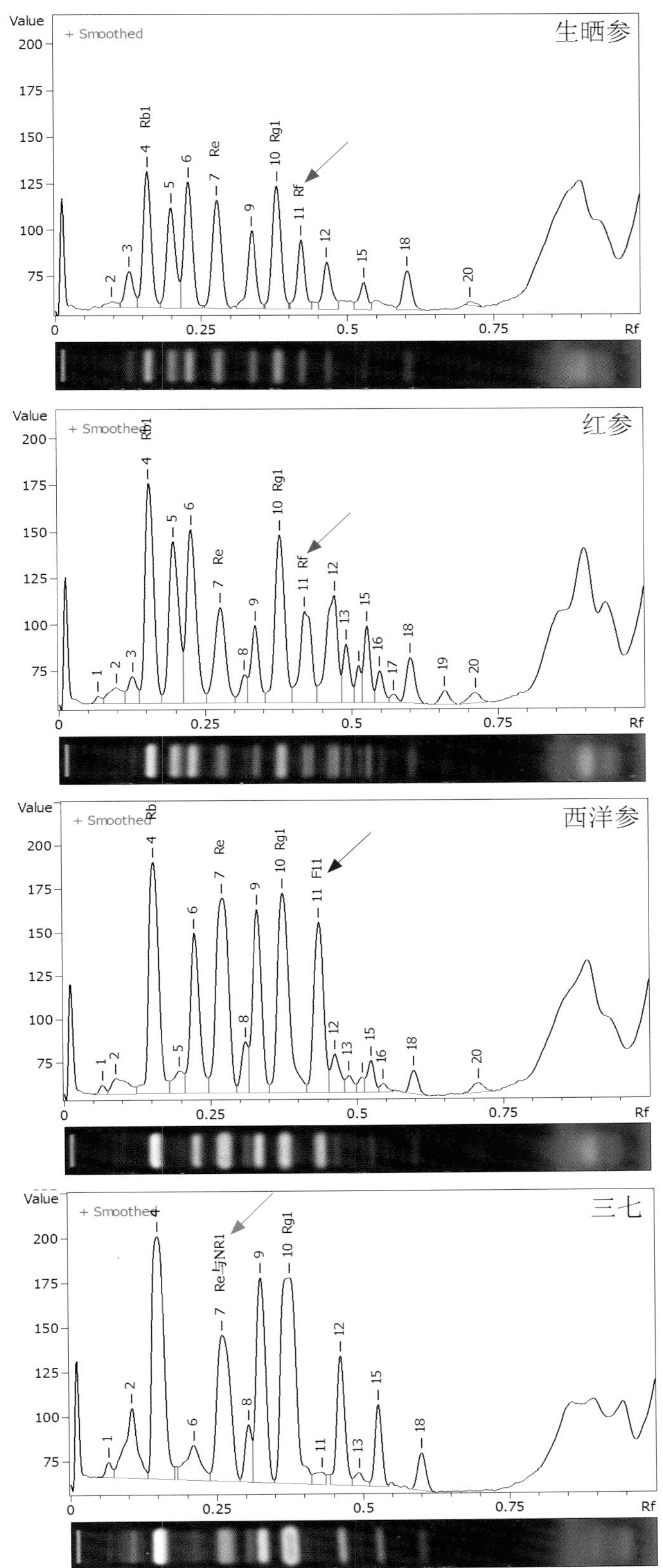

图 24–6 生晒参、红参、西洋参、三七的 HPTLC 荧光色谱图像及数码扫描轮廓图的比较

注：人参、西洋参、三七的薄层色谱指纹图谱的区分，除各有其共有模式外，人参含有的特征性成分 ginsenoside Rf，西洋参含有的特征性成分 pseudoginsenoside F11，三七含有的特征性成分 notoginsenoside R1 是鉴别三者的主要特征。

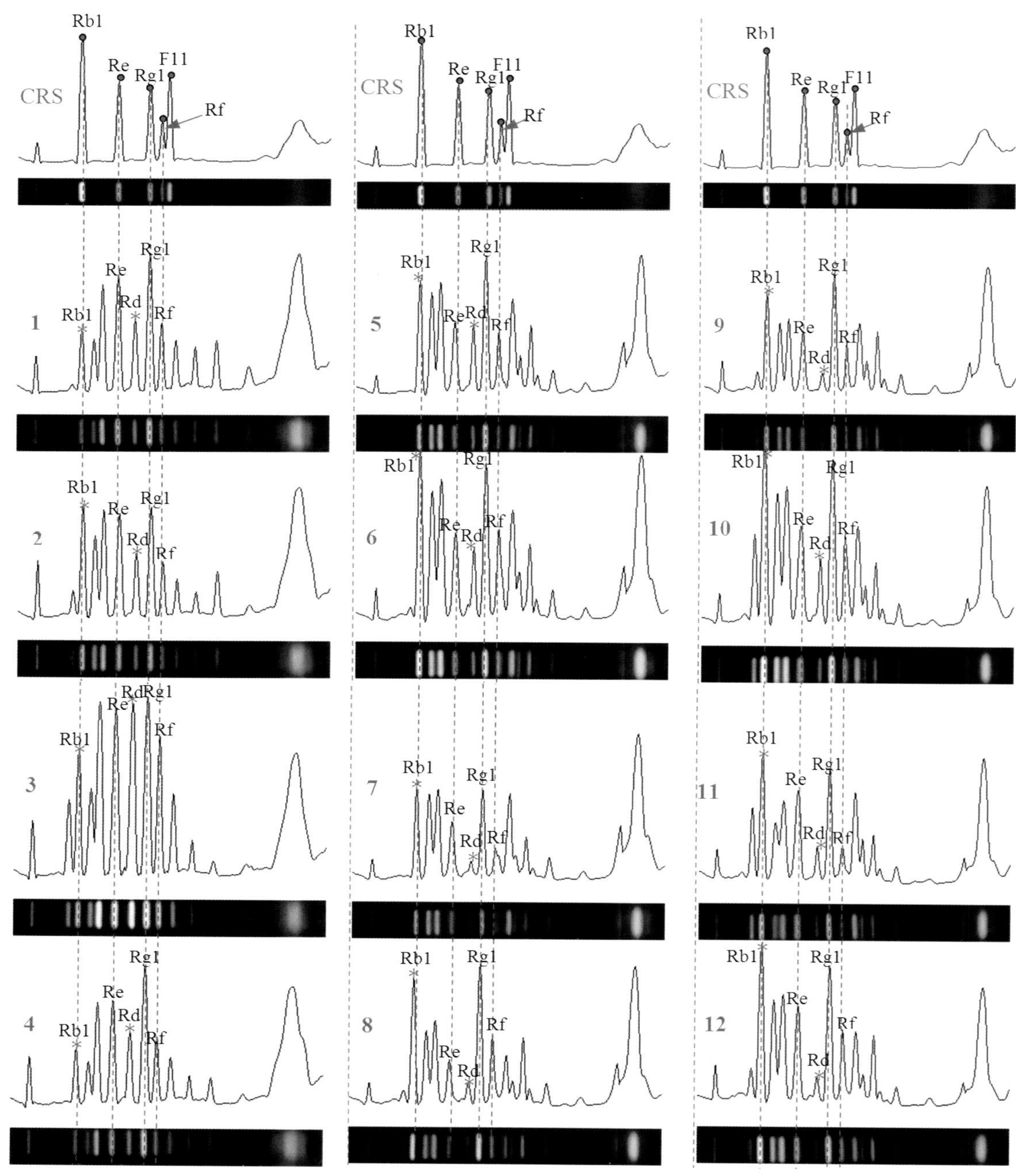

图 24-7　生晒参商品的 HPTLC 色谱指纹图谱的概貌

注：生晒参商品的 HPTLC 荧光色谱图像及数码扫描轮廓图显示不同样品之间色谱峰的强弱有差异，指纹图谱的模式是一致的。ginsenoside Rb1 与 ginsenoside Rd 色谱峰的比例呈负相关，如 2、5、12 号样品的 ginsenoside Rb1 含量大于 ginsenoside Rd，是人参主根的常态；而 1、3、4 号样品则 ginsenoside Rb1 的含量小于 ginsenoside Rd，是须根的常态，如药材的形态是主根则可能是生长环境条件或生长年限较短。

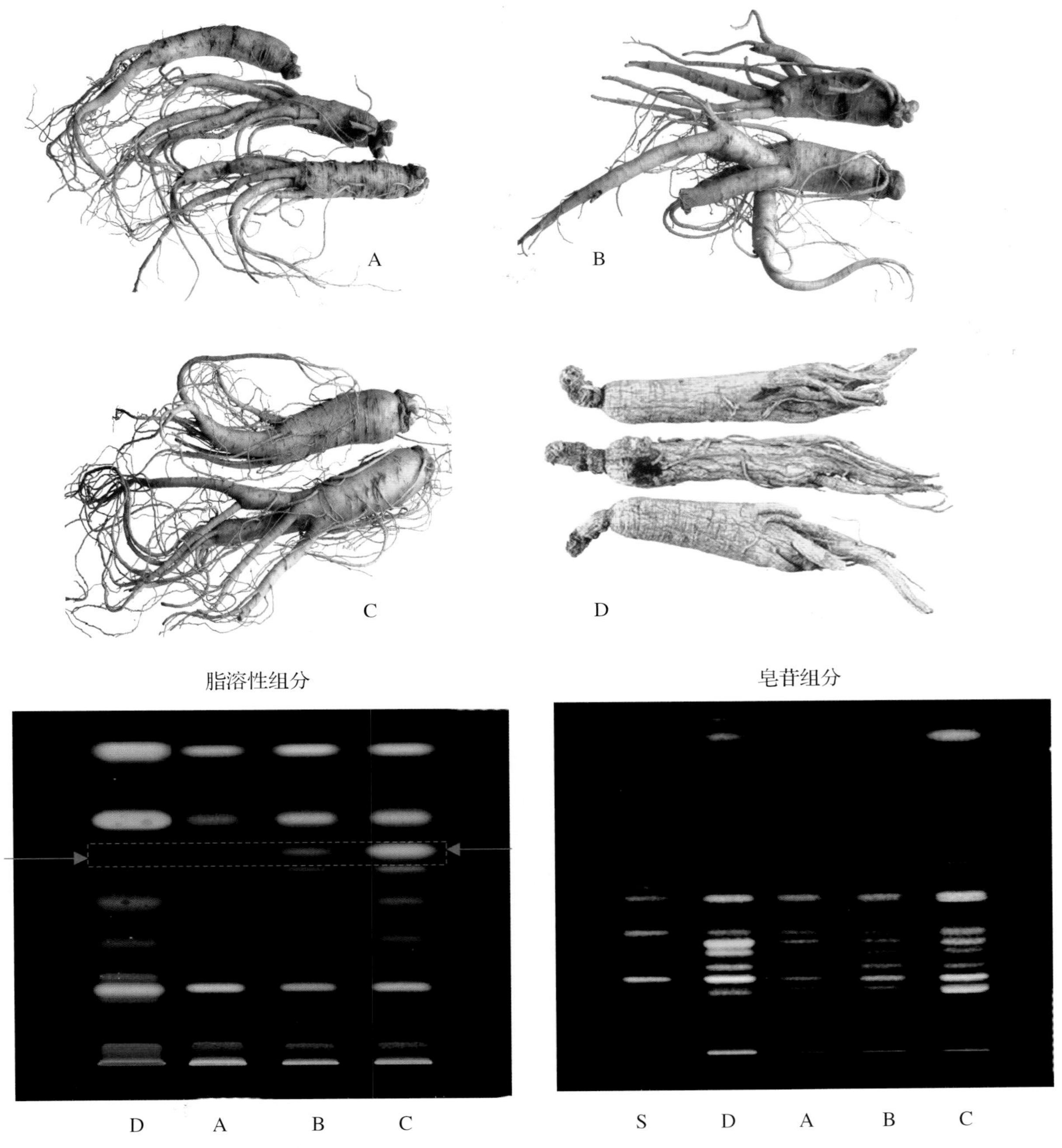

图 24-8　不同生长年限的鲜人参药材样品脂溶性组分及皂苷组分的 HPTLC 荧光色谱图像

A：4 年生鲜人参药材　B：5 年生鲜人参药材　C：6 年生鲜人参药材　D：生晒参

S：化学对照品（自上而下分别为 ginsenoside Rb1, Re, Rg1, Rf）

注：实验所用的鲜人参药材样品由韩国人参公社提供。在脂溶性组分的色谱图像中可见到在 6 年生样品色谱的上部有一非常明显的灰黄色条斑（← 所指），在生晒参中极为微弱。在皂苷组分的色谱图像中，6 年生鲜人参比 4 年或 5 年生的皂苷含量明显提高。

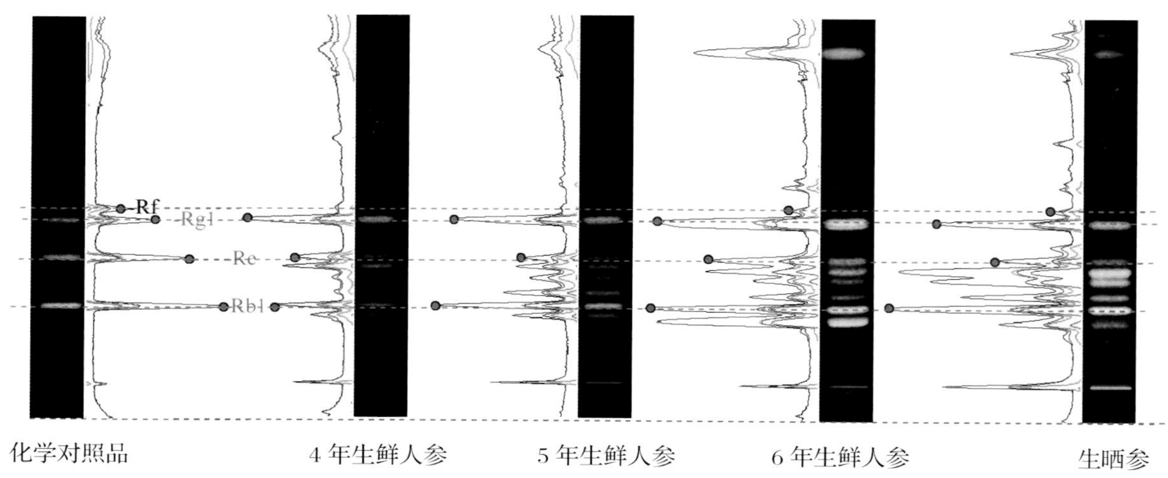

图 24–9　不同生长年限的鲜人参与生晒参 HPTLC 色谱图像及其数码扫描轮廓图的比较

注：人参皂苷在人参根中的积累随生长年限的延长而增加。

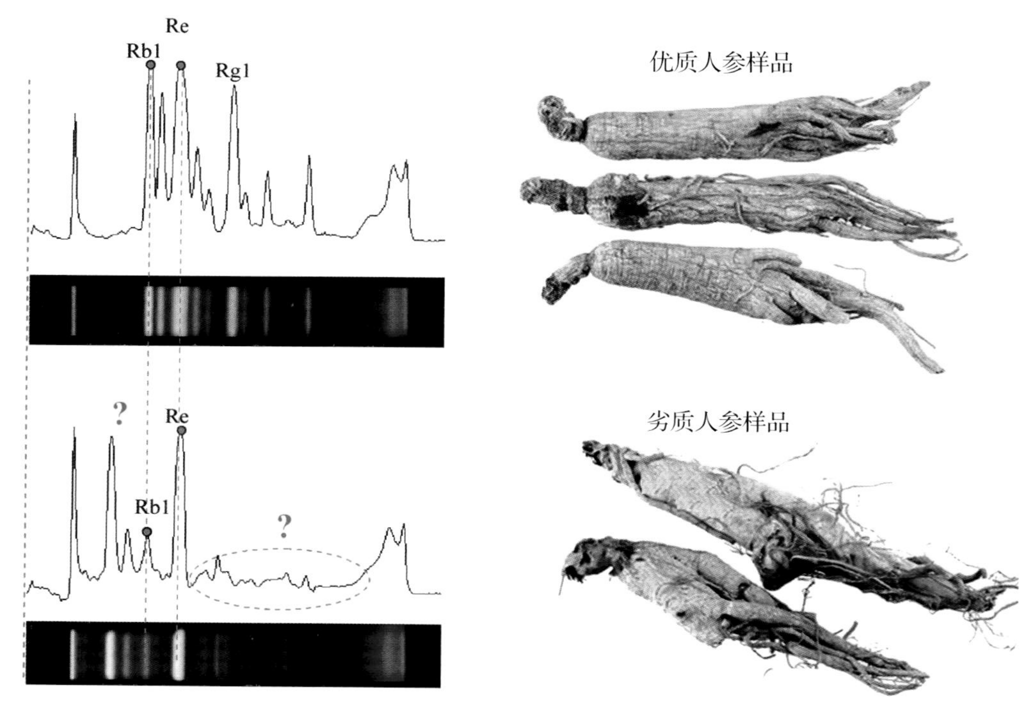

图 24–10　优质人参样品与劣质人参样品的 HPTLC 色谱图像及其数码扫描轮廓图的比较

注：劣质人参样品的 HPTLC 色谱图像显示色谱临近原点处有一很突出的未知强荧光条斑，ginsenoside Rb1 荧光条斑很弱，只有 ginsenoside Re 独自荧光最强，而且 ginsenoside Rg1 以上的部位（？标记的部位），仅为一片模糊的弱荧光部位，与优质人参样品比较，显然是极不正常的人参样品。

3.2 结果与讨论

至今人参可测的活性成分是人参皂苷，薄层色谱是表达主要皂苷在人参根中浓度分布的有效形式，硫酸可以激发人参皂苷在紫外光灯（365nm）下发射荧光，得到的荧光色谱是一幅彩色的图像（图24-3，图24-4），数码扫描此薄层荧光色谱图像得到的轮廓图谱可以帮助更容易地表达一个样品中不同人参皂苷之间的浓度比例，以及样品之间各人参皂苷的可视量化比较（图24-5）。此图谱的实验条件自1987年建立[1]， 至今历经20余年的实际应用，证明有良好的重现性。生晒参与红参比较，中国红参与韩国高丽红参比较，薄层荧光图像极为相似，红参除在色谱的上部的微量皂苷部位的皂苷数目有所增加外（可能与长时间蒸制引起的部分皂苷水解有关），其他与生晒参差别不大。有的红参样品总皂苷的积分面积甚至小于生晒参，所以从人参皂苷难以评价生晒参与红参彼此的质量优劣（表24-1）。早期研究已经确认荧光色谱中人参皂苷的种类与在色谱中排列的顺序，如图24-5所示，依次为ginsenoside Ra，Rb1，Rb2，Rc，Re，Rd，Rg1，Rf，靠近色谱上部有数个微量皂苷的微弱荧光条斑，如Rg2，Rg3，Rh等（这一部分在红参中较生晒参相对为多）。

人参、西洋参、三七为五加科人参属的三个同属的近缘品种，三者的皂苷分布见图24-6。

表24-1

	Rb1	Rb2	Rb3	Rc	Re	Rd	Rg1	Rf	F11
人参	+++	+	+	+	+++	+	+++	+	−
西洋参	++++	?	?	+	+++	++	+++	−	+/++
三七	++++	?	?	+	++++*	++	+++	−	−

* 三七含有的特征皂苷是notoginsenoside R1（NR1）与ginsenoside Re位置非常接近，甚至重叠，在低温（4℃以下）展开，可以分开；或者采用其他溶剂系统专门将两者分开。（参照“三七”项下）。

通常认为人参生长6年的根质量最佳，但容易有病虫害，所以商品少有6年生的人参根。检测韩国4年生、5年生和6年生的新鲜人参的薄层荧光色谱图像可知，脂溶性部分的薄层荧光色谱显示6年生的鲜参在色谱上部有一明显的灰黄色条斑，生晒参则非常微弱（图24-8）。6年生鲜参皂苷的积累是含量明显高于5年生及4年生的根（图24-9）。

人参色谱指纹图谱可以有效地用于监控生产药材原料及生产工艺，一批购自吉林省某GAP基地的生晒参的指纹图谱表明该药材人参皂苷与优质药材有明显差异，ginsenoside Rb1明显降低，在其下方突出地增多了荧光条斑，只有一个最明显的ginsenoside Re，在ginsenoside Rg1（色谱的中部）以上一片模糊的弱荧光区域，难以辨认，说明此栽培的人参样品的人参皂苷是不正常的（图24-10）。

［1］XIE Peishan，YAN Yuzhen. HPTLC fingerprint identification of commercial ginseng drugs - reinvestigation of HPTLC of ginsenosides[J]. Journal of High Resolution Chromatography and Chromatography Communication，1987，10,(11)：607-613。

3.3 高效薄层色谱实验条件

3.3.1 样品的制备

供试品溶液	取本品细粉末 1g，加甲醇 40ml，加热回流提取 1h，滤过，滤液蒸干，残渣用少量 90% 甲醇溶解，通过已准备好的中性氧化铝（10g，120℃预先活化 1h）柱中，用 50% 乙醇 100ml 洗脱，收集洗脱液，蒸干，残渣用少量水溶解，通过 C_{18} 小柱，先后用 30% 甲醇和甲醇各 15ml 洗脱，收集甲醇部分洗脱液，蒸干，残渣用甲醇溶解定容成 1ml 的溶液，作为供试品溶液
对照药材溶液	参照供试品溶液制备方法制备
对照品溶液	取对照品 ginsenoside Rb1、Re、Rg1、Rf，pseudoginsenoside F11 适量，加甲醇配制成每 1ml 约各含 1mg 的溶液，作为对照品溶液

3.3.2 薄层色谱实验

薄层板	硅胶 60 高效预制薄层板（20cm × 10cm；Merck。批号：OB516990）
点 样	供试品溶液与对照品溶液各 0.5μl
展 开	点样后用硫酸控制湿度（42%）15min，以氯仿 – 醋酸乙脂 – 甲醇 – 水（15 ∶ 40 ∶ 22 ∶ 10）10℃下放冰箱分层的下层溶液为展开剂，展开 8.5cm，取出，挥干
显色	喷以 10% 硫酸乙醇溶液，105℃加热至斑点显色清晰，置紫外光灯 (365nm) 下检视
检测	供试品溶液的薄层荧光色谱自下而上一次检出 ginsenoside Ra, Rb1(主要), Rb2, Rb3, Rc（或 Rb3 与 Rc 重叠），Re（主要）, Rd, Rg1（主要），Rf（人参根的特征皂苷），以及微量的其他人参皂苷。记录色谱图，必要时进行数码扫描获得轮廓图谱

4 高效液相色谱分析

4.1 人参的高效液相色谱指纹图谱

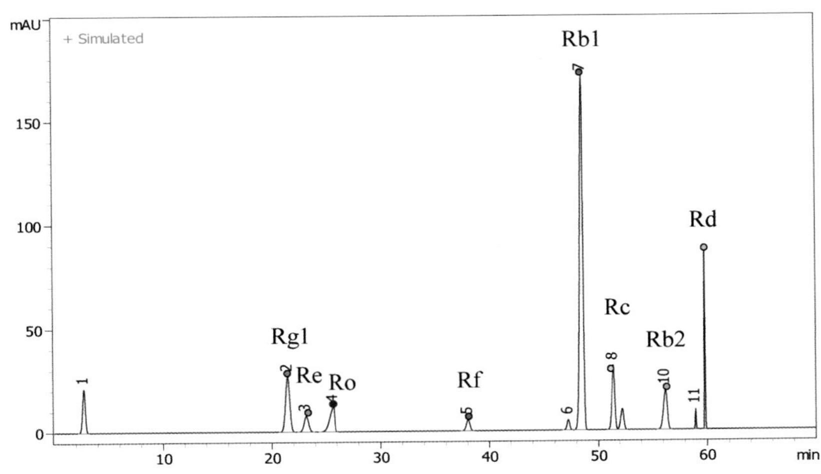

图 24-11　人参的 HPLC-ELSD 色谱指纹图谱的共有模型

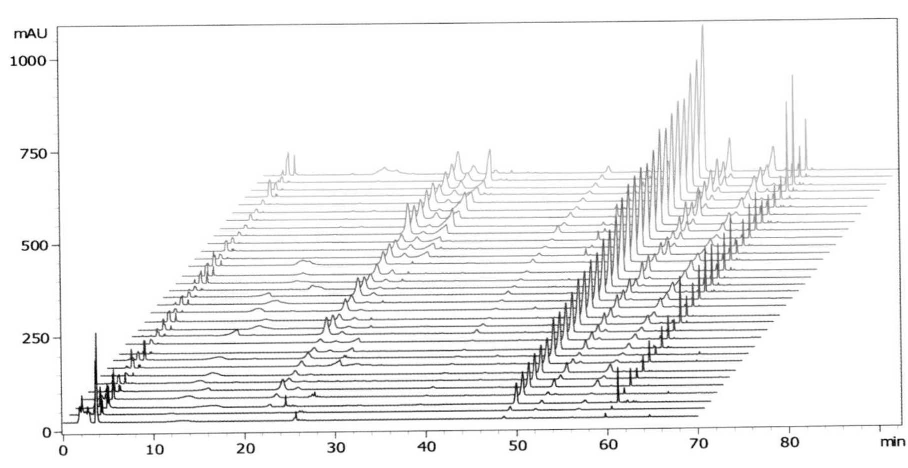

图 24-12　不同人参样品的 HPLC-ELSD 色谱指纹图谱

4.2 结果与讨论

人参的皂苷类成分的 HPLC 指纹图谱的共有模式见图 24-11，被检测的人参样品的液相色谱见图 24-12。33 批生晒参样品与共有模式相比，除 3 批外，其余相似度均高于 0.9（相关系数）。而 1 号、15 号、17 号商品样品分别购自药材市场及吉林安图 GAP 基地，其中 17 号和 15 号样品的相似度分别为 0.7，0.45；放置年限较久的 1 号样品相似度为 0.86（图 24-13）。相似度低的样品主要是 ginsenoside Rb1 含量大幅度降低，造成与共有模式各皂苷峰的整体比例相差太远。主成分分析同样有相同的表达，即与多数样品比较，1 号、17 号、15 号样品在 PC1-PC2 投影图亦远离了样品的主群（图 24-14）。这几个样品的性状体型较为粗壮、饱满，但粉性强、淀粉多、“参味”很淡。

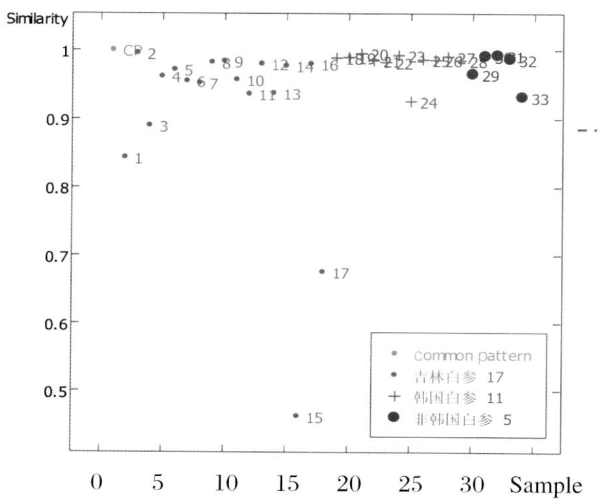

图 24–13　商品人参的 HPLC 色谱指纹图谱与共有模式比较的相似度分析

注：1、15、17 号样品的相似度低于 0.7。

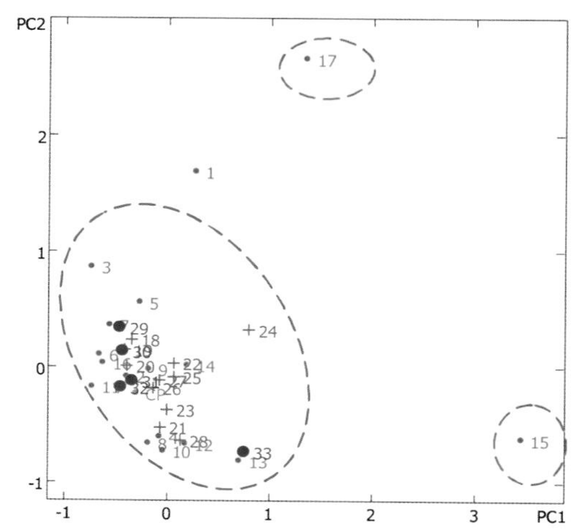

图 24–14　商品人参的 HPLC 色谱指纹图谱的主成分分析

注：与相似度分析结果一致，1、15、17 号样品远离主体群。

与薄层荧光色谱一样，人参色谱指纹图谱表明，人参的主根与须根人参皂苷的分布比例的趋势是主根的 ginsenoside Rb1 较 ginsenoside Rd 含量高，色谱峰呈 ginsenoside Rb1 大于 ginsenoside Rd，而须根相反，ginsenoside Rd 大于 ginsenoside Rb1（图 24–15）。

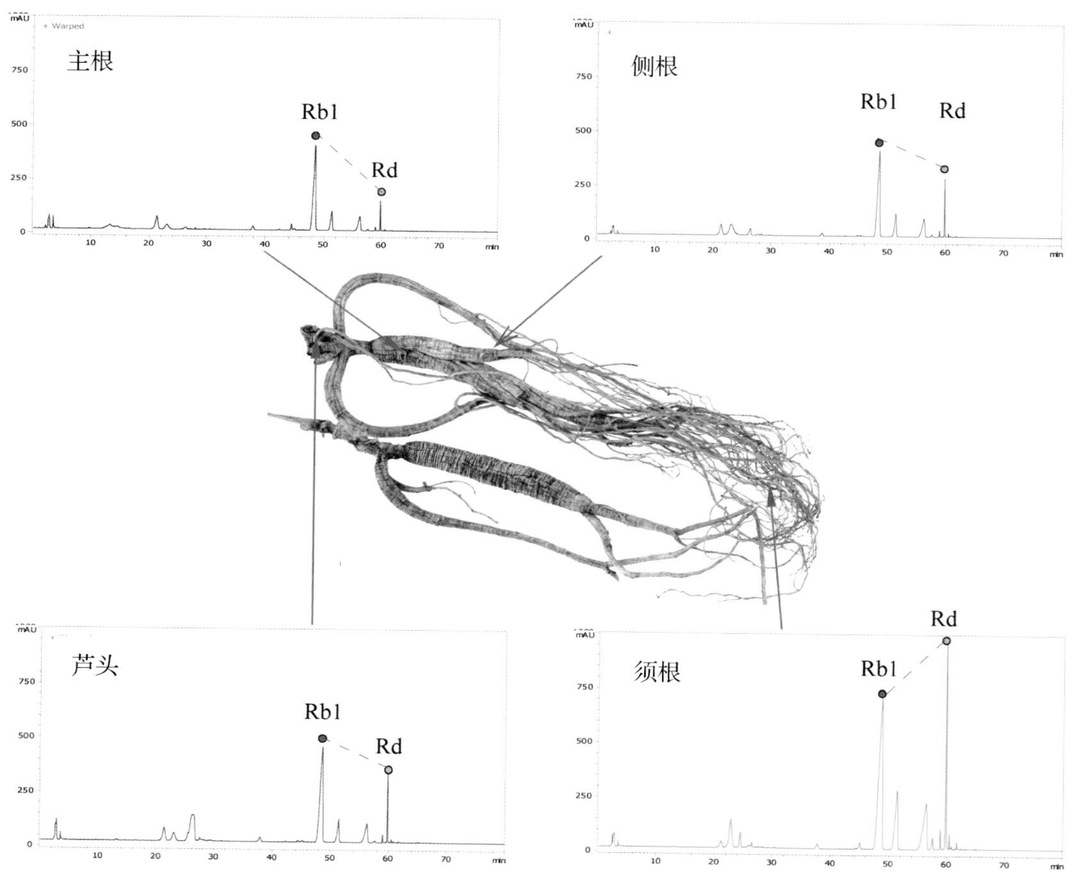

图 24–15　人参（池底参）主根、侧根、须根及芦头的 HPLC-ELSD 色谱指纹图谱的比较

注：注意观察 ginsenoside Rb1 与 ginsenoside Rd 之间的表观丰度比例。

4.3 高效液相色谱实验条件

4.3.1 样品的制备

供试品溶液	参见 3.3.1
对照品溶液	取人参皂苷 Rb1、Re、Rg1、适量，精密称定，加甲醇做成 1mg · ml^{-1}（Re 0.5mg · ml^{-1}）的溶液，为对照品溶液

4.3.2 液相色谱实验

色谱柱	HYPERSIL BDS-C_{18}（4.6mm × 250mm；5μm）
流动相	A：水；B：乙腈
梯度洗脱	0~20min：79% A；20~38min：72% A；38~53min：68% A；53~70min：37% A；70~80min：0% A
流速	1.0ml · min^{-1}
柱温	25℃
理论板数	按 Rg1 峰计算，应不低于 14000
ELSD 检测器参数	载气流速：2.9L · min^{-1}；漂移管温度：106℃
测定法	分别精密吸取上述供试品溶液 20μl，对照品溶液 10μl，注入液相色谱仪，测定，即得

5 小　结

人参皂苷的薄层荧光色谱具有灵敏度高、易于辨认、可同板同时鉴别多个样品的优点，与同属的西洋参及三七的指纹图谱可以平行地在同一薄层板进行辨认，但操作条件要求比较严格。为了得到清晰的色谱图像，供试品溶液的制备需要“净化”，即用 C_{18} 预处理小柱除去一部分水溶性杂质，用较低浓度的甲醇洗脱，与一部分脂溶性杂质分离，以免色谱呈现色谱背景模糊；展开时，除薄层板本身的质量外，展开剂用的溶剂要求用色谱纯，展开时实验室环境的温度及相对湿度应较为严格地控制（原则上是低温度及低相对湿度）。文献报道过的人参薄层色谱条件很多，但经比较可知，本文提出的条件得到的色谱质量最好，可以获得 15 ~18 个荧光条斑。结合液相色谱用蒸发光散射检测器（HPLC-ELSD）检测比较，二醇型人参皂苷如 ginsenoside Rb1、ginsenoside Rd 等蒸发光散射检测器的响应值明显高于三醇型 ginsenoside Re、ginsenoside Rg1；而在薄层色谱用稀硫酸试液反应后激发的荧光检测则相差大。如以同一个人参样品进行测定，得到 ginsenoside Re，Rg1 的含量分别为 0.16%、0.28%，ginsenoside Rb1 为 0.5%，即 ginsenoside Rb1 ∶ ginsenoside Re ∶ ginsenoside Rg1 大约为 5 ∶ 1.6 ∶ 2.8。但 HPLC 色谱两个三醇型的人参皂苷的色谱峰的强度非常弱，与 ginsenoside Rb1 的强色谱峰的差异悬殊，与实际含量不成比例，直接的感官估计将与实际值相差悬殊。这一现象在酸枣仁皂苷 A 及酸枣仁皂苷 B 测定时也出现过，即 HPTLC 显色呈现非常清晰的翠蓝色条斑，但 HPLC-ELSD 仅测得非常微弱的色谱峰。

中医及老药工经验认为人参主根质量较须根好，高丽红参较国产红参好。但是就人参皂苷而言，须根的皂苷含量高于主根，高丽红参皂苷含量并不比国产红参高。HPTLC 及 HPLC 指纹图谱分析显示，须根虽然含量较主根为高，但具体的人参皂苷的浓度比例不同，如主根中一般 ginsenoside Rb1 高于 ginsenoside Rd（图 24-7；8、9、12 号样品）。是否因此导致生物活性的差别，尚待确认。当前有的商品可能由于栽种的条件、土壤的质量、生长采收周期的不规范造成的次生代谢成分的比例失调，甚至 GAP 基地的人参图谱都会发生变异（图 24-10）。

三七（San-Qi）

NOTOGINSENG RADIX ET RHIZOMA

英 Notoginseng

1 基　原

为五加科（Araliaceae）植物三七 *Panax notoginseng* (Burk.) F.H. Chen 的干燥根及根茎。

2 药材外形

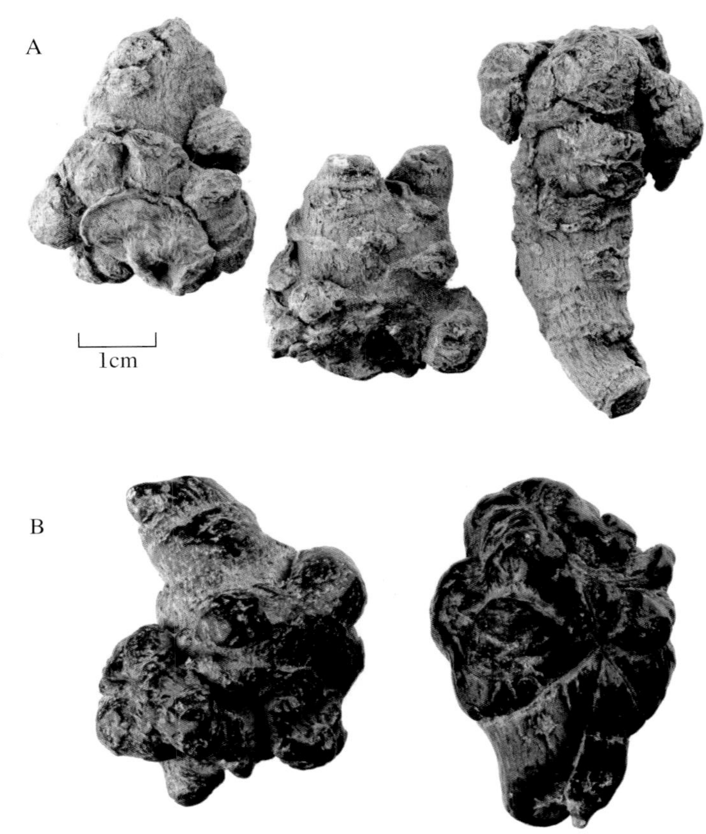

图 25-1　三七药材

A：生三七　B：熟三七

[化学成分]

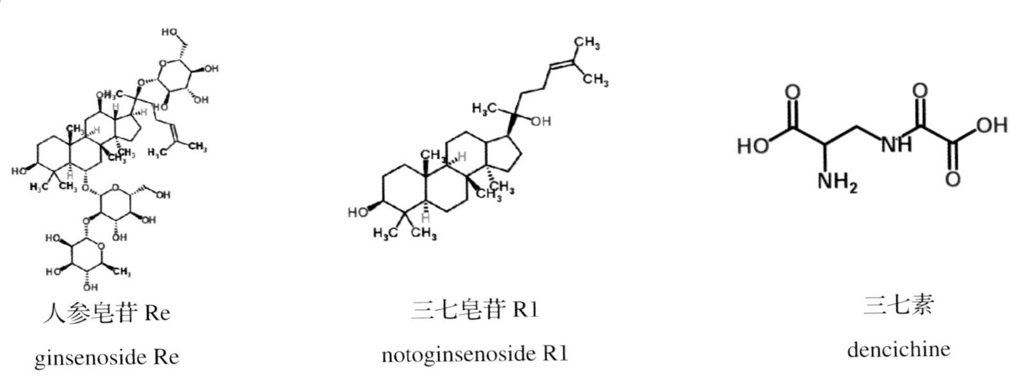

人参皂苷 Re　　三七皂苷 R1　　三七素

ginsenoside Re　　notoginsenoside R1　　dencichine

图 25-2　三七主要的活性成分

3 高效薄层色谱分析

3.1 三七的高效薄层色谱图像及数码扫描轮廓图（指纹图谱）

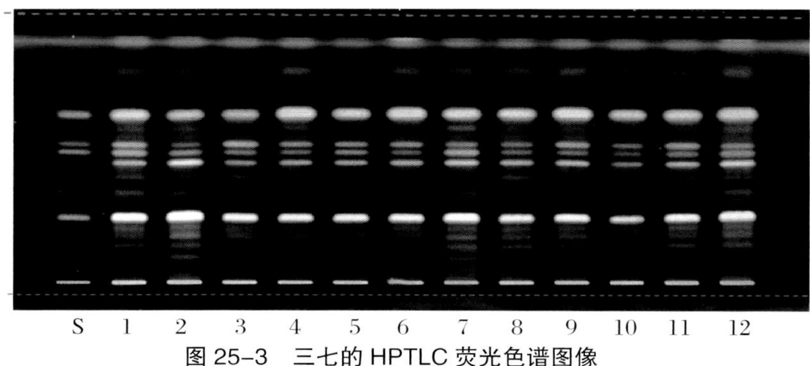

图 25-3 三七的 HPTLC 荧光色谱图像

S：化学对照品（自下而上分别为 ginsenoside Rb1, ginsenoside Re, notoginsenoside R1，ginsenoside Rg1）
1~12：三七药材

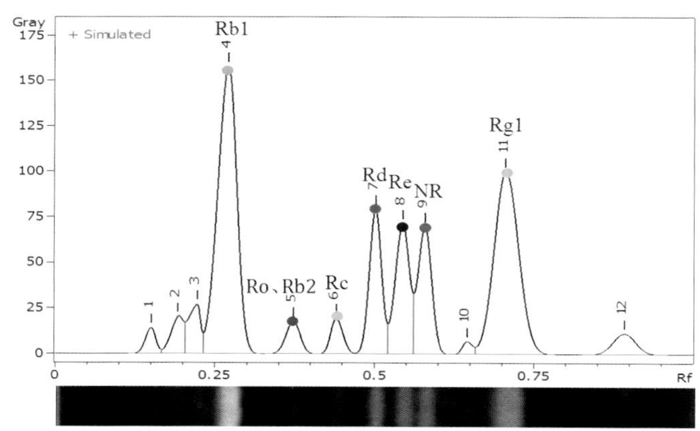

图 25-4 三七的 HPTLC 荧光色谱图像及数码扫描轮廓图的共有模式

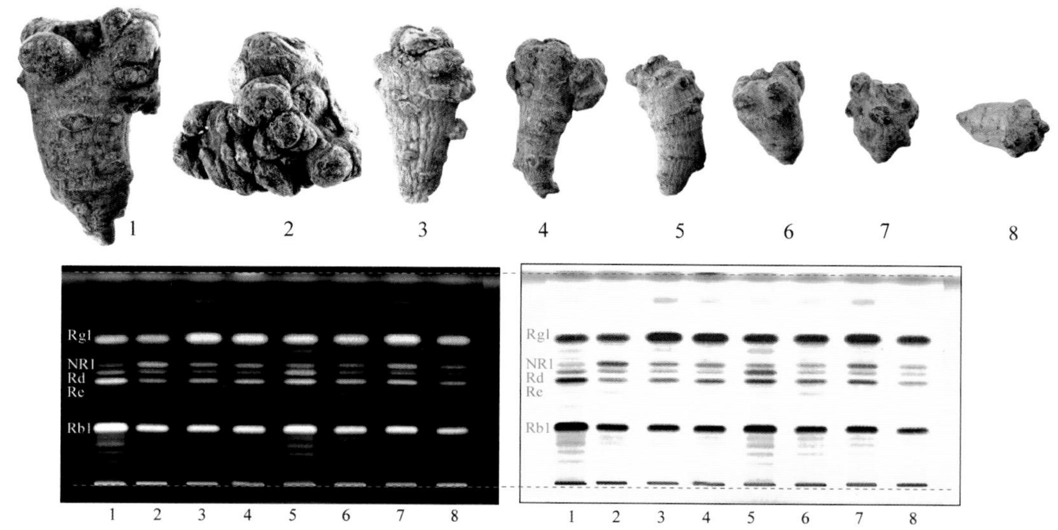

图 25-5 不同三七商品的 HPTLC 荧光色谱图像（左）及其转换为反相色的可见光色谱图像（右）

1：15 头（15 个三七药材重量约 500g） 2：30 头 3：40 头 4：60 头 5：80 头 6：120 头 7：160 头
8：无数头（比 160 头更小的）

注：三七商品样品根据块根大小（“头”/500g）分成不同规格。

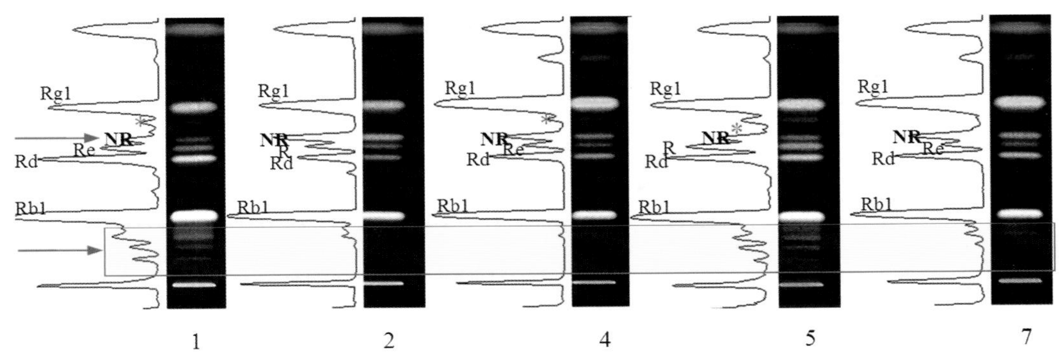

图 25-6 不同规格三七的 HPTLC 荧光色谱图像及其数码扫描轮廓图

1：15 头 2：30 头 4：60 头 5：80 头 7：160 头

注：指纹图谱显示不同规格的三七商品皂苷的分布模式有较高的相似度。

3.2 结果与讨论

三七为贵重的常用药材之一，来源于五加科人参属三七植物的根及根茎，主要成分也是达玛烷型的人参皂苷类，与人参和西洋参类同。指纹图谱的首要目的是准确地将这三种药材区分开来。薄层色谱是常用的色谱技术。从人参皂苷类成分而言，区分这三者的关键是人参的特征皂苷是人参皂苷 Rf（ginsenoside Rf），西洋参是拟人参皂苷 F11（pseudoginsenoside F11），三七则是三七皂苷 NR1（notoginsenoside R1）。在指纹图谱中分别鉴别出这三种各有归属的皂苷，基本上可以作出判断。品种内的个体样品的鉴别与质量评价则应根据指纹图谱的共有模式或典型色谱作为判断的基准，观察或测算所测样品色谱与共有模式色谱的差异（图 25-3~ 图 25-6）。据此，25 批三七样品中绝大部分的薄层荧光色谱与共有模式色谱图像及其数字扫描轮廓图谱具有良好的相似度（大于 0.94）（图 25-7）。

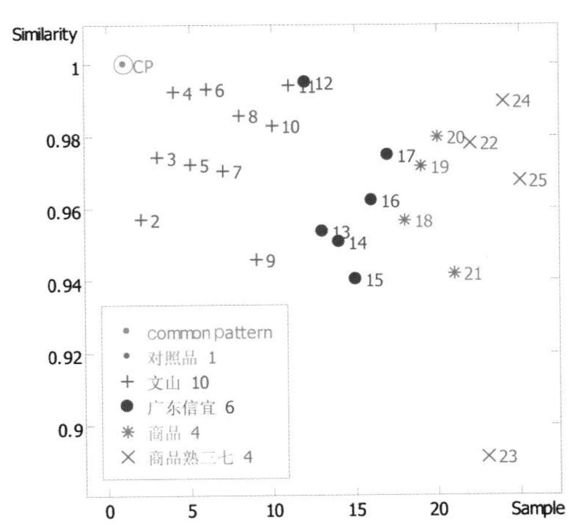

图 25-7 三七 HPTLC 指纹图谱与共有模式比较的相似度分析

注：将色谱中占比例最高的人参皂苷 Rb1 及 Rg1 的权重设为零。

完整的指纹图谱，除最突出的共有特征外，三个品种也各有不同。三七所含人参皂苷含量较人参及西洋参为高（特别是 ginsenoside Rb1、Rd、Rg1 荧光强度及轮廓图谱的色谱峰表观丰度均强过其他两个品种）；ginsenoside Rb1 以下近原点的部位，三七可检出 3~4 个弱的荧光条斑。

商品三七根据单个药材块根大小分成若干档次，如 15 头（即 15 个三七药材重量约 500g）、30 头、60 头、80 头、120 头、200 头、无数头（比 120 头更小的）及“剪口三七”（根茎芦头）。皂苷的指纹图谱未见明显区别（图 25-5，图 25-6）。

三七药材有生熟之分，根据中医的实践经验和民间用法，生三七功能擅长活血化瘀，熟三七（蒸制）则偏重于止血、补血。但从人参皂苷的组成看，生三七与熟三七指纹图谱未见有明显区别（图 25-8）。

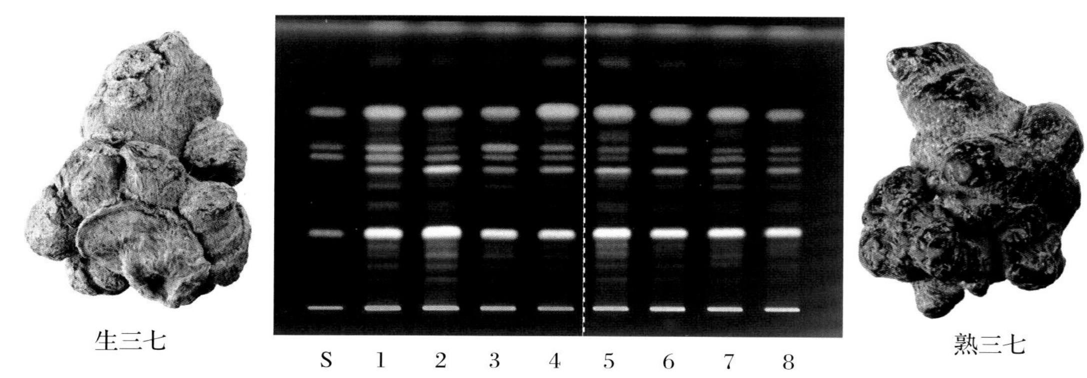

图 25-8 生三七和熟三七的 HPTLC 荧光色谱图像的比较

S：化学对照品（自下而上分别为 ginsenoside Rb1，ginsenoside Re，notoginsenoside R1，ginsenoside Rg1）

1~4：生三七 5~8：熟三七

3.3 高效薄层色谱实验条件

3.3.1 样品的制备

供试品溶液	取本品粉末 0.5g（过三号筛），加入 70% 乙醇 80ml，置水浴中加热回流 1h，滤过，滤液蒸干，残渣用水少量溶解，通过 Sep-Pack SPE-C_{18} 预处理柱（waters），先后用水、25% 甲醇、甲醇各 10ml 洗脱，收集甲醇洗脱部分，蒸干，残渣用甲醇溶解至 5ml 量瓶中，定容至刻度，摇匀，为供试品溶液
对照品溶液	取 ginsenoside Rb1、Re、Rg1、R1 适量，加甲醇配制成每 1ml 约各含 0.5mg 的溶液，作为对照品溶液

3.3.2 薄层色谱实验

薄层板	预制硅胶高效薄层板（20cm × 10cm；Merck。批号：OB516990）
点 样	供试品溶液 1μl 与对照品溶液 1μl，点样后置五氧化二磷干燥器真空干燥 12h，备用
展 开	以二氯甲烷 - 无水乙醇 - 水（70 ∶ 45 ∶ 6.5）为展开剂，层析缸预平衡 15min，上行展开 6cm，取出，挥干
显色	喷以 10% 硫酸乙醇溶液，105℃加热 2~3min，置紫外光灯（365nm）下检视荧光色谱图像

4 高效液相色谱分析

4.1 三七的高效液相色谱指纹图谱（HPLC-ELSD）

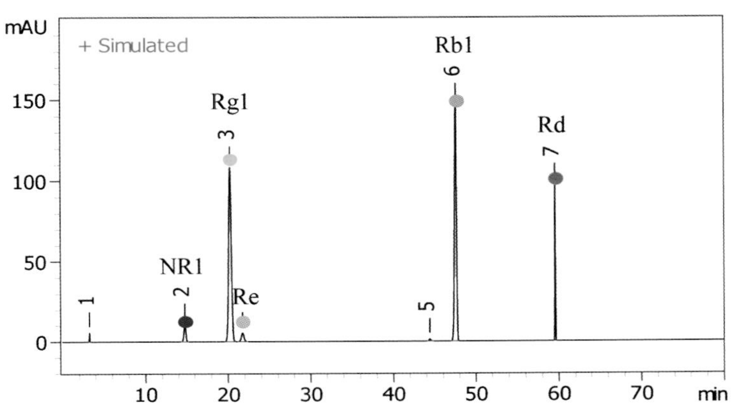

图 25-9　三七的 HPLC 色谱指纹图谱的共有模式（n=24）

4.2 结果与讨论

HPLC-ELSD 检测获得 7 个色谱峰（图 25-9），共有模式的特征与薄层荧光色谱有类似之处，即 ginsenoside Rb1、Rg1、Rd 色谱峰表观丰度较强，可检出 notoginsenoside R1；但 ginsenoside Re 用 ELSD 检测的信号很弱。同样，不论商品规格，产地（云南文山、广东信宜）及生熟三七，其指纹图谱之间的差异表现在各主要成分之间的比例有别，但与产地、规格等没有明显的规律，只是 100 头以下的三七，成分的含量有偏低的趋势。24 件样品中 21 件均大于 0.9（夹角余弦）（图 25-10）。

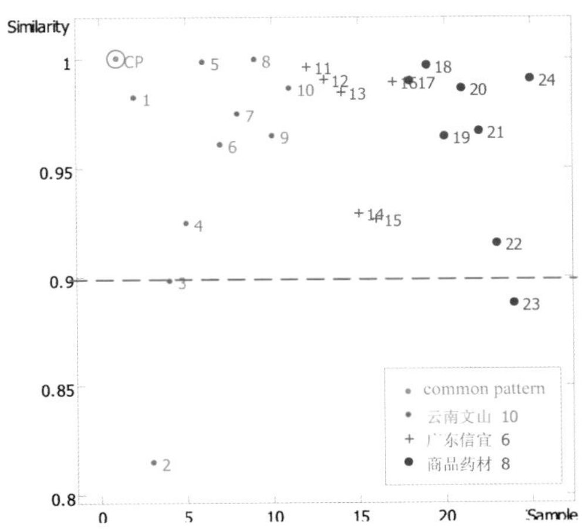

图 25-10　三七商品的 HPLC 色谱指纹图谱与共有模式比较的相似度分析

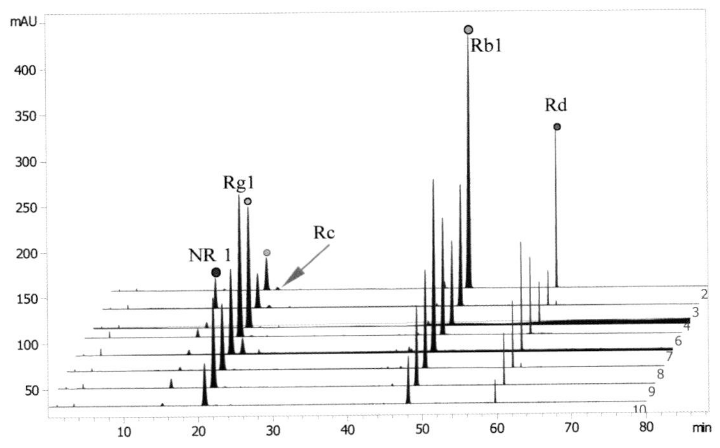

图 25-11　不同规格的商品三七的 HPLC 色谱指纹图谱的比较

4.3 高效液相色谱实验条件

4.3.1 样品的制备

供试品溶液	参见 3.3.1 供试品溶液的制备方法
对照品溶液	取 ginsenoside Rb1、Re、Rg1 适量，精密称定，加甲醇制成 1mg·ml^{-1}（Re 0.5mg·ml^{-1}）的溶液，作为对照品溶液

4.3.2 液相色谱实验

色谱柱	Hypersil BDS C_{18}（250 mm × 4.6 mm）
流动相	A：水；B：乙腈
梯度	0~20 min：79% A； 20~38 min：72% A；38~53 min：68% A
流速	1.0 ml·min^{-1}
柱温	25℃
理论塔板数	按 Rg1 峰计算，应不低于 14000
ELSD 检测参数	分流关，载气流速 2.9L·min^{-1}，漂移管温度 106℃
测定法	分别精密吸取对照品和供试品溶液各 10μl，注入 HPLC 仪器，记录色谱流出曲线，即得

5 小　结

三七与人参、西洋参为同科同属的常用贵重中药，一向均以达玛烷型人参皂苷为各自的主要活性成分。三七的止血成分三七素（dencichine）为一水溶性氨基酸成分，以人参皂苷的色谱条件不易检出。仅以人参皂苷的组成而言，三种药材的色谱指纹图谱同中有异。由于各自的人参皂苷组成及比例不同而形成各自的特征，其代表性图谱或以众多样品的均值或中位数计算得出的色谱即其各自的色谱指纹图谱，可见不同皂苷成分的浓度分布的大致情况（表 25-1）。

表 25-1

皂苷	ginsenoside Rb1	ginsenoside Rb2	ginsenoside Rc	ginsenoside Rd	ginsenoside Re	notogensenside R1	ginsenoside Rf	ginsenoside Rg1	pseudogin-senside F11
三七	++	?	?	++	+/±	+/++	-	+++	-
人参	++	+	+	+	++	-	+	+/++	-
西洋参	+++	?	?	+	+	-	-	+	+

三七按照每 500g 有多少个三七块根，由大到小分为若干级别，如顶级的为 15 头（即 15 个块根重约 500g），30 头、60 头、80 头、120 头、160 头、无数头（块根小，属于低档次的三七，每 500g 大约在 160 头以上）、剪口（根茎）、须根。从所含的人参皂苷分析相互差别不大，也没有明显的规律可循。此外，生三七与熟三七皂苷的分布也没有发现明显的变化。即三七的皂苷类成分相当稳定。中医应用有生三七活血、熟三七补血之别。Lau AJ, Toh DF 等曾经发表关于三七抗血小板凝集的作用研究，证明三七的作用较人参及西洋参为强，但无生熟三七不同的解释[1]。

[1] LAU AJ，TOH DF，CHUA TK. Autiplatelet and anticoagulant effects of Panax notoginseng:Comparison of raw and steamed Panax notoginseng with Panax ginseng and Panax quinquefolium［J］. Journal of Ethnopharmacology，2009，125（3）：380-386.

山茱萸（*Shan-Zhu-Yu*）

CORNI FRUCTUS

英 Asiatic Cornelian Cherry Fruit

1 基　原

为山茱萸科（Cornaceae）植物山茱萸 *Cornus officinalis* Sieb.et Zucc. 的干燥成熟果肉。

2 药材外形

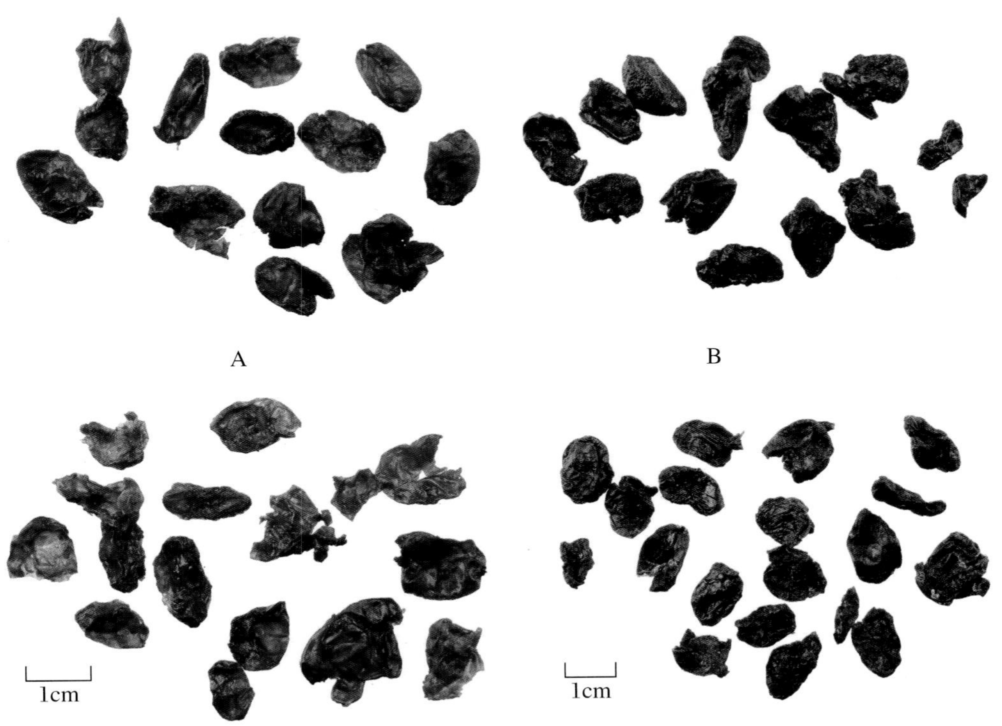

图 26-1　山茱萸药材

A：生山茱萸　B：制山茱萸

[化学成分]

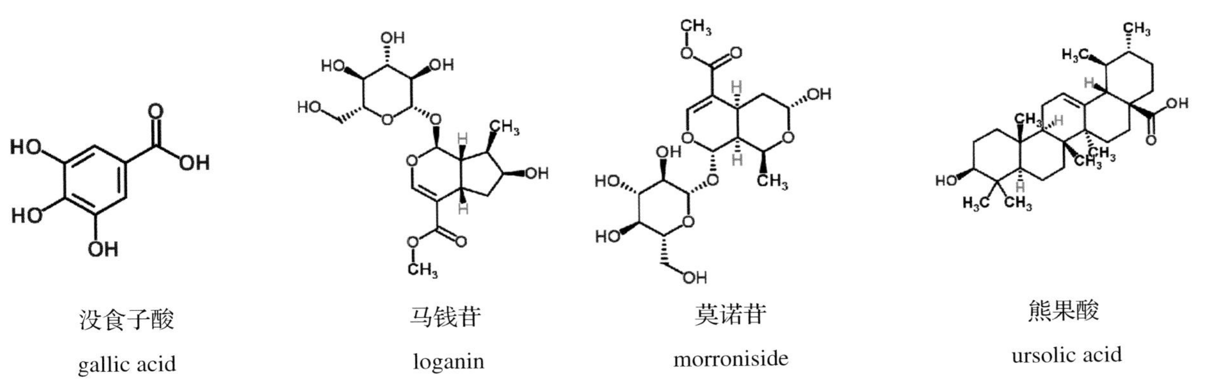

图 26-2　山茱萸部分的活性成分

3 高效薄层色谱分析

3.1 山茱萸三萜类成分的高效薄层荧光色谱图像及数码扫描轮廓图（指纹图谱）

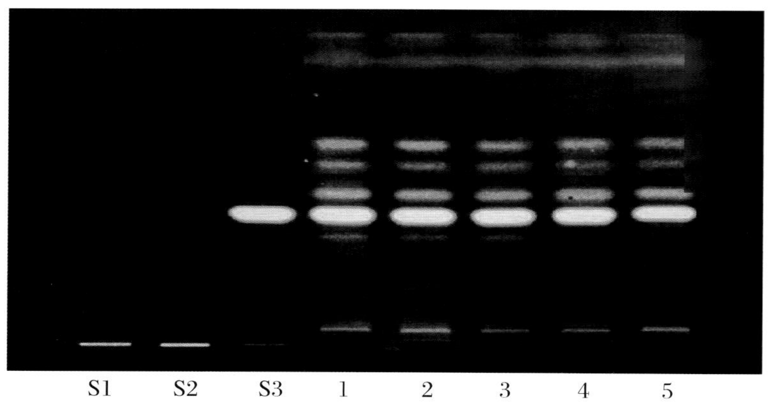

图 26-3　山茱萸三萜类组分的 HPTLC 荧光色谱图像

S1：loganin　S2：morroniside　S3：ursolic acid

1：山茱萸对照药材　2~5：山茱萸药材商品

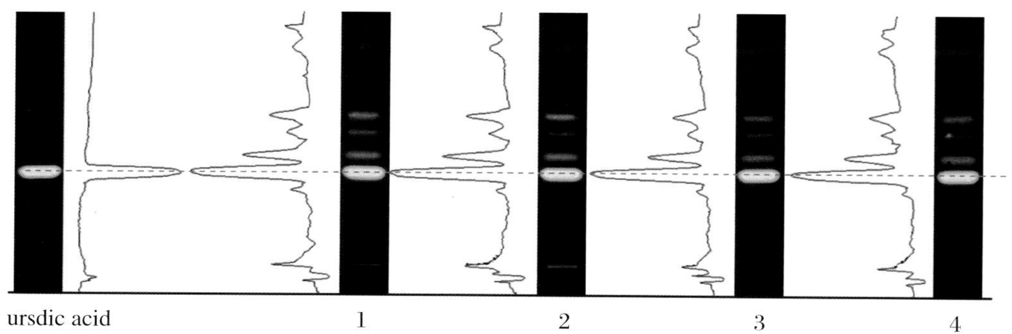

图 26-4　山茱萸三萜类组分的 HPTLC 荧光色谱图像及其相应的数码扫描轮廓图

注：色谱条件参见 3.4 节。

3.2 山茱萸环烯醚萜苷类成分的可见光色谱图像及数码扫描轮廓图（指纹图谱）

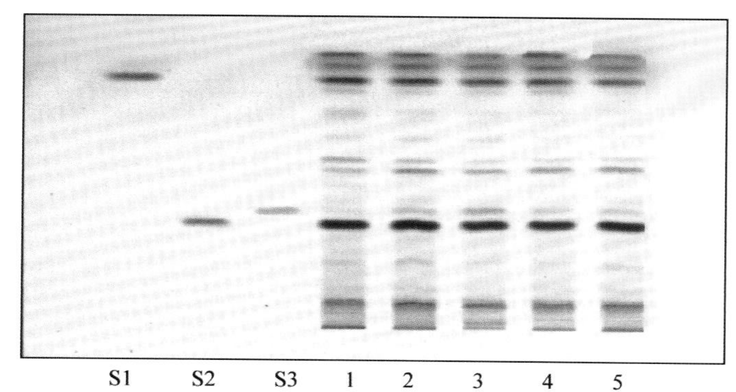

图 26-5　不同山茱萸样品环烯醚萜苷成分的 HPTLC 可见光色谱图像

S1：loganin　S2：morroniside　S3：ursolic acid

1~5：山茱萸商品

注：色谱条件参见 3.4 节。

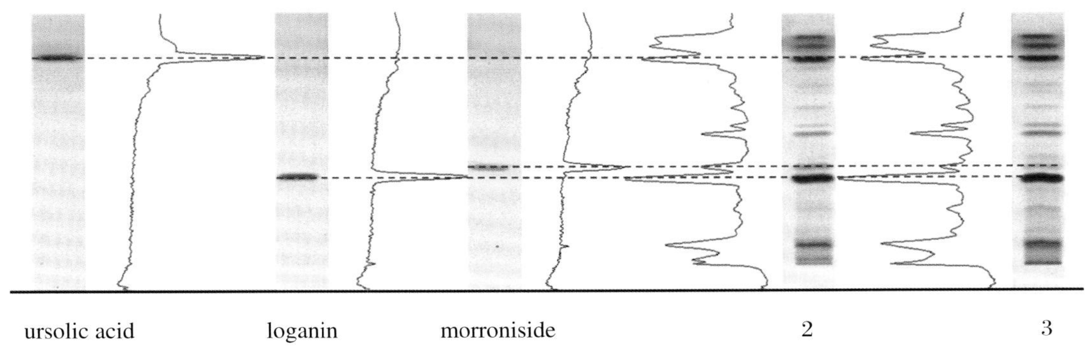

图 26-6　山茱萸的 HPTLC 可见光色谱图像及其数码扫描轮廓图

注：色谱条件参见 3.4 节。

3.3 结果与讨论

山茱萸的主要活性成分是以熊果酸（ursolic acid）为主的三萜类成分及以马钱苷（loganin）、莫诺苷（morroniside）为指标成分的环烯醚萜苷类成分，其次为没食子酸等酚酸成分。薄层色谱建立了两类成分色谱指纹图谱（三萜类成分为硫酸试剂激发才产生的荧光色谱，环烯醚萜苷成分为硫酸－香草醛实际显色的可见光色谱），图像和数码扫描产生的轮廓图谱构成山茱萸的指纹图谱。马钱苷及莫诺苷是《中国药典》薄层鉴别的指标成分。指纹图谱则以整体的图像（及扫描轮廓图谱）为特征进行更准确的鉴别（图 26-3，图 26-4）。就整体图像而言，不同品种之间指纹图谱重复的几率是非常低的。但仅以熊果酸而言，肯定不具备专属性。供试品溶液的制备与《中国药典》所述不同（乙醚沸点太低，不宜操作），改为甲醇提取，分别用乙酸乙酯萃取三萜类成分，其后用正丁醇萃取环烯醚萜苷类成分（直接用甲醇提取也可，但水溶性杂质很多，影响色谱的质量）。

3.4 高效薄层色谱实验条件

3.4.1 三萜类成分的薄层件色谱实验条件

3.4.1.1 样品的制备

供试品溶液	取山茱萸粉末（果实）各 2g，加甲醇 25ml 浸泡 1h，超声处理 30min，滤过，滤液蒸干，残渣加 25ml 水溶解，用水饱和过的正丁醇振摇 2 次，每次 30ml，合并正丁醇溶液，蒸干，残渣加甲醇 5ml 溶解，作为供试品溶液
对照品溶液	取熊果酸（ursolic acid）适量，精密称定，加甲醇溶解，配制成 $1mg \cdot ml^{-1}$ 的溶液，作为对照品溶液

3.4.1.2 薄层色谱实验

薄层板	高效硅胶 60 预制薄层板（20cm×10cm；Merck。批号：HX629846）
点 样	分别取供试品溶液 4μl、对照品溶液 2μl 条带状点样于薄层板；点样后置于五氧化二磷真空干燥器干燥 2h 后，立即展开
展 开	以环己烷 – 二氯甲烷 – 醋酸乙酯 – 冰醋酸（25 ∶ 5 ∶ 8 ∶ 0.5）为展开溶剂，在 25℃下，展开 8cm
检 视	喷以 10% 硫酸乙醇溶液，105℃加热约 2 min，立即置紫外光灯（365nm）下检视

3.4.2 环烯醚萜苷成分的薄层色谱实验条件

3.4.2.1 样品的制备

供试品溶液	参见 3.3.1 项下供试品溶液的制备方法
对照品溶液	取马钱苷 (loganin) 、莫诺苷 (morroniside) 适量，精密称定，分别加甲醇溶解，配制成 $1mg \cdot ml^{-1}$ 的溶液，作为对照品溶液

3.4.2.2 薄层色谱实验

薄层板	高效硅胶 60 预制薄层板（20cm×10cm；Merck。 批号：HX629846）
点样量	分取供试品溶液 4μl、对照品溶液 2μl 条带状点样于薄层板上，点样后置于五氧化二磷干燥器减压干燥 2h 后立即展开
展 开	三氯甲烷 – 甲醇 – 水（12 ∶ 4 ∶ 1）冰箱放置分层，取下层溶剂为展开剂，展开 8cm，取出，挥干（温度：25℃）
检 视	喷以 5% 香草醛 – 10% 硫酸乙醇试剂，105℃加热约 2 min，立即置紫外光灯（365nm）下检视

4 高效液相色谱分析

4.1 山茱萸的高效液相色谱指纹图谱

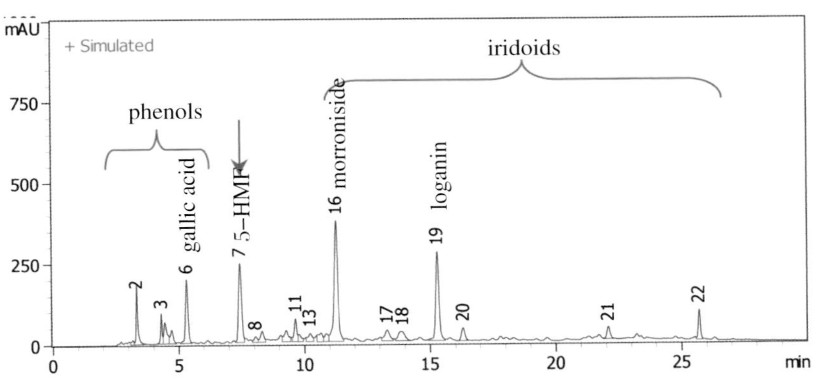

图 26-7 山茱萸的 HPLC-DAD 色谱指纹图谱的共有模式

6: gallic acid 7: 5-hydroxymethyl- furfural（5-HMF） 15: morroniside 19: loganin

注：该色谱由计算机将检测波长 242nm 与 280 nm 的两个色谱合成所得 (参照图 26-8)。

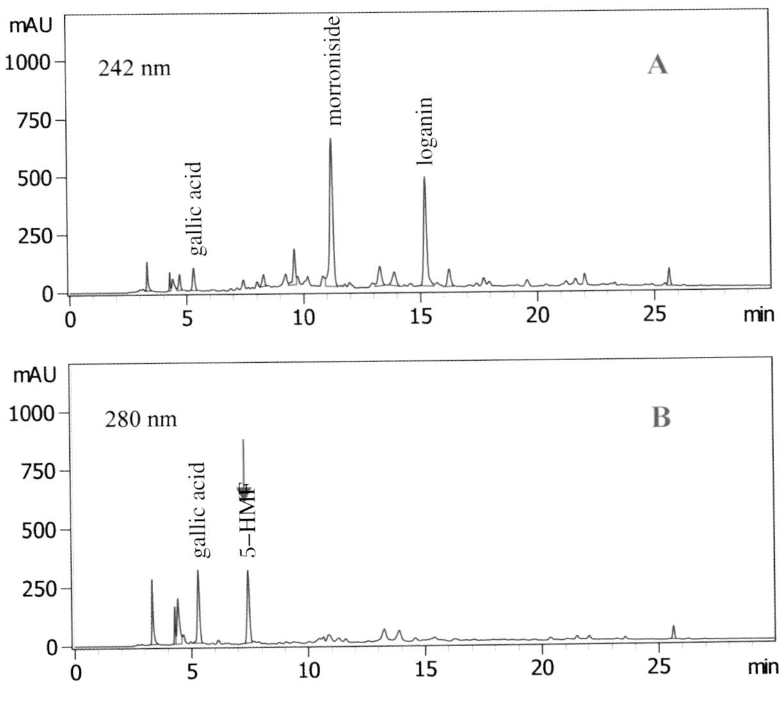

图 26-8 山茱萸的 HPLC-DAD 色谱指纹图谱

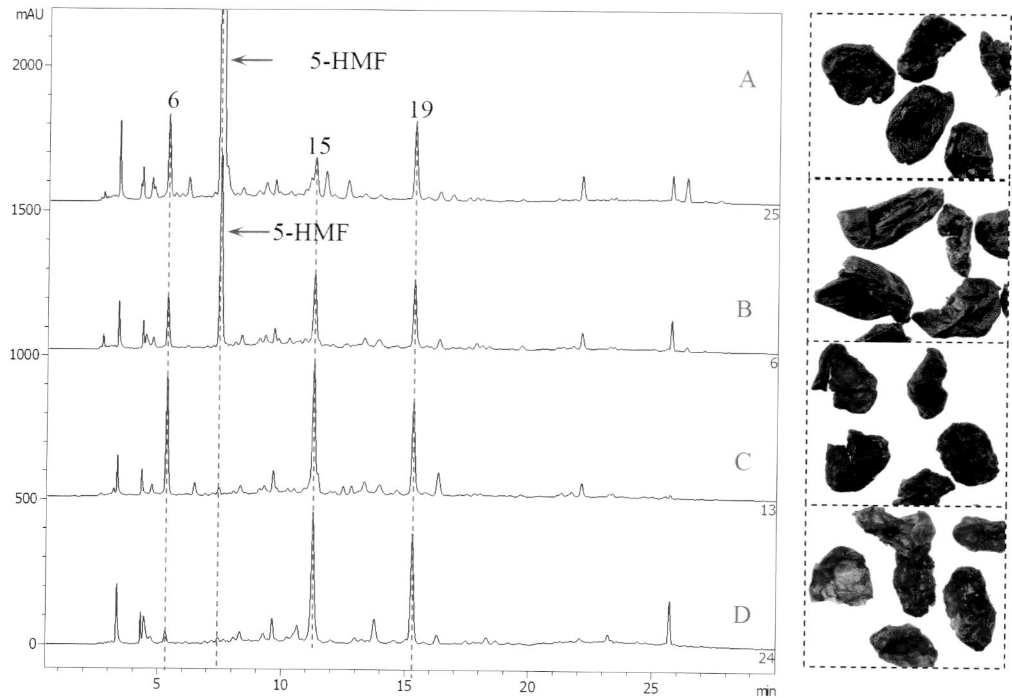

图 26-9　山茱萸的 HPLC-DAD 色谱指纹图谱（检测波长 240 nm 、280 nm 合并）

A、B：制山茱萸（蒸）　C：陈旧的山茱萸　D：生山茱萸

6：gallic acid　7：5-HMF　15：morroniside　19：loganin

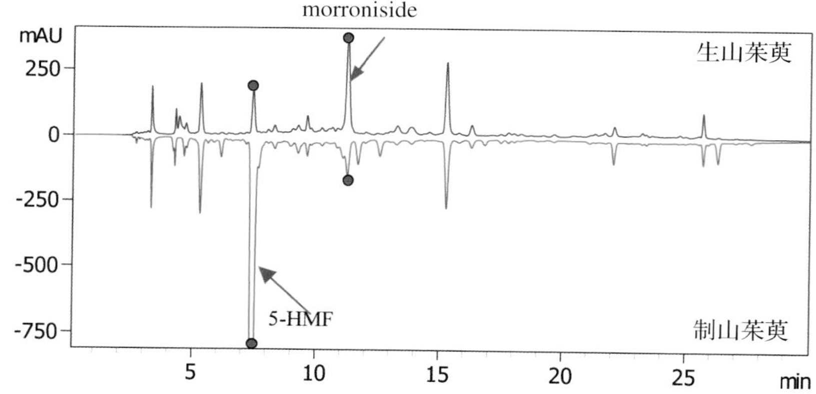

图 26-10　生山茱萸和制山茱萸的 HPLC 色谱指纹图谱的比较

注：经蒸制的山茱萸的 5- 羟甲基糠醛 (5-HMF) 明显较生山茱萸增多。

4.2 结果与讨论

将 26 批山茱萸样品的 HPLC 色谱数据导入指纹图谱软件，生成检测波长为 242nm 及 280nm 的指纹图谱共有模式。为了便于观察，经计算机软件将两个色谱模拟成一个色谱图（图 26-8）。280nm 是 5- 羟甲基糠醛（5-HMF）的最大吸收波长，目的是突出山茱萸中的 5-HMF 在生山茱萸与熟山茱萸之间的变化（图 26-8~ 图 26-10)。在生山茱萸中该成分含量很低，但经蒸制的样品因所含的还原糖受热降解而产生 5–HMF，蒸制时间越长则 5–HMF 增加越明显；同时莫诺苷含量降低也较明显，相似度分析表明造成相似度降低的主要原因即 5–HMF 色谱峰的表观强度的明显区别，如 25 号样品特别明显，果皮因蒸制时间较久，呈黑褐色，5–HMF 色谱峰峰高为生山茱萸样品的 18 倍，因而相似度极低（小于 0.3）（图 26–12）。主成分分析该样品也明显偏离主体群（图 26–13）。

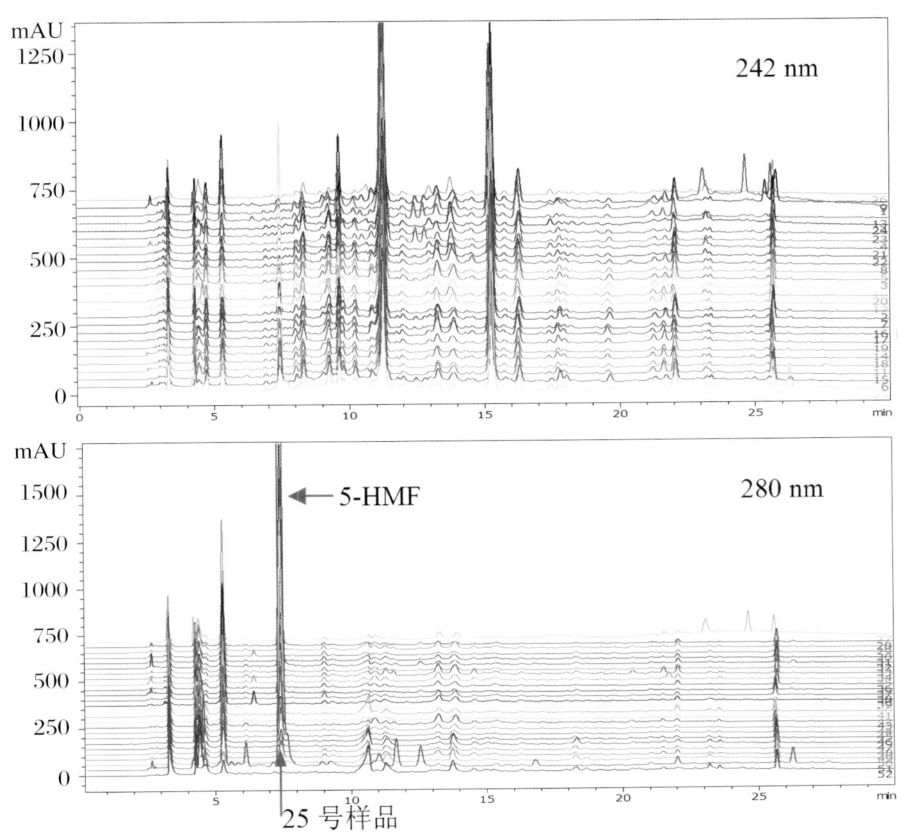

图 26–11　不同商品山茱萸的 HPLC 色谱指纹图谱的层叠图

注：在众多样品中，25 号样品在 280nm 检测波长下得到的色谱中 5–HMF 色谱峰尤为突出，约为生山茱萸的 18 倍。

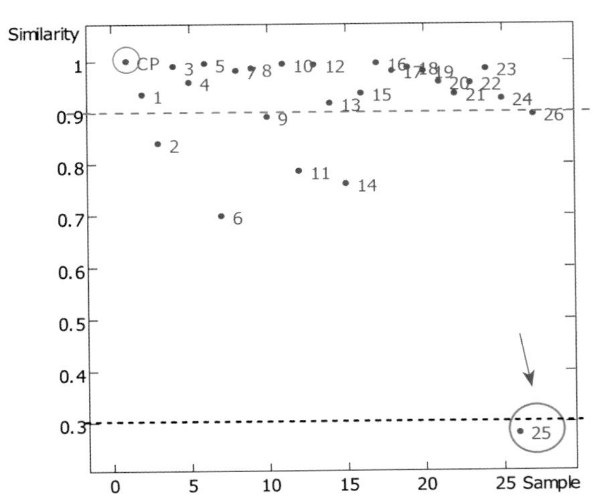

图 26–12　不同商品山茱萸的 HPLC 色谱指纹图谱与共有模式相比的相似度分析

注：25 号样品因 5–HMF 色谱峰明显增强而使相似度低于 0.3。

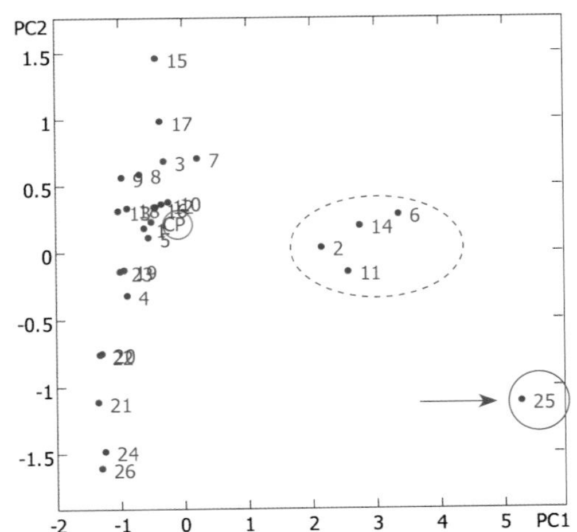

图 26–13　不同商品山茱萸 HPLC 色谱指纹图谱的主成分分析

注：2、6、11、14 号样品为制山茱萸的 5–HMF 含量显著增高而偏离了群体；25 号样品最为突出。

传统中医记载山茱萸可只用果肉，除去种子，即“山萸肉”，俗称“枣皮”或“萸肉”。借此并分别考察了果肉及种子的色谱指纹图谱，薄层色谱及液相色谱均显示种子除了共有的熊果酸、莫诺苷等成分外，种子显然比果肉含有的成分要多（图 26–14，图 26–15），这提供了值得进一步分析的信息。

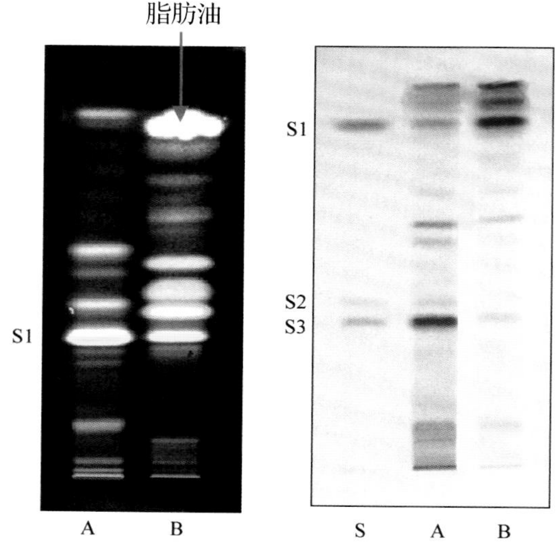

图 26–14　山茱萸果肉（A）与种子（B）的 HPLC 色谱图像（荧光色谱及可见光色谱）

S1: ursolic acid　S2: morroniside　S3: loganin

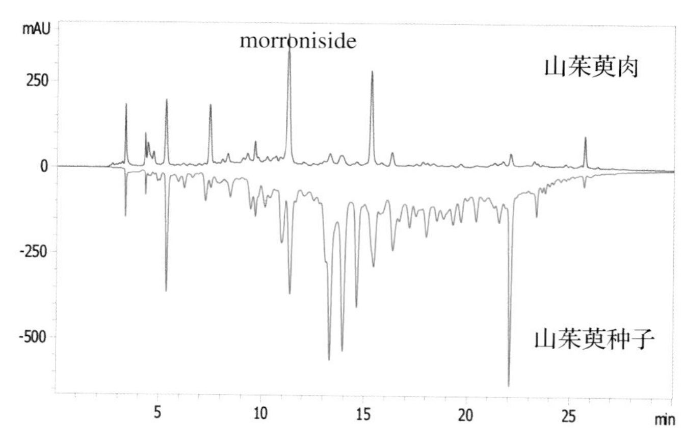

图 26–15　山茱萸果肉与山茱萸种子的 HPLC 色谱指纹图谱的比较

4.3 高效液相色谱实验条件

4.3.1 样品的制备

供试品溶液	取本品约 0.5 g，精密称定，加 30% 甲醇 20 ml 超声提取 30 min，趁热过滤，滤液转入 25 ml 容量瓶中，加 30% 甲醇稀释至刻度即得
对照品溶液	取对照品马钱苷、5- 羟甲基糠醛、没食子酸适量，精密称定，用 70% 甲醇溶解，配成每 1 ml 各含 0.25 mg 的溶液，作为对照品溶液

4.3.2 液相色谱实验

色谱仪	Agilent 1200 series 高效液相色谱仪
色谱柱	Symmetry C_{18} (4.6mm × 250mm；5μm)
流动相	A：乙腈；B：0.1% 磷酸
梯度洗脱	0~7 min: 8%~13.5% A；　7~15 min: 13.5%~17% A；15~30 min: 17%~40% A
流 速	0.8 ml · min^{-1}
柱 温	35℃

续表

检测波长	242 nm；280 nm
进样量	对照品溶液与供试品溶液各 10μl
测定法	照高效液相色谱法〔《中国药典》(2010 年版　一部) 附录 VI D〕测定，记录图谱

5 小　结

山茱萸为补益肝肾、涩精固脱的常用药材。至今已知山茱萸富含熊果酸等三萜酸，马钱苷、莫诺苷等环烯醚萜苷，没食子酸、苹果酸、酒石酸及脂肪酸等。薄层色谱着重展现三萜酸（熊果酸为指标成分），环烯醚萜苷（以马钱苷、莫诺苷为指标成分）的指纹图谱，液相色谱着重表达没食子酸、环烯醚萜苷及 5–羟甲基糠醛的分布情况。以两者完整的色谱作为指纹图谱基本上可以反映山茱萸药材的真伪和质量情况。生山茱萸与熟山茱萸的主要区别是熟山茱萸由于蒸熟的炮制方式造成 5– 羟甲基糠醛的明显增加和环烯醚萜苷一定程度上的损失。

本草记载有山茱萸须去核使用，通过指纹图谱分析山茱萸的果肉和种子，发现种子也含熊果酸及环烯醚萜苷，但含量明显较果肉为少，此外富含脂肪酸的酯类。液相色谱的指纹图谱显示与果肉部分有较大的区别，以现有的色谱条件得出的成分显示种子也含较为丰富的活性成分，是否去核，或两者分别使用，值得研究。

蛇床子 (She-Chuang-Zhi) CNIDII FRUCTUS 英 Common Cnidium Fruit

1 基　原

为伞形科（Umbelliferae）植物蛇床 *Cnidium monnieri* (L.) Cuss. 的干燥成熟果实。

2 药材外形

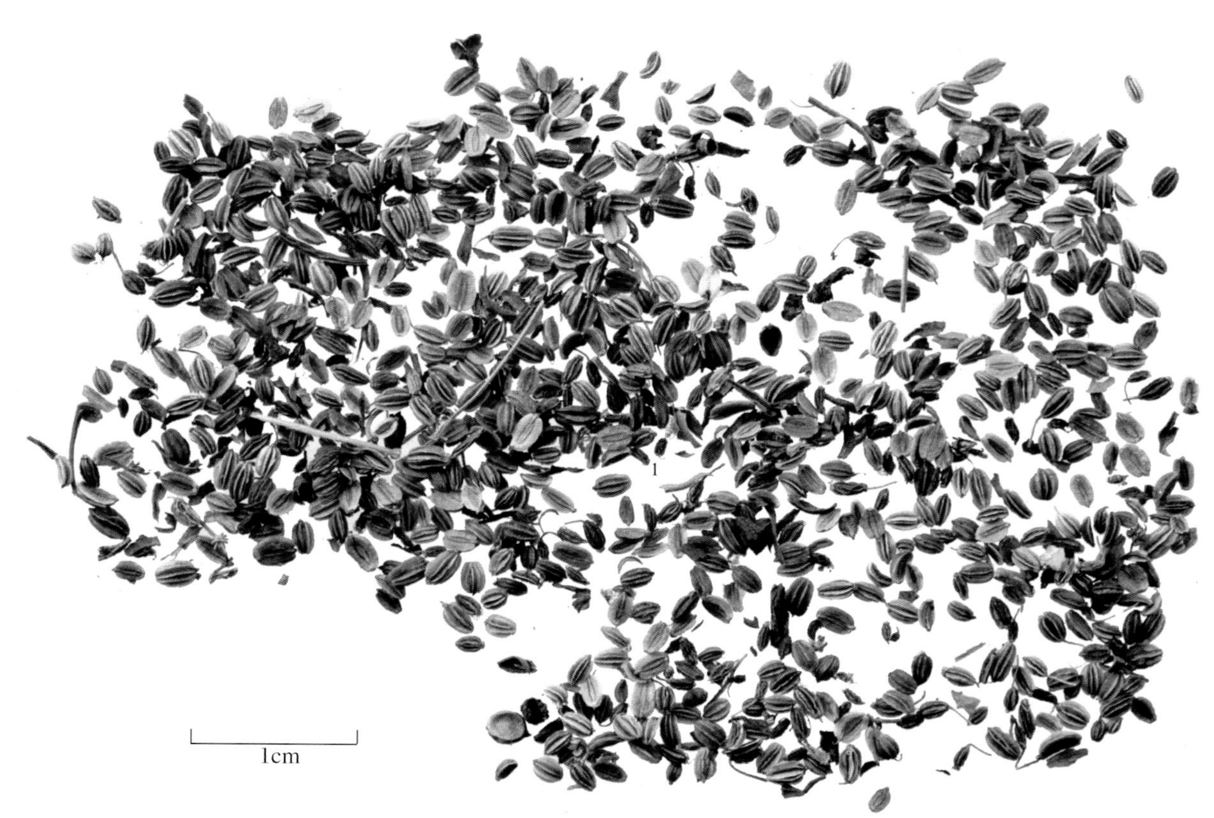

图 27–1　蛇床子药材

[化学成分]

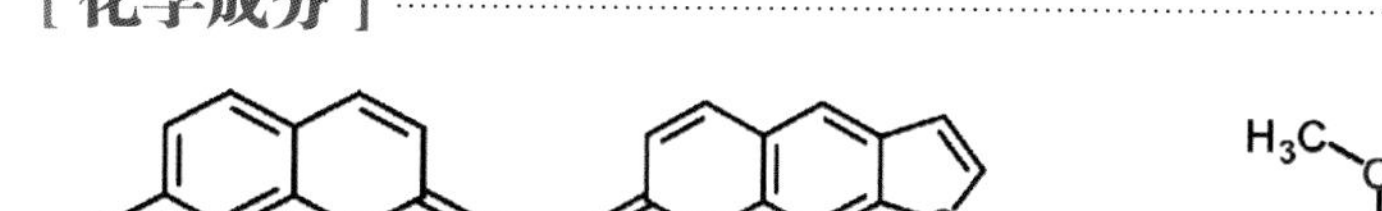

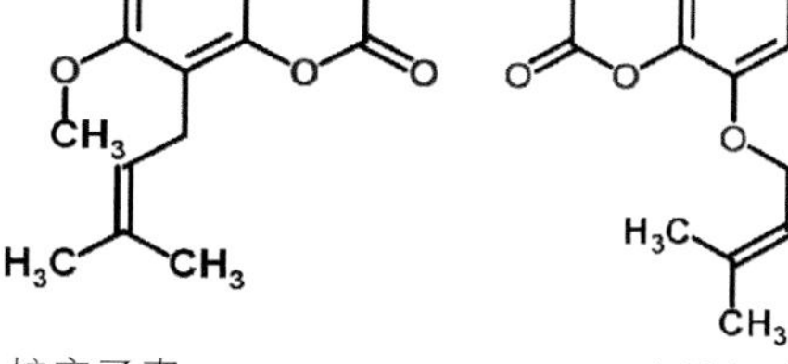

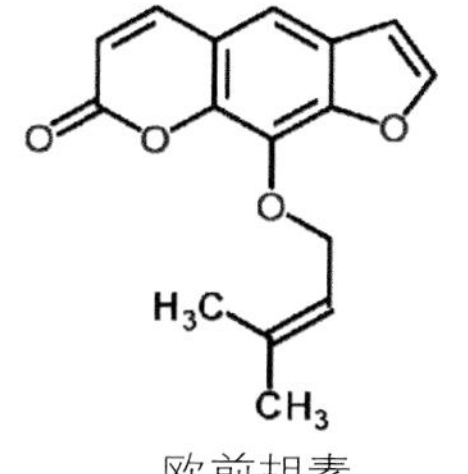

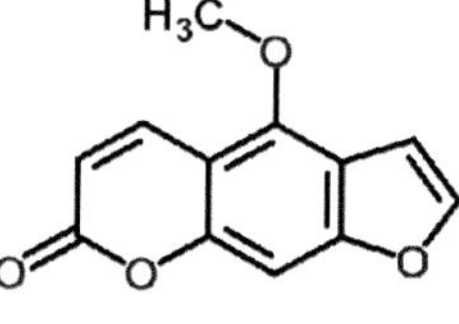

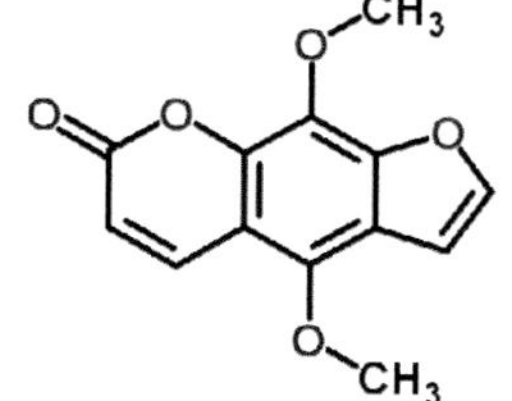

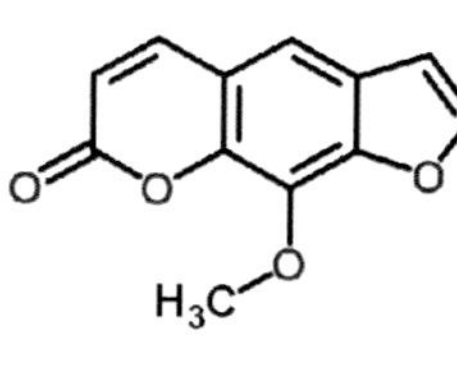

蛇床子素 osthol　欧前胡素 imperatorin　佛手柑内酯 bergapten　异茴芹内酯 isopimpinellin　花椒毒素 xanthotoxin

图 27–2　蛇床子部分的香豆素成分

3 高效薄层色谱分析

3.1 蛇床子的薄层色谱图像及数码扫描轮廓图（指纹图谱）

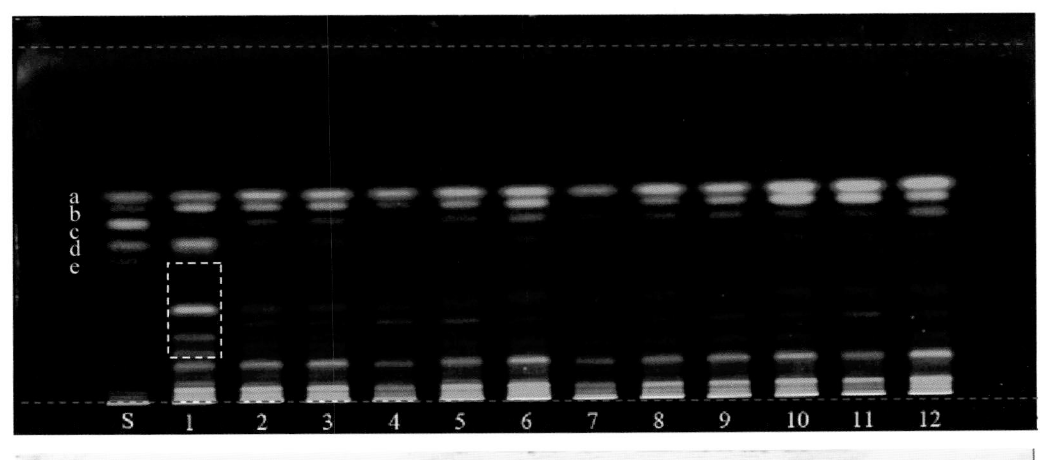

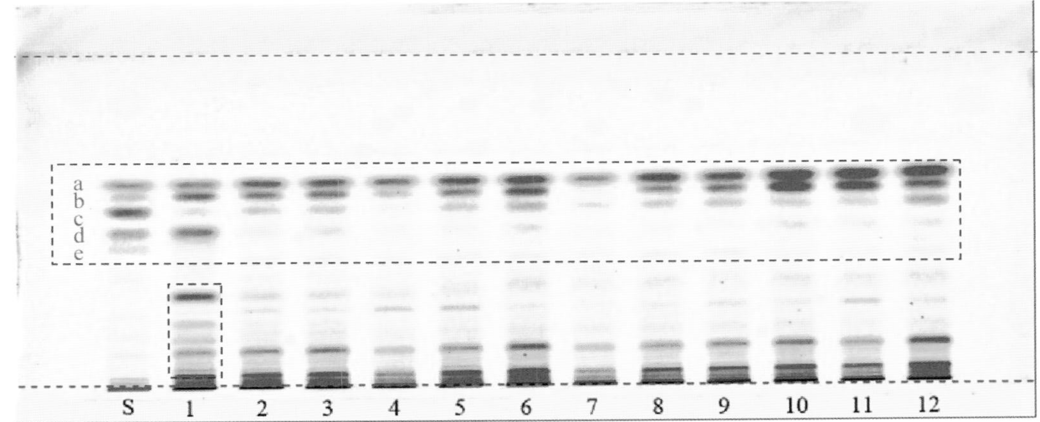

图 27-3　蛇床子的 HPTLC 荧光色谱图像（上）及转换为反相色的可见光图像（下）

a: osthol　b:imperitorin　c: bergapten　d: isopimpinellin　e: xanthotoxin

1~12：蛇床子样品

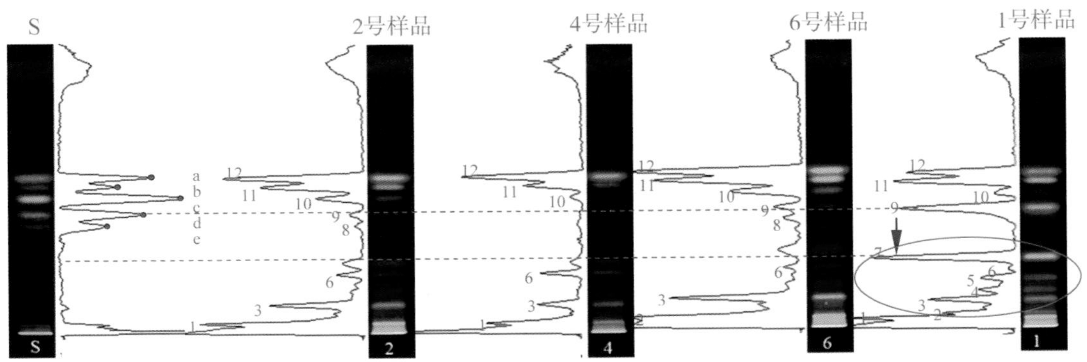

图 27-4　蛇床子的 HPTLC 荧光色谱图像及其数码扫描轮廓图

a: osthol　b: imperitorin　c: bergapten　d: isopimpinellin　e: xanthotoxin

注：1、2、4、6 号样品为蛇床子商品（参照图 27-3）。

3.2 结果与讨论

共收集样品 12 批，薄层荧光色谱图像显示，测得 12 个荧光条斑；位于色谱的中部，较为密集地排列在 Rf 值 0.4~0.6 之间，自上而下分别为 12 号色谱峰蛇床子素（osthol）、11 号色谱峰欧前胡素（imperatorin）、10 号色谱峰佛手柑内酯（bergapten）、9 号色谱峰异茴芹内酯（isopimpinellin）、8 号色谱峰花椒毒素，又名 8– 甲氧基补骨脂素（xanthotoxin），呈强度不同的浅蓝色荧光。荧光最强的是蛇床子素，最弱的是花椒毒素，有的样品甚至难以察见。1 号样品色谱各荧光条斑整体较强，荧光最强的为 11 号色谱峰（欧前胡素）、9 号色谱峰（异茴芹内酯）及 Rf 值约为 0.3 处的 7 号色谱峰（未知）。该样品为 2003 年收集，2010 年测试，是否与储放时间较久有关，待考证（图 27–3，图 27–4）。图 27–4 为部分样品的图像与数码扫描的轮廓图组成的指纹图谱。11 批商品样品指纹图谱组成基本一致。4 号样品整体荧光偏弱，显示香豆素含量较低。

3.3 高效薄层色谱实验条件

3.3.1 样品的制备

供试品溶液	取本品粉末 0.3g，加乙醇 5ml，超声提取 15min，滤过，取续滤液作为供试品溶液；同法制备对照药材溶液
化学对照品溶液	取蛇床子素 (osthol)、欧前胡素 (imperatorin)、佛手柑内酯 (bergapten)、异茴芹内酯 (isopimpinellin)、花椒毒素 (xanthotoxin) 对照品适量，精密称定，分别加甲醇制成每 1ml 分别含以上对照品 0.1mg、0.2mg、0.1mg、0.25mg、0.1mg 的溶液，作为对照品溶液

3.3.2 薄层色谱实验

展开设备	双槽薄层色谱展开缸 (20cm × 10cm; CAMAG)；将展开剂加入双槽的一侧，预平衡约 15min
点样	分别取供试品溶液 2μl、对照品溶液 1μl，条带状点样于硅胶 254 高效薄层板 (20cm × 10cm; Merck) 上，条带宽 8mm，间隔 5mm
干燥	将荷载样品的薄层板置五氧化二磷真空干燥器中干燥 2h，即用
溶剂系统及展开	二氯甲烷 – 乙酸乙酯（19 ∶ 1）；上行展开 8cm（温度：25℃；相对湿度：约 45%）
检视	在紫外光灯（365nm）下观察荧光色谱图像；如常法记录

4 高效液相色谱分析

4.1 蛇床子的高效液相色谱指纹图谱

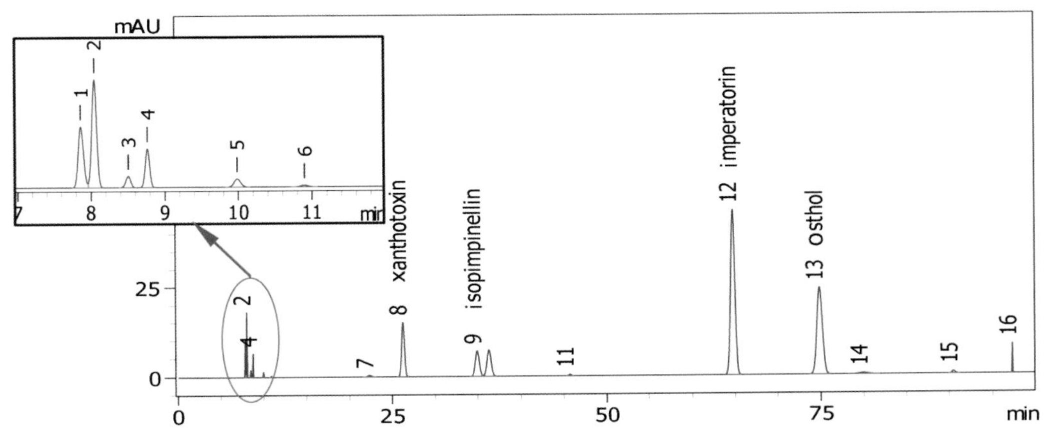

图 27-5 蛇床子的 HPLC 色谱指纹图谱的共有模式

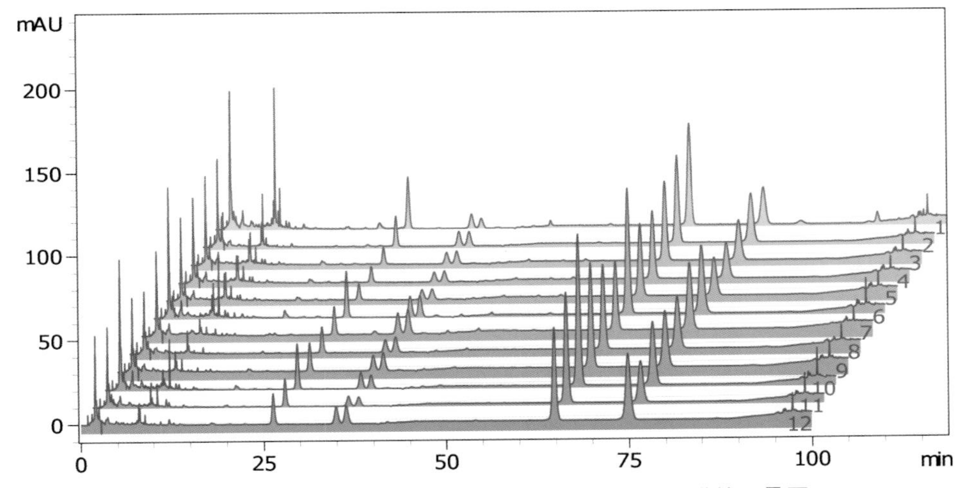

图 27-6 不同蛇床子样品的 HPLC 色谱指纹图谱的层叠图

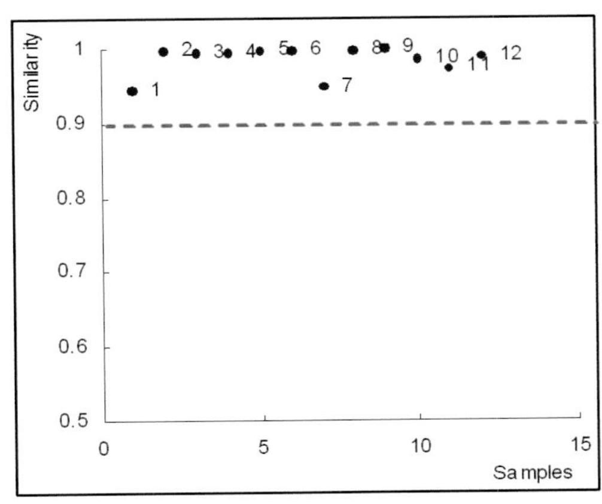

图 27-7 蛇床子的 HPLC 色谱指纹图谱与共有模式比较的相似度分析

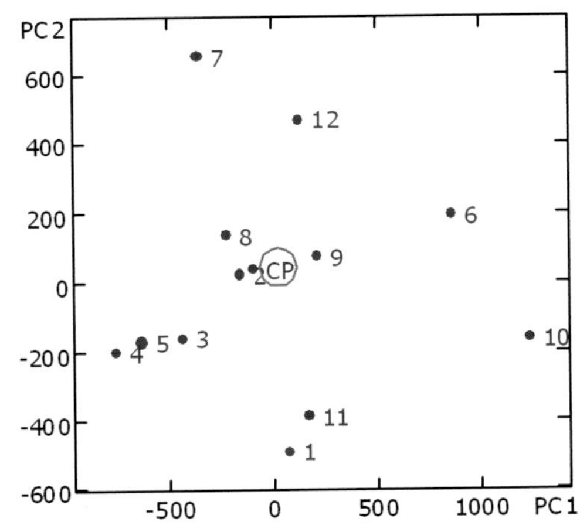

图 27-8 蛇床子的 HPLC 色谱指纹图谱的主成分分析

4.2 结果与讨论

蛇床子的液相色谱显示用 DAD 检测器在波长 245nm 和 325nm 检测蛇床子素与欧前胡素，表观响应值不同，因此两个主要的色谱峰的比例会因检测波长不同而变化。与薄层色谱相比，荧光的强度与紫外吸收的响应不呈线性关系。1 号样品在薄层荧光色谱中的 7 号峰的较强荧光在液相色谱中并没有那么明显，所以 12 批样品的液相色谱的相似度均在 0.9 以上；主成分分析的投影图可以看出 12 批样品的分布分散，1、7、10 号样品差异较显著，主要表现在保留时间 7 ~ 11min 的一段极性较大的成分，大致相当于薄层荧光色谱图像的下部 1 ~ 7 号荧光条斑的一段（图 27–5，图 27–6）。相似度及主成分分析结果见图 27–7 和图 27–8。

4.3 高效液相色谱实验条件

4.3.1 样品的制备

供试品溶液	取样品粉末（过三号筛）0.2g，精密称定，置锥形瓶中，精密加入 70% 乙醇 25ml，称重，超声（360W，35Hz，15℃）提取 30min，称定重量，用 70% 乙醇补足损失的重量，滤过，取续滤液，微孔滤膜（0.45μm）滤过，即得
化学对照品溶液	分别精密称取对照品蛇床子素（osthol）、欧前胡素（imperatorin）、佛手柑内酯（bergapten）、异茴芹内酯（isopimpinellin）及花椒毒素（xanthotoxin）适量，加甲醇制成异茴芹内酯浓度为 $0.25mg \cdot ml^{-1}$、其余浓度为 $0.1mg \cdot ml^{-1}$ 的对照品溶液，即得

4.3.2 薄层色谱实验

色谱柱	Alltima C_{18}（4.6mm × 250mm；5μm）
流动相	A：水；B：甲醇；C：乙腈
线性洗脱梯度	见下表
进样量	10μl
流速	$1.0ml \cdot min^{-1}$
柱温	15℃
检测波长	245nm，325nm

线性洗脱梯度：

时间（min）	水（%）	甲醇（%）	乙腈（%）
0	82	0	18
5	65	0	35
37	65	0	35
45	45	20	35
85	45	20	35
95	0	20	80

5 气相色谱分析

5.1 蛇床子的气相色谱指纹图谱

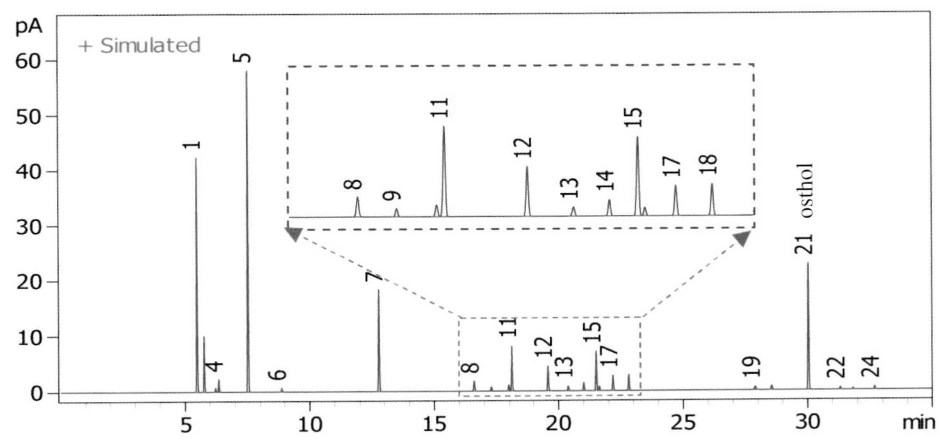

图 27-9 蛇床子的 GC 色谱指纹图谱的共有模式

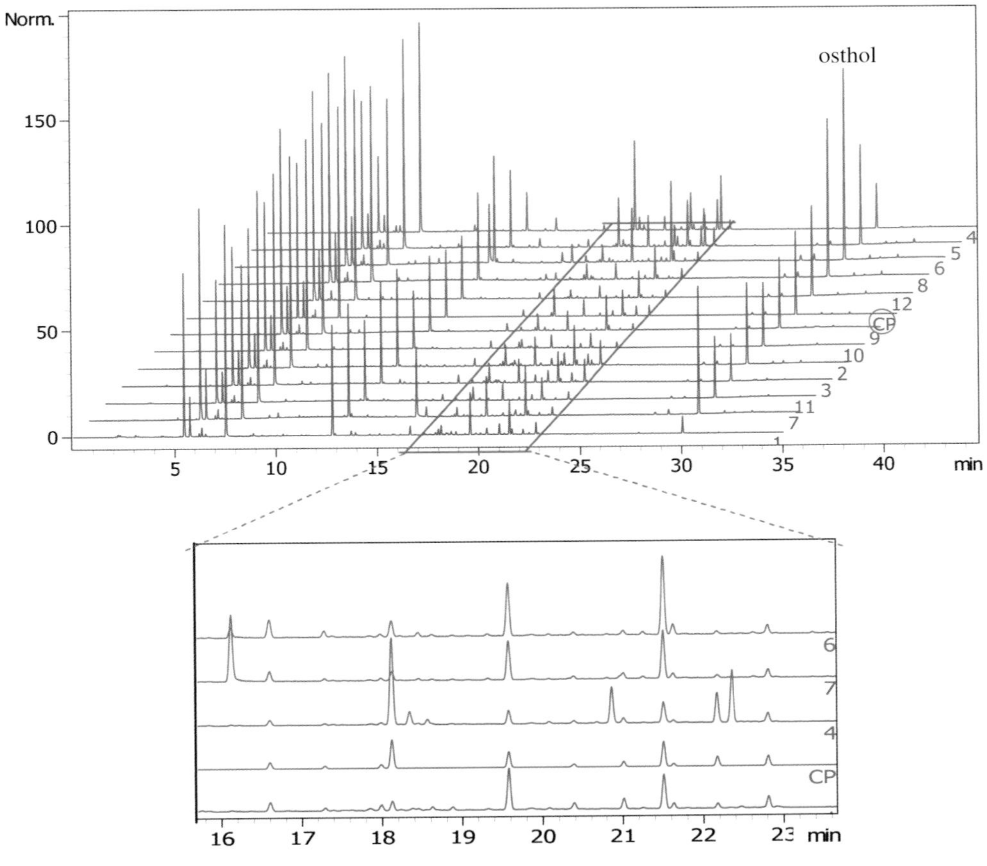

图 27-10 不同商品蛇床子的 GC 色谱指纹图谱

5.2 结果与讨论

用固相微萃取方法萃取蛇床子的挥发性成分，进行GC-FID分析，12批样品的GC色谱经相似度分析，有10批样品在0.9以上，据以生成共有模式（图27-9）。色谱中可检测到蛇床子素，同样条件下，1号、3号、4号样品蛇床子素色谱峰较弱。保留时间16 ~ 23min之间的组分在样品之间有差异，但量均很低，对相似度结果影响不大（图27-10）。

5.3 气相色谱实验条件

5.3.1 样品的制备

供试品溶液	取补骨脂样品粉末（过三号筛）0.1g，置样品瓶中（体积约为4ml），放入磁力搅拌子，置于固相微萃取装置上，插入固相微萃取头，伸出纤维头，开启磁力搅拌，在100℃条件下萃取20min缩回纤维头后拔出固相微萃取头，直接插入气相色谱仪（插入后再伸出纤维头），进行分析，进样方式为不分流进样，萃取头在进样口中的热解吸时间不低于5min
化学对照品溶液	称取对照品蛇床子素（osthol）适量，加甲醇制成浓度为0.1mg·ml^{-1}的对照品溶液，即得

5.3.2 气相色谱试验

色谱柱	DB-1（Capillary；30m×0.25mm×0.25μm）
载气	N_2
程序升温	初始温度80℃，在此温度下保持3min，以4℃·min^{-1}的速度升至96℃，再以10℃·min^{-1}的速度升至136℃，保持3min，然后以6℃·min^{-1}的速度升至202℃，保持3min，再以12℃·min^{-1}的速度升至250℃，在此温度下保持3min，运行时间共35min
流速	1.0ml·min^{-1}
进样口温度	280℃
检测器温度	280℃

6 小　结

蛇床子富含香豆素类活性成分，与其他果实种子类药材类似，处于成熟状态的果实所含化学成分的组成，在个体之间相对稳定，因此有较好的相似度。薄层色谱一般认为分离度、重现性等均不如液相色谱，但是实践证明，在一定情况下，薄层色谱得到的信息不一定比常用的柱色谱低，特别是薄层荧光色谱，灵敏度高、重现性好、直观性强、图像色彩鲜明、配合数字扫描得到的轮廓图给出的有关质量的信息并不比液相色谱少。蛇床子是例证之一。

《中国药典》蛇床子项下含量测定是测蛇床子素的含量，但是从色谱看，欧前胡素含量也不低，12批蛇床子HPLC-DAD测定的平均结果为：蛇床子素2.70% ±0.50%；欧前胡素0.68% ±0.17%。所以两种成分同时测定，可以更好地判断质量。

射干 (She–Gan)

BELAMCANDAE RHIZOMA

英 Blackberry Lily Rhizome

1 基　原

为鸢尾科（Iridaceae）植物射干 *Belamcanda chinensis* (L.) DC. 的干燥根茎。

2 药材外形

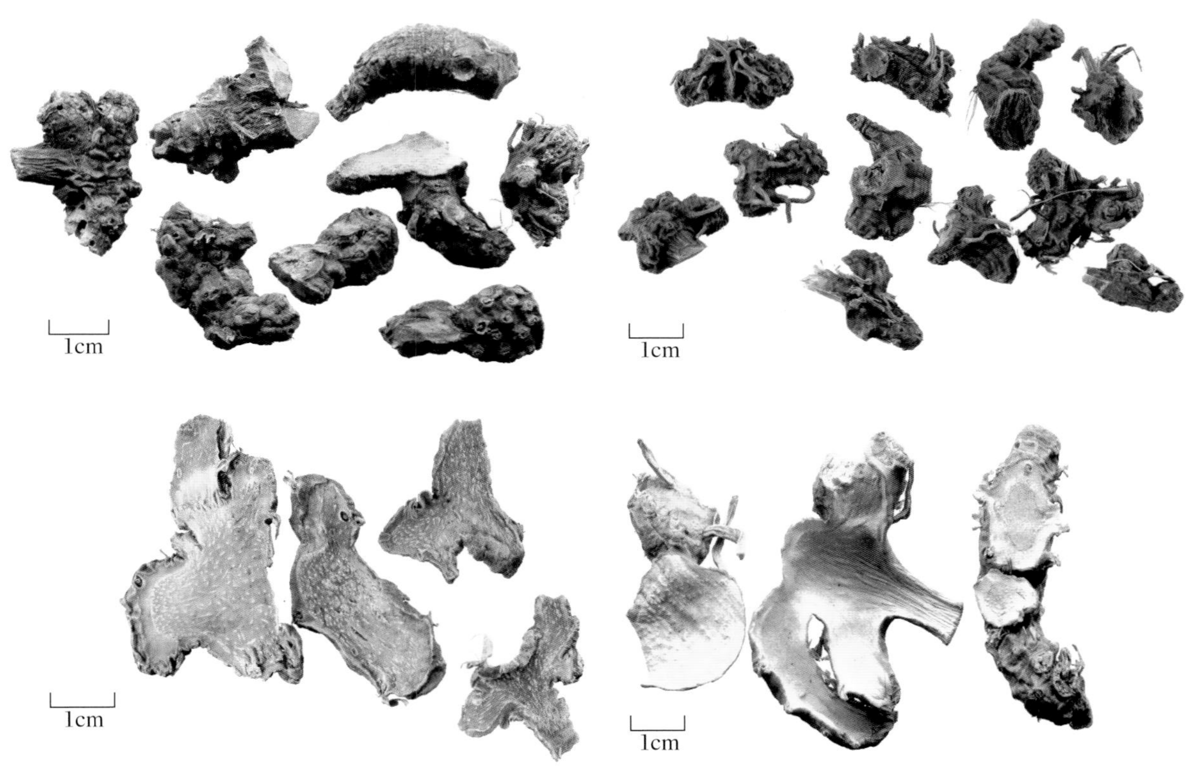

图 28–1　射干药材及饮片

[化学成分]

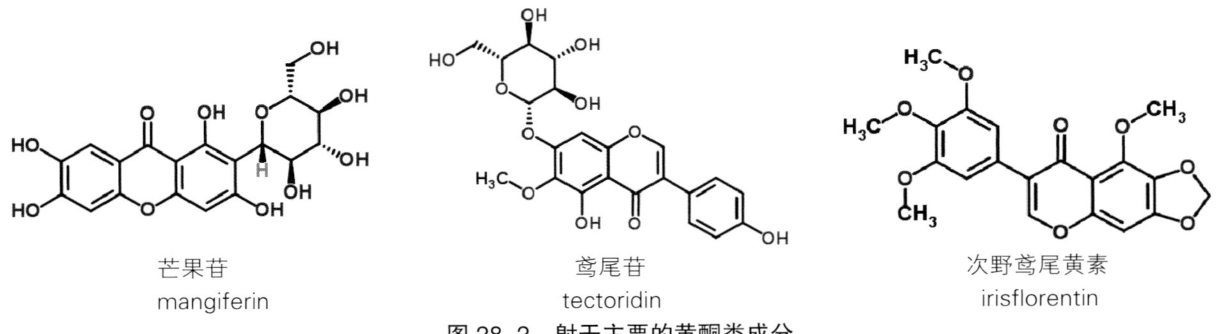

图 28–2　射干主要的黄酮类成分

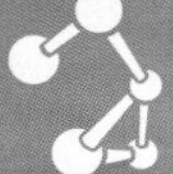

3 高效薄层色谱分析

3.1 射干的高效薄层色谱图像及数码扫描轮廓图（指纹图谱）

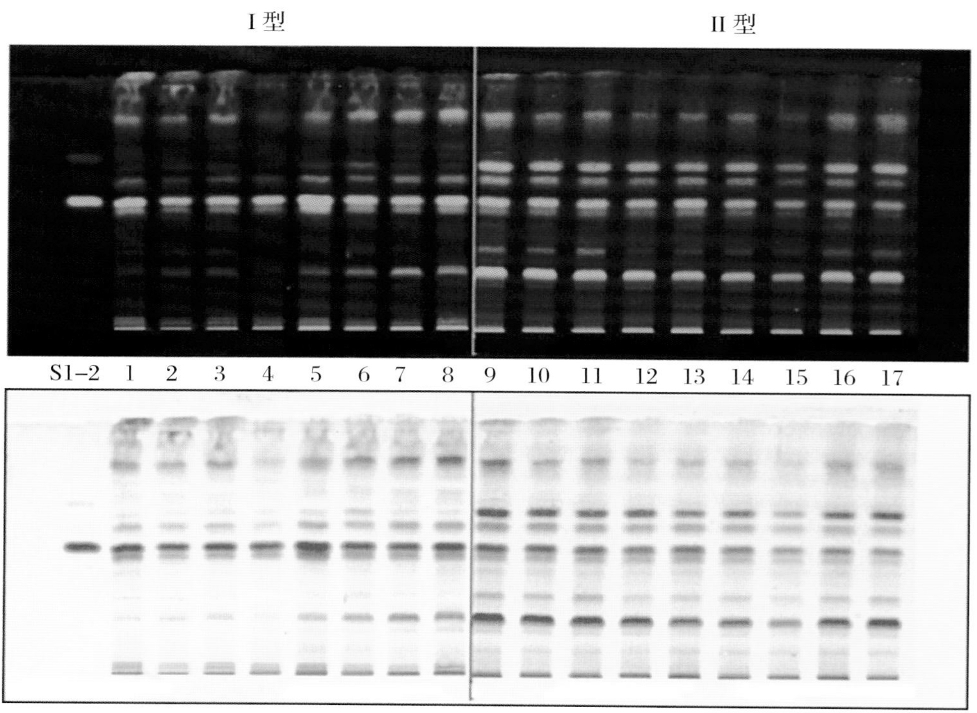

图 28–3　不同射干样品的 HPTLC 荧光色谱图像（上）及其转换的反相色色谱图像（下）

S1: mangiferin　S2: tectoridin

1~ 8: I 型样品　9~17: II 型样品

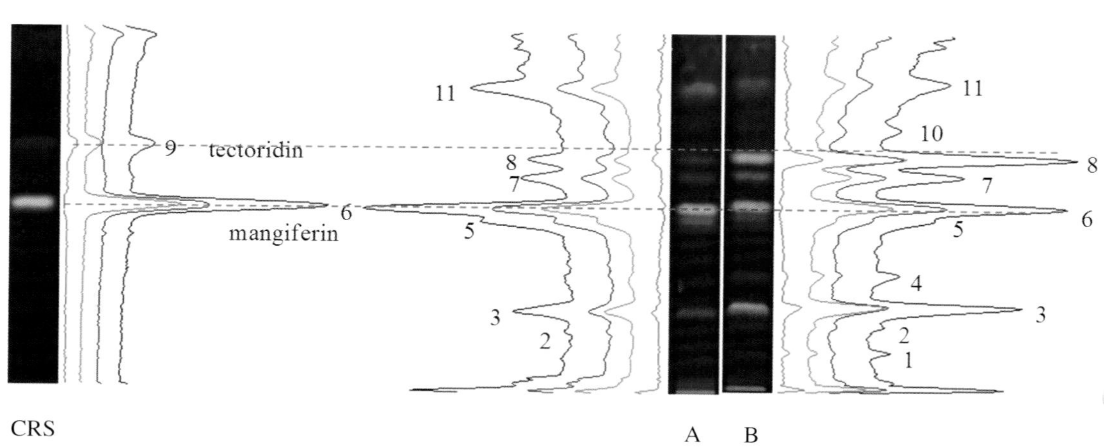

图 28–4　射干的 HPTLC 荧光色谱图像及其相应的数码扫描轮廓图

A: I 型样品　B：II 型样品

注：鸢尾苷（tectoridin; 9 号色谱峰 / 条斑）应该是射干的主要成分之一，但在此色谱中仅呈暗绿色微弱条带，极难察见，且易与 8 号色谱峰重叠。

3.2 结果与讨论

聚酰胺薄层荧光图像的整体指纹图谱可检出 11 个成分。根据 38 批商品药材的成分分布，可以分为两个类型：I 型和 II 型。I 型具有较强蓝白色荧光的条带为芒果苷（mangiferin；6 号色谱峰）。用三氯化铝试剂显色射干苷（tectoridin；9 号色谱峰）未能激发荧光，为灰绿色吸收条带不易察见，其余成分荧光强度均较弱。II 型经学名鉴定的对照药材为准，以其指纹图谱作为 I 型的共有模式，有 7 批样品具有较高的相似性。其余商品样品属于 II 型，II 型的特征是指纹图谱中 3、6、8 号荧光条带强度均较强，呈现浅蓝色或灰绿色荧光（8 号条斑）。值得注意的是，射干苷（tectoridin）液相色谱显示为主要成分，色谱峰最高，但聚酰胺薄层则因三氯化铝未能激发其发射荧光，而成暗斑，在色谱中难以观察，仔细用化学对照品核对，可见射干苷（tectoridin）的位置恰好与扫描轮廓图谱中的野鸢尾苷元（irigenin；8 号色谱峰）非常接近，甚至重叠（图 28-3，图 28-4)。射干苷在液相色谱中是最强峰（见 4.1）。

3.3 聚酰胺薄层色谱实验条件

3.3.1 样品的制备

供试品溶液	取约 0.5g 药材粉末加入 40ml 甲醇，超声提取 30min，过滤后滤液蒸干，以 2ml 甲醇溶解残渣，通过 0.45μm 微孔滤膜，取续滤液制得
对照药材溶液	照供试品溶液制备项下方法制备
对照品溶液	用甲醇溶解适量芒果苷和射干苷制成终浓度分别为 $0.1mg \cdot ml^{-1}$ 和 $1.0mg \cdot ml^{-1}$ 的溶液作为对照品溶液

3.3.2 薄层色谱实验

设备	水平展开缸（CAMAG）
点样	芒果苷对照品溶液 1μl，射干苷对照品溶液 4μl 和样品溶液 1μl 条带状点样于聚酰胺薄膜板（10cm×10cm；浙江泰州四甲生化塑料厂）上，条带宽度 6mm，间距 5mm
溶剂系统及展开	醋酸为展开剂；水平展开至 8cm 处
显色及存储图像	喷以 5% 三氯化铝乙醇溶液，105℃加热 1min，置紫外光灯（365nm）下观察荧光图像，并按照常规拍摄图像、记录

4 高效液相色谱分析

4.1 射干的高效液相色谱指纹图谱

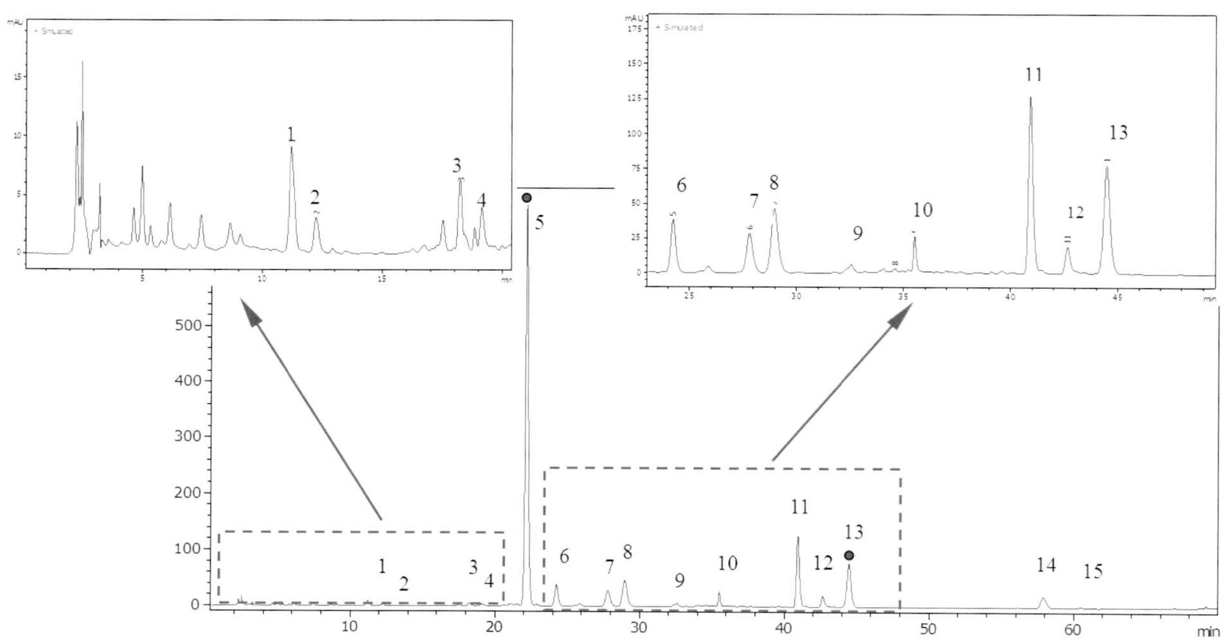

图 28–5 射干（Ⅰ型）样品的 HPLC 色谱指纹图谱

1: mangiferin 5: tectoridin 6: iristectorin B 7: iridin 8: iristectorin A 9: resveratrol 11: tectorigenin 13: irigenin 14: irisflorentin 15:dichtomitin

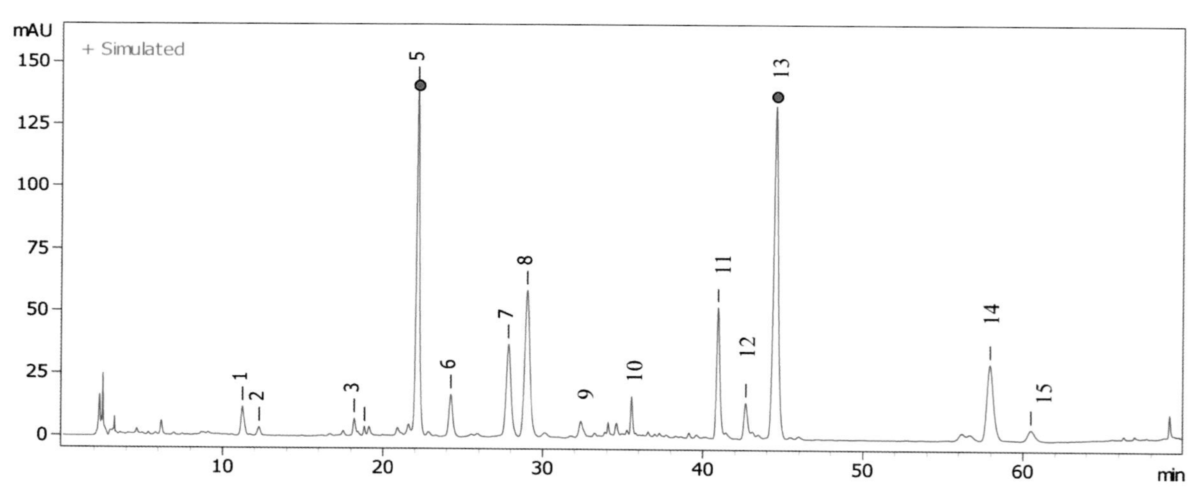

图 28–6 射干（Ⅱ型）样品的 HPLC 色谱指纹图谱

1: mangiferin 5: tectoridin 6: iristectorin B 7: iridin 8: iristectorin A 9: resveratrol 11: tectorigenin 13: irigenin 14: irisflorentin 15:dichtomitin

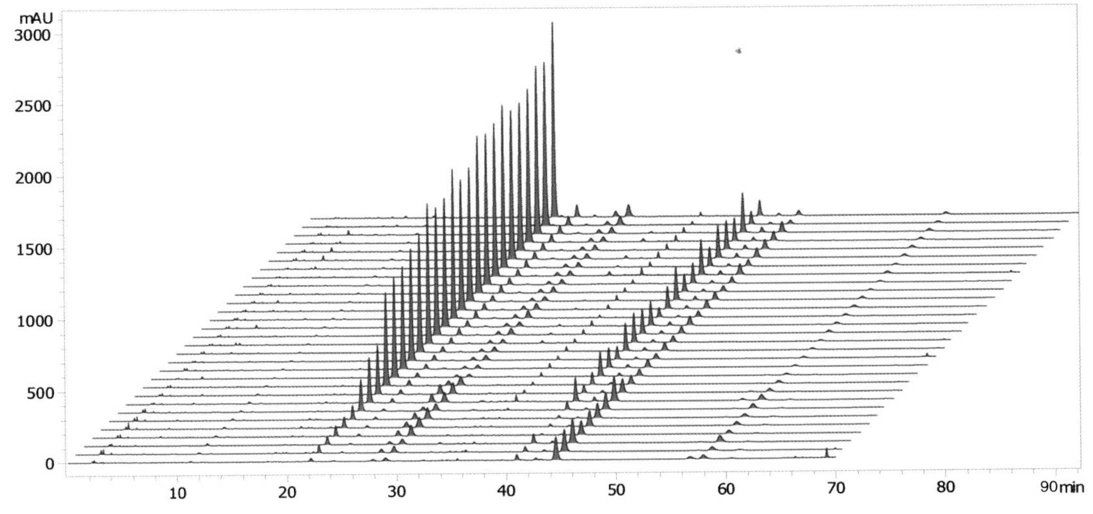

图 28-7 不同商品射干样品的 HPLC 色谱指纹图谱的层叠图

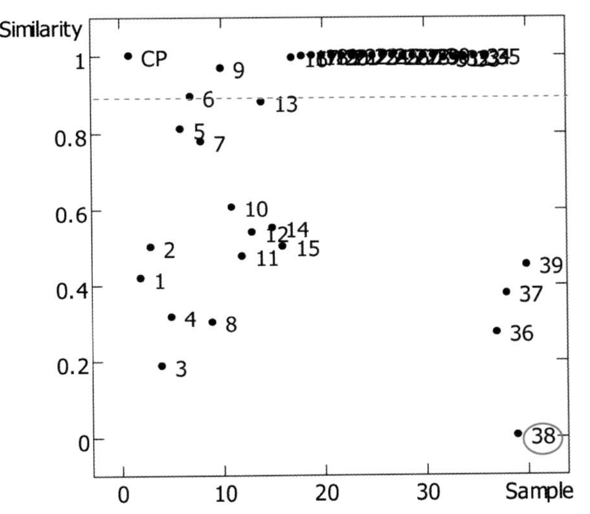

图 28-8 不同商品射干（Ⅰ型）样品的 HPLC 色谱指纹图谱与共有模式相比的相似度分析

注：CP 为 HPLC 色谱指纹图谱共有模式（I 型）。

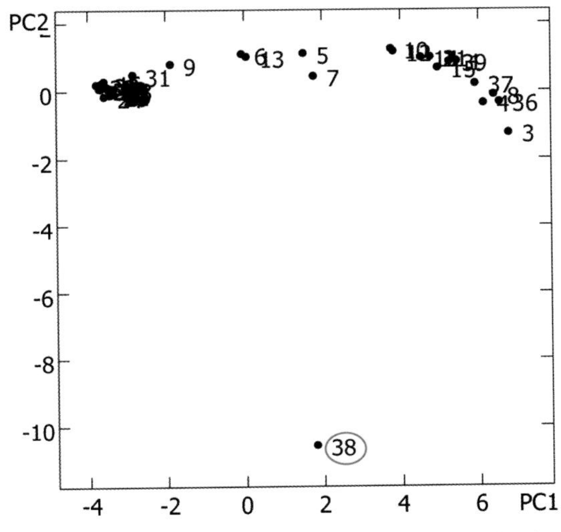

图 28-9 商品射干（Ⅰ型）的 HPLC 色谱指纹图谱的主成分分析

注：CP 为 HPLC 色谱指纹图谱共有模式（I 型）。

4.2 结果与讨论

为了便于分析 38 批射干药材的高效液相色谱图，所有药材根据聚酰胺薄层色谱荧光图像分为两类。I 型（包括对照药材）中 5 号色谱峰射干苷（tectoridin）在 22 批样品生成的共有模式中为最强锋（图 28–5），大约 1/4 的射干样品射干苷含量较低（弱色谱峰）。II 型的共有模式中 5 号色谱峰射干苷（tectoridin）和 13 号峰野鸢尾苷元（irigenin）为强峰（图 28–6），芒果苷（mangiferin）色谱峰在两类样品中均很弱，与薄层色谱图像中的强荧光条斑 / 峰形成鲜明对比，故两种色谱的结果可以相互参照。

从陕西省西安当地市场上购买的 38 号样品的 HPLC 图谱中没有任何特征峰，其水提物的硅胶薄层色谱板上呈现日落黄与柠檬黄色，川射干也遇到类似情况。此样品之供试品溶液对薯蓣皂苷化学反应呈阳性，据此推断该样品为染料着色的薯蓣类植物的根茎，应属伪品。

4.3 高效液相色谱实验条件

4.3.1 样品的制备

供试品溶液	加 50ml 甲醇至约 0.1g 药材粉末中，超声提取 30min，过滤，另加 25ml 甲醇至残渣中继续提取 15min，过滤，合并两次滤液，置水浴上蒸干，残渣以 10ml 甲醇溶解，通过 0.45μm 微孔滤膜，取续滤液制得
对照品溶液	分别以甲醇溶解适量芒果苷、射干苷、鸢尾黄素和鸢尾黄酮甲素制成终浓度分别为 $20\mu g \cdot ml^{-1}$、$350\mu g \cdot ml^{-1}$、$30\mu g \cdot ml^{-1}$ 和 $30\mu g \cdot ml^{-1}$ 的溶液作为对照品溶液

4.3.2 液相色谱实验

仪器	HPLC（Agilent 1200+DAD；工作站）
色谱柱	ZorbaxSB−C_{18}（4.6mm × 250mm；5μm）
进样量	供试品及对照品溶液各 10μl
流动相	A：乙腈；B：0.05%− 磷酸水溶液
洗脱梯度	见下表
流速	$1.0ml \cdot min^{-1}$
柱温	40℃
检测波长	266nm

洗脱梯度：

时间（min）	乙腈（%）	0.05% 磷酸水溶液（%）
0	10	90
12	15	85
15	19	81
27	19	81
32	32	68
43	32	68
45	35	65
58	35	65
70	80	20

5 小结

射干［*Belamcanda chinensis*（L.）DC.］为常用中药之一，《中国药典》自 1973 版开始收录。当前商品射干虽然指纹图谱的成分组成基本相同，但根据完整色谱的成分分布浓度不同而分为两个类型，如前文所述。有意思的是芒果苷在聚酰胺薄层色谱是有很强荧光的色斑（峰），而在液相色谱中色谱峰非常微弱；射干苷在薄层色谱中几乎难以察见，而在液相色谱中却是表观强度很强的色谱峰。所以不同的色谱技术在指纹图谱分析中是可以互补的。

酸枣仁（Suan-Zao-Ren）

ZIZIPHI SPINOSAE SEMEN

英 Spine Date Seed

1 基　原

为鼠李科（Rhamnaceae）植物酸枣 *Ziziphus jujuba* Mill. var. *spinosa* (Bunge) Hu ex H. F. Chou 的干燥成熟种子。

2 药材外形

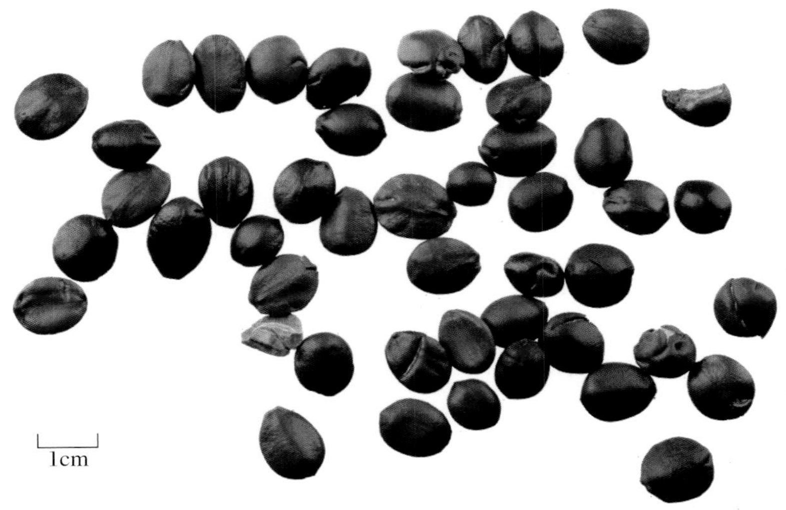

图 29-1　酸枣仁药材

[化学成分]

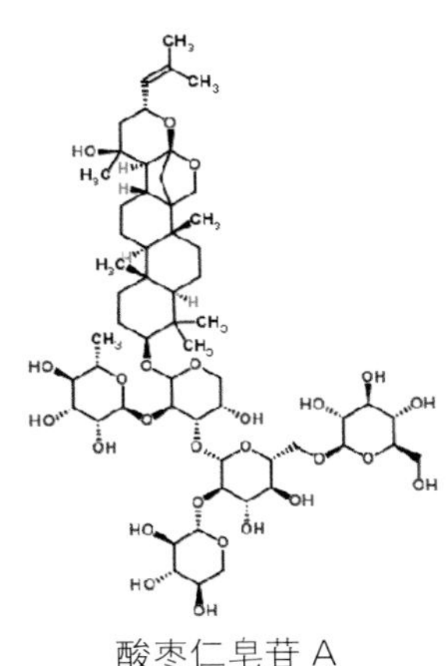

酸枣仁皂苷 A
jujuboside A

酸枣仁皂苷 B
jujuboside B

斯皮诺素
spinosin

图 29-2　酸枣仁主要的活性成分

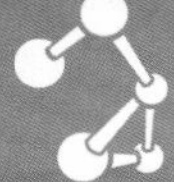

3 高效薄层色谱分析

3.1 酸枣仁的薄层荧光色谱图像及数码扫描轮廓图（指纹图谱）

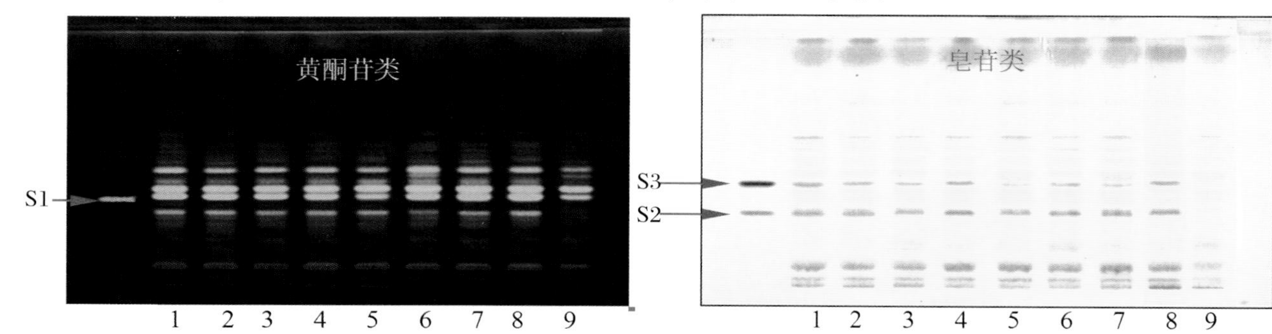

图 29-3 酸枣仁的 HPTLC 荧光色谱及其可见光色谱图像

S1: spinosin S2: jujuboside A S3: jujuboside B

1~2：酸枣仁对照药材 3~9：酸枣仁药材商品

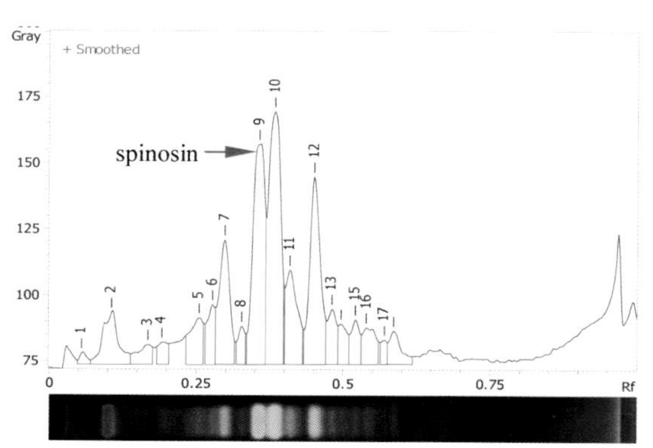

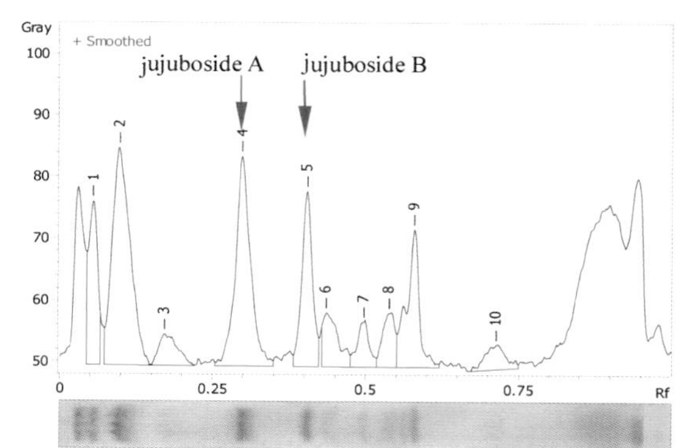

图 29-4 酸枣仁的 HPTLC 色谱图像及其数码扫描轮廓图

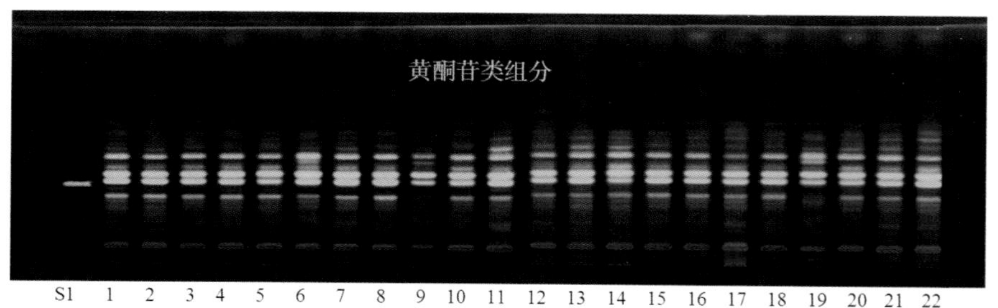

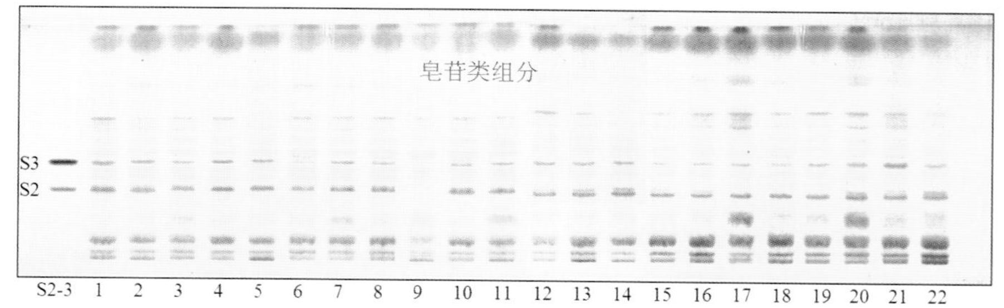

图 29-5 不同酸枣仁样品的 HPTLC 荧光及可见光色谱图像

S1: sipinosin S2: jujuboside A S3: jujuboside B

1~2：酸枣仁对照药材 3~22：酸枣仁药材

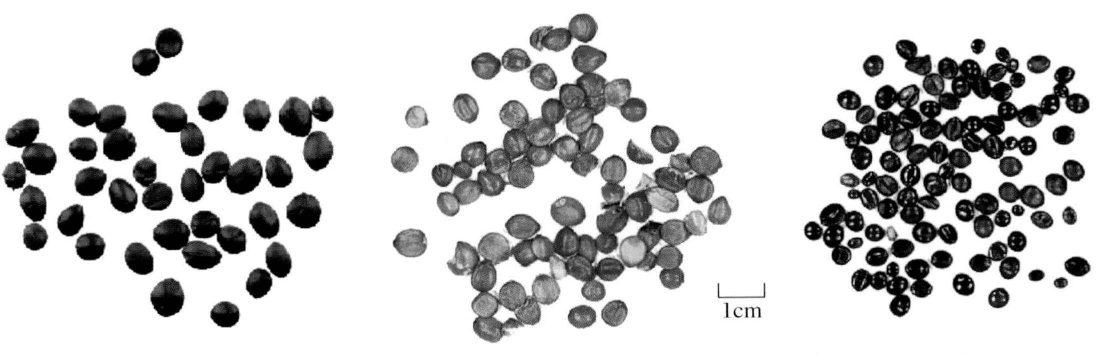

Ziziphi spinosae semen　　Ziziphi mauritianae semen　　Hoveniae acerbae semen

图 29-6　酸枣仁、理枣仁、缅枣仁（枳椇子）药材

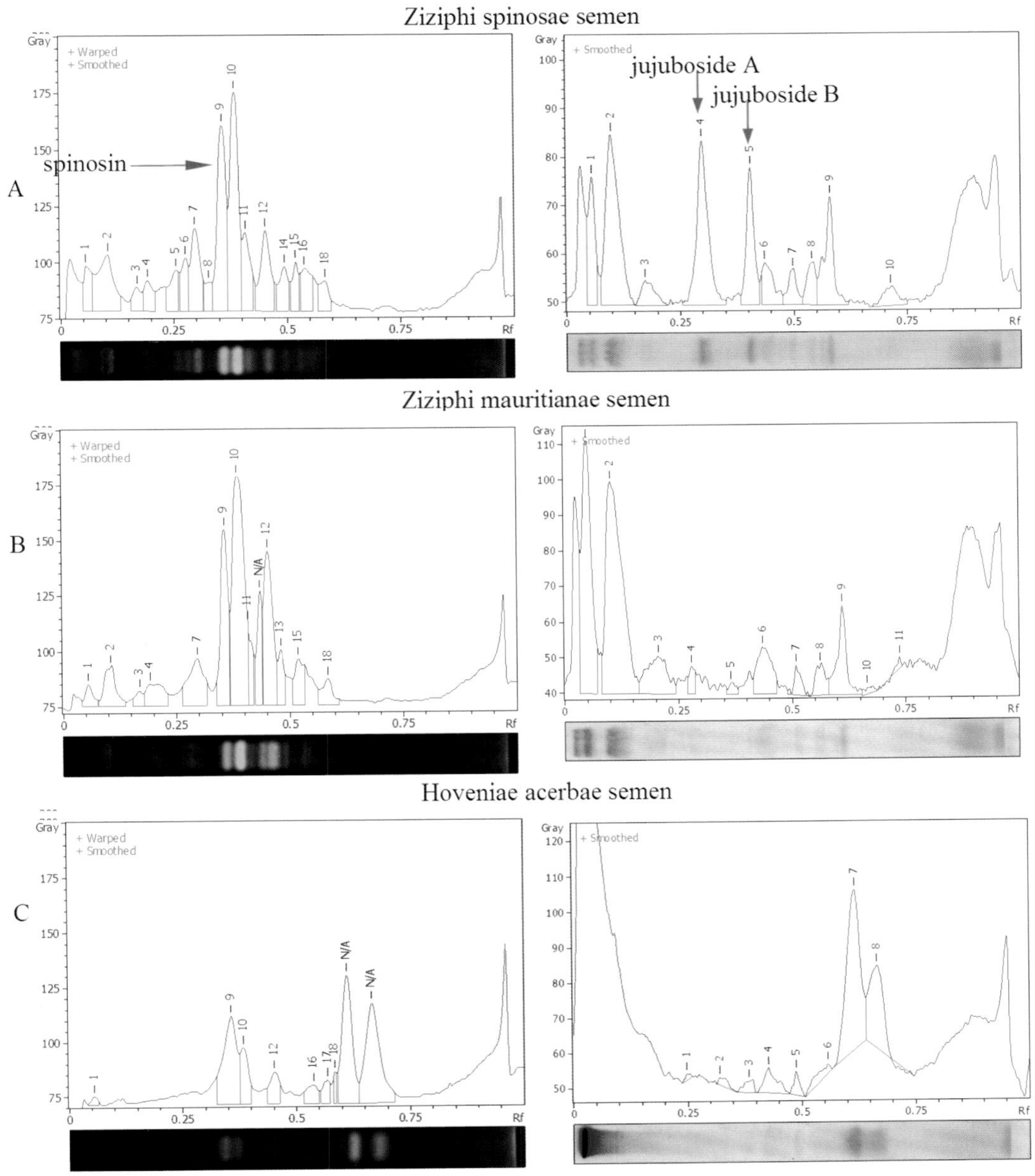

Ziziphi spinosae semen

A

spinosin

jujuboside A

jujuboside B

Ziziphi mauritianae semen

B

Hoveniae acerbae semen

C

图 29-7　酸枣仁与掺杂品的 HPTLC 指纹图谱的比较

A: 酸枣仁　　B：理枣仁　　C：缅枣仁（枳椇子）

3.2 结果与讨论

本文建立了薄层色谱图像及相应的数码扫描轮廓图构成具有鉴别酸枣仁“种”［*Ziziphus jujube* Mill. var. spinosa (Bunge) Hu ex H.］的特征的指纹图谱。三氯化铝显色的荧光色谱图像在斯皮诺素相应的浅黄绿色荧光条斑上下尚可见数条荧光强度不同的条斑 (图 29–3，图 29–5)。香草醛－硫酸试剂显色的皂苷的可见光色谱图像则以酸枣仁皂苷 A、B 为主要特征（两者为灰蓝色可见光条斑），酸枣仁皂苷 A 的上方可见 4~5 条浅灰褐色条斑，位于色谱的中部，色谱上部近前沿部位为脂肪油成分堆积的灰褐色条斑。薄层色谱分析了 22 批收集自广东、安徽、福建、贵州、四川、陕西、台湾的酸枣仁商品（产地为河北、陕西）及掺伪品理枣仁（滇刺枣的种子 Ziziphus mauritianae semmen）、缅枣仁（枳椇的种子 Hoveniae acerbae semen）（图 29–6）。根据酸枣仁的主要活性成分皂苷及黄酮苷，所有酸枣仁商品样品与对照药材指纹图谱基本一致，相似度均在 0.9 以上。理枣仁为同属不同种的种子，最明显的差别是酸枣仁皂苷 A、B 很难察见；黄酮苷类成分差别不大；缅枣仁（枳椇的种子）与正品酸枣仁完全不同（图 29–7）。

《中国药典》薄层色谱鉴别主要是针对酸枣仁皂苷 A、B，展开剂为水饱和的正丁醇，在严格控制显色时的相对湿度（40%~50%）的条件下，以香草醛－硫酸试剂显色，在日光下立即观察可以见到两个鲜明的翠蓝色条斑（旋即褪色），具有特征。操作相对简单，但用正丁醇展开时间颇长，色谱显色时，须特别注意相对湿度、温度均要求保持低温低湿，尤其在南方地区 (图 29–8)。

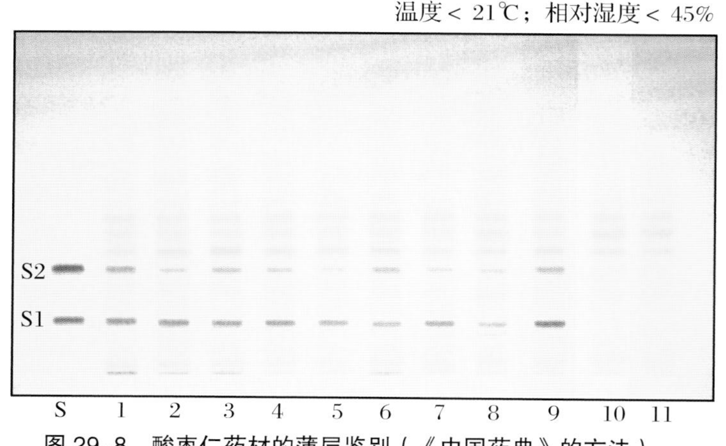

图 29–8 酸枣仁药材的薄层鉴别（《中国药典》的方法）

S：化学对照品　1：酸枣仁对照药材　2~9：酸枣仁　10~11：理枣仁

S1：jujuboside A　S2：jujuboside B

薄层板：HPTLC 60（Merck）　展开剂：水饱和的正丁醇　显色剂：1% 香草醛－硫酸试剂

3.3 高效薄层色谱实验条件

3.3.1 样品的制备

供试品溶液	取本品药材粉末 1g，加乙酸乙酯 50ml，超声提取 15min，滤过，弃去滤液，药渣挥干溶剂，加甲醇 50ml，超声提取 30min，滤过，滤液蒸干，残渣用甲醇制成 1ml 的溶液，过 0.45μm 微孔滤膜，取续滤液作为供试品溶液
对照药材溶液	参照供试品溶液制备方法处理，制备
对照品溶液	取对照品酸枣仁皂苷 A（jujuboside A）、酸枣仁皂苷 B（jujuboside B）适量，分别精密称定，用甲醇溶解，配成每 1ml 各含 0.5mg 的溶液，作为对照品溶液

3.3.2 薄层色谱实验

薄层板	预制硅胶高效薄层板（20cm×10cm，Merck。批号：OB678046），用 0.1mol/L NaH_2PO_4 30％乙醇溶液浸渍，立即取出；拭干薄层板背面，板面晾干后，105℃活化 30min，在五氧化二磷真空干燥器放置约 4h
点样	分别取上述供试品、对照药材溶液、对照品溶液各 3μl 条带状点于上述薄层板上；点样后放于五氧化二磷的干燥器中真空干燥 1h，备用
展开	以二氯甲烷－乙酸乙酯－甲醇－水（10 ∶ 20 ∶ 15 ∶ 4）10℃下冰箱中放置分层的下层溶液为展开剂，展开 8cm，取出，挥干
显色	喷以 10% 香草醛－浓硫酸试液，105℃加热至斑点显色清晰，可见光下检视色谱（皂苷类成分）；继续在紫外光（365nm）下观察荧光色谱（黄酮类成分）
结果	供试品皂苷色谱中，可见酸枣仁皂苷 A、B 两个蓝灰色条斑；此外尚可察见浅灰棕色条斑，供试品与对照药材相符；黄酮类荧光色谱中可检出与斯皮诺素对照品相符的较强的黄绿色条斑及其上部的两条、下方一条较强荧光条斑外尚有数条很弱的荧光条斑，与对照药材相符

4 高效液相色谱分析

4.1 酸枣仁的高效液相色谱指纹图谱

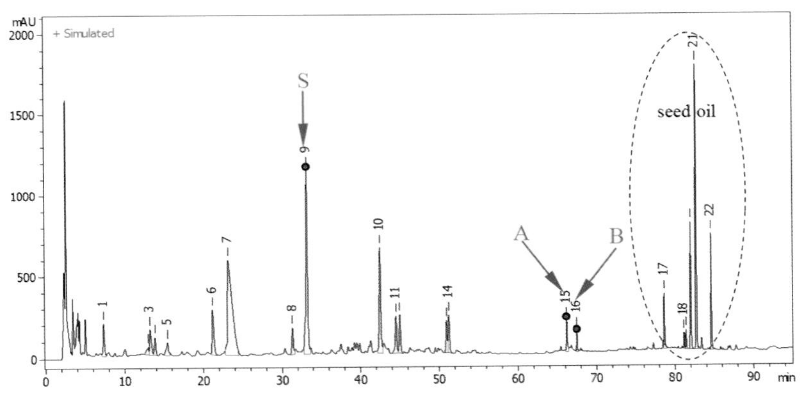

图 29-9　酸枣仁的 HPLC 色谱指纹图谱的共有模式

9: spinosin　15: jujuboside A　16: jujuboside B

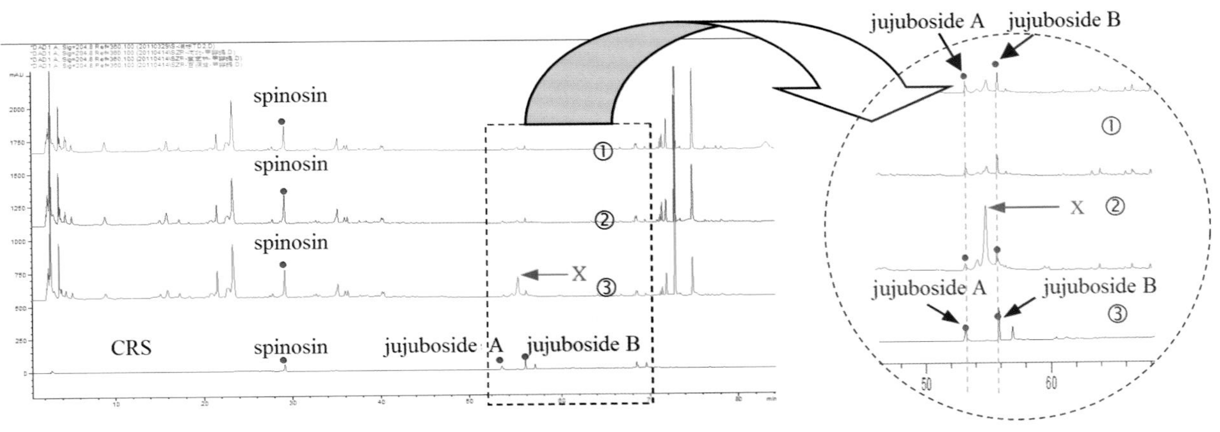

图 29-10　不同商品酸枣仁样品的 HPLC 色谱指纹图谱

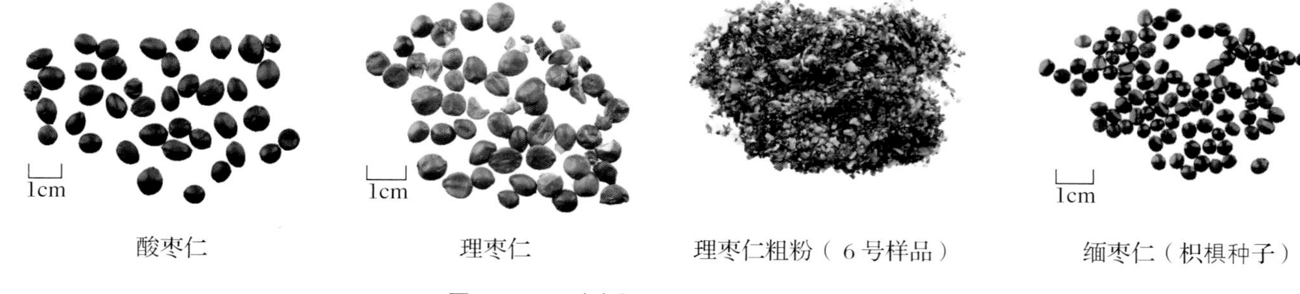

图 29-11　酸枣仁、理枣仁、缅枣仁药材

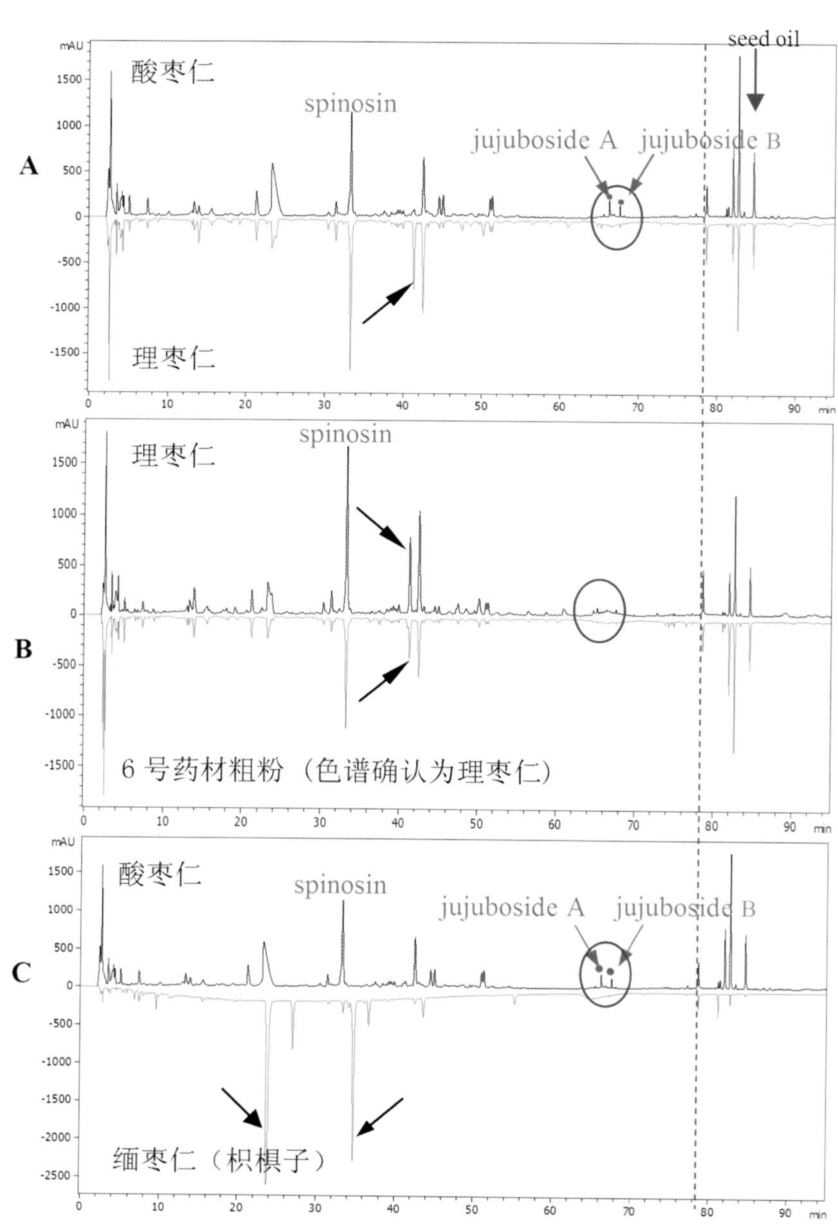

图 29-12　酸枣仁、理枣仁、缅枣仁的 HPLC 色谱指纹图谱的比较

A：jujuboside A　B:jujuboside B　S:spinosin

注：理枣仁色谱检不出 jujuboside A 和 jujuboside B；缅枣仁的色谱与酸枣仁迥异。

4.2 结果与讨论

对照药材酸枣仁的液相色谱获得 22 个色谱峰（图 29-9，图 29-10），17 号色谱峰为溶剂峰，18~22 号色谱峰为种子的脂肪油。由 HPLC-DAD 建立的指纹图谱的一个特点是在紫外末端（204 nm）酸枣仁皂苷 A、B 的响应值依然很低，与薄层色谱相比，两者遇香草醛 – 硫酸试剂加热立即产生的明显的翠蓝色条斑则非常鲜明。

27 批药材的 HPLC 色谱与对照药材的指纹图谱相比大多数高度相似（大于 0.9）。据此除去枳椇种子及理枣仁外，将相似度在 0.9 以上的样品参与共有模式的构建。17、25、26 号商品样品相似度较低（0.8 以下）。6 号样品为粗粉，性状难以鉴别，其 HPLC 色谱与理枣仁相符，证明为理枣仁的粗粉（图 29-12，图 29-13）。

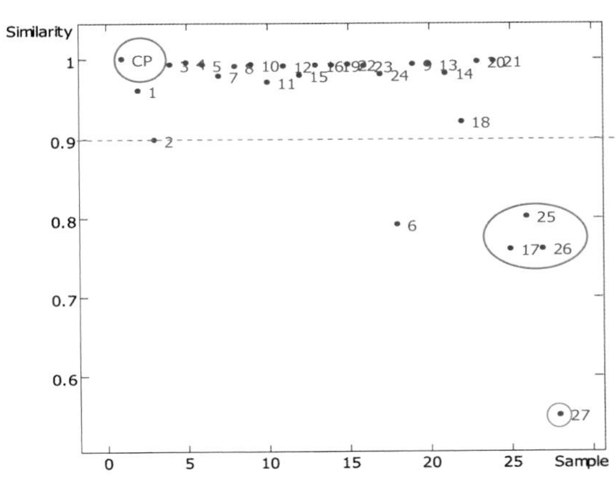

图 29-13 商品酸枣仁样品的 HPLC 色谱与共有模式比较的相似度分析

注：CP 为共有模式。

酸枣仁的混杂品“理枣仁”（滇刺枣 *Ziziphus mauritiana* 的种子）的黄酮苷类成分及皂苷与其很相似，唯独酸枣仁皂苷 A 与酸枣仁皂苷 B 难以检出，是与酸枣仁的明显区别（图 29-11，图 29-12）。枳椇的种子（27 号样品）性状较酸枣仁小，棕黑色，HPLC 色谱与酸枣仁相差较大，斯皮诺素未能检出，色谱近斯皮诺素色谱峰的区域出现两个较强的色谱峰，酸枣仁皂苷无（图 29-12，C）相似度最低（小于 0.4）（图 29-13）。

4.3 高效液相色谱实验条件

4.3.1 样品的制备

供试品溶液	取本品粉末 5g，加石油醚（Ⅱ）100ml，置于索氏提取器中提取 8h，倾出石油醚（Ⅱ）备用。残渣挥干后加甲醇 50ml 提取 6h，滤过，滤液蒸干（70℃），残渣加甲醇溶解制成 2ml 溶液作为供试品溶液
对照药材溶液	参照供试品溶液制备方法处理，制备
对照品溶液	取对照品酸枣仁皂苷 A（jujuboside A）、酸枣仁皂苷 B（jujuboside B）适量，分别精密称定，用甲醇溶解，配成每 1ml 各含 0.5mg 的溶液，作为对照品溶液

4.3.2 液相色谱实验

色谱柱	Agilent ZORBAXSB-C_{18}（4.6mm × 250mm；5μm）
流动相	A：乙腈，B：0.05% 磷酸溶液
梯度洗脱	0~60min：5%~30% A；60~80min：100% A；80~90min：100% A
流速	1ml · min^{-1}
柱温	35℃
检测波长	203nm

5 酸枣仁的液相色谱－质谱分析

5.1 酸枣仁的 HPLC-MS 指纹图谱

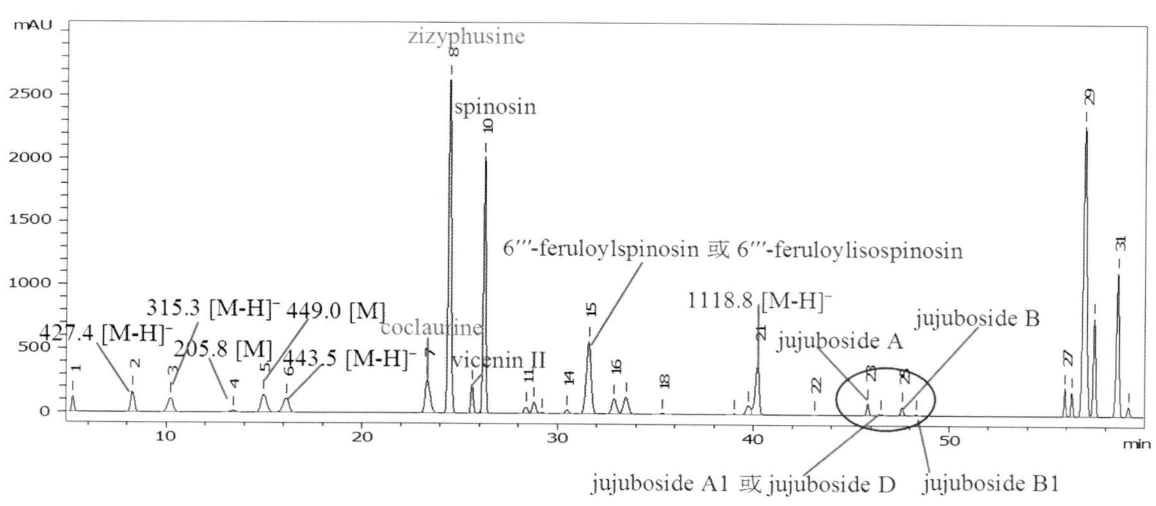

图 29-14　酸枣仁的 HPLC-DAD 色谱图

■ 生物碱　　■ 黄酮苷　　■ 皂苷

注：该色谱用 HPLC-MS 进行鉴定，结合文献对照已确认的色谱峰。

5.2 结果与讨论

质谱测定指纹图谱中初步得出 15 个色谱峰的数据，其中 7 个色谱峰分别属于黄酮类、皂苷及生物碱。初步归属为 7 号色谱峰 coclaurine（生物碱）、8 号色谱峰 zizyphusine（生物碱）、9 号色谱峰 vicenin（黄酮苷）、10 号色谱峰 spinosin（黄酮苷）、15 号色谱峰 6''' -feruloylspinosin 或 6''' -feruloylisospinosin（黄酮苷）、23 号色谱峰 jujuboside A（皂苷）、24 号色谱峰 jujuboside A1 或 jujuboside D（皂苷）、25 号色谱峰 jujuboside B（皂苷）、26 号色谱峰 jujuboside B1（皂苷）；未能确定的 2 号色谱峰 m/z 427.4［M−H］⁻、3 号色谱峰 m/z 315.3［M−H］⁻、4 号色谱峰 m/z 205.8［M］/［M+H］⁺、5 号色谱峰 m/z 449.0［M］/［M+H］⁺、6 号色谱峰 m/z 443.5［M−H］⁻、21 号色谱峰 m/z 1118.8［M−H］⁻（图 29-14）。

从色谱峰的表观丰度看，皂苷的丰度很低，显示含量是不高的，而丰度最高的是 8 号色谱峰酸枣仁碱（zizyphusine），其次是未知的 21 号色谱峰，10 号色谱峰是斯皮诺素（spinosin）。

5.3 液相色谱－质谱的测定条件

5.3.1 液相色谱条件

色谱柱	Aglient ZORBAXSB−C_{18}（4.6mm × 250mm；5μm）
柱温	35℃

续表

流动相	A：乙腈；B：0.1% 磷酸溶液
洗脱梯度	时间 (min) / 乙腈 (%) / 0.1% 磷酸溶液 (%)：0 / 5 / 95；20 / 12 / 88；20.01 / 20 / 80；35 / 22 / 78；35.01 / 25 / 75；50 / 55 / 45
流速	1ml · min^{-1}
进样量	10μl
检测波长	204nm；335nm
运行时间	90min

洗脱梯度：

时间 (min)	乙腈 (%)	0.1% 磷酸溶液 (%)
0	5	95
20	12	88
20.01	20	80
35	22	78
35.01	25	75
50	55	45

5.3.2 质谱条件

离子源	电喷雾
检测模式	负离子（saponins，flavonoids）；正离子（alkaloids）
流动相	A：0.13% 甲酸的乙腈溶液；B：0.1% 甲酸溶液；用高效液相色谱分析的相同洗脱梯度
离子电压	4200；GS1:50；GS2:50；R4446

6 小　结

酸枣仁所含酸枣仁皂苷 A 及酸枣仁皂苷 B 的薄层色谱用水饱和的正丁醇展开，以香草醛 – 硫酸试剂显色（《中国药典》条件），在相对湿度低于 45% 以下的环境所显的翠蓝色条斑为突出的鉴别特征（显色维持时间很短），其他成分未能充分展开。改变展开剂后可显示至少 10 个色斑，酸枣仁皂苷 A 显灰蓝色，其余显浅灰棕色条斑。酸枣仁皂苷 A、B 在液相色谱中不论用 DAD 末端吸收或 ELSD 检测，响应值均很低，色谱峰表现丰度均很弱，与薄层色谱用香草醛 – 硫酸试剂显色得到的极为鲜明的翠蓝色条斑形成鲜明的对比。

从 HPLC–MS 分析的初步结果可以看出酸枣仁所含的成分除含量较低的酸枣仁皂苷外，还有含量较高的生物碱及黄酮苷类成分，因此对酸枣仁质量的评价，似不宜专注于皂苷成分。

酸枣仁商品中成熟的种子所含皂苷及黄酮苷分布基本稳定，与指纹图谱共有模式比较，有较高的相似度。外形干瘪的不成熟种子所含成分偏低，酸枣仁皂苷 A、B 较难检出，质量应属低劣。理枣仁为云南大理附近的滇酸枣的种子，种皮颜色偏浅，同样检测不出酸枣仁皂苷 A、B。商品中尚发现来自缅甸的枳椇种子（缅枣仁），外形稍小，种皮黑棕色，有的样品与酸枣仁大小和颜色比较接近，仅凭外形难以判断，粉碎后更难鉴别，但以酸枣仁指纹图谱共有模式为对照，则易于鉴别区分。

五味子（Wu-Wei-Zi）

SCHISANDRAE CHINENSIS FRUCTUS

英 Chinese Magnoliavine Fruit

1 基　原

为木兰科（Magnoliaceae）植物五味子 *Schisandra chinensis* (Turcz.) Baill. 的干燥成熟果实。

2 药材外形

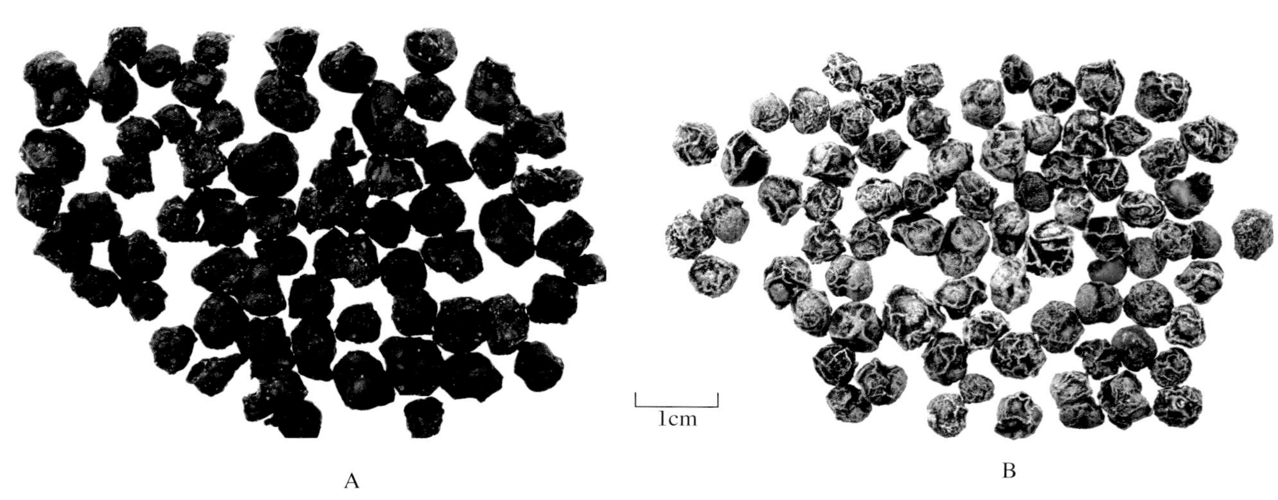

图 30-1　五味子药材

A: 外表呈红褐色的五味子　B：外表被灰白色细粉的五味子

[化学成分]

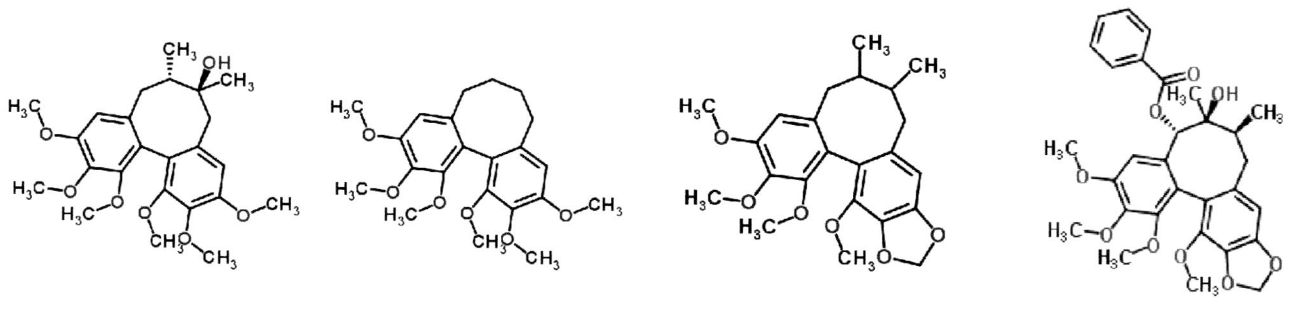

图 30-2　五味子主要的木脂素成分

3 高效薄层色谱分析

3.1 五味子的薄层色谱指纹图谱及数码扫描轮廓图（指纹图谱）

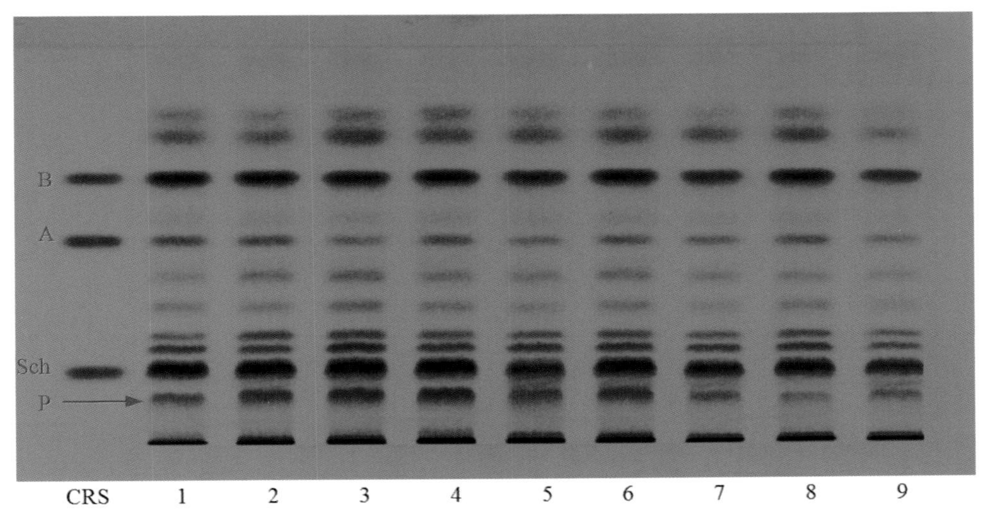

图 30-3 五味子 HPTLC 荧光猝灭色谱图像

Sch：schisandrol A　A：deoxyschisandrin　B：γ-schisandrin　P：protocatechuic acid

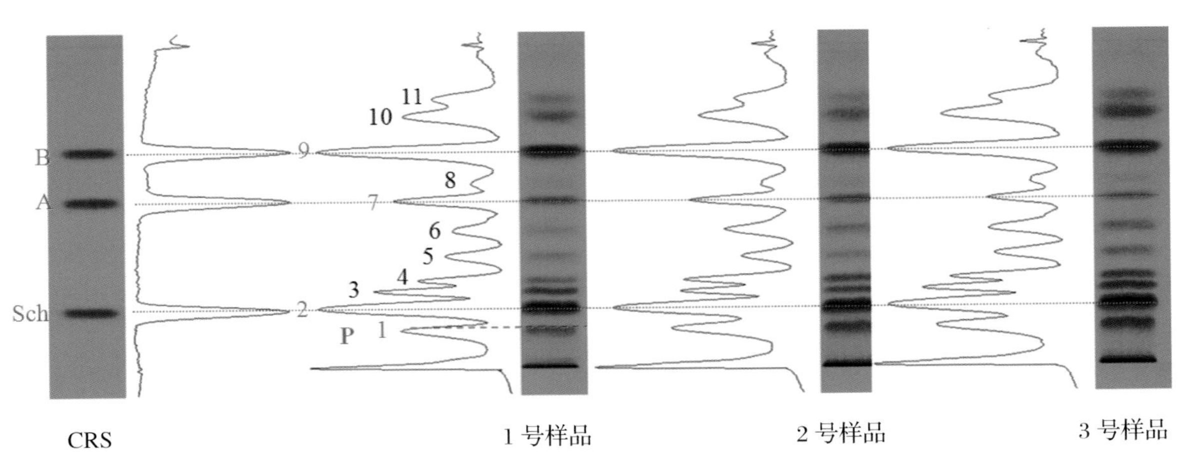

图 30-4 五味子的 HPTLC 荧光猝灭色谱图像及其数码扫描轮廓图

注：化学对照品（CRS）参见图 29-3。

3.2 结果与讨论

《中国药典》之五味子是指“北五味子”（Schisandrae chinensis fructus），其薄层荧光猝灭色谱显示有 11 个条斑，相应的轮廓扫描图更清晰地表达了五味子醇甲（schisandrol A）及五味子乙素（γ-schisandrin）色谱峰的强度较其他木脂素成分高（图 30-3，图 30-4），此外，尚有南五味子，两者相比有明显差别：五味子醇甲及五味子乙素难以检出，而五味子酯甲（schisantherin A）及五味子甲素（deoxyschisandrin）为色谱中最强峰（图 30-5）。

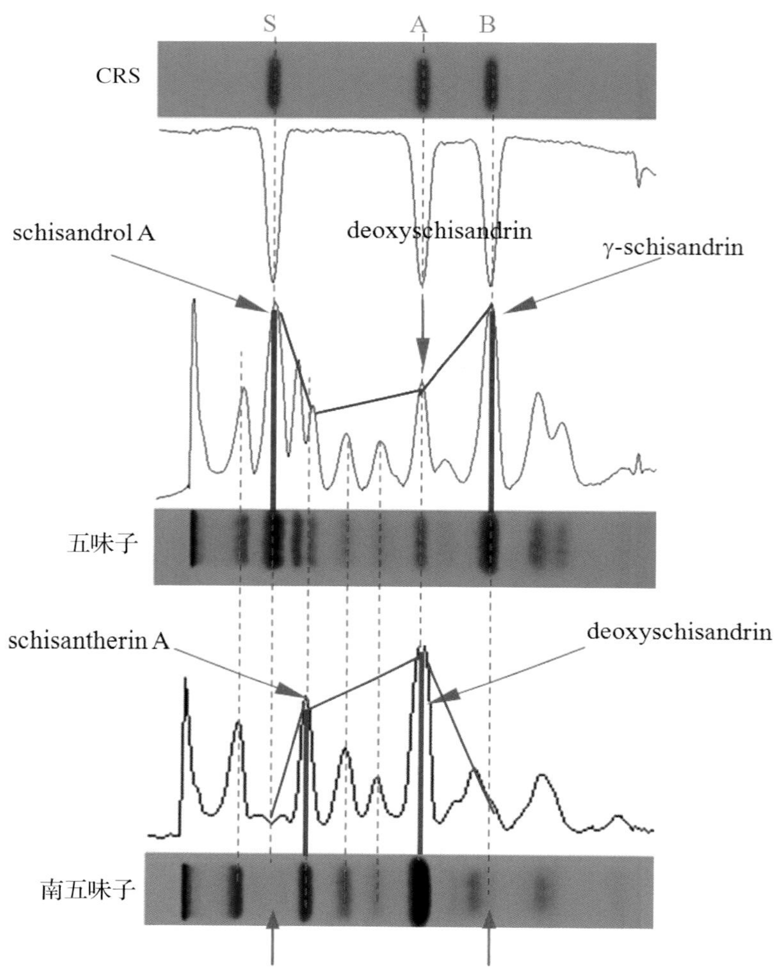

图 30-5　五味子与南五味子的 HPTLC 荧光猝灭色谱及其相应的数码扫描轮廓图

S：schisandrol A　　A：deoxyschisandrin　　B：γ-schisandrin

30 个五味子样品中 27 个与薄层色谱共有模式相比，相似度均在 0.9 以上；另外 3 个样品的相似度低于 0.9，其中 29 号样品色谱特征与南五味子相似；30 号样品全部木脂素成分含量甚低，从色谱残留的成分分布判断属于质量低劣的南五味子（图 30-6）。

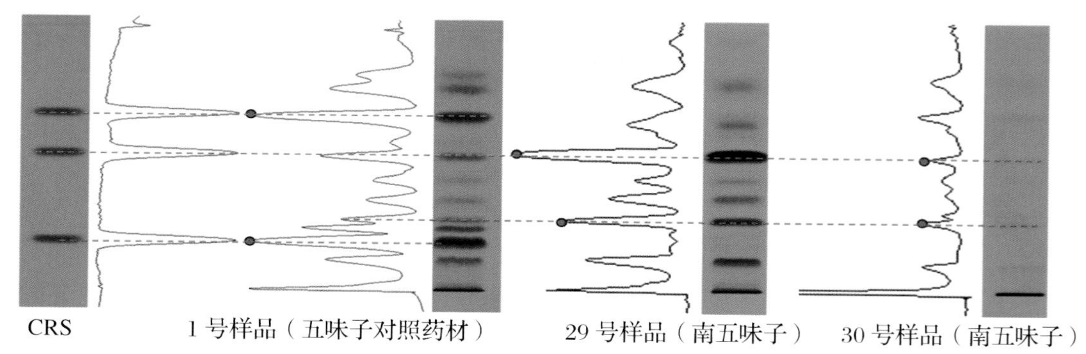

图 30-6　两个被标示为“五味子”的样品（29、30 号）的 HPTLC 色谱指纹图谱鉴别

注：两个标示为五味子的商品（29、30 号样品）指纹图谱显示其为南五味子；30 号样品活性成分含量很低，质量很差。

3.3 高效薄层色谱实验条件

3.3.1 样品的制备

供试品溶液	取本品粉末 2g，加甲醇 20ml 超声提取 30min，取出，滤过，滤液蒸干，残渣用醋酸乙酯溶解，制成 2ml 溶液，作为供试品溶液
化学对照品溶液	取五味子醇甲、五味子甲素和五味子乙素对照品适量，加甲醇制成每 1ml 含 1mg 的溶液

3.3.2 薄层色谱实验

展开设备	双槽薄层色谱展开缸（20cm×10cm；CAMAG）；将展开剂加入双槽的一侧，预平衡约 15min
点样	供试品溶液 4μl，对照品溶液 4μl，条带状点样于硅胶 GF_{254} 高效薄层板（20cm×10cm；Merck。批号：OB070973）上，条带宽 8mm，间隔 5mm；点样后将荷载样品的薄层板置五氧化二磷真空干燥器放置 2h
溶剂系统及展开	甲苯 - 乙酸乙酯 -36% 乙酸（90∶25∶2；冰箱 10℃以下分层；取上层溶液），上行展开 8cm（温度：25℃；相对湿度：约 45%）
检视	在紫外光灯 254nm 下观察荧光猝灭色谱图像；如常法记录

4 高效液相色谱分析

4.1 五味子的高效液相色谱指纹图谱

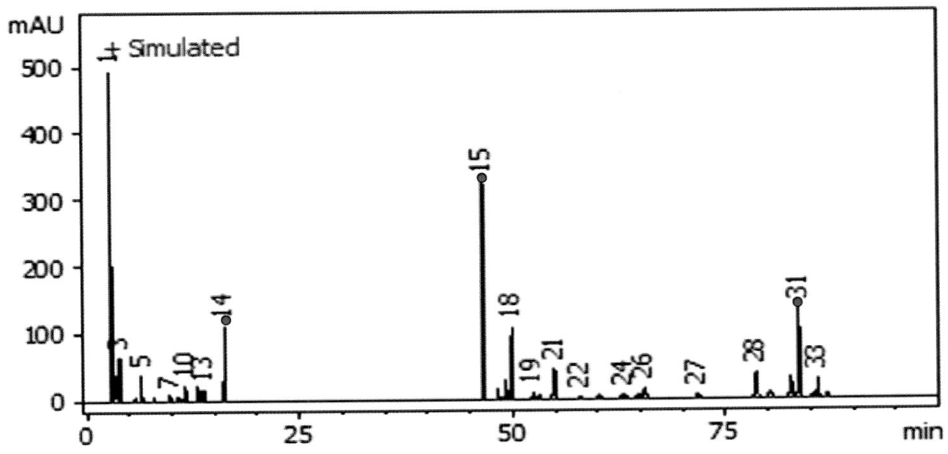

图 30-7　五味子的 HPLC 色谱指纹图谱的共有模式

14: protocatechuic acid　15: schisandrol A　28: deoxyschisandrin　31: γ-schisandrin

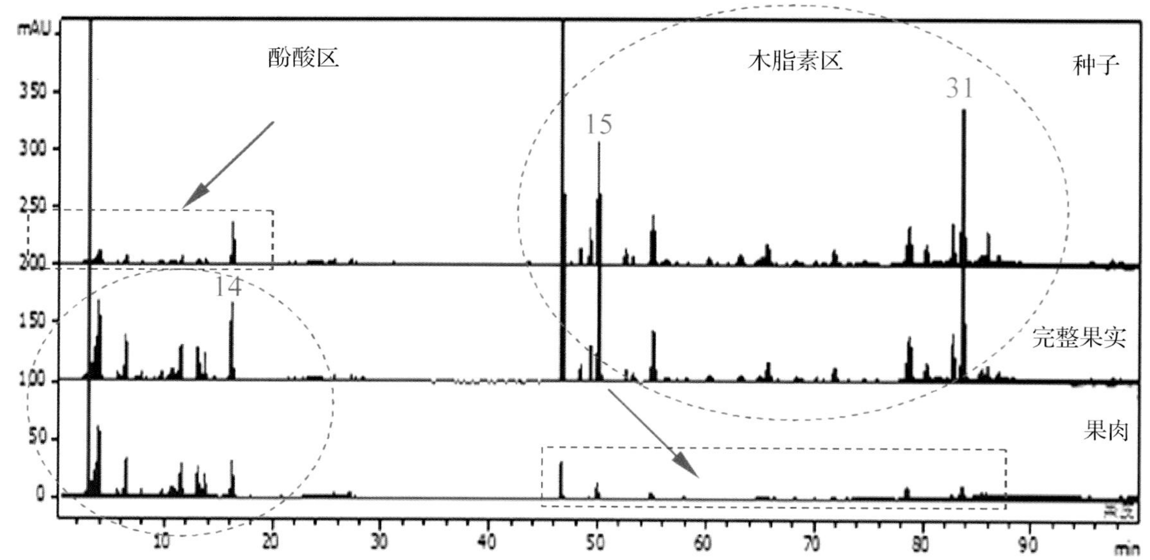

图 30-8　五味子完整果实、种子、果肉（无种子）的 HPLC 色谱指纹图谱的比较

注：不同部位的五味子色谱比较显示，木脂素组分基本存在于种子中，酚酸类组分基本存在于果肉中。

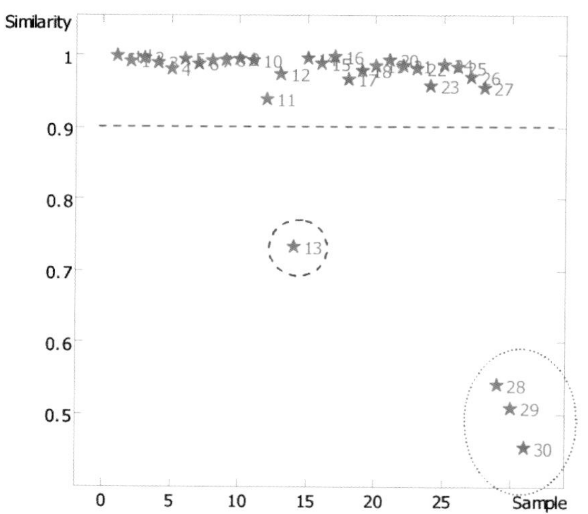

图 30-9　不同商品五味子的 HPLC 色谱指纹图谱与共有模式比较的相似度分析

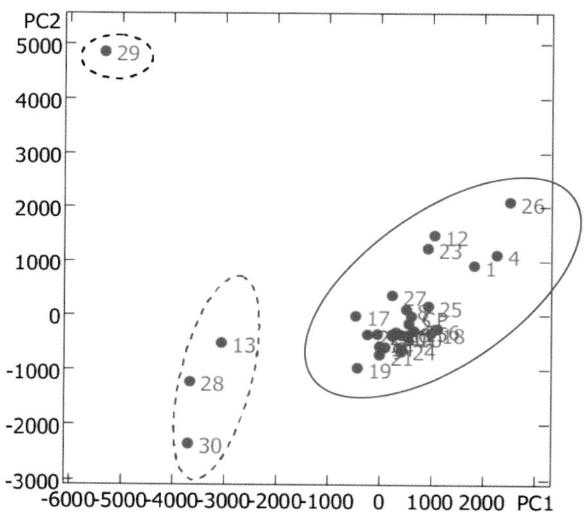

图 30-10　不同商品五味子的 HPLC 色谱指纹图谱的主成分分析

4.2 结果与讨论

五味子的 HPLC 指纹图谱显示了与薄层色谱相似的结果（图 30-7），即五味子色谱中主要的木脂素成分是五味子醇甲和五味子乙素。值得注意的是木脂素成分主要含在种子中，果肉中含量很低；酚酸类成分为果肉的主要成分，木脂素含量甚低（图 30-8）。30 个商品样品中有 27 个样品与共有模式相比相似度高于 0.9（图 30-9）；主成分分析显示 13、28、29、30 号样品与五味子群体离散（图 30-10）。五味子与南五味子的 HPLC 指纹图谱所显示主要区别与薄层色谱指纹图谱正好吻合（图 30-11）。

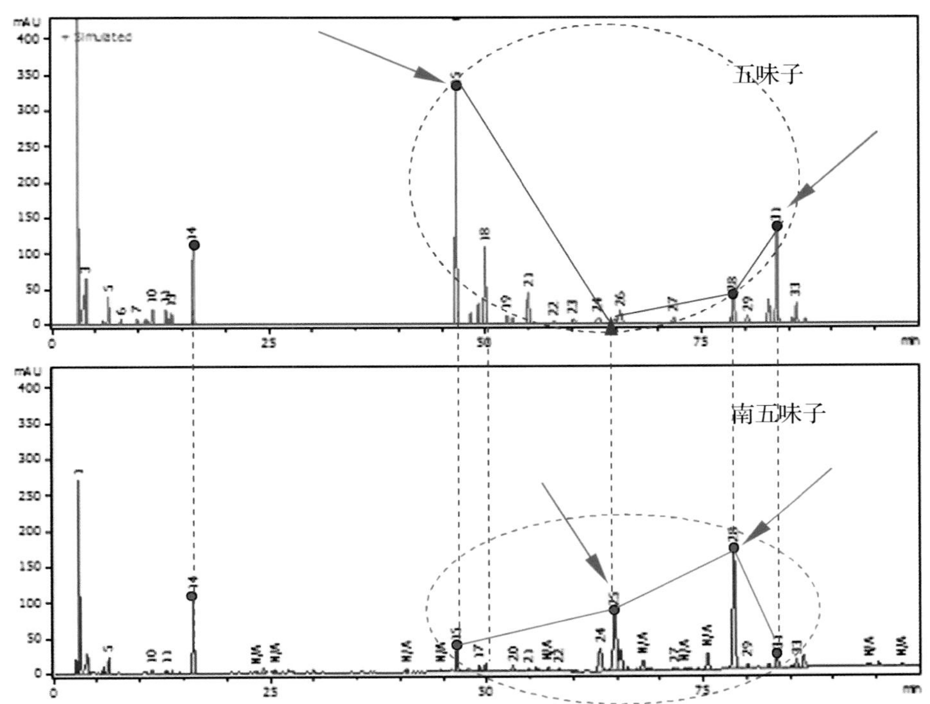

图 30-11　五味子和南五味子的 HPLC 色谱指纹图谱的区别

4.3 高效液相色谱实验条件

4.3.1 样品的制备

供试品溶液	取本品粉末（过三号筛）约 0.5g，精密称定，置具塞三角瓶中，加甲醇 20ml，超声处理（功率 360W，频率 35kHz）15min，取出，滤过，滤液直接移入 25ml 量瓶中，滤渣用少量甲醇洗涤 2~3 次，合并滤液和洗液，并用甲醇定容至刻度，摇匀，再通过孔径为 0.45μm 的微孔滤膜，取续滤液即得
化学对照品溶液	取原儿茶酸、五味子醇甲、五味子甲素和五味子乙素对照品适量，精密称定，分别用甲醇溶解制成每 1ml 含原儿茶酸 0.02mg，五味子醇甲 0.1mg，五味子甲素 0.02mg 和五味子乙素 0.08mg 的溶液，作为对照品溶液

4.3.2 液相色谱实验

色谱柱	ZORBAX SB-C_{18}（4.6mm × 250mm；5μm）
流动相	A：乙腈；B：0.1% 磷酸水溶液
梯度	0min：1% A；5min：3% A；15min：10% A；35min：40% A；45min：52% A；60min：52% A；75min：65% A；85min：80% A；100min：80% A

续表

进样量	10μl
流速	1.0ml · min^{-1}
柱温	25℃
检测波长	217nm
测定法	分别精密吸取上述供试品溶液与对照品溶液各10μl，注入液相色谱仪，测定，即得

5 小　结

《中国药典》分别收载五味子（*Schisandra chinesis*）及南五味子（*Schisandra sphenanthera*）两个品种，色谱指纹图谱显示两者所含木脂素成分相似，但成分的比例有明显差异。其薄层荧光猝灭色谱及液相色谱的特点是五味子以五味子醇甲及五味子乙素为主，南五味子以五味子酯甲及五味子甲素为主，容易鉴别。五味子的成熟果实与其他品种的成熟果实一样，均为生殖器官，故不同样品之间的相似度很高，显示成分组成及分布在成熟的果实及种子中比较稳定。

五味子木脂素成分主要含在种子，果肉主要含酚酸类及有机酸类成分。种子气特异，味辛、微苦而涩，果肉酸。目前的指纹图谱重点是反映了木脂素的成分，即主要是反映种子的成分分布细节；果肉部分的成分分布仅在色谱开始的20min以前的部分有所展现，可确认的色谱峰为原儿茶酸（protocatechuic acid）。

西洋参 (Xi-Yang-Shen) PANACIS QUINQUEFOLII RADIX 英 American Ginseng

1 基　原

为五加科（Araliaceae）植物西洋参 *Panax quinquefolium* L. 的干燥根。

2 药材外形

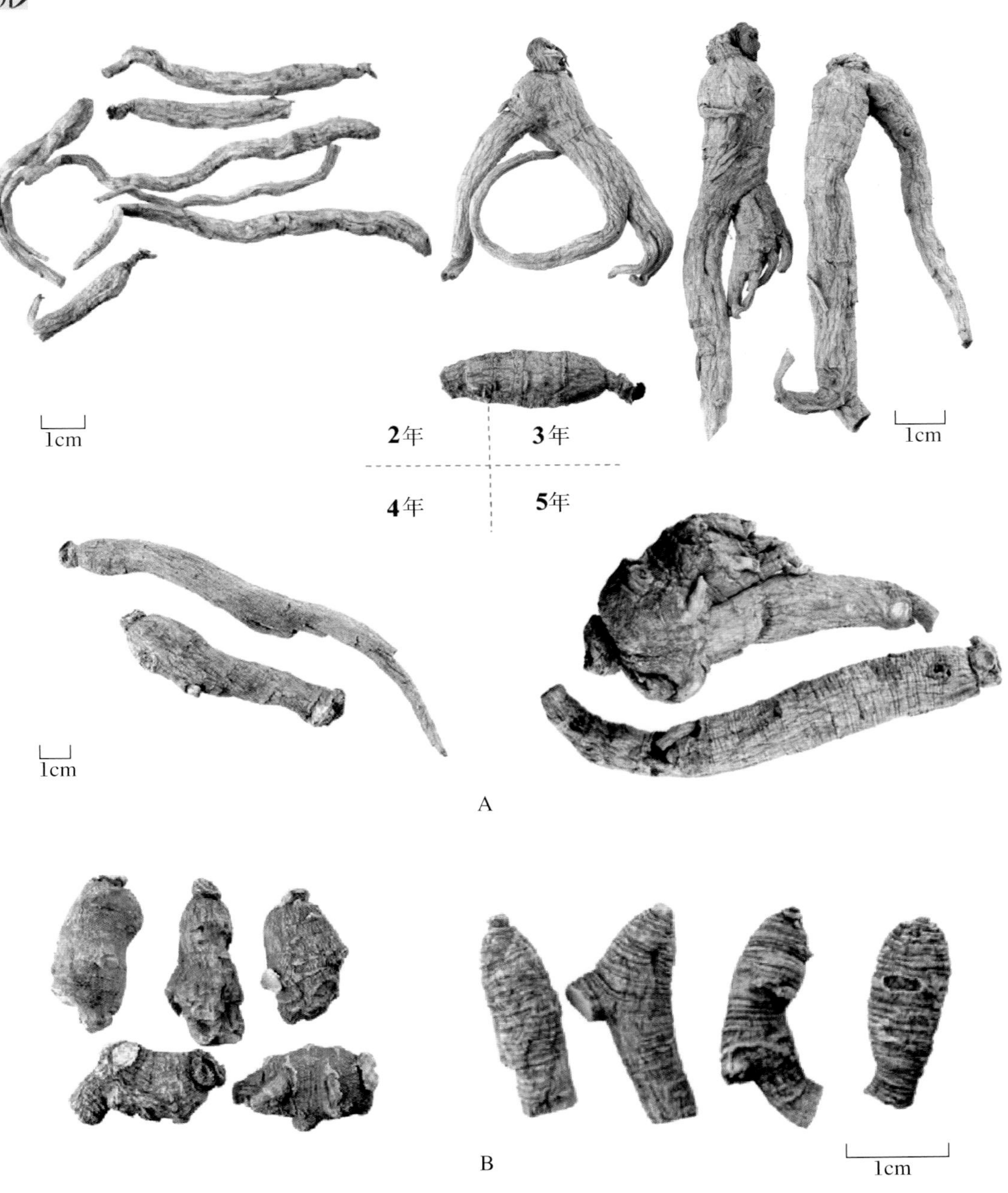

图 31-1　西洋参药材

A：栽培西洋参（生长 2、3、4、5 年；加拿大）　B：林生西洋参（美国威斯康星州）

[化学成分]

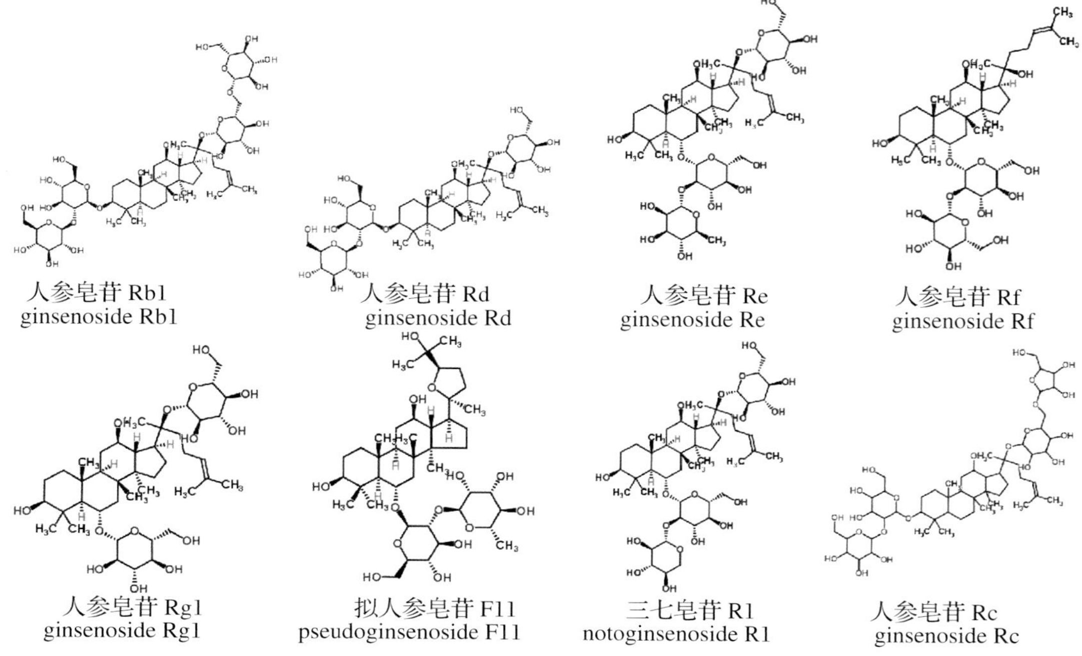

图 31- 2　人参属主要的人参皂苷

3 高效薄层色谱分析

3.1 西洋参的高效薄层色谱图像及数码扫描轮廓图（指纹图谱）

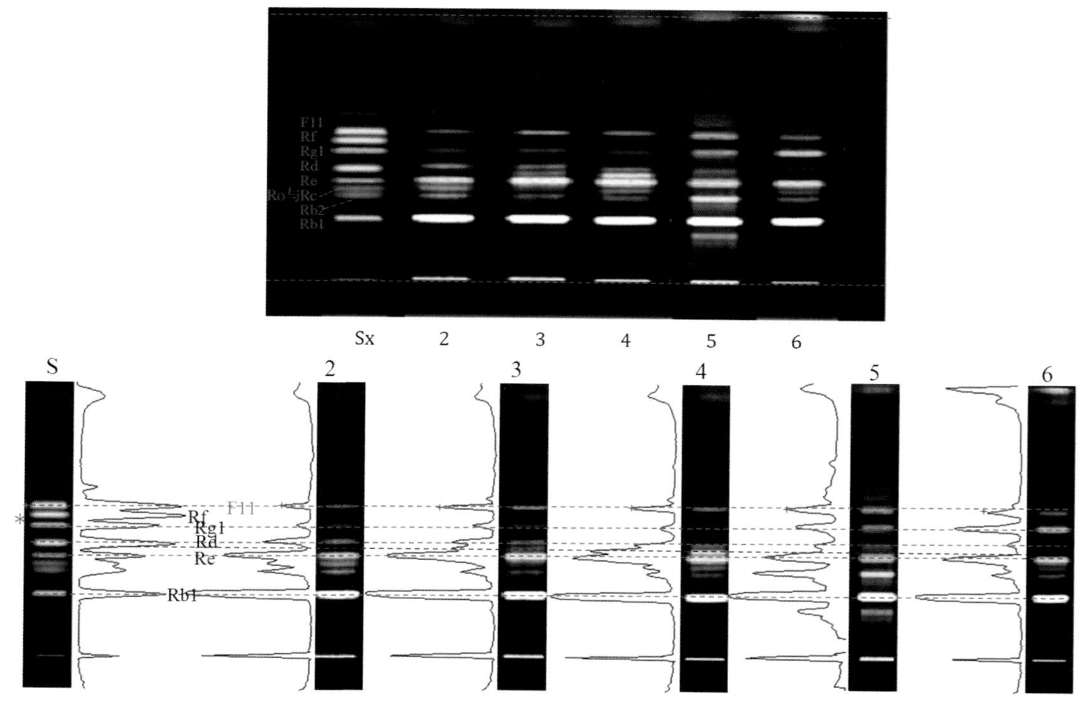

图 31-3　西洋参的 HPTLC 荧光色谱图像及其相应的数码扫描轮廓图

Sx: 混合化学对照品（自下而上分别为：ginsenoside Rb1、Rb2、Ro 与 Rc、Re、Rd、Rg1、Rf，pseudoginsenoside F11）

2~4：西洋参（加拿大）　　5~6：西洋参（美国）

注：拟人参皂苷 F11（pseudoginsenoside F11）为西洋参的特征成分；ginsenoside Rf 为人参特征成分不应检出。

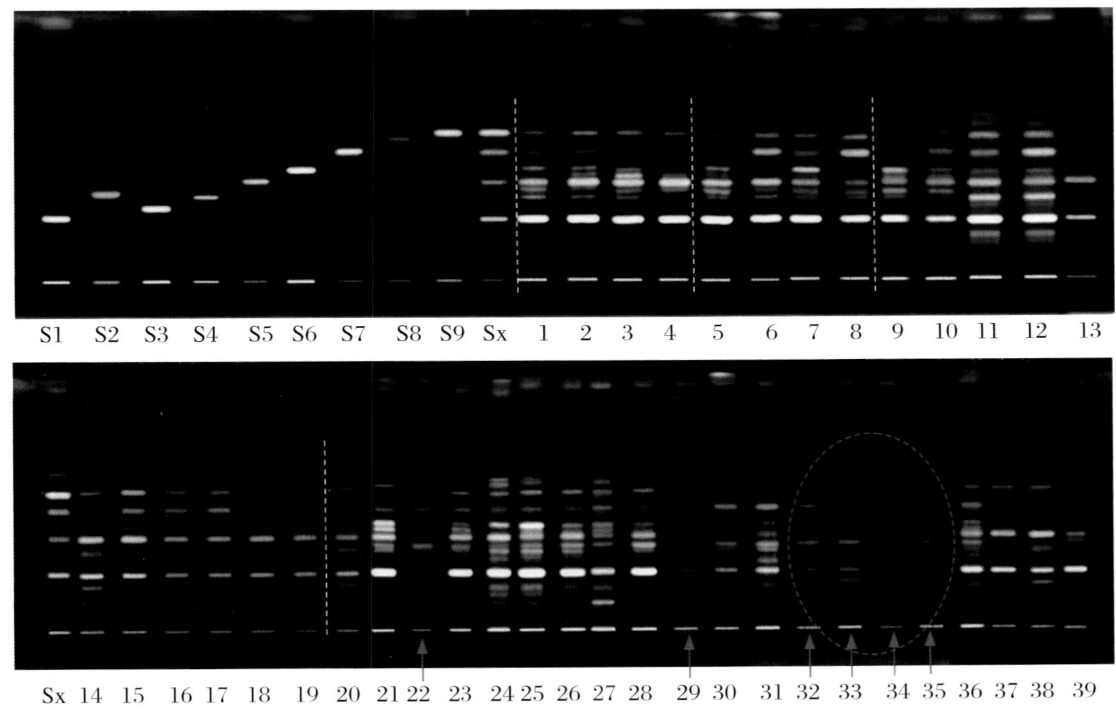

图 31–4　不同西洋参样品的 HPTLC 荧光色谱图像

S1：ginsenoside Rb1　S2：ginsenoside Ro　S3：ginsenoside Rb2　S4：ginsenoside Rc　S5：ginsenoside Re
S6：ginsenoside Rd　S7：ginsenoside Rg1　S8：ginsenoside Rf　S9：pseudoginsenoside F11
Sx: 混合对照品（自下而上分别为 ginsenoside Rb1、Re、Rg1、pseudoginsenoside F11）
1~4：西洋参（加拿大；2 年生、3 年生、4 年生、5 年生）　5~8：西洋参商品（加拿大）　9~19：西洋参商品（美国）
20~39：西洋参样品（中国市场）

3.2 结果与讨论

西洋参、人参与三七均含有相同的大部分人参皂苷，指纹图谱有相似之处，但西洋参特有的拟人参皂苷 F11（pseudoginsenoside F11）为人参及三七所没有（图 31–2，表 31–1；薄层荧光色谱图像及扫描轮廓图参见“人参”项下图 24–4）。西洋参的薄层色谱指纹图谱（荧光图像及扫描轮廓图）（图 31–3)。美国、加拿大原产地的西洋参与我国引种的西洋参的图谱（图 31–4）。

表 31–1　西洋参、人参和三七主要的人参皂苷的分布

	Rb1	Rb2	Rb3	Rc	Re（与 NR1）	Rd	Rg1	Rf	F11
人参	+++	+	+	+	+++ (Re)	+	+++	+	−
西洋参	++++	?	?	+	+++ (Re)	++	+/+++	−	+/++
三七	++++	?	?	+	++++(Re 与 NR1)		++	+++	−

40 份西洋参样品的薄层荧光色谱指纹图谱（薄层色谱图像及轮廓扫描图）显示多数样品与共有模式比较有较高的相似度；部分样品相似度较低（相关系数 0.85 以下）（图 31-5），原因是各人参皂苷含量明显降低，条斑的荧光减弱，比例发生变化所致；部分样品皂苷的荧光很弱，明显含量偏低，甚至非常微弱（图 31-4，22、29、32~35 号样品；图 31-6）。

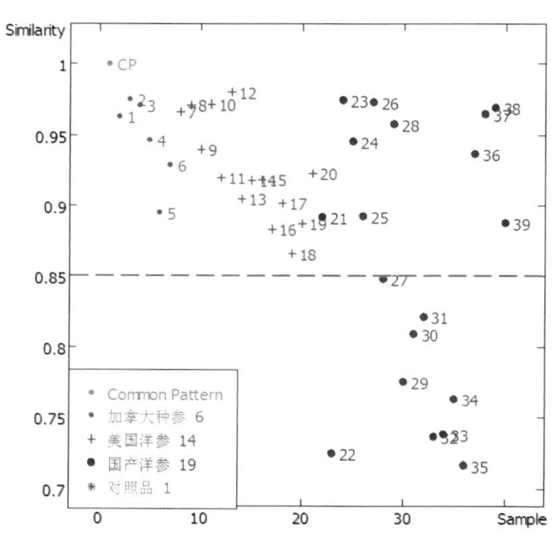

图 31-5　西洋参商品 HPTLC 色谱指纹图谱与共有模式比较的相似度分析

注：国产引种西洋参部分样品相似度低于 0.85。

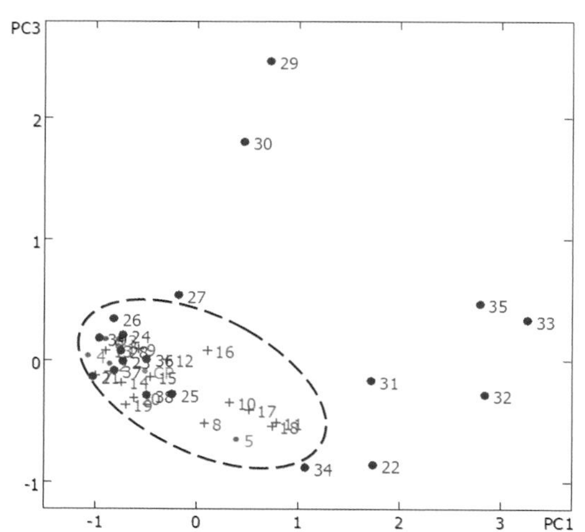

图 31-6　西洋参商品 HPTLC 色谱指纹图谱的主成分分析

注：相似度较低的样品分散在主体群之外。

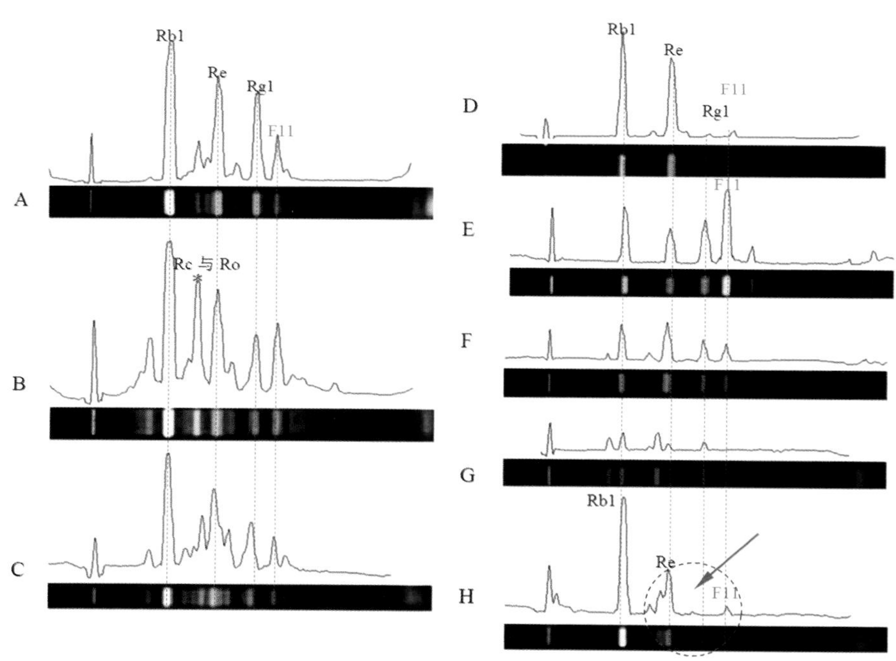

图 31-7　色谱差异较大的西洋参样品的 HPTLC 色谱指纹图谱

A：加拿大西洋参　B：美国西洋参（*ginsenoside Ro 与 Rc 重叠）　C：国产西洋参　D：生长异常的西洋参（除 ginsenoside Rb1、Re 外，其余人参皂苷难以检出）　E：生长异常的西洋参（pseudoginsenoside F11 含量特别高）　F、G：质量差的西洋参（总人参皂苷含量均低）　H：生长异常的西洋参（ginsenoside Rb1 突出，pseudoginsenoside F11 微量）

西洋参20世纪90年代以前均为进口，其后渐有自美国引种至我国，由于各地区缺乏规范的种植规程，导致质量不一致，有的甚至总皂苷含量甚微，有的色谱的模式与西洋参薄层色谱指纹图谱的共有模式有较大的区别，不同地区引种的西洋参样品，总人参皂苷含量相差很大（图 31–8）。

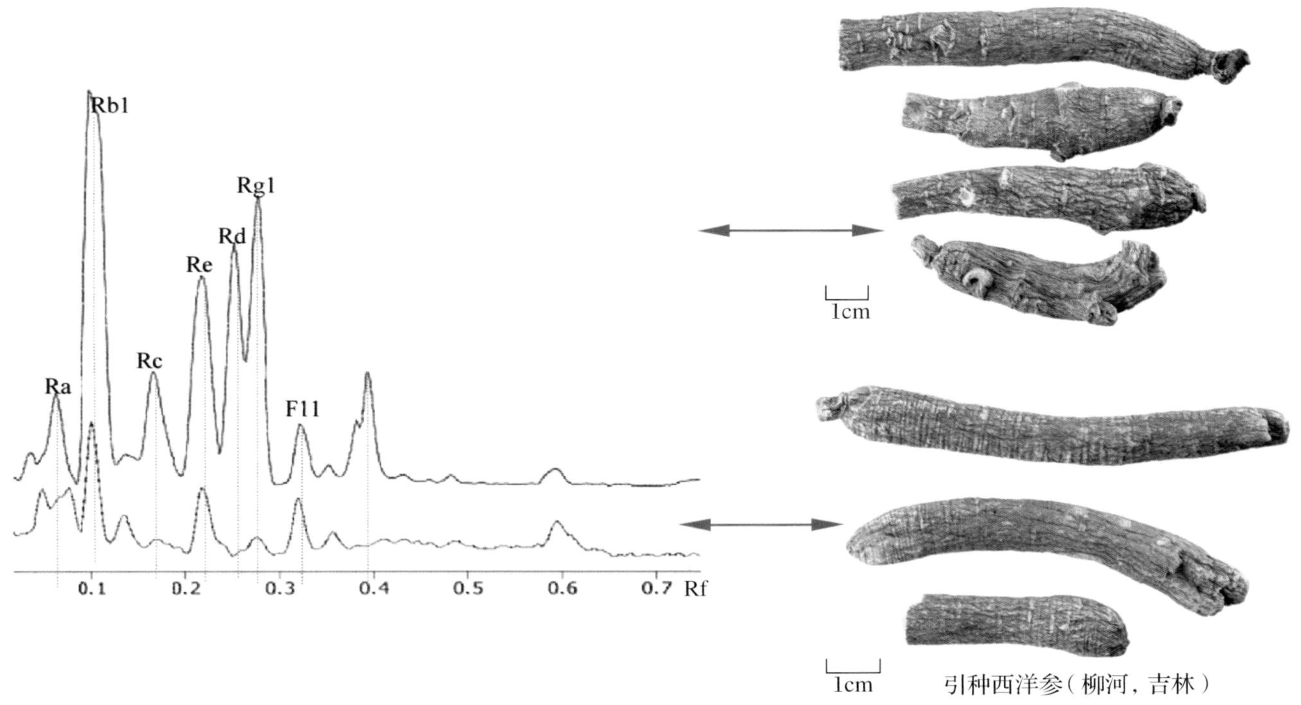

图 31–8　不同地区引种的西洋参样品的 HPTLC 色谱图像的数码扫描轮廓图的比较

注：图谱显示两个不同地区引种的西洋参样品总人参皂苷含量相差悬殊。

美国威斯康星州种植的西洋参的部分样品色谱中除 pseudoginsenoside F11 外，图谱中 ginsenoside Rg1 含量甚低，荧光很弱；在 ginsenoside Re 及 ginsenoside Rd 之间尚有一未知的荧光条斑 (*)，相当于 HPLC 色谱中的 8 号色谱峰，此成分在加拿大种植及中国引种的样品中也偶有发现（图 31–9）。

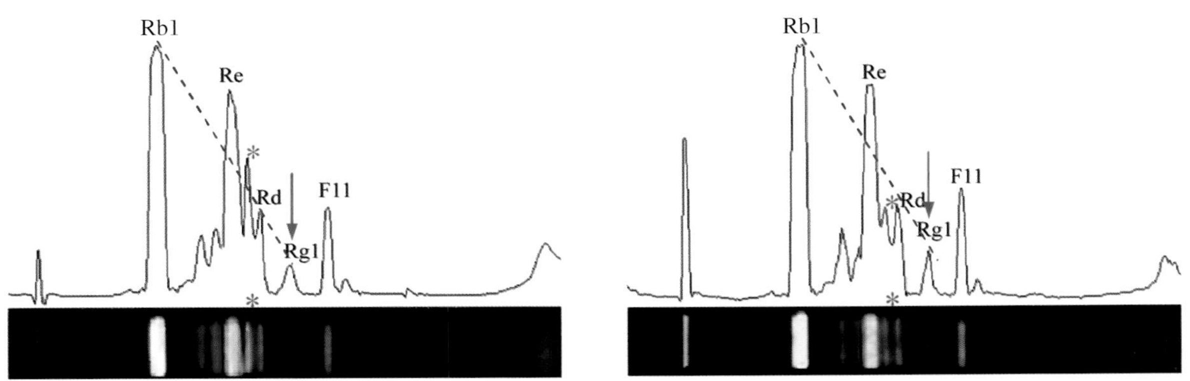

图 31–9　部分 ginsenoside Rb1 与 Rg1 比例悬殊的西洋参样品的 HPTLC 指纹图谱

注：* 标记的色谱峰是部分美国威斯康星州的样品中出现的待确认的成分。

3.3 高效薄层色谱实验条件

3.3.1 样品的制备

供试品溶液	取本品粉末1g（过三号筛），加入70%乙醇80ml，置水浴中加热回流1小时，滤过，滤液蒸干，残渣用水少量溶解，通过Sep-Pack SPE-C_{18}预处理柱（沃特世），先后用水、25%甲醇、甲醇各10ml洗脱，收集甲醇洗脱部分至10ml量瓶中，定容至刻度，摇匀，为供试品溶液
对照药材溶液	参照供试品溶液制备方法制备
对照品溶液	取对照品 ginsenoside Rb1、Re、Rg1、Rf，pseudoginsenoside F11 适量，分别加甲醇配制成每1ml约各含0.5mg的溶液，作为对照品溶液。

3.3.2 薄层色谱实验

薄层板	高效预制硅胶60薄层板上（20cm×10cm；Merck。批号：OB516990）
点样	分别取供试品溶液2μl与对照品溶液各1μl条带状点样于上述薄层板上
展开	点样后置五氧化二磷干燥器真空干燥2h，用硫酸控制湿度（56%）15min，以二氯甲烷－醋酸乙酯－甲醇－水（17∶40∶22∶10）5~8℃下放冰箱分层的下层溶液为展开剂，展开8.5cm，取出，挥干
显色	喷以10%硫酸乙醇溶液，105℃加热至斑点显色清晰，置紫外光灯(365nm)下检视，记录色谱图；必要时数码扫描获得薄层色谱图像的轮廓图
检测	供试品溶液的薄层荧光色谱自下而上为 ginsenoside Ra、Rb1（最强条斑，轮廓图为最强锋）、Rb3、Rc（或Rb3与Rc重叠）、Re、Rd、Rg1，pseudoginsenoside F11 以及其他微量的人参皂苷

4 高效液相色谱分析

4.1 西洋参的高效液相色谱指纹图谱

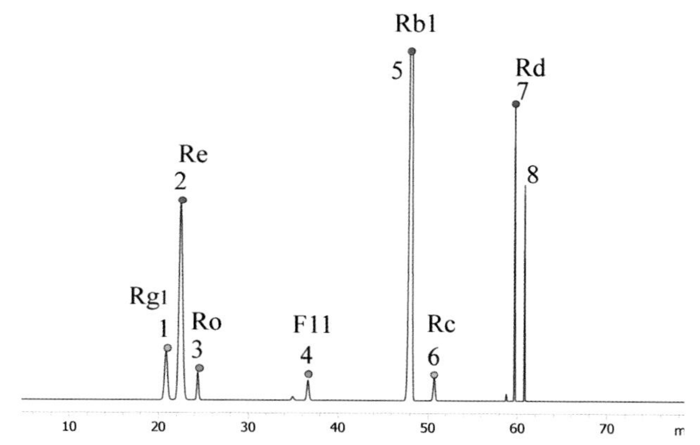

图 31-10　西洋参的 HPLC-ELSD 色谱指纹图谱的共有模式

注：8号色谱峰相当于部分样品的薄层色谱中 ginsenoside Re 与 ginsenoside Rd 之间待确认的成分 ginsenoside Ro 为 oleanolic acid。

4.2 结果与讨论

西洋参的 HPLC–ELSD 指纹图谱与人参相比，色谱外观较为“简单”；不同产地的西洋参样品表现也有所不同，譬如经过众多样品的比较，美国威斯康星州的野生西洋参与加拿大种植的西洋参相比，野生品 ginsenoside Re 明显低于栽培品。8 号色谱峰（一个待确认的人参皂苷，相当于薄层荧光色谱中介于 ginsenoside Re 与 Rd 之间的黄绿色荧光条斑）则栽培品明显高于野生品（图 31–11）。2 年生至 5 年生的加拿大西洋参样品比较，明显的区别在于，4~5 年生的 ginsenoside Re 增加明显（图 31–12）。我国引种的一部分西洋参样品 ginsenoside Rb1、Re、Rg1 含量与原产地西洋参共有模式相比，有较高的相似度，表明引种是成功的；部分样品则相似度很低，有的甚至质量极差，整体皂苷含量很低，整个色谱“面貌”仅勉强可以辨认，可能与栽培条件或具体产区有关（图 31–12；图 31–13）。

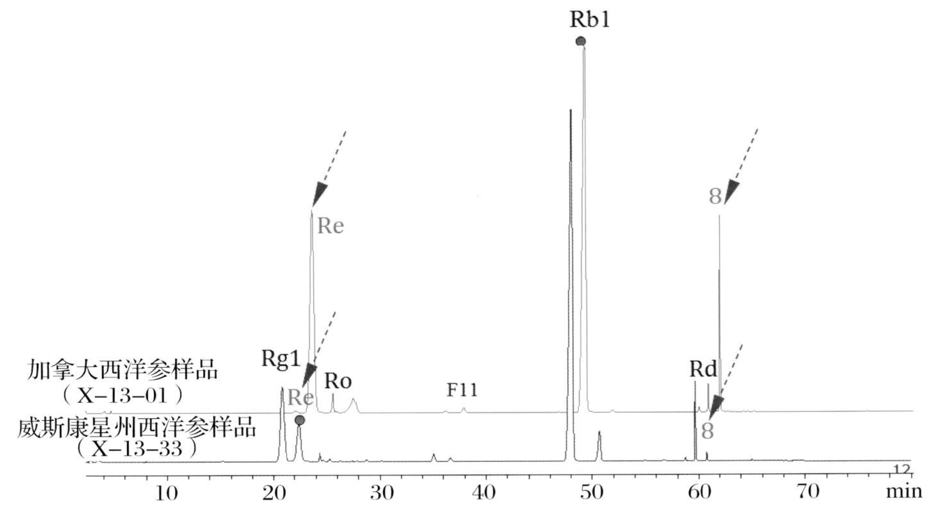

图 31–11　威斯康星州野生西洋参与加拿大栽培西洋参 HPLC–ELSD 色谱指纹图谱的比较

注：ginsenoside Re 与 8 号色谱峰（←---）在威斯康星州野生样品中明显低于加拿大栽培西洋参。

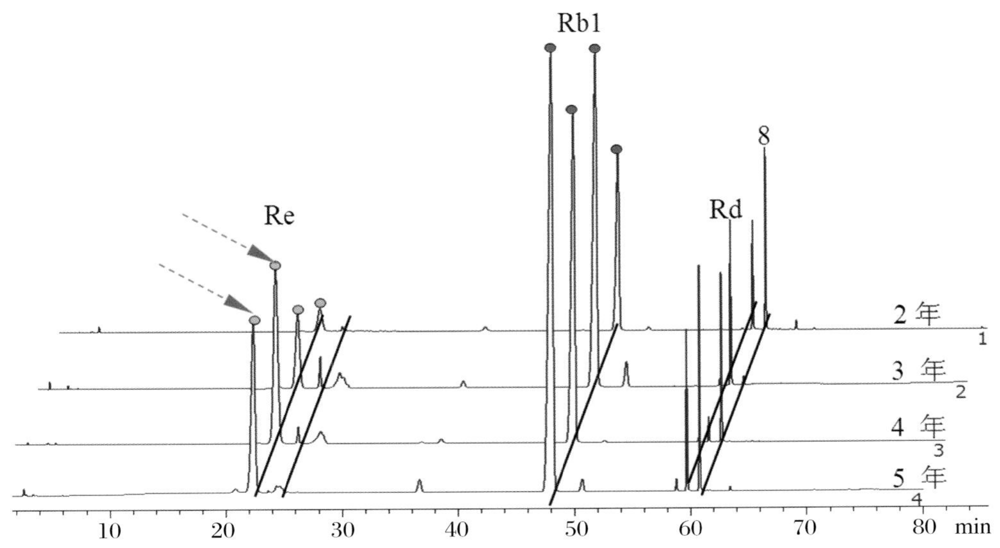

图 31–12　不同生长年限的西洋参（加拿大）的 HPLC–ELSD 色谱指纹图谱

注：随着生长年限的提高，ginsenoside Re 色谱峰相应增高。

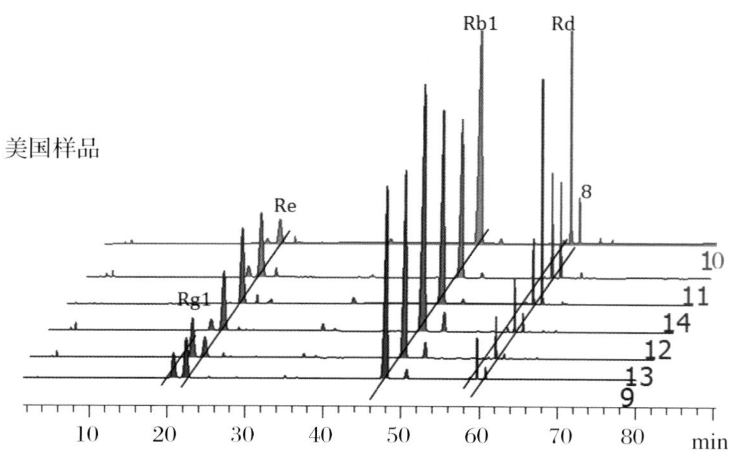

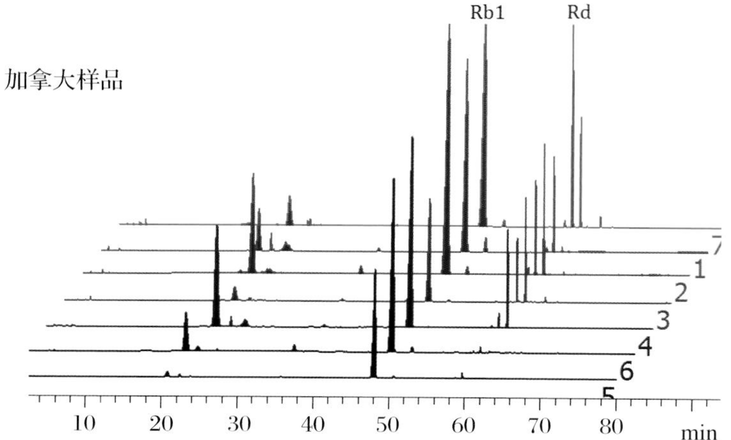

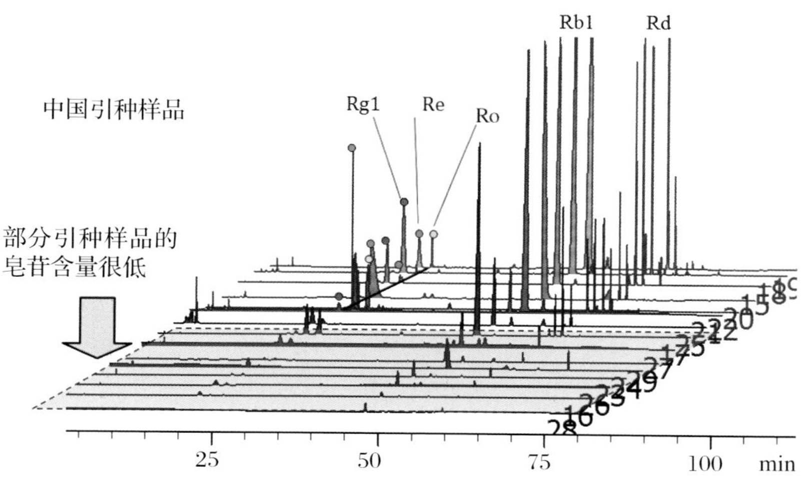

图 31–13 美国、加拿大、中国引种西洋参样品的 HPLC 色谱指纹图谱比较

注：中国引种的一部分西洋参是成功的，另有部分是不成功的，人参皂苷明显低于北美原产的西洋参。

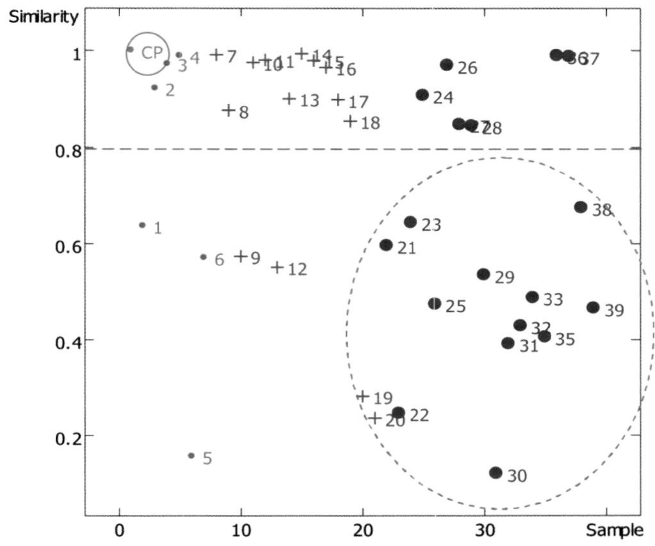

图 31–14 西洋参商品 HPLC 色谱指纹图谱与共有模式比较的相似度分析

注：美国威斯康星州样品（绿点）、加拿大样品（红点）、中国引种样品（蓝点）的 HPLC 色谱中，18 件中国引种的西洋参样品有 12 件样品相似度低于 0.8，有的低于 0.2（30 号样品），参见图 31–13。

4.3 高效液相色谱实验条件

4.3.1 样品的制备

供试品溶液	参见 3.3.1 项下的供试品溶液的制备方法
对照品溶液	取 ginsenoside Rb1、Re、Rg1 适量，精密称定，加甲醇做成 $1mg\cdot ml^{-1}$（ginsenoside Re $0.5mg\cdot ml^{-1}$）的溶液，作为对照品溶液

4.3.2 液相色谱实验

色谱柱	HYPERSIL BDS-C_{18}（4.6mm×250mm；5μm）
流动相	A：水；B：乙腈
梯度洗脱	0~20min：79% A；20~38min：72% A；38~53min：68% A；53~70min：37% A；70~80min：0% A
流速	$1.0ml\cdot min^{-1}$
柱温	25℃
理论板数	按 Rg1 峰计算，应不低于 14000
ELSD 检测器	分流关，载气流速 $2.9 L\cdot min^{-1}$，漂移管温度 106℃
测定法	分别精密吸取上述供试品溶液 20μl，对照品溶液 10μl，注入液相色谱仪，测定，即得

5 小　结

西洋参与人参的皂苷分布的最大区别，除人参含人参皂苷 Rf，西洋参含拟人参皂苷 F11 外，西洋参指纹图谱中人参皂苷 Rb1 最高，三醇型人参皂苷含量低。三醇型及二醇型人参皂苷的生物活性有所不同，这可能是人参和西洋参从中医的观点认为药性偏温偏凉之差别的原因之一。

人参、西洋参、三七的须根一般总人参皂苷含量较主根为高，按照中医传统认为主根的“药力”强过须根，从总皂苷含量看似乎是矛盾的。但是指纹图谱的细节分析，以人参皂苷 Rb1 与 Rd 的比例为例，须根的总皂苷中人参皂苷 Rd 高于人参皂苷 Rb1；而主根随着生长年限增多，Rb1 增量，而 Rd 减少，两者的化学结构的关系是 Rb1 在 20-C 链接的是两个分子的糖，Rd 接一个分子的糖。可以推测这两种皂苷分子在体内进行生物合成所需的时间不同，人参皂苷 Rd 再在 C20 位上接一分子糖积累合成 Rb1 需要较长的时间，须根均是一年生。次年有新的须根生出，而主根则生长 4 年以上，因此主根合成 Rb1 的可能性远大于须根。因此可能表现的生理活性也有所区别。但近年来，栽培人参、西洋参，有用化肥及生长激素等促其快速生长，导致一些人参、西洋参主根样品的 Rb1 也并不高，色谱各成分比例有所改变，特别是我国引种的西洋参，有相当多的商品皂苷含量低于北美原产地的西洋参，个别表现出色谱有较大的变异。

野菊花（Ye-Ju-Hua）

CHRYSANTHEMI INDICI FLOS

英 wild chrysanthemum flower

1 基　原

菊科（Compositae）植物野菊 *Chrysanthemum indicum* L. 的干燥头状花序。

2 药材外形

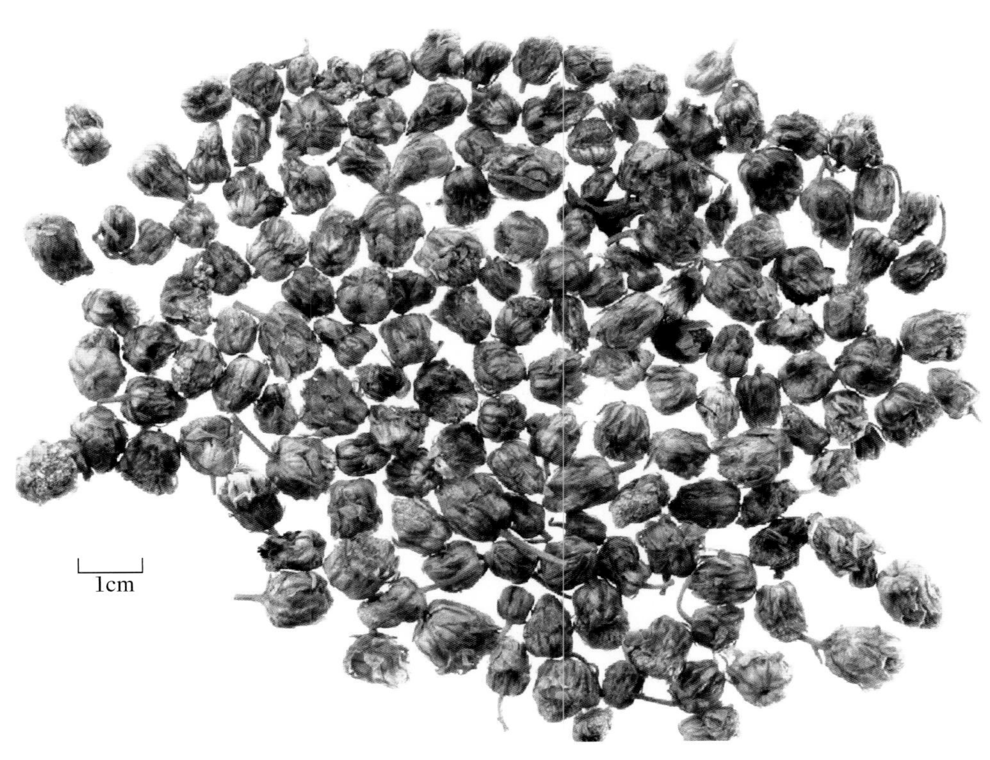

图 32-1　野菊花药材

[化学成分]

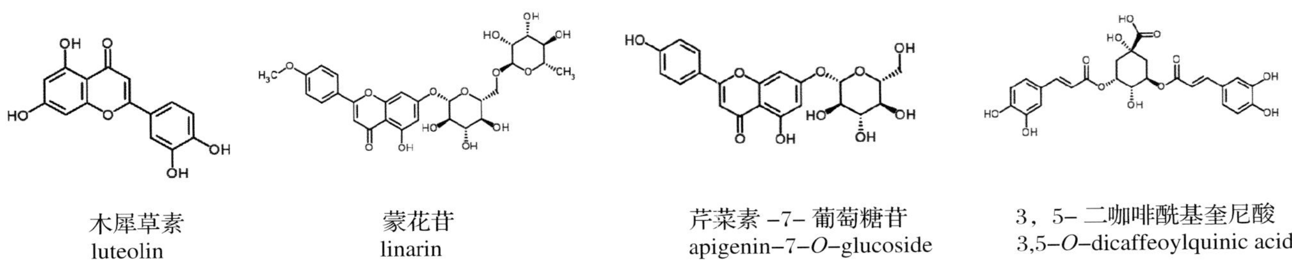

图 32-2　野菊花中部分的黄酮类和酚酸类成分

3 高效薄层色谱分析

3.1 野菊花的高效薄层色谱图像及数码扫描轮廓图（指纹图谱）

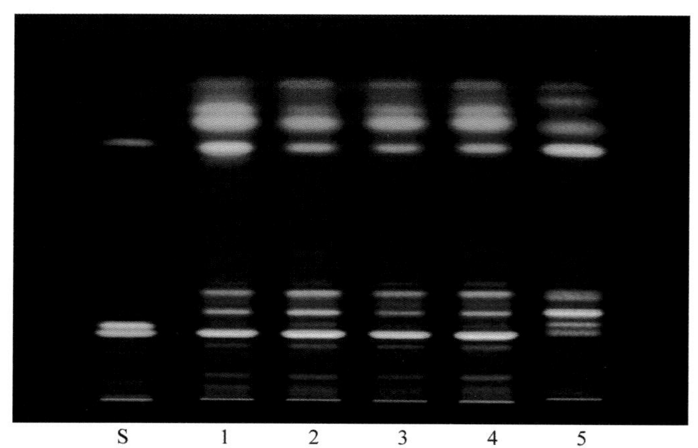

图 32–3 野菊花的 HPTLC 荧光色谱图像

S：化学对照品（自下而上分别为 linarin, chlorogenic acid, luteorin）

1：野菊花对照药材 2~5：野菊花药材商品

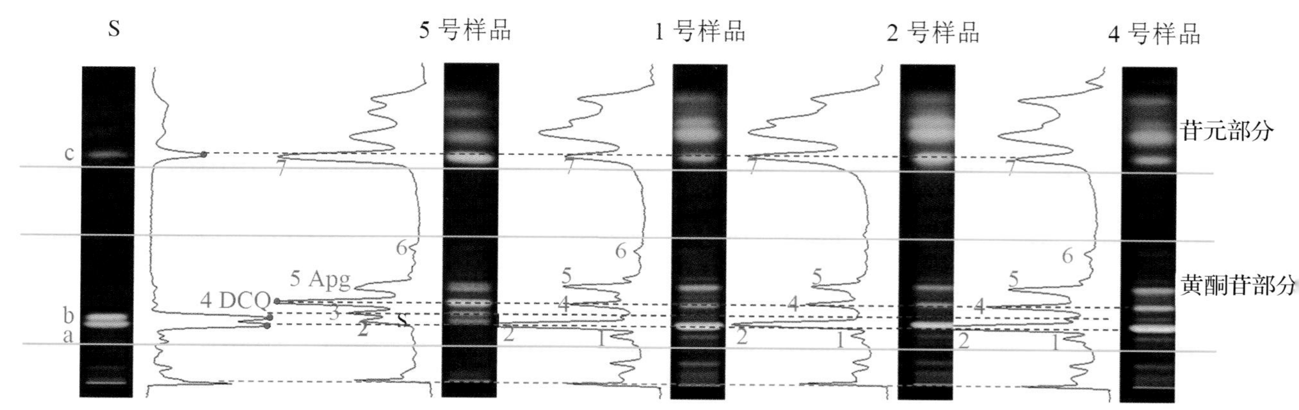

图 32–4 野菊花的 HPTLC 荧光色谱图像及其相应的数码扫描轮廓图

a：linarin（2 号色谱峰） b：chlorogenic acid（3 号色谱峰） c：luteolin（7 号色谱峰）

DCQ：dicaffeoylquinic acid（4 号色谱峰） Apg：apigenin–7–*O*–gluocoside（5 号色谱峰）

1：野菊花对照药材 2、4、5：野菊花药材商品

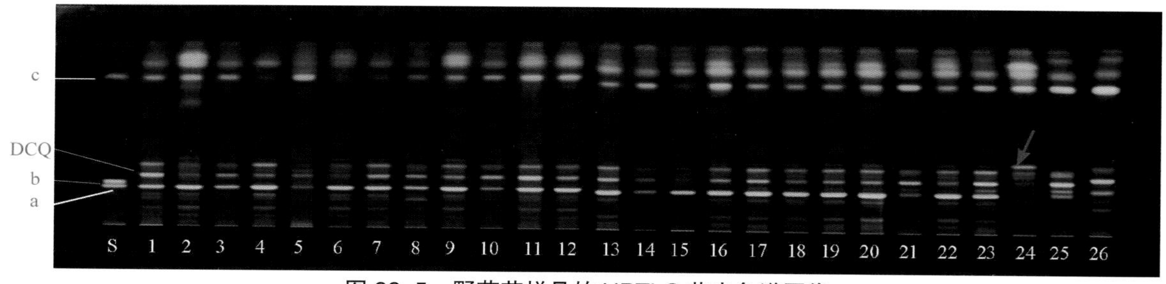

图 32–5 野菊花样品的 HPTLC 荧光色谱图像

a：linarin b：chlorogenic acid c：luteolin DCQ: dicaffeoylquinic acid

1: 对照药材 2~26: 野菊花商品

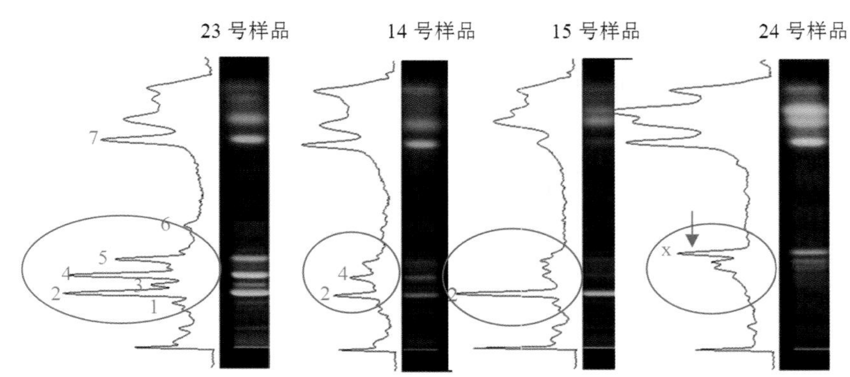

图 32-6　14、15、24 号样品 23 号样品的 HPTLC 荧光色谱图像及其数码扫描轮廓图的比较

表 32-1

	1 号色谱峰	2 号色谱峰（linarin）	3 号色谱峰（chlorogenic acid）	4 号色谱峰（DCQ）	5 号色谱峰	X 号色谱峰（unknown）	7 号色谱峰（luteolin）
14 号样品	±	+	−	+	±	−	++
15 号样品		++	−	−	−	−	±
23 号样品	+	++	+	++	+	++	++
24 号样品	−	−	−	−	±	−	++

注：14 号样品与野菊花有相似的色谱模式，但是总黄酮苷含量低很多；15 号样品的色谱图中较为突出的是蒙花苷；24 号未检出蒙花苷，在 Rf 值大约为 0.38 的位置（↓标记的色谱峰），出现了一个未知成分。

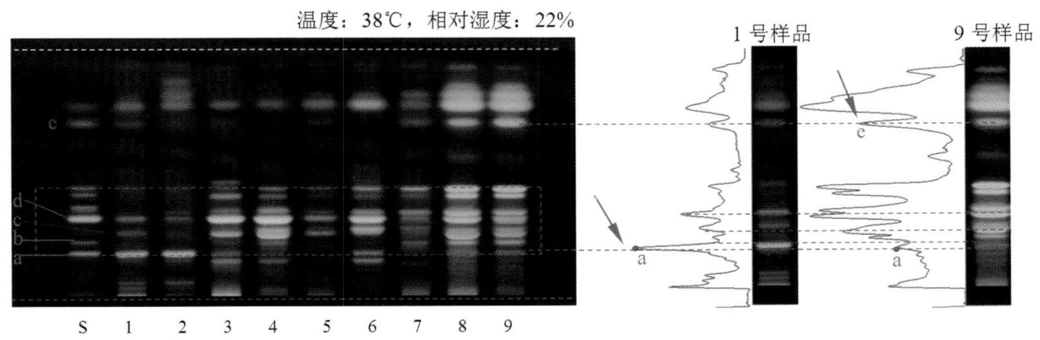

图 32-7　野菊花与菊花的 HPTLC 荧光色谱图像以及其数码扫描轮廓图的比较

a: linarin　b: chlorogenic acid　c: DCQ　d: apigenin-7-*O*-β-*D*-glucoside　e: luteolin

S：化学对照品　1、2：野菊花　3~4：杭菊　5、6：贡菊　7：滁菊　8、9：祁菊

3.2 结果与讨论

野菊花除挥发油成分外，主要是黄酮类及咖啡酰基奎尼酸类酚性成分。薄层荧光色谱检出蒙花苷为其主要成分，其次有咖啡酰基奎尼酸类成分，是与菊花的主要区别。整个色谱可以检出的有 7 个荧光条斑（色谱前沿部分及原点附近的荧光条斑分离度差，不能确认为单一成分，未计在内）。色谱可分为两部分，色谱上部木犀草素（luteolin）至溶剂前沿为 A 区，是低极性的苷元类，除木犀草素外，在本实验条件下其余成分均未得到充分的分离；中部以下至蒙花苷附近为 B 区，为较高极性的苷类成分及酚类成分，大部分样品蒙花苷为主要荧光条斑；4 号色谱峰（荧光条斑）为二咖啡酰基奎尼酸（DCQ）（待确证）；整体观察，38 批样品荧光图像的全貌基本相符，但成分的浓度有所不同（图 32-5）如 14 号样品整体浓

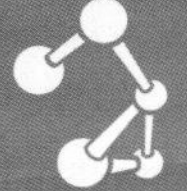

度较低，15 号样品除蒙花苷的荧光条斑较为明显外，其余成分荧光均很微弱，扫描轮廓图也显示很小的峰；23 号样品显示各主要成分均有较明显的荧光条斑，尚可以检出绿原酸（3 号色谱峰）；24 号样品除花蕾外尚连带枝条，木犀草苷及另一未知黄酮苷（红色箭头标示），其余成分均不明显，据此，该样品与野菊花差异很大（图 32–5，图 32–6）。

此外，野菊花与常见的菊花比较，两者的薄层色谱指纹图谱明显不同，野菊花以蒙花苷为主，而菊花的蒙花苷含量很低，可明显区别（图 32–7）。

3.3 高效薄层色谱实验条件

3.3.1 样品的制备

供试品溶液	取本品粉末约 0.5g，精密称定，加入 5ml 乙醇，超声提取 30min，取出，离心，取上清液即得
对照品溶液	分别取蒙花苷、绿原酸、木犀草素对照品适量，精密称定，分别用甲醇制成每 1ml 含 0.2mg 对照品的溶液，作为对照品溶液

3.3.2 薄层色谱实验

薄层板	0.5% 氢氧化钠浸渍的高效硅胶薄层板（Merck。批号：HX749869）
点样	分别取供试品液 6μl，对照品溶液 2μl 条带状点于上述薄层板上；点样后置于五氧化二磷真空干燥器干燥 2h 后立即展开
展　开	醋酸丁酯 – 甲酸 – 水（2:1:1），冰箱 9℃放置过夜，取上层液，放至室温作展开剂。在 18℃下，置自动展开箱（ADC2）中展开，上行展开 8.5cm，取出（常规玻璃双槽展开缸也可）
检　视	喷以 5% 三氯化铝乙醇溶液，105℃加热约 2min，立即置紫外光灯（365nm）下检视

4 高效液相色谱分析

4.1 野菊花的高效液相色谱指纹图谱

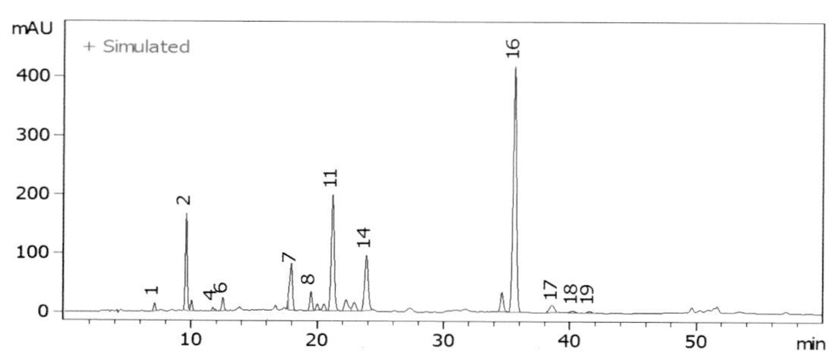

图 32–8　野菊花的 HPLC 色谱指纹图谱的共有模式

2: chlorogenic acid　4: caffeic acid　11: 3,5–*O*–dicaffeoylquinic acid　14：apigenin–7–*O*–β–*D*–glucoside　16：linarin　17：luteolin

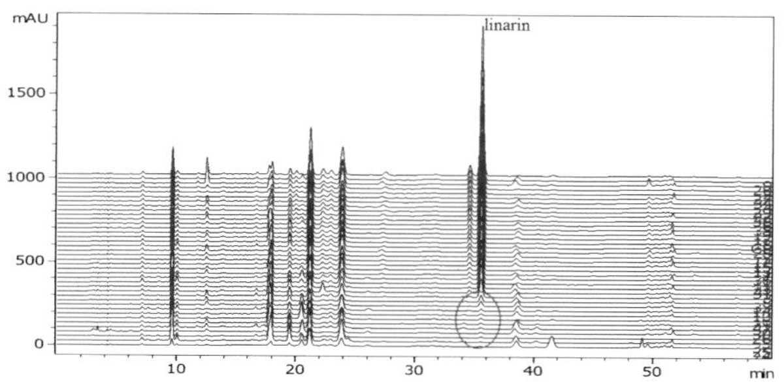

图 32–9　野菊花商品的 HPLC 色谱指纹图谱层叠图

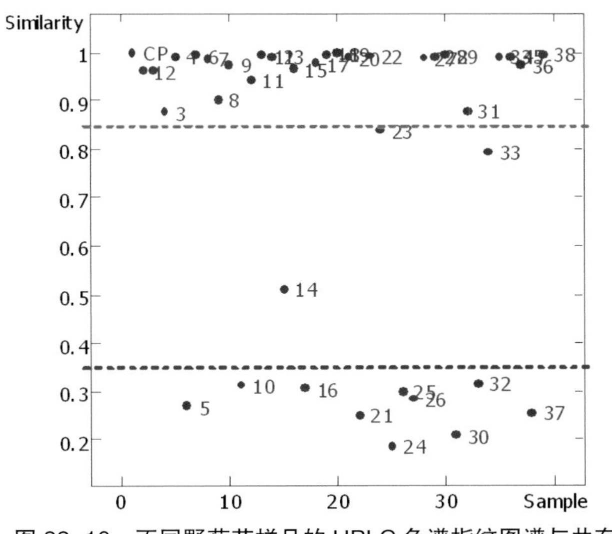

图 32–10　不同野菊花样品的 HPLC 色谱指纹图谱与共有模式比较的相似度分析

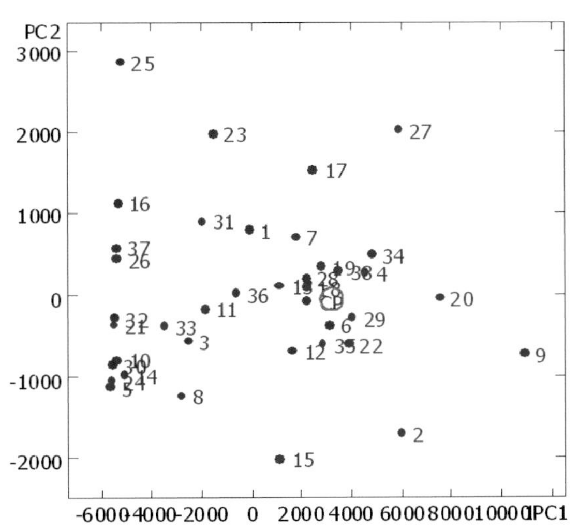

图 32–11　不同野菊花样品的 HPLC 色谱指纹图谱的主成分分析

4.2 结果与讨论

28 批野菊花样品的液相色谱图经过相关软件的色谱峰匹配，采用中位数选出 27 批样品建立共有模式（图 32–8）。色谱可检出绿原酸（2 号色谱峰）、咖啡酸（4 号色谱峰）、3,5–*O*– 双咖啡酰基奎宁酸（11 号色谱峰）、芹菜素 –7–*O*–β –*D*– 葡萄糖苷（14 号色谱峰）、蒙花苷（16 号色谱峰）、木犀草素（17 号色谱峰）。所有样品与共有模式相比，10 件样品相似度在 0.45 以下，主成分分析可知第一主成分为蒙花苷（16 号色谱峰），贡献率为 91%，一部分样品是由于该成分含量明显减少所致（图 32–8，图 32–9，图 32–10，图 32–11）。

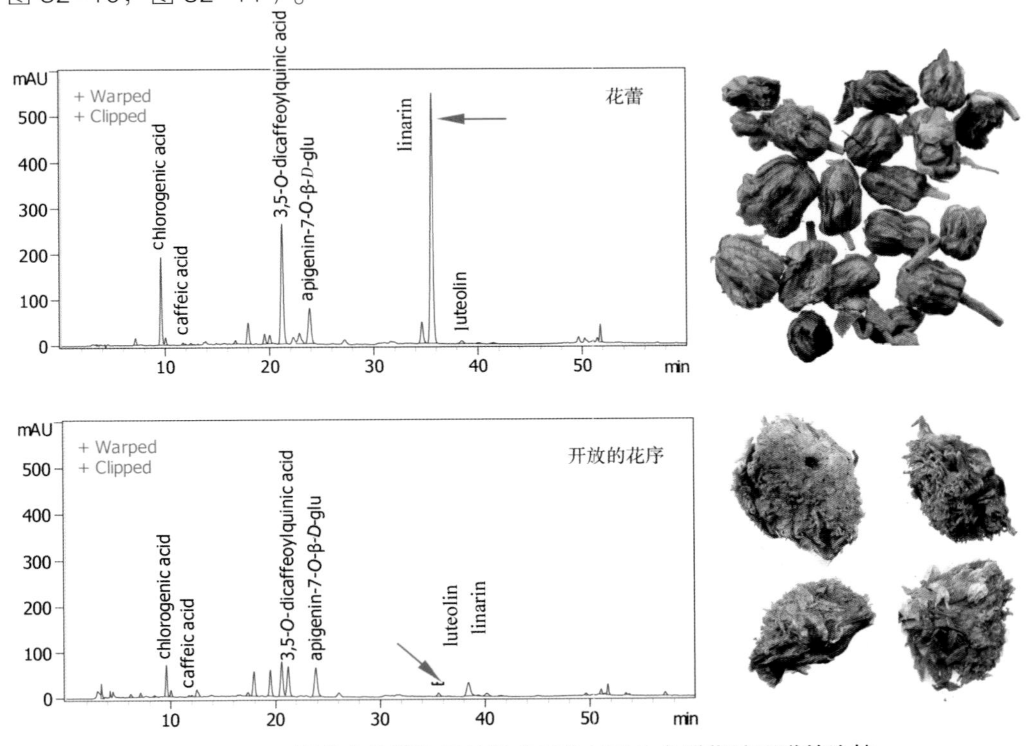

图 32–12　野菊花花蕾和开放的花序的 HPLC 色谱指纹图谱的比较

注：花蕾期的野菊花以蒙花苷为主的黄酮类成分含量明显高于开放的花序。

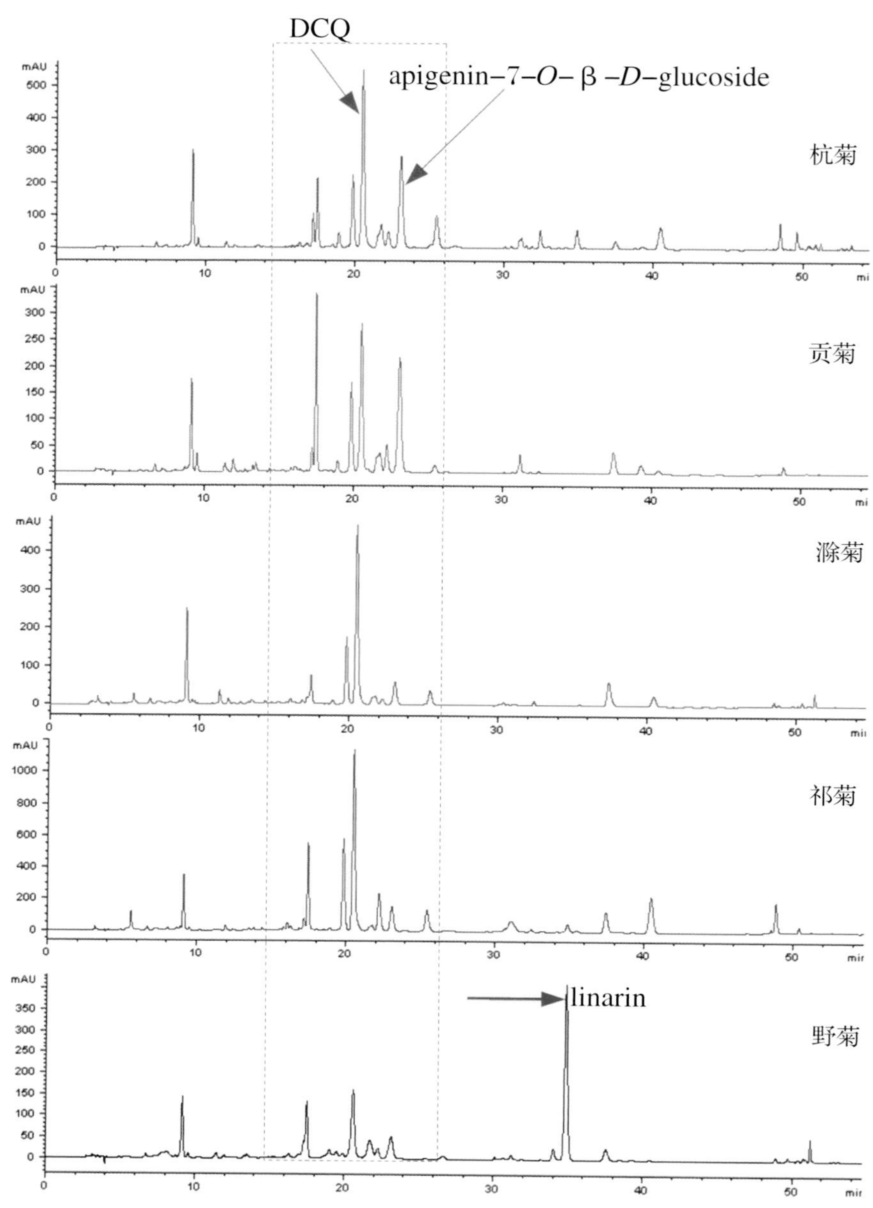

图 32-13　野菊花和菊花的 HPLC 色谱指纹图谱的比较

菊花与野菊花是近缘品种，但作为中药，功能主治有所不同，野菊花的“清热解毒”功能胜过菊花。两者的区别，从黄酮苷类成分比较，HPLC 显示野菊花的特点是含较大量的蒙花苷 (linarin)，此外，其他成分包括咖啡酰基奎尼酸类酚性成分，则各种菊花均有较高的含量，为野菊花所不及（图 32-12，图 32-13）。在所分析的不同菊花品系中，杭菊、滁菊、祁菊的共同特点是除蒙花苷均难以检出外，其余黄酮类等酚性成分含量比野菊花高（图 32-13）。这不排除与所有的菊花均为开放的花序，只有野菊花是花蕾有关，因为野菊花开放的花朵，蒙花苷也同样含量很低（图 32-12）

4.3 高效液相色谱实验条件

4.3.1 样品的制备

供试品溶液	取本品粗粉（过二号筛）约 0.25g，精密称定，加入氯仿 80ml，加热回流 30min，滤过，弃去滤液，药渣挥干氯仿后，用甲醇加热回流 2 次，每次 80ml（1h，30min），取出，滤过，合并滤液蒸干，残渣用甲醇定容到 10ml，摇匀，为供试品溶液
对照品溶液	取经五氧化二磷真空干燥过夜的蒙花苷（供含量测定用）、木犀草素、芹菜素 -7-*O*-β-*D*- 葡萄糖苷、绿原酸对照品适量，精密称定，分别加甲醇制成每 1ml 各含 0.3mg 的溶液，作为对照品溶液。

4.3.2 液相色谱实验

色谱柱	ZorbaxSB-C_{18}（4.6mm × 250mm；5μm）
流动相	A：0.5% 冰醋酸；B：乙腈
梯度	0min：90% A，B；12 ~ 25min：79% A，B；25 ~ 40min:74% A，B；50min：55% A，B
流速	0.8ml · min^{-1}
柱温	30℃
检测波长	334nm
测定法	分别精密吸取对照品和供试品溶液各 10μl，注入高效液相色谱仪，记录色谱，即得

5 小　结

野菊 *Chrysanthemum indicum* 药用为花蕾，功能清热解毒，是一般的菊花无法替代的。观其色谱指纹图谱，黄酮苷成分最突出的是蒙花苷 linarin(buddleoside），常用的近缘菊花品种，如杭菊、滁菊、祁菊均含量甚低，甚至难以检出。但野菊花开放后蒙花苷含量显著降低，所以，开放的野菊花花朵不符合药用的习惯。常用的菊花花蕾是否蒙花苷含量也高，因没有样品，需待以后确证。其次是菊花除蒙花苷含量低外，其他黄酮苷成分及酚类成分比野菊花高是菊花类药材的特点。

淫羊藿（Yin-Yang-Huo）英 Epimedium Leaves

EPIMEDII FOLIUM

1 基　原

为小檗科（Berberidaceae）植物淫羊藿（心叶淫羊藿）*Epimedium brevicornu* Maxim.、箭叶淫羊藿 *Epimedium sagittatum*（Sieb.et Zucc.）Maxim.、柔毛淫羊藿 *Epimedium pubescens* Maxim.、巫山淫羊藿 *Epimedium wushanense* Ying 和朝鲜淫羊藿 *Epimedium koreanum* Nakai 的干燥叶及嫩枝。

2 药材外形

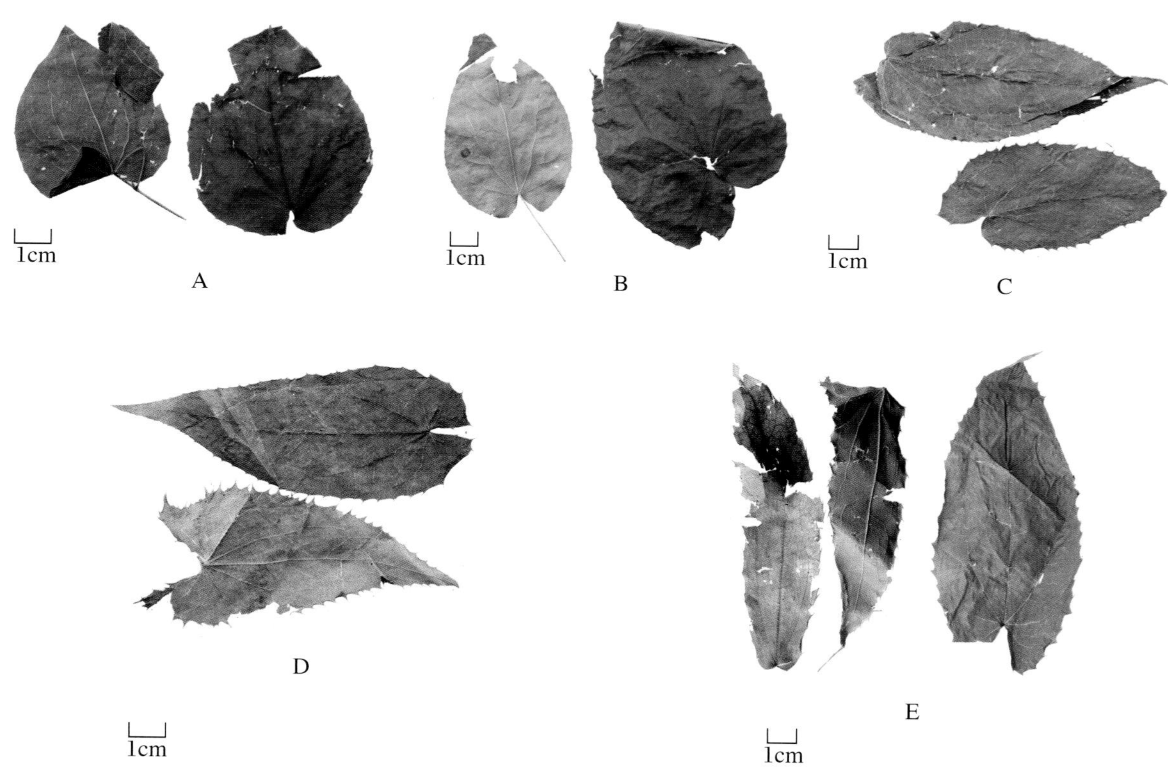

图 33-1（1）　《中国药典》收载的淫羊藿品种 *

A：（心叶）淫羊藿　B：朝鲜淫羊藿　C：柔毛淫羊藿　D：箭叶淫羊藿　E：巫山淫羊藿

*《中国药典》收载的淫羊藿品种的拉丁学名：淫羊藿 *Epimedium brevicornu* Maxim.，朝鲜淫羊藿 *Epimedium koreanum* Nakai；柔毛淫羊藿 *Epimedium pubescens* Maxim.；箭叶淫羊藿 *Epimedium sagittatum* (Sieb. et Zucc.) Maxim；巫山淫羊藿 *Epimedium wushanense* Ying。药材样品及学名鉴定人为郭宝林。

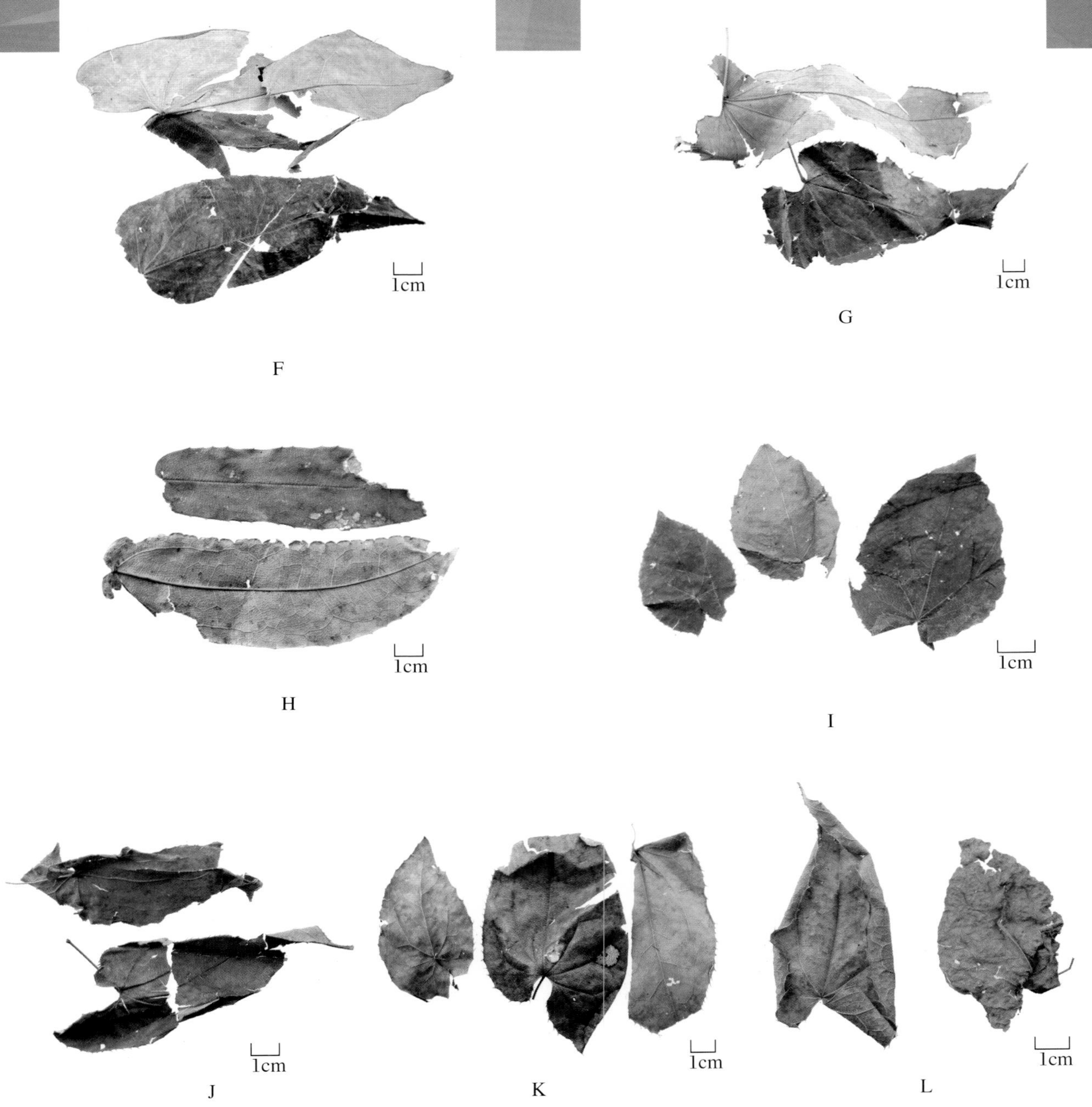

图 33-1（2） 《中国药典》未收载的淫羊藿属的部分品种 *

F：直距淫羊藿 G：剑河淫羊藿 H：长蕊淫羊藿 I：川西淫羊藿 J：粗毛淫羊藿 K：天平山淫羊藿 L：黔岭淫羊藿

---

*《中国药典》未收载品种的拉丁学名：直距淫羊藿 *Epimedium mikinorii* Stearn；剑河淫羊藿 *Epimedium myrianthum* Stearn var. *jianheense* S.Z.He et B.L.Guo；长蕊淫羊藿 *Epimedium dolichostemon* Stearn；川西淫羊藿 *Epimedium elongatum* Komarov；粗毛淫羊藿 *Epimedium acuminatum* Franch.；天平山淫羊藿 *Epimedium myrianthum* Stearn；黔岭淫羊藿 *Epimedium leptorrhizum* Stearn。药材样品及学名鉴定人为郭宝林。

[化学成分]

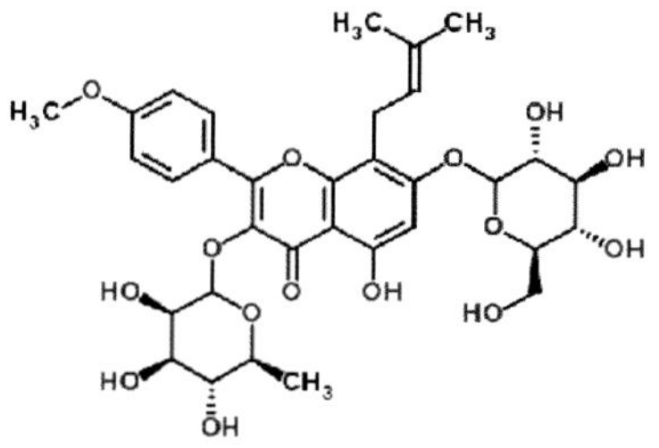

淫羊藿苷
icariin

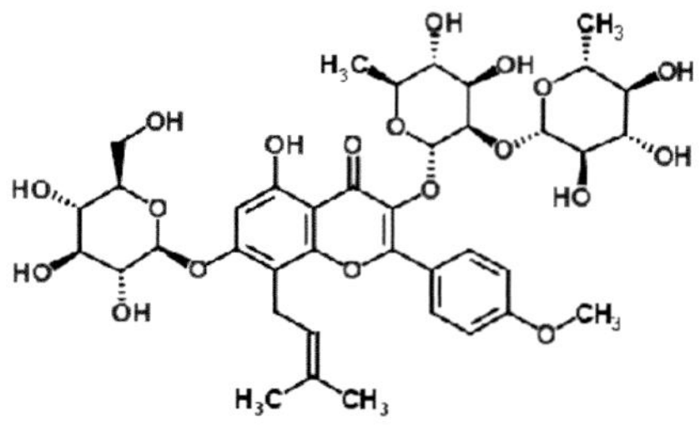

朝藿定 A
epimedin A

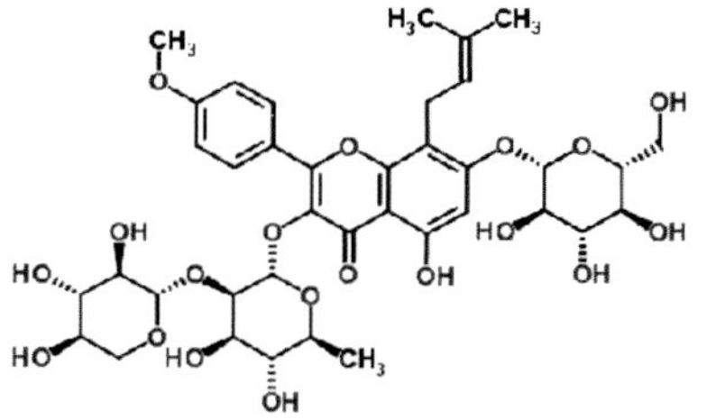

朝藿定 B
epimedin B

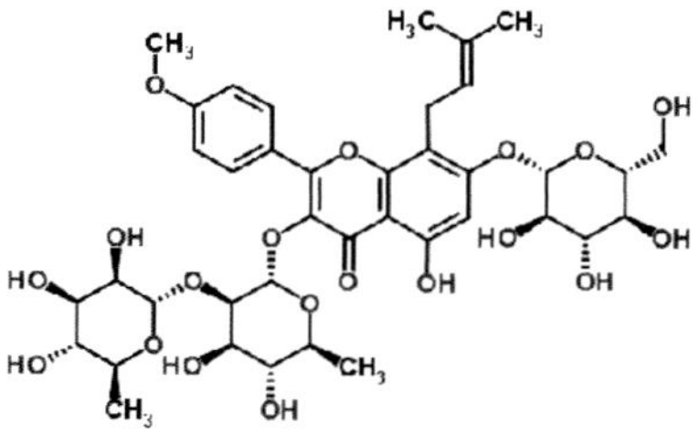

朝藿定 C
epimedin C

图 33–2　淫羊藿属叶中常见的几种黄酮苷成分

3 高效薄层色谱分析

3.1 淫羊藿的薄层荧光色谱图像及数码扫描轮廓图（指纹图谱）

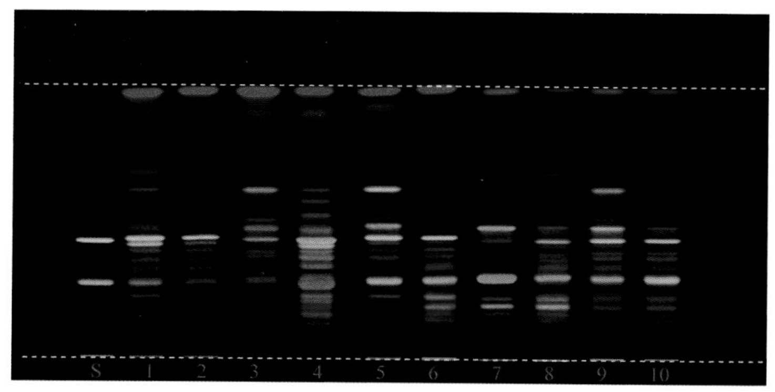

图 33–3　淫羊藿 HPTLC 荧光色谱图像

S：化学对照品（自下而上分别为 epimedin C, icariin）

1~2: 朝鲜淫羊藿　3~4：淫羊藿　5~6：箭叶淫羊藿　7~8：巫山淫羊藿　9~10：粗毛淫羊藿

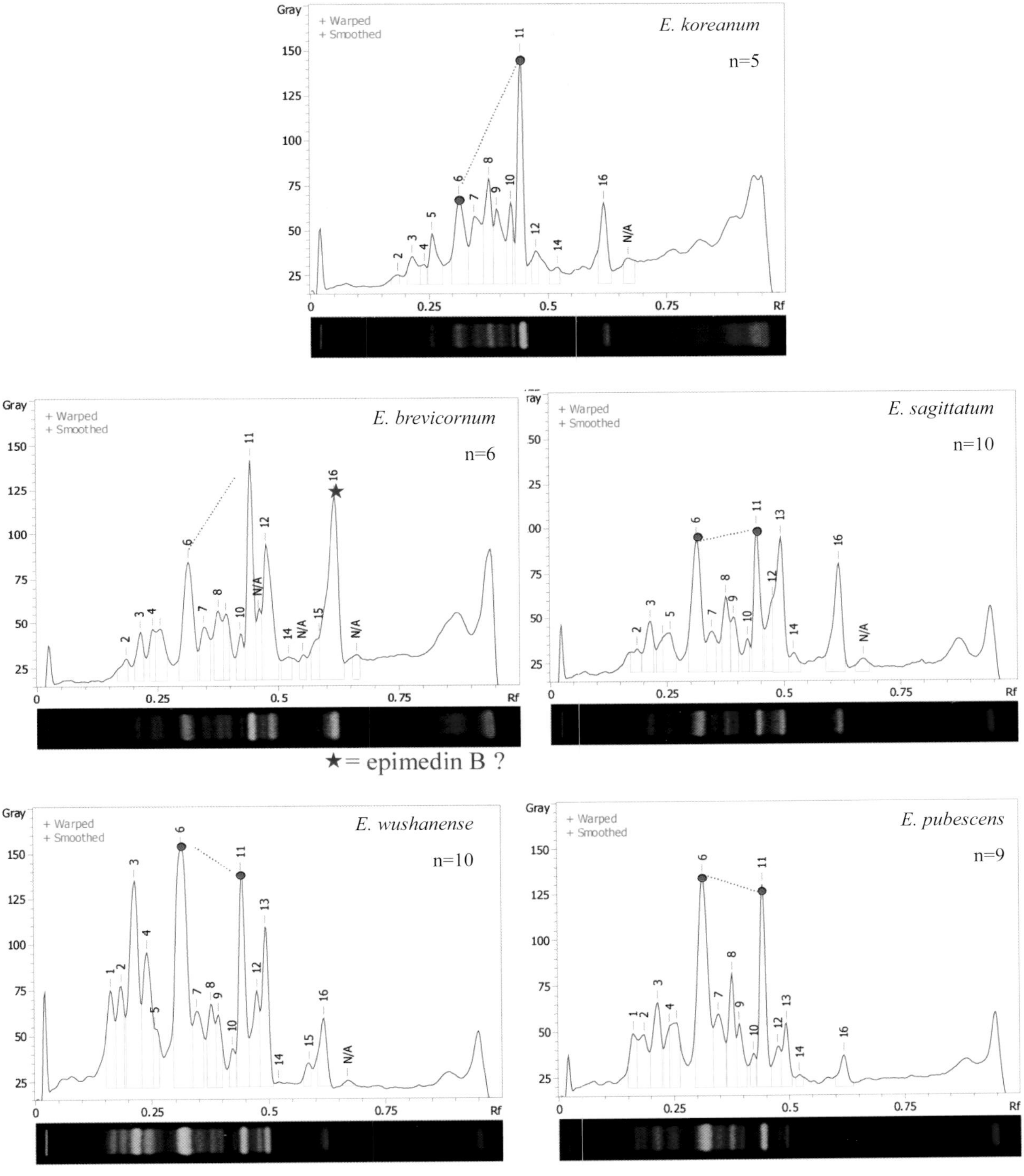

图 33-4 五种淫羊藿药材的 HPTLC 荧光色谱图像及其相应的数码扫描轮廓图（HPTLC 指纹图谱）

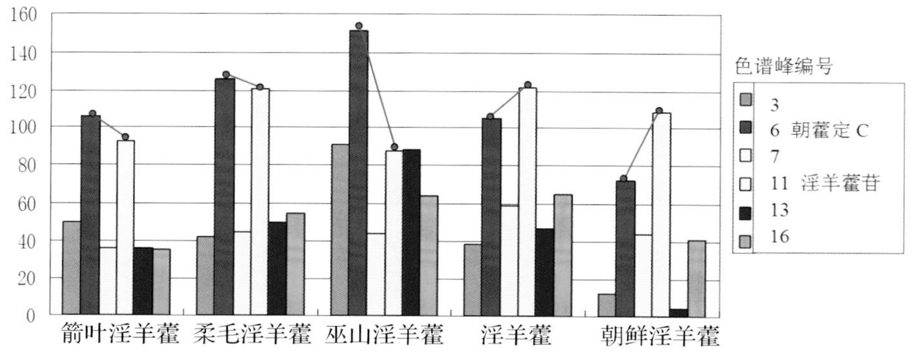

图 33–5 具有种间鉴别意义的 6 个色谱峰在 5 个淫羊藿品种的分布比例趋势（参照图 33–3，图 33–4）

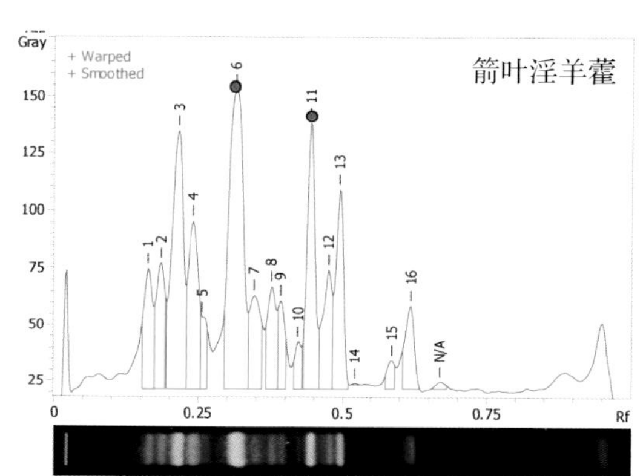

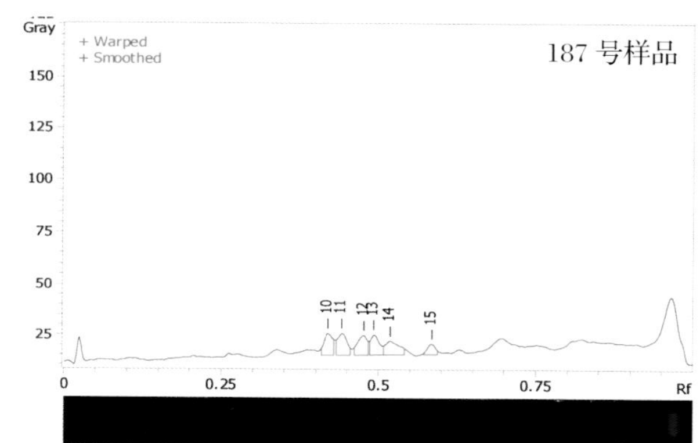

图 33–6 学名确定为箭叶淫羊藿的样品与 187 号样品（采集自安徽）的 HPTLC 指纹图谱的比较

注：6 号色谱峰为朝藿定 C；11 号色谱峰为 淫羊藿苷。

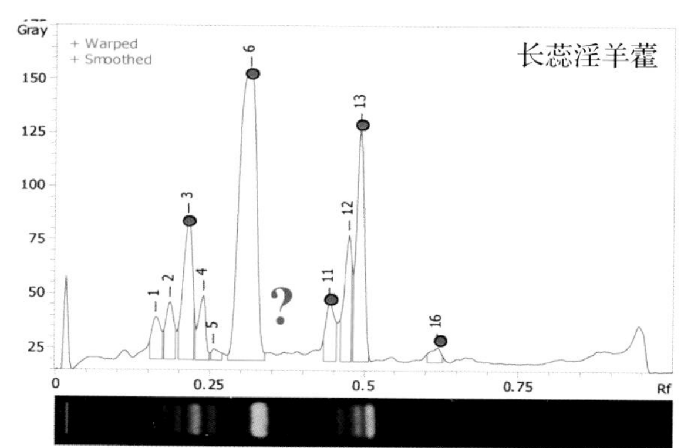

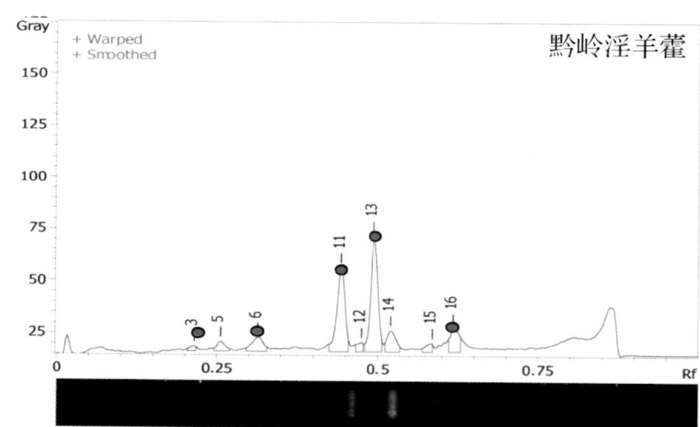

图 33–7 活性成分分布异常的淫羊藿属品种的 HPTLC 色谱图像及其数码扫描轮廓图

注：①长蕊淫羊藿色谱中，朝藿定 C 为最主要成分，7 号 ~ 10 号 色谱峰均未检出；②黔岭淫羊藿色谱中，黄酮苷含量很低，可以检出的只有淫羊藿苷及 13 号色谱峰。

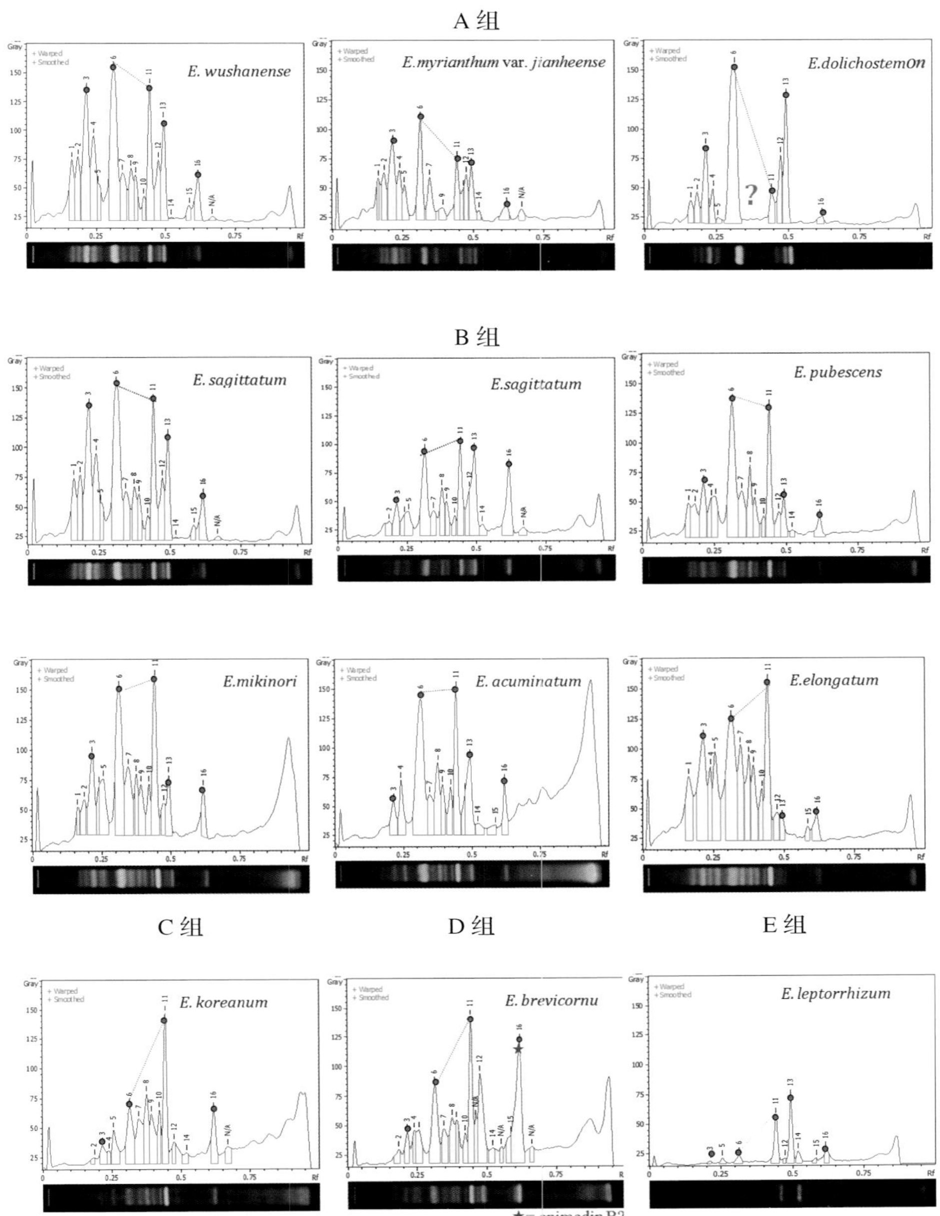

图 33–8 不同品种淫羊藿药材同中有异的 HPTLC 指纹图谱模式分组

注：根据色谱中 6 号色谱峰（epimedin C）与 11 号色谱峰（icariin）的比例不同，将淫羊藿属药材分成五组。

A 组：以巫山淫羊藿 *Epimedium wushanense* 为代表（朝藿定 C 量远高于淫羊藿苷）；

B 组：以柔毛淫羊藿 *Epimedium pubescens* 为代表（朝藿定 C 含量与淫羊藿苷含量相差无几，色谱峰互有高低）；

C 组：以朝鲜淫羊藿 *Epimedium koreanum* 为代表（淫羊藿苷含量远高于朝藿定 C）；

D 组：以心叶淫羊藿 *Epimedium brevicornu* 为代表（类似 C 组，但朝藿定 B 也较高）；

E 组：检不出主要活性成分的品种或样品（不能供药用）。

3.2 结果与讨论

淫羊藿在我国分布的品种有 60 余种，《中国药典》收载的有 5 种，即朝鲜淫羊藿（*Epimedium koreanum*）、心叶淫羊藿（或称淫羊藿）（*Epimedium brevicornu*）、箭叶淫羊藿（*Epimedium sagittatum*）、巫山淫羊藿（*Epimedium wushanense*）、柔毛淫羊藿（*Epimedium pubescens*）。淫羊藿类药材主要活性成分是C–8–异戊烯基黄酮醇苷，其中含量较高、生物活性研究较多的有淫羊藿苷（icariin）、朝藿定C（epimedin C），其次还有朝藿定A（epimedin A）、朝藿定B（epimedin B）等。作为鉴别，一般均以上述4种淫羊藿黄酮醇作为主要的指标。薄层色谱鉴别是最常用的鉴别手段，但因淫羊藿黄酮苷种类繁多，结构相近，区别仅在于苷元C7及C3链接糖的数目和种类的不同。所以在有限的展开距离较难达到很高的分离度，最优条件尚需探索。5个品种的薄层荧光色谱图像结构类似，但成分之间的比例，尤其是淫羊藿苷、朝藿定C的比例变化可作为"种间"的区别。比较5个品种的薄层荧光色谱图像及扫描轮廓图（指纹图谱），朝鲜淫羊藿的色谱以淫羊藿苷(icariin)为主，朝藿定C（epimedin C）很低；心叶淫羊藿也是淫羊藿苷较朝藿定C高，此外，朝藿定B含量高也是它的一个特点；巫山淫羊藿则以朝藿定C为主，淫羊藿苷荧光很弱（轮廓图的峰表观丰度很低）；柔毛淫羊藿与箭叶淫羊藿则淫羊藿苷与朝藿定C的荧光强度均较高（图33–3~图33–5）。不同个体样品之间各有高低之分。各品种的种内样品之间黄酮苷的总含量不太稳定，产地是可能的原因之一。如安徽产的箭叶淫羊藿样品，形态鉴定品种已确认，但是色谱指纹图谱显示主要的活性成分含量极低（荧光条斑极弱）（图33–6），以至于液相色谱中几乎检测不出（见后）。概括分析，不同品种色谱之间显示基本活性成分的结构有共性，但主要成分的浓度（荧光强弱及轮廓图谱的表观丰度）比例各有不同，最明显的是以淫羊藿苷（11号色谱峰）及朝藿定C（6号色谱峰）两种成分的比例的不同为指标，可将《中国药典》收载的品种分成五组：A组以巫山淫羊藿为代表，朝藿定C远高于淫羊藿苷，比例悬殊；B组以柔毛淫羊藿为代表，朝藿定C与淫羊藿苷的强度均较高，高低相差不大接近箭叶淫羊藿；C组以朝鲜淫羊藿为代表，淫羊藿苷色谱峰的表观丰度高于朝藿定C；D组以心叶淫羊藿为代表，淫羊藿苷高于朝藿定C，朝藿定B含量也较高；E组为非药用组，不符合或检不出"五指峰识别区"特征的品种（图33–8），参照4.3节以五指峰的形态（色谱峰的比例）分型归类检索表。

3.3 高效薄层色谱实验条件

3.3.1 样品的制备

供试品溶液	取样品粉末0.2g，加丙酮10ml，置水浴上回流1h，滤过，滤液挥干，残渣加甲醇2ml使溶解，过微孔滤膜（0.45μm），取续滤液作为供试品溶液
对照品溶液	取对照品淫羊藿苷和朝藿定C适量，分别加甲醇配制成每1ml约含0.5mg的溶液，作为对照品溶液

3.3.2 薄层色谱实验

薄层板	0.1mol·L^{-1}磷酸氢二钠浸过的硅胶60高效预制薄层板（20cm×10cm；Merck）
点样	分别取上述供试品、对照品溶液各2μl条带状点于上述薄层板上；点样后放置于五氧化二磷真空干燥器干燥2h后立即展开
展　开	以醋酸丁酯–丙酮–甲酸–水（11∶2∶10∶10）10℃下冰箱中放置分层的上层溶液为展开剂，在18℃下展开6cm，取出，挥干
检　视	喷以5%三氯化铝乙醇溶液，105℃加热约2min，立即置紫外光灯（365nm）下检视

4 高效液相色谱分析

4.1 淫羊藿的高效液相色谱指纹图谱

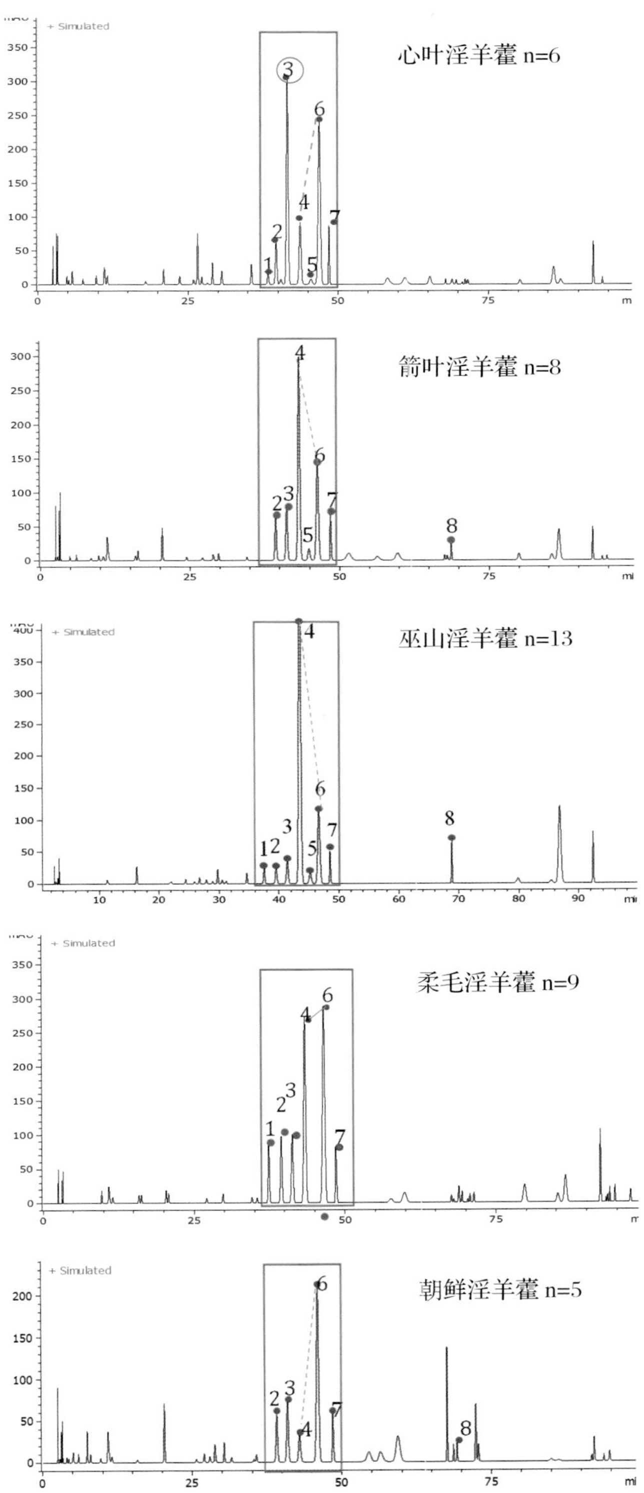

图 33–9 《中国药典》收载的五种淫羊藿药材的 HPLC 色谱指纹图谱的共有模式

2：epimedin A 3：epimedin B 4：epimedin C 6：icariin 8：sagittatoside B

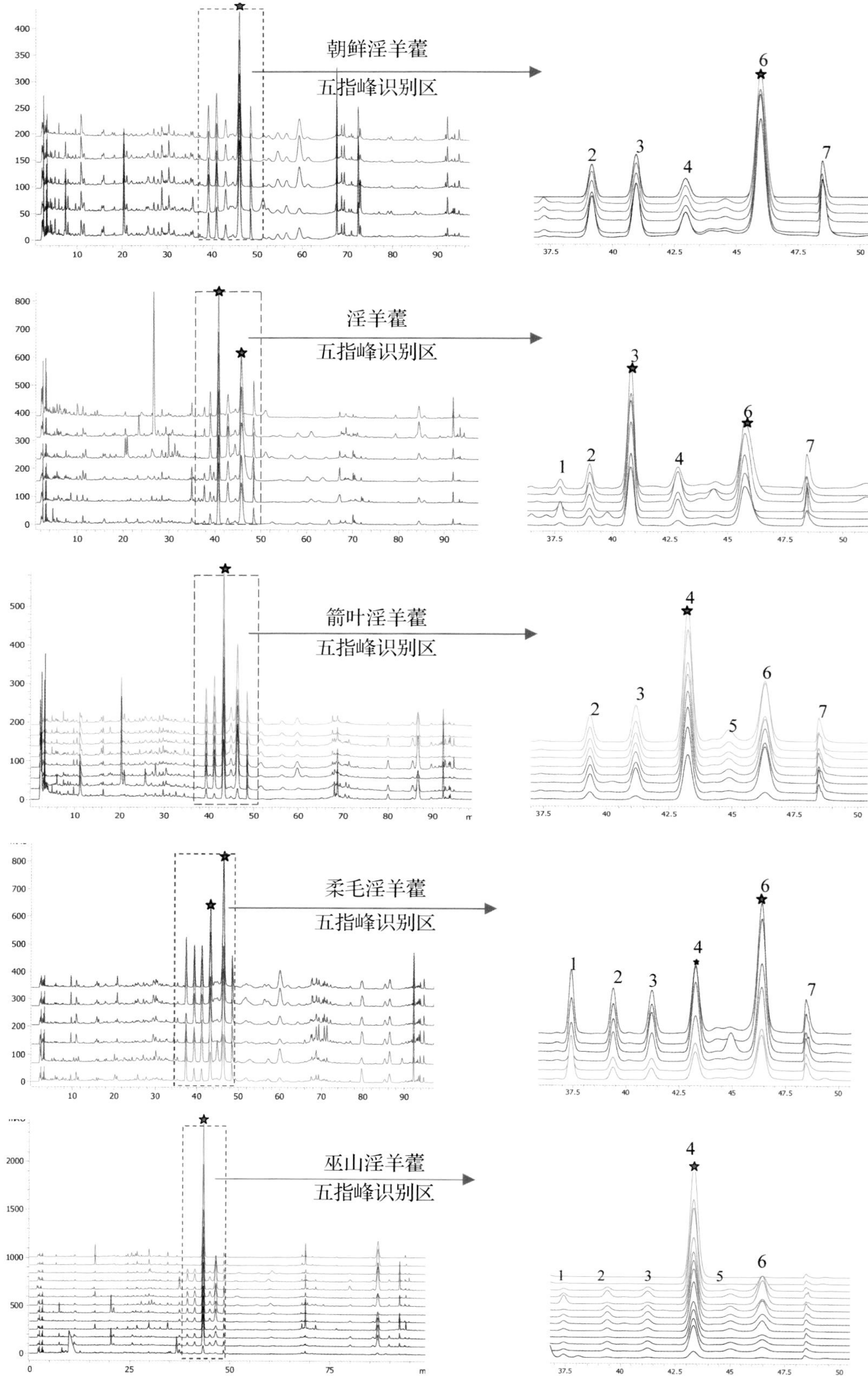

图 33-10 《中国药典》收载的五个淫羊藿品种的 HPLC 色谱指纹图谱的种间识别区“五指峰”（T_R 为 33~50min）

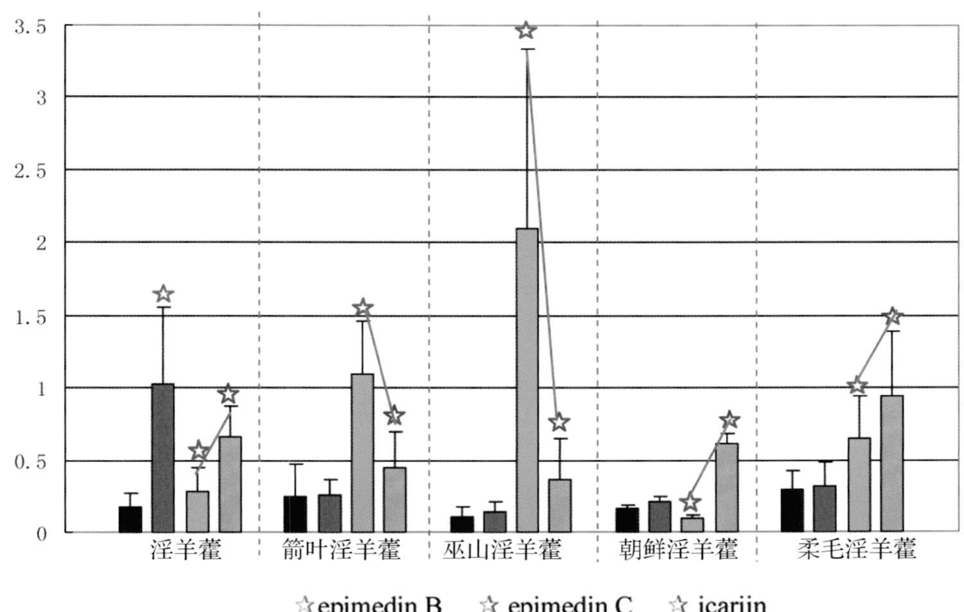

图 33-11 《中国药典》收载的五种淫羊藿药材的 HPLC 色谱指纹图谱的种间识别区“五指峰”色谱峰比例直方图

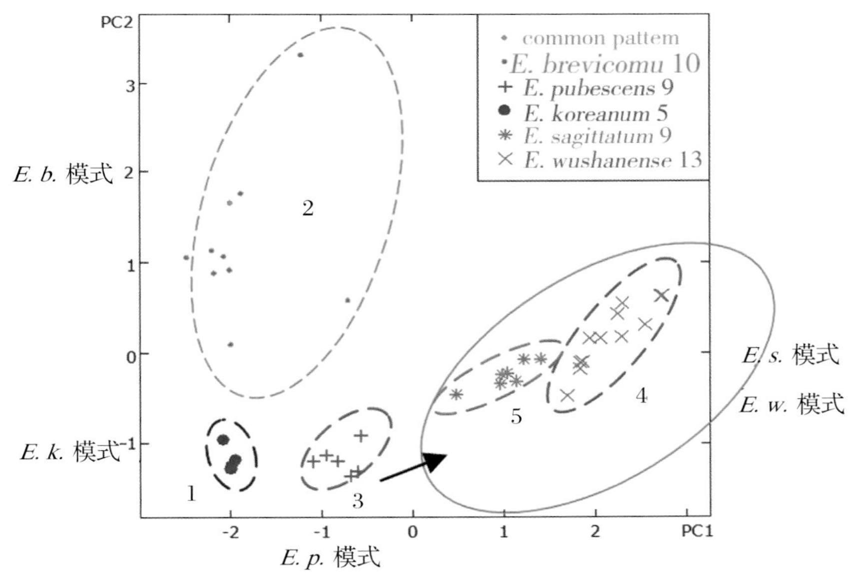

图 33-12 淫羊藿属 46 个样品的主成分分析

E. s.：箭叶淫羊藿 *E. w.*：巫山淫羊藿 *E. p.*：柔毛淫羊藿 *E. b.*：淫羊藿 *E. k.*：朝鲜淫羊藿

注：图示将收集的不同品种的淫羊藿叶分为 5 个模式，即以《中国药典》收载的 5 个品种色谱指纹图谱分成 5 个模式。*E. s.* 模式和 *E. w.* 模式共同特点是朝藿定 C 色谱峰的表观丰度高于淫羊藿苷。*E. k.* 模式和 *E. b.* 模式均是淫羊藿苷高于朝藿定 C，但 *E. b.* 模式的另一特点是朝藿定 B 最突出；*E. p.* 模式介乎中间状态，即淫羊藿苷与朝藿定 C 色谱峰的表观丰度不相伯仲。

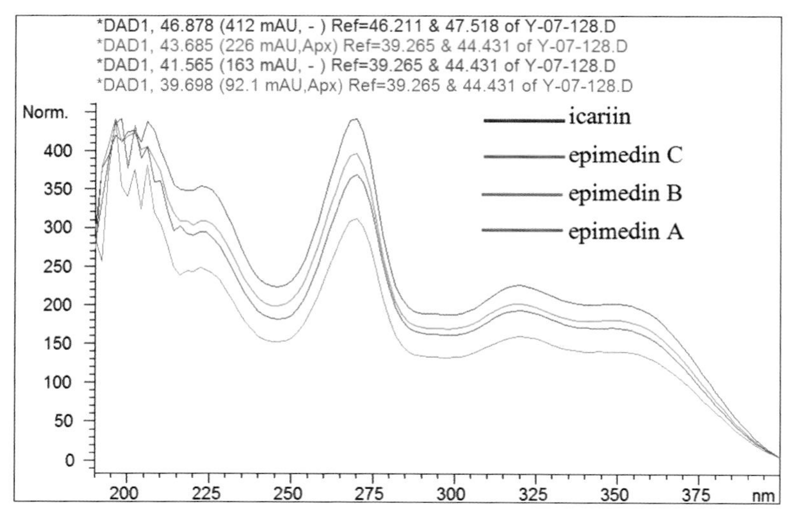

图 33-13　Epimedin A、epimedin B、 epimedin C、icariin 的紫外吸收光谱

注：因 epimedin A、epimedin B、 epimedin C、icariin 的化学结构母核相同，故紫外吸收光谱行为一致。

4.2 结果与讨论

《中国药典》收载的 5 种淫羊藿药材的 HPLC 指纹图谱都可表达所含的主要活性成分 C8- 异戊烯基黄酮醇苷基本相似，但色谱峰的表观丰度互有差异。研究较多且具有代表性的主要为淫羊藿苷（icariin）、朝藿定 A（epimedin A）、朝藿定 B（epimedin B）、朝藿定 C（epimedin C），由于这一组成分在 HPLC 色谱中恰好聚集在相对保留时间连续的一个时间段（本文条件下，是在保留时间 33~50min 内）；根据 5 个相连的主要色谱峰可以构成一个“五指峰识别区”（Five pillar marker region）。在此区内，最具特征的是淫羊藿苷与朝藿定 C 色谱峰的表观丰度的此消彼长，构成品种之间鉴别的条件（图 33-9，图 33-10），其余较小的色谱峰的比例变化权重很低，可忽略不计。参照 3.3 节薄层色谱指纹图谱分析的内容。将 46 个淫羊藿药材的 HPLC 指纹图谱进行主成分分析，聚集的情况与目测结果一致（图 33-11，图 33-12），参照 4.3 节分型归类检索表。

五指峰识别区内的 4 种主要黄酮苷的含量测定，可以量化相互之间的比例。用朝藿定 C 测定 3 种朝藿定黄酮苷 A、B、C（三者化学结构、分子量接近，紫外吸收光谱行为相似）（图 33-13），用淫羊藿苷外标法，HPLC 测定 5 个《中国药典》收载品种中的含量 (%)，结果如下：

	epimedin A		epimedin B		epimedin C		icariin
E. b. (n=5)	0.18	<<<	1.85	>>	0.28	<<	0.66
E. s. (n=9)	0.25		0.26		1.10	>>	0.45
E. w. (n=13)	0.11		0.14		2.10	>>	0.36
E. k. (n=5)	0.16		0.21		0.10	>	0.61
E. p. (n=6)	0.29		0.32		0.65	>	0.94

这种多成分同时测定与指纹图谱结合有参考价值，但是不适宜于药材含量测定的法定标准，因为一旦有的商品其中有一个成分在规定的限度以下，将难以决定该样品是否合格，为了减低这种尴尬的几率，唯有降低底限，但却失去了质量控制的作用。这是由植物个体之间不可避免的含量不确定性决定的。因此多个指标成分含量测定貌似提高了标准，实则对药材而言不易执行。这也是为什么提倡色谱指纹图谱整体评价质量的原因之一。

植物分类学家从形态学角度，用发散（divergent）思维，穷究形态变化的细节，是探索生物多样性(diversity)；但是作为药物，其生物活性成分是内在的次生代谢产物，种间的活性成分分布差别视亲缘关系既可能很大，也可能差异不大，甚至非常接近。如淫羊藿，除《中国药典》收载的5种外，局部地区尚有非药典品种，如收集到的有粗毛淫羊藿（*E. acuminatum* Franch；n=4）、天平山淫羊藿（*E. myrianthum* Stearn；n=5）、川西淫羊藿（*E. elongatum* Komarov；n=2）、剑河淫羊藿（*E. myrianthum* Stearn var. jianheanse；n=1）、长蕊淫羊藿（*E. dolichostemon* Stearn；n=1）、直距淫羊藿（*E. mikinorii* Stearn；n=1）。根据它们的色谱指纹图谱“五指峰识别区”的形态可以归纳入上述组别中（图33-14，图33-15，图33-16）。而黔岭淫羊藿（*E. leptorrhizum*；n=3）显示在“五指峰识别区”内仅能检出很微量的4号色谱峰（epimedin B）和7号色谱峰（icariin）（图33-17），安徽产箭叶淫羊藿及朝鲜淫羊藿在“五指峰识别区”均仅含很弱的成分（图33-18），故均属于离群的样品。

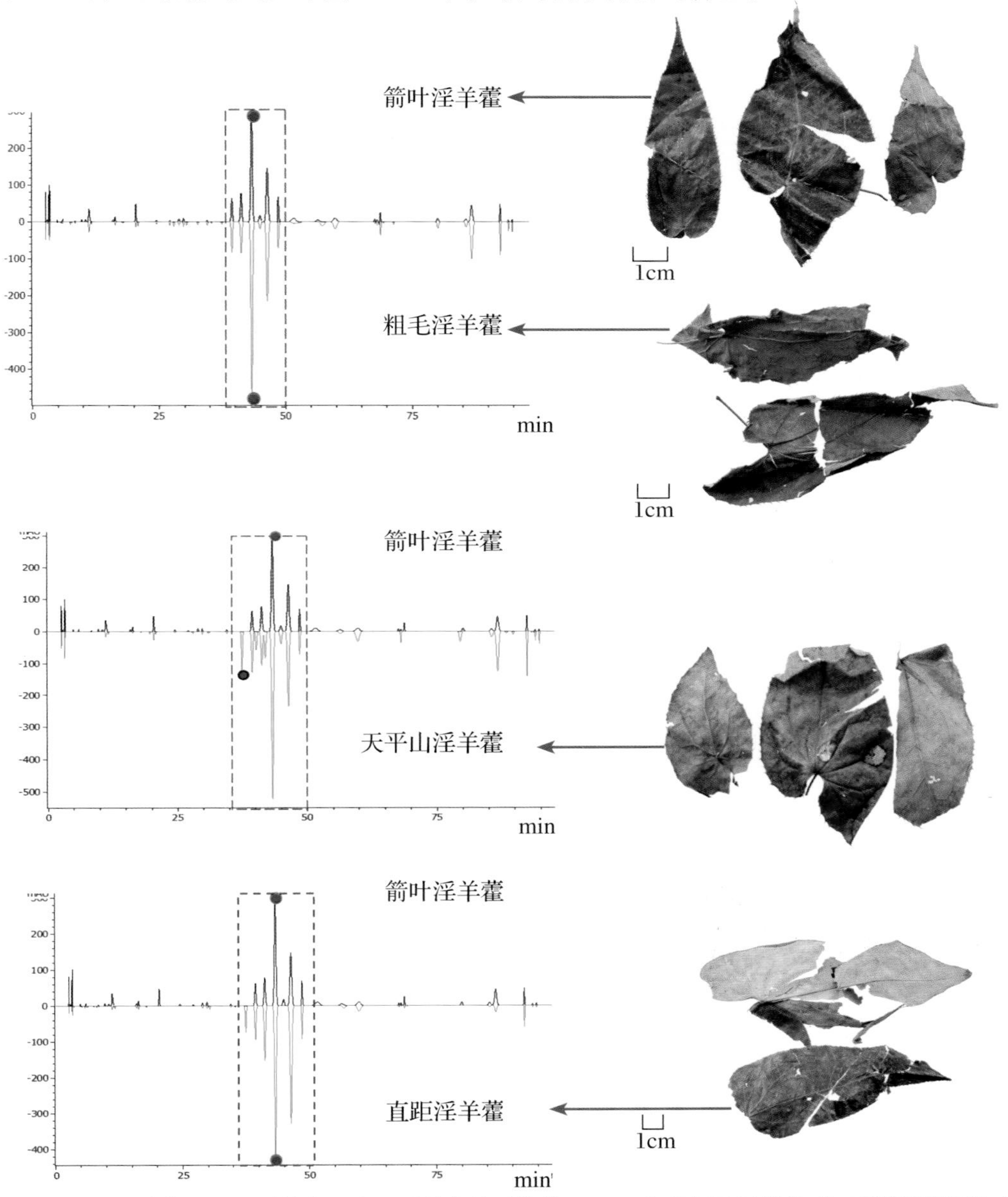

图33-14 天平山淫羊藿、粗毛淫羊藿、直距淫羊藿的叶片的HPLC色谱指纹图谱的“五指峰识别区”与箭叶淫羊藿的比较

注：从图谱可以看出，天平山淫羊藿、粗毛淫羊藿、直距淫羊藿的叶片的HPLC色谱的“五指峰识别区”与箭叶淫羊藿极为接近。

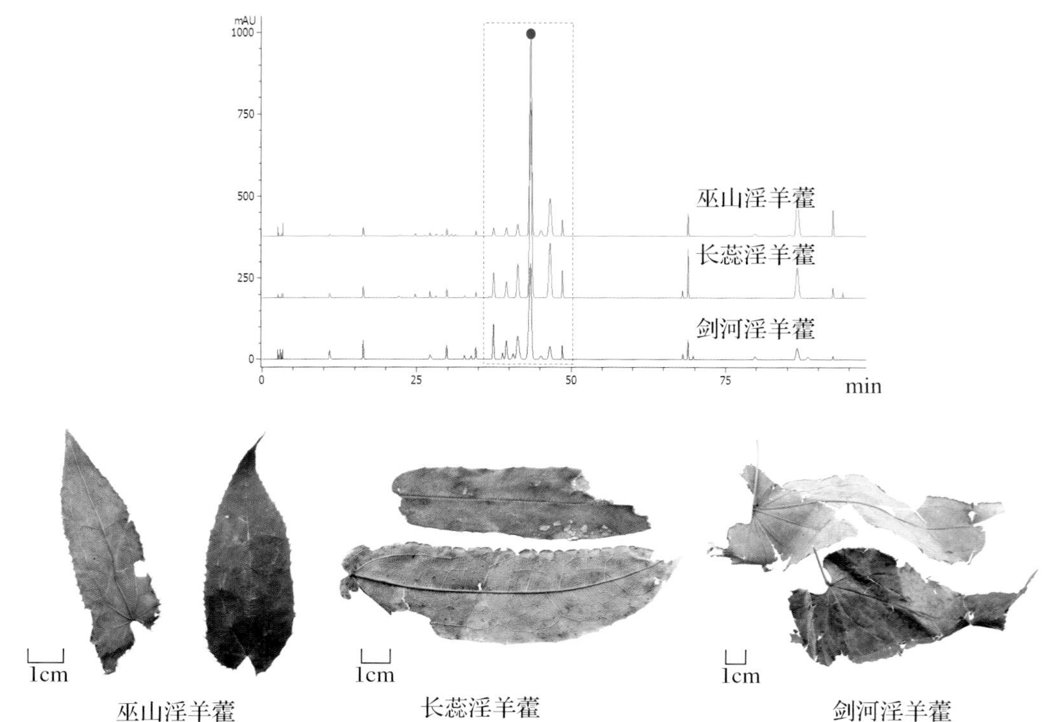

图 33-15　长蕊淫羊藿、剑河淫羊藿与巫山淫羊藿 HPLC 色谱指纹图谱“五指峰识别区”的比较

注：长蕊淫羊藿、剑河淫羊藿与巫山淫羊藿的“五指峰识别区”的结构类似。

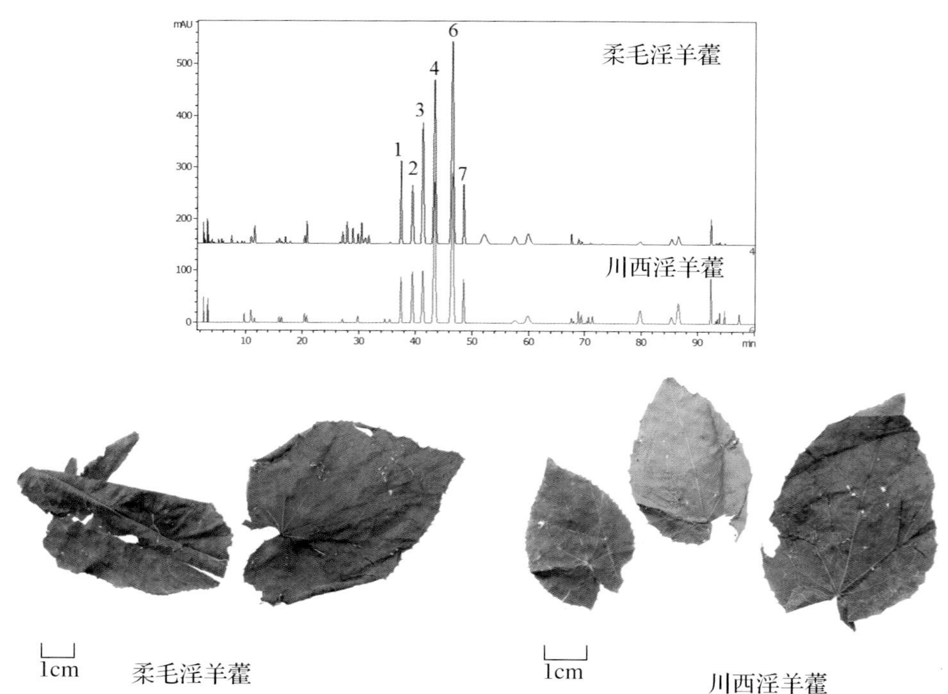

图 33-16　川西淫羊藿与柔毛淫羊藿的 HPLC 色谱指纹图谱“五指峰识别区”的比较

注：从图谱上看，川西淫羊藿和柔毛淫羊藿的“五指峰识别区”相似。

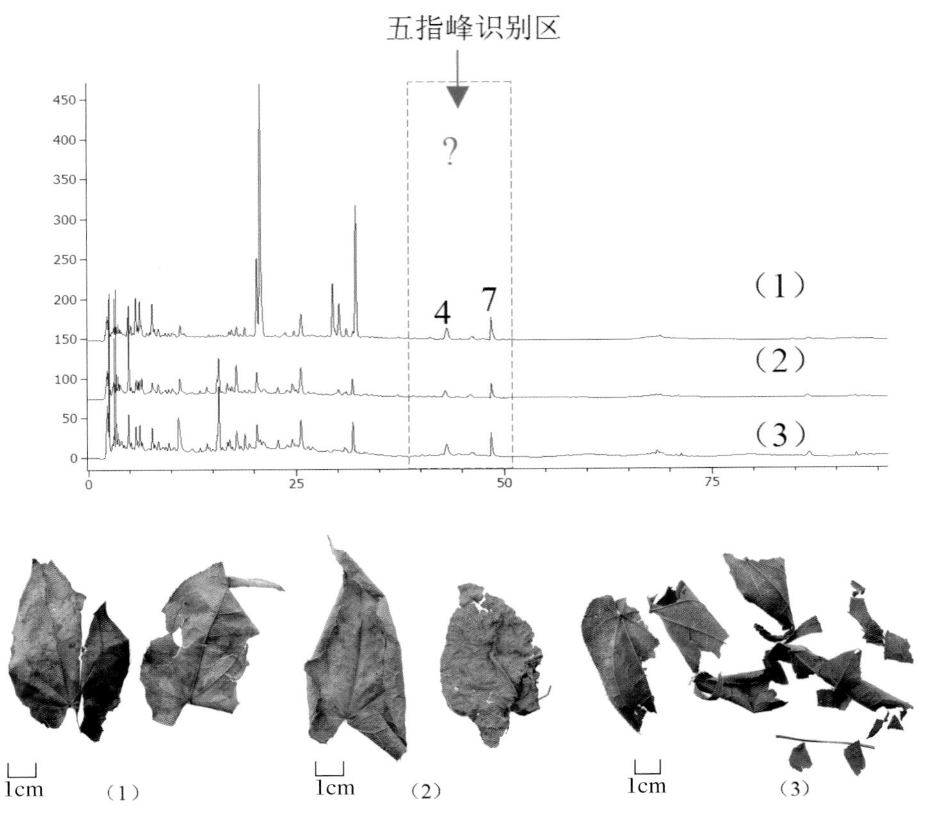

图 33-17　3 个黔岭淫羊藿样品的 HPLC 色谱指纹图谱的“五指峰识别区”的比较

注：（1）~（3）号黔岭淫羊藿样品在“五指峰识别区”的活性成分几乎消失，仅有痕量的 4 号色谱峰和 7 号色谱峰。

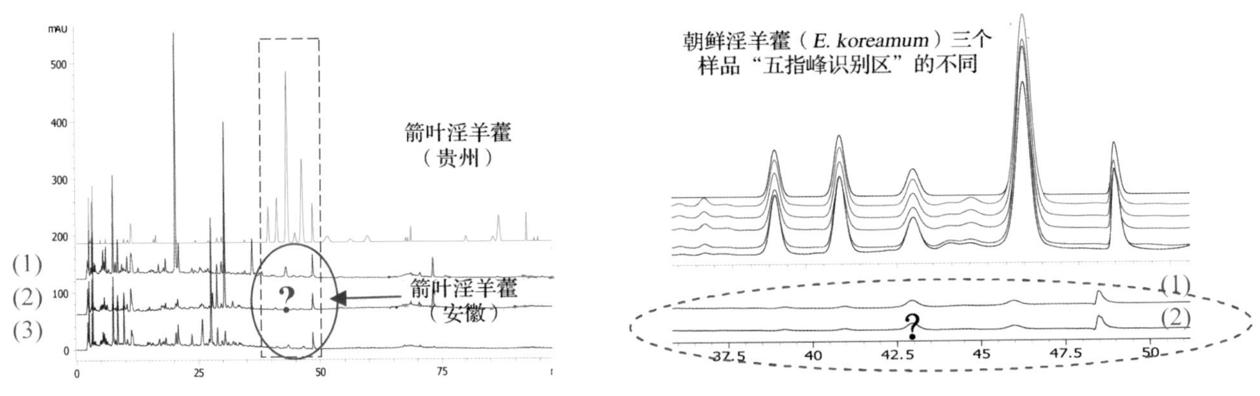

图 33-18　不同箭叶淫羊藿样品的 HPLC 色谱指纹图谱“五指峰识别区”的比较（左）与不同朝鲜淫羊藿样品的 HPLC 色谱指纹图谱“五指峰识别区”的比较（右）

注：安徽产箭叶淫羊藿的（2）、（3）号样品在“五指峰识别区”的主要成分消失；（1）、（2）号朝鲜淫羊藿样品的“五指峰识别区”的主要成分未检出。

4.3 淫羊藿药材（Epimedii folium）指纹图谱（五指峰识别区段）分型归类检索表

A 组 epimedin C 占优势	**巫山淫羊藿型**
亚组 I	
epimedin C 一峰独大 （图 33−16）	
	巫山淫羊藿 *E. wushanense* Ying
	长蕊淫羊藿 *E. dolichostemon* Stearn
	剑河淫羊藿 *E. myrianthum* Stearn var. *jianheense* S. Z. He et B. L. Guo
亚组 II	
epimedin C 和 icariin 为主 （图 33−15）	
	箭叶淫羊藿 *E. sagittatum* (Sieb. et Zucc.) Maxim.
	粗毛淫羊藿 *E. acuminatum* Franch.
	天平山淫羊藿 *E.myrianthum* Stearn
	直距淫羊藿 *E. mikinorii* Stearn
B 组 epimedin C>/<icariin（图33−15，图33−19）	**向箭叶淫羊藿过渡型**
	柔毛淫羊藿 *E. pubescens* Maxim.
	川西淫羊藿 *E. elongatum* Komarov
C 组 icariin 占优势 （图 33−9）	**朝鲜淫羊藿型**
	朝鲜淫羊藿 *E. koreanum* Nakai
D 组 epimedin B 占优势 （图 33−9）	**心叶淫羊藿型**
E 组 五指峰区段缺如 （图 33−18，图 33−19）	**非药用型**
	黔岭淫羊藿 *E. leptorrhizum* Stearn
	其他品种的离群样品

4.4 高效液相色谱实验条件

4.4.1 样品的制备

供试品溶液	取药材粉末 0.1g，精密称定，加 50% 乙醇 80ml，水浴回流 1h，取出，滤过，滤液蒸干，残渣加 30% 甲醇溶解，定容至 5ml，冰箱（4℃）放置过夜，离心，取上清液过微孔滤膜 (0.45μm)，滤液作为供试品溶液
对照品溶液	取淫羊藿苷、朝藿定 C 及箭藿苷 B 各 5mg，精密称定，置 50ml 量瓶中，加甲醇稀释至刻度，摇匀，即得

4.4.2 液相色谱实验

色谱仪	Agilent 1200 series 高效液相色谱仪
色谱柱	Agilent Zorbax Ecllipse plus−C_{18}（250mm × 4.6mm；5μm）
流动相	甲醇 – 乙腈 −0.5% 乙酸
线性洗脱梯度	见下表
流速	1.0ml · min^{-1}
柱温	20℃
检测波长	270nm
进样量	对照品溶液与供试品溶液各 20μl
测定法	照高效液相色谱法［《中国药典》（2010 年版　一部）附录 VID］测定，记录图谱

线性洗脱梯度：

时间 (min)	甲醇 (%)	乙腈 (%)	0.5% 乙酸 (%)
0	0	12	88
30	0	25	75
45	11	23.5	65.5
65	4	35	61
85	4	35	61
90	0	50	50
100	0	50	50

5 小　结

淫羊藿品种复杂，《中国药典》收载了 5 种，其主要活性成分类似含量相互之间差异较大，早期《中国药典》含量测定的色谱条件分辨率较低，等梯度洗脱复杂的黄酮苷难以得到很好的分离，所以选择淫羊藿苷（icariin）作为 5 个品种的含量指标成分，由于不同品种的淫羊藿苷含量差异较大，很难真正地起到评价质量的作用。《中国药典》（2010 年版）因为朝藿定 C 在巫山淫羊藿中含量很高，将巫山淫羊藿从"淫羊藿"项下移出单列，"淫羊藿"项下剩余 4 种。而色谱指纹图谱分析进一步揭示了 4 种淫羊藿相互之间成分的比例仍然差异较大。植物分类学家利用植物形态的变异确定品种，探索形态关键的细微变化以区分物种，揭示生物的多样性（diversity）。但作为药物，一直以来也是遵循一名（品种）一物的原则，以免品种的混淆。中药材历经千百年的延续，由于地域的局限和资源的开发，有些药材品种逐渐扩展为同一药材在不同地区有不同的应用习惯，遂产生了一物多种的现象，《中国药典》经过调查研究，有少数药材的品种结合地区长期应用的习惯收载了 2 个以上的品种，如黄柏、黄连、黄芪、大黄、淫羊藿等作为法定的药材，出现了一名多物的现象。收载入《中国药典》的多品种大都是基于长期的地域使用习惯，成为法定的药材后，经多年的使用，未发现“无效”或 “有毒”。这就给进一步考察其内在的质量，分析其活性成分的组成有无共性留了余地。因此，作为药品质量的评价就不宜用“发散”思维坚守必须一“药”一“种”，而是用“收敛”的思维模式（convergence）将有效成分色谱指纹图谱相似程度高的物种归为一类加以利用（或作为备用品种）。如此，根据“五指峰”构型， 将目前发现的淫羊藿属的品种加以归纳分类，凡能够符合 4 种类型（巫山淫羊藿和箭叶淫羊藿并为一类）者均可作为备用品种，充分利用药材资源。如箭叶淫羊藿、巫山淫羊藿、天平山淫羊藿、长蕊淫羊藿、剑河淫羊藿、直距淫羊藿、粗毛淫羊藿中含量较高的资源均可考虑作为巫山淫羊藿的类似品。朝鲜淫羊藿及心叶淫羊藿的“五指峰”的构型各有特点，易于区分。此举将有利于化繁为简，在指纹图谱分析及主要活性成分含量测定的基础上指导梳理资源较为混杂的药材，而不必拘泥于以植物形态为依据的品种分类的束缚。当然所含的活性成分基本类型及化学结构有共性特征，有利于这样的梳理，以更加合理地利用药用资源 [1]。

[1] XIE Peishan, YAN Yuzhen, GUO Baolin , et al. Chemical pattern-aided classification to simplify the intricacy of morphological taxonomy of Epimedium species using chromatographic fingerprinting [J]. Journal of Pharmaceutical and Biomedical Analysis, 2010 (52): 452-460.

注：淫羊藿的样品均经郭宝林教授鉴定，部分样品由郭宝林教授馈赠。

枳壳（Zhi-Qiao）

AURANTII FRUCTUS

英 Bitter Orange Fruit

1 基　原

为芸香科（Rutaceae）植物酸橙 *Citrus aurantium* L. 及其栽培变种的干燥未成熟果实。

2 药材外形

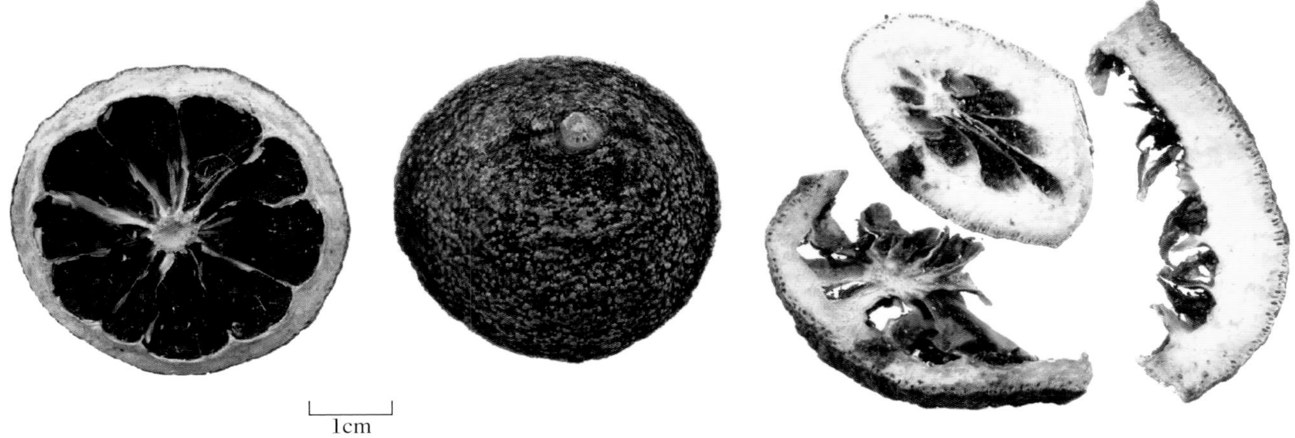

图 34-1　枳壳的药材及饮片

[化学成分]

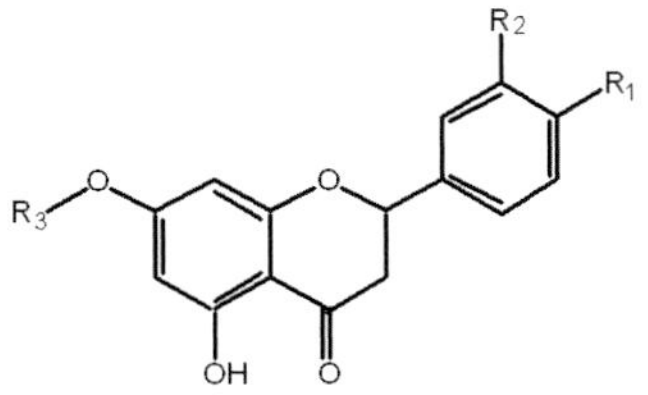

橙皮苷 hesperidin：R_1 = OMe，R_2 = OH，R_3 = glu$\overset{6-1}{—}$rha

柚皮苷 naringin：R_1 = OH，R_2 = H，R_3 = glu$\overset{2-1}{—}$rha

新橙皮苷 neohesperidin：R_1 = OMe，R_2 = OH，R_3 = glu$\overset{2-1}{—}$rha

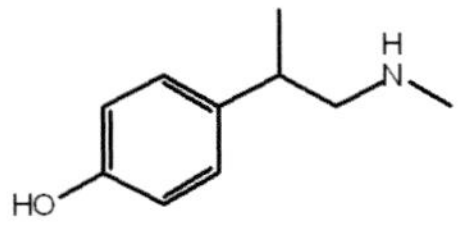

辛弗林 synephrine

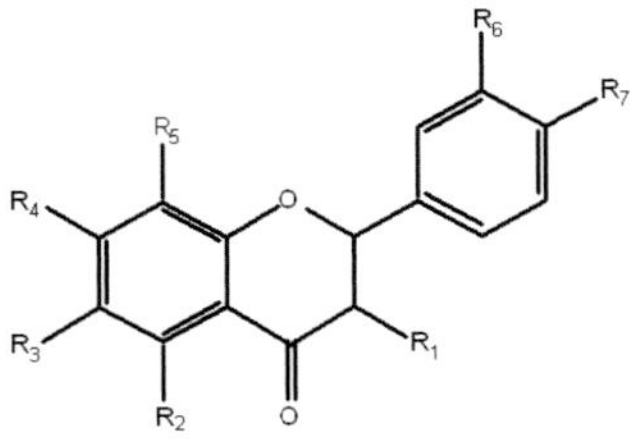

川陈皮素 nobiletin: R_1 = H，R_2 ~ R_7 = OMe

红橘素 tangeretin: R_1 = R_6 = H，R_2 ~ R_5 = R_7 = OMe

图 34-2　枳壳部分的活性成分

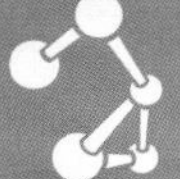

3 高效薄层色谱分析

3.1 枳壳的高效薄层色谱图像及数码扫描轮廓图（指纹图谱）

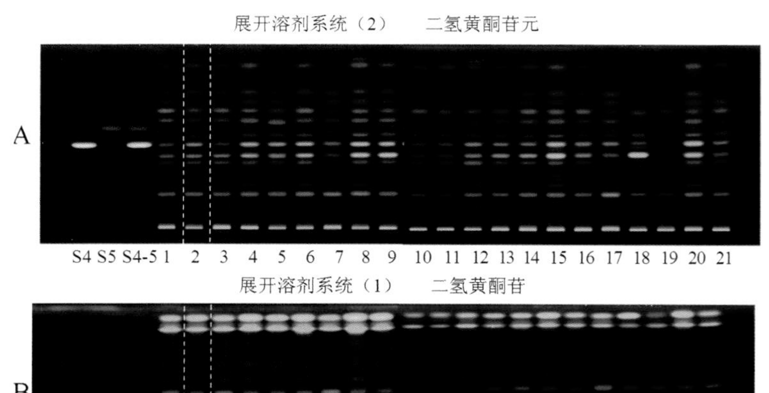

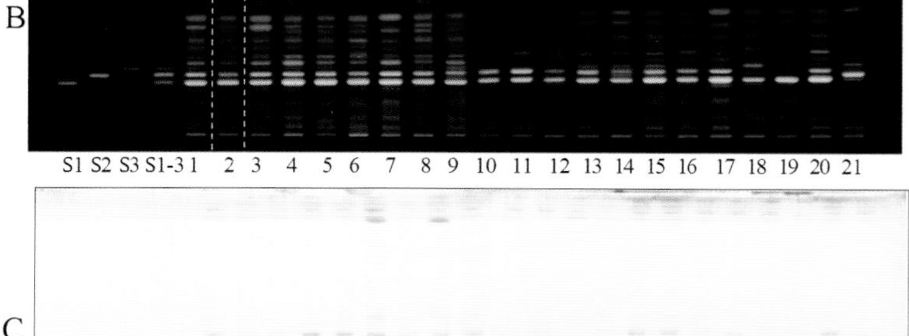

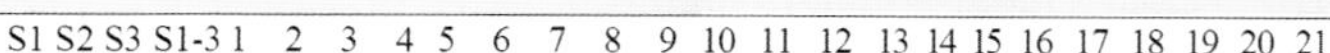

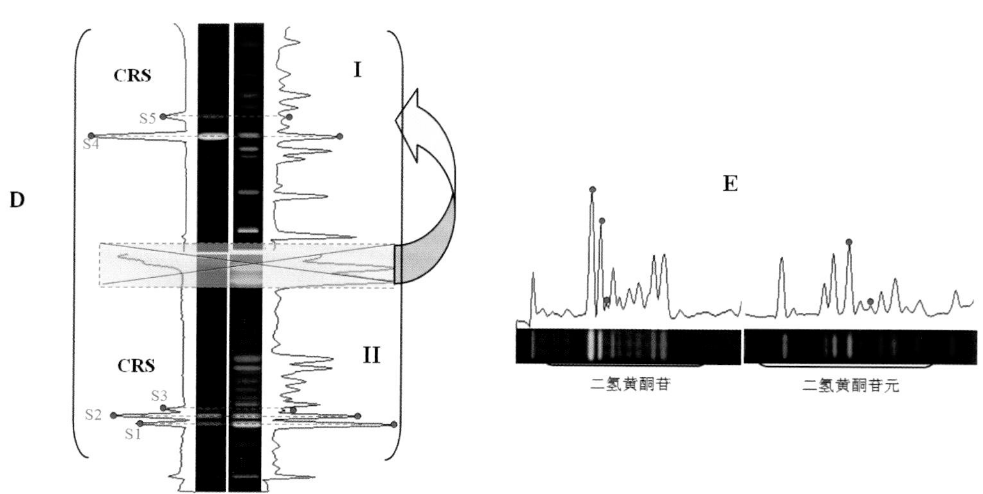

图 34-3 枳壳的 HPTLC 色谱图像及其相应的数码扫描轮廓图

A：二氢黄酮苷元色谱 B：二氢黄酮苷色谱 C：由 B 色谱喷香草醛－硫酸试剂后得到的色谱 D：二氢黄酮苷元（I）及黄酮苷（II）衔接后的整体色谱（2 号样品） E：D 色谱的横向观

S1：naringin S2：neohesperidin S3：hesperidin S4：nobiletin S5：tangeritin

1：采集自江西的枳壳样品 2：枳壳对照药材 3~21：枳壳药材商品

注：柑橘类果皮中含有的二氢黄酮苷，薄层色谱用香草醛－硫酸试剂显色，显橘红色，颇具特点，可作为薄层色谱的辅助鉴别手段（参照 C 色谱图像）。

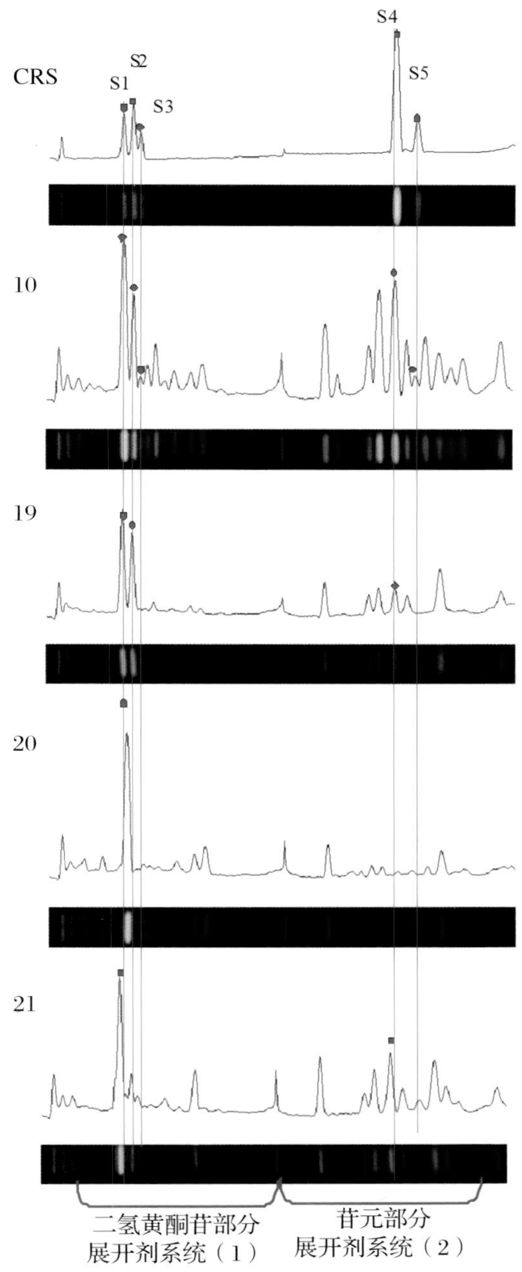

图 34-4　部分枳壳样品的 HPTLC 指纹图谱的比较

S1：naringin　S2：neohesperidin　S3：hesperidin　S4：nobiletin　S5：tangeritin

10 号样品：枳壳主流商品的 HPTLC 典型的色谱　19 号样品：橙皮苷未检出，苷元部分很弱　20 号样品：柚皮苷独大，其余成分很微弱，可能是幼小的柚果　21 号样品：检出柚皮苷和橙皮苷，未检出新橙皮苷，苷元的荧光强度属于中等，应是柑橘亚属的其他种的果实

表 34-1　部分枳壳样品的黄酮类成分含量分布的比较

	naringin	neohesperidin	hesperidin	nobiletin	tangeritin	黄酮苷 / 黄酮苷元
10 号样品	*****	****	*	********	*	+++++ / +++++
19 号样品	****	****	–	**	–	+++ / ++
20 号样品	*****	–	–	–	–	+++ / +
21 号样品	*****	–	**	***		++++ / +++

3.2 结果与讨论

酸橙枳壳的 HPTLC 共有模式的特点与酸橙枳实基本一致。只是枳壳为未成熟的果实，主要成分含量较枳实低，如橙皮苷的荧光条斑（峰）非常微弱；苷元部分红橘素也难以检出。通过 20 批枳壳样品的分析，大部分商品是酸橙的果实。其特点是苷的部分主要是柚皮苷及新橙皮苷，橙皮苷很低；苷元部分荧光条斑较强（10 号样品），有的样品橙皮苷难以检出；苷元部分荧光条斑较弱，红橘素未能检出（19 号样品）。以上均应属于酸橙类果实。商品中发现一个例外样品，色谱中柚皮苷成分色谱峰独大，其余成分含量均很低，推测是柚的未成熟果实（20 号样品）。另一个例外样品是检出柚皮苷和橙皮苷，未检出新橙皮苷；苷元的荧光强度属于中等，应是柑橘属柑橘亚属的其他种的果实 (21 号样品)（图 34–3，图 34–4）。

枳实、枳壳的特点是含有柚皮苷（故味苦），橙皮苷含量很低，甚至难以检出；此外苷元部分各成分荧光比较强，文献报道多甲基二氢黄酮化合物具有较强的生理活性。据此，则商品中混杂的例外样品与正品枳壳相差较大，应予区分。

3.3 高效薄层色谱实验条件

3.3.1 样品的制备

供试品溶液	取样品粉末 0.5g，加甲醇 5ml，室温冷浸 15min，超声提取 15min，取出，再离心处理 10min（4000r · min^{-1}），取上清液过微孔滤膜（0.45μm），取续滤液作为供试品溶液
对照药材溶液	参照“供试品溶液”制备方法制备
对照品溶液	取对照品橙皮苷、新橙皮苷、川陈皮素、红橘素、柚皮苷适量，精密称定，用甲醇溶解，配成每 1ml 各含 0.5mg 的溶液，作为对照品溶液

3.3.2 薄层色谱实验

薄层板	预制硅胶高效薄层板（20cm × 10cm；Merck）

3.3.2.1 黄酮苷部分

点样	分别取上述供试品、对照药材溶液、对照品溶液各 1μl 条带状点于上述薄层板上；点样后放于五氧化二磷的干燥器中真空干燥 2h，备用
展开	以氯仿 – 甲醇 – 水 – 冰醋酸（13 ∶ 4 ∶ 1 ∶ 1.5）10℃下冰箱中放置分层的下层溶液为展开剂，展开 8.5cm，取出，挥干
检视	喷以 5% 三氯化铝乙醇溶液，立即置于紫外光灯 (365nm) 下检视；再喷以 10% 香草醛浓硫酸试液，105℃加热至斑点显色清晰，可见光下检视。（香草醛试剂显色是观察二氢黄酮苷的可见光色谱，二者在同一薄层板显色是为了节省操作，避免重复制作薄层板，因两种显色剂的结果互不干扰）。供试品色谱中，在与对照品川陈皮素和红橘素相应的位置，显相同颜色的荧光斑点；供试品色谱与对照药材色谱基本一致

3.3.2.2 黄酮苷元部分

展开	先以甲苯－乙酸乙酯－甲酸－水（20 ： 20 ： 1 ： 1）10℃下冰箱中放置分层的上层溶液作为展开剂 S1，展开 8.5cm，取出，挥干，放置于有五氧化二磷的干燥器中真空干燥 2h；再以甲苯－乙酸乙酯－甲酸－水（20 ： 10 ： 1 ： 1）10℃下冰箱中放置分层的上层溶液作为展开剂 S2，展开 8.5cm，取出，挥干
检视	直接置紫外光灯（365nm）下检视，供试品色谱中，在与对照品川陈皮素和红橘素相应的位置，显相同颜色的荧光斑点；供试品色谱应与对照药材色谱基本一致。分别记录荧光薄层色谱的图像及数码扫描轮廓图谱

4 高效液相色谱分析

4.1 枳壳的高效液相色谱指纹图谱

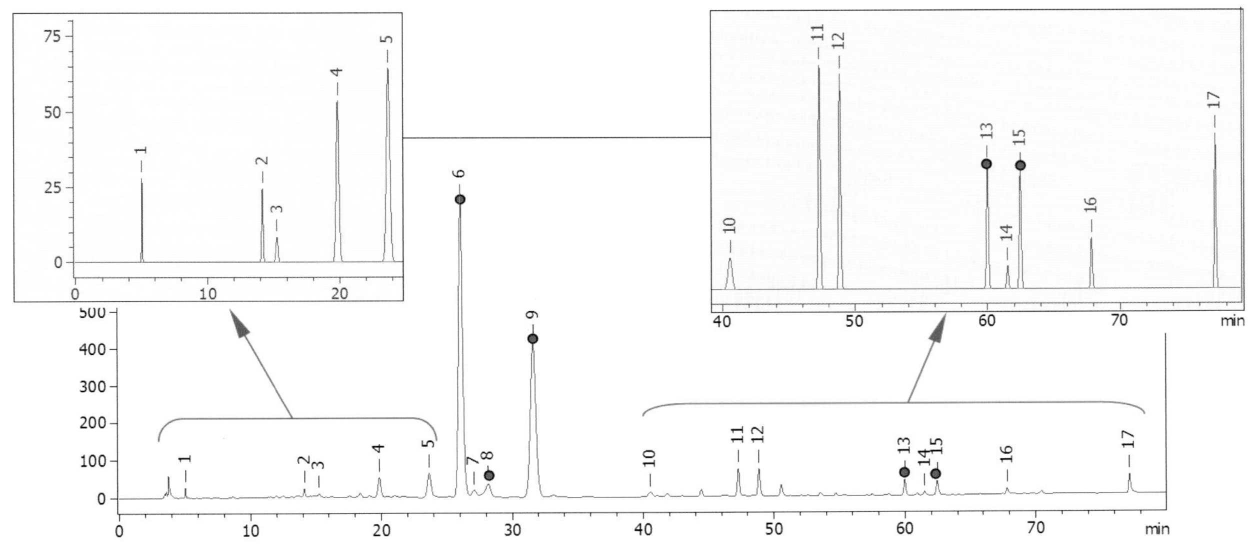

图 34-5 枳壳的 HPLC 色谱指纹图谱的共有模式

6:naringin 8:hesperidin 9:neohesperidin 13: nobiletin 14:tangeretin

4.2 结果与讨论

分析了 20 批样品，其中 14 批商品枳壳的 HPLC 指纹图谱与共有模式有较高的相似度（相关系数大于 0.9）；共同特征是二氢黄酮苷部分，以柚皮苷、新橙皮苷为主，橙皮苷很少，甚至难以检出。苷元部分的表现与薄层荧光色谱不同，在 282nm 检测波长响应值均很低（图 34-5，图 34-6）。少数商品与酸橙果实来源的正品枳壳色谱有所区别，疑为柑橘属柑橘亚属的其他种的果实。尚有一个样品柚皮苷色谱峰独大，其余成分色谱峰很弱，与薄层色谱的荧光图像情况相似，推测应为柚的幼果（图 34-7）。

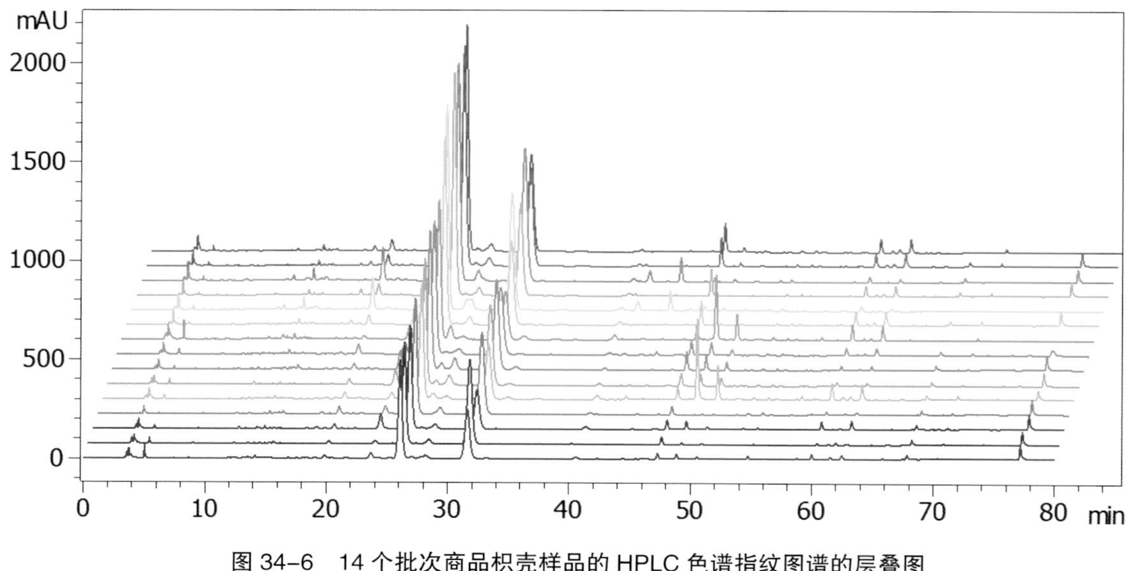

图 34-6　14 个批次商品枳壳样品的 HPLC 色谱指纹图谱的层叠图

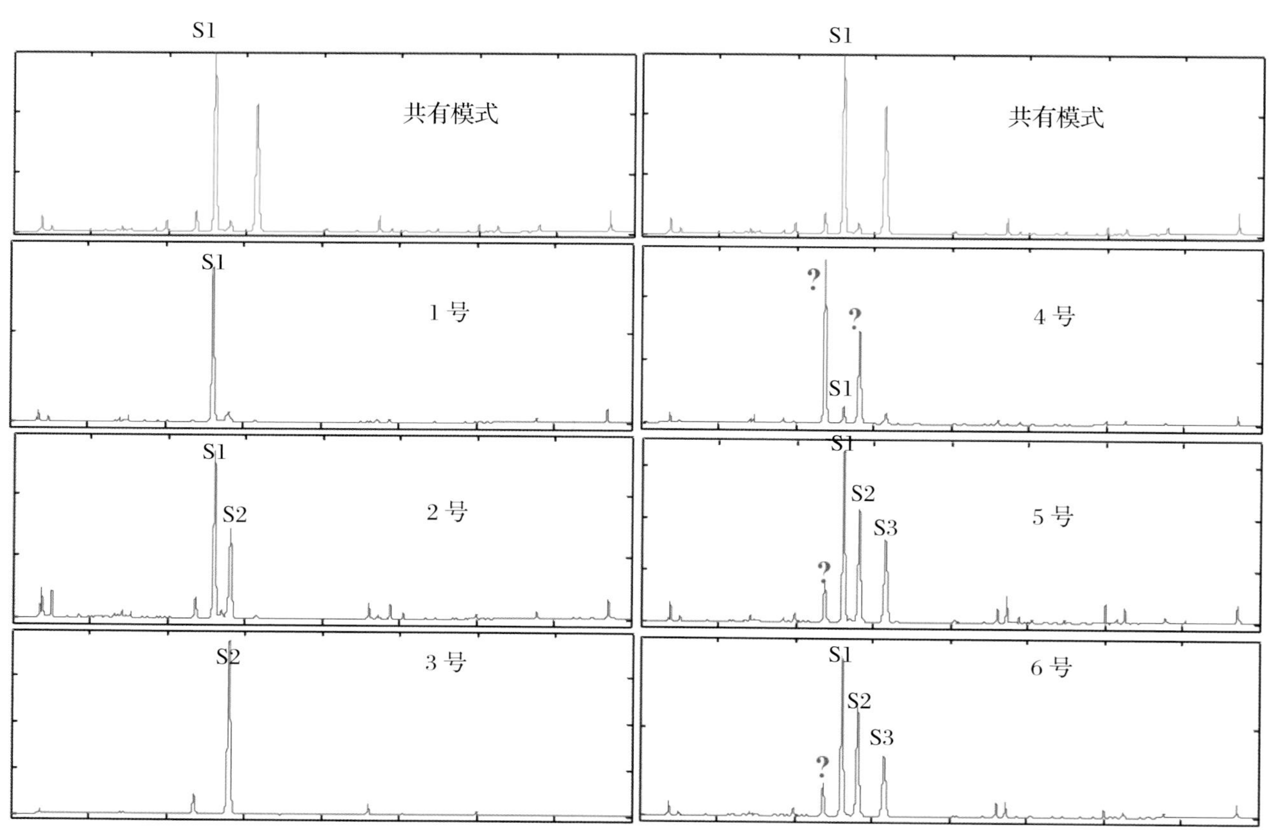

图 34-7　与共有模式不同的“枳壳”样品的 HPLC 色谱指纹图谱

S1: naringin　S2: hesperidin　S3: neohesperidin

注：1 号样品只有突出的柚皮苷，疑为柚的幼果；2 号样品以柚皮苷与橙皮苷为主，未检出新橙皮苷；3 号样品只有橙皮苷检出，显然是其他柑橘类果实的果皮；4~6 号样品均是柚皮苷很少，与枳壳的共有模式明显不同，证明不是酸橙的果实。

4.3 高效液相色谱实验条件

4.3.1 样品的制备

供试品溶液	取本品粉末（过二号筛）0.5g，加甲醇25ml，超声提取45min，放冷，滤过，滤液转移至25ml容量瓶中，并稀释至25ml，滤过，取续滤液，即得
对照品溶液	取橙皮苷、川橙皮素和红橘素对照品，精密称定，分别用甲醇定容制成每1ml含橙皮苷0.5mg、川橙皮素0.1mg、红橘素0.1mg的对照品溶液

4.3.2 液相色谱实验

色谱柱	Hypersil BDS C_{18}（250mm × 4.6mm）
流动相	A：乙腈；B：水
梯度	0~30min：5%~25% A；30~55min：25%~95% A；55~65min：95% A
流速	0.8ml · min^{-1}
柱温	20℃
检测波长	280nm
测定法	分别精密吸取对照品和供试品溶液各10μl，注入高效液相色谱仪，记录色谱流出曲线，即得

5 小　结

历代本草记载，宋代以前所用枳壳、枳实的原植物为芸香科枸橘 *Citrus trifoliata* Thunb，其质量次，本草认为不堪作枳实入药。至明代，枳壳、枳实的原植物主要来源变为芸香科植物酸橙 *Citrus aurantium* 及其栽培变种臭橙 *Citrus aurantium* ‘*Xiucheng*’、香橙 *Citrus aurantium* ‘*Xiangcheng*’、枳橙 *Poncirus trifoliata*（L.）Raf. cv. *Citrange* 等，并一直沿用至今。

枳壳系酸橙果实生长至近成熟时，摘下，剖开两瓣，晒干，因果皮表面粗糙，果皮厚，晒干后果肉很少，故一般并不除去果肉，仍称枳壳。切制成饮片时，果肉残存不多。其他柑橘属的果实果皮较薄，因甜橙果皮较薄，味不苦，与酸橙差别较大，指纹图谱也有不同，不易混淆。

枳实（*Zhi-Shi*） AURANTII FRUCTUS IMMATURUS

英 Immature Bitter Orange Fruit

1 基　原

为芸香科（Rutaceae）植物酸橙 *Citrus aurantium* L. 及其栽培变种的干燥幼果。

2 药材外形

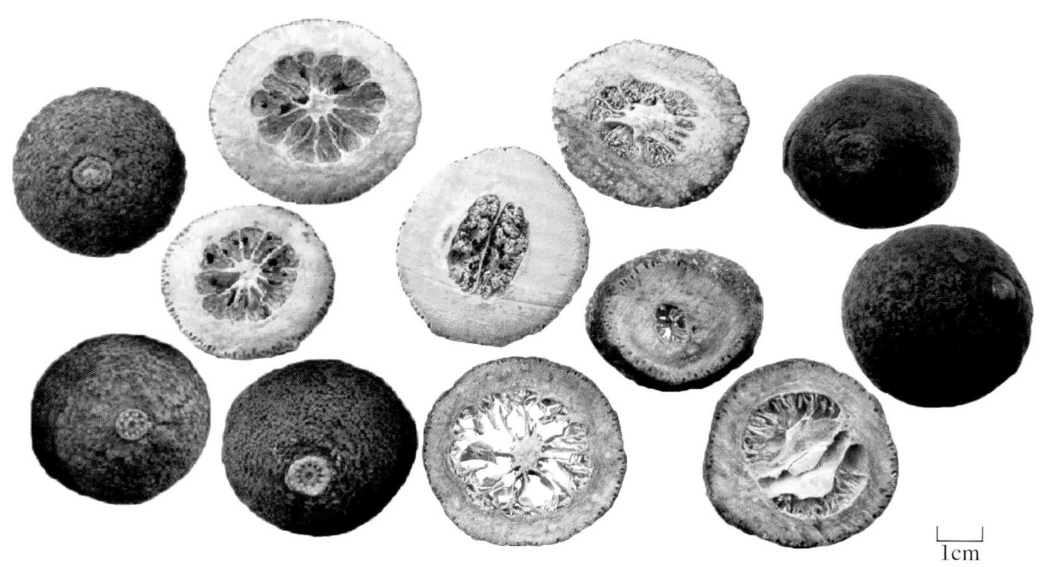

图 35-1　枳实药材及饮片

[化学成分]

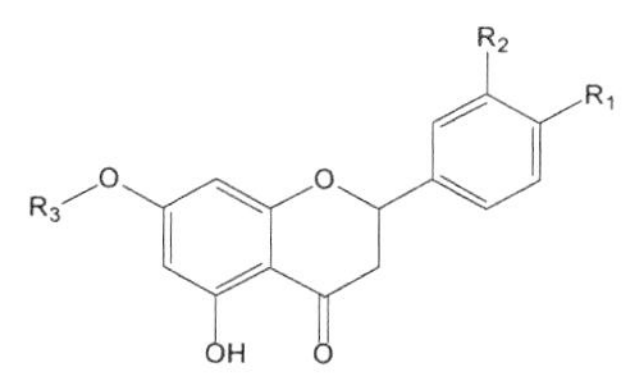

橙皮苷 hesperidin：R_1 = OMe，R_2 = OH，R_3 = $glu \xrightarrow{6-1} rha$

柚皮苷 naringin：R_1 = OH，R_2 = H，R_3 = $glu \xrightarrow{2-1} rha$

新橙皮苷 neohesperidin：R_1 = OMe，R_2 = OH，R_3 = $glu \xrightarrow{2-1} rha$

辛弗林 synephrine

川陈皮素 nobiletin: R_1 = H，R_2 ~ R_7 = OMe

红橘素 tangeretin: R_1 = R_6 = H，R_2 ~ R_5 = R_7 = OMe

图 35-2　枳实部分的二氢黄酮类成分和辛弗林

3 高效薄层色谱分析

3.1 枳实的高效薄层色谱图像及数码扫描轮廓图（指纹图谱）

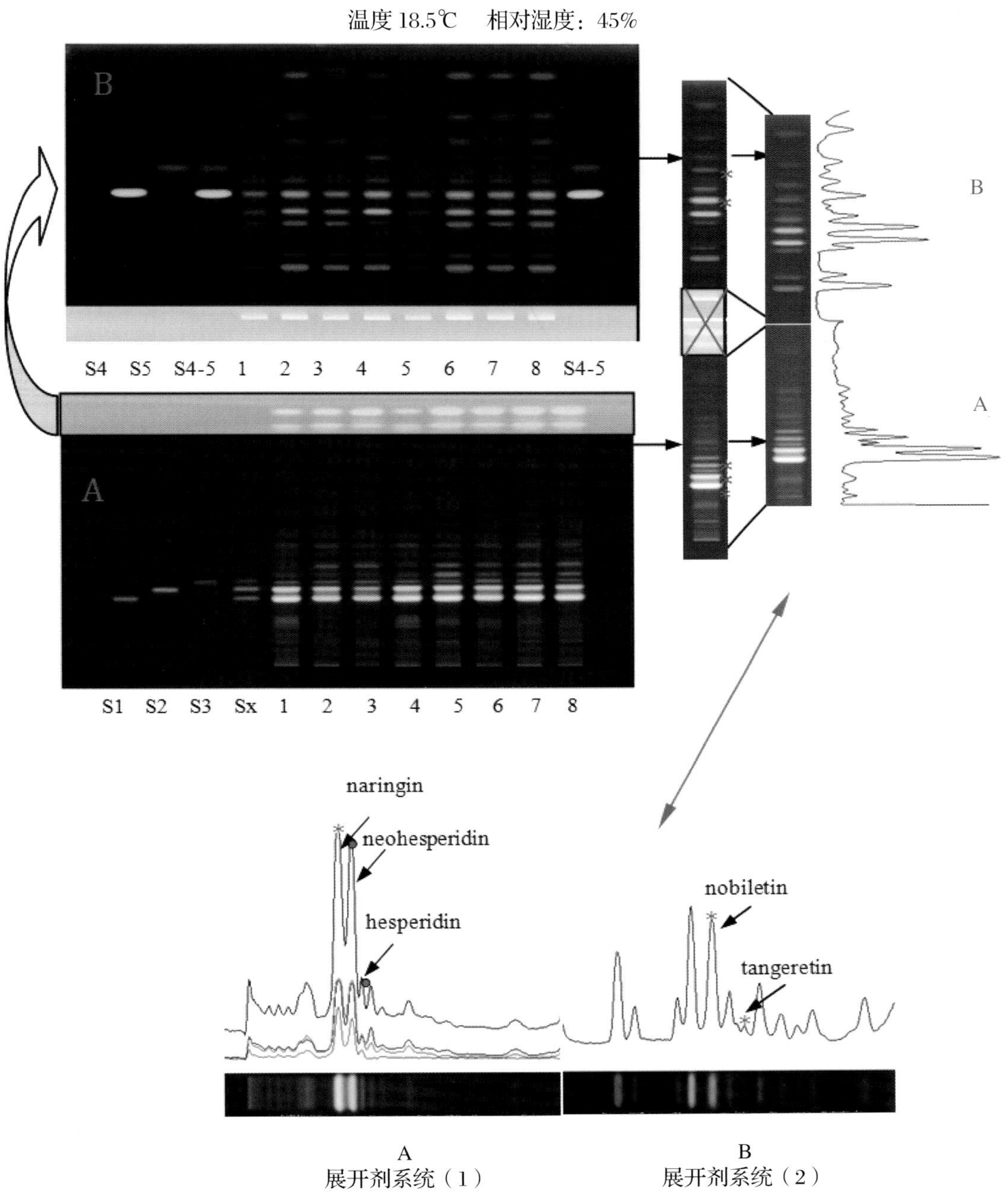

图 35–3 枳实的 HPTLC 荧光色谱图像及其相应的数码扫描轮廓图

A：二氢黄酮苷　　B：苷元

S1: naringin　S2: neohesperidin　S3: hesperidin　S4: nobiletin　S5: tangeretin　Sx: 混合对照品

1~7: 枳实商品　8: 枳实对照药材

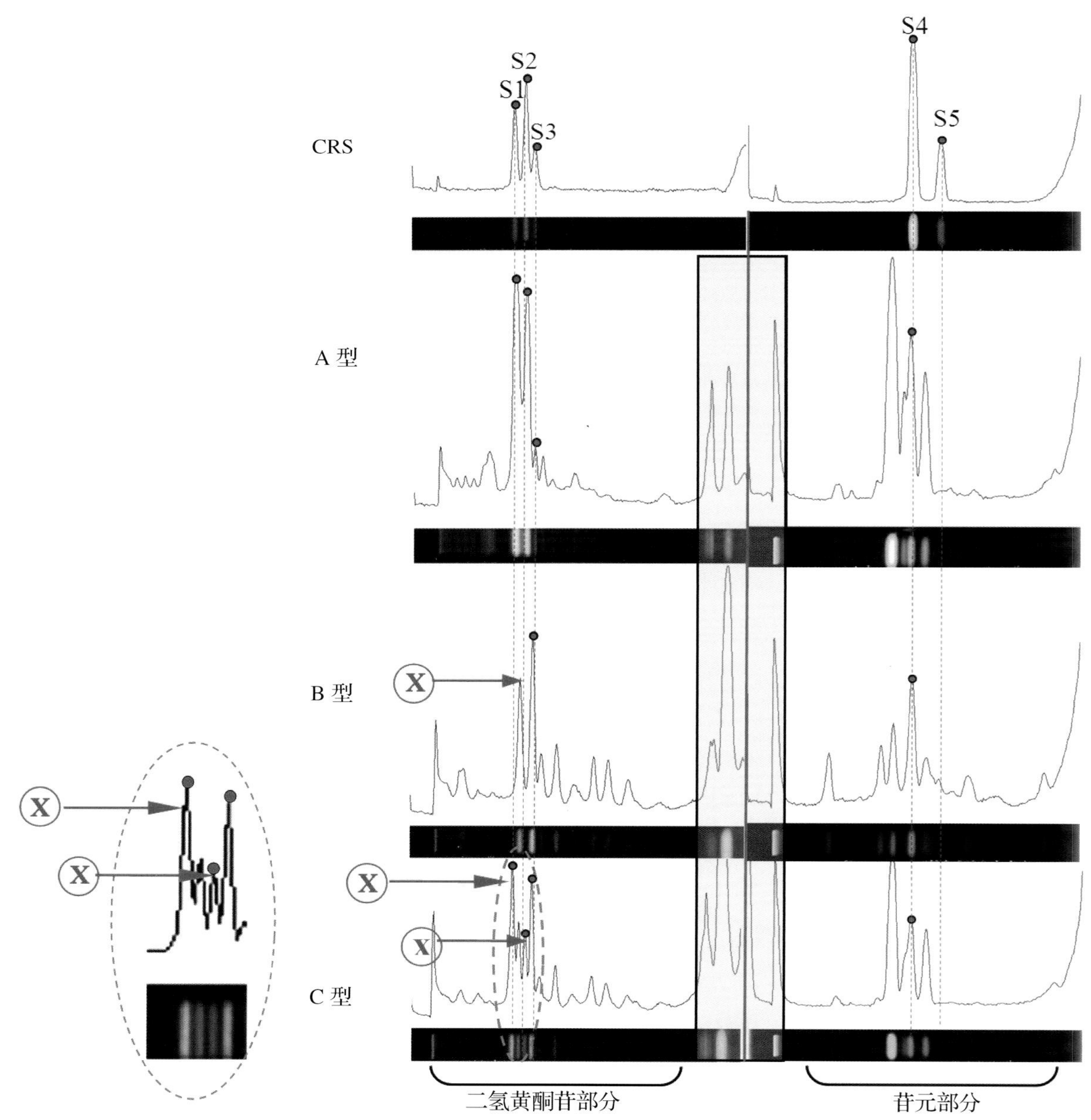

图 35-4　三种类型的枳实 HPTLC 荧光色谱图像及数码扫描轮廓图

S1: naringin　S2: neohesperidin　S3: hesperidin　S4: nobiletin　S5: tangeretin

A 型：正品枳实的指纹图谱　B 型：其他柑橘类果实幼果的指纹图谱　C 型：未知品种的果实的指纹图谱

注：ⓧ是正品枳实不含有的待定的两个成分。

3.2 结果与讨论

通过 20 批枳实样品的分析，可依据指纹图谱分为两类，A 型是酸橙的未成熟果实，有 8 批样品，主要特征是高含量的柚皮苷及新橙皮苷，橙皮苷含量很低（据荧光条带的荧光强度及轮廓扫描图的色谱峰的强度），苷元部分含量也比较高，特别是川陈皮素及其下面相邻的荧光强度较高的条斑，其余成分明显较低。B 型属于甜橙的未成熟果实类。其特点是橙皮苷含量较高，在其下面的相邻荧光条斑是与新橙皮苷重叠的另一个黄酮苷（参照 HPLC 可知非新橙皮苷），含量也比较高，不含柚皮苷，和酸橙不同；苷元部分主要是川陈皮素荧光较强，红橘素不明显。此外整体而言，除主要的成分外，其余成分的荧光条斑也较酸橙类为明显，与陈皮药材中的 B 型很接近。除此以外，另有少数样品是柑橘属的其他品种的未成熟果实，特点是柚皮苷、新橙皮苷及橙皮苷均可较为明显地检出，柚皮苷与新橙皮苷之间尚有一个暂时未知的黄酮苷成分，和陈皮药材中发现的 C 型的指纹图谱极为接近。推测 B 型与 C 型是属于“柑橘”类的未成熟果实，参见《中国植物志》芸香科柑橘属下的柑橘亚属的品种[1]。

柑橘类果皮中含有的二氢黄酮苷，薄层色谱用香草醛 – 硫酸试剂显色，显橘红色，较为特殊，可作为薄层色谱的补充鉴别特征（图 35–5）。

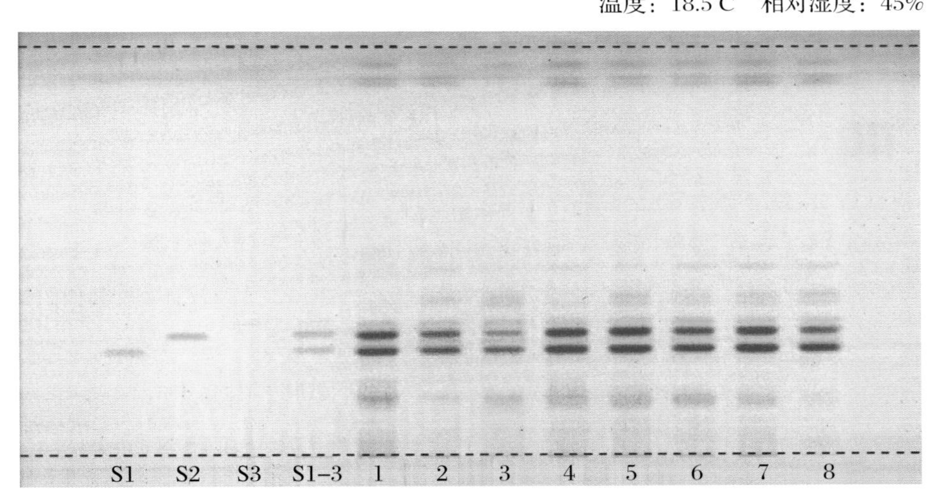

图 35–5　用香草醛 – 硫酸试剂显色生成的枳实的 HPTLC 可见光色谱图像（二氢黄酮苷部分）

3.3 高效薄层色谱实验条件

3.3.1 样品的制备

供试品溶液	取样品粉末 0.5g，加甲醇 5ml，室温冷浸 15min，超声提取 15min，取出，再离心处理 10min（4000r · min^{-1}），取上清液过微孔滤膜（0.45 μm），取续滤液作为供试品溶液
对照药材溶液	参照“供试品溶液”制备方法处理
对照品溶液	取对照品橙皮苷、新橙皮苷、川陈皮素、红橘素、柚皮苷适量，分别精密称定，用甲醇溶解，配成每 1ml 各含 0.5mg 的溶液，作为对照品溶液

[1] 中国科学院植物志编辑委员会 . 中国植物志（第四十三卷）[M]. 北京：科学出版社，1997：184–209.

3.3.2 薄层色谱实验

薄层板	预制硅胶高效薄层板（20cm × 10cm，Merck）

3.3.2.1 黄酮苷部分

点样	分别取上述供试品、对照药材溶液、对照品溶液各 1μl 条带状点于上述薄层板上；点样后放于五氧化二磷的干燥器中真空干燥 2h，备用
展开	以氯仿 – 甲醇 – 水 – 冰醋酸（13∶4∶1∶1.5）10℃下冰箱中放置分层的下层溶液为展开剂，展开 8.5cm，取出，挥干
检视	喷以 5% 三氯化铝乙醇溶液，立即置于紫外光 (365nm) 下检视；再喷以 10% 香草醛浓硫酸试液，105℃加热至斑点显色清晰，可见光下检视。（香草醛试剂显色是观察二氢黄酮苷的可见光色谱，二者在同一薄层板显色是为了节省操作，避免重复制作薄层板，因两种显色剂的结果互不干扰）。供试品色谱中，在与对照品川陈皮素和红橘素相应的位置，显相同颜色的荧光斑点；供试品色谱与对照用药材色谱基本一致

3.3.2.2 黄酮苷元部分

展开	展开用溶剂系统：先以甲苯 – 乙酸乙酯 – 甲酸 – 水（20∶20∶1∶1）10℃下冰箱中放置分层的上层溶液作为展开剂 S1，展开 8.5cm，取出，挥干，放于置有五氧化二磷的干燥器中真空干燥 2h；再以甲苯 – 乙酸乙酯 – 甲酸 – 水（20∶10∶1∶1）10℃下冰箱中放置分层的上层溶液作为展开剂 S2，展开 8.5cm，取出，挥干
检视	直接置紫外光灯（365nm）下检视。供试品色谱中，在与对照品川陈皮素和红橘素相应的位置，显相同颜色的荧光斑点；供试品色谱与对照用药材色谱基本一致。分别记录荧光薄层色谱的图像及数码扫描轮廓图谱

4 高效液相色谱分析

4.1 枳实的高效液相色谱指纹图谱

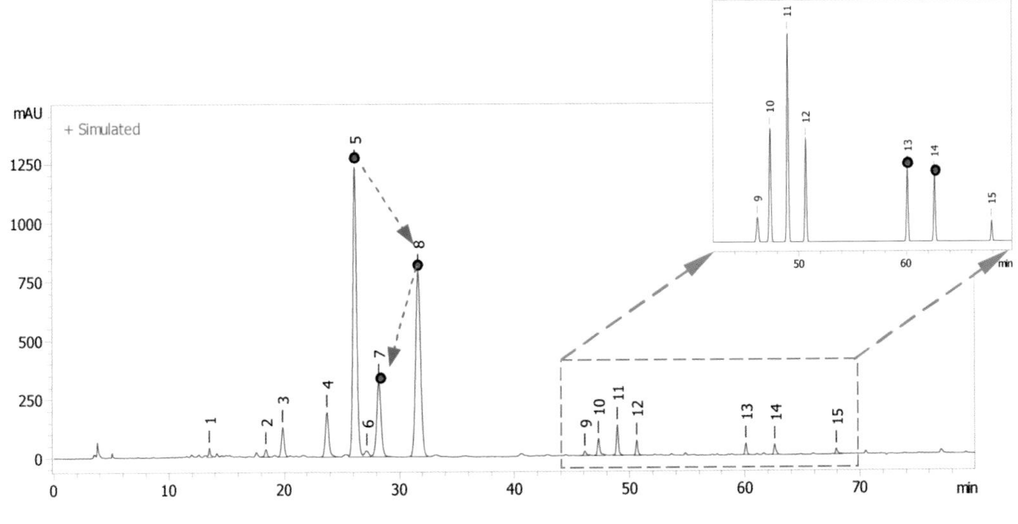

图 35-6　枳实的 HPLC 色谱指纹图谱

5: naringin　7: hesperidin　8: neohesperidin　13: nobiletin　14: tangeretin

4.2 结果与讨论

酸橙来源的枳实色谱指纹图谱的趋势是二氢黄酮苷部分是柚皮苷大于新橙皮苷，而新橙皮苷大于橙皮苷；苷元部分显示各成分均为弱峰，甚至很难察见。甜橙的 HPLC 指纹图谱宏观非常简单，橙皮苷是唯一突出的强色谱峰（图 35-6），与酸橙枳实指纹图谱明显不同，极易区分（图 35-7）。

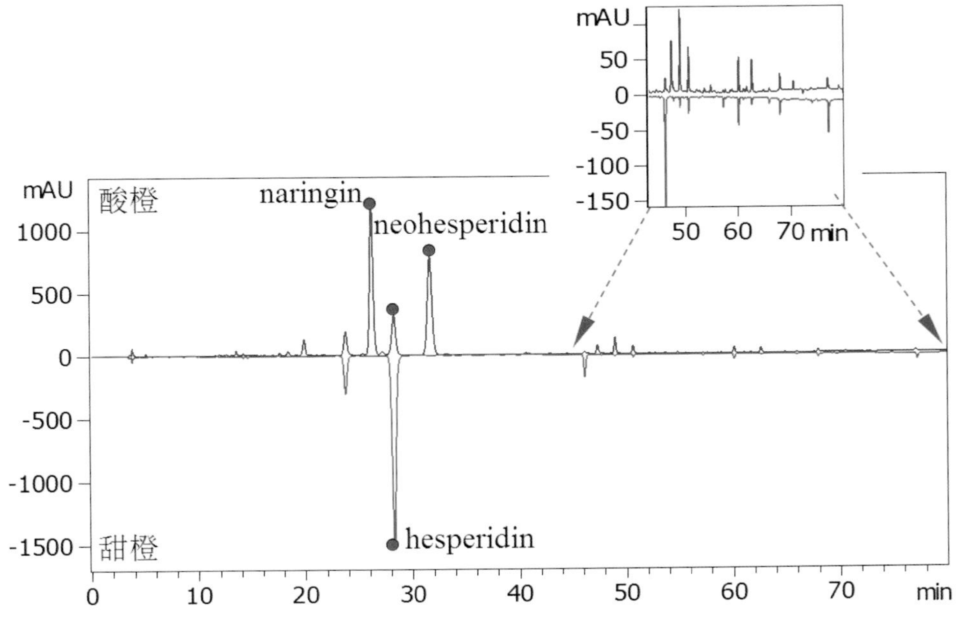

图 35-7　酸橙与甜橙的 HPLC 色谱指纹图谱的比较

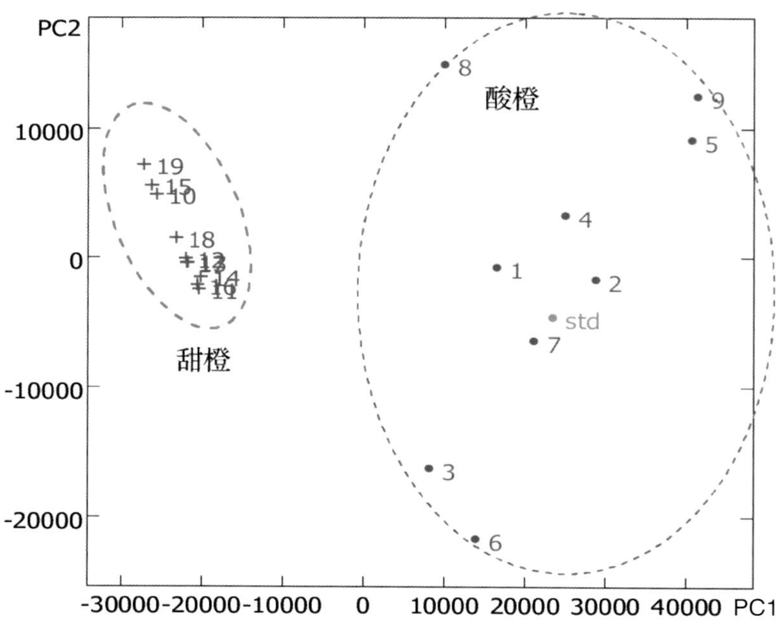

图 35-8　酸橙与甜橙果皮 HPLC 色谱指纹图谱的主成分分析

4.3 高效液相色谱实验条件

4.3.1 样品的制备

供试品溶液	取本品粉末（过二号筛）0.5g，加甲醇 25ml，超声提取 45min，放冷，滤过，滤液转移至 25ml 容量瓶中，并稀释至 25ml，滤过，取续滤液，即得
对照品溶液	取橙皮苷、川陈皮素和红橘素对照品，精密称定，分别用甲醇定容制成每 1ml 含橙皮苷 0.5mg，川橙皮素 0.1mg，红橘素 0.1mg 的对照品溶液

4.3.2 液相色谱实验

色谱柱	Hypersil BDS C_{18}（250mm × 4.6mm）
流动相	A：乙腈；B：水
梯度	0~30min：5%~25% A；30~55min：25%~95% A；55~65min：95% A
流速	0.8ml · min^{-1}
柱温	20℃
检测波长	280nm
测定法	分别精密吸取对照品和供试品溶液各 10μl，注入高效液相色谱仪，记录色谱流出曲线，即得

5 小　结

历代本草记载，宋代以前（公元 960 年以前）所用枳壳、枳实的原植物为芸香科枸橘 *Citrus trifoliata* Thunb，其质量次，本草认为不堪作枳实入药。至明代，枳壳、枳实的原植物主要来源变为芸香科植物酸橙 *Citrus aurantium* 及其栽培变种臭橙 *Citrus aurantium 'Xiucheng'*、香橙 *Citrus aurantium 'Xiangcheng'*、枳橙 *Poncirus trifoliata*（L.）Raf. cv. *Citrange* 等，并一直沿用至今。本研究分别从江西（传统产区）、四川、湖南、安徽亳州、上海等不同地区收集到 20 批枳实药材。色谱指纹图谱证实来源于酸橙的枳实的总趋势是二氢黄酮苷部分柚皮苷大于新橙皮苷，而新橙皮苷大于橙皮苷，含量测定表明含柚皮苷（7%~12%）、新橙皮苷（2%~10%）及较低含量的橙皮苷（低于 4%）。而甜橙来源的枳实指纹图谱则以橙皮苷为主，含量测定含 12%~24%，不含柚皮苷（少数样品含微量，0.005%~0.05%）。所谓“酸”和“甜”，盖因柚皮苷（味苦）之有无使然。结合历代本草的产地、形态、性味等的论述，正品枳实应来源于酸橙的不同栽培变种，江西的枳实为传统的道地枳实。现在市场收集的商品枳实 20 批中有 8 批的来源是酸橙，12 批为甜橙。《中国药典》收载的枳实包括酸橙及甜橙，反映了当前药材市场的实际情况，但是酸橙与甜橙成分组成在 HPTLC 及 HPLC 指纹图谱显示明显不同，甜橙不应与酸橙混用。

其次，由于二氢黄酮苷元在薄层色谱中，三氯化铝可以激发这些苷元发射较强的荧光，故薄层色谱图像中的苷元部分显示较强的荧光条斑，扫描轮廓图表达的也很清楚。而在液相色谱中这些色谱峰因紫外吸收相应较弱，所以色谱峰很弱，与薄层荧光色谱图像形成强烈的反差，当用不同的色谱方法时应予以注意。

近缘品种比较

白芍、赤芍、牡丹皮

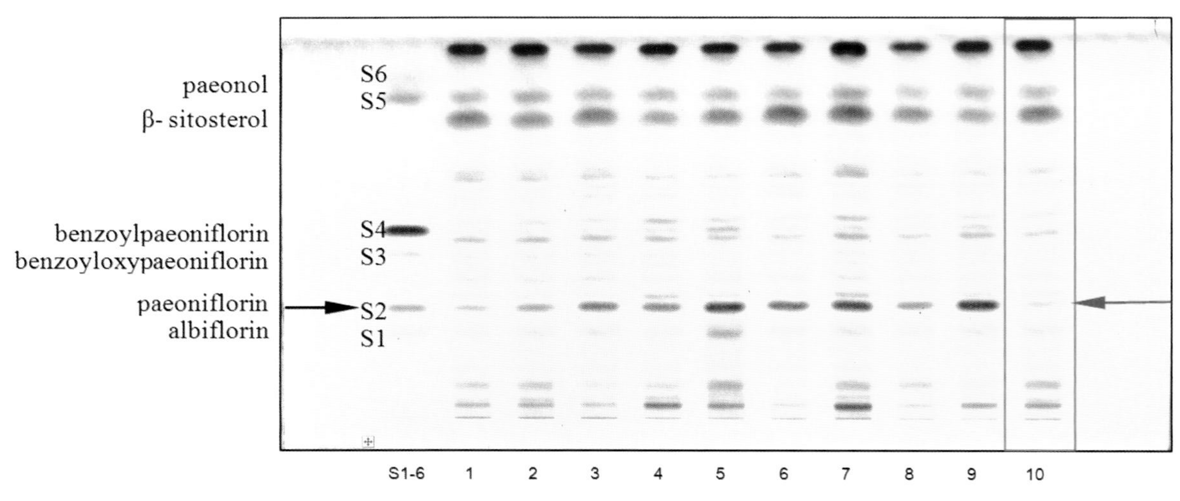

图 36–1　白芍的 HPTLC 色谱图像

S1: albiflorin　S2:paeoniflorin　S3:benzoyloxypaeoniflorin　S4:benzoylpaeoniflorin　S5: β –sitosterol　S6:paeonol

3: 对照药材　1、2、4~10：商品白芍

注：色谱图显示，10 号样品芍药苷含量很低。

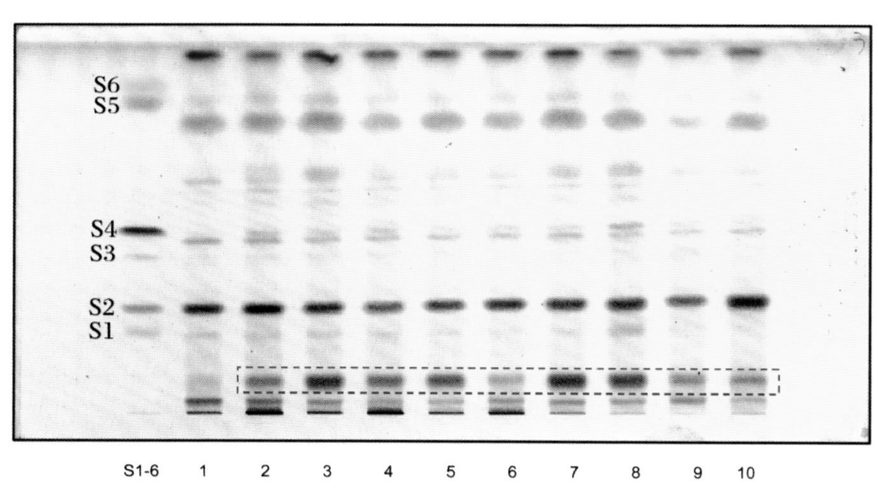

图 36–2　赤芍的 HPTLC 色谱图像

S1: albiflorin　S2:paeoniflorin　S3:benzoyloxypaeoniflorin　S4:benzoylpaeoniflrin　S5: β – sitosterol　S6:paeonol

1: 白芍　2~7：赤芍饮片　8：赤芍　9~10：川赤芍

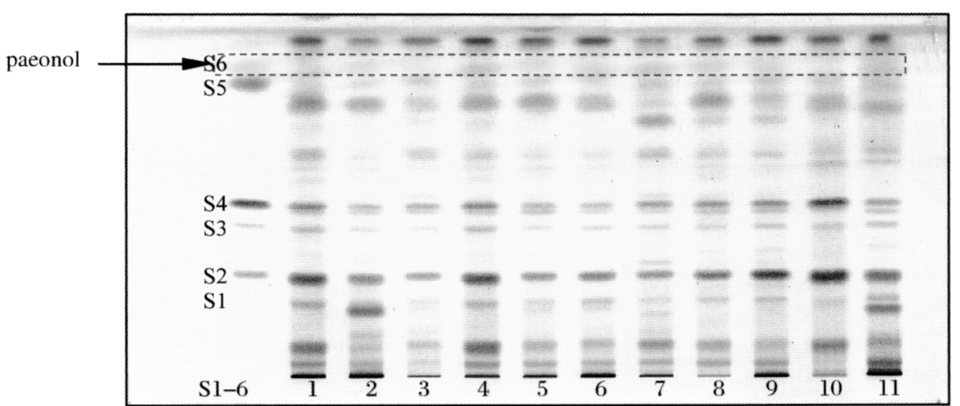

图 36–3　牡丹皮的 HPTLC 色谱图

S1: albiflorin　S2:paeoniflorin　S3:benzoyloxypaeoniflorin　S4:benzoylpaeoniflorin　S5: β – sitosterol　S6:paeonol

1~11: 牡丹皮

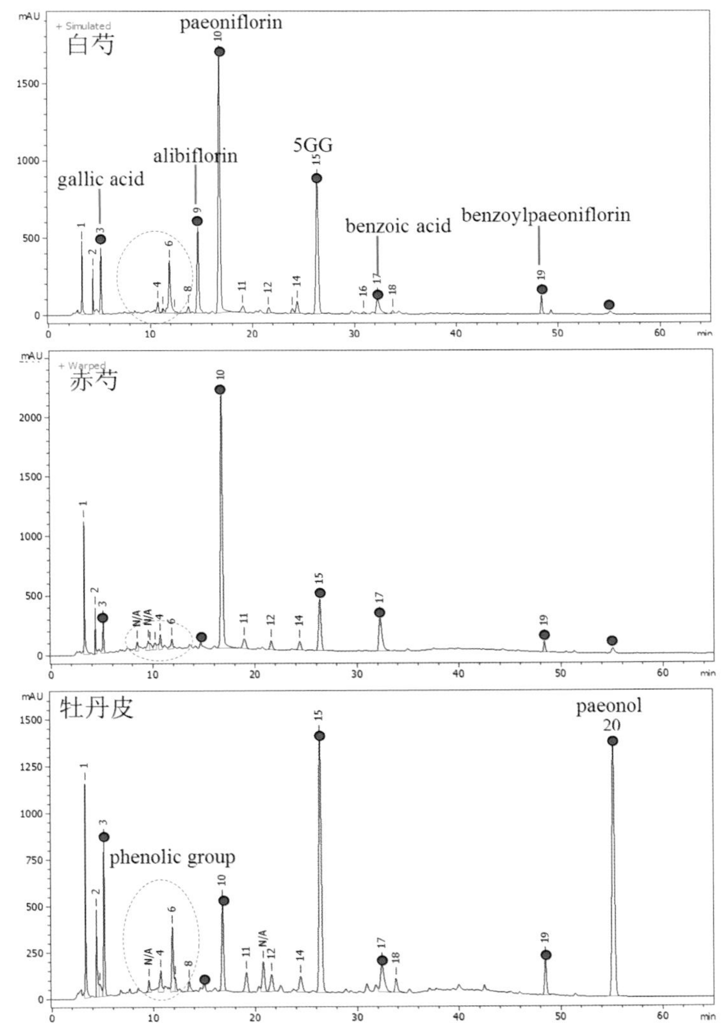

图 36–4　白芍、赤芍、牡丹皮的 HPLC 色谱指纹图谱的比较

3:gallic acid　9:albiflorin　10:paeoniflorin　15:1,2,3,4,6–penta– *O*–galloyl– β –*D*–glucose　17:benzoic acid

19: benzoylpaeoniflorin　20:paeonol

表 36-1

	paeoniflorin	albiflorin	benzoyl-paeoniflorin	gallic acid	5GG	paeonol	benzoic acid	phenolic group
白芍	++++	+	+	++	+++	微量	+	4号色谱峰(微量) 6号色谱峰(+)
赤芍	++++	微量	+	+	++	微量	+	5个小峰
牡丹皮	++	微量	++	+++	++++	++++	+	6号色谱峰(+) 3个小峰

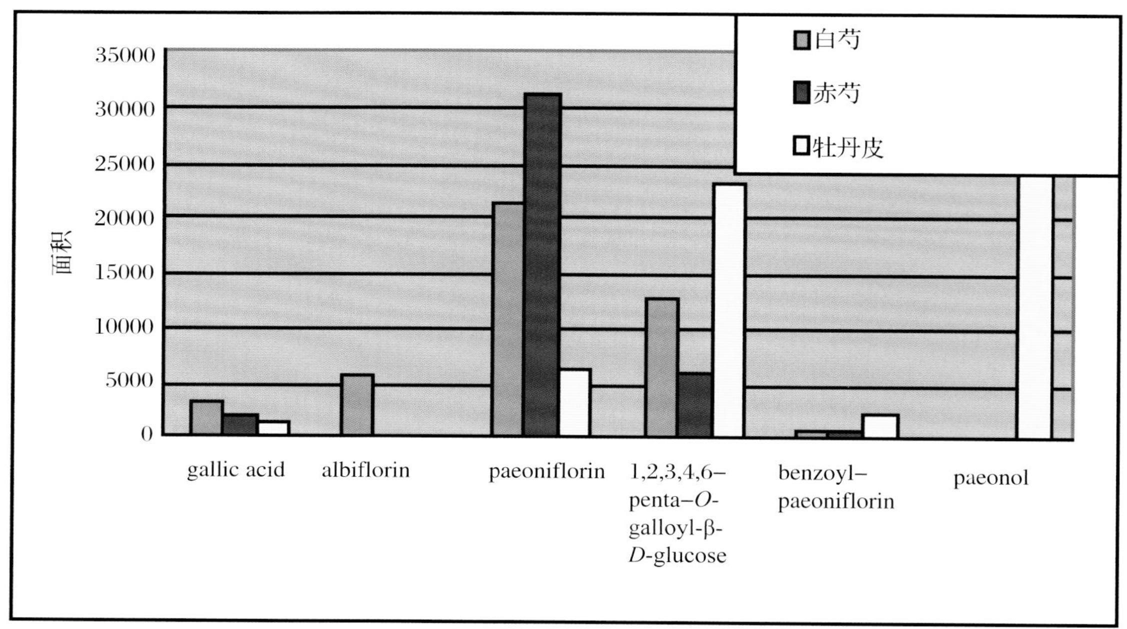

图 36-5　白芍、赤芍、牡丹皮色谱中 6 个主要成分的浓度分布

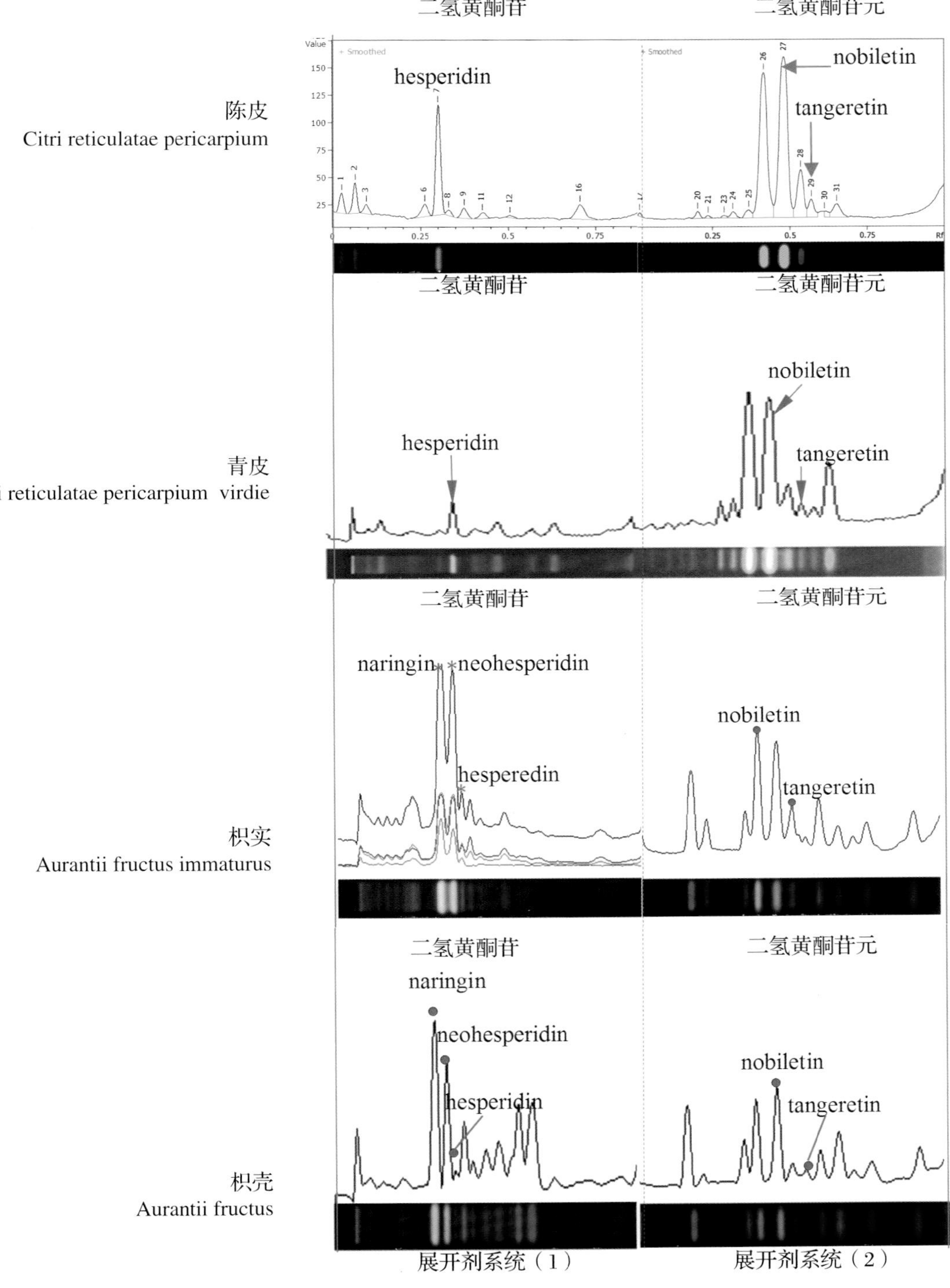

图 37–1 陈皮、青皮、枳实和枳壳的 HPTLC 指纹图谱的比较

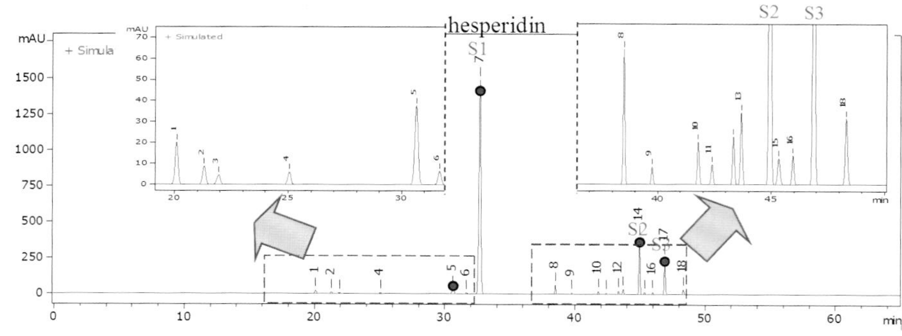

图 37-2　陈皮的 HPLC 色谱指纹图谱

S1: hesperidin　S2: nobiletin　S3: tangeretin

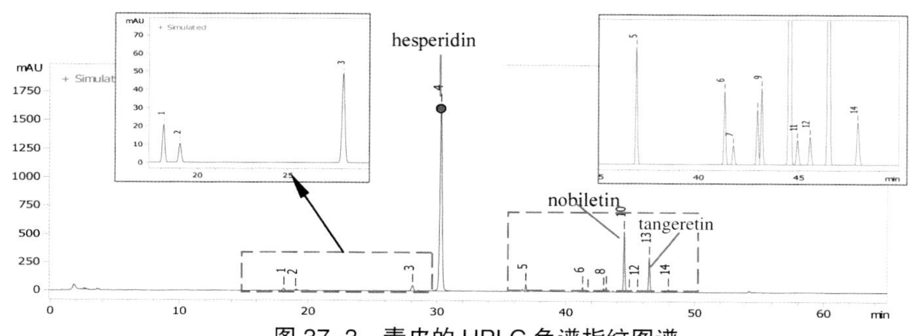

图 37-3　青皮的 HPLC 色谱指纹图谱

4: hesperidin　10: nobiletin　13: tangeretin

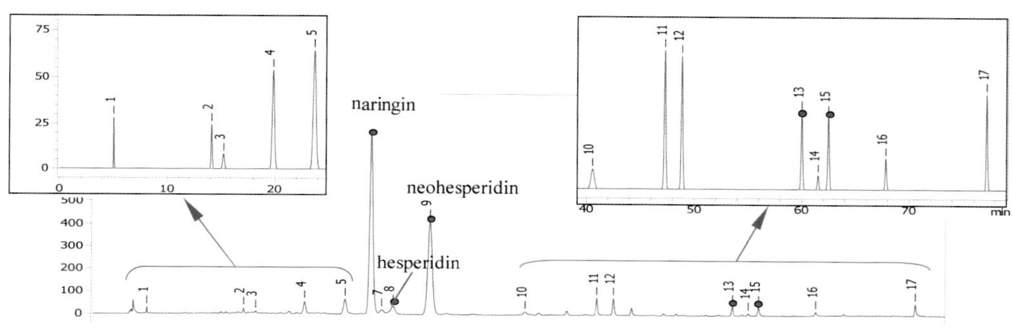

图 37-4　枳壳的 HPLC 色谱指纹图谱

6: naringin　8: hesperidin　9: neohesperidin　13: nobiletin　14: tangeretin

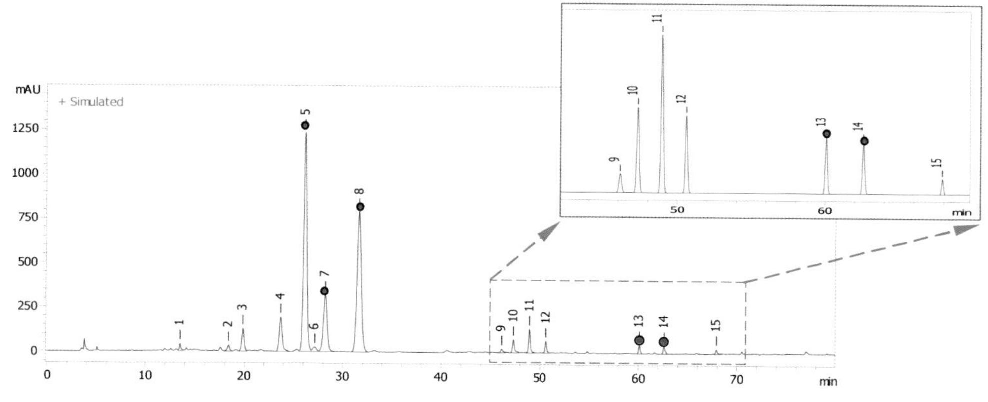

图 37-5　枳实的 HPLC 色谱指纹图谱

5: naringin　7: hesperidin　8: neohesperidin　13: nobiletin　14: tangeretin

当归、川芎

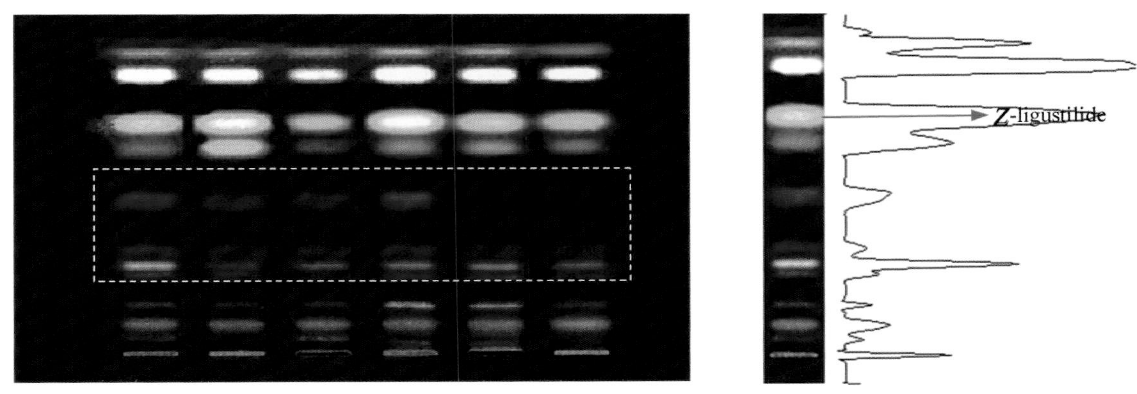

图 38-1　当归的 HPTLC 荧光色谱图像及其数码扫描轮廓图

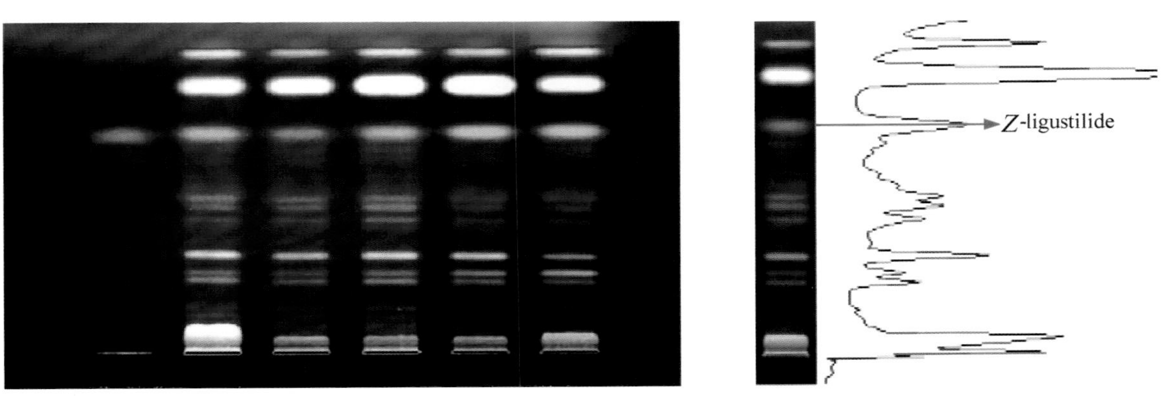

图 38-2　川芎的 HPTLC 荧光色谱图像及其数码扫描轮廓图

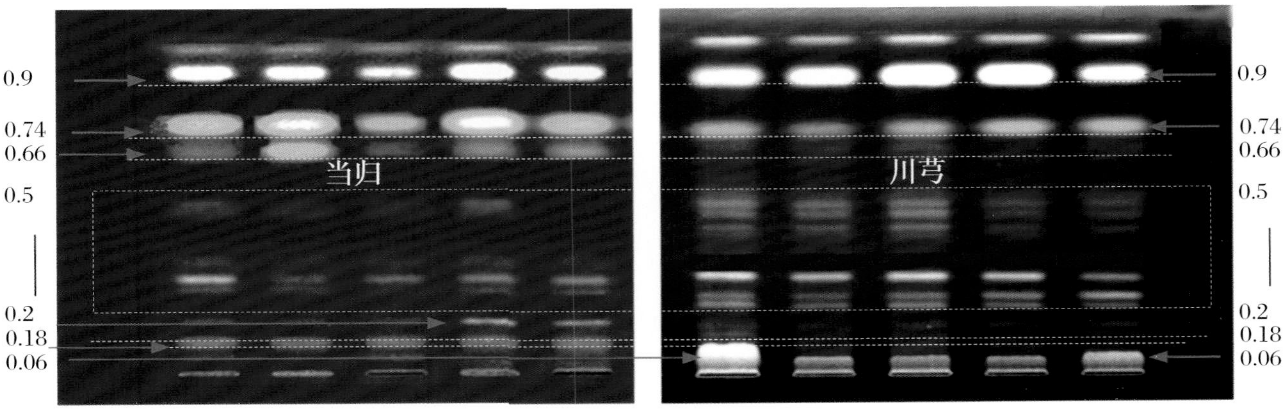

图 38-3　当归和川芎的 HPTLC 荧光色谱图的比较

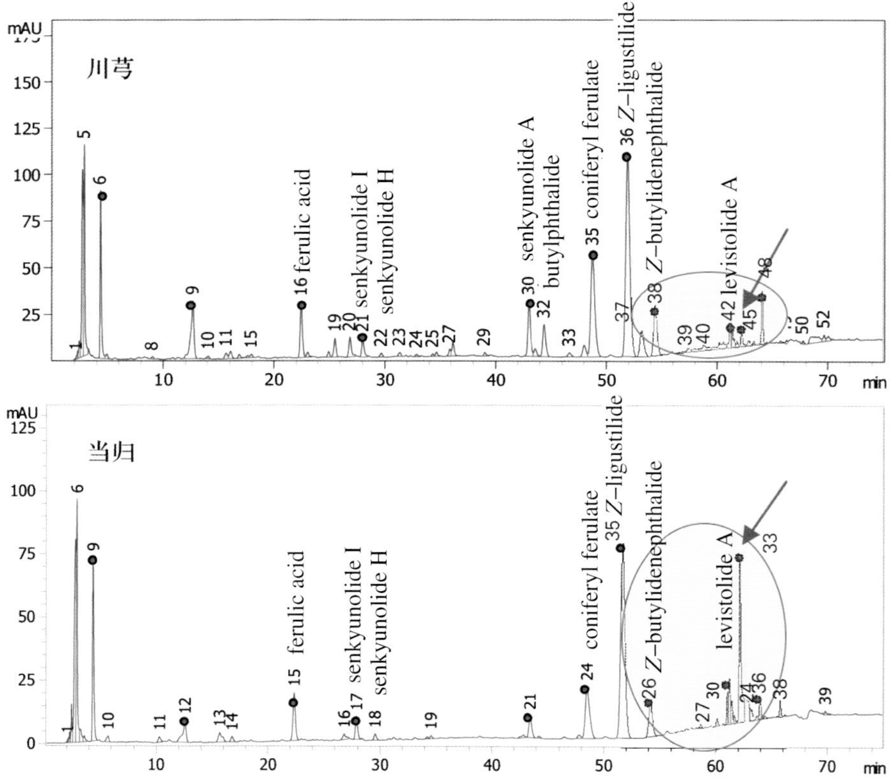

图 38-4　川芎和当归的 HPLC 色谱指纹图谱（240nm）的比较（1）

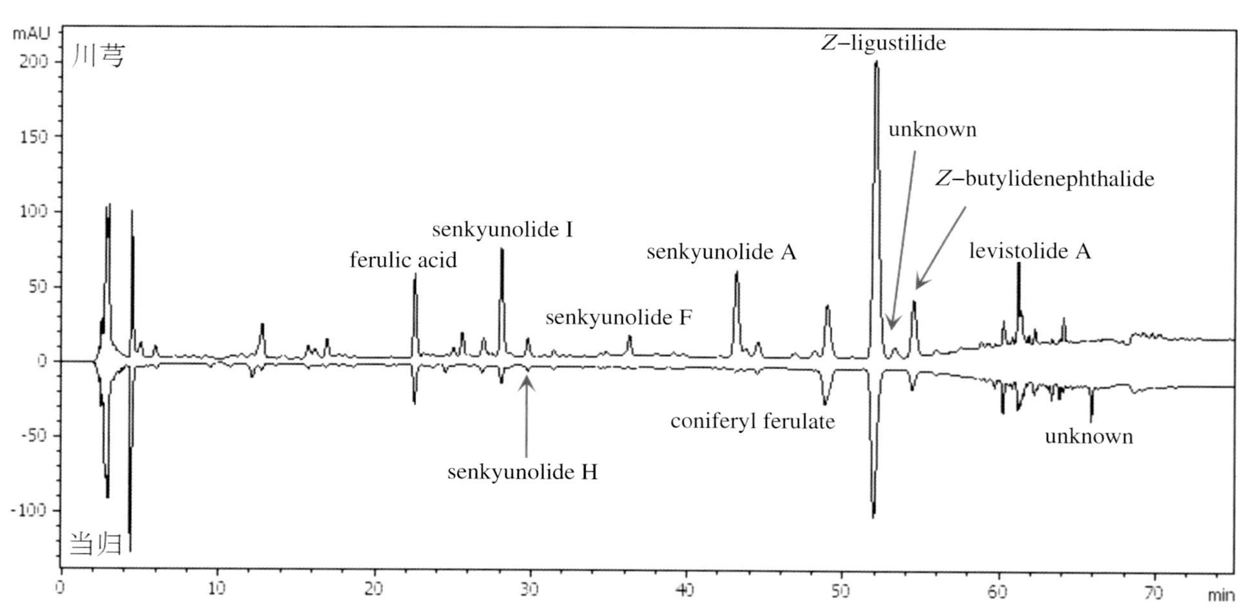

图 38-5　当归和川芎的 HPLC 色谱指纹图谱的比较（2）

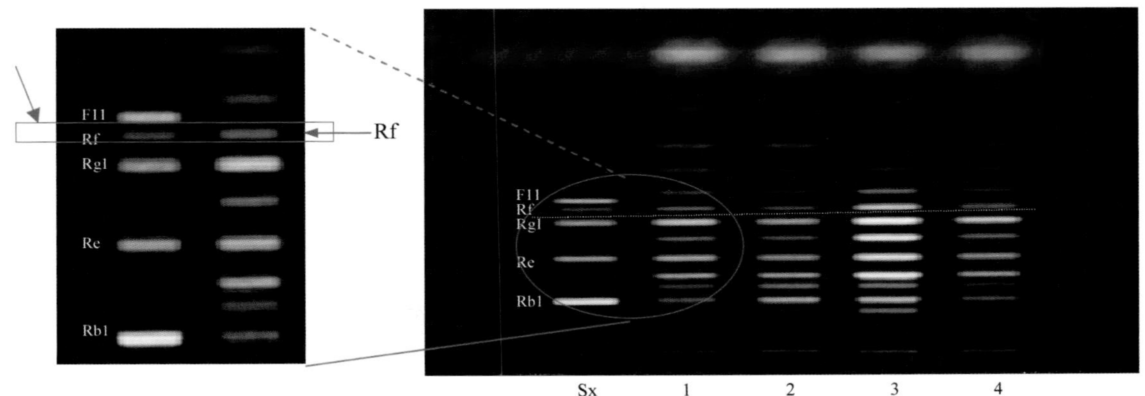

图 39-1　人参的 HPTLC 荧光色谱图像

Sx: 人参皂苷对照品　1~4: 人参药材样品

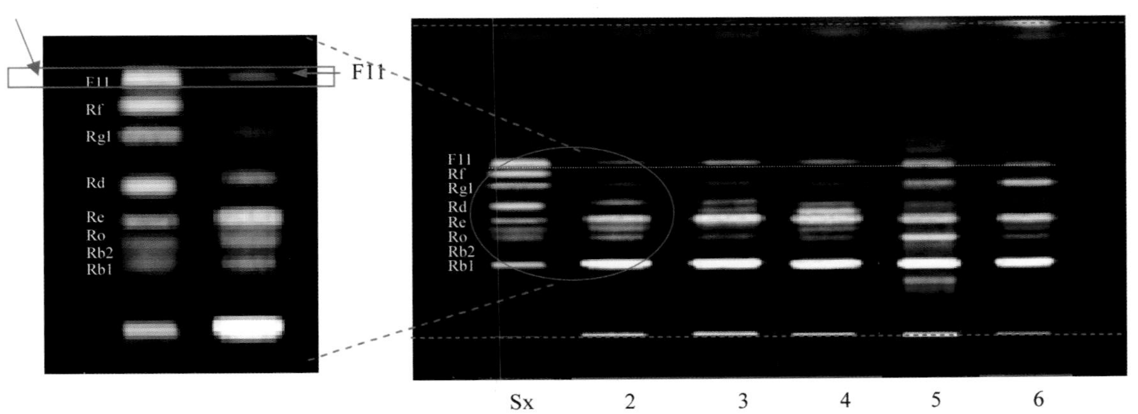

图 39-2　西洋参的 HPTLC 荧光色谱图像

Sx: 人参皂苷对照品　1~4: 西洋参药材样品

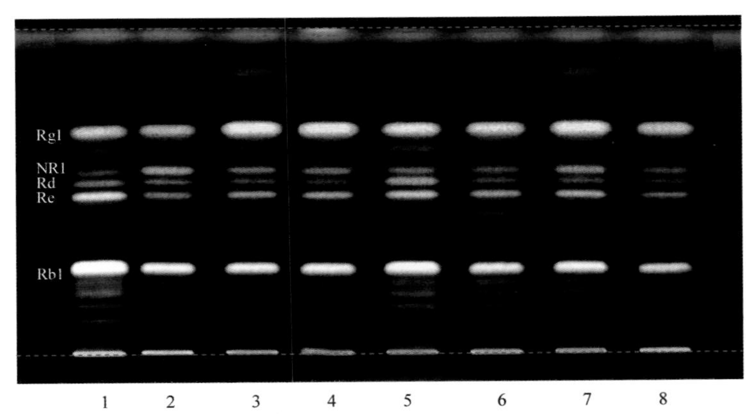

图 39-3　三七的 HPTLC 荧光色谱图像

1~8: 不同商品规格的三七样品

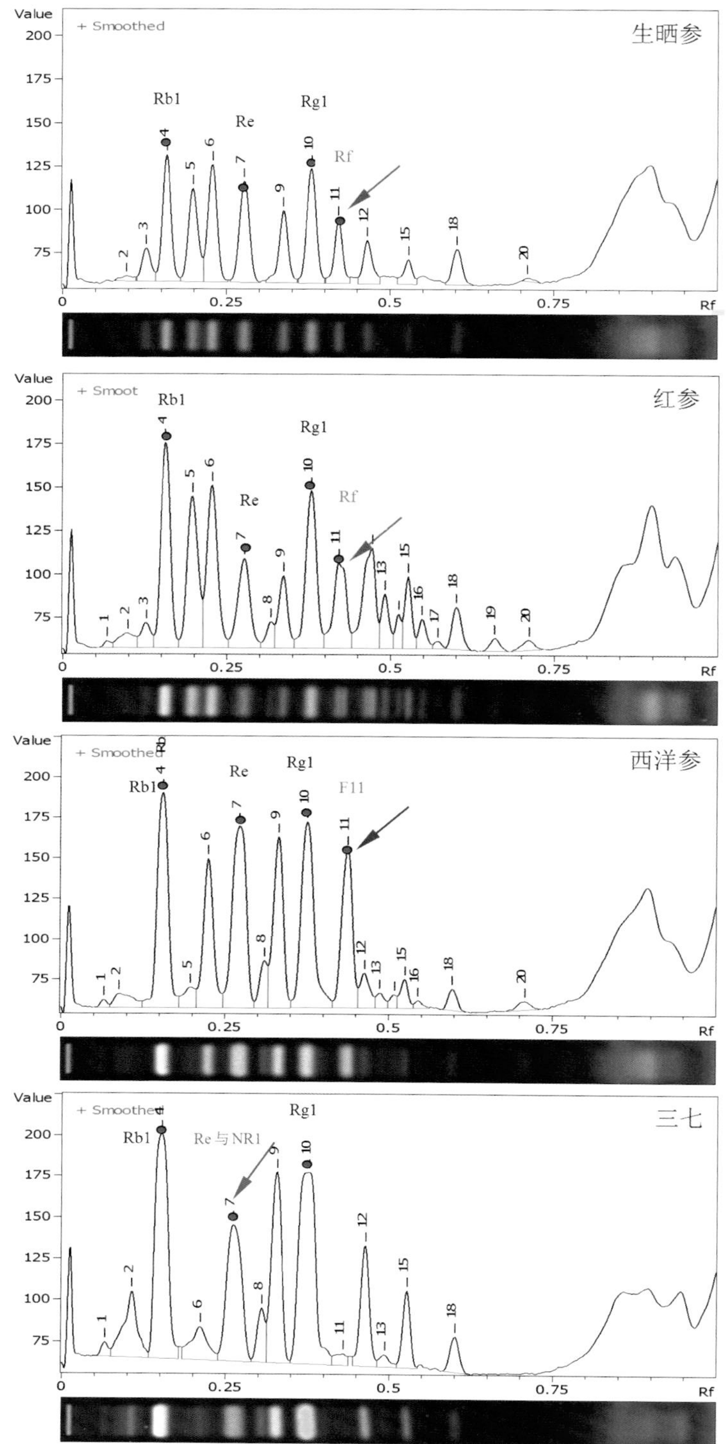

图 39–4　生晒参、红参、西洋参、三七的 HPTLC 指纹图谱的比较（同样的展开剂系统）

注：除指纹图谱的整体面貌外，人参的特有皂苷是 ginsenoside Rf，西洋参特有皂苷是 pseudoginsenoside F11，三七的特有皂苷是 notoginsenoside R1 。在此展开剂系统下与 ginsenoside Re 容易重叠，低温（4 ℃）下展开可以分开。适合 notoginsenoside R1 的色谱条件见“三七”专题篇。

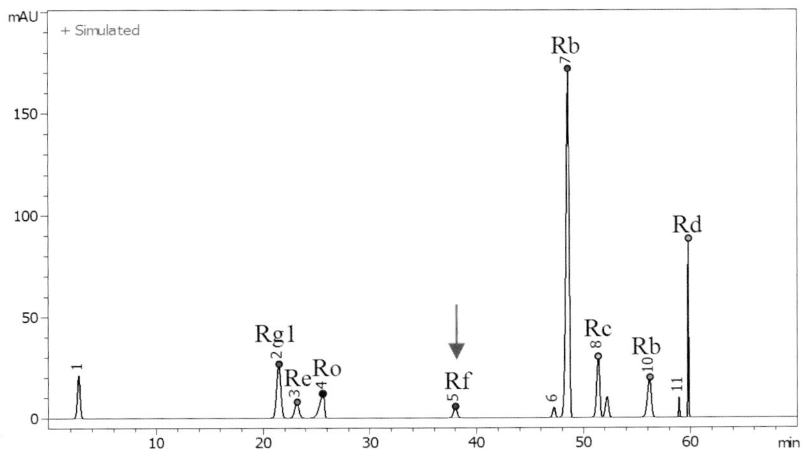

图 39-5　人参 HPLC-ELSD 色谱指纹图谱

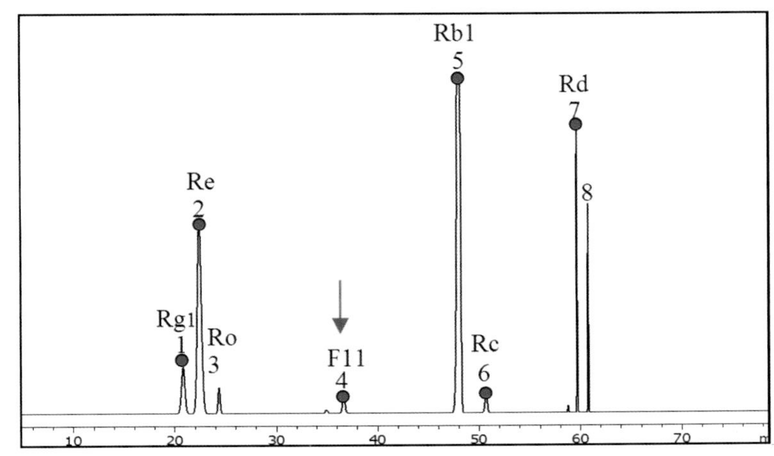

图 39-6　西洋参 HPLC-ELSD 色谱指纹图谱的共有模式

注：4 号色谱峰为 pseudoginsenoside F11，2 号色谱峰 ginsenoside Re 与 1 号色谱峰 ginsenoside Rg1 的表现丰度的比例差距明显。另只有西洋参检出 8 号色谱峰（相当于 HPTLC 荧光图像 ginsenoside Re 与 Rd 之间的未知荧光条斑）。

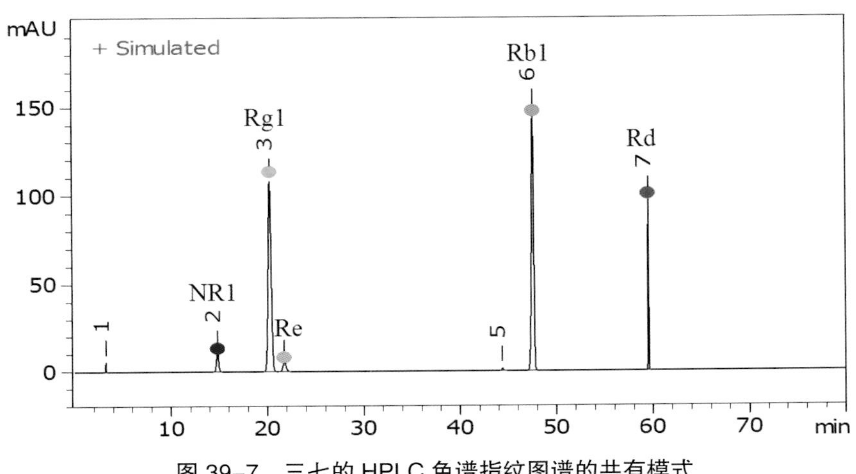

图 39-7　三七的 HPLC 色谱指纹图谱的共有模式

射干、川射干

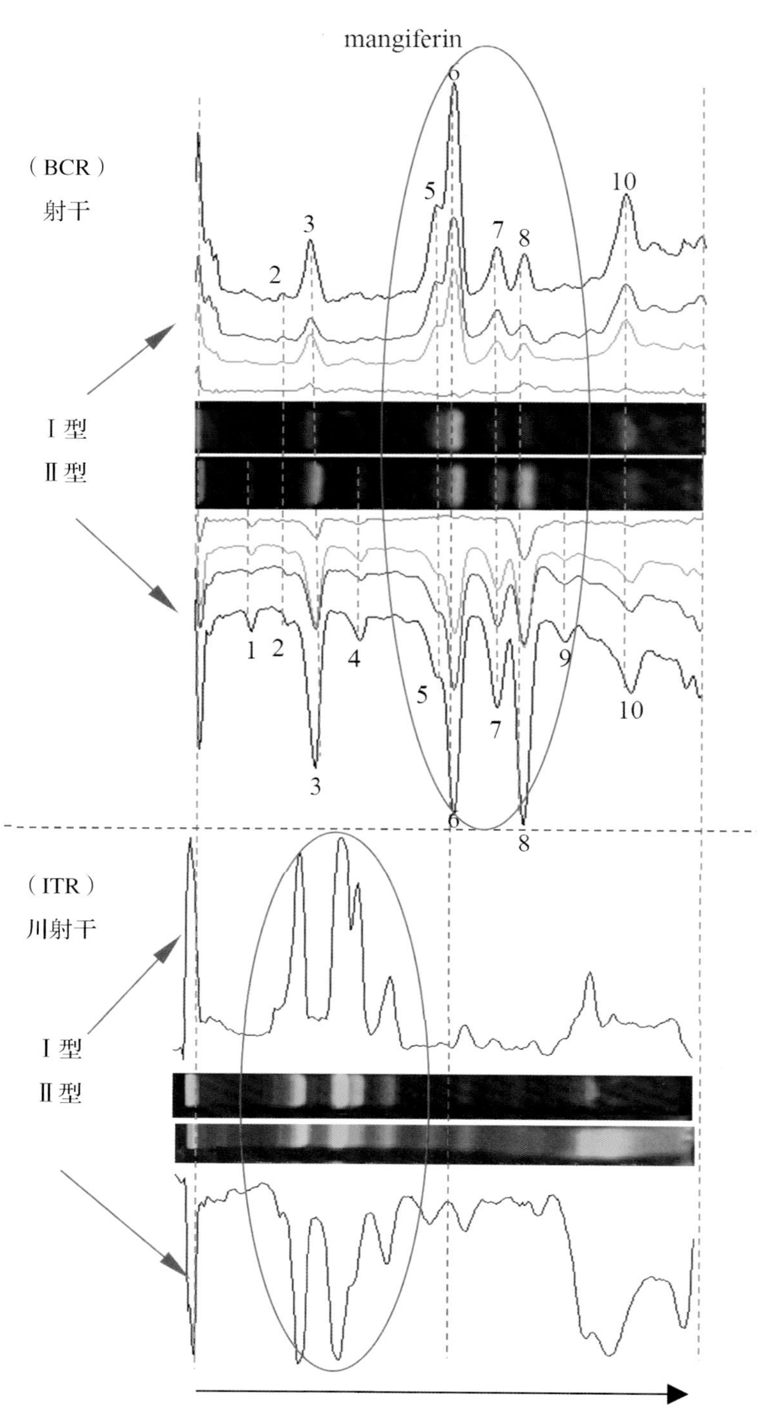

图 40–1　射干和川射干的 HPTLC 指纹图谱的比较（聚酰胺薄层板）

BCR: 射干　ITR : 川射干

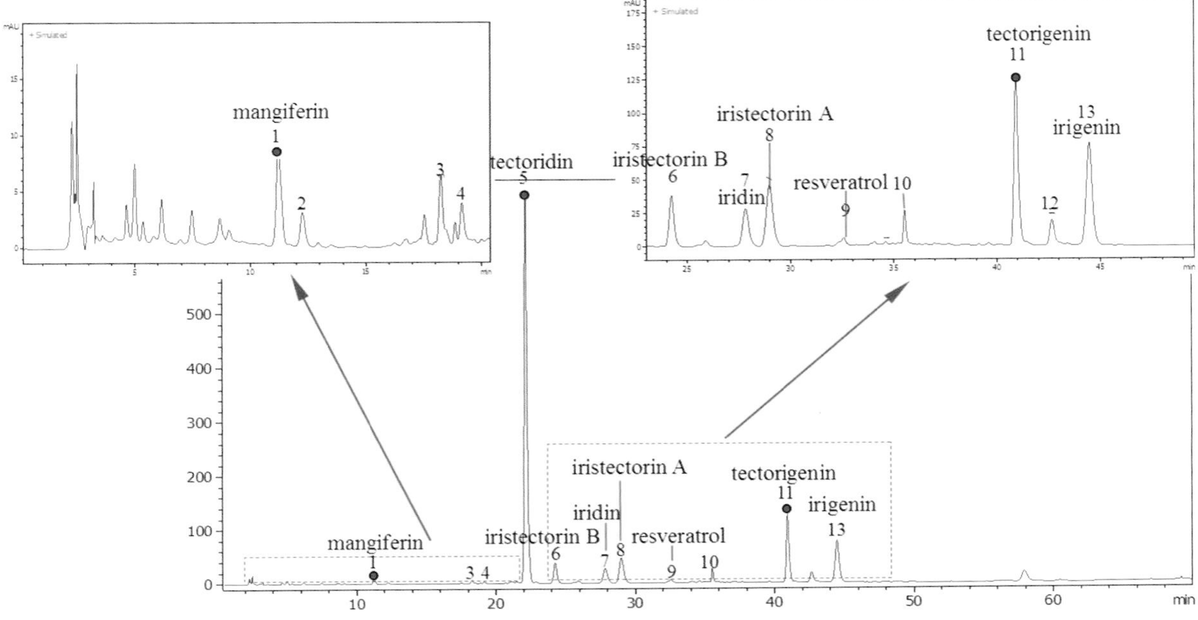

图 40-2　射干（Ⅰ型）的 HPLC 色谱指纹图谱

1: mangiferin　5: tectoridin　6: iristectorin B　7: iridin　8: iristectorin A　9: resveratrol　11: tectorigenin　13: irigenin

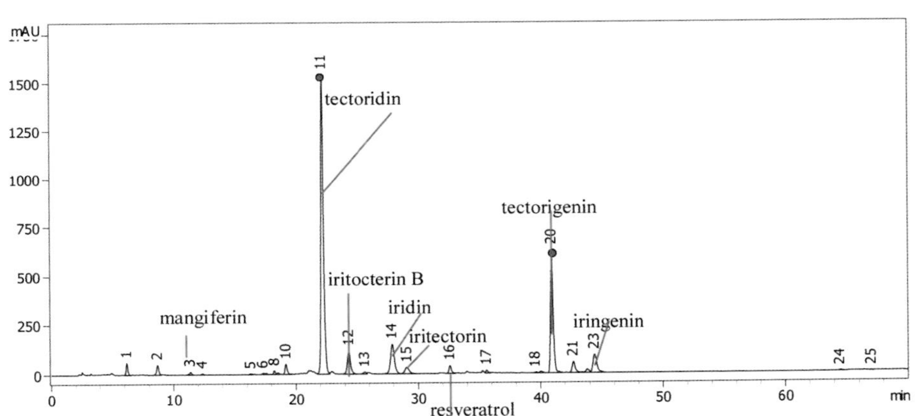

图 40-3　川射干的 HPLC 色谱指纹图谱

3: mangiferin　11: tectoridin　12: iristectorin B　14: iridin　15: iristectorin A　16: resveratrol　20: tectorigenin　23: irigenin

附 录

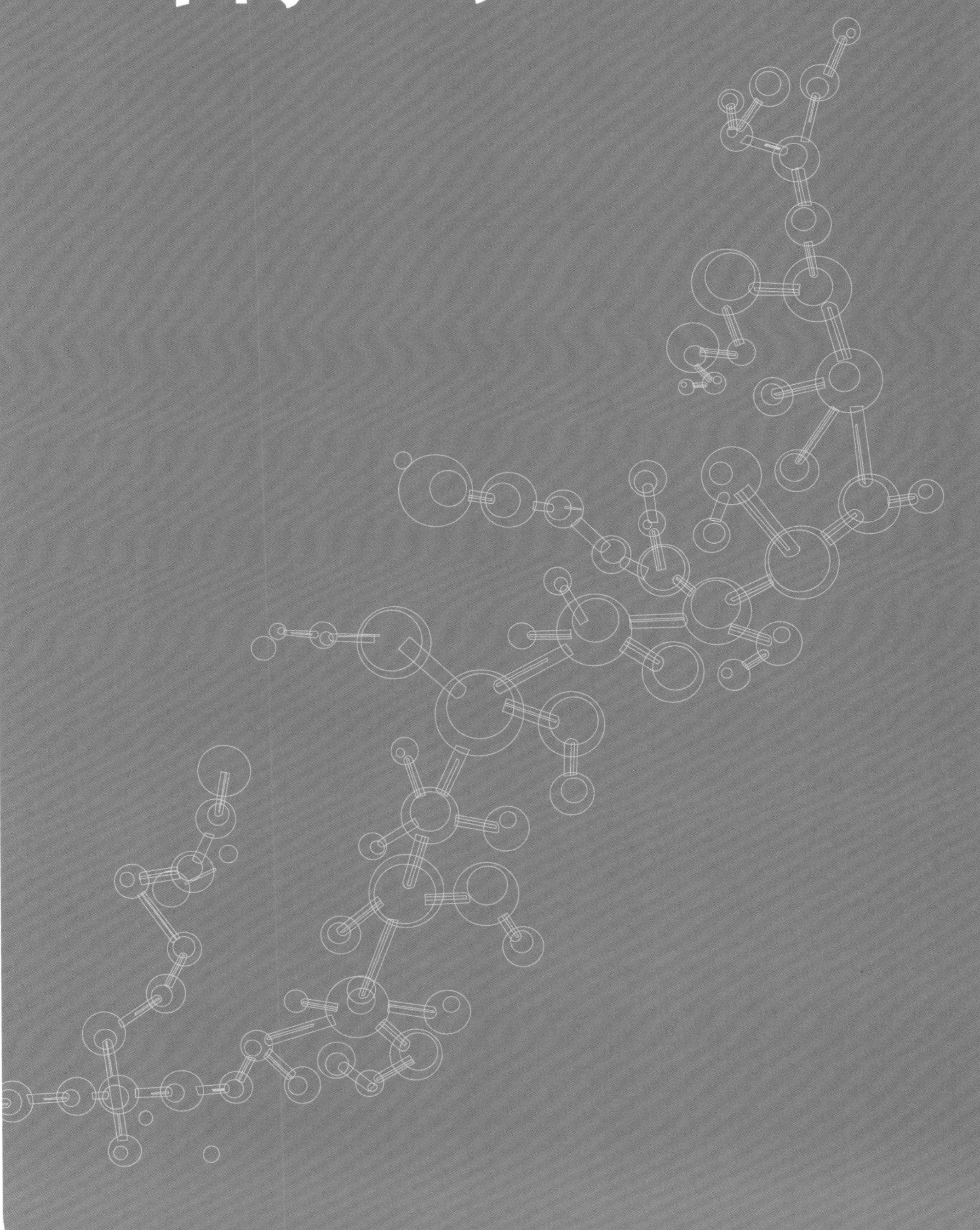

编著者相关论文推荐

中药色谱指纹图谱质量控制模式的研究和应用

——若干实质性问题的探讨(一)

□ 谢培山 （广州市药品检验所　510160）

摘要：当前的色谱指纹图谱分析是中国药典［一部］实施对照药材，以完整的薄层色谱作为中药鉴别的依据的自然延伸和合乎逻辑的发展。它提供的综合的和可量化的质量信息较检测单一化学成分所表达的中药质量内涵要丰富得多。因此，中药质量的稳定既是色谱指纹图谱分析的目的，也是它的前提。如何将属于天然产物所含化学成分潜在不稳定的中药变成可用指纹图谱表达的相对稳定的中药产品是一个瓶颈问题，是需要解决的实质性问题之一。药材GAP的实施为势所必然，但获得成效非一日之功。当前中药注射剂的处方原料由药材投料改为提取物投料，从国外的实践和国内的试探看来是一种解决问题的可行措施。

关键词：色谱指纹图谱　药材质量　提取物投料

自从国家药品监督管理部门对中药注射剂强制性实施用指纹图谱作为质量控制手段以来，引起全国各有关中药生产、教学、科研、药检部门的很大关注。植物药在质量控制方面使用指纹图谱（尤其是色谱指纹图谱）发轫于上世纪70年代，后来不断有人研究，但主要限于学术研究的层面，在传统的中药质量控制模式中，没有“指纹图谱”的要求，所以对我国中药产业没有任何触动。当前大家都来关注中药指纹图谱的问题，将是一种推动力量。

回顾1990年版中国药典［一部］在［鉴别］项下，对薄层色谱鉴别增加“对照药材”，以弥补没有化学对照品就无法鉴别，某些化学对照品即使有，但专属性不够的不足。改用或增加对照药材，量化取样，以完整的色谱作参比，对供试品进行完整图谱的鉴别，其实已经具备了指纹图谱的雏形。但由于当时的条件限制，没有提出“指纹图谱”的概念。由于首次在药典中收载，当时也引起一些人士的不安，因为中国药典中各药品的质量标准是国家标准，是任何药品必须至少要达到的质量要求。增加“对照药材”是前所未有的，一旦上了药典，如果行不通，其影响之大可想而知。所以当时对设置“对照药材”也颇多反对意见，理由也是中药成分复杂而不稳定，怎能用来“对照”？如果供试品色谱（特别是中成药）和对照药材的色谱不完全一致怎么办？好在药典中的品种凡是有设置对照药材薄层色谱鉴别的，起草时均有较充分的实验基础，同时并没有捆绑一个必须照办的“硬性”技术要求，只是要求取样要量化，操作要规范的“软性”要求，10年实践下来（包括新药研制），对照药材能否行得通的疑问已经不言自明。

当前的指纹图谱实际就是以对照药材的完整图谱，对供试品进行鉴别的自然延伸和合乎逻辑的发展。广义的指纹图谱包括DNA指纹图、波谱指纹图和色谱指纹图。DNA指纹图表达的是生物学特征，化学药品的新药筛选的指纹图属另一个领域。目前所称的指纹图谱是指狭义的表达植物药代谢产物化学特征的指纹图。而应用于质量标准前景较大的是色谱（平面色谱和柱色谱）指纹图。指纹图谱在FDA植物药产品工业指南（2000年草案稿）、WHO草药评价指南（1996年）以及英国草药典（1986）、印度草药典（1998）、美国草药典（1999－2001，Monographs）均将其列入。目的是解决多数草药有效成分不明，市场商品无法有效鉴别真伪和控制质量的问题。要求草药制剂生产厂商提供半成品的指纹图谱以保证品种的真实性和产品的指纹图谱以证明其批间产品质量的一致和稳定。如在WHO草药评价指南中的“Plant preparations”及“Finished product”两节中均提到：“If identification of an active principle is not possible, it should be sufficient to identify a characteristic substance or mixture of substances (e. g. “uchromatographic fingerprint”) to ensure consistent quality of the preparation.”中国药典1990年、1995年、2000年版设置中药对照药材进行薄层色谱鉴别，要求定量取样，规范操作，目的也是用对照药材色谱提供的“指纹特征”和量化的鉴别信息更有效地鉴别供试品的真伪和大致评价质量的一致和稳定，如人参、西洋参与三七，黄连、黄柏，红芪与黄芪，陈皮、枳壳与枳实的鉴别，以及一些中成药品种中主要药材的鉴别等等都是比较突出的例子，由于没有作硬性要求和规定，“引而不发”，给实施者一个适当的空间。结果在实际实施时，大家为了得到可以重现的结果和清晰的色谱，准确鉴定对照药材（现由检定所颁发）、规范试验条件，自然成了不言而喻的共识，其实已经为当前实施指纹图谱鉴别奠定了初步的基础。

严格说来，指纹图谱本身不是技术，而是以各种波谱、色谱技术为依托的又一种质量控制模式。与传统质量控制模式的区别，可以比喻为“横看成岭竖成峰”的不同。过去模仿西药（化学药）的模式，只是“竖看”，强调的是“峰”，是孤立地看问题，反映的质量信息是单方面的；指纹图谱则要“横看”，强调的是“岭”，是综合地看问题，也就是强调色谱的“完整面貌”即整体性，反映的质量信息是综合的。由于植物药的次生代谢产物，即各种化学成分天然潜在的不稳定性，如同日常许多模糊现象一样，它的化学指纹图谱具有无法精密度量的模糊性。“整体性”和“模糊性”是色谱指纹图的基本属性。因此，指纹图谱质量控制模式的实施首先要求分析工作者需要改变长期形成的线性思维定势，否则圆凿方枘，难以合榫。

色谱指纹图可以定义为“中药色谱指纹图是一种综合的、可量化的鉴别手段，是当前符合中药特色的评价中药真实性、稳定性和一致性的质量控制模式之一。整体性和模糊性是它的基本属性。色谱指纹图应满足专属性（或称唯一性）、重现性和实用性的技术要求。”关于指纹图谱整体性：黄山的迎客松是在黄山的整体大环境和周围的小环境下形成的景点，离开这个环境，就不成其为黄山迎客松。而到过或看过黄山风景以后，即使只有局部的迎客松的图片，都会明白无误地辨认出。中药的化学指纹图谱当然不能与风景等同，但道理是相通的。以人参和西洋参为例，无论个体差异有多大，它们总体的图像或图谱作为一个整体去辨认，很容易区别；再加上人参含有人参皂苷Rf，西洋参没有，而西洋参含伪人参皂苷F11，人参没有，抓住这几点，就等于抓住了牛鼻子。一个色谱指纹图谱是在特定的“环境”中由若干具有的指纹特征“峰”（或平面色谱的图像的斑点）组成，离开周围的“环境”，孤立的单个峰或斑点就失去了指纹特征的意义和作用。

关于指纹图谱的模糊性：这一属性不仅是个体样品本身存在的差异，难以精确地测量，绝大多数指纹图谱本身就是“模糊”的。因为无人敢说他获得的色谱的每一个峰都是没有重叠的，或者所有的特征都已经在指纹图中表达出来，何况不同的实验条件，得出的图谱有可能差别很大，所以存在一个“灰色地带”。仍以人参为例，不同人参的个体其指纹图谱都有共性特征，但没有任何两个不同样品的指纹图谱完全一样。这种“个性”的差异无固定的规律可循，也难以精确地测量，但是都“包容”在共性特征之中，即这些差异不会影响对该药材的辨认。在一定的条件下，指纹图谱还有可追踪性，如同人的指纹取样虽然常常是不完整的，但是只要“圈定”了范围，最关键的特征尚可追踪，即可借以确认（见图1）。我们在早期研究人参蜂王浆及生脉饮中人参皂苷指纹图谱时，就是与典型的人参指纹图谱比较，追踪得知其人参皂苷的分布、分解和变化规律的。色谱指纹图是一项难度较大的研究课题，涉及的问题较多，药材的化学成分有潜在的不稳定性，而色谱指纹图则要求稳定，这是需要解决的主要矛盾。栽培地点、种植条件、物候影响、采收加工、干燥贮藏等均可能引起化学成分的不稳定。甚至提取过程中选择条件不当，都有可能引起酶对某些成分的分解（见图2）。因此原料药材的质量是至关紧要的，中药GAP的实施的确是势所必然。

欧洲特别是德国，生产草药制剂的厂家对所用的草药原料的品种、产地、种植条件，采收季节、干燥方法、贮存条件均需保持良好的记录。他们一方面版图不大，种植条件良好；另一方面多数为单味草药制剂，此外，他们不像我们几乎清一色的水煎煮，而是很注意提取工艺的优化，做到物尽其用，充分利用资源。因此他们对草药原料的控制较为容易。当然也发现有的品种不同产地或化学变种成分差异明显。值得注意的是美国FDA及WHO的草药产品指南中对草药本身没有明确的指纹图谱要求，而是要求生产投料的提取物及最终产品，如果有效成分不明则须提供指纹图谱。显然他们从管理的角度，注重的是监控最终产品的质量。至于如何从不稳定的原料草药制备成可供投料生产的符合要求的“处方原料”（提取物）是生产厂家需要关心的问题，在选用原料草药时厂家必然格外慎重。

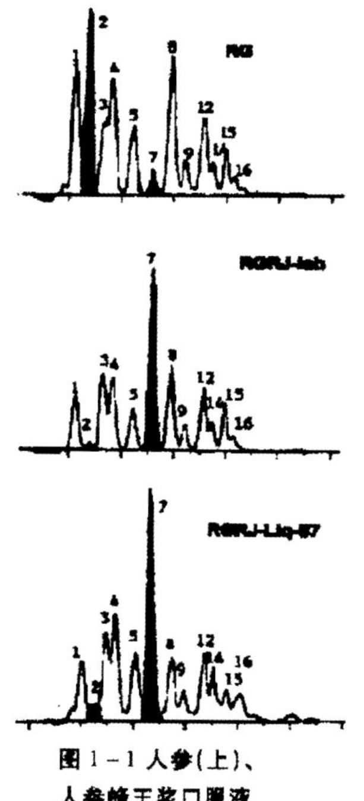

图1-1 人参(上)、人参蜂王浆口服液

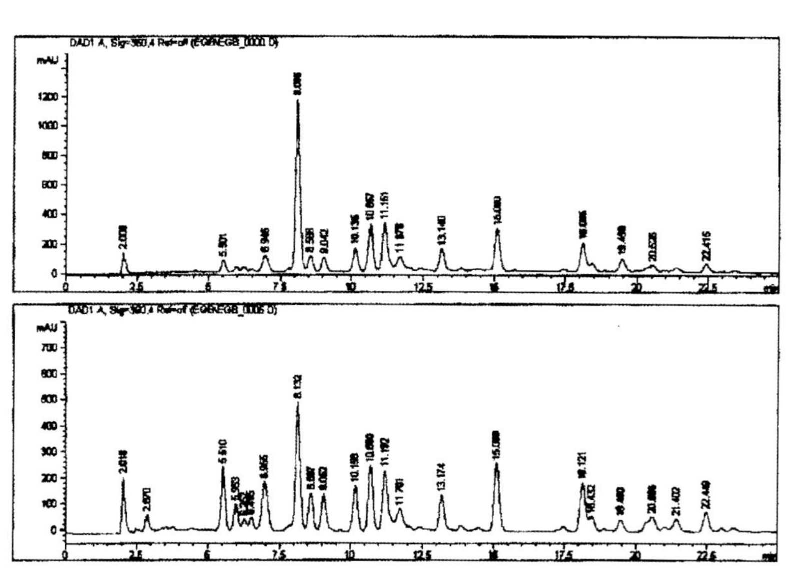

图1-2 银杏叶标准提取物(上)某厂家银杏叶提取物(下)

(中、下)人参皂苷TLC扫描图比较 HPLC指纹图谱比较

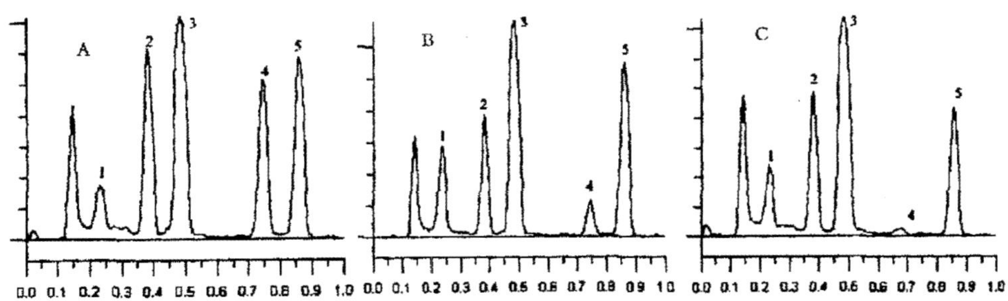

图 1－3 味连(A)、雅连(B)、云连(C)TLC 荧光色谱扫描图比较

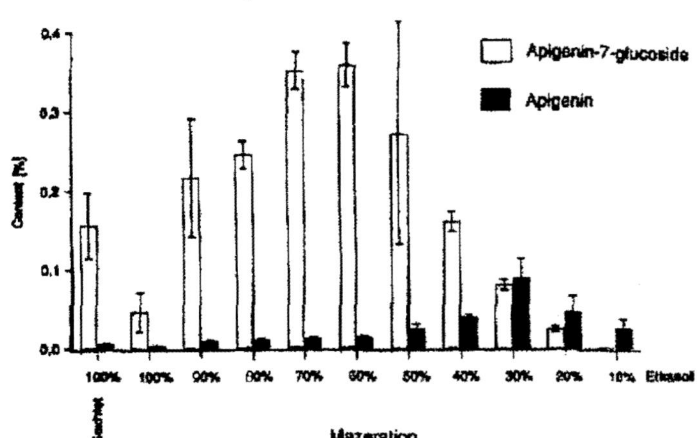

图 2 白花春黄菊用不同浓度乙醇提取，酶对芹菜素－7－O－葡萄糖苷的水解

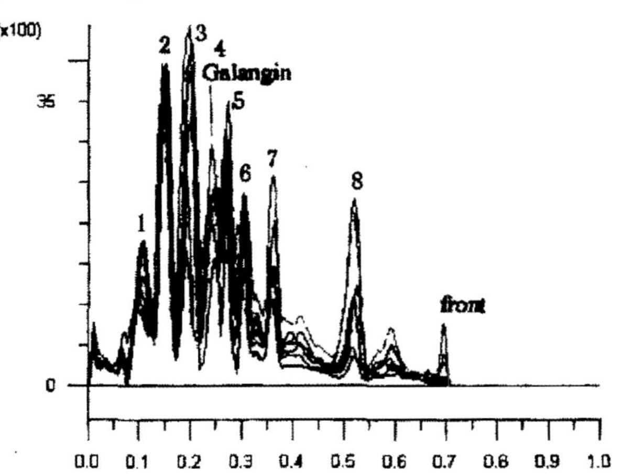

图 3 高良姜黄酮 TLC 荧光色谱图象扫描图(叠加)

我国的现状要复杂的多：地域广阔，产地分散，供货分散，耗量巨大，生产工艺未能物尽其用，多有浪费；据说有的常用品种如丹参、板兰根，有的生产厂家一年需要千吨以上，任何一个产地，都难以满足需要，须从全国各地调拨货源，增加了原料药材质量控制的难度。尤其中药在历史上形成的同名异物，而且已被国家药典法定，矛盾更突出，控制质量的稳定困难很多，需要实践和探讨。不过根据试验的一些结果来看，不同品种药材所含成分不稳定的程度各不相同，这可能与生物的多样性及某类成分(如萜类)生理和代谢有关。有些药材生产地区分布较为狭窄的品种，其指纹图谱相似程度还是较高的，如高良姜（见图3)。有的品种如某些花类药材的挥发油中萜类成分组成清晨、中午和傍晚都可能有变化，天然香料化学对此研究甚多（对此类药材的采收时间就应特别注意传统的经验)。所以情况各不相同，既不可见到成分相对稳定就掉以轻心，也不可因有的品种成分组成波动较大而无所适从。既然我国对注射剂原料药材都要求做指纹图谱，那么对药材指纹

图谱相似度的要求应该通过实践把握各不相同的有针对性的宽容度，基本是解决品种的真实性和初步的质量判断。从管理的角度也不宜用同一个尺度对待千差万别的品种，切忌主观臆测。新药审评的技术要求对二类新药有效部位可测部分一律不得少于50%的规定就缺乏足够的数据支持（德国对银杏叶提取物研究了30几年，其质量标准中可测部分不过30%左右，即约24%总黄酮+约6%萜类内酯）。以至于有些新药开发者设法"凑数"，花样百出，总可以搞出一个50%出来，制订者无可奈何，审评者只好默许，是否保留了中药的传统已无从谈起，结果质量反而没有真正得到控制，值得引以为鉴。参照国外草药制剂生产经验，用提取物，特别是"标准提取物"作为产品"处方原料"是产品质量容易趋于稳定的做法。此外德国Schwabe药厂对所用的银杏叶采取"混批勾兑"的做法，可以使各种可测成分相当稳定，加上标准的提取工艺，其产品批间差异不超过±5%，也是可资借鉴的经验（见图4、5）。德国Madaus药厂早期从事水飞蓟产品研究，是从种子的优化和复壮做起，以及符合GMP的生产，其产品"Legalon"所含以水飞蓟素为代表的几种主要黄酮类组分比例相当稳定，有人比较药效学（护肝作用）研究结果，同类产品中以该产品最佳。我国情况要复杂得多，但是千里之行始于足下，药品监督管理部门要求先从中药注射剂做起是恰当的。

结合我国目前的实际情况，解决最终产品质量稳定，即获得重现性良好的指纹图谱，可能需要改原料药材投料为提取物投料，可以解决相当一部分药材直接投料的不稳定问题。必要时需要提取物混批"勾兑"，如国内某药厂生产的银杏叶注射剂，其10批提取物原料的HPLC指纹图谱基本相似（见图6），而10批数据的平均值（10批不是绝对，目的是保证样品测试的代表性）可以作为供生产应用的参考图谱值（见图7）。

总之，解决原料药材质量需结合不同品种的实际情况，通过实践找出适当的解决办法，以保证最终产品指纹图谱良好的重现性。不可能用一种办法或一个框框解决所有的问题。复方制剂问题显然复杂的多，更要不断研究和实践，实事求是地探讨解决。

参考文献

1　WHO Guidelines For the Assessment of Herbal Medicines, 1996 Geneva.

2　谢培山．色谱指纹图谱是重要质量评价的可行策略．国际色谱指纹图谱评价中药质量研讨会论文集（第二版）广州，2001，18－5.

3　Xie Peishan Yan Yuzhen. Application of HPTLC Fingerprint Analysis to Stability Evaluation of Ginsenosides in Ginseng Preparations, Journal Planar Chrpmatography－Modern TLC (JPC) 1988, 1(3): 258.

4　Bauer R. Quality criteria and standardization of phytopharmaceuticals: Can acceptable drug standard be achieved? Drug Information Journal. 1998, 32: 101－110.

（责任编辑：许有玲）

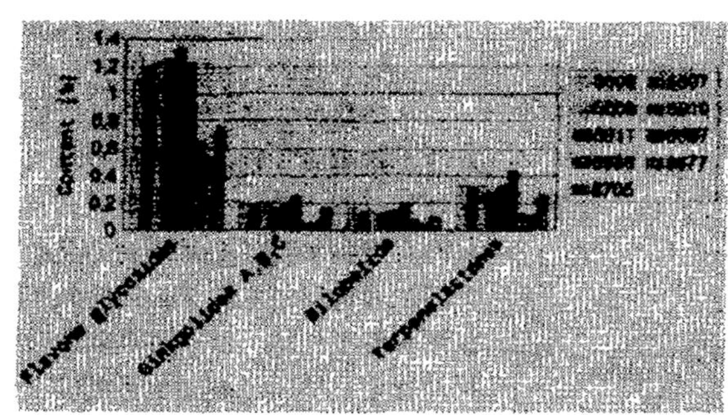

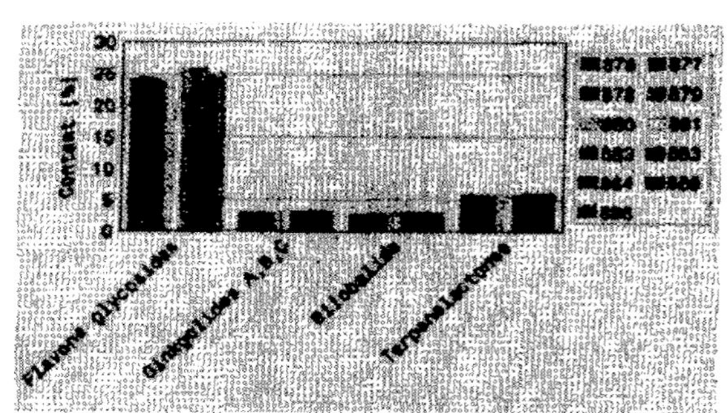

图4 银杏叶不同批次原料质量的变异（左）及混批后提取得到不同批次的提取物的质量趋于一致（右）（德国Schwabe药厂资料）

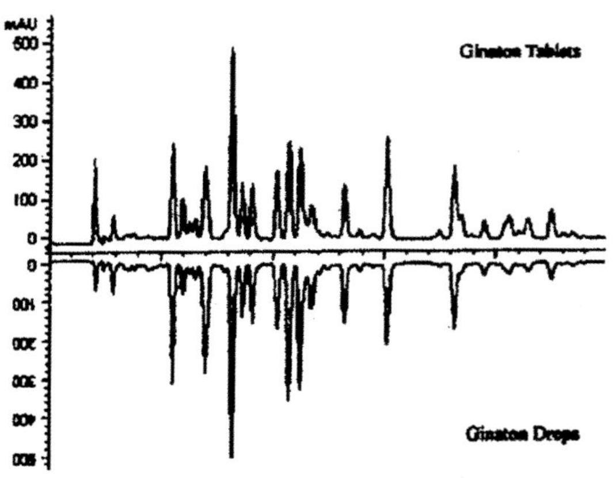

图 5　Schwabe 药厂用银杏叶标准提取物生产的片剂（上）及滴剂（下）HPLC 指纹图谱比较

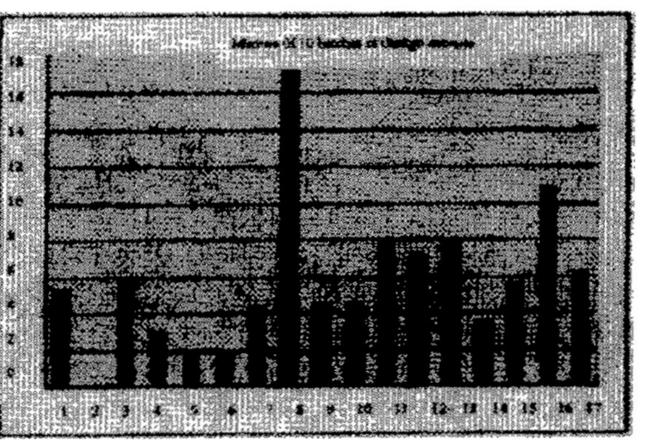

图 6　某药厂国产银杏叶提取物 10 批 HPLC 指纹图谱各峰的数据图

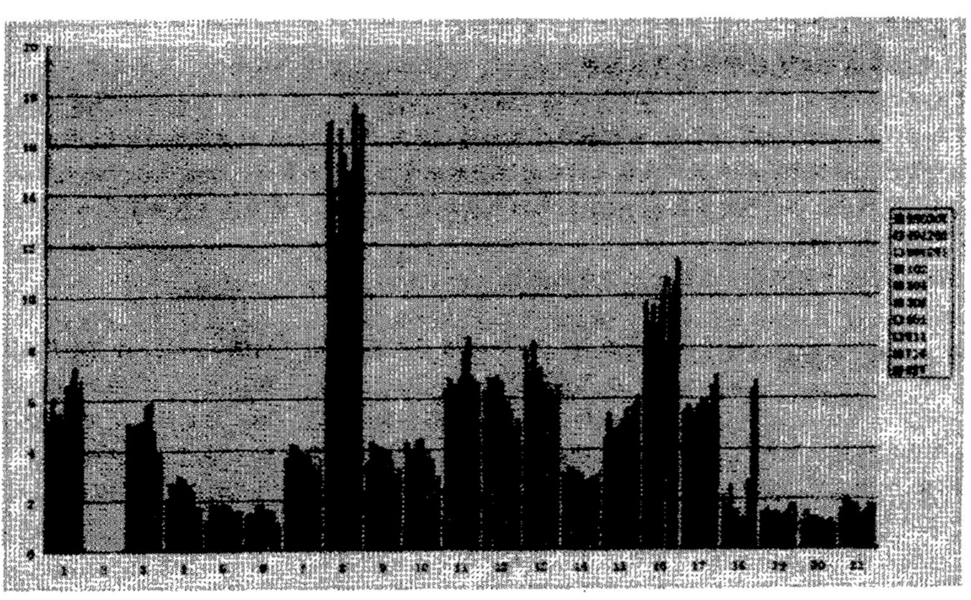

图 7 将图 6 的 10 批数据平均得到的各峰的平均值

2001 第三卷 第六期

中药色谱指纹图谱质量控制模式的研究和应用

——若干实质性问题的探讨(二)

□ 谢培山 (广州市药品检验所 广州 510160)

摘 要：中药制剂质量稳定，尤其是注射剂以药材提取物投料可以减少药材投料质量不稳定的不利因素,而提取物生产工艺的规范化和标准化将是关键。色谱的方法选择、方法学验证应视研究对象的具体情况而定,以能提供可重现的、足以构成指纹特征的适宜的柱色谱或平面色谱为目的,注意方法的多样化和实用化；量化操作得到的指纹图谱用以表达批间产品整体相似度，与特定成分的含量测定概念和要求不同，因此不应生搬硬套含量测定的方法学验证；建立指纹图谱的试验阶段对此应有清晰的概念。同时结合国情允许在科学和规范的前提下,有一个由浅入深、由精到细、由低到高的循序渐进的过程,以利于指纹图谱控制中药质量研究和实施的推广和深化。

关键词:生产工艺规范化 色谱方法多样化和实用性 指纹图谱的方法学验证

工艺与色谱指纹图谱的关系：针对原料药材质量难以保证稳定一致，保证中药工业产品质量稳定的方法之一是改药材直接投料为提取物投料，而提取物的质量保证在于生产工艺的规范化和标准化。目前有些厂家为了降低生产成本，不惜以牺牲成品质量为代价，采用陈旧的生产设备,或者寻找设备简陋,索价低廉的小厂代为提取浓缩，内在质量完全没有保障，不同厂家生产的同一产品，质量五花八门。由于现行的质量标准“门槛”太低,在最终产品的质量检验中难以发现问题，药检部门只能发合格报告让其市场流通。即使大的企业注意产品质量，也因检测项目及指标设置过低，难以发现生产过程中潜在的质量变化,何况少投入多产出,低成本高利润是企业一般的追求，标准要求不高，何苦自找麻烦的心态也并非绝无仅有。实施色谱指纹图谱分析，在一定程度上可以发现这类问题，因为它给出的质量信息不仅是综合的多因素信息，由于是定量操作,所以还有量化概念,可以粗略地量化比较。譬如某厂的白芍提取物，按照标签所标示的相当于原药材的量取样与相同量的白芍药材比较，其完整的指纹图谱很直观地显示出量的区别，即整体来看，提取物中各个组分的量明显低于原药材（图1），说明提取过程或成型过程化学成分损失或被“稀释”，从整体成分的全面降低的现象分析，提取物成型时添加赋料造成成分被“稀释”的可能性最大。

“勾兑”原料药材或提取物取得质量较为一致的“投料用标准提取物”必须以优化的合理工艺为前提，如果仍然是较为原始的水煮酒沉工艺，用“勾兑”的办法达到指纹图谱相对稳定也不容易，因为投料量和制成量是固定的，粗工艺不能保证“出膏率”稳定，勾兑不易进行，这是需要经过实践解决的问题。其实欧洲一些小企业和美国市场上一些保健品，虽然不是清一色的水煎煮，也存在类似的问题，即不同厂家的同类产品质量互不一致（图2），所以美国业界呼吁FDA加强监管草药产品市场。中药注射剂由于剂型和给药途径的要求，生产工艺必须相对精细，其色谱指纹图谱研究和实施，应该相对容易，口服制剂的指纹图谱将会有相当的难度，所以应该缓行。2004年将要对中药注射剂的老产品实施指纹图谱，这些老品种有不少是70～80年代的品种，工艺相对粗放，有的处方也较复杂，如果实施指纹图谱，建议管理部门应该允许其改为相应的提取物投料，而且应该允许生产工艺在原有基础上有所提高和改进。譬如为了投料的提取物质量可控，不得不分别提取和勾兑，如果把“混合煎煮”视作金科玉律，不可逾越，则最终产品的稳定质量难以保证，指纹图谱研究和实施将可能进退两难。同时如果工艺的改变所提供的研究资料足以显示优于原工艺，则建议不必按现有的规定作为“新药”重新申报，重新审批，否则生产者视为畏途，裹足不前，甚至“铤而造假”，某些旧的法规条文可能成了实施指纹图谱的羁绊。

色谱指纹图谱研究的方法学问题：色谱技术主要分柱色谱（液相色谱与气相色谱）及平面色谱（薄层色谱）。过去液相色谱、气相色谱主要用于含量测定，薄层色谱广泛用于鉴别及部分品种的含量测定。事实上它们各有特长和不足，是互补的，选择何种色谱技术应视具体情况而定。当前从已经进行的指纹图谱研究来看，有一边倒向液相色谱的倾向。这可能与“技术要求”的描述过多地指向液相色谱有一定关系。此外液相色谱仪器比较普及，基本操作易于上手，在校学习有基础，也是容易被人接受的原因。同时液相色谱柱效较高，二极管阵列、可见/紫外光检测器全波段在线检测可以得到多重信息，对组分复杂，指纹特征非细分不足以表达的样品，确实是有效的检测技术；但一个较为复杂的色谱试验条件要求比较苛刻，而且与大家熟悉的含量测定要求不同。随之带来的问题是条件越苛刻，不同实验室之间的重现性难度越大。科研是一回事，作为药品的质量标准是另一回事，所以方法研究时要有思想准备。

薄层色谱（平面色谱）应用于中药鉴别频率最高，至今仍然是中国药典、英国药典、美国草药典、印度草药典、德国医学委员会编辑的草药专著等普遍应用的鉴别手段。我国中药实验室薄层色谱鉴别的覆盖面很广。除了它的可在同板同时分析时效高（可多达18个样品的色谱）；正相展开剂组成变化灵活，可适应多种成分的分离；离线操作，既可直观比较图谱，又可上机扫描得到轮廓图和数据处理，占机时间短等特点外，它最突出的特点是可提供色彩丰富的色谱图像（可见光及荧光），比柱色谱多了色彩参数，直观性很强，同时一些功能团显色剂还可提示成分类别（如生物碱、黄酮、氨基酸、酚类等），更提高了鉴别专属性，可满足多数中药指纹图谱鉴别的基本要求（图3）。薄层色谱的缺点是展距局限在10cm（高效板）－20cm（普遍板），“柱效”相对较低，对复杂组分不提高分离度则难以提取指纹特征的药材受到限制。由于平面色谱是开放系统，环境因素（温度、相对湿度、溶剂蒸气）影响层析行为较为明显。重现性不好还由于长期以来使用质量低劣的器材，譬如50年不变使用质量稳定的硅胶实验室自制薄层板，操作粗放，设备简陋；另外学校对薄层色谱授知甚少，岗前缺少培训等因素也有直接关系。但如因上述原因而舍弃这一独具特色的色谱技术，殊为可惜。

气相色谱不言而喻适合挥发性成分的分离和鉴别，毛细管柱柱效很高，尤其植物的挥发油成分，往往得到的是一个相当复杂的色谱，如与质谱联用，可提供相当丰富的化学结构信息。作为指纹图谱，一个色谱的峰如果多得难以辨认，带来的问题是如何处理这些"信息"，即信息取舍和指纹特征提取的难度加大。此外，从实用的角度，填充柱在气相色谱指纹图谱中是否不再能用？填充柱的分离度当然不能与毛细管柱相比，但是如果它给出的峰虽然不多，但这种有限度的分离足以构成某一药材或某一制剂的指纹特征可不可以？色谱专家不太容易接受这种有限度的分离，认为应该分离度越高越好，分出的峰越多越好；信息处理专家也认为给出的数据越多越好。但国际协调会议关于定量分析的精密度和准确度的问题说"分析的结果并非越精密越准确越好，而是达到分析对象的要求即可"，一语中的。引申过来可不可以说指纹图谱的峰不是越多越好，而是达到构成指纹特征的目的即可，何况不少中药成分都很复杂，复方制剂更加复杂，谁敢断言某一品种的指纹图谱已经分得毫无瑕疵？如此，则填充柱在有些情况下，譬如分离度虽然不算高，但已足以将某一品种的指纹特征表达出来似乎还是可以发挥作用。如果填充柱明显不能满足指纹图谱的基本要求，譬如最具特征的组分分离不出来，则不适用。选择色谱方法也情同此理。中药的情况太复杂，指纹图谱是质量标准的一部分，我们不得不在提高分离度与普遍的适用性之间平衡得失。有人问一个色谱有多少个峰可以算指纹图谱，显然这是从如何过新药审评关所关心的问题，事实不可能定一个"底线"，麻黄碱、伪麻黄碱的特有成分，也是活性成分，色谱中检出这两个成分，从鉴别的角度达到了基本目的；二者的比例则可衡量原料药材、半成品及成品质量的相关性和相似度，如果一定要区分不同品种的麻黄，则需要额外的特征来表达；如再进一步评价麻黄"解表"和"平喘"的相关成分，则需要在药效试验和临床观察的基础上，改变色谱条件甚至改变或增加色谱方法，将各自相应的特征成分表达出来。药材一般单一成分峰不能构成指纹（如芍药苷），但在复方制剂中，处方中某药材最具特征的成分可以构成复方制剂指纹图谱的组成部分。总之，一切以品种特点、基础研究、试验条件和主要目标而

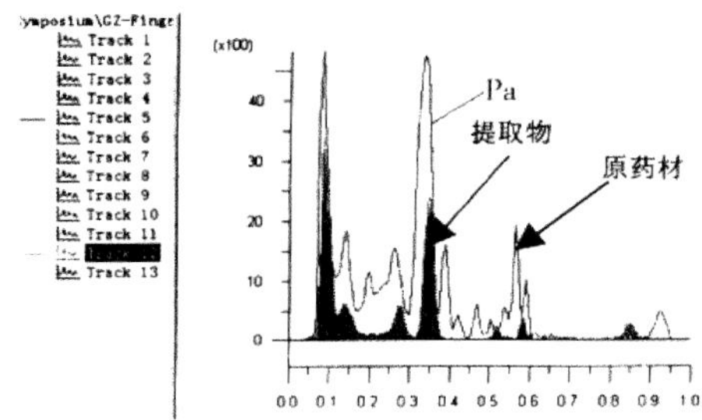

图 1　白芍原药材及白芍提取物薄层色谱数码积分扫描轮廓指纹图谱比较

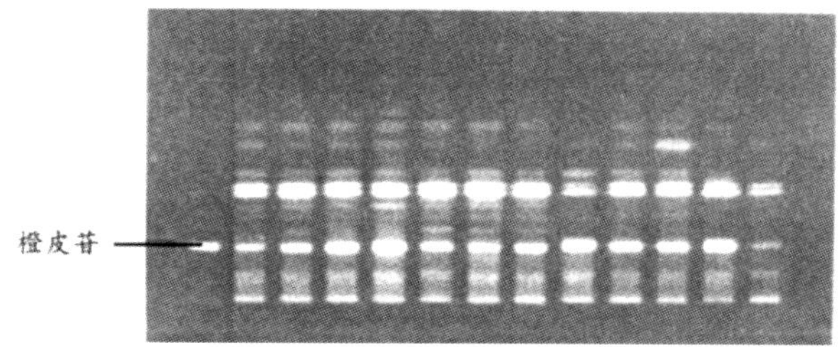

图 3　陈皮黄酮类成分荧光薄层色谱图像（三氯化铝试剂显色）

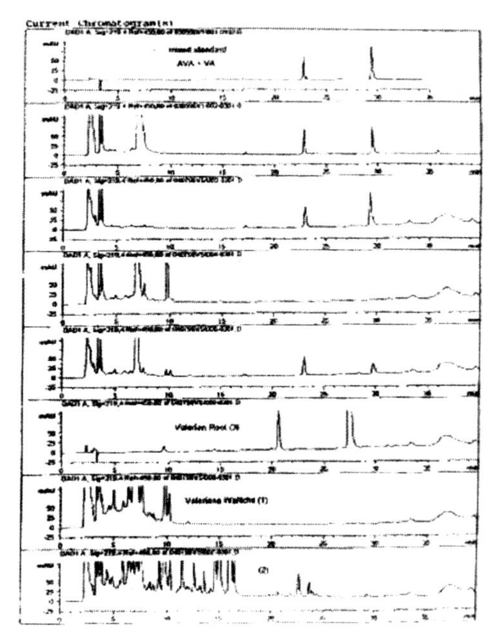

图 2　美国和加拿大市场上不同生产厂家的春黄菊片的 HPLC 指纹图谱　最上端为缬草酸及乙酰基缬草酸的色谱图[2]

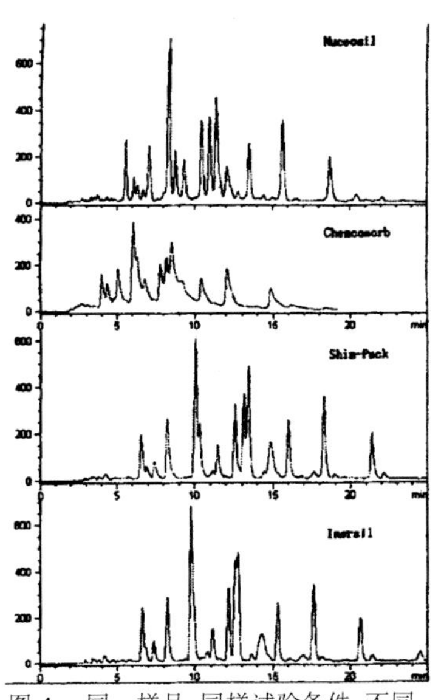

图4 同一样品，同样试验条件，不同液相色谱柱对色谱面貌的影响

定，不应刻舟求剑，缘木求鱼。尤其在现阶段，姑且称作 current - fingerprinting 吧，指纹图谱尚在起步和推动阶段，植物药材内在质量的复杂性应充分考虑，复方制剂尤其困难，所以由粗到细、由浅入深、由低到高，循序渐进可能更实际可行，更容易推动，使指纹图谱真正发挥它应有的作用，否则可能事与愿违，相信做得越多我们的体会将越深。"粗、浅、低"当然不是随意找一个试验条件，出个色谱就算（这样连常规的鉴别都通不过），而是以有足够代表性的样品、训练有素的操作、规范的方法学比较和严格的验证为前提，而且在此基础上得到的指纹图谱应该有"可持续性"，就是说可以进一步继续向深化和细化延伸。

方法学比较和验证要以保证指纹图谱的整体特征为目的，不应该照搬色谱含量测定的要求。含量测定的目标是一个或几个特定的已知成分的含量，要求被测成分的分离度、峰对称因子等达到含量测定的要求，甚至为了适应不同仪器不同实验室的条件允许流动相比例等可以做适当调整，以满足该成分含量测定的要求，其它成分有无分开，是否滞留在色谱柱上，有无流失等等均"与我无关"；指纹图谱却恰恰相反，要求得到的色谱以"整体面貌"为特征，试验条件改变的"弹性"不大，色谱柱不同（图4），流动相比例改变均有可能使整个色谱面目全非；薄层色谱展开剂的改变，得到的将是面貌全然不同的薄层色谱图像。

因此，指纹图谱要求的试验条件以达到指纹图谱整体特征面貌的重现为目的，色谱柱、流动相、薄层板、展开剂等试验条件都应固定，要求较高，以保证色谱整体面貌基本不变。但对保留时间（比移值）的精确度以及峰的积分面积（或峰高）的精密度要求降低，因为各峰的保留时间（各斑点的比移值）在指纹图谱中的作用是表达各个峰的相对位置，峰面积或峰高只是表达各个峰的高低、大小相对的关系，一些高低大小的变动只要不影响指纹图谱整体特征的辨认是允许的，精确的测定是含量测定的事。如同赛跑，裁判凭 0.01 秒之差可以决定谁是冠军，要求精密计算时间，相当于含量测定的要求；而对于观众而言，他只关心谁跑得最快和各参赛者前后顺序大概的时间，精确计算时间的重要性和必要性对观众而言没有太大意义。又如同辨别一个人的面貌，只需辨认脸型和五官的形状和配置，记住整体的面貌特征即可准确无误地辨认，无须精密度量两个眼睛之间的距离，测量鼻梁的高度等等。因为作为整体，构成指纹特征的各个峰（或薄层色谱的色斑）的相对位置是互相"牵制"的关系，除非相邻的峰的绝对位置（保留时间）对辨认指纹图谱至关紧要（真正遇到这种情况，可能需要改变色谱方法或试验条件了），所以不能只见树木，不见森林。日常检验最简单适用的辨认图谱方法还是直观比较图谱，直观的经验，往往一幅只有纵坐标（积分值）和横坐标（时间或移行距离）刻度，删去各个峰尖打印的密密麻麻的具体保留时间的"裸图"，观察和比较反而更清晰直观而方便。这主要是色谱后期数据处理及指纹图谱辨认的问题，但在试验过程中对此应有所认识。决不是说这些色谱参数的测量和验证无关紧要，只是说这些参数对于指纹图谱的意义和作用不同于含量测定，因为我们太习惯于含量测定的要求了。

又譬如色谱的系统适应性试验，中国药典附录关于液相色谱系统适应性试验的要求对于指纹图谱而言不一定完全适用。选色谱中的某一"参照峰"进行系统适用性试验，达到要求固然可以说明该色谱系统是适用的，但单一个峰不可能代表指纹图谱中所有的指纹特征峰。何况选定的这一"参照峰"很可能与相邻峰达不到基线分离，在指纹图谱中是允许的，含量测定则不行。有人认为参照峰必须达到基线分离，甚至要求各个特征峰都要达到基线分离，这在稍微复杂一点的指纹图谱中是很难做到的，其实也是不必强求的。因此，色谱指纹图谱的系统适应性试验如何进行就很值得实践、讨论和研究。譬如是否可以用"标准提取物"的指纹图谱重复性（与已经建立的"标准"指纹图谱相比）考察系统适用性？或者如果某个品种的指纹图谱中有数个已知的化合物，而且对照品都是易得的，是否可以用一组对照品的色谱行为考察系统适用性（分析成本会增高）？色谱指纹图谱的方法学验证可以说是新问题，即使国外也没有现成的东西，因此应该允许通过实践来探索。

指纹图谱的实施必然带动中药产业的各个方面水平的提升，分析实验室设备的更新和添置将不可避免。指纹图谱实施强调的普遍适用性不应建立在因陋就简的基础上，工欲善其事，必先利其器。我国"入世"在即，如果一味地因陋就简，我们可能失去得更多。

（责任编辑：许有玲　津　海）

中药新药与临床药理 2001 年 5 月第 12 卷第 3 期 · 141 ·

色谱指纹图谱分析是中草药质量控制的可行策略*

谢培山
(广州市药品检验所, 广州 510160)

摘要: 作为中药材常规鉴别的延伸, 色谱指纹图谱质量控制的模式, 现在逐步受到重视, 同时也引起热烈的争论。色谱指纹图谱的最基本的属性是完整性和模糊性。作为一种综合的、可量化的鉴别模式, 中药产品的真实性和质量的一致性以及稳定性均可有效地加以检测和控制。显然, 不论采用何种色谱方法, 对指纹图谱的要求最主要的是专属性、重现性和可应用性。只有认真实施药材种植的 GAP、产品生产过程的 GMP 以及实验室研究的 GLP, 色谱指纹图谱才能有效地评价中药的内在质量的真实性和一致性。从方法学而言, 色谱指纹图谱的建立、辨认、分析、判断应进行方法学的验证。研究指纹图谱的难度不容低估。指纹图谱与药效学和临床结合才是更有意义地评价药品质量的手段。

关键词: 中药; @色谱指纹图谱; @质量控制模式

中图分类号: R 284.1　　**文献标识码**: A　　**文章编号**: 1003-9783 (2001) 03-0141-12

1 传统中医药对现行的质量控制模式的挑战

基于以传统理论和历代中医师实践经验的中药基本上是以"君臣佐使"为代表的相互制约相互协调的复方制剂, 复方中的每一味药材均有其作用, 鲜有单味药材使用者。即使一味单味药材, 也是由所含的多种化学成分协同发挥作用。因此, 传统的中医理论和医疗实践对现行中药质量控制的模式提出了挑战, 即测定任何一种活性成分都不能说明其内在的质量, 更不用说指标成分了。例如测定人参皂苷 Rb_1 不能确定是人参、西洋参还是三七。测定小檗碱不能确认是黄连还是黄柏, 单独依靠它们含量的多少也不能准确地反映质量的优劣。更何况人为掺伪, 如银杏提取物中加入芦丁, 丹参片中加入丹参酮 ⅡA, 前者测定总黄酮, 后者测定丹参酮 ⅡA 的含量, 便都成了合格品。虽然这种参照化学药品, 以植物化学及药理研究为基础的质量标准模式在可预见的将来仍然是主流, 但是长远看, 一种综合的质量评价模式将是客观的需求。从分解式的单一成分的"微观分析"向群体成分的"宏观分析"发展将是一种趋势。利用各种有效的分析手段, 如光谱、柱色谱、平面色谱、"微观"与"宏观"相互结合和补充是更有效地判断和评价中药质量的模式。其中, 色谱指纹图谱分析将是鉴别中药真实性及评价质量一致性和产品稳定性的实际可行的模式。实际上, 国外对草药产品的质量评价也在提倡指纹图谱[1~4]。

2 色谱指纹图谱分析是传统中药鉴别合乎逻辑的发展

自从中国药典 1990 年版以来, 中药及中成药的鉴别有了很大的进展, 其中最显著的变化就是增加了对照药材的薄层色谱鉴别, 以补充或取代过去依靠单一化学对照品鉴别的方法。对照药材提供的是完整的特征色谱图像, 可以准确地形象地鉴别药材的真伪, 定量取样还提供了量化的信息, 借以估计中成药中所含某一药材的投料情况以及生产、贮藏过程中该药材整体成分的稳定性。解决了没有化学对照品就无法鉴别, 有了化学对照品, 又有可能产生片面性的判断的问题。回顾近十年来三版中国药典及新药研制的实践证明是有效的, 实际上对照药材的设置和

收稿日期: 2001-04-03

* 国际色谱指纹图谱评价中药质量研讨会论文, 广州

以色谱整体特征鉴别的做法已经具备了指纹图谱鉴别的雏形。因此，结合实际的需要，和现代分析技术、分析仪器的快速发展以及操作规程的规范化，中药首先对注射剂质量控制实施色谱指纹图谱分析是以对照药材作为色谱鉴别的合乎逻辑的发展。

3　色谱指纹图谱的归属和属性

美国 FDA 在其草药产品工业指南（2000 年 8 月草案稿）中将草药分为三个部分：植物药原料（Botanical Drug Material）、植物药物质（Botanical Drug Substance；直接用于生产的半成品）及植物药产品（Botanical Drug Product）。在申报 IND 的 CMC 资料时，植物药物质和植物药产品的质量控制部分的鉴别项下包括指纹图谱[5]。WHO 在其草药评价指南中对“质量评价”，同样对植物药制品（Plant preparations；即相当于 Botanical drug substance）和最终产品（Finished product；即相当于 Botanical drug product）要求如果有效成分不能鉴别，则可提供特征成分或混合成分即色谱指纹图谱鉴别以保证产品质量的一致性（consistent quality）[6]。英国草药典、印度草药典、欧共体草药质量指南均将指纹图谱作为［鉴别］，评价草药的真实性以及产品质量的一致性，国外有关指纹图谱的报道无一例外地将指纹图谱作为［鉴别］。

关于指纹图谱的属性，可以比喻为：辨认一个人的面貌不需要准确的测量和详尽的比较，根据照片来寻找人群中的目标仅需快速的搜寻其面貌特征，这是日常最常见的模糊常识和模糊应用，用准确的测量和详尽的比较反而造成混乱，用 30 年前的照片精确测量来判断今天的同一个人，将可能得出今非而昨是或今是而昨非的误判。色谱指纹图谱鉴别也同样是这样的概念。供试品与对照品的色谱指纹图谱的直观比较一般可以准确地鉴别待测样品的真实性，比较指纹图谱的整体特征的相似程度可以判断批间样品的一致性，这个相似程度是一个模糊范围，有一个难以精确计算但可以辨认的宽容度。所以整体性和模糊性是色谱指纹图谱的属性。模糊性强调的是对照样品与待测样品指纹图谱的相似性，而不是完全相同；整体性是强调完整地比较色谱的特征“面貌”，而不是将其“肢解”。在近缘品种或地区不同的品种以及大量待测样品需要“搜索”鉴别时，需要借助模糊数学和化学计量学，以提高效率和减少直观鉴别容易产生的人为误差[7]。

4　色谱指纹图谱在评价中药质量中的作用

4.1　观察色谱指纹图谱的整体特征以鉴别生产前药材原料的的真伪　图 1～图 4 表明人参属（*Panax spp.*）三种药材——人参、西洋参、三七，三种黄连（*Coptis spp.*）及两种黄柏（*Phellodendon spp.*），白术与苍术（*Atractyledes spp.*）[8]，诃子（Fruits of *Terminalia*）的薄层色谱指纹图像、扫描轮廓图谱及液相色谱指纹图谱[16]。

4.2　指纹图谱可以区分植物药材的不同部位　图 5 表明人参的主根和须根同样都含人参皂苷成分，但是具体的皂苷的分布与相互比例却有不同。例如人参皂苷 Rb_1（2 号峰）与人参皂苷 Rb（7 号峰）在主根及须根中它们的比例恰好是颠倒的[9]。

4.3　指纹图谱可以考察商品药材及成药的质量　常用中药厚朴（*Magnolia officinalis*），优质药材应该是生长 20～30 年的树干干皮或根皮。由于货源紧缺，药农往往竭泽而渔，剥取幼龄树木的干皮出售，导致货源更紧缺，质量更下降。图 6 的薄层色谱指纹图像中各样品之间在同样取样量的情况下，相互之间的整体特征及主要的指标成分厚朴酚与和厚朴酚的斑点的大小已经可以大致判断质量的优劣，图 6 中样品 11 是生长 15 年 的道地药材。

图 7 比较了道地药材及商品高良姜和混淆品挥发油的气相色谱指纹图谱。高良姜样品 GC 指纹图谱之间的高度相似性说明了其挥发油成分组成的相对稳定性。同时又准确区分了正品与混淆品。

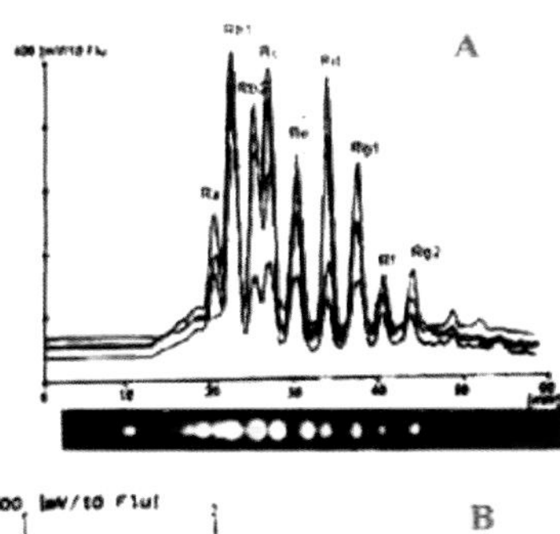

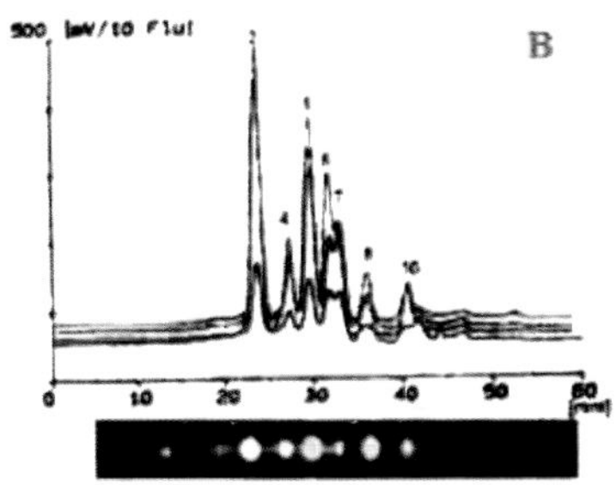

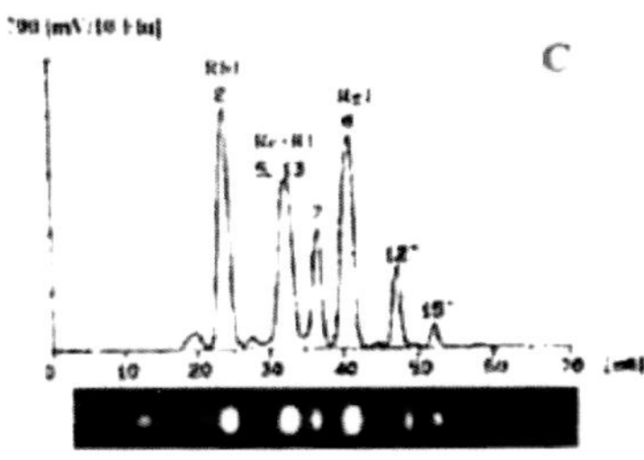

Fig 1 TLC images of Roots of Panax spp.
A: Ginseng; B: American ginseng; C: Notoginseng

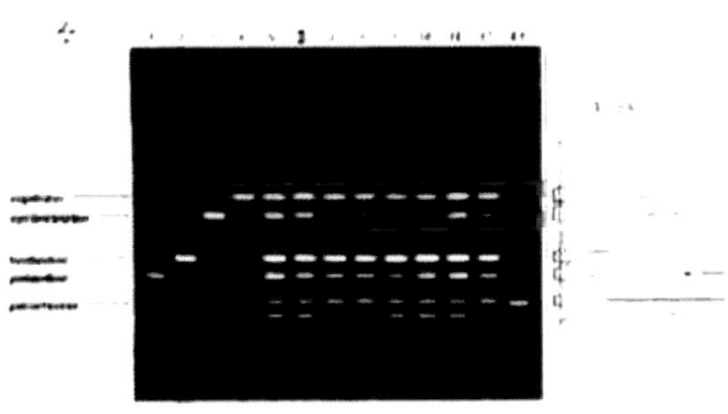

Fig 2-1 TLC digital images of rhizome of Coptidis spp.
Track 1–4, 13: chemical references; 5,6:Coptis chineses; 7,8:C. deloidea, 9,10:C. teeta; 11,12: cmmercial samples

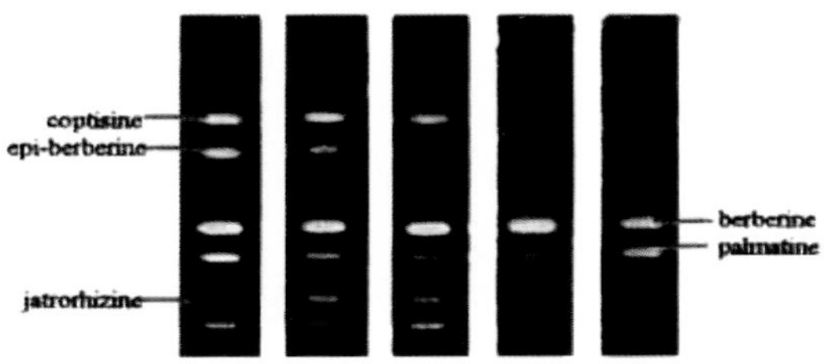

Fig 2-2 TLC images of rhizome of Huang Lian (Coptidis spp.) and Huang Bai (Cortex of Phellodendron spp)
Track 1:Coptis chineses; 2:C. deloidea, 3:C. teeta; 5:Phellodendron Chinese, 6:P. amurense

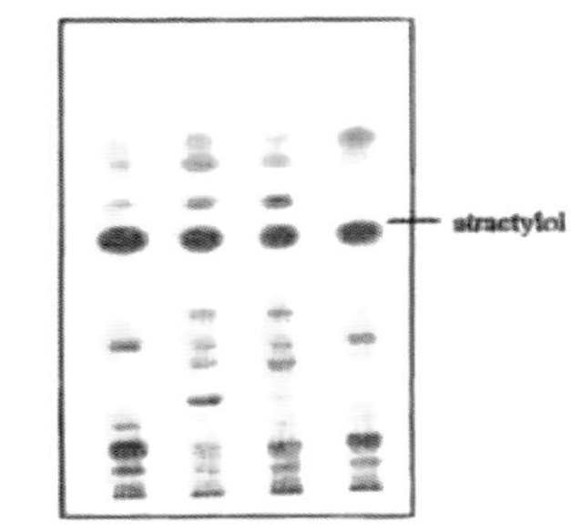

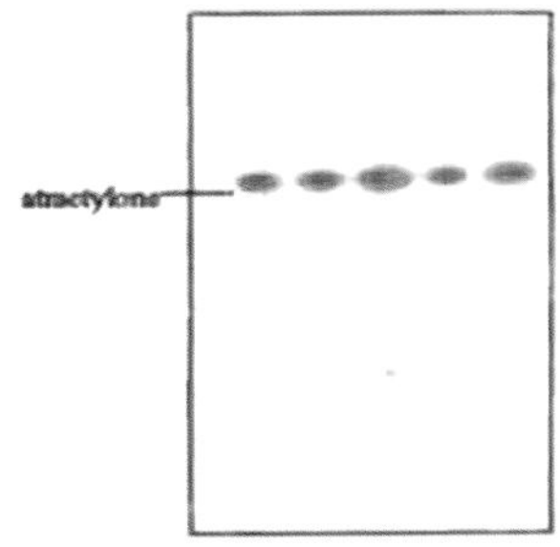

Figure 3 TLC image of Rhizoma Cangzhu (苍术). Atratylodes lancea(1,4), A. chinesis (2,3) (upper) and Rhizoma Baizhu (白术) Atractylodes marcocephala (lower)

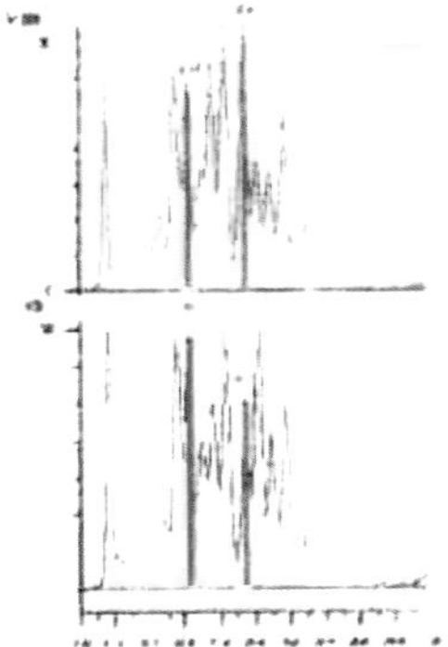

Fig 5 The TLC scanning profile of ginseng (人参) main root (lower)and the root hair(upper)

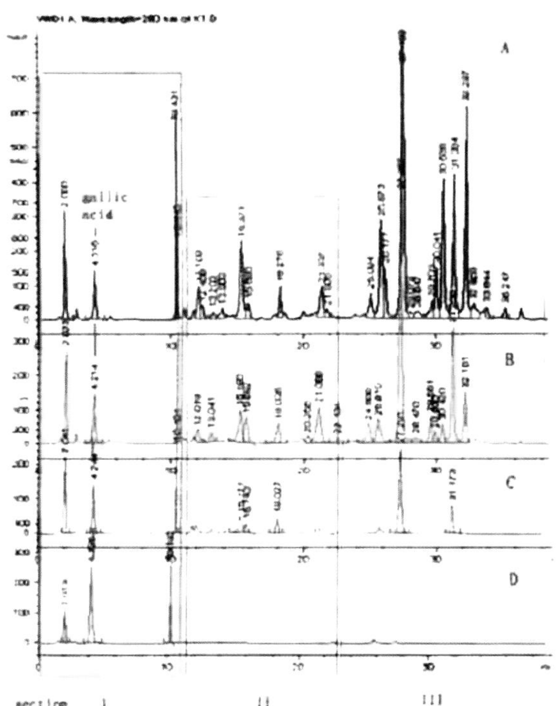

section I II III

Figure 4 HPLC fingerprint of He Zi（诃子）
A: 诃子 Terminalia chebula; B: 小诃子 T. Chebula var.parviflora; C: 大诃子 T. Chebula f. macrocarpa; D: 绒毛诃子 T. Chebula var. tomentella

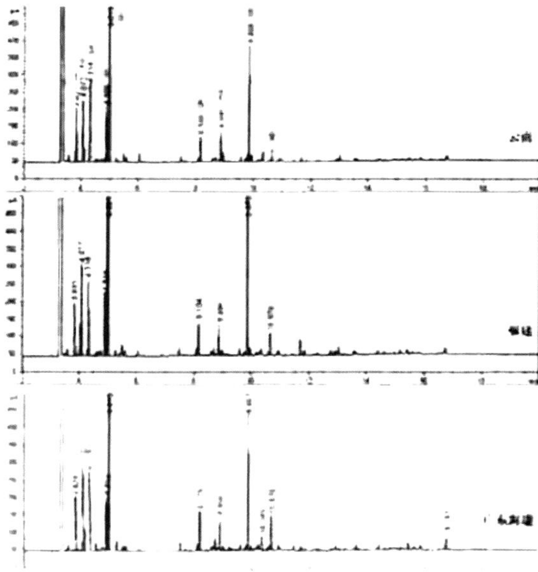

Fig 6 GC fingerprint of volatile oil of Gao Liang Jiang, rhizome of Alpinia officinarum. Authentic sample (bottom), and commercial samples

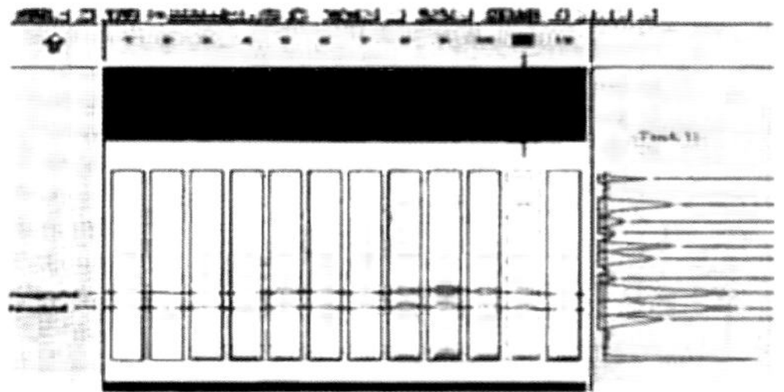

Figure 7 TLC image of Hou Po（厚朴）cortex Magnoliae officinarum. The authentic sample (11) and the commercial samples of various sources. Reference standard: magnolol (1) and hinokiol (2)

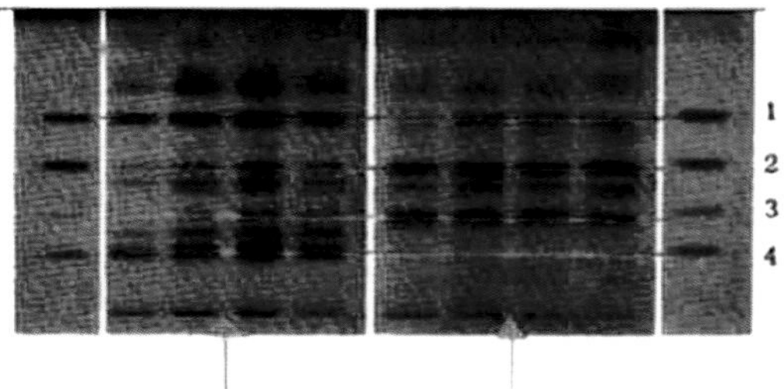

Fruits of Schisandra chineses Fruits of Schisandra sphenanthera

Figure 8 TLC Quenching fluorescence indicator image of Wu Wei Zi（五味子）
1, Schisandrin; 2, Deoxyschisandrin; 3, Schisandrate A; 4: Schisandrol A

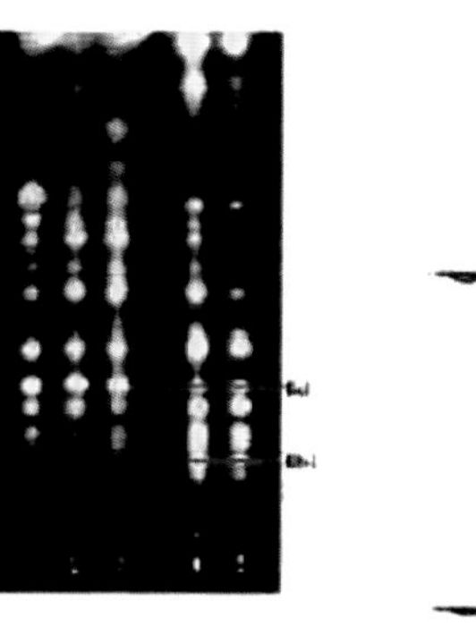

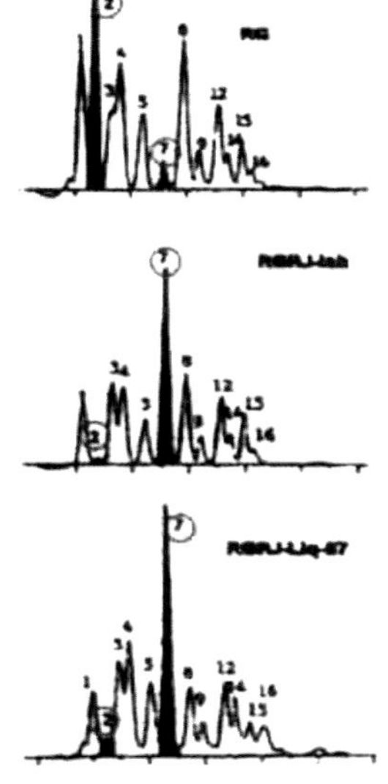

Figure 9 TLC image and the scanning profile of Ginseng-Royal jelly oral liquid
Left: 1~3: the samples collected in the market; 4,5: Chinese ginseng extract;
Right: from top to bottom: ginseng extract; imitated sample of ginseng + royal jelly in lab; the commercial sample of ginseng royal jelly oral solution

另一个例子是五味子，药典收载有北五味子（*Schisandra chineses*（*Turcz.*）*Baill*）与南五味子（*Schisandra sphencnthera Rehd.*）。二者均含有挥发油、有机酸、糖苷及新木质素成分。薄层色谱图像显示了二者所含新木质素成分的显著差异（图 8）。除整体特征二者明显不同，4 个指标成分的分布和有无也可将二者明确无误地区分（表 1）

表 1　4 种主要新木质素成分在北五味子及南五味子种的不同分布

Table 1 The comparative different amount of the four main neolignans

	schisandrin	deoxyschisandrin	Schisandrate A	Schisandrol A
北五味子	⧻	+	+	⧻
南五味子	±–	⧻	⧻	–

4.4　从标准色谱指纹图谱可追踪制剂中某些化学成分的变化　人参蜂王浆口服液的薄层色谱图像与人参原药材的色谱图像比较，清楚地表明人参皂苷成分在该制剂中的不稳定性。实验室模拟试验得出的指纹图谱证明人参皂苷 Rb_1 的 20 位碳上的两个葡萄糖失去末端葡萄糖而降解成人参皂苷 Rd（图 9）。试验表明这是蜂王浆中的一种糖酶将 C- 20 位两个葡萄糖分子之间的键酶解所致。由色谱扫描积分数据产生的 Rb_1 与 Rb 的此消彼长曲线清楚地说明利用指纹图谱考察中药中某些成分稳定性的可能[10]（图 10）。

4.5　指纹图谱可以监测原料与成品之间，成品的批间质量的稳定性　魔鬼爪草根（*Radix Harpagophytum procumbens*）是南非用于治疗风湿性关节炎的草药。它的有效成分是环烯醚萜苷，化学性质很不稳定，提取的溶剂和温度是关键控制因素，考察某符合 GMP 要求的国外厂家的半成品与不同批次的产品的薄层色谱指纹图谱（荧光色谱和可见光色谱），显示其规范的生产工艺使半成品与成品、不同批次的产品，具有很好的稳定性（图 11）。

数十年前首先开发银杏叶提取物的药厂建立了一套标准的提取工艺，生产出银杏叶“标准提取物”EGb 761，并建立了总黄酮成分 24%（±10%），萜类内酯 6%（±10%），有害成分银杏酸类不得多于 5 ppm 的质量标准；同时建立了企业内部的色谱指纹图谱鉴别标准。虽然随后的许多生产厂家声称它们的产品符合这一为国际接受的标准，但是比较它们的色谱指纹图谱可以发现由于原料质量的控制以及生产工艺的差别形成与 EGb 761 的差别（图 12）。值得注意的是图中样品 No.5，总黄酮含量 30.9%，其指纹图谱的“图形”虽可辨认出银杏叶提取物的特征，但是芦丁峰的强度极为明显地高于正常的产品。可能是人为加入芦丁所致。此等产品不能说其疗效与 EGb 761 等同。

5　色谱指纹图谱方法学建议

5.1　试验方法的选择和建立　各种色谱方法是互补的，方法的选择应该根据被分析的对象的需要和可行而定。众所周知气相色谱是适合挥发性成分分析很成熟的技术。平面色谱（薄层色谱）虽然分辨率没有柱色谱高，但它提供的彩色图像是独有的特点，它提供色彩丰富、直观易认、印象深刻的可见光或荧光色谱图像[8,11,12]，在同一薄层板上同时比较可多达 18 个样品的指纹图谱（图像）；尤其适合日常分析检验和现场检验。如果配合色谱扫描或数码处理，在得到图像的同时，可获得不同层次的轮廓图谱（可见光色谱轮廓图谱、紫外吸收轮廓图谱、荧光猝灭轮廓图谱和荧光色谱轮廓图谱）和相应的积分数据。高效液相色谱由于其高分辨率、良好的重现性和逐渐普及，在含量测定方面独占鳌头，用于指纹图谱则对于成分复杂，而指纹特征只有微细的差别时可以发挥良好的作用。质谱与气相色谱或液相色谱的联用（GC/MS、LC/MS）实现了在分离各成分的同时，在线提供指标成分或活性成分的化学结构信息，是提供深层次分析信息的有力工具，而且其检测的高灵敏度可以解决某些药材近缘品种指纹图谱中有指纹特征但信号微弱，又有必要辨认的组分的分析[3,13,14]。但是目前尚不适宜作为常规检验的工具。此外，中药成分过

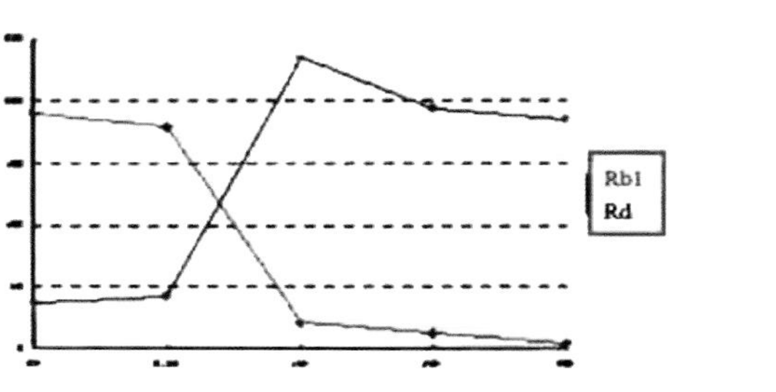

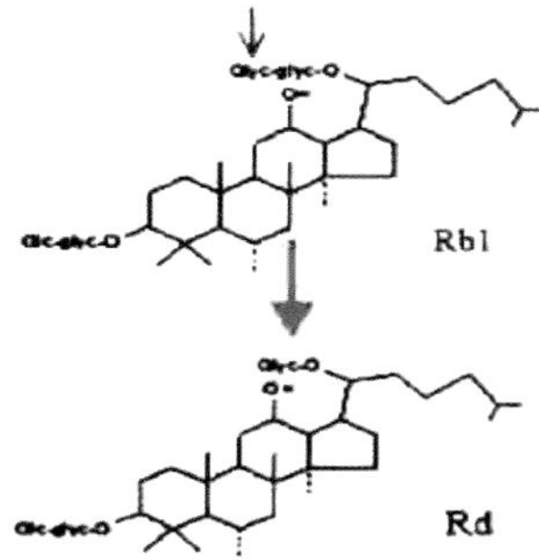

Figure 10 Ginsenoside Rb1 (red line) degradate to Rd proportionally under the enzyme-like reaction of loyal jelly.

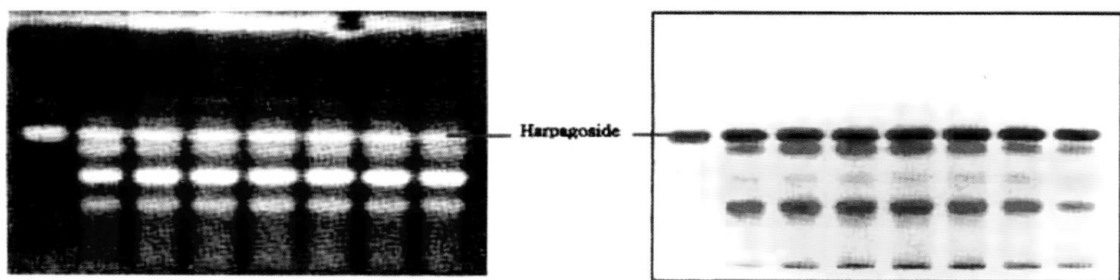

Figure 11 TLC image of iridoids in the batch to batch extract of Devil's Claw root (fluorescence and visible images); track 1: hapagoside reference substance.

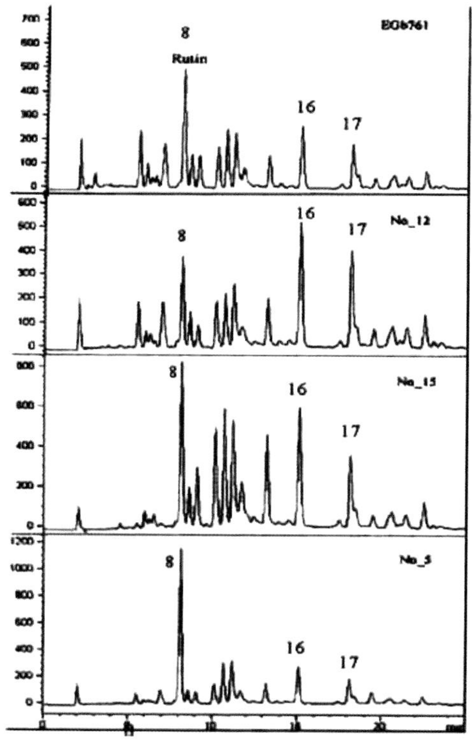

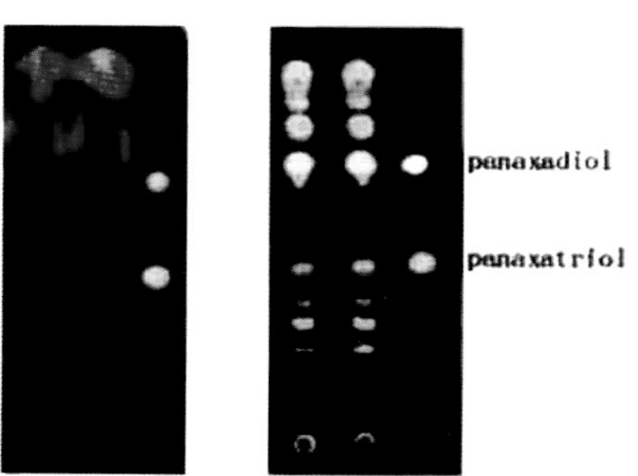

Figure 13 TLC image of ginsengenin in 'Yi Nian Jin' （一捻金）
Left: non-clean-up sample solution;
Right: Clean-up sample solution

Figure 12 HPLC fingerprints of Ginkgo extracts of different sources

于复杂，结构解析的准确率和足够强大的质谱化学结构数据库尚待解决。

无论选择何种色谱，建立色谱指纹图谱的基本要求是专属性（排他性）、重现性和实用性。可靠的结果只能来自恰当的样品预处理，优化的色谱试验条件和标准的器材及操作规程。譬如通常用的极性溶剂往往在供试品溶液中带进过多的杂质，它不仅缩短色谱柱的寿命，而且影响色谱的分辨率和基线的平稳，或者严重污染平面色谱图像的背景，甚至使色谱扭曲变形而不可辨认。因此中药制剂样品色谱前的预处理常常是必需的（图 13，“一捻金”中人参三醇与人参二醇鉴别[7]）。反相液相色谱常用的 RP- C 18 色谱柱，不同厂家的产品，经常在同样色谱条件下得到的色谱分辨率及整个色谱图形不同，因此，必要的比较试验必须进行，试验的细节必须提供（图 14）。

中药色谱指纹图谱的试验条件不同于含量测定的条件，应引起注意。至今文献报道的高效液相色谱条件大部分是供某单一成分或数个成分的定量分析的，对于定量分析目标成分以外组分的分离状况无须关心，只要色谱满足了待测成分的分离度、峰对称因子等要求即可，而指纹图谱恰好相反，需要的是足够的有用信息。薄层色谱至今虽然绝大部分是用于鉴别，但在指纹图谱的研究中，色谱条件的优化和器材的规范都需要提高。由于植物药中含各种不同类的成分，一个色谱有时是不够的，特别是复方制剂，需要根据实际情况建立数个色谱，共同的特征组成一组指纹图谱。但完全没有必要把简单的事情搞复杂化，作为质量标准的一个项目，指纹图谱的目的很明确，就是鉴别供试品的真实性和成品质量的一致性，不是研究“全成分”，找出构成指纹的特征即可。所谓“全成分指纹图谱”是既无可能也无必要的。更重要的是应当注意严格的方法学验证。

5.2 指纹图谱的辨认、分析和比较　为了便于辨认和比较，供试品应与参照物（如“标准提取物”或对照品提取物）同时进行试验，将在基本同一条件下获得的参照指纹图谱（Reference Chromatographic Fingerprint，RCF）与各个供试品指纹图谱相互印证，加以辨认，单纯依靠所谓“标准色谱图”不一定可靠，因为中药的成分不可能那样固定，何况还有不同时间、不同实验室、不同仪器带来的不可避免的“系统误差”。辨认指纹图谱最基本的一条是将整个色谱的“图形”作为一个整体辨认，而不应该一开始就将完整的色谱“肢解”，只见树木不见森林。柱色谱的保留时间和平面色谱的比移值对指纹图谱而言，是标记不同成分在色谱中的相对位置，单独判断一个成分，精确的保留时间或比移值也许是很重要的，尤其与对照品比较时。但将色谱作为一个整体来看待的指纹图谱，各个构成指纹特征的峰（薄层色谱的斑点）前后顺序和相互关系，从而构成特征的“面貌”更为重要，不必刻舟求剑式地过分着眼于保留时间或比移值的精密测量，除非不如此就无法鉴别和评价。以一个简单的例子来说明：黄连药典收载有三种，都含有相同的小檗胺型生物碱，在展距 8 cm 的平面色谱中主要有 5 个生物碱的大小不等的亮黄色荧光斑点组成，即自下而上：药根碱（*jatrorrhizine* [1]）、巴马汀（*palmatine* [2]）、小檗碱（*berberine* [3]）、表小檗碱（*epi-berberine* [4]）、黄连碱（*coptisine* [5]）。见到这样的色谱图像，立即可以辨认出是黄连[15]（图 2- 1）。三个种（黄连 Coptis chinese，雅连 C. deltoide，云连 C. teeta）之间的区别在于表小檗碱斑点的大小和有无，荧光色谱图像及数码处理得出的轮廓图谱（图 15）显示了三种黄连指纹图谱的共性和个性。从轮廓图谱各个峰的“表观丰度”可以将表小檗碱峰（peak 4）分别量化地表达为 ## （黄连）；+ （雅连）；+/- （云连）。

处理较为复杂的指纹图谱，为了便于辨认和分析，可将色谱分为几个“区域”。以银杏叶标准提取物（EGb 761）色谱指纹图谱为

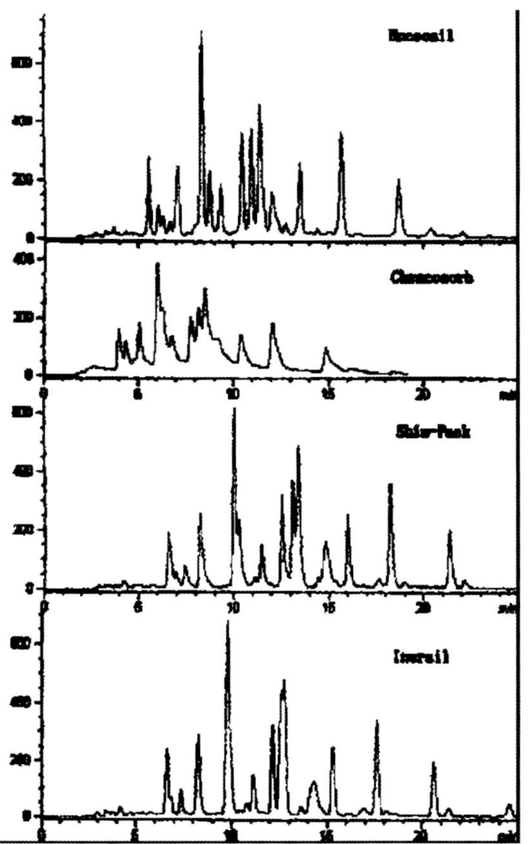

Figure 14 Influence of HPLC column to the chromatogram

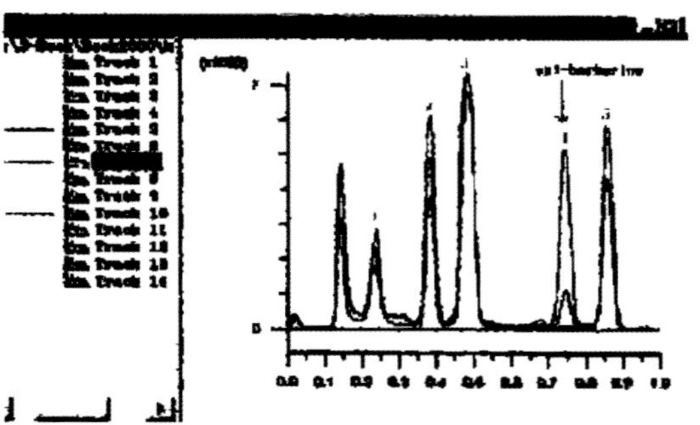

Figure 15 Digital processed Profile of TLC fluorescent image of Huanglian (Rhizoma Coptidis)

black ine: Coptis chineses, blue line: C. deltoidea, red line: C. teeta.

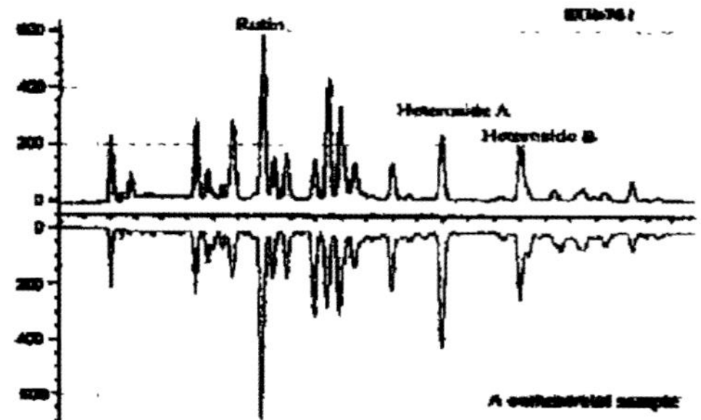

Fig 18 Comparison of the fingerprints betweem EGb761 and commercial sample from domestic market

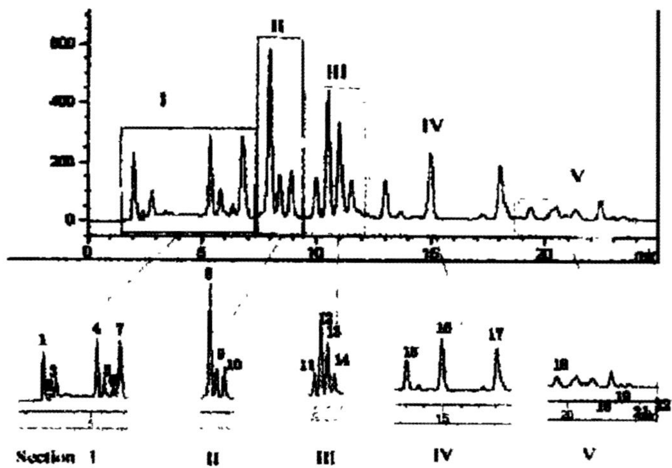

Figure 16 Analysis and recognize HPLC fingerprint of standardized Ginkgo extract – EGb761

例，色谱中可以察见的约有 20~ 22 个峰，构成指纹特征的有 17 个峰。将色谱分为 5 个区（在峰之间间隙较大的部位分割）（图 16）。第一区（保留时间区段约在 2~ 7.5min）有 7 个峰，第二区（保留时间区段约在 8~ 9.5 min）有 3 个峰，第三区（保留时间区段约在 10~ 12 min）有 4 个峰，第四区（保留时间区段约在 13~ 18 min）有 3 个峰，第五区（保留时间区段约在 19~ 23 min）为若干个微弱峰，该区在 EGb 761 的指纹图谱中对辨认无关紧要。四个区的 17 个峰的组成可简化为 7+ 3+ 4+ 3 的关系。特征峰的强度一般可以比较积分面积或峰高，实际上都是解决与指纹图谱整体"面貌"有关的各峰之间的比例关系，精密地计算并不必要，简单的做法可以直观地以 Y- 轴（纵坐标）的刻度大致度量各峰的"表观丰度"以辨认指纹图谱中特征峰大致的相对比例，足以解决辨认的问题。如指纹图谱中"表观丰度"最强的峰是第 2 区的芦丁峰，第三区的四个峰总是 11 号峰< 12 号峰 ≥ 13 号峰> 14 号峰；此外银杏叶中特殊的黄酮醇苷槲皮素桂皮酰葡萄糖苷（heteroside A；peak 16）和山奈酚桂皮酰葡萄糖苷（heteroside B；peak 17）在第四区，表观丰度也较强。将一个强弱不等、错落有致的色谱指纹图谱转变为棒状图，对银杏叶标准提取物指纹图谱的"面貌"更易辨认（图 17）。

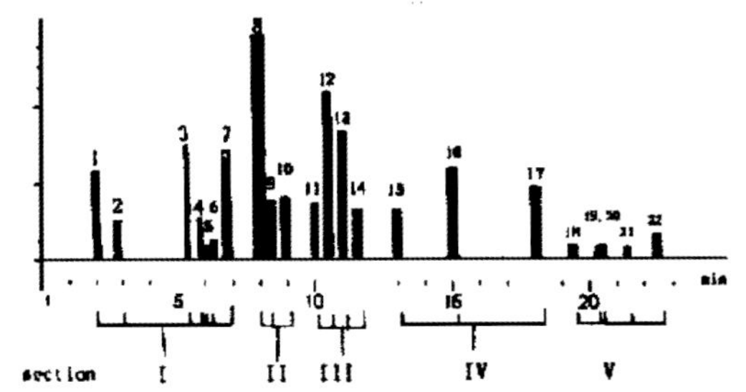

Figure 17 Imitated bar graph of chromatographic fingerprint of EGb 761

指纹图谱的量化问题是有别于常规鉴别的地方。这里的"量化"概念不同于含量测定。如同峰（平面色谱的斑点）的峰位（保留时间、比移值）一样，各个峰的"量"（积分面积、积分峰高或本文提出的"表观丰度"在指纹图谱中主要作用是表达峰与峰强弱高低的相对"结构"关系，以及由此构成的完整"面貌"。当辨认和分析比较供试品的指纹图谱时，应综合峰数、峰位、峰值以及平面色谱的斑点颜色总体"参数"判断。不应该将这些"参数"绝对化和孤立起来，尤其遇到分离度达不到基线分离的峰组，更需要"瞻前顾后"，切不可缘木求鱼。而且峰的强度与检测方式有关，如紫外检测，不同成分在某一个波长响应值是不同的，即表观的强峰其真实含量未必一定高；另一层意思是色谱中的强峰未必是活性成分（但可以作为指纹图谱的一个指标），所以特征峰的取舍，不可机械地留大弃小，应仔细比较以决定取舍。如商品西青果的指纹图谱就是依靠一组相邻的三个弱峰追踪到它的植物来源与大诃子相同，而不是文献报道的诃子[16]。

5.3 指纹图谱的判断和确认　图 12 给出的 EGb 761 和 3 个不同来源的银杏叶提取物的色谱指纹图谱，从峰数、峰位和峰"值"判断，可以得出的结论是（1）以 EGb 761 做对照，各样品均是银杏叶提取物，即使如样品 No.5 芦丁峰超常增强，但仍然可以辨认出银杏叶提取物的指纹"面貌"；（2）不同来源的提取物内在质量不一致，因为各个峰的比例强弱与 EGb 761 相比，均有明显的变异。另一个样品的指纹图谱与 EGb 761 的相比则有良好的相似性（图 18），至少从色谱成分的表达上可以给出它们质量相似的结论。某一生产厂家的 10 批银杏叶提取物的色谱指纹图谱，其产品批间指纹图谱有较好的相似性，其中两批的第五区本来在 EGb 761 指纹图谱中的一组弱峰中的 18 号峰明显增强（图 19）。与 EGb 761 比较，第一、三、四区的某些峰差异较明显，显然与原料药材及生产工艺有关（图 20）。

如果不同厂家生产同样的产品（处方工艺剂型均相同），由于试验条件的不一致，或者原料、工艺掌握的差别，各自研究的指纹图谱很可能不同，甚至相差甚远，如何确认其有效性是有待解决的问题。作为企业内部标准，用以监测和管理本身产品的质量另作别论，而管理部门实施指纹图谱的用意是解决市场商品质量的一致性，而同一个产品不同厂家拿出各不相同的指纹图谱似乎违背了管理部门的初衷。同一品种不同的指纹图谱，其原因可能来自所用原料内在质量不同，或者工艺掌握的差异，或者是指纹图谱试验条件的不同。至少说明不同厂家的产品之间质量是不一致的。同一厂家的产品要求必须稳定和一致，为什么不同厂家之间反而允许有很大的差别呢？中药注射剂新产品研制时，指纹图谱的研究应在开始阶段介入，这样一个较为真实反映药品研究水平和内在质量的指纹图谱方能出现。

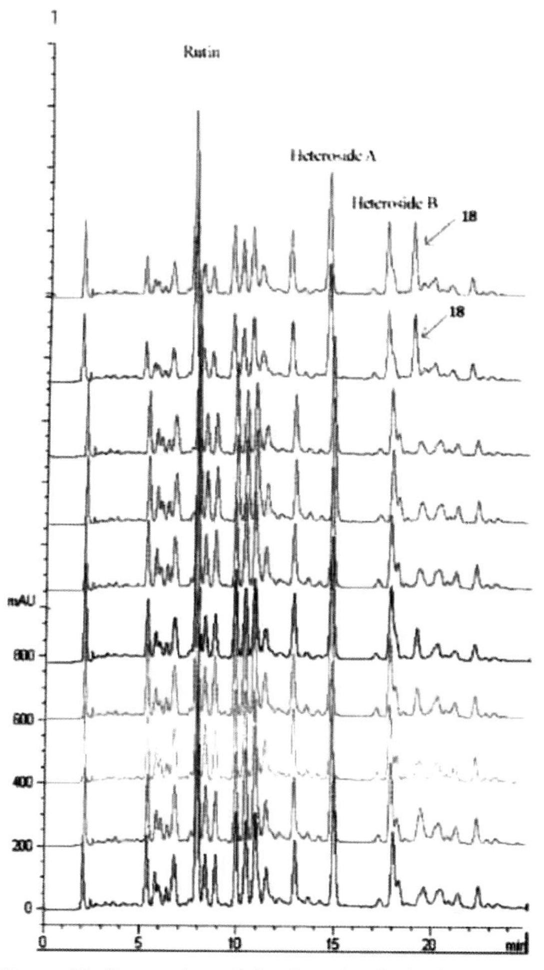

Figure 19 Comparison of batch to batch Ginkgo extract from domestic manufacturer

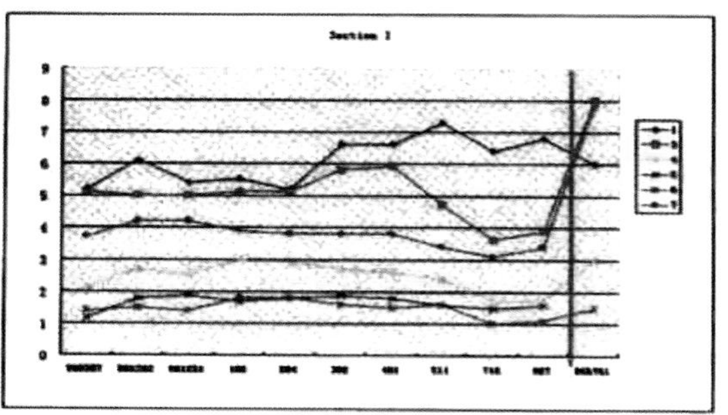

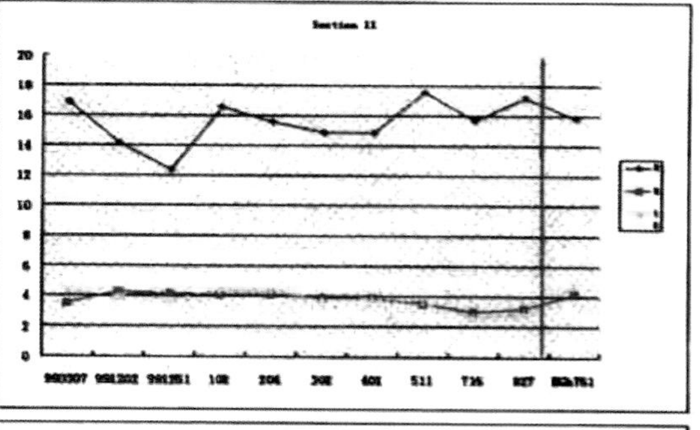

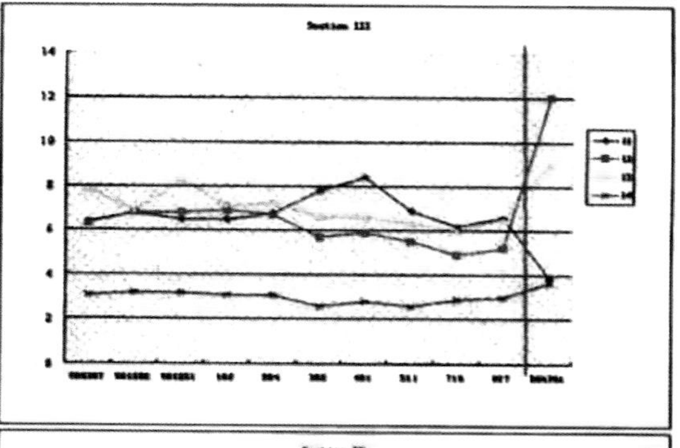

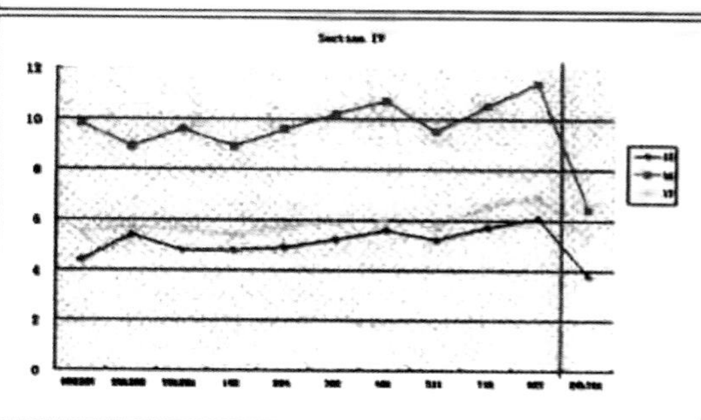

Fig 20 The statistics of the integration data of the peaks in the 4 sections illustrate the situation consistency.

6 结论

中药色谱指纹图谱是综合的可量化的鉴别手段，是中国药典对中药实施对照药材，以完整的薄层色谱图像进行鉴别的合乎逻辑的发展。它是当前符合中药特色的评价中药真实性、稳定性和一致性的可行模式。它配合有效成分的含量测定和有针对性的检查可以从较深层次监测中药产品的内在质量。目前中药材质量堪忧的现状与人们的质量意识不足以及中药商品市场有待成熟对指纹图谱质量控制的实施是不利因素，复方中药注射剂的指纹图谱研究的难度更大（目前研究的甚少）。但研究指纹图谱将会发现许多常规检验难以发现的质量问题，可以促进整个中药界对中药质量的关注，对国家管理部门实施中药材 GAP 也提供更有效的质量控制手段。

评价中药产品质量的最终标准是安全与有效，所以尚未与药效结合的色谱指纹图谱所起的作用仍然是有限的。但至少它将促使生产厂家对产品质量更严格的控制，使之更加符合 GAP 与 GMP 以及实验室 GLP 的要求。

分析工作者长期习惯于精确的测量和计算，因此需要着重提出指纹图谱的研究应引进模糊概念和熟悉模糊处理。将来利用模糊数学模拟人们对指纹图谱处理的思维，特别是解决处理处于“临界状态”的判断，减少人为的岐见，将是一种极有用的辅助手段。需要注意的是计算机始终是服从于人的思维，而不是人服从于机器。认为有了计算机，人们可以不用思考，让机器“独立思考”的想法是不对的。

指纹图谱的方法学研究应逐步完善，最优先需要满足的是保证指纹图谱的专属性、可重复性与实用性。

在指纹图谱研究、实施的过程中，问题将不断出现，争论将继续进行。正如任德权先生所讲“指纹图谱作为一项新技术，用于中药尚有许多有待解决的问题。特别是怎样从学术成果转变成产业界的实际可应用的技术，这里本身又有许多问题。因此，只有科研、教学单位与生产、管理单位结合起来，学术界与产业界结合起来，共同努力，不断探索、交流、总结和完善，才能逐步建立起符合中药特色的指纹图谱质控技术体系”[17]。

（致谢：颜玉贞、钱浩泉、李彩君参加实验。）

参考文献：

[1] Philipsom JD. British Herbal Pharmacopoeia [M]. British Herbal Medicine Association Publucations. 1996 Forward.

[2] Indian Drug Manufacturere' s Association. Indian Herbal Pharmacopoeia [M]. Vedams Books International. 1998 Volume 1.

[3] Natalie Lazarowych. Use of Fingerprinting and Marker Compounds for Identification and Standardization of Botanical Drugs: Strategies for Applying Pharmaceutical HPLC Analysis to Herbal Products [J]. Drug Infomation Journal, 1998, 32: 497- 512.

[4] Peter John Houghton. Establishing Identification Criteria for Botanicals [J]. Drug Infomation Journal, 1998, 32: 461- 469.

[5] FDA Guidance for Industry - Botanical Drug Products (Draft Guidance), Ⅷ, B, 2e; 3e; August 2000.

[6] WHO. Guidelines for the Assessment of Herbal Medicines 1996.

[7] 毕开顺，李玉娟. 中药材指纹图谱质量控制方法研究. 国际色谱指纹图谱评价中药质量研讨会论文集. i 10-13. 2001. 广州.

[8] 中国药典委员会. 中国药典中药薄层色谱彩色图集 [M]. 广州：广东科技出版社，1993.

[9] Xie Peishan, Yan Yuzhen. Differentiation & Evaluation of Commercial Ginseng & Their Products by Meaans of HPTLC Fingerprint Analysis [J]. Journal of Planar Chromatography- Modern TLC, 1988, 1 (1): 29- 32.

[10] Xie Peishan, Yan Yuzhen. Application of HPTLC Fingerprint Analysis to Stability Evaluation of Ginsen Preparations [J]. Journal of Planar Chromatography - Modern TLC, 1988, 1 (3): 258.

[11] Markus Veit. Planar chromatography in quality and stability testing of herbal medicinal products and respective atarting materials. 国际色谱指纹图谱评价中药质量研讨会论文集. i 6- 1~ 9. 2001. 广州.

[12] Eike Reich. HPTLC fingerprinting to qualitative and

quantitative analysis of herbal and herbal medicinal products. 国际色谱指纹图谱评价中药质量研讨会论文集, i 9- 1- 9. 2001. 广州.

[13] 盛龙生, 王颖. 国际色谱指纹图谱评价中药质量研讨会论文集, i5- 1~ 11. 2001. 广州.

[14] 王峥涛, 朱恩圆, 等. 国际色谱指纹图谱评价中药质量研讨会论文集, i 8- 1~ 8. 2001. 广州.

[15] Xie Peishan, Yan Yuzhen. Optimization of the TLC of Protoberberine Alkaloids and Fingerprint evaluation of the Coptidis Rhizome [J]. Journal of Planar Chromatography - Modern TLC, 1992, 5 (5): 302- 307 [J].

[16] 颜玉贞, 卢平华. 国际色谱指纹图谱评价中药质量研讨会论文集. ii 4- 1~ 7. 2001. 广州.

[17] 任德权. 中药指纹图谱质控技术的意义与作用. 国际色谱指纹图谱评价中药质量研讨会论文集. 1~ 7. 2001. 广州

第26卷第10期 中国中药杂志 Vol.26,No.10
2001年10月 China Journal of Chinese Materia Medica Oct.,2001

中药色谱指纹图谱鉴别的概念、属性、技术与应用

谢培山
(广州市药品检验所,广州 广东 510160)

[中图分类号] R 282.5 [文献标识码] A [文章编号] 1001-5302(2001)10-0653-03

中药产业现代化的瓶颈是质量不可控、安全不可靠。后者是指重金属、农药、微生物、化学物质的污染;前者虽然有《中国药典》的质量标准模式和指标,但与国外的植物药药典一样,均是模仿化学药品的质量控制模式,选定1,2个有效成分、活性成分或指标成分进行鉴别和含量测定。然而这种以单一化学成分分析的观点,导致人们力求把中药(天然药物)这一综合的复杂的"整体"分解成便于观察和研究的简单"单元"或"分子",以便于清楚明确的研究。分析工作者沿着这条思路力求运用各种分析检测手段测定某种有效成分或某一活性成分含量的多少来判断某种药材的质量,对复方制剂也以同样的观点和方法制订其质量标准。

[收稿日期] 2000-11-15

实际上对于中医理论指导下的中药,尤其是复方制剂,任何一种活性成分均不能反映中医用药所体现的整体疗效,这是中药与化学合成药品质量标准的根本区别。所以宏观地综合分析成为必然的发展趋势,事实上这也是在人类进入系统科学时代以后,人们的科学认识观念更新,综合分析与整体分析成为分析化学发展的必然的反映。在寻求综合评价中药质量的过程中,值得注意的趋势是色谱指纹图(chromatographic fingerprint)的应用。近来此类研究和文章日益增多,因为它提供的有关质量的综合信息比单一成分的含量

第26卷第10期
2001年10月
中国中药杂志
China Journal of Chinese Materia Medica
Vol. 26, No. 10
Oct. ,2001

要丰富和有用的多[1]。

1　指纹分析与色谱指纹图谱(图像)分析的概念

中药是依靠其所含的多种化学成分发挥综合的医疗作用,这是与化学合成药最根本的区别,现在已逐渐得到人们的认同。因此凭借某一种化学成分定性和定量的传统中药质量评价方法的有效性和专属性渐渐受到质疑。因为任何单一的活性成分或指标成分都难以有效地评价中药的真伪优劣。尤其如果所检测的指标成分(活性成分)是多种中药的共性成分如熊果酸、齐墩果酸、大黄酸、槲皮素等,则更降低了鉴别的准确和专属。随着客观需要和现代认识论的影响,分析工作者逐渐考虑利用现代先进分析技术分析不同药材的整体特征以提高鉴别的准确性,近年来重新受到关注的色谱指纹图谱分析(chromatographic fingerprint analysis)的概念即植根于此。

人的"指纹(fingerprint)"鉴定是开始于19世纪末20世纪初的犯罪学(criminology)和法医学。人的指纹有拱形、环形和螺纹形3种基本模式,这是共性,但每一个人的指纹在细微处却绝对不同,从而形成了指纹的"绝对唯一性(absolute uniqueness)"。由于基因学的发展,近代将指纹分析的概念结合生物技术延伸到DNA指纹图谱分析,而且应用范围从犯罪学扩大到医学和生命科学的领域。生物样品的DNA指纹图谱分析根据目的不同既强调个体的"唯一性",也可侧重于整个物种的"唯一性",忽略个体之间的差异。而利用色谱技术进行指纹图谱分析的中药材鉴别所依据的化学成分是后天的代谢产物,它对生长环境的依赖性很强,即对抗拒或适应环境的变化远比先天性遗传特征要脆弱的多。因而同种植物药材所含代谢产物的组成因生长年限、生长环境的变化而可能产生个体间的较为明显的差异,但是生物的代谢既然也具有遗传性,个体之间就必然有群体共有的相似性(similarity)。这种具有物种唯一性和个体相似性的色谱(图像)具有指纹意义。它借用了法医学的指纹鉴定的概念,但不是概念的重复;色谱指纹图谱(图像)不强调个体的绝对唯一性,而强调同一药材群体的相似性,即物种群体内的唯一性。

相似性是通过色谱的整体性和模糊性来体现,这是中药色谱指纹图谱(图像)分析的最基本的属性。分析色谱指纹图谱强调的是"准确的辨认(accurate recognition)"而不是"精密的计算(precise calculation)";比较图谱强调的是相似(similarity)而不是"相同(identical)"。在不可能将中药复杂成分都搞清楚的情况下,指纹图谱的作用主要是反映复杂成分的中药及其制剂内在质量的均一性和稳定性。

2　色谱指纹图谱(图像)分析是中药鉴别技术的循序发展和延伸

《中国药典》1985年版(一部)中药及中成药的鉴别除理化鉴别外,薄层色谱鉴别的使用频率很高。当时的薄层色谱鉴别全部是以化学对照品做对照,要求供试品色谱中应有与对照品一致的斑点。使用的器材比较简单,操作比较粗糙,只要供试品的色谱中出现与对照品一致的斑点即可。但由于可以得到的化学对照品品种有限,没有化学对照品无法鉴别;而只靠1种化学对照品,往往专属性不够,尤其多种药材共有的成分。因此《中国药典》1990年版修订时,尝试增加了对照药材的薄层色谱鉴别。经过实践,证明可以解决化学对照品不足,以及单靠1种化学对照品难以准确鉴别等急待解决的问题。而且对照药材的色谱给出的信息远比单一化学对照品要多得多。

譬如只靠人参皂苷 Rb_1, Re 或 Rg_1 不能区别人参、西洋参、三七以及它们的根或茎叶;小檗碱解决不了黄连、黄柏和三颗针之间的区别。但是各自的对照药材给出的薄层色谱图却各有特征,依此对照,足资鉴别真伪,甚至可以从完整的色谱图像中区分某些药材的种间差异,如《中国药典》收载的黄连3个品种、黄柏2个品种,它们的色谱图像既有共同的特征说明它们的近缘关系,又各有自己的特点,尤其在复方制剂中可以判断原料药材投料的情况。同时,在检验复方制剂时,对照药材的取样要求与实际样品中该药材的处方量相当,从完整的色谱还可以得到投料药材的量化信息。现在已在新药研制中被广泛应用。这种做法实际上已经有了色谱指纹图谱的雏形,只是由于供试品、试验器材、试验操作还欠规范,所以还不能称之为指纹图谱。

早在70年代日本和我国部分学者尝试用薄层扫描仪得到的复方成药扫描图谱做为色谱指纹图应用于中成药分析,做了大量工作,只是当时主客观条件限制和时机不成熟,没有得到广泛的认同,但他们的思路是有前瞻性的。自1990年版《中国药典》薄层色谱鉴别设置对照药材以来10年广泛实践的基础上,现在提高一步,规范药材、工艺、检测,提出色谱指纹图的概念,应该是循序渐进的发展,是现行中药鉴别的延伸。而且通过色谱指纹图的研究可以较全面的提升中药种植、采收、加工、生产、分析检验质量的整体水平[2],再上一个台阶。当前色谱技术的多样化和检测水平的不断提高也为色谱指纹图谱(图像)研究和应用提供了良好的工作平台。

3　国外植物药色谱指纹图谱的应用

美国FDA允许草药保健品申报资料可以提供色谱指纹图鉴别资料[3],已为大家熟知,此外,WHO在1996年草药评价指导原则[4]中也有规定,如在"Plant preparations"及"Finished product"的章节中都提到"如果不可能鉴别有效成分,则鉴别1种或几种特征成分(如色谱指纹图谱)以保证制剂和产品质量的一致"[4]。欧共体在草药质量指南的注释[5]中提到"草药的质量稳定性单靠测定已知的有效成分是不够的,因为草药及其制剂是以其整体作为有效物质。因此,应该通过色谱指纹图谱显示其所含的各种成分在草药及其制剂中是稳定的,其含量比例能保持恒定。例如欧山楂(花叶)的薄层色谱指纹图谱所显示的结果"。

国外关于植物药色谱指纹图的研究论文也日渐增多,他

第26卷第10期 2001年10月 中国中药杂志 China Journal of Chinese Materia Medica Vol.26,No.10 Oct.,2001

们也认识到草药不可能用1种成分说明某草药的疗效,有些活性成分不明,鉴别很困难,所以提出了色谱指纹图鉴别,基本上都是将色谱色谱指纹图的研究和应用限定在鉴别范畴,目的是用以解决成分复杂、有效成分不明的草药如何监测和证明产品批间质量的稳定。如果成分比较简单,如银杏叶的萜类内酯主要只有4个,而且都是已知的,都有化学对照品,完全可以实现4种内酯的含量测定,所以内酯部分的色谱指纹图就没有必要了,他们的企业标准也是只做黄酮醇苷的色谱指纹图。国外生产厂家工艺要求比较严格,所以他们研究色谱指纹图主要是针对原料药材的质量,要求厂家固定品种、产地和采收季节及加工方法。此外,他们的另一种做法是标化提取物,不同批次的原料在投料生产前可以"勾兑",或者不同批次的提取物"勾兑",使最终产品的质量基本稳定在一个水平上(±5%~±10%),当然他们的检测指标是建立在药效学研究的基础上的。

德国银杏叶提取物制剂是一个很突出的例子[6]。他们的固体剂型产品色谱指纹图谱的重现性十分良好,含量测定相当稳定(浮动范围±5%)。还应指出,色谱指纹图谱与药效、工艺研究相结合,才能发挥评价疗效的作用。但是指纹图谱与中医理论指导下的药效结合难以期望近期解决,因为一者中药色谱指纹图谱本身的研究还有许多问题需要花大力气逐步解决,二者目前绝大部分的药理实验还难以和中医理论挂钩,它本身还需要创新,否则同床异梦,真正的结合从何谈起?

4 中药色谱指纹图谱(图像)研究中的技术问题

中药色谱指纹图谱(图像)的实验研究难度较大是不言而喻的,涉及的技术问题较多,需要通过更多的实践和共同努力逐步解决。

4.1 药材本身质量的稳定性 中药是天然产物,如上所述,中药的活性成分都是次生的代谢产物,本身就有它内在的不稳定性。我国药材品种多,不少药材产地广而分散,加上求大于供造成的某些药材的资源破坏及内在质量下降,炮制加工的粗放造成有效成分的流失等问题的存在致使质量更不稳定,这绝对不利于色谱指纹图谱的研究和应用。尽管从足够的个体样本的色谱中归纳出可以代表物种唯一性的特征作为指纹图谱是可能的,但实现这种可能对药材本身的质量仍须有一个基本的要求,即将不稳定的因素减到最少。从这一侧面也显现了我国实施药材GAP的迫切和重要。

4.2 色谱指纹图谱的方法学问题 首先各种色谱方法是互补的,任何色谱技术不可能"统吃"所有药材的分析,选择方法应视研究对象的实际需要和可能以及按照不同色谱技术的特点和优势而定,目前存在一些误解,以为指纹图谱只能做HPLC,这种看法是片面的。就至今国内国外植物药的实际情况而言,作为鉴别,薄层色谱使用率仍然很高,外界环境对一个开放系统的色谱影响较大,但在中药分析界已经有了覆盖面很广的长期实践基础,容易普及,成本较低。它独特的优势是提供直观形象的可见光或荧光图像,即较柱色谱多了色彩这一"参数",并可进一步数码处理数据,它的主要不足是"柱效"较低,对靠细微特征方可鉴别的指纹特征,灵敏度也嫌不够,对外部环境条件(温度、湿度)要求较高,操作要求规范熟练。高效液相色谱分辨率高,梯度洗脱加二极管陈列检测器可得到三维图谱,适用于成分比较复杂紫外光区有吸收的试验对象,ELSD检测器可以解决没有紫外吸收的物质的检测,但却失去了三维图谱的特点。需要注意梯度洗脱及色谱条件要求越严,越难以达到良好的重现性。毛细管电泳的高分辨率也有其优势,大分子物质可能更适合,但重现性需要特别注意。挥发性成分当以气相色谱为主,MS化学信息数据库很强大,人所共知,问题可能在于如何把握一个极为复杂的气相色谱图的处理。柱色谱与质谱联用可以"在线"提供指纹图谱中主要成分的化学结构信息,而且灵敏度很高,是日常检验所需的指纹图谱的有力支撑,但它目前似乎不大可能成为有些人士所企盼的"大上快上",也不是有人想象的化学结构信息一上LC/MS即可手到擒来。所以选择方法还是要具体情况具体分析,择善而从。试验的方法学研究应有切合实际的规范要求,目的是保证色谱的可行性、重现性和实用性,因为它是终身伴随产品的日常检验标准(包含修订),不是学术研究。色谱指纹图谱(图像)的试验研究一般要经过 ① 图谱建立(development),②图谱分析 (analysis),③图谱辨认(recognition)和比较 (comparison),④图谱评价 (evaluation),⑤结果校验 (verification)。应逐渐形成规范并取得共识。

4.3 中药色谱指纹图谱属于质量标准中[鉴别]项目,由于它的复杂性和基础较为薄弱,在初期阶段,企业对此基本上是从零开始,建议在研究中不一定固定一个"模板"或"框子"(一个框框不可能"包容"千差万别的药材),给企业研究者以适当的空间和发挥主观能动性的机会,有了指纹图谱要求,研究者必然要格外小心,也有利于促进中药产业的良性竞争,管理部门持"引而不发,跃如也"态度,则善莫大焉。

[参考文献]

[1] 谢培山.中药质量控制模式的发展趋势.中药新药与临床药理,2001,12(3):188.

[2] 谢培山.中药制剂色谱指纹图谱(图像)鉴别.中成药,2000,22(6):391.

[3] ECDR of FDA. Guidance for Industry Botanical Drug products (Draft guidance). 2000.

[4] WHO. Guidelines for the Assessment of Herbal Medicines. 1996.

[5] EMEA. Final Proposals for Revision of the Note for Guidance on Quality of Herbal Remedies. 1998.

[6] Bauer R. Quality Criteria and Standardization of Phytopharmaceuticals: Can Acceptable Drug Standard be Achieved? Drug Information Journal, 1998, 32:101.

特 稿　　《中国医药研究》第3卷 第4期(总第11期) 2005年8月

浅谈中药指纹图谱对质量控制的意义、作用和实践

谢培山

中图分类号 R282.5　　文献标识码 A　　文章编号 1729-9306(2005)04-0272-04

1 中药的非线性特征需要宏观的、非线性的、多因素的质量控制模式

近年来,国内外对包括中药在内的草药制剂的质量日益给予重视,尤其是在欧美连续发生麻黄、广防己、关木通的毒性反应事件后,中药的质量在国外备受挑战。国内狂轰滥炸式的虚假广告虽然尚未受到有效的遏制,但是消费者对中药(包括保健药品)质量的诉求越来越高。一般对中药质量的基本要求是:①取自正品药材;②没有隐蔽性的化学药品;③生产符合GMP;④质量有可控性指标;⑤安全有明确保障。仅就中药内在质量的控制而言,大致上有两种取向,一种是模仿化学合成药物的质量控制模式,即以已知的某一单一活性成分为控制质量的指标,给以定性和定量的分析,借以判断药品是否"合格"。这种模式已经沿用了半个多世纪,只是分析手段的不断更新和测定指标的适时更迭,没有本质上的改变。对于化学药品以及由药用植物中提取,进而合成或结构修饰的活性成分构成的药品,它们具有确定性(Certainty)的特征,利用这种线性的质量控制模式监测是有效的手段,检测其含量及检查其纯度与其效价和安全性均成正相关,技术已经相当成熟,作用勿容质疑。但对中药而言,虽然这种质量控制项目和指标早已得到认同,也起到了一定的作用,但是中药的疗效既不是任何单一活性成分的作用,也不是多种成分活性的简单相加,尤其是复方制剂更是如此,因为中医理论强调辨证论治,随证加减,强调因人、因时、因地而异,常常是从整体上发挥作用,甚至因剂量不同而起着不同的作用,所以具有明显的非线性(Non-linearity)和不确定性(Uncertainty)特点,这也正是从还原论出发,以线性思维形成的西方医药学难以接受的。因此用线性分析的思维和手段模仿西药质量控制的模式解决非线性的中药质量控制问题越来越显露出它的不足,在现行的质量标准中甚至执行起来有许多矛盾之处。因为用解决确定性事物的方法解决不了不确定性事物的问题;精确的分析解决不了带有模糊性质的问题。一般分析工作者由于长期形成的线性思维定势已经习惯于"精细"和"确定",难以接受"模糊"和"不确定"的概念。特别长期从事化学药品的分析家,更加视"模糊"与"不确定"如水火。

其实"模糊学"正是美国控制论专家L.A.Zaden于1965年首先提出了"模糊集合"的概念,把模糊概念用数学方法描述,从而创立了一个崭新的数学分支——模糊数学,模糊数学是研究和处理模糊体系规律性的理论和方法,把普通集合论只取0或1两个值的特征函数推广到[0,1]区间上取值的隶属函数,把绝对的"属于"或"不属于"的"非此即彼"扩张为更加灵活的渐变关系,因而把"亦此亦彼"中间过渡的模糊概念用数学方法处理。在人的主观世界中,处理确定的信息和处理模糊的信息方式并存,人的左脑在进行逻辑思维时用的就是确定性信息的处理方式,人的右脑在进行形象思维时,用的则是模糊性信息的处理方式。譬如任何一种药材,没有两个个体的性状是完全

作者单位 国家药典委员会 北京 100013

相同的,但是我们在鉴别时是从这一药材性状的共性特征辨认其真伪,我们的大脑完全有能力处理这种带有模糊性的鉴别问题。即使制订中药的检查和含量测定指标时,规定"不得少于""不得多于"也是一个模糊概念。所以在一个相对模糊的限度内,去追求药材中某一活性成分或是指标成分 10^{-4} 的精度就显出逻辑上的混乱和事实上的劳而无功。面对这一实际情况,总要寻找一条出路,中药的质量控制才能跨上一个新的台阶。也就是说中药质量的评价需要用综合的、宏观的、非线性的分析观念来适应,而在现阶段指纹图谱就是适应这一特点的另一种质量控制模式。

"指纹图谱"是借用了开始于 19 世纪末 20 世纪初的犯罪学和法医学对人的"指纹(fingerprint)鉴定"概念。人的指纹有"绝对唯一性(absolute undiqueness)"。而利用光谱或色谱技术表征作为天然产物的中药所含代谢成分的分布特征强调的是物种群体内的唯一性,即同一物种群体的共性特征,而不是个体的绝对唯一性,相反,由于环境因素形成的同品种个体之间的某些差异是正常的。也就是说同品种的指纹图谱应该相似而不是相同。因此"指纹图谱"仅仅是概念的借用,已经约定俗成,所以争论是否应该称作"指纹图谱"意义就不大了,更加不应该望文生义地将中药化学成分(代谢产物)的指纹图谱去和人的具有绝对唯一性的"指纹"相提并论。中药的指纹图谱可以通过适用的光谱(如近红外光谱、高分辨核磁共振谱)及色谱(柱色谱、平面色谱)技术而获得,而相似性是通过指纹图谱的整体性和模糊性来体现,这是中药指纹图谱(图像)分析的最基本的属性,这种具有物种唯一性和个体相似性的光谱或色谱具有指纹意义。

2　现阶段色谱指纹图谱的作用

由于色谱技术具有分离、鉴别、定量三重功能,所以应用的最多。分析色谱指纹图谱强调的是"准确的辨认(accurate recognition)"而不是"精密的计算(precise calculation)"。它从色谱(或波谱)指纹图谱的整体特征来综合地鉴别真伪,加上一定的量化参数还可以大致评价中药产品质量的稳定性和一致性。在现阶段,据此判断原料、半成品、成品的质量相关性、一致性和稳定性。应用到原料药材的筛选、生产工艺的优化、成品质量的稳定考察、市场商品的质量监控,实践证明所表达的质量信息远比测试单一成分要丰富的多。美国 FDA 及 WHO 对植物药允许以指纹图谱判断上市产品批间样品质量的一致性,是出于在植物药的有效成分不明,没有具体的检测目标的情况下考虑如何监管的权宜之计,是一种"让步"。所以在他们发布的相关草药产品指南(草案)中均没有详细的具体要求。有人说指纹图谱应该按照"国际标准"研究,可惜至今还没有这样一个指纹图谱的国际标准出台。至今国外发表的草药指纹图谱的应用文章无论应用何种色谱或光谱技术,其目的依然是真伪鉴别和评价市场商品的质量是否一致。实际上从深层意义看,指纹图谱并不仅仅是权宜之计,而恰好适合中医中药的特点。指纹图谱所反映的是中药的整体质量信息,体现了中药作用的整体性和模糊性特点。在药效及临床验证确认的前提下,经过严格试验获得的重现性良好的指纹图谱使中药内在质量的可视化在很大程度上成为可能。因此,对药品管理者、药品生产者及分析工作者而言,都将面临许多新的挑战。实际上,质量控制模式的转变是对中药质量评价思维方式的质的转变。有些分析工作者习惯于用线性的思维定势看待和处理中药的指纹图谱分析,则圆凿方枘,难以合榫。有人认为中药来自天然,是"靠天吃饭"的,化学成分既复杂又不稳定,做指纹图谱无异于如坠五里雾中!这一方面可能是对"指纹图谱"字面的望文生义,另一方面也是由于无法接受和处理植物药所含活性成分的不确定性所致。其实正是利用指纹图谱揭示这种不确定性,人们才有可能设法驾驭和改造它。

此外应该看到目前阶段的中药指纹图谱获得的整体性信息基本是带有模糊性的"表观质量特征",作为日常质量监控它可以起到上述的作用是没有疑问的。至少不管哪一个中药品种,一旦涉及指纹图谱,生产厂家必然要从原料药材的质量抓起,对生产工艺的规范化必然要加倍重视,对产品在市场流动和贮存期间的稳定性不得不更加关心。这就从中药产业整体上起到推动作用,从这一点看,说它是牵一发而动全身并不为过。但从研究和探索的角度讲,指纹图谱的这些"表观特征"到底在多大程度上反映了某一中药的成分与疗效相关的内在质量,即所谓"谱"与"效"的关系,还有待考察研究;而且不同的品种各有自己的特点和规律,"指纹图谱"也不可能包打天下。加上现有的色谱分析技术对中药材这样复杂而带有模糊性的个体的解析仍然有它的局限,随着分析技术的不断发展和不同分析技术的互补和融合,必将经历一个由表及里、由浅入深、由"模糊"到清晰的探索过程。此外,由于上述所说中药这种天然产物受人类尚难以驾驭的自然环境影响而固有的不确定性和不稳定性,再加上某些人为造成的不稳定因素也给指纹图谱的研究增加了难度。目前在起步阶段对指纹图谱在看法和实践中的某些不一致和观点上的不协调,甚至看法上的截然不同,正是实践过程中的必然。因此,操作者、实施者、运作者、管理者和"旁观者"均应以平常的心态，实事求是，给自己和他人留出适当回旋的空间和时间，只有众多参与者的实践才能出真知，因为面对不确定的因素，我们都不是先知先觉。

3　普遍适用性是指纹图谱实践的重心

目前我国中药指纹图谱的实施，已由实验室研究进入到实际应用和作为法定质量标准（如目前国家食品药品监督管理局要求中药注射剂实施指纹图谱）的阶段，鉴于中药化学成分和药效作用的复杂性，以及市场流通的中药材质量的参差不齐和上市商品中成药生产的基础研究和质量监控的薄弱等，作为强行执行的质控措施，我们是否应该考虑：①适合国情、民情和商情；②先简后繁、先易后难、先宽后严；③在专属性、重现性能满足指纹图谱的基本要求下，选用易于推广的方法和手段；④研究阶段应该尽量“深入”，多搞“阳春白雪”，实践阶段应尽量“浅出”，侧重“下里巴人”，前者为后者的支持和后盾，使后者能够持续发展，逐步提高，形成有机的联系。在研究和实施中，对它的期望值不能太高，揠苗助长使人望而却步，欲速则不达。但是“简单”“浅出”不等于粗制滥造，其实真正的深入浅出是极不容易的，浮躁和取巧是大忌。其实这也是任何分析工作者的基本操守和质量控制的基本要求。不论采用何种分析技术，严密的实验设计、严格的操作和规范的器材和仪器都是不可忽视的。反观不少中成药的现行质量标准，除了它本身的局限以外，制订标准者其方法之粗糙、数据之随意，致使市场监控乏力，评价其质量犹如隔靴搔痒，就是粗制滥造的恶果。而少数生产企业的质量意识薄弱和商业的趋利追求，对实施指纹图谱视若桎梏，则是另一种制约指纹图谱研究和实施的负面因素。具有丰富经验并拥用高端技术的专家与生产实际的紧密结合，面对现实，对所研究的客体在实际环境和条件下的需求的了解是真正落实指纹图谱持续发展、逐步提高的重要一环。我们不妨想像一下如果越来越多的市场商品应用化学指纹图谱分析的情形，首先我们看到的将是相当多品种的指纹图谱在表观上显示出质量的不稳定和不一致，甚至某种程度的混乱，这是客观存在，只是过去用常规的检验指标没有发现，正是通过指纹图谱揭露了矛盾，才有解决矛盾的需求，这如同对重金属和农药残留检测的重视是随着重金属和农药对人体的危害被揭示出来以后的当然要求一样。通过原料药材GAP管理和生产过程的整顿、规范和提高，经过一个相当时间的共同努力，一旦出现市场大部分中药产品，都能以相对稳定的指纹图谱显示它表观质量的基本一致，这对中国现代中药产业的改观和对人民的造福将是何等令人振奋的成就。

顺便提及，作为带有强制性执行的指纹图谱的试验研究应该有一个管理部门领导下的有关协调机构，指导、策划和监测、验证全国指纹图谱如何有序地进行。研究阶段可以“无序”，允许八仙过海，实施阶段必须有序进行，以免人为地“添乱”。否则同一个产品，不同生产者各行其是，纷纷出笼各不相同的“面貌”各异的“指纹图谱”，都被开了绿灯，今后监管者将望“乱”兴叹，消费者无所适从，制假者浑水摸鱼，有可能把一个好端端的中药市场变成难以收拾的烂摊子，到那时，可能又要对指纹图谱本身兴师问罪。当然不能要求同品种不同厂家的指纹图谱都绝对相同，但至少应该在一个经过筛选、复核、验证基础上的专属性、重现性、普遍适用性良好的指纹图谱试验条件下得到的指纹图谱有一个可以较为宽松但能为大家接受的相似度。

4　指纹图谱有利于架起东西方规范草药质量的桥梁

此外，指纹图谱的推广应用也为东西方如何对待和管理植物药质量方面的沟通架起了桥梁。美国FDA为代表的西方过去将“草药”归入Dietary supplement或者Botanical Products管理，现在开始承认它是植物药品；过去对待植物药如同化学药品同样的要求（主要是西方在19世纪工业革命以后，摒弃“不明白”的草药，崇尚“明白”的化学药品的倾向的延续），现在开始“让步”，承认草药不是某一个单一化学成分的作用，退而允许用“指纹图谱”表达市场产品质量的一致和稳定。以使用历史最悠久、理论体系最完整的中药为代表的“东方传统草药”，在我国政府大力支持，多学科的广泛介入和覆盖范围很广的研究下实施指纹图谱，恰好为东西方沟通找到了共同点。我们对美国FDA不应该盲目地“顶礼膜拜”，而应该主动地与他们沟通和介绍我们的观点和实践经验，须知美国FDA对草药（包括中药）并没有一套完整的符合实际的管理办法和规则，他们也是在“摸着石头过河”，尤其是中药，他们在监管上甚感头痛。问题是我们能不能以实事求是的态度，拿出严谨的科学资料，规范的管理办法和中药产业的实际成就展示给世人，同时我们也应尽量接纳他们的观点和要求，如果可以做到这一点，他们不另眼相看吗？其实这正是西方一些有识之士对我们的期待。当然东西方的沟通，并非只有指纹图谱一条路，但它确实是一条可行的路，而且路就在脚下。

5　指纹图谱的可持续发展

从发展的眼光看，指纹图谱的试验研究一方面需要不断地深化和细化，另外，它的研究不应该只停留在显示中药产品表观上质量一致这一个层面,中药指纹图谱的研究如能结合药效和临床观察,可以尝试通过指纹图谱建立疗效与化学成分的整体关联。在这一方面,以色谱为例,不应陷入形而上学地将色谱的各个峰拆开来机械地一对一地"峰效结合",而应该从色谱的整体特征考虑"谱效关系",利用越来越先进的分析技术和强大的计算机计算功能和化学信息技术和算法对图谱"解码",而药效研究也应该针对中药的特点有所创新,互动地阐明"谱"与"效"的关系,由于中医药是建立在我国古代哲学和文化基础上的体系,中医理论是用中国古代哲学观点对医疗实践的总结和概括,试图解答人体疾病的来龙去脉和防治疾病的道理,由于其理论基本是古典哲学概念的演绎,在今天看来,与其说是给出了答案,毋宁说是从宏观的角度对现代科学提出了问题,这与现代科学对一些未知世界的带有推测性质的答案实际是向未来的科学提出问题同样的道理。因而通过指纹图谱与药效的联系,阐明色谱中指纹峰的群体与整体疗效的关系不可能一蹴而就,套用现在已有的建立在化学合成药物研究基础上药理模型得出的"是"或"非"的结果,未必得到预期的结果,但是通过实践也许可以将指纹图谱的"色谱—化学表观特征"推进到"色谱—药效表观特征",进而到"色谱—药效确认特征";或者通过研究,得出的结果是对某个中药化学指纹图谱的否定,即某个指纹图谱的表观特征只对鉴别有意义,但代表不了某中药的疗效;或者反过来是对某个药理试验结果的质疑,如某中药的指纹图谱表达的一个物质群体临床证明实际有效,而选用的药理模型却表达不出,或者是对中医传统记载的证伪,如对过去仅凭表观现象进行哲学推理得出的某些结论的纠正,等等。不管怎样,这些努力都是将中药质量这一"灰箱系统"的"灰度"降低,透明度提高,从"不明白"到"比较明白",到"完全明白"的过程。所以任何严肃的正结果或负结果都是对中药现代化的贡献。

应该引起注意的另一个问题是化学指纹图谱分析与中医传统理论和临床实践的结合恐怕不是缺乏中医理论底蕴的化学分析工作者所能独立完成的,所以将是与中医药界的学者长期合作,随着中医药现代化逐步深入的探索过程,同时传统的东西也应该以宽阔的胸襟勇于接纳现代科学的成果,肯定这将是一个历史过程,而且需要多学科的交叉、介入和艰苦努力,才有望有所发现、有所提高、有所前进,由自然王国进入到自由王国。

〔收稿日期　2005－06－12〕

指纹图谱的化学模式识别分析

——若干实质性问题的探讨（三）

□梁逸曾 （中南大学中药现代化研究中心 长沙 410083）
谢培山* （广州市药品检验所 广州 510160）

摘 要：中药色谱指纹图谱实际上是中药材中各种不同化学成分浓度分布的一个整体表征。如何采用化学计量学多变量解析手段来简便且不失整体特征地表征中药色谱指纹图谱是目前分析化学面临的一个新问题。本文采用化学模式识别的方法对银杏叶提取物及制剂进行的定量鉴定分析，对此问题进行了初步探索。

关键词：中药指纹图谱 化学模式识别 化学计量学

中药色谱指纹图谱就其本质而言，应可视为中药（包括中药复方制剂与单味药）的一种依赖于不同提取方法所得的活性化学组分（大都为药用动植物的次生代谢物）的相对浓度谱，它主要体现了中药的整体化学特征（整体性）。由于中药色谱指纹图谱所含化学组分较多，且很多化学组分还缺乏相应的标准对照品，具有相对的复杂性。另一方面，由于这些活性化学组分大都为药用动植物的次生代谢物，它们又受种植培育产地的气候与地理特征、采集时期等因素的影响而使其化学组分的浓度分布具有不同程度的波动性（模糊性）。所以说，整体性与模糊性是中药色谱指纹图谱的两大重要特征，反映了中药色谱指纹图谱的两个不同侧面。只要我们在对中药色谱指纹图谱进行评价时时刻记住中药色谱指纹图谱这两大特征[1,2]，是完全可能对中药指纹图谱的质量进行合理评价的。

对中药色谱指纹图谱的整体性评价，如同辨别一个人的面貌，只需辨认脸型和五官的形状和配置，记住整体的面貌特征即可准确无误的辨认，无须精密度量两个眼睛之间的距离，测量鼻梁的高度等等。因为作为整体，构成指纹特征的各个峰（或薄层色谱的色斑）的相对位置是互相“牵制”的关系，所以不能只见树木，不见森林。我们认为，辨认指纹图谱方法应基于图谱的直观比较，对于图谱的比较，直观的观察和

收稿日期:2002-06-21
*本文联系人：谢培山，教授/主任医师，广州药品检验所。E-mail: psxie@gz.cngb.com, Tel: 020-86504481。

比较还往往比精细的计算和比较反而更清晰直观。但这种直观观察的方法属于经验判断，虽然可以满足多数情况下工作的需要，但是它不能用科学的语言或数据进行描述，尤其在不同实验室之间的交流和书写报告，此外，宏量色谱数据的处理用直观的方法非常费神。值得庆幸的是，计算机的飞速发展已使我们所处的时代成为信息时代。与之相适应，各种信息处理的交叉学科的发展也十分迅速，如生物信息学(bioinformatics)，化学计量学(chemoemtrics)或称化学信息学(chemoinformatics)，计量经济学(ecoNometrics)等都处于飞速发展时期，为人们评价不同的复杂系统和体系提供了很多有效方法。采用多变量考量的方法，并藉计算机强大的可视化手段，对中药色谱指纹图谱的整体性和模糊性进行合理定量评价，为我国中药质量控制开辟一条新路是完全可能的。

本文将以一个不同来源的银杏叶提取物及制剂为例来对中药色谱指纹图谱的整体性评价加以详细说明。

一、实验部分

1. 样品名称

银杏叶提取物及制剂：1 银杏叶提取物(No.5)；2 银杏叶提取物(No.6)；3 银杏叶提取物(No.12)；4 银杏叶提取物(No.13)；5 银杏叶提取物(No.15)；6 金纳多片(德国) 7 金纳多滴剂(德国)；8 达纳康片(法国)；9 达纳康口服液(法国)；10 银杏叶片(昆嵛山药厂)；11 银杏叶片(扬子江药厂)；12 银杏叶片(三九药厂)；13 银杏叶片(斯泰隆)；14 银杏叶片(银可络)；15 银杏叶片(信邦药厂)；16 银杏叶片(天保宁)；17 银杏叶片(百路达)；18 杏灵颗粒；19 银杏叶标准提取物EGb761(德国)。

2. 实验条件

参照中国药典要求所需的高效液相色谱法，结合指纹图谱的要求进行试验。色谱条件：

色谱柱：Spherisorb ODS2 C18，4×250mm，5μm。

移动相：A：水_乙腈_异丙醇_柠檬酸(1000：200：30：4.92g)B：水_乙腈_异丙醇_柠檬酸(1000：470：50：6.08g)；

梯度洗脱：0 min：100% A；25 min：100% B；

检测波长：360nm；

流速：1.0ml/min；

柱温：25℃.

测定法：取银杏叶粉针4支，内容物加甲醇20ml，超声处理15min，静置，滤过，滤液小心蒸干，残渣加甲醇5ml溶解，通过孔径0.45μm的微孔滤膜，滤液为银杏叶粉针供试品溶液。再精密称取对照用银杏叶提取物70mg，用甲醇5ml溶解，通过孔径0.45μm的微孔滤膜，滤液为对照用银杏叶提取物溶液。另称取芦丁对照品，甲醇溶解，制成每1ml含0.1mg的溶液，为参照物溶

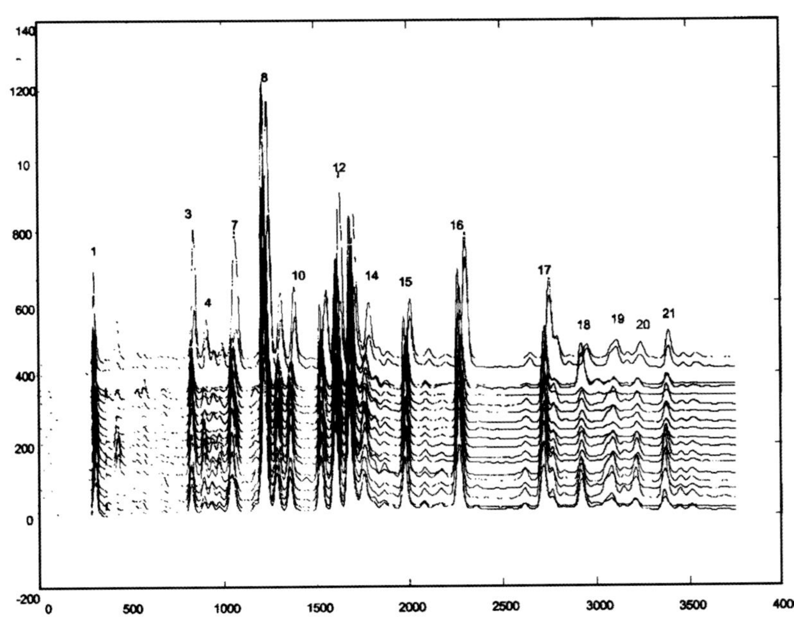

图1 19个不同来源的银杏叶提取物及制剂样本的原始色谱指纹图谱

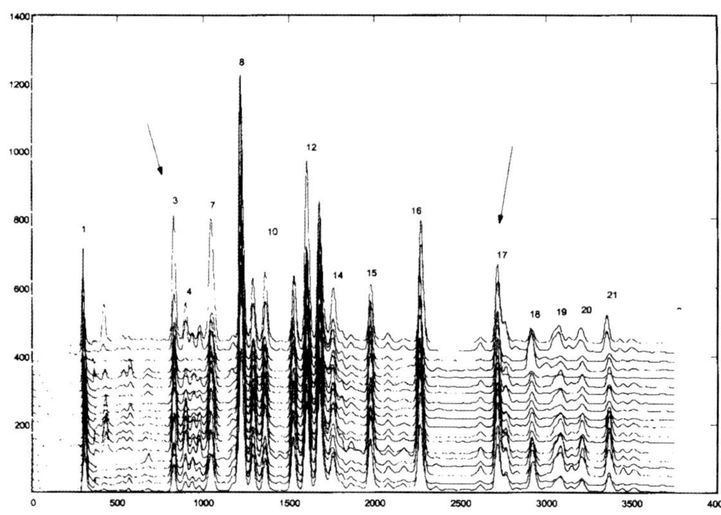

图2　经色谱基线和保留时间校准后的19个银杏叶提取物及制剂样本的色谱指纹图谱

液。吸取供试品溶液、注射用银杏叶提取物溶液、参照物溶液各10μl，照上述色谱条件进行试验，并记录保留时间及积分数据。

测量单位：广州药品检验所原中药二室。

结果与讨论

图1示出了19个不同来源的银杏叶提取物及制剂样本的原始色谱指纹图谱。从图谱可以看出，它们整体上看来还是十分相似的，但也存在一些差别。同时，我们从图还可以看出，在色谱的基线和保留时间方面存在不同程度的漂移，应该先对原始数据进行必要的预处理，以尽量消除由于仪器测量时带来的系统误差。经预处理后的指纹图谱示于图2。

将经校准后的19个样本的色谱指纹图谱取它们的中位数矢量作为此批样本的对照谱，对各地银杏叶提取物及制剂所得数据进行相似性分析所得结果如下：No.1：0.8747；No.2：0.8758；No.3：0.8661；No.4：0.8884；No.5：0.9337；No.6：0.9577；No.7：0.9520；No.8：0.9618；No.9：0.9810；No.10：0.9495；No.11：0.9124；No.12：0.9884；No.13：0.9469；No.14：0.9797；No.15：0.8593；No.16：0.9470；No.17：0.9547；No.18：0.8981；No.19：0.9479。

从此结果可以看出，各地银杏叶提取物及制剂的19个样本的相似度均在80%以上，与从直观所得印象一致。可是，它们的相似度还是存在一定的差别，小的只有86%左右，大的接近98%。为了更仔细观察它们

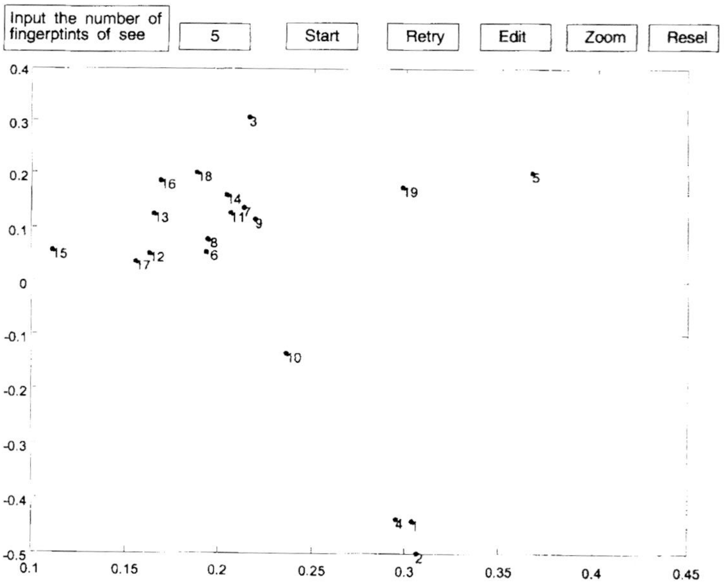

图3　经色谱基线和保留时间校准后的19个银杏叶提取物及制剂样本的主成分投影图

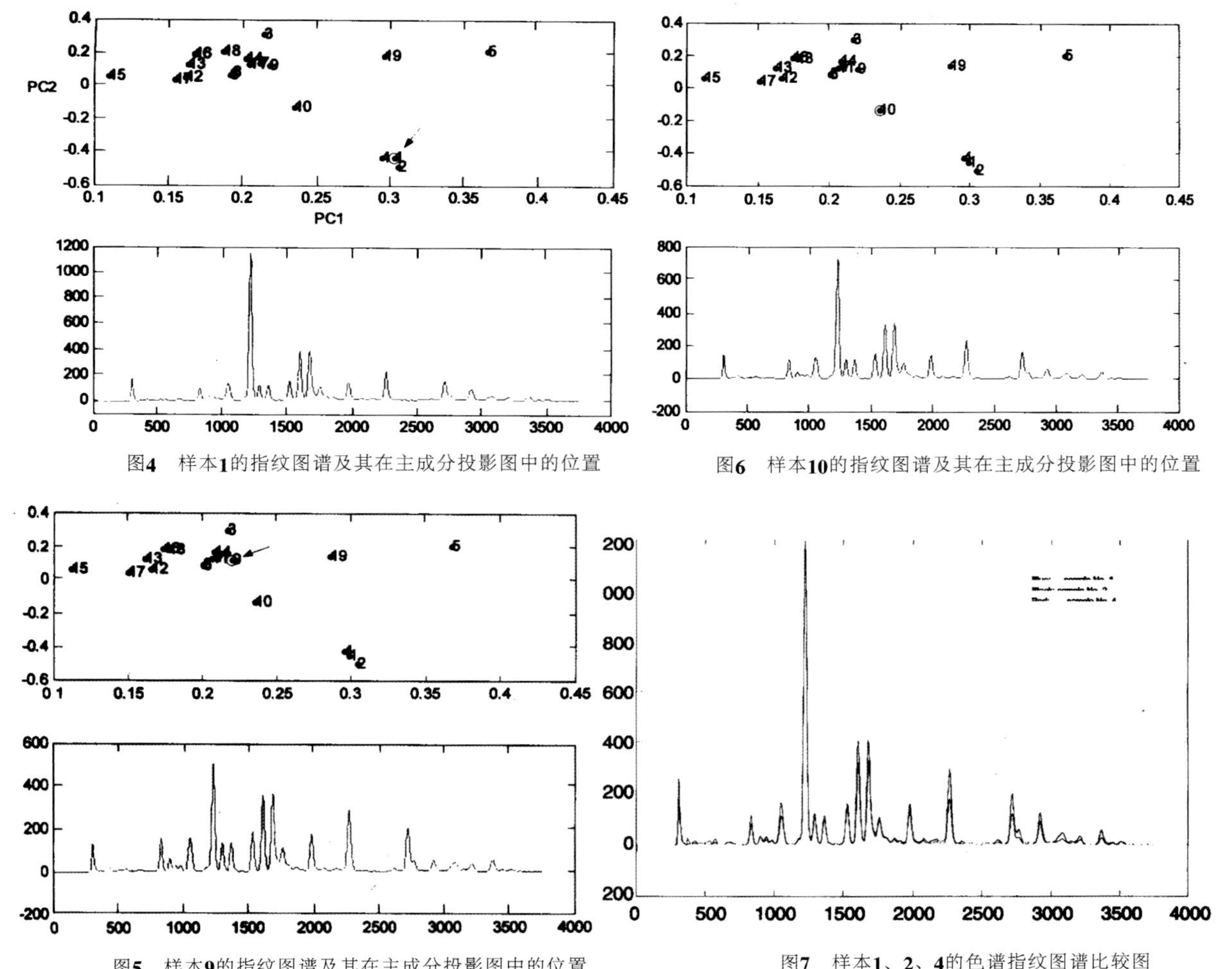

图4 样本1的指纹图谱及其在主成分投影图中的位置

图6 样本10的指纹图谱及其在主成分投影图中的位置

图5 样本9的指纹图谱及其在主成分投影图中的位置

图7 样本1、2、4的色谱指纹图谱比较图

之间的差异，对此19个样本进行了主成分分析，即将它们投影至低维空间来看它们之间的微细差别，所得结果示于图3。

从上图可以看出，实际上在这19个样本中可分为两类，即样本1、样本2和样本4较远偏离主体，其余在主体范围内；而样本15，9，19（EGb761）和样本5虽处于一类，但实际位置存在一定差别，为进一步弄清它们之间的差别，将样本1、样本10和样本9抽出来直接观察它们的指纹图谱，结果示于图4~6。

从上述三图中可以看出，它们的差别主要由第8色谱峰（芦丁）的大小来决定，其中样本1的芦丁含量最高（1100多毫吸收单位mau），样本10的芦丁含量次之（700多毫吸收单位mau），注意到在样本1 和样本10中，该芦丁峰还远高于其他黄酮类物质的峰。样本9的情况则不同，芦丁峰与其他黄酮类物质的峰基本相当（约500mau），所以它们在主成分分类中不能成为一类。为更进一步考察，特将样本1、样本2和样本4的

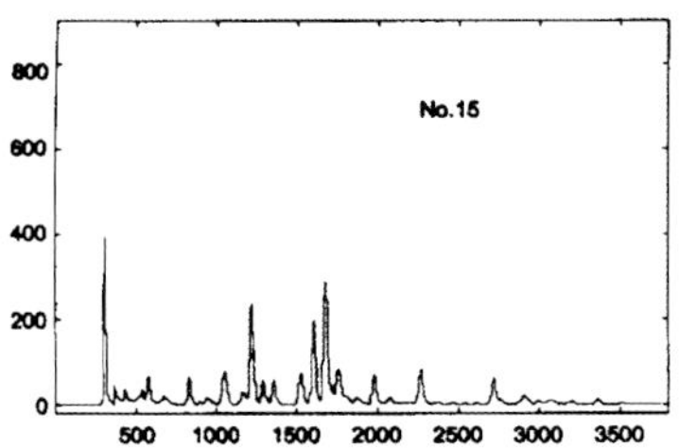

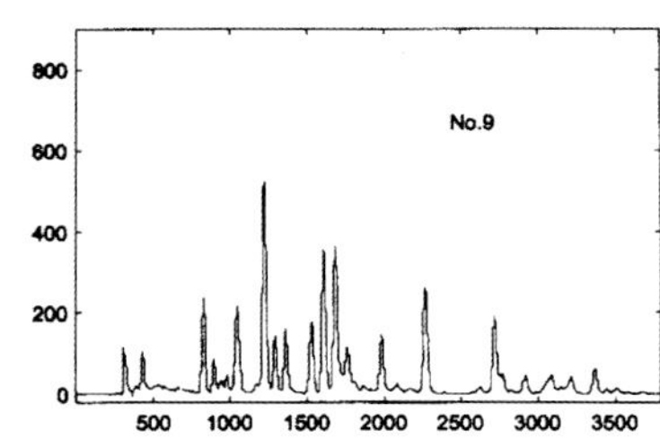

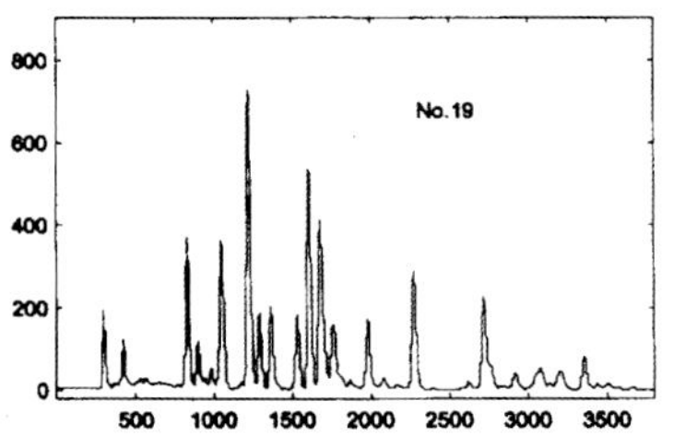

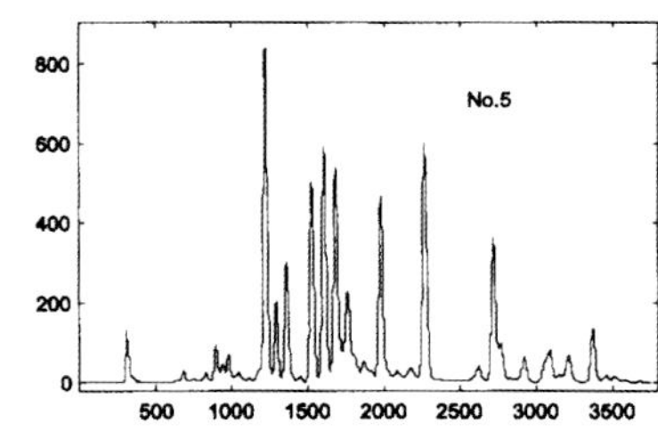

图8　样本15、9、19、5的色谱指纹图谱比较图

色谱指纹图谱集中于一图（图7），从图可以看出，它们之间的差别很小，基本与样本1一个样。从图7可以估计，此3个样可能是人为加入芦丁所致，为银杏叶提取物及制剂样本的异常样本。

在色谱指纹图谱分析中，我们还常常碰到这样一个问题，即指纹图谱提取物的总体含量在相似度评价中如何体现。显然，无论是采用相关系数或矢量夹角余弦来计算相似度对此均难于体现。因为在相似度的度量中，它们比较的只是色谱指纹图谱的整体相似，没考虑它们的“量”的不同。可是，如采用化学模式识别的方法，对此给出适当评价是可能的。图8给出了样本15、样本9和样本19（EGb761）和样本5的色谱指纹图谱，从图可以看出，样本15（图中左上方）的各峰间相对浓度与样本9的模式类似，但是，其所有黄酮类物质的峰都很低（除第一个色谱峰相对较高外），所以，它在主成分投影图中处于最左端，分析此样本，很可能是此份样本总黄酮成分的量较低所致。值得提出的是，随着在主成分投影图（图3）中的样本点从左往右移动时，整个色谱指纹图谱中黄酮类物质的峰也在不断提高（图8），但样本9、样本19（EGb761）和样本5的色谱指纹图谱都是十分相似的。

从上述讨论可知，借助化学计量学多变量考量方法，只要我们能在对中药色谱指纹图谱进行评价时，始终抓住中药色谱指纹图谱的整体性与模糊性这两大重要属性，是完全可对中药色谱指纹图谱给出合理的定性定量评价的。

参考文献

1　谢培山. 色谱指纹图谱分析是中草药质量控制的可行策略. 中药新药与临床药理, 2001, 12(3)：141~151.

2　谢培山. 中药指纹图谱概念_属性_技术_应用. 中国中药杂志, 2001，26(10)：653~655 .

3　梁逸曾，俞汝勤. 分析化学手册（第10分册），化学计量学，化学工业出版社. 2001.

4　国家药典委员会：中国药典〔一部〕2000年版. 附录IV D.

（责任编辑：许有玲）

+ Model
ARTICLE IN PRESS

Available online at www.sciencedirect.com
SCIENCE DIRECT®

JOURNAL OF
CHROMATOGRAPHY A

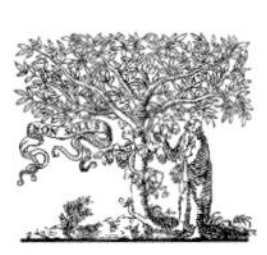

ELSEVIER

Journal of Chromatography A 1112 (2006) 171-180

www.elsevier.com/locate/chroma

Chromatographic fingerprint analysis—a rational approach for quality assessment of traditional Chinese herbal medicine

Peishan Xie [a,*], Sibao Chen [b], Yi-zeng Liang [c], Xianghong Wang [a], Runtao Tian [a], Roy Upton [d]

[a] Zhuhai Chromap Institute of Herbal Medicine Research, Zhuhai 519085, PR China
[b] State Key Laboratory of Pharmacy and Molecular Pharmacology Research of Traditional Chinese Medicine, The Hong Kong Polytechnic University, Hung Hom, Hong Kong, China
[c] Research Center of Modernization of Chinese Medicine, Central South University, Changsha 410083, PR China
[d] American Herbal Pharmacopoeia, Scotts Valley, CA 95067, USA

Abstract

Traditional Chinese Herbal Medicine (TCHM) contain multiple botanicals, each of which contains many compounds that may be relevant to the medicine's putative activity. Therefore, analytical techniques that look at a suite of compounds, including their respective ratios, provide a more rational approach to the authentication and quality assessment of TCHM. In this paper we present several examples of applying chromatographic fingerprint analysis for determining the identity, stability, and consistency of TCHM as well as the identification of adulterants as follows: (1) species authentication of various species of ginseng (*Panax ginseng*, *Panax quinquefolium*, *Panax noto-ginseng*) and stability of ginseng preparations using high performance thin-layer chromatography (HPTLC) fingerprint analysis; (2) batch-to-batch consistency of extracts of Total Glycosides of Peony (TGP), to be used as a raw material and in finished products (TGP powdered extract products), using high performance liquid chromatography (HPLC) fingerprint analysis with a pattern recognition software interface (CASE); (3) documenting the representative HPLC fingerprints of Immature Fruits of *Terminalia chebula* (IFTC) through the assessment of raw material, in-process assay of the extracts, and the analysis of the finished product (tablets); (4) HPLC fingerprint study demonstrating the consistent quality of total flavonoids of commercial extracts of ginkgo (*Ginkgo biloba*) leaves (EGb) along with detection of adulterations. The experimental conditions as well as general comments on the application of chromatographic fingerprint analysis are discussed.

Keywords: High performance liquid chromatography (HPLC); High performance thin layer chromatography (HPTLC); Fingerprint analysis; Pattern recognition; Computer-aided-similarity-evaluation (CASE); Ginseng; Peony root; *Terminalia chebula*; *Ginkgo biloba*

1. Introduction

Unlike the single chemical entity that forms the basis of modern pharmacology and drug development, the paradigm of traditional Chinese herbal medicine (TCHM) views the multi-compound, multi-ingredient preparations typical of TCHM as representing the activity of the herbal drug. Selection of individual analytical compounds for determining either efficacy or quality is contrary to traditional Chinese medicine (TCM) principles.

* Corresponding author. Present address: B20D, Yihai Dasha Building, Jiuzhou Avenue East, Zhuhai 519015, China. Tel.: +86 756 3326296; fax: +86 756 3326961.
E-mail address: psxie163@163.com (P.S. Xie).

0021-9673/$ – see front matter © 2006 Elsevier B.V. All rights reserved.
doi:10.1016/j.chroma.2005.12.091

The common clinical use of TCHM requires the combination of two or more herbals based on recipes and formulae derived from historical references and empirical evidence of TCM practitioners. Herbal drugs, singularly and in combinations, contain a myriad of compounds in complex matrices in which no single active constituent is responsible for the overall efficacy. This creates a challenge in establishing quality control standards for raw materials and the standardization of finished herbal drugs. This difficulty has been acknowledged in the draft of a *Strategic Plan for Regional Traditional Medicine* of the World Health Organization (WHO) [1].

Currently, there is a common practice among natural products analysts to select one or more compounds as either active or "markers" for purposes of identification and quality assessment. As many substances used in TCHM contain the same compounds such an approach fails to be able to even confirm the identity of a specific plant, let alone make any determination regarding its quality. This problem is compounded when one substance that contains a specific class of compounds is combined with others containing the same or different classes of compounds. Thus, it is necessary to develop a type of quality assessment system that adequately meets the complex characteristics of TCHM. Chromatographic fingerprint analysis by which multiple compounds in single herbal drugs and finished TCHM can be identified represents a rational approach for the quality assessment of TCHM. It utilizes chromatographic techniques, CE, GC, HPLC, HPTLC, etc. [2] to construct specific patterns of recognition for multiple compounds in herbal drugs. The entire pattern of compounds can then be evaluated to determine not only the absence or presence of desired markers or actives but the complete set of ratios of all detectable analytes [3]. Thus, chromatographic fingerprint analysis of herbal drugs represents a comprehensive qualitative approach for the purpose of species authentication, evaluation of quality, and ensuring the consistency and stability of herbal drugs and their related products. Several examples presented in this paper elucidate the role of chromatographic fingerprint analysis in the quality assessment of TCHM.

2. Experimental

2.1. Samples, apparatus, chemicals, reagents, and software

2.1.1. Samples collected

Ginseng (roots of *Panax ginseng* C.A. Mey) white and red, from Jilin province China and South Korea), American ginseng (roots of *Panax quinquefolium* L. from Canada), tienchi ginseng (roots and rhizome of *Panax notoginseng* (Burk.) F.H. Chen from Yunnan province of China); ginseng powdered extracts and a commercial multi-ingredient ginseng product—Sheng Mai Yin (SMY) capsules and granules, and its ingredients, mai men dong (roots of *Ophiopogon japonicus* (Thunb.) Ker-Gawl, wu wei zi (fruits of *Schisandra chinensis* (Turcz.) Baill. All of the samples were identified by Drs. Sibao Chen and Peishan Xie based on the description in the Chinese Pharmacopoeia 2005 edition and retention samples are housed in the laboratory of Zhuhai Chromap Institute of Herbal Medicine Research, Zhuhai, China.

Total Glycosides of Peony (TGP) and a standardized TGP powdered extract from San Jiu Pharm. Co. Ltd. China.

Immature fruits of *Terminalia chebula* (IFTC) were collected from commercial herb markets in China and identified by Professor Xu Honghua of Guangzhou University of Traditional Chinese medicine and the retention samples are housed in the laboratory of Zhuhai Chromap Institute of Herbal Medicine Research; tablets of IFTC were obtained from Xiangxue Pharm. Co. Ltd., China.

The standardized extracts of *Ginkgo biloba* leaves (EGb761) were obtained from Schwabe in Germany and commercial ginkgo extract (EGb) samples were obtained from Jiangsu and Zhejiang provinces of China.

2.1.2. Apparatus

TLC was performed on HPTLC silica gel 60 precoated plates (Merck, Germany); Automatic TLC sampler 4, TLC/HPTLC development twin-trough chamber, TLC scanner 3 with WinCats software, DigiStore TLC documentation device and software (all from CAMAG, Switzerland); TLC Digiscan-Acquiring software (developed by our own lab).

HPLC analysis was performed on an Agilent 1100 series HPLC system with autosampler and diode array detector (DAD).

HPLC column: Lichrospher 100 RP-18, 4 mm × 125 mm, 5 μm; batch number: 497017 (Merck); Spherisorb ODS2 C-18, 4 mm × 250 mm, 5 μm (Waters).

2.1.3. Chemicals and reagents

Ginsenoside Rb1, -Re, Rg1, pseudoginsenoside-F11 (provided by Dr. Hyunjoo Sohn of the Korea Ginseng and Tobacco Research Institute, Taejon, South Korea); peoniflorin, benzoyl-paeoniflorin, albiflorin (provided by Anhui TCM College, Hefei, Anhui, China); gallic acid, chebulagic acid, chebulinic acid (from China University of Pharmaceuticals, Nanjing, China); Rutin (provided by Chinese National Institute for the Control of Pharmaceutical and Biological products, Beijing, China); 3-*O*-{2-*O*-[6-*O*-(*p*-hydroxy-cis-cinnamoyl)-β-glucose]-α-L-rhamnose} quercetin (heteroside A), 3-*O*-{2-*O*-[6-*O*-(*p*-hydroxy-cis-cinnamoyl)-β-glucose]-α-L-rhamnose} kaempferol (heteroside B) (provided by Beaufour-Ipsen Pharm. Co. Ltd., France). All chemicals and solvents were of analytical grade.

2.1.4. Computer-aided-similarity-evaluation (CASE) software

A pattern recognition program recommend by the Chinese Pharmacopoeial committee and the complementary software developed by our lab that allows for a statistical evaluation of chromatographic patterns.

2.2. Preparation of sample solutions

2.2.1. Sample solution of ginseng roots

Grind each of the roots of ginseng to a coarse powder (no. 2 sieve) separately and place in an appropriately sized volumetric flask. To each, add 30 mL of methanol to 1 g of powder, reflux in an Erlenmeyer flask for 30 min, filter, evaporate the filtrate on a water bath to dryness, dissolve the residue in 1.0 mL of methanol. Prepare the sample solution of ginseng powdered extracts and 0.5 g of SMY capsules and granules in the same way as the ginseng root solution. These are the sample solutions for the various ginseng roots and finished ginseng products.

2.2.2. Sample solution of TGP and TGP powdered extract

Accurately weigh 20 mg of the TGP, dissolve it in 10 mL of 0.5% methanol, filter through a 0.45 μm filter membrane, use the filtrate as sample solution; prepare the standardized TGP extract solution in the same manner.

2.2.3. Sample solution of IFTC and IFTC tablets

Grind the IFTC to a coarse powder and place in an appropriately sized volumetric flask. Add 50 mL of acetone to 50 mg of the powder, reflux in an Erlenmeyer flask for 30 min, filter, evaporate the filtrate to dryness, dissolve the residue in 10 mL of water, refrigerate at 5 °C for 1 h, then filter through a 0.45 μm filter membrane; use the filtrate as the IFTC sample solution. Accurately weigh 5 mg of powdered IFTC tablets and place in an appropriately sized volumetric flask, add acetone, and sonicate twice for 20 min each, using 20 mL of acetone each time, filter, combine the filtrate, evaporate the filtrate to dryness, dissolve the residue in water and refrigerate at 5 °C for 1 h, then filter through a 0.45 μm filter membrane; use the final filtrate as the IFTC tablets sample solution.

2.2.4. Sample solution of ginkgo extract

Dissolve 80 mg of extract of EGb in 5 mL of methanol, filter through a 0.45 μm filter membrane; the filtrate is used as the EGb sample solution.

2.3. Preparation of chemical reference solutions

2.3.1. Reference solution for analysis of ginseng

Dissolve 0.5 mg of ginsenoside-Rb1, Re, Rg1, Rf, pseudoginsneoside-F11 chemical reference substances in 1 mL of methanol, respectively; use these as the ginsenosides reference solutions for ginseng analysis.

2.3.2. Reference solution for analysis of TGP and TGP extract

Dissolve 1 mg of paeoniflorin, 0.5 mg of albiflorin, 0.2 mg of benzoyl-paeoniflorin reference substances in 1 mL methanol, respectively; filter through a 0.45 μm filter membrane; use these as the paeoniflorin glycosides reference solution for TGP analysis.

2.3.3. Reference solution for analysis of IFTC and IFTC tablets

Dissolve 0.2 mg of gallic acid, chebulagic acid, chebulinic acid reference substances in 1 mL of 30% methanol, respectively; use these as the reference solutions for IFTC analysis.

2.3.4. Reference solution for analysis of EGb

Dissolve 0.2 mg of rutin, heteroside A, heteroside B reference substances in 1 mL of methanol, respectively; use these as the reference solutions for EGb analysis.

2.4. Method of preparing chromatographic fingerprint

2.4.1. HPTLC fingerprint of various ginseng species [4,5]

Stationary phase: HPTLC plate (10 cm × 10 cm; Merck; batch number: OB247237).

Relative humidity: 32–47% (pre-equilibrate twin-trough chamber with the mobile phase for 30 min prior to analysis).

Mobile phase: Chloroform–ethyl acetate–methanol–water (15:40:22:10; store at 10 °C for 1 h prior to analysis; use the lower phase for analysis).

Sample application: Apply 0.4 μL of sample solution as spots or bands onto HPTLC plate).

Development: Developing distance should be 8 cm from the lower edge of the plate. Dry the plate in a stream of cold air for 5 min. Spray plate with 10% sulphuric acid in 70% ethanol, heat at 100 °C until the spots (or bands) are clearly visible.

Detection: Observe in daylight and at UV 366 nm (see Fig. 1).

2.4.2. HPLC fingerprint of TGP [6]

Chromatographic conditions:

Column: Lichrospher 100 RP-18, 4 mm × 125 mm, 5 μm;
Column temperature: 20 °C;
Gradient of mobile phase:

Time (min)	Phosphoric acid (0.1%) (%)	Acetonitrile (%)
0	90	10
15	60	40

Flow rate (mL/min): 1.0; injection volume: 5 μL; detection wavelength: 230 nm;
Run time: 16 min;
Relative retention time of reference substances: albiflorin 0.9 min; paeoniflorin1.0 min; benzoylpaeoniflorin 2.2 min.

Compare the chromatograms of the sample solutions against the chromatograms of the reference solution.

2.4.3. HPLC fingerprint of IFTC and IFTC tablets [7]

Chromatographic conditions:

Column: Lichrospher 100 RP-18, 4 mm × 125 mm, 5 μm (Merck);
Column temperature: 20 °C;
Mobile phase: (A) 0.05 mol/L phosphoric acid aqueous solution and 0.05 mol/L KH_2PO_4 aqueous solution; (B) methanol; (C) ethyl acetate
Gradient:

Time (min)	A (%)	B (%)	C (%)
0	94	6	0
5	96	3	1
15	93	2	5
20	89	6	5
35	55	40	5

Flow rate (ml /min): 1.0; injection volume: 5 μl ; detection wavelength: 280 nm;
Run time: 35 min;
Relative retention time of reference substances: gallic acid 1.0 min; chebulagic acid 6.3 min; chebulinic acid 7.2 min.

Observe and compare the chromatograms of the sample solutions, respectively, against the reference fingerprint of IFTC.

2.4.4. HPLC fingerprint of EGb [8]

Chromatographic conditions:

Column: Spherisorb ODS2 C-18, 4 mm × 250 mm, 5 μm (Waters);
Column temperature: 25 °C;
Mobile phase: (A) water–acetonitrile–isopropanol–citric acid (1000:200:30:4.92 g); (B) water–acetonitrile–isopropanol–citric acid (1000:470:50:6.08 g)
Gradient: 0 min: 100% A; 25 min 100% B
Flow rate (mL/min): 1.0; injection volume: 5 μL; detection wavelength: 250 nm, 360 nm
Run time: 25 min.

Observe and compare of the chromatograms of the sample solutions, respectively against the reference fingerprint of EGb761.

3. Results and discussion

3.1. HPTLC fingerprint analysis of ginseng

3.1.1. HPTLC chromatographic differentiation for the authentication of selected ginseng species

Ginsenosides are triterpenoid saponins that are common to the three species of ginseng analyzed. However, the concentration, distribution, and proportion of saponins differ between the species, each presenting a unique fingerprint pattern (Figs. 1 and 2; Table 1) [4].

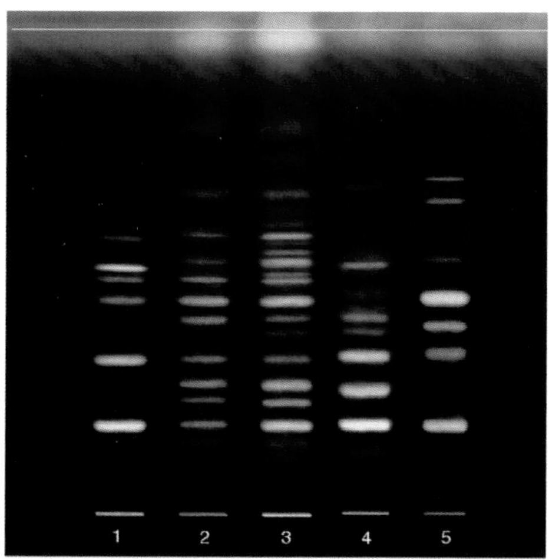

Fig. 1. HPTLC images of white Panax ginseng (WG), red Panax ginseng (RG), American ginseng (Panax quincefolius) (AG), and Tienchi ginseng (Panax notoginseng) (NG). Lane 1, ginsenosides reference substances mixture (from bottom to top): ginsenoside-Rb1, -Re, -Rg1, -Rf, pseudoginsenoside-F11; lane 2, white Panax ginseng root; lane 3, red Panax ginseng; lane 4, American ginseng; 5, Panax notoginseng. Plate: HPTLC silica gel 60 (Merck); Mobile phase (solvent system): chloroform–ethyl acetate–methanol–water (15:40; 22; 10; store at 10 °C for 1 h; use lower phase for analysis). Derivatization: spraying 10% sulphuric acid ethanolic solution. Observation: check the fluorescent chromatogram under UV 366 nm. Documentaion: prepare the HPTLC image photo with Digistore device (Camag).

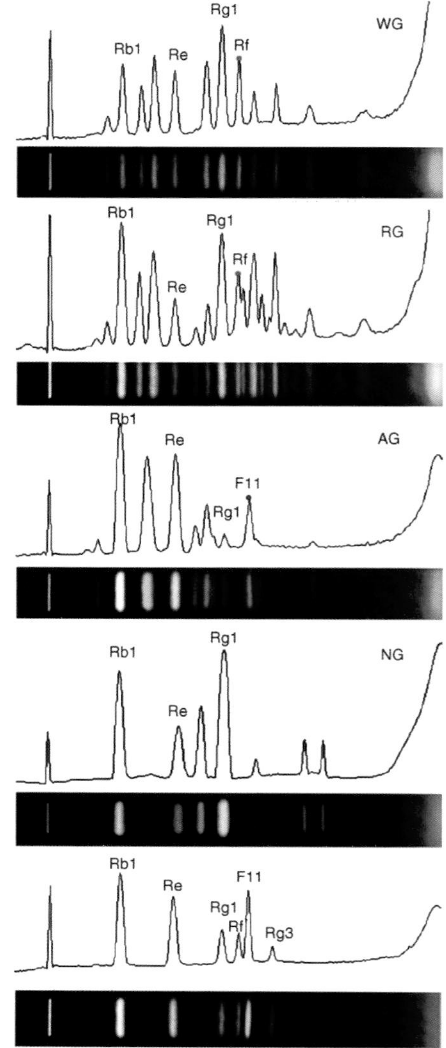

Fig. 2. HPTLC image and digital scanning profiles of white Panax ginseng (WG), red Panax ginseng (RG), American ginseng (AG), Panax notoginseng (NG) and ginsenosides reference substances mixture (cf. Fig. 1).

3.1.2. Monitoring stability of ginsenosides after processing of ginseng extract using HPTLC

Good quality crude ginseng root has a characteristic fingerprint [2]. When analyzed using HPTLC the primary ginsenosides are visible (see Fig. 3A) and are therefore good marker compounds for determining the stability of these compounds in the finished extract. A comparison of the raw material (Fig. 3A) and finished extract (Fig. 3B) shows this clearly. The chromatogram of the finished extract shows that the primary ginsenosides (e.g. Rb1, Re, and Rg1) originally observed in the raw material decreased substantially while some minor ginsenosides considerably increased. This indicates that the main ginsenosides, such

Table 1
The distribution and proportion of ginsenosides in Ginseng species

Ginsenosides[a]	Ra	Rb1	Rb2	Rc	Re	NR1	Rd	Rg1	Rf	F11	Minor ginsenosides
Panax ginseng	+	+++	+	+	++	N/A	+	+++	+	N/A	+
Panax quequifolium	N/A	++++	N/A	+	++	N/A	+	++	N/A	+	±
Panax notoginseng	N/A	+++	N/A	N/A	+++	+	+	+++	N/A	N/A	±

+++: high content, ++: medium content, +: low content, ±: traces, N/A: not detected.
[a] The distribution of the ginsenosides were tested and described in ref. [8]. NR1, notoginsenoside-R1.

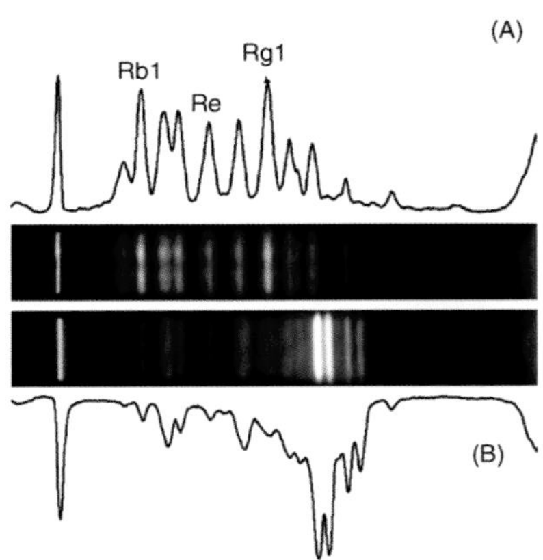

Fig. 3. Tracing the HPTLC fingerprint of a sample of Panax ginseng extract by comparison with the fingerprint of Panax ginseng root. The primary ginsenosides in the extract have been substantially hydrolyzed resulting in a proportionate increase in the minor saponins.

as -Rb1, -Re and -Rg1 have undergone significantly degradation during processing. It is well known that ginsenosides are prone to hydrolyzation when exposed to rigorous heating with water, particularly in a lower pH environment [5]. Therefore, the extraction procedures used by this particular manufacturer are less than optimal for preservation of ginsenosides.

3.1.3. Monitoring consistency of a multi-ingredient commercial ginseng compound

Eleven samples of a classical multi-ingredient ginseng preparation, Sheng Mai Yin (SMY) capsule and granules, were collected from different manufacturers and exemplify the differences in HPTLC fingerprint patterns that can be obtained (Fig. 4). Each of the product manufacturers claimed conformity to standards established by the Pharmacopoeia of the People's Republic of China (PPRC). Study of the chromatography shows substantial inconsistencies between the commercial SMY preparations. In some of the samples none of the primary ginsenosides were detected (Fig. 4 samples 2, 3, 6, 7 and 12). This implies either a lack of conformity to PPRC raw material standards or inconsistencies in processing techniques between manufacturers claiming to meet the same standards. HPTLC fingerprint analysis shows these inconsistencies clearly.

3.2. HPLC fingerprint of TGP with statistical evaluation using CASE software

The HPLC fingerprints of 10 batches (from the same manufacturer) of the TGP powdered extract were evaluated in comparison with the fingerprint of the TGP to determine batch-to-batch consistency. There are approximately 8 peaks in the HPLC fingerprint of the TGP reference standard. Peak 3 correlates to paeoniflorin, peak 2 to albiflorin, and peak 8 to benzoylpaeoniflorin; the others are unknown (Fig. 5). The complete set of the ratios of the height of all peaks are shown in Fig. 6. The height of peak 3 (paeoniflorin) was given a value of 1. In relationship to peak 3 the relative ratio of the height of all of the peaks are, respectively, 0.05, 0.28, 1.0, 0.03, 0.03, 0.15, 0.03 and 0.04. Evaluation by CASE software showed that the authentication of the commercial TGP product complies with the standardized TGP reference sample. It also shows a high degree of similarity between the 10 batches of TGP analyzed, suggesting a

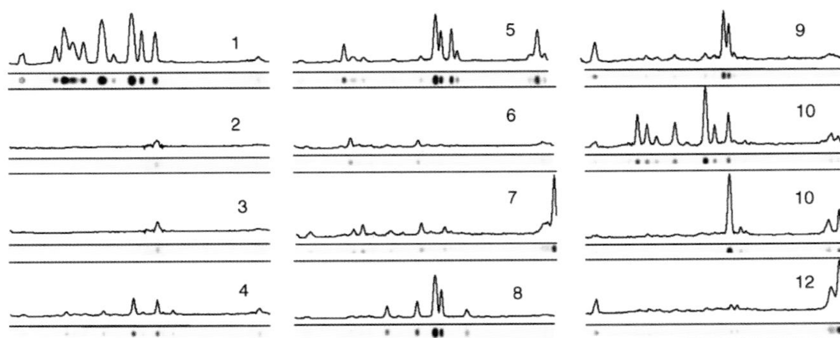

Fig. 4. HPTLC image and digital scanning profiles of various commercial preparations of a ginseng compound formula—"SMY". Lane 1, Panax ginseng root (raw material); lane 2–4, 6, 7 and 11: oral liquid; lane 5, 8, 9, 11 and 12, capsules; lane 12, Injection dosage form. HPTLC experimental condition: cf. Fig. 1.

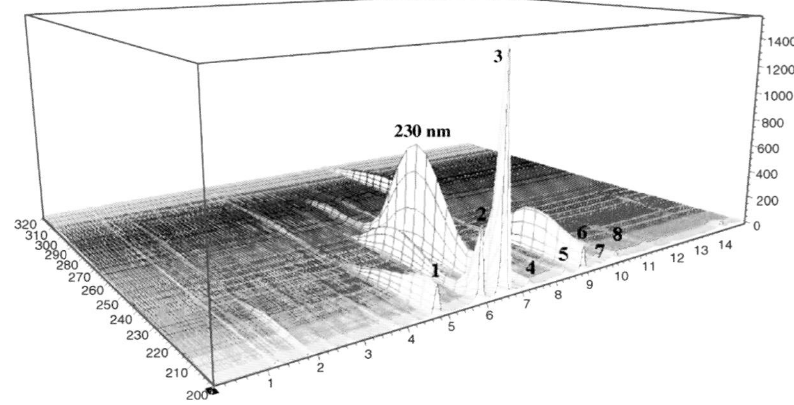

Fig. 5. 3D HPLC-DAD fingerprint of the Total Glycosides of Peony (TGP). Peak 2: abiflorin, peak 3: paeoniflorin and peak 8: benzoylpaeoniflorin. HPLC column: Lichrospher 100 RP-18, column temperature: 20 °C; mobile phase: A, 0.1% phosphoric acid aqueous solution; B, acetonitrile, gradient elution; detection wavelength: 230 nm.

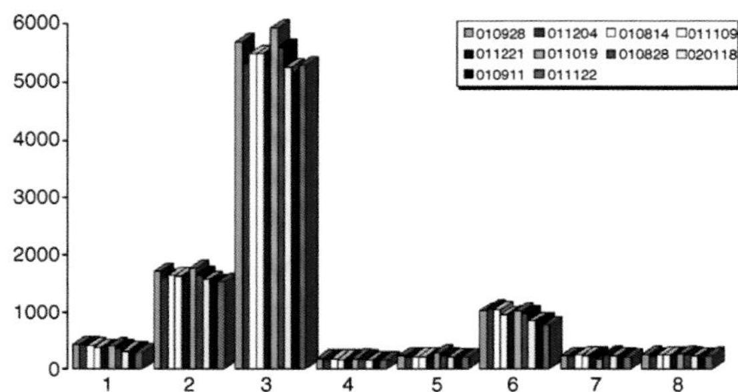

Fig. 6. Peak height of the HPLC fingerprints of 10 batches of TGP (shows the quality consistency among the samples).

standardized consistency in raw material quality, manufacturing practices, or both, represented by a correlation coefficient (r) of higher than 0.98 (r ranges between 0, completely dissimilar and 1, completely identical).

3.3. HPLC fingerprint of IFTC and IFTC tablets

Immature fruits of *T. chebula* (IFTC) contains a relatively high content of polygalloyl glucose esters such as chebulinic acid, chebulagic acid, and the monomer gallic acid (Fig. 7). Gallic acid is often used as a qualitative and quantitative marker.

However, content of gallic acid alone is not sufficient for the quality assessment of IFTC products. Improperly made IFTC extracts can yield higher concentrations of gallic acid than what originally existed in the crude drug due to hydrolyzation of polygalloyl glucose esters to gallic acid. Therefore, simply determining the content of gallic acid is not sufficient for evaluation of the quality of IFTC and its products. The HPLC fingerprint provided (Fig. 8) was established under optimized experimental conditions to construct an overall pattern that is specific for the identification and quality assessment of IFTC. For convenience of recognition, the total fingerprint was divided into three sections; section I contains peaks 1–5, peak 3 corresponds to gallic acid (retention time region from 2 to 10.6 min); section II contains peak 6–11 (retention time region from 11 to 22.5 min); section III contains peak 12–15, peak 13 corresponds to chebulagic acid and peak 15 to chebulinic acid (retention time region from 23 to 40 min). Reviewing the line chart generated from the original HPLC fingerprint (the bottom of Fig. 8) it is very easy to recognize the chromatographic patterns of the various sections. This can be considered as a characteristic HPLC fingerprint for IFTC.

When comparing the fingerprint of raw material IFTC with the fingerprint of the extract some changes in the extract fin-

cheblagic acid chebulinic acid gallic acid

Fig. 7. Chemical structures of chebulagic acid, chebulinic acid, and gallic acid.

+ Model
ARTICLE IN PRESS
P.S. Xie et al. / J. Chromatogr. A 1112 (2006) 171-180 177

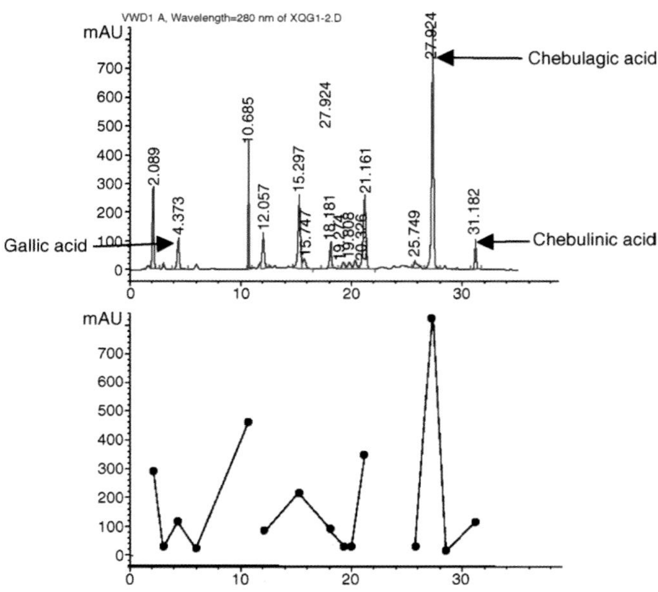

Fig. 8. HPLC fingerprint of Immature Fruits of *Terminalia chebula* (IFTC) and the line chart. HPLC column: Lichrospher 100 RP-18, column temperature: 20 °C; mobile phase: (A) 0.05% mol/L phosphoric acid aqueous solution and 0.05%/LKH_2PO_4 aqueous solution; (B) methanol; (C) ethyl acetate, non-linear gradient elution; detection wavelength: 280 nm.

gerprint can be seen, as shown in Fig. 9. The intensity of peak 3 (gallic acid) in section I is dramatically increased, while the intensity of peak 13 (chebulagic acid) and peak 15 (chebulinic acid) in section III is proportionately decreased. In this case, the fingerprint pattern of the extracts is considerably different when compared with that of the raw material. The results of fingerprint analysis may enable the producer to understand the reason that degradation of ingredients occurs and refine the extracting pro-

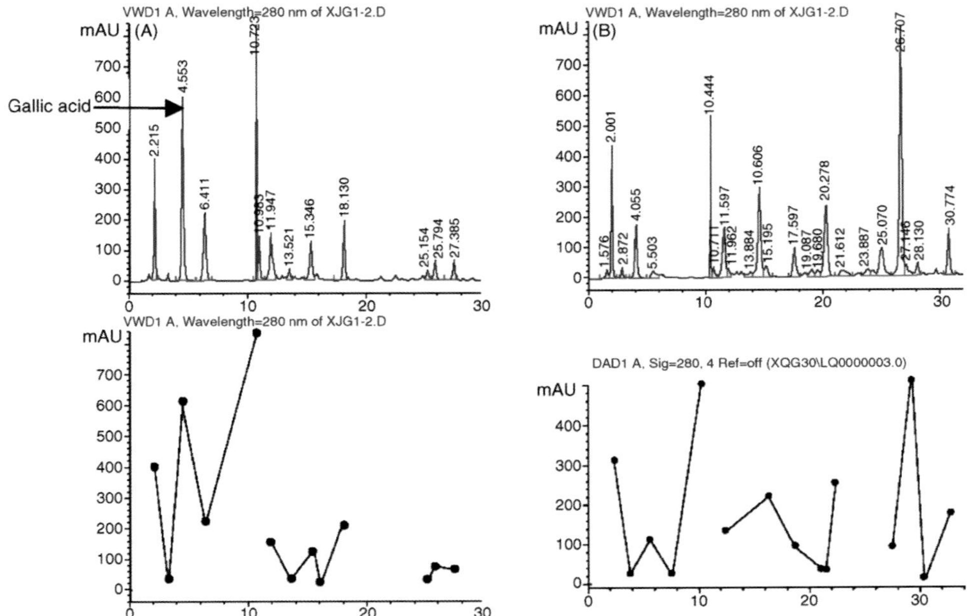

Fig. 9. HPLC fingerprint and the line chart of extracts of IFTC and the tablets comparing original (A; sub-optimal) extraction method with improved extraction (B).

+ Model
ARTICLE IN PRESS

178 P.S. Xie et al. / J. Chromatogr. A 1112 (2006) 171-180

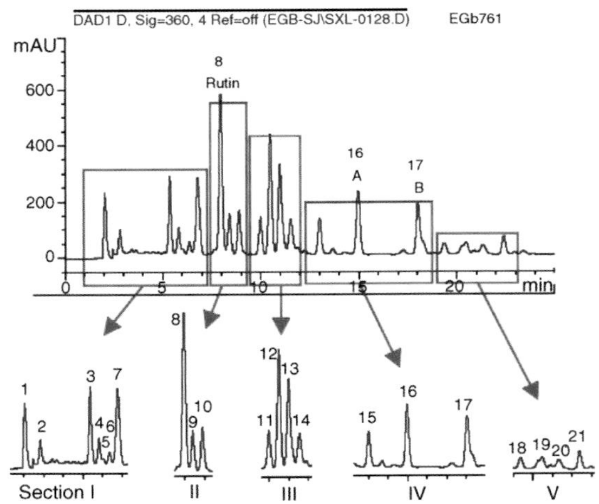

Fig. 10. HPLC fingerprint of standardized extract of *Ginkgo biloba* leaves (EGb761). HPLC column: Spherisorosorb ODS C18; column temperature: 25 °C; mobile phase: (A) water–acetonitrile–isopropanol–citric acid (1000:200:30:4.92 g); (B) water–acetonitrile–isopropanol–citric acid (1000:470:50:6.08 g); gradient elution; detection wavelength: 250 nm.

cedure accordingly. In this case, specific changes in processing were made and new extracts showed recognition patterns that were satisfactorily similar to the chromatographic fingerprint to the raw material. This verified the changes in the manufacturing processes were successful in creating greater conformity with the reference standard (Fig. 9).

3.4. HPLC fingerprint of EGb (extract of Ginkgo biloba leaves)

The ginkgo extract most widely tested for clinical efficacy (EGb761; Schwabe, Germany) is chemically characterized to contain approximately 24% total flavonoids and 6% triterpene lactones. The four primary terpenes (ginkolides A–C and bilobalide) can be assayed using already existing published testing methodologies (HPLC/ELSD) [9]. The chromatographic conditions of the HPLC fingerprint method of the total flavonoids as described in Section 2.4.4 was optimized for full pattern recognition. This methodology is a complementary approach for assessing the quality of *Ginkgo biloba* products. For convenience of evaluation, the chromatogram was divided into five sections and characterized as follows: seven peaks in section I (t_R region from 2 to 7 min), three peaks in section II (t_R region from 7.5 to 9 min), four peaks in section III (t_R region from 9 to 12 min), three peaks in section IV (t_R region from 12 to 18.5 min), and several minor peaks in section V (t_R region from

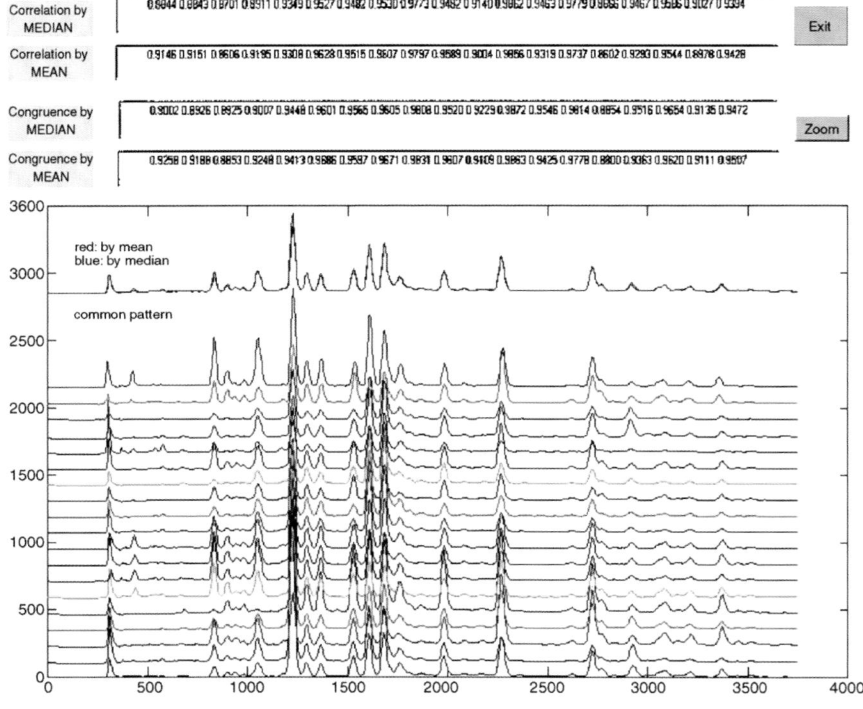

Fig. 11. The similarity of HPLC fingerprints of 19 commercial samples of *Ginkgo biloba* extracts (EGb) from different sources derived from computer-aided-similarity-evaluation (CASE) software.

19 to 23 min). These minor peaks are of less significance to the overall characteristics of the pattern. A simple review of the chromatogram allows the analyst to quickly and reliably identify a characteristic pattern, including peak height and peak-to-peak ratios before reading peak area values. In the chromatogram presented (Fig. 10), the highest peak (8) in the fingerprint is attributed to rutin (quercetin-3-rutinoside); peak 16 to heteroside A (quercetin cinnamoyl-glycoside), and peak 17 to heteroside B (kaempferol cinnamoyl glycoside); the approximate peak to peak ratios of peaks 3, 16, and 17 are approximately 1:0.5:0.45.

Using the HPLC fingerprint of EGb761 as the standard pattern against which to compare other preparations, 19 samples of EGb from different sources were comparatively analyzed. Calculating the raw signal points set of all samples by using the CASE software, the results showed a high degree of similarity of the samples collected to the EGb761 represented by a correlation coefficient of more than 0.94; five batches showed a lower degree of similarity represented by a correlation coefficient of less than 0.87 (Fig. 11). This indicates that the proportion and distribution of the total flavonoids in most extracts of *Ginkgo biloba* leaves possess a high level of consistency. Additionally, the fingerprint analysis shows that three of the products (samples no. 1, 2, and 4) were adulterated, likely with the inexpensive flavonoid rutin, which can be used to artificially increase the total flavonoid content. In this fingerprint chromatogram, peak no. 8 was uncharacteristically predominating (Fig. 12), which is suggestive of adulteration. This was further confirmed by Principal Component Analysis (PCA) (Fig. 13), although the producers declared the quality of their products to be in accordance with the standardized EGb specification. Had the three adulterated ginkgo extracts only been analyzed by quantitation of total flavonoids by conventional HPLC test, rather than by pattern recognition, this adulteration would not be evident.

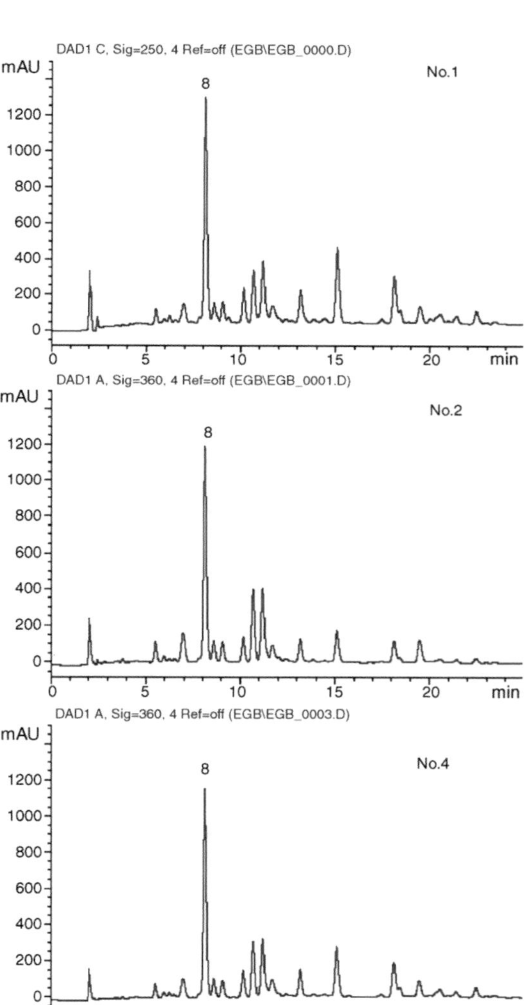

Fig. 12. The HPLC fingerprint of EGb samples nos. 1, 2, and 4 showing adulteration with the flavonoid rutin; note abnormally increased peak dominating the fingerprint in comparison with the fingerprint of standardized EGb761.

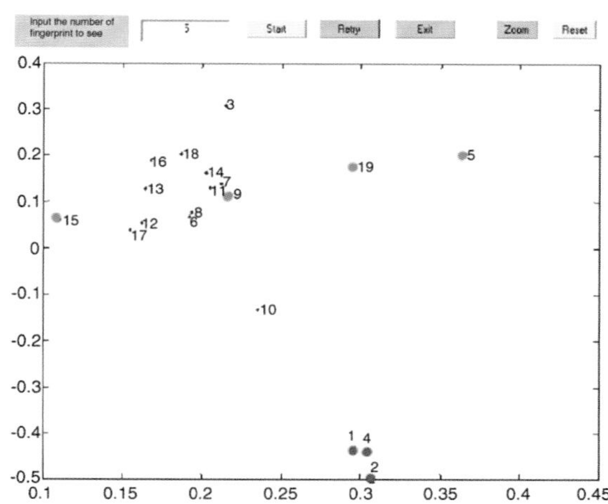

Fig. 13. The score plot obtained by principal components analysis (PCA) of 19 samples of EGb. The projection points of the samples nos. 1, 2, and 4 are far away from the main body in the graph (cf. Fig. 12).

4. Conclusion

Chromatographic fingerprint analysis is a rational and practical analytical strategy to assess the authenticity, quality consistency, and stability of TCHM, as well as other herbal medicines. The information gathered from the fingerprint is more comprehensive than that provided from the typical approach of only focusing on the quantitation of individual markers or active constituents for identity and quantitative assay. In China, chromatographic fingerprinting is gradually being applied in the quality assessment of TCHM preparations. It is currently required, by the Chinese State Food and Drug Administration, to ensure the quality control of injectable herbal preparations and is promoted for use in the manufacture of oral preparations. This is encouraging TCHM manufacturers to introduce more stringent management over the collection of raw materials, increasing compliance with good manufacturing practices (GMP), and otherwise ensuring the overall quality control of TCHM.

Provided are only a few examples of proposed chromatographic fingerprint analyses. More methodological validation work is required on more botanicals and botanical products. The fundamental requirement for developing a chromatographic fingerprint is specificity, reproducibility, and applicability. Once an official chromatographic fingerprint is established and an acceptable allowance range is given, all manufacturers should be required to meet these specifications. Eventually, the process for accepting or developing an herbal drug should require the combination of a specific chromatographic fingerprint with pharmacological and clinical evidence of efficacy and safety.

An optimized chromatographic fingerprint should provide as detailed information regarding quality assessment as possible. Because of the complexity of ingredients in herbal drugs, more than one fingerprint may be needed for adequately assessing quality. Practically, it may be impossible, perhaps even unnecessary, to establish an all-embracing chemical fingerprint. Rather, as a first step, it may be more acceptable to create a representative fingerprint, as presented here, and develop further fingerprints as new evidence demands.

Yet another challenge is how to make a qualitative fingerprint quantifiable. The primary parameters of chromatographic fingerprints in column chromatography are retention time (t_R) and the integration of data regarding peak area and height; in planar chromatography the primary parameters are the relative R_f value as well as the color and intensity of spots/bands of the TLC image. However, these data are all relative, not absolute, because of the unavoidable differences in chromatograms that occurs in different laboratories. Additionally, the natural deviation of chemical profiles of individual herbs also may influence the patterns of chromatographic fingerprint analysis. Therefore, a computer recognition system and similarity evaluation software, such as the one used in this study (CASE), should be established to create patterns of recognition that are representative of materials that have been found to be both safe and efficacious [2].

Acknowledgements

The authors thank Ms. Yuzhen Yan, Ms. Pinghua Lu, and Mr. Haoquan Qian for their participation in the experiment cited in this paper.

References

[1] World Health Organization (WHO), WPR/RC52/7: A Draft Regional Strategy for Traditional Medicine in Western Pacific. WHO Regional Committee, 52nd Session Brunei Darussalam, 10–14 September 2001.
[2] Y.Z. Liang, P.S. Xie, K. Chan, J. Chromatogr. B 812 (2004) 53.
[3] P.S. Xie, in: The Proceedings of the International Symposium of Chromatogr. Fingerprint of Chinese Herbal Medicine, Guangzhou, 2001, pp. 40–56.
[4] P.S. Xie, Y.Z. Yan, High Res. Chromatogr. Chromatogr. Comm. (HRCC) 10 (1987) 607.
[5] P.S. Xie, Y.Z. Yan, J. Planar Chromatogr.-Modern TLC 1 (1988) 29.
[6] P.S. Xie (Chief ed.), The Chromatographic fingerprint of Traditional Chinese Medicine (in Chinese), People's Health Publishing House, Beijing, 2005, p. 292.
[7] P.S. Xie (Chief ed.), The Chromatographic fingerprint of Traditional Chinese Medicine (in Chinese), People's Health Publishing House, Beijing, 2005, p. 268.
[8] H.Q. Qian, P.S. Xie, J. Instrum. Anal. (in Chinese) 23 (2004) 7.
[9] T.A. van Beek, Ginkgo biloba, Harwood Academic Publishers, 2000, Chapter 9, pp. 151–178.

Journal of Pharmaceutical and Biomedical Analysis 49 (2009) 1221–1225

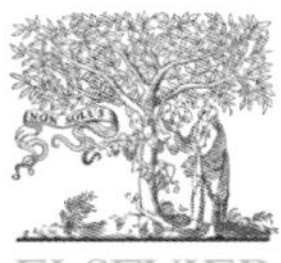

Contents lists available at ScienceDirect

Journal of Pharmaceutical and Biomedical Analysis

journal homepage: www.elsevier.com/locate/jpba

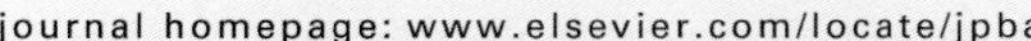

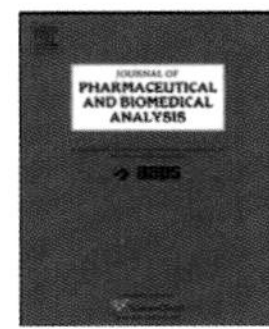

Study of the destructive effect to inherent quality of *Angelicae dahuricae* radix (Baizhi) by sulfur-fumigated process using chromatographic fingerprinting analysis

Xiang-Hong Wang[b], Pei-Shan Xie[a,b,*], Chris W.K. Lam[a], Yu-Zhen Yan[a,b], Qiong-Xi Yu[a,b]

[a] *Macau Institute for Applied Research of Medicine and Health, Macau SAR, China*
[b] *Zhuhai Chromap Institute of Herbal Medicine Research, Zhuhai, China*

A R T I C L E I N F O

Article history:
Received 4 December 2008
Received in revised form 2 March 2009
Accepted 7 March 2009
Available online 20 March 2009

Keywords:
Angelicae dahuricae radix (Baizhi)
Sulfur-fumigation process
Destructive effect
Furocoumarins
Imporatorin
Chromatographic fingerprint

A B S T R A C T

The after-harvesting sun-dried process of *Angelicae dahuricae* radix (Chinese name: Baizhi) was previously the traditional treatment for commodity. Over recent decades the natural drying process for some fleshy roots or rhizomes of Chinese materia medica has been replaced by sulfur-fumigation for curtailing the drying duration and pest control. We used high performance liquid chromatography (HPLC) and high performance thin-layer chromatography (HPTLC) fingerprinting analysis to investigate the potential damaging effect of the sulfur-fumigating process. The experimental conditions were as follows. HPTLC analysis was carried out on pre-coated silica-gel 60 plate, twice development was performed with two solvent systems (mobile phase) A, chloroform–ethyl acetate (10:1) and B, hexane–chloroform–ether (4:1:2); the fluorescent images were observed under UV 365 nm. HPLC was preceeded on Zorbax SB-C_{18} column; the linear gradient elution was conducted with mobile phase prepared from methanol–0.5% acetic acid; column temperature was at 25 °C; the detection wavelength was 250 nm. We found serious degradation of the majority of coumarins in sulfur-fumigated Baizhi. The destructive effect was manifested by the defaced chromatographic profile and verified by imitating the sulfur dioxide reaction with the constituents in Baizhi in the laboratory. It is suggested that sulfur-fumigation process is an unacceptable approach for processing herbal drugs.

1. Introduction

The traditional approach for treating herbal drugs after harvesting has been sun-drying or drying in shade. This would take a long time to dry for some of the fleshy roots or rhizomes of Chinese materia medica (CMM) [1,2]. Over recent decades an alternative method – fumigation by sulfur combustion in the closed cabinet – has replaced the natural dryness process for some commonly used CMM in some of the crude drugs processing workshops. It has really curtailed the dryness duration as well as the added role of pest control and bleaching the crude drugs or their slices for decoction (yin pian) to keep a better look. However, the sulfur dioxide generated during sulfur-fumigation period would inevitably react with ingredients in the herbal drugs in addition to the drying, desinsection and whitening effects. But the disadvantage of such processing method was covered up by the tangible advantage of such processing method. We investigated the destructive effect to the bioactive furocoumarins in *Angelicae dahuricae* radix (Baizhi) that was fumigated by combustion of sulfur using high performance thin-layer chromatographic (HPTLC) and high performance liquid chromatographic (HPLC) fingerprinting analysis.

2. Materials and instruments

2.1. The crude drugs

Twenty-one batches of sun-dried *A. dahuricae* radix (Baizhi) provided by Suining GAP cultivation base of Sichuan province (1 batch cultivated in 2005, 10 batches each in 2006 and 2007), and 17 batches of commercial samples purchased from market (2003–2007) were studied. All samples were identified by the author (X.H. Wang) and kept in our laboratory. The commercial samples were confirmed to have been treated by sulfur-fumigation using sulfite residue testing according to the state standard of sulfur dioxide residue test in food (GB/T 5009.34-2003).

2.2. Chemical reference substances

Imporatorin (purity >96%), isoimporatorin, and adenosine were purchased from the National Institute for the Control of

* Corresponding author at: B-20-D, Yihai Dasha, Jiuzhou dadao dong, Zhuhai, Guangdong 519015, China. Tel.: +86 756 3326296.
E-mail address: psixe163@163.com (P.-S. Xie).

0731-7085/$ – see front matter
doi:10.1016/j.jpba.2009.03.009

Pharmaceutical and Biological Products, Beijing, China. Xanthotoxol, xanthotoxin, bergapten, oxypeucedanin (purities 92–96% for qualitative analysis) were purchased from Yousi Biotechnology Co. Ltd., Shanghai, China. Isopimpinellin (purity 95%) was provided by the State Administration of Traditional Chinese Medicine of China.

2.3. Chemicals

Methanol HPLC grade was purchased from Merck Chemical Corp., Darmstadt, Germany. Ethanol, chloroform, ethyl acetate, hexane, diethyl ether, all analytical grade, were purchased from Guangzhou Chemicals, Guangdong, China. Water for HPLC analysis was prepared using a Milli-Q water purification system (Millipore Corp., Bedford, MA, USA). HPTLC silica-gel 60 plate (10 cm × 10 cm, Lot: HX749869) was purchased from Merck.

2.4. Instrumentation

For HPTLC: LINOMAT 5 Semi-autosampler, Twin-trough Chamber for development and DigiStore documentation system (all from CAMAG, Muttenz, Switzerland). For HPLC: Agilent 1100 Series HPLC–DAD system with ChemStation (Agilent, Palo Alto, CA, USA), Sonication bath, 35 kHz and 360 W (Elma Co. Ltd., Pforzheim, Germany).

3. Experimental

3.1. Preparation of sample solution

Twenty milliliter of 70% ethanol was added to 1.0 g of powdered Baizhi sample in a Erlenmeyer flask. The mixture was sonicated twice for 30 and 15 min respectively, then filtered and evaporated to dryness at 90 °C on a water bath. The residue was dissolved in 70% ethanol and reconstituted to 10 ml as sample solution. Five milliliter of the solution was evaporated and adjusted to 2 ml for HPTLC analysis. Another 5 ml of the sample solution was filtered through a 0.45 μm filter membrane. The filtrate was for HPLC analysis.

3.2. Data processing method

The data acquired from HPLC fingerprints were processed by similarity assessment and Principle Component Analysis (PCA) carried out by using the Chromafinger software developed in our laboratory.

3.3. HPTLC study

3.3.1. Preparation of chemical reference substance (CRS) solutions

Appropriate quantities of CRS of xanthotoxol (0.1 mg/ml), xanthotoxin (0.1 mg/ml), oxypeucedanin (0.2 mg/ml), imporatorin (0.1 mg/ml), isoimporatorin (0.15 mg/ml), and isopimpinellin (0.3 mg/ml) were dissolved in methanol to produce the solutions as CRS solutions.

3.3.2. HPTLC conditions

Three microliter each of the sample solutions and 5 μl each of CRS solutions were applied as bands 8 mm in length onto the HPTLC silica gel plate; the interval between bands was 5 mm. The sample-loaded plate was dried in a vacuum desiccator over anhydrous P_2O_5 for 2 h prior to development. Ascending development was carried out twice at 20 °C in a twin-trough chamber containing the solvent system (mobile phase) in one trough was pre-equilibrated with solvent vapor for 15 min prior to development, the solvent system A of chloroform–ethyl acetate (10:1) for the first developing, running 45 mm; drying the plate with air stream; then the solvent system B of *n*-hexane–chloroform–ether (4:1:2) for the second, running 80 mm, and the developed plate was taken out of the chamber and the remnant solvent residue was removed with a hair-dryer. The fluorescent chromatogram was observed in UV cabinet under 365 nm and using the DigiStore documentation device captured the fluorescence image.

3.4. HPLC study

3.4.1. Preparation of solution of chemical reference substances (CRS)

Appropriate quantities of CRS of imporatorin, isoimporatorin, adenosine, isopimpinellin, xanthotoxol, xanthotoxin, bergapten and oxypeucedanin were dissolved in methanol to produce 0.1 mg/ml solutions. These were the CRS solutions for HPLC fingerprint identification.

3.4.2. HPLC conditions

For the HPLC fingerprint identification: column, Agilent Zorbax SB C_{18} column (5 μm, 4.6 mm × 250 mm) with a C_{18} guard column (5 μm, 4 mm L × 3.0 mm ID, Phenomenex, Torrance, U.S.A.); the mobile phase was consisted of 0.5% acetic acid in water (A) and methanol (B) using a linear gradient program of 0–100% (B) at 0–80 min with flow rate of 1.0 ml/min and column temperature at 25 °C; detection wavelength set at 250 nm.

4. The imitated reaction of sulfur dioxide with the constituents in Baizhi in laboratory

In order to confirm the impact of sulfur dioxide produced by combustion of sulfur to the main furocoumarins in Baizhi, a mimic reaction was carried out in the laboratory. Various amounts (0.1, 0.25, 0.5, 1.0 and 2.0 g) of sodium hydrogen sulfite ($NaHSO_3$) were added into 5 ml sample solution of sun-dried Baizhi sample for HPLC analysis (Section 3.3.2). Then 10% hydrochloric acid equivalent to the mol of $NaHSO_3$ was added and the mixture was heated at 80 °C on the water bath. The sulfur dioxide generated consequently reacted with the constituents in the sample solution until no ensuing reaction occurred, the solution was diluted with equal volume of 95% ethanol, mixed well, and filtered with Millipore 0.45 μm membrane, 20 μl of solution was taken for HPLC fingerprint analysis. The similar operation to reference substances of imporatorin, isoimporatorin, oxypeucedanin, bergapten, xanthotoxol and xanthotoxin were also carried out. The HPLC fingerprints of all the analytes were evaluated comparatively.

5. Results and discussion

5.1. Methodology optimization and validation

The sample solution preparation was compared by sonicated extraction (15, 30 min) and reflux extraction (single run: 60 min; twice run: 60 + 30 min) with ether, ethanol, methanol and 70% ethanol. Measuring the absorbance response of the major peaks in the chromatograms showed that the preference was given to 70% ethanol as solvent extracted by sonication (twice: 30 + 15 min) as described in Section 3.1.

Referring to the chromatographic condition optimization, HPTLC used HPTLC silica gel plate (Merck) and domestic HPTLC plate (Yantai Institute of Chemical Engineering Co. Ltd. Yantai, Shangdong, China), the comparative result showed that the resolution of HPTLC plate (Merck) was obviously better than that of Yantai plate. As for HPLC, upon testing of different columns, Zorbax SB-C18 (Agilent), Lichrocspher 100-RP-18 (Merck), and Hypersil BDS C18 (Elite, Dalian); mobile phases (methanol–water; methanol–0.5%

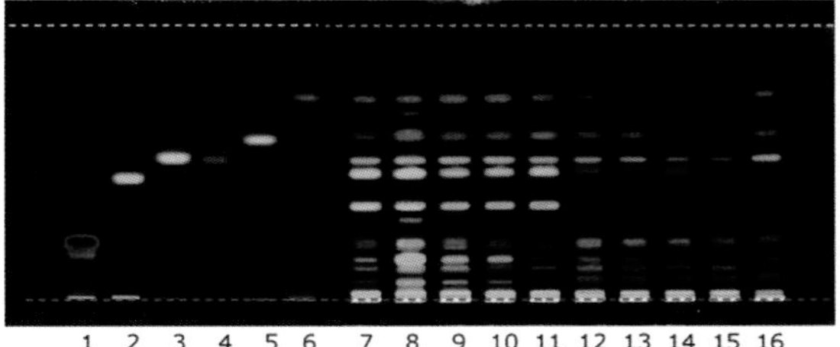

Fig. 1. HPTLC fluorescent images of coumarins and representive samples of Baizhi (1) xanthotoxol, (2) oxypeucedanin, (3) xanthotoxin, (4) isopimpinellin, (5) imporatorin, (6) isoimporatorin, (7–11) sun-dried samples and (12–16) sulfur-fumigated samples.

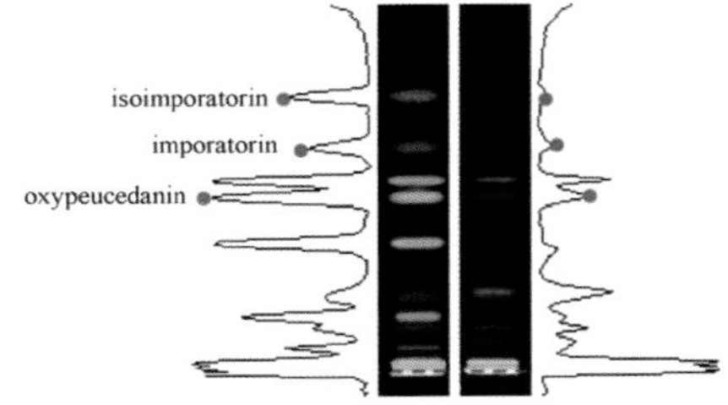

Fig. 2. Digital scanning profile of HPTLC fluorescent images showed almost all of the coumarins contained in natural dried Baizhi had been destroyed significantly in sulfur-fumigated sample. L: sun-dried Baizhi; R: sulfur-fumigated Baizhi.

acetic acid in water); column temperatures and detection wavelengths, the optimized incorporated conditions were set up as those mentioned in Section 3.4.2. The chromatograms had a wider tolerance to column temperature between 20 and 40 °C, and column temperature was maintained at 25 °C in this study. And the proposed method for HPLC fingerprint was validated in terms of precision, stability and repeatability. Precision was assessed with the solution of imporatorin, RSD of peak area was <2% (6×). Eight times injections of standard solution of imporatorin and sample solution within 48 h was used for evaluating stability, the entire chromatogram of each sample solution demonstrated high similarity (correlation coefficient: >0.99), and RSD of peak areas of imporatorin both in sample and standard solutions were <2%. The sample solutions were stable within 48 h. Six individual samples from same batch were extracted and processed according to the sample preparation procedures, and injected. The high similarity (correlative coefficient > 0.99) of the chromatograms confirmed the pretty good repeatability being acceptable for HPLC fingerprinting analysis.

5.2. The result of HPTLC fingerprint analysis

The HPTLC fluorescent images of Baizhi displayed more than 14 light blue or bluish-green fluorescent furocoumarins bands with weaker or stronger intensities to build a fingerprint of Baizhi. Observing the HPTLC image and the digital profile of Baizhi as a whole, the fluorescence bands of the furocoumarins of the sun-dried Baizhi were obviously stronger than that of sulfur-fumigated Baizhi (Figs. 1 and 2). The similarity and PCA differentiated clearly the two types of Baizhi (Fig. 3).

5.3. The result of HPLC fingerprint analysis

The HPLC fingerprint of Baizhi consisted mainly of 22 peaks, and the attribution of 10 peaks in the profile was confirmed by comparison of the retention time, UV spectrum of reference substances profile, spiking some of the chemical reference substances as well as referring to the data published in the literatures [3–5]. The attribution of the ten peaks was: adenosine (1), xanthotoxol (6), xanthotoxin (10), oxypeucedanin hydrate (12), isopimpinellin (14), bergapten (16), oxypeucedanin (18), imporatorin (19), cnidilin (21), and isoimporatorin (22). The peaks 10, 12, 16, 17, 18, 19, 21 and 22 dominated the profile of the sun-dried authenticated Baizhi; among them, peak 19 (imporatorin) was the uppermost (Figs. 4A and 5). The HPLC profile of sulfur-fumigated Baizhi demonstrated all the major furocoumarins were lost significantly, peak 19 (imporatorin) was lost by about 60%, peak 17 and peak 18 (oxypeucedanin) almost disappeared. However, the absorption abundance of peaks 3–11 (T_R = 18–44 min) increased in some extent (Figs. 4B and 5). Compared to the sun-dried Baizhi, the similarity of sulfur-fumigated samples was lower by 0.85 expressed by correlative coefficient (Fig. 6, L). The plot of PCA also revealed that the two types of Baizhi were neatly partitioned (Fig. 6, R). This observation denotes that sulfur-fumigation destroyed the constituents profile in varying degrees.

5.4. The impact of sulfur-fumigation to the dynamic changes of the main furocoumarins in Baizhi

As the testing results in Section 4, the HPLC fingerprint of the constituents in Baizhi, which was reacted with SO_2 showed oxypeucedanin (peak 18) was rapidly decomposed by only 0.1 g

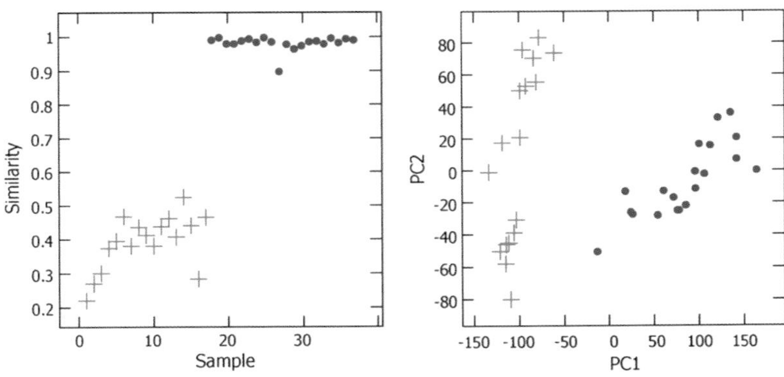

Fig. 3. Similarities (L) and principle component analysis (R) of the HPTLC fluorescent images of sun-dried Baizhi (+) and sulfur-fumigated Baizhi (●).

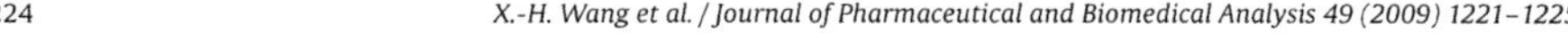

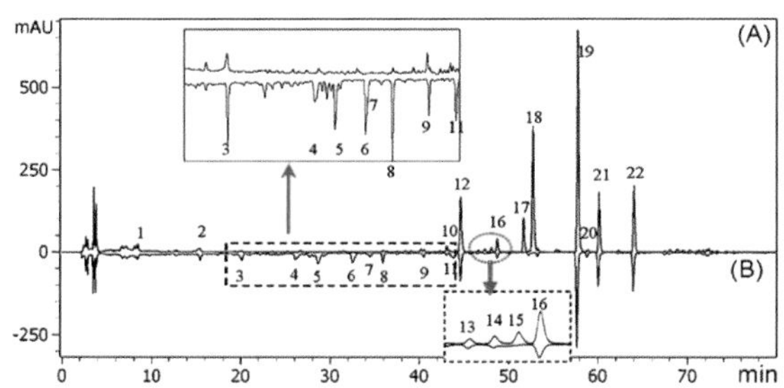

Fig. 4. Comparison of HPLC fingerprint common pattern of sun-dried (A) and sulfur-fumigated (B) samples peaks (1) adenosine; (6) xanthotoxol; (10) xanthotoxin; (12) oxypeucedanin hydrate; (14) isopimpinellin; (16) bergatpen; (18) oxypeucedanin; (19) imporatorin; (21) cnidilin; (22) isoimporatorin.

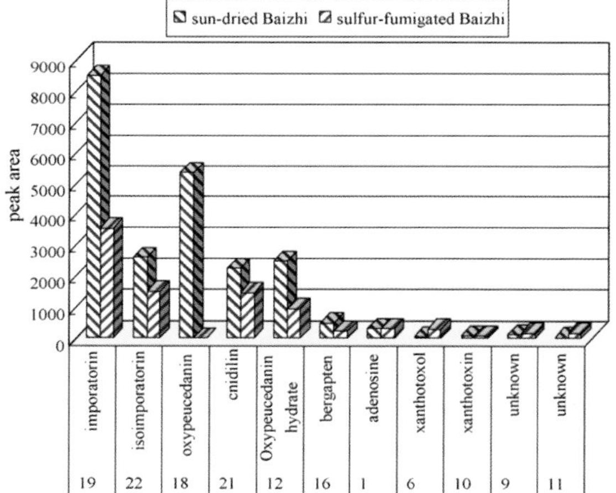

Fig. 5. Comparison of integrated peak areas between sun-dried Baizhi and sulfur-fumigated Baizhi.

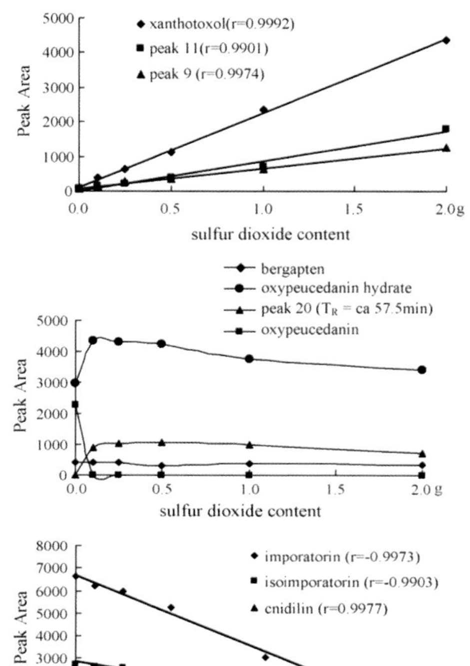

Fig. 7. The dynamic changes of some coumarins after reaction with SO_2. *Sulfur dioxide content was calculated as $NaHSO_3$ (g).

of $NaHSO_3$ and equal mol of HCl added. Imporatorin (peak 19), cnidilin (peak 21) and isoimporatorin (peak 22) were consecutively reduced in the wake of increased SO_2 amount with good linearity and positive correlation between peaks area and quantity of SO_2 ($r > 0.99$). However, xanthotoxol (peak 6), peak 9 and peak 11 were approximately double-increased. Bergapten (peak 16) and xanthotoxin (peak 10) were rather stable to SO_2. Peak areas of oxypeucedanin hydrate (peak 12) and an unknown peak located at 57.5 min increased when encountering with a little amount of SO_2 ($\approx$0.1 g $NaHSO_3$), then reduced as the amount of SO_2 increasing (Fig. 7). A parallel study of reference substances showed bergapten (peak 16), xanthotoxol (peak 6), xanthotoxin (peak 10) are resistant to SO_2; imporatorin (peak 19) might convert into xanthotoxol (peak 6); isoimporatorin (peak 22) might probably convert into peak 11, according to the same converted principle of imporatorin, peak 11 was tentatively assigned as bergaptol; oxypeucedanin (peak 18) might be converted into oxypeucedanin hydrate (peak 12) and trace

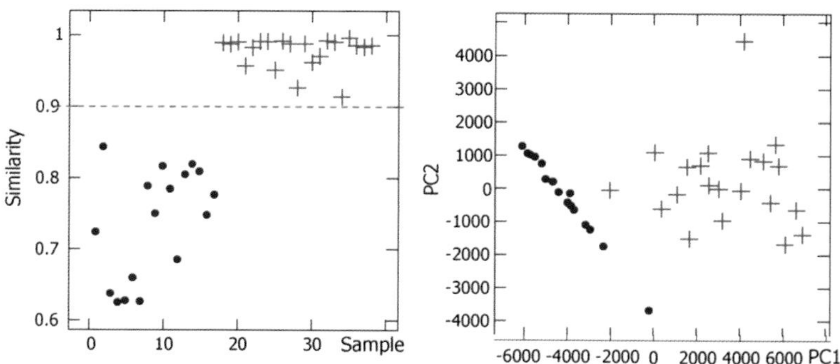

Fig. 6. Similarity of the HPLC fingerprints (L) and PCA project plot of HPLC fingerprints (R) of Baizhi. Sun-dried Baizhi (+); sulfur-fumigated Baizhi (●).

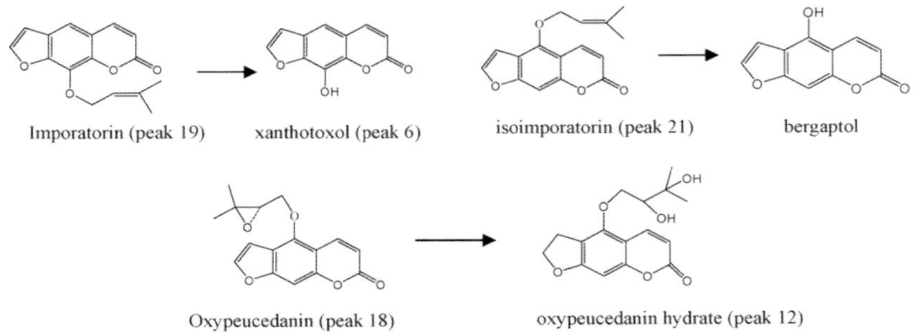

Imporatorin (peak 19) → xanthotoxol (peak 6)

isoimporatorin (peak 21) → bergaptol

Oxypeucedanin (peak 18) → oxypeucedanin hydrate (peak 12)

Fig. 8. Chemical structures of some coumarins in Baizhi.

xanthotoxol (peak 6) (Fig. 8) and other two unknown components with T_R at 52.4 min and 57.5 min.

All this above-mentioned changes also occurred upon imitating the method of sulfur combustion in an appropriate container in the laboratory, but the reaction progress was very slow due to insufficient sulfur dioxide generated within limited time and sulfur amount.

6. Conclusion

Using the method of sulfur combustion to drying some CMM with fleshy texture and rich starch or saccharide has for recent decades been a popular practice in some of the Chinese herbal drugs processing workshops for the sake of curtailing the drying process and bleaching the crude drug's darker outlook as well as moth proofing. However, simultaneously when the benefits are realized, the potential disadvantages occur. The chromatographic fingerprint analysis of Baizhi in this study revealed that during the crude drug subjects drying by the sulfur combustion over a rather long time, yet the simultaneous released sulfur dioxide reacts with the ingredients of *A. dahuricae* radix (Baizhi) causing serious loss of major bioactive furocoumarins such as imperatorin, isoimperatorin and oxypeucedanin. The HPTLC fluorescence images and HPLC profiles of Baizhi with and without sulfur-fumigation showed huge differences in its major ingredients, to estimate the integration peak areas of the profile of sulfur-fumigated Baizhi at the major furocoumarin, imporatorin lost approximately more than 60%, the most instable coumarin as oxypeucedanin even disappeared along with increasing of some minor furocoumarins which led the chromatographic fingerprint of Baizhi defaced drastically. This confirms sulfur-fumigation significantly damages the inherent quality of Baizhi. The destructive effect of sulfur-fumigation to the bioactive constituents has also been confirmed by imitating test in the laboratory. An unpublished figure in our laboratory showed that more than 40% of commercial crude drug of total 17 batches of Baizhi collected in the crude drug market contain less than 0.08% of imporatorin (content limitation in Chinese Pharmacopoeia 2005 edition) [1], contrary to the content of 0.16–0.31% of imporatorin in 21 batches of sun-dried Baizhi collected from Suining GAP Base of Baizhi in Sichuan province (Southwest China). Modern pharmacological and clinical studies revealed that the furocoumarins in roots of Baizhi possess various biological activities as anti-inflammation [6,7], anti-tumor [8], anti-microbial [9,10], central analgesic [11], heptoprotective [12], and the others. Significant loss of the furocoumarins implies a serious decline in its bio-activity. A published paper reported that the analgesic effect of sulfur-fumigated Baizhi decreased drastically than the sun-dried Baizhi [13]. The results of this study conclude that the sulfur-fumigation process bringing about significant loss of the main active constituents is consequently an unacceptable approach for processing herbal drugs.

Acknowledgment

The authors are grateful for financial support from The Science and Technology Development Fund of Macao SAR (grant number: 045/2005/A).

References

[1] Chinese Pharmacopoeia (2005), vol. 1, Chem. Ind. Press, Beijing, 2005.
[2] M.Y. Wang, M.R. Jia, J. China, Chin. Mater. Med. 27 (2004) 382–385.
[3] T.T. Wang, X.H. Chen, Q.Q. Hu, K.S. Bi, Acta Pharmacol. Sin. 41 (2006) 747–751.
[4] S.H. Zhong, Y.Y. Ma, M.R. Jia, J. World Sci. Technol.: Modern. Trad. Chin. Med. 7 (2005) 67–71.
[5] J. Kang, L. Zhou, J.H. Sun, J. Han, D.A. Guo, J. Pharm. Biomed. Anal. 47 (2008) 778–785.
[6] H.S. Ban, S.S. Lim, K. Suzuki, S.H. Jung, S. Lee, Y.S. Shin, K.H. Ohuchi, Planta Med. 69 (2003) 408–412.
[7] Y. Kimura, H. Okuda, J. Nat. Prod. 60 (1997) 249–251.
[8] T. Okuyama, M. Takata, H. Nishino, A. Nishino, J. Takayasu, A. Iwahima, Chem. Pharm. Bull. 38 (1990) 1084–1086.
[9] Y.S. Kwon, A. Kobayashi, S. Kajiyama, K. Kawazu, K.H. Kanza, C.M. Kim, Phytochemistry 44 (1997) 887–889.
[10] Y. Xiao, T.J. Liu, Z.W. Huang, X.D. Zhou, G. Li, J. West China Univ. Med. Sci. 33 (2002) 253–255.
[11] H. Nie, Y.J. Shen, China Chin. Mater. Med. 27 (2002) 690–693.
[12] H. Oh, H.S. Lee, T. Kim, K.Y. Chai, H.T. Chung, T.O. Kwon, J.Y. Jun, O.S. Jeong, Y.C. Kim, Y.G. Yun, Planta Med. 68 (2002) 463–464.
[13] Y.Y. Ma, Y. Gao, W.L. Zhou, West China J. Pharm. Sci. 21 (2006) 616–617.

Journal of Chromatography A, 1216 (2009) 1933–1940

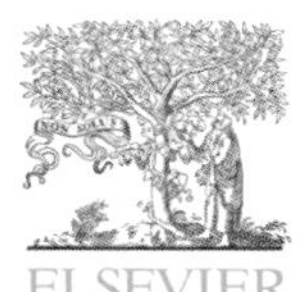

Contents lists available at ScienceDirect

Journal of Chromatography A

journal homepage: www.elsevier.com/locate/chroma

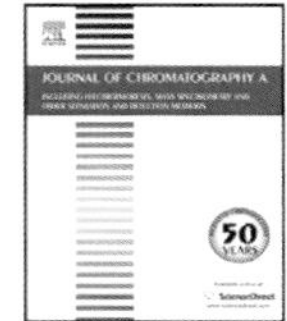

Review

Understanding the traditional aspect of Chinese medicine in order to achieve meaningful quality control of Chinese materia medica

Pei-Shan Xie [a,b,*], Albert Y. Leung [c]

[a] Zhuhai Chromap Institute of Herbal Medicine Research, Zhuhai 519085, China
[b] Macau Institute for Applied Research of Medicine and Health, Macau SAR, China
[c] Phyto-Technologies, Inc., Woodbine, IA 51579, USA

ARTICLE INFO

Article history:
Available online 19 August 2008

Keywords:
Understanding TCM
Chinese materia medica
Meaningful quality control
Link to tradition

ABSTRACT

Although sophisticated and technologically advanced, current quality control methods for Chinese medicines (syn. Chinese materia medica or CMM) lack comprehensiveness and practicability. They are more suited for analyzing single-chemical drugs or specific, known chemical components that have already been isolated. While these methods can fully satisfy the modern scientific requirements for identity, purity and quality in the assessment of chemical drugs, they are not suitable for handling the complex chemical nature of traditional CMM whose multifunctional components along with their inherent holistic activities are frequently unknown and thus are not adequately analyzed by these methods. In order to assess properly and meaningfully the identity and quality of complex CMM (also known as Chinese herbs and Chinese herbal medicines), additional measures that can retain the traditional aspect of CMM need to be included. This requires a basic understanding of traditional Chinese medicine (TCM).

Contents

1. Introduction

Traditional Chinese medicine (TCM) is an empirical healthcare system based on human experience dating back several thousands years. Its various aspects include Chinese materia medica (CMM; also known as Chinese herbs and Chinese herbal medicines), acupuncture, and moxibustion, among others. Written records of TCM date back to the period of the Western Zhou Dynasty (1100BC-770BC). Among the world's traditional medical systems (including notably, Ayurvedic, Egyptian, Greek and Arabic), TCM stands out as the only one with a long uninterrupted history of extensive documentation.

In the new era of 'modernization' of TCM over the past decade, advanced chemical, pharmacological and biological technologies have facilitated an increasing number of researchers in the search for possible ways to explore the potential healthcare benefits of this 'mysterious' millennia-old healing system. Research institutes and drug companies have been actively exploring Chinese materia medica (CMM) as a source for new drug discovery and development [1]. Furthermore, due to an increasing interest among people outside of China in Chinese materia medica as an alternative therapeutic modality, many scientific studies have been conducted on its various aspects, including taxonomy, authentication, isolation and elucidation of chemical constituents, pharmacology, toxicology, bioactivity screening, and others. Although different branches

* Corresponding author at: B 20 D, Yihai Dasha, Jiuzhou Dadao Dong, Zhuhai, Guangdong 519015, China. Tel.: +86 756 3326296; fax: +86 756 6120266.
E-mail address: psxie163@163.com (P.-S. Xie).

0021-9673/$ – see front matter © 2008 Elsevier B.V. All rights reserved.
doi:10.1016/j.chroma.2008.08.045

of science and their techniques have been involved, much of the approach and research methodology is basically modeled after those for modern conventional drugs and Western phytomedicines which are rooted in chemistry and molecular biology in a reductionism manner. Hence when conducting research on Chinese herbs, most investigators tend to treat them as if they were single-entity chemical drugs with little concern of the documented traditional explanations and ignoring the seemingly inaccessible ancient Chinese theories. Since last century, enormous numbers of 'single components' have been isolated and chemical structures and pharmacological activities have been studied and thousands of research papers have been published elsewhere. But the success stories unfortunately have been few and far between. One exception is of artemisinin isolated from *Artemisia annua* L. ('*Qing Hao*' in Chinese; Family: Compositae) that was used to treat fever according to ancient Chinese herbal compendia, it is the currently the most effective treatment for malaria. On the other hand, many researchers and drug industries in China intend to develop modernized TCM proprietary products based on the concept of holistic feature of TCM [1]. But many are still perplexed on how to connect the high tech and analytical precision to tradition and practical application, because the fundamental tenets held dear by both modern medicine and TCM have not yet been equally addressed. Hence CMM research results so far have not been deemed acceptable by both the TCM and the scientific communities. This is probably the major reason why CMM has not been universally accepted as a legitimate healthcare modality in the modern world. In order to bridge the communication gap, those involved in any research aspects of CMM, including modernization and development of quality control methods, should have a clear understanding of the fundamental differences between CMM and modern chemical drugs so that the results will be relevant to both fields.

2. Unique features of CMM versus Western medicine

As a unique holistic healthcare system, TCM aims to restore and maintain the dynamic balance of a person, thus achieving a harmony between the person and nature. TCM does not focus solely on the disease defined by specific pathological changes, but instead concentrates on the overall functional state of the patient. Thus, while Western medicine focuses on a person's disease, TCM focuses on the diseased person [2]. This means in addition to disease treatment, TCM takes care of a person's total well being more seriously.

In Western medicine, drugs are developed to counteract or neutralize pathological targets or to eliminate pathogenic factors, whereas in TCM, the therapy is aimed at specific responses (e.g., patterns), which reflect changes at the multi-system and multi-organ levels of the human body [3]. The goal is to restore balance to the multi-functional body, which is not too different from the Western concept of homeostasis, though the latter currently does not seem to play a role in modern drug therapy. This TCM approach to health and disease also distinguishes it from most of the traditional forms of herbal medicine systems with primarily transferred from person to person by oral means. Examples are the shamanic medicine of Amazonia and Africa as well as other indigenous medicines practiced in tropical Asia.

Unlike modern allopathic medicine, the development of CMM started directly with humans by trial and error. The results were eventually documented in writing and their efficacy and toxicity vetted over time, starting at least 3000 years ago. In contrast, a modern drug may have undergone an extensive development and approval process (from animal studies through human clinical trials) before it is finally being used on humans, but its true potential (for better or worse) will not be known until it is actually used by humans over time. Examples of the results of modern drug development, based on sound science as known at the time, which has not produced favorable results as expected, are many, with thalidomide being probably the most notorious. But there are also unexpected pleasant surprises from certain drugs that, after decades of prolonged use, have proven to be useful in other human conditions than those for which they were originally designed. A notable example is the analgesic, acetyl salicylic acid (Aspirin™), which is now being also used in the prevention of cardiovascular disease (coronary heart disease and cerebrovascular disease, including heart attack and stroke). None of these results (good or bad) could have been predicted during the drug development process as practiced in the Western world. They can only be discovered by actual human use over time, such as with CMM. Compared to the three-millennia-plus recorded history for some of the CMM, none of the modern drugs have a human use history of more than even a couple of 100 years [4].

As an ancient healthcare system, at first look, the concepts of theory and practice of TCM (including CMM) are difficult for modern scientists to comprehend, not to mention, and accept. These concepts often seem superstitious, nonsensical and unscientific to those who do not understand the Chinese language or the nature of the Chinese psyche, as they have nothing familiar on which to base their judgment on what they have heard or read about. This has resulted in much skepticism among the scientific and medical communities towards CMM. Consequently, the Western-educated researchers tend to opt for the obvious easy-access approach, which is to concentrate on the physical and chemical aspects of the CMM materials themselves, largely ignoring or avoiding their traditional aspect. However, without their relevant connection to their traditionally known and documented counterparts (e.g., holistic nature, multifunctional properties and indications) the CMM being investigated do not represent their whole, and hence retain little or none of the traditional attributes that have been documented over time. Despite the complexity of CMM, if one actually takes time to study them with an open mind, one will find them to be generally consistent, well organized and coordinated as well as safe and effective when used as traditionally practiced [4]. Hence, in recent years, some attempts have so far been aimed at duplicating the alleged or documented benefits of CMM. Still the majority of efforts have been directed at identifying and isolating from CMM chemicals of pharmaceutical interest [5]. However, irrespective of one's research goals, correct identification of the herbs used and their relevant quality control are a prerequisite to a meaningful and desired outcome.

3. CMM quality is the prerequisite for TCM modernization

No matter what one's interest is (i.e. in research or manufacture), species authentication and quality consistency of the CMM material used is of the utmost importance because results based on unauthenticated or inconsistent materials are irreproducible, rendering the research efforts in vain or the manufactured products ineffective. Unfortunately, there is no lack of published reports on such studies [6]. Furthermore, there is a little-known problem inherent in the quality of CMM, namely, plant taxonomical equivalence does not always mean chemical equivalence. That means the modern concept of reliance on taxonomic identification or morphological authentication to ensure the correct botanical material lacks relevancy in CMM, i.e., the same drug from the same plant species may contain different contents of the constituents or even different chemical profiles, the degree of difference depends on various factors such as often cited geographic location, season and time of harvest, post-harvest handling, processing and storage (Figs. 1 and 2). The exact plant part used and post-harvest processing can lead to totally different drugs, whose distinctly different

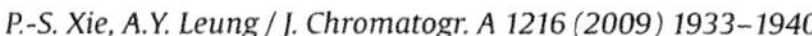

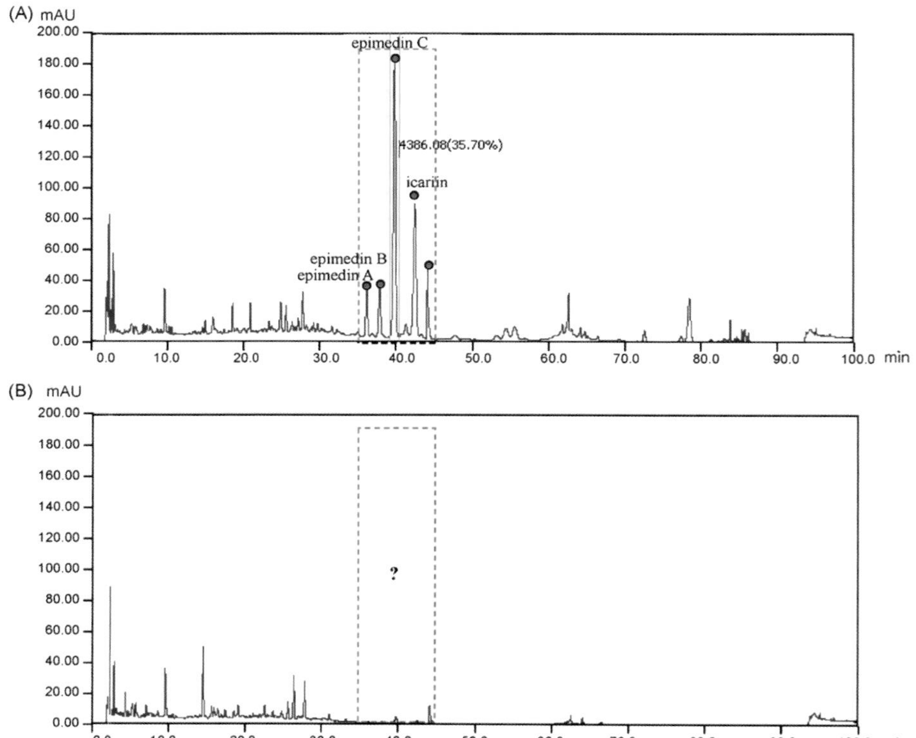

Fig. 1. HPLC fingerprint profiles of two samples of Herba Epimedii sagittati of different habitats show that plant taxonomical equivalence does not always mean chemical equivalence. (The profiles were simulated by Chromatographic fingerprint solution software (Zhuhai Chromap Institute of Herbal Medicine Research) from the data acquired from HPLC Chemstation). (A) Typical flavonoids fingerprint pattern of Herba E. sagittati, cf. Fig. 3; (B) the main characteristic ingredients disappeared in this sample. Chromatographic condition: Agilent Zorbax SB-C_{18} (4.6 mm × 250 mm, 5 μm); mobile phase: methanol-ACN-0.5 acetic acid; linear gradient elution; flow rate: 1.0 mL min^{-1}; sample injection 20 μL; column temperature 20 °C; detection wavelength: 270 nm.

chemical profiles have only been discovered by the scientific community in recent decades.

Because of these kinds of variations and CMM's inherent complexities, conventional quality control using botanical techniques as the sole means for identifying or authenticating the CMM at hand is insufficient if one intends to duplicate or authenticate its traditional properties, safety and/or efficacy and expects to obtain consistent and meaningful results. The same hold true for the use of marker compounds. A multi-technique approach is necessary, which not only can comprehensively define the CMM's components but also link it to its traditionally documented counterpart. Currently, there are various modern techniques available, ranging from the simple to the highly sophisticated. The challenge is to combine the appropriate ones so that the quality of CMM which is true to tradition can be determined. Chromatographic techniques (especially HPLC and HPTLC) are currently some of the most appropriate ones, as they can differentiate chemical components of the broadest range (from non-polar to polar), thus contributing to the maximum assurance

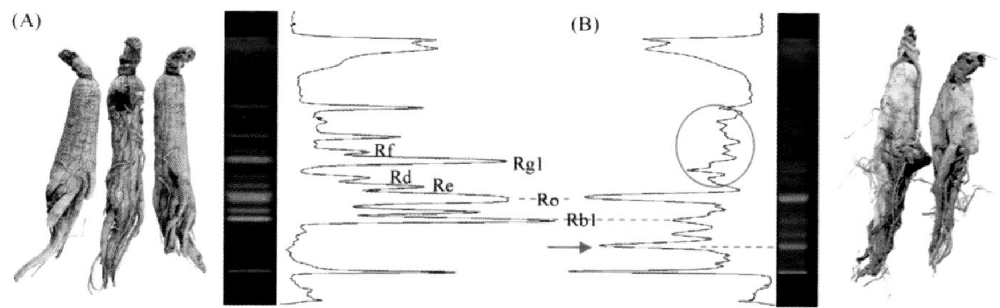

Fig. 2. Two TLC fluorescent images with their scanning profiles of two samples of Ginseng Radix from different planters disclose deformity of ginsenosides profiles of sample B against that of sample A. That means the sample B suffered from improper cultivated condition (using extra chemical fertilizer). (A) The ginseng sample with a typical ginsenosides pattern; (B) the ginseng sample with abnormal ginsenosides pattern comparing with that of sample A, i.e., main ginsenosides-Rb1, -Re, -Rg1 has been decomposed seriously although the taxonomic identification is the same species—*Panax ginseng* C. A. Mey. Experimental condition: Ref. [17].

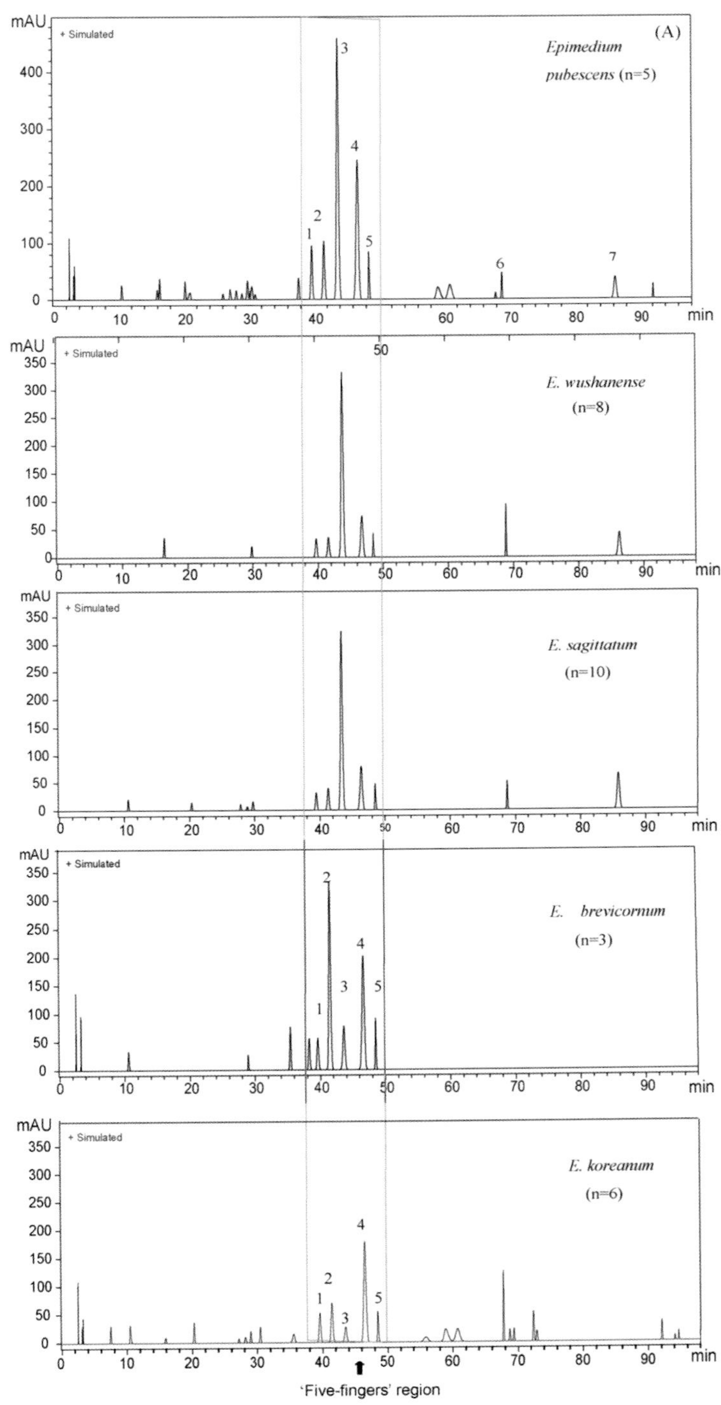
(A)
Epimedium pubescens (n=5)
E. wushanense (n=8)
E. sagittatum (n=10)
E. brevicornum (n=3)
E. koreanum (n=6)
+ Simulated
mAU
min
'Five-fingers' region

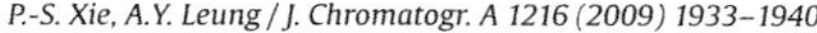

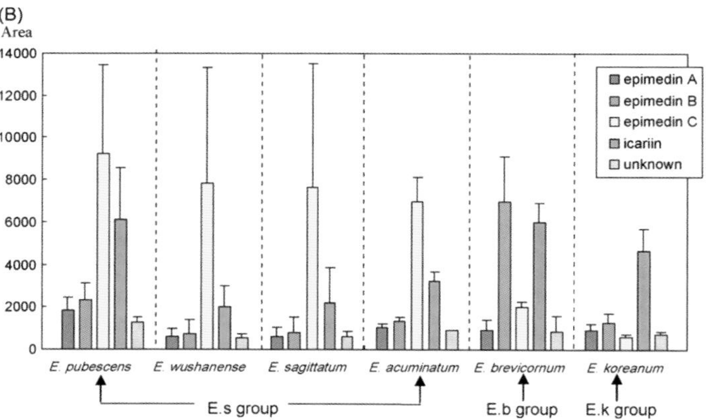

Fig. 3. (*Continued*).

of traditional equivalence. However, to do so one would need reference materials that are not simply botanical materials based only on botanical authenticity but also bear close resemblance to the traditional materials that have been documented for centuries. Currently, pursuing stringent quality control and keeping consistent quality of CMM should be placed first.

4. Current QA/QC of CMM in China

There is no lack of attempts worldwide at developing techniques and methods for the analysis of active constituents in herbal medicine including CMM. Some of the developed methods are novel which utilize the more advanced technologies such as LC–DAD–ESI–MS^n, LC–UV–SPE–NMR, Capillary HPLC–^{1}H NMR, 2D GC–TOF MS [6–12] while others are simpler, relying on well-known, more commonly used techniques, traditional and/or modern. The current Chinese Pharmacopoeia, 2005 Ed. contains 1146 monographs of CMM, Chinese traditional patent medicines and Chinese crude drug preparations, whose routine analyses are stipulated using conventional analytical methods. Like the herbal drug monographs in other countries' pharmacopoeias, the battery of tests that define their traditional identity and quality include the following: source (species, part used, harvesting season), description (macroscopic and organoleptic), identification (microscopic characteristics, 1523 TLC identifications), total ash, acid–insoluble ash, heavy metals, residual organochlorine pesticides, water-soluble extractives, quantitative assay (518 HPLC determinations of marker compounds, 45 quantitative TLC determination, 47 GC assays), processing, traditional actions, indications, precaution, administration and dosage, storage and handling. When used together, the tests constitute a general improvement over old-fashioned traditional methods by CMM practitioners who rely mainly on personal experience, using organoleptic evaluation. However, none of these quality control methods for Chinese herbal medicines adequately captures both their physicochemical characteristics as well as their long-documented traditional attributes, and the addition of a marker-compound analysis to the quality evaluation is still less meaning for elucidating the true TCM, although it is the current mainstream of QC approach. Also, identifying or quantifying a widely distributed phytochemical (such as oleanolic acid, chlorogenic acid or quercetin) as marker of identity and quality would lead to confusion and invite adulteration of one species with another. Some experts have appealed to avoid the pitfalls of inappropriate selection of chemical markers for the quality control of medicinal herbs [16], thus further refuting the utility of marker compounds in the QA/QC of CMM.

The following examples will serve to illustrate how reliance on marker compounds as a quality determinant in CMM may cause the change from a truly traditional Chinese herbal medicine with holistic and multiple functions to a new plant drug based solely on a particular marker chemical that, even with some kind of bioactivity, does not represent the traditionally known and documented CMM. This 'new' botanical medicine could not be considered a true CMM because it no longer had the connection to tradition, as its new tradition would now only go back to as far as when the chemical marker was first introduced, making centuries of written record on the original CMM irrelevant for this essentially 'new' drug.

Example 1: Huangqi (Radix Astragali, milk vetch root) is a well-known Chinese herb with multiple pharmacological effects (immunopotentiating; anti-inflammatory; antioxidant; cardiovascular; liver protectant; hypoglycemic; diuretic; improving stamina, learning and memory.). The raw and cured roots are traditionally used for different conditions—the raw root primarily used for spontaneous and night sweating, edema, chronic sores and abscesses, unhealing wounds and ulcers as well as painful joints, while the cured root as an energy (*qi*) tonic to treat general weakness, fatigue, lack of appetite, and diarrhea, among others. Astragalus root is one of the most chemically studied CMM over the past several decades despite that fact that it was sometimes not certain which type (raw or cured) was studied. It contains numerous types of active components, including triterpene glycosides (saponins), flavonoids, polysaccharides, polyphenols, amino acids, and others. Among the 40 plus saponins, only astragaloside-IV is used as a marker of quality in the Chinese Pharmacopoeia 2005, set at 0.04% for unprocessed

Fig. 3. HPLC fingerprinting common pattern of five species of Epimedium which are carried in Chinese Pharmacopoeia (A) and the histogram of the characteristic 'five-fingers region' captured from the fingerprints of the five species (B). The 'five-fingers region' consisted of the main flavonoids, epimedin A; epimedin B, epimedin C, Icariin and one unknown. The suit of the five peaks and peak–peak ratio (peak height or peak area) differentiate the five species into three groups – E.s (*Epimedium sagittatum*) group – dominated peak is epimedin C, then icariin; E.b (*E. brevicornum*) group – dominated peak is epimedin B and then icariin; and E.k (*E. koreanum*) group – dominated peak is icariin. It is illustrated that fingerprinting classification can serve as complementary approach to plant taxonomic authentication. Chromatographic condition: Agilent Zorbax SB-C_{18} (4.6 mm × 250 mm, 5 μm); mobile phase:methanol–ACN–0.5% acetic acid; linear gradient elution; flow rate: 1.0 mL min^{-1}; sample injection 20 μL; column temperature 20 °C; detection wavelength 270 nm.

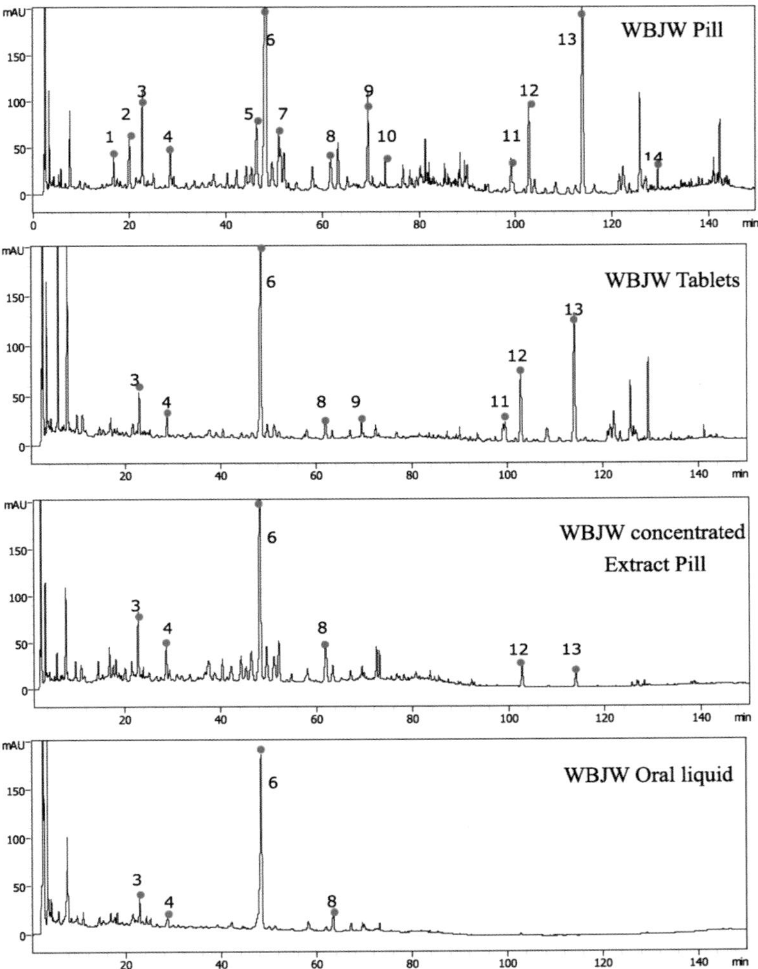

Fig. 4. The rapid comparison of all of the HPLC fingerprints of various dosage forms of a compound TCM formula—WBJW demonstrated ingredients composition declined drastically from the typical 'pill' to the 'advanced' dosage forms at the same concentration level of the samples. The chromatographic fingerprints illustrate that the claimed innovative manufacture technology and brand-new product is not always true progress. Peaks' attribution conducted by parallel comparing the retention time and UV spectra with the chemical reference substances which should contain in the corresponding crude drugs in the formula: (1) chlorogenic acid; (2) caffeic acid; (3) puerarin; (4) daidzin; (5) 3,5-dicaffeoylquinic acid (3,5-DCQ); (6) naringin; (7) 3,4-DCQ; (8) daidzein; (9) luteolin; (10) acacetin-7-O-D-gluoside; (11) imperatorin; (12) honokiol; (13) magnolol; (14); atractylodin Column: Zorbax SB-C18; mobile phase: ACN–0.5% glacial acetic acid aqueous solution; gradient elution; run time: 150 min; detection: 283 nm; temperature: 30 °C.

astragalus and at 0.03% for honey-cured astragalus. It is obvious this compound cannot represent the long-documented efficacy and safety of these two Chinese herbs. Nor can it distinguish the two traditionally different Astragalus items by the mere difference of 0.01% of the marker, astragaloside-IV. During the traditional curing process, some of the saponins undergo degradation, thus making a lowering of the marker-compound content necessary. However, there is no rationale in the first place of actually incorporating this marker with preset amounts to distinguish the two herbs. And Astragalus materials meeting current Chinese Pharmacopoeia standards for the content of this marker compound would be highly variable in other active components (other saponins, polysaccharides, flavonoids) that are not being analyzed and thus would yield inconsistent research or clinical outcome. This fact has not escaped the attention of analysts, as the simultaneous determination of the multiple components (flavonoids and saponins) present in Astragalus root has been published in recent years [13–15].

Example 2: *Heshouwu* (fo-ti, Radix Polygoni Multiflori, fleece flower root) versus *zhiheshouwu* (cured fo-ti, Radix Polygoni Multiflori Praeparata Cum Succo Glycines Sotae) is a more dramatic example where using a marker compound as a quality marker can have serious repercussions regarding the future of these two traditional CMM, especially cured fo-ti (*zhiheshouwu*). Traditionally, raw *heshouwu* is used for detoxification (in scrofula, sores, skin eruptions, carbuncle) and for constipation while *zhiheshouwu* is one of TCM's most well known tonics used for premature graying, dizziness, tinnitus, soreness and weakness of lower back and knees, numbness of limbs. The laxative effects of raw *heshouwu* are due primarily to its anthraquinone glycosides. During traditional prolonged processing, most of the glycosides are destroyed, being hydrolyzed into free anthraquinones, stilbenes, and sugars, none of which have significant laxative effects. The transformation of raw *heshouwu* into *zhiheshouwu* traditionally involves a long repeated steaming and drying process using black bean broth as an adjuvant which turns a detoxicant and laxative into an anti-aging tonic. The tonic active ingredients of *zhiheshouwu* resulting from this process are not known, and a stilbene glucoside (2,3,5,4′-tetrahydroxystilbene-2-*O*-β-D-glucoside) used as its quality marker is certainly not the only active principle (if at all) of *zhiheshouwu* where its minimum content is set at 0.70% as opposed to 1.0% in raw fo-ti. Thus, since this stilbene glucoside is arbitrarily used as quality factor for both herbs and there are no other provisions in the Chinese Pharmacopoeia 2005 for assessing the actual active components responsible for their respective properties and efficacies, a batch of raw fo-ti can easily be passed off as cured fo-ti because it certainly meets the requirement for 2,3,5,4′-tetrahydroxystilbene-2-*O*-β-D-glucoside content. Even though this stilbene glucoside, like its related stilbene analog, resveratrol, has strong antioxidant activities, this antioxidant effect in no way can account for the properties of both raw and cured *Heshouwu* (fo-ti) [7].

The above examples illustrate the problems with using marker compounds in CMM quality control. Consequently, in addition to having a basic understanding of TCM, the connection of CMM to documented tradition and its difference from modern allopathic drugs, analysts and researchers should regard marker compounds (whether single or multiple) with caution when developing new methods for assessing the quality of CMM.

Hence, inclusive broad-spectrum fingerprinting using chromatographic methods, whereby different types of detectable compounds are profiled, can help mostly rectify this problem and may assure identity and physicochemical quality much more effectively than conventional QC methods. Chromatographic fingerprint is a comprehensive strategy for quality assessment of traditional Chinese herbal medicines. This is already being used in China whenever applicable [17–19]. The quality information acquired from Chromafinger makes the specific chemical composition in the given herbal drugs visible and comparable in wholeness through the chromatograms (HPLC, GC, and CE) or a colorful image(s) (HPTLC). Chromafinger possesses two levels of significance: the 'elementary' quality control and 'intensive' quality control. The former (elementary quality control) serves the routine identification and rapid overall quantifiable estimation of commercial varieties of CMM and the formulae products even if some ingredients in the fingerprint are unknown yet [17] to meet the requirement of basic authentication and consistency of CMM and its single or compound formula in industry and market (Figs. 3 and 4) [18–31]. And the latter ('intensive' quality control) means chromatographic fingerprint coupled with chemometrics and information theory (Hierachical Cluster analysis, Principle component analysis, Pattern recognition and K-Nearest Neighbour analysis) to enhance the high capability for processing the array of the parameters [32–40]. While the chromatographic fingerprint can also serve as 'quality data bank' in which the intact suit of ingredients has been reserved for sustainable in-depth study being relevant to the traditional aspect of Chinese medicine and modern biological technologies.

5. The trends of advanced QC approach

The apparent usefulness of chromatographic fingerprinting in achieving a more meaningful quality control of CMM than simply quantifying irrelevant chemicals has facilitated a new upsurge in QC methods for Chinese herbal medicine. With easier and wider availability of reference chemicals and advanced analytical techniques as LC–MS^n, the simultaneous determination of multiple components in herbal drugs and in classic formulas is now possible, as evidenced by recent publications on this topic [13,41–49]. Furthermore, studies aimed at exploring the elusive chemical–bioactivity relationship using chromatographic analyses of metabolites in the pharmacokinetics of traditional Chinese medicines *in vitro or in vivo* have also been published [46,50,51]. These published results are encouraging signs that some analytical scientists and chromatographers are not only continuing to produce work of high caliber, but also paying closer attention to the traditional aspects of CMM. As an example, various appropriate chromatographic analyses (fingerprinting, simultaneous determination of multiple marker constituents) combined with metabolite analysis allowed the interpretation of the traditional aspect of a classic TCM formula—Danggui Buxue tang [46]. In recent years particularly some researchers in China and elsewhere are advocating systems biology – the study of the interactions between proteins, genes, metabolites and components of cells or organisms – as a way to assess the usefulness of traditional medicines [3]. Even some scientists are starting the all encompassing 'herbalome' project, aiming to construct a modern TCM resource library. Emphasis is on high-content screening and systematic biology to study the TCM function. The quality control of TCMs will be based on 'scientific evidence', and the quality control of TCMs will continually progress [52] It seems to offer an optimistic prospect of bridging the gap between modern science and Chinese ancient tradition, although not everyone agrees that the new project is equipped to test old ideas.

6. Conclusion

Due to the extremely complex chemical nature of CMM and its inherent holistic properties, the identification and characterization of specific constituents present (active or inactive) is not urgently necessary or relevant, as long as the analytical method for assessing CMM quality (using appropriate and relevant CMM reference materials) can achieve comprehensiveness. The current prevalent practice of emphasizing quantitative precision in analyzing chemical components that are often of doubtful (or no) tradition-oriented pharmacologic relevance may be the major obstacle to achieving meaningful QC of CMM. Considering documented CMM and Chinese traditional formulas number in the thousands (>10,000 in the former and >100,000 in the latter), applying the criteria of analytical precision designed for chemical drugs to even an arbitrarily selected fraction of these Chinese medicines will not only be impractical but also will have no significant impact on overall CMM quality, due to the minute number of herbs covered and randomly selected insignificant markers. In most cases, it will not provide truly modernized CMM and Chinese herbal formulas that retain their long-documented traditional attributes. So, the current approach to CMM identity and quality assessment based on modern pharmaceutical sciences must be reevaluated. In reality, even if all current relevant technologies were brought together to achieve this goal, it would probably not happen within this century, unless the thinking of analysts and scientists towards CMM changed. Otherwise by then, there would not be traditional CMM and Chinese formulas, because only modern drugs remain. Since most of the analytical technologies are already available, it is just a matter of applying the appropriate and practical ones and continuing to develop new ones, keeping practicality in perspective when doing so. It is time to start bringing some of these techniques out of the laboratories and into practice. Even though they may never achieve the precision required for pharmaceuticals, they will help start the true modernization of traditional Chinese herbal medicine. To begin, it is necessary to accumulate data in a databank that consists of a wide range of information, including that on the traditional properties and indication of the CMM in question along with information on its chemical constituents (chromatographic, spectral, genomic, biological, and metabolomics). Over time, data feedback and reinforcement will lead to the eventual correlation of scientific data with traditional safety/efficacy data as documented in the CMM literature, allowing the understanding of holistic activities as they relate to analytical profiles and to TCM syndromes. In time, this would lead to the true modernization of CMM. Considerable research is already taking place in a number of these areas. However, it is important to assure the materials being used meet the traditional requirements of CMM, and using the appropriate scientific techniques. Although the ultimate aim of achieving intensive meaningful quality control of CMM will take time, there are enough existing analytical techniques and merging with more progressive ones from which to choose for the start of truly meaningful CMM quality assessments. In the foreseeable future, a suite of appropriate techniques meeting the three major requirements for proper CMM identity and quality control – comprehensiveness/inclusiveness, a link to tradition and practicality – can be expected.

Acknowledgments

Science and Technology Development Fund of Macao SAR (Grant Number: 045/2005/A) support is appreciated. The corresponding author thanks Ms. Yu-Zhen Yan, Mr. Run-Tao Tian and Mr. Xiang-Hong Wang for their participation in the unpublished chromatographic fingerprints experiments in our laboratory cited in this paper.

References

[1] P.S. Xie, E. Wong, Chinese Medicine—Modern Practice (Annals of Traditional Chinese Medicine), vol. 1, World Scientific Publishing, Singapore, 2005, p. 99.
[2] W.Y. Jiang, Trends Pharma. Sci. 26 (2005) 558.
[3] J. Qiu, Nature 448 (2007) 126.
[4] A.Y. Leung, Toxicol. Pathol. 34 (2006) 319.
[5] P.S. Xie, Annals of Traditional Chinese Medicine—Current Review of Chinese Medicine, vol. 2, World Scientific Publishing, Singapore, 2006, p. 1.
[6] A.Y. Leung, HerbalGram 48 (2000) 62.
[7] A.Y. Leung, S. Foster, Encyclopedia of Common Natural Ingredients used in Food, Drugs and Cosmetics, 2nd ed., Willey-Interscience, New York, 1996.
[8] Y.Z. Liang, P.S. Xie, K. Chan, J. Chromatogr. B: Analyt. Tech. Biomed. Life Sci. 812 (2004) 53.
[9] P. Drašar, J. Moravcova, J. Chromatogr. B 812 (2004) 3.
[10] E. de Rijke, P. Out, W.M.A. Niessen, F. Ariese, C. Gooijer, U.A.Th. Brinkman, J. Chromatogr. A 1112 (2006) 31.
[11] S.M. Willfor, A.I. Smeds, B.R. Holmbom, J. Chromatogr. A 1112 (2006) 64.
[12] W. Oleszek, Z. Bialy, J. Chromatogr. A 1112 (2006) 78.
[13] H.B. Xiao, M. Krucker, K. Putzbach, K. Albert, J. Chromatogr. A 1067 (2005) 135.
[14] H.B. Xiao, M. Krucker, K. Albert, X.M. Liang, J. Chromatogr. A 1032 (2004) 117.
[15] Q.T. Yu, L.W. Qi, P. Li, L. Yi, J. Zhao, Z. Bi, J. Sep. Sci. 30 (2007) 1292.
[16] S.S. Chan, S.L. Li, G. Lin, J. Food Drug Anal. 15 (2007) 365.
[17] P.S. Xie, S. Chen, Y.-Z. Liang, X. Wang, R. Tian, R. Upton, J. Chromatogr. A 1112 (2006) 171.
[18] M. Obradovic, S.S. Krajsek, D.M.S. Kreft, Phytochem. Anal. 18 (2007) 123.
[19] P.S. Xie (Ed.), Chromatographic Fingerprints of Traditional Chinese Medicine Identification, Peoples Health Publishing House, Bejing, 2005.
[20] Z.Z. Zhang, X.M. Liang, Q. Zhang, P.Z. Lu, Sepu 19 (2001) 239 (in Chinese).
[21] Y. Li, Z. Hu, L. He, J. Pharma. Biomed. Anal. 43 (2007) 1667.
[22] R. Yu, B. Ye, C. Yan, L. Song, Z. Zhang, W. Yang, Y. Zhao, J. Pharm. Biomed. Anal. 44 (2007) 818.
[23] G.H. Ruan, G.-K. Li, J. Chromatogr. B 850 (2007) 241.
[24] H.Q. Qian, P.S. Xie, Chin. J. Instrum. Anal. 23 (2004) 7.
[25] S.K. Yan, W. Xin, G. Luo, Y. Wang, Y. Cheng, J. Chromatogr. A 1090 (2005) 90.
[26] H.M. Lu, Y.Z. Liang, S. Chen, J. Ethnopharmacol. 105 (2006) 436.
[27] C. Han, Y. Shen, J. Chen, F.S.-C. Lee, X. Wang, J. Chromatogr. B 862 (2008) 125.
[28] Z.M. Zou, H.W. Zhang, K.D. Srivastava, H.A. Sampson, X.M. Li, J. Allergy Clin. Immunol. 113 (Suppl.) (2004) S154.
[29] Y.-B. Ji, Q.-S. Xu, Y.-Z. Hu, Y.V. Heyden, J. Chromatogr. A 1066 (2005) 97.
[30] M. Cai, Y. Zhou, S. Gesang, C. Bianba, L.-S. Ding, J. Chromatogr. B 844 (2006) 301.
[31] J. Chen, F.S. Lee, L. Li, B. Yang, X. Wang, J. Food Drug Anal. 15 (2007) 347.
[32] F. Gong, Y.-Z. Liang, P.-S. Xie, F.-T. Chau, J. Chromatogr. A 1002 (2003) 25.
[33] B.Y. Li, Y. Hu, Y.Z. Liang, P.S. Xie, Y.P. Du, Anal. Chim. Acta 514 (2004) 69.
[34] Ž. Debeljak, G. Srečnik, T. Madić, M. Petrović, N. Knežević, M. Medić-Šarić, J. Chromatogr. A 1062 (2005) 79.
[35] F. Gong, Y.-Z. Liang, Y.-S. Fung, F.-T. Chau, J. Chromatogr. A 1029 (2004) 173.
[36] F. Gong, B.T. Wang, Y.-Z. Liang, F.-T. Chau, Y.S. Fung, Anal. Chim. Acta 572 (2006) 265.
[37] C.-J. Xu, Y.-Z. Liang, F.-T. Chau, Y.V. Heyden, J. Chromatogr. A 1134 (2006) 253.
[38] F. Gan, R. Ye, J. Chromatogr. A 1104 (2006) 100.
[39] A.M. van Nederkassel, C.J. Xu, P. Lancelin, M. Sarraf, D.A. MacKenzie, N.J. Walton, F. Bensaid, M. Lees, G.J. Martin, J.R. Desmurs, D.L. Massart, J. Smeyers-Verbeke, Y. Vander Heyden, J. Chromatogr. A 1120 (2006) 291.
[40] D.K.W. Mok, F.-T. Chau, Chemometr. Intell. Lab. 82 (2006) 210.
[41] D.X. Wong, T.A. Li, J. Chin. Mater. Med. 32 (2007) 1883.
[42] L.W. Qi, Q.T. Yu, L. Yi, M.T. Ren, X.-D. Wen, Y.-X. Wang, P. Li, J. Sep. Sci. 38 (2007) 97.
[43] J. Li, X. Dong, Y. Jiang, Q. Gao, Z. Jiang, A.W. Cheung, R. Duan, T.T. Dong, P. Tu, K.W. Tsim, J. Sep. Sci. 30 (2007) 2583.
[44] G. Zeng, H. Xiao, J. Liu, X. Liang, Rapid Commun. Mass Spectrom. 20 (2006) 499.
[45] C.Y. Li, C.H. Chiu, H.S. Huang, C.H. Lin, T.S. Wu, Biomed. Chromatogr. 20 (2005) 305.
[46] Q. Gao, J. Li, J.K.H. Cheung, J. Duan, A. Ding, A.W.H. Cheung, K. Zhao, W.Z. Li, T.T. Dong, K.W.K. Tsim, Chin. Med. 2 (2007) 12.
[47] Y.J. Li, K.-S. Bi, Chem. Pharm. Bull. 54 (2006) 847.
[48] J. Song Q. Han, C. Qiao, Y. Yip, H. Xu, Chin. Med. 2 (2007) 7.
[49] N. Okamura, H. Miki, S. Ishida, H. Ono, A. Yano, T. Tanaka, Y. Ono, A. Yagi, Biol. Pharm. Bull. 22 (1999) 1015.
[50] Y.L. Wang, Y.-Z. Liang, B.M. Chen, Y.K. He, B.Y. Li, Q.N. Hu, Anal. Bioanal. Chem. 383 (2005) 247.
[51] M. Homma, K. Oka, C. Taniguchi, T. Niitsuma, T. Hayashi, Biomed. Chromatogr. 11 (1998) 125.
[52] X.M. Liang, X.H. Qian, Y.Z. Hui, Journal of World Science and Technology - Modernization of traditional Chinese medicine 9 (2007) 1.

Journal of Chromatography A, 1216 (2009) 2150–2155

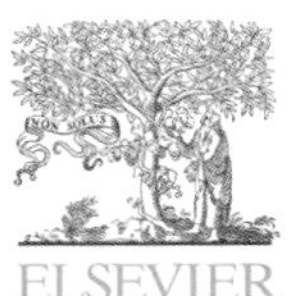

Contents lists available at ScienceDirect

Journal of Chromatography A

journal homepage: www.elsevier.com/locate/chroma

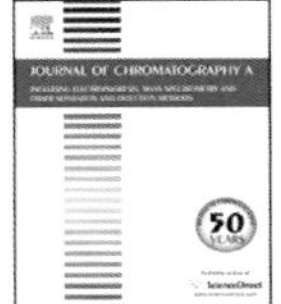

Evaluation of traditional Chinese herbal medicine: Chaihu (Bupleuri Radix) by both high-performance liquid chromatographic and high-performance thin-layer chromatographic fingerprint and chemometric analysis

Run-tao Tian[a,*], Pei-shan Xie[b], He-ping Liu[a]

[a] Chromap Institute of Herbal Medicine Research, Zhuhai, Guangdong, China
[b] Macau Institute for Applied Research in Medicine and Health, Macau University of Science and Technology, Taipa, Macau, China

ARTICLE INFO

Article history:
Available online 28 November 2008

Keywords:
Bupleuri Radix
Bupleurum chinense
Saikosaponins
Quality control
Chromatographic fingerprint analysis
HPTLC
HPLC-ELSD
Chemometrics
Pattern recognition
k-Nearest neighbor

ABSTRACT

Chaihu (Bupleuri Radix), roots of *Bupleurum chinense* and *B. scorzonerifolium*, is an authentic Chinese Materia Medica in the Chinese Pharmacopoeia. Some other species such as the roots of *B. falcatum*, *B. bicaule* and *B. marginatum* var. *stenophyllum* similar to Chaihu can also be occasionally found in local raw herb markets. The quality of 33 lots of authenticated Chaihu samples vs. 31 lots of commercial samples was evaluated by both high-performance liquid chromatography-evaporative light scattering detector (HPLC-ELSD) and high-performance thin-layer chromatography (HPTLC) analyses of its principal bioactive components (saikosaponins). The pre-treated data acquired from both HPLC fingerprints and HPTLC fluorescent images were processed by chemometrics for similarity and pattern recognition, including Artificial Neural Networks (ANNs), *k*-nearest neighbor (*k*-NN) and an expert's panel. It was apparent that *k*-NN classifier exhibited good performance with sufficient flexibility for processing HPTLC fingerprint images which were otherwise not easily dealt with by other algorithms due to the shift of R_f values and varying hue/saturation of the band colours between different TLC plates. These two chromatographic fingerprint methods can be considered complementary measure of quality control. The roots of Chaihu from different species of the genus *Bupleurum* could readily be distinguished from each other so that commercial samples can easily be classified. Chaihu collected from several major herbal distribution centers was found to belong to *B. chinense* with great variation in the content of its major saikosaponins.

1. Introduction

Chaihu (Bupleuri Radix), dried root of *Bupleurum* spp., Umbelliferae family, is one of the most commonly used herbs already for millennium in the traditional Chinese medicine (TCM) composite formulae of both China and Japan (named Saiko in Japanese). Its TCM indications include the treatment of influenza or common cold with fever, alternate chills and fever such as malaria, distending pain in chest and menstrual disorders [1]. 'Genuine' Chaihu is the root of *B. chinense*, but other similar species—*B. scorzonerifolium* are also quoted in the Chinese Pharmacopoeia since 1963 [2]. The former is named 'Bei Chaihu' (Northern Chinese Thorowax Root) and the latter 'Nan Chaihu' (Southern Chinese Thorowax Root). The species used in Japan is the root of *B. falcatum* [3].

The major constituents associated with the pharmacological activity of Bupleuri Radix include triterpenoid glycosides of saikosaponin, essential oil, and polysaccharides. These saikosaponins are acknowledged to be the principal bioactive components [4–7], with saikosaponins **a** and **d** as the dominant ones (Fig. 1).

In addition to the authentic species of Chaihu, there are more than 20 other species under genus *Bupleurum* also habitually utilized as Chaihu in some local areas [8], with a toxic species—*B. longiradiatum* found in Northeast China in 1970s' [9]. Moreover, it was reported that the content of the two saikosaponins **a** and **d** in Chaihu specimens fluctuated significantly [9,10]. Thus in the present study, 33 lots of authenticated *B. chinense*, *B. scorzonerifolium*, *B. falcatum*, *B. longiradiatum*, *B. bicaule*, *B. marginatum* var. *stenophyllum* samples and 31 lots of commercial Chaihu were collected and analyzed for a market survey of quality. As the current analytical method of Chaihu in the Chinese pharmacopoeia 2005 edition cannot effectively distinguish the different species of the genus *Bupleurum*, the chromatographic fingerprint analysis of saikosaponins in Chaihu by means of high-performance liquid chromatography (HPLC) coupled with evaporative light scattering

* Corresponding author. Present address: 2F Lanxin Sci-Tech Park, Chuangxin YiLu, Gangwan DaDao, Jinding, Zhuhai, Guangdong, China. Tel.: +86 756 6120168; fax: +86 756 6120266.
E-mail address: tianrt@126.com (R.-t. Tian).

0021-9673/$ – see front matter © 2008 Elsevier B.V. All rights reserved.
doi:10.1016/j.chroma.2008.10.127

Compound	Type	Substituent
Saikosaponin a	I	R_1=glc-(1-3)-fuc-, R_2=β-OH, R_3=OH
Saikosaponin d	I	R_1=glc-(1-3)-fuc-, R_2=α-OH, R_3=OH
Saikosaponin c	I	R_1=glc-(1-6)-[rha-(1-4)]-glu-, R_2=β-OH, R_3=H
Saikosaponin b_2	II	R_1=glc- (1-3)-fuc-, R_2=α-OH

Fig. 1. Primary saikosaponin structures of *Bupleurum* spp.

detection (ELSD) and high-performance thin-layer chromatography (HPTLC) were conducted in parallel.

Chemical pattern recognition was considered a more objective and effective quality evaluation than the usual determination for single or multiple marker(s) [11] in Chaihu. Chemometric analyses are widely applied in the chemical profile classification [12] and the chromatographic profile aligning [13–15]. Results of the more commonly used methods such as the similarity/dissimilarity analysis, Artificial Neural Networks (ANNs), *k*-nearest neighbor (*k*-NN) and the soft independent modeling of class analogy (SIMCA) on different types of chromatographic fingerprint data sets (peak areas for HPLC fingerprint and image for HPTLC fingerprint, respectively) were comprehensively evaluated in the present study.

2. Materials and methods

2.1. Chemical and regents

2.1.1. HPTLC experiments

p-Dimethylaminobenzaldehyde (DMAB), phosphorus pentoxide, dichloromethane, ethyl acetate, sulfuric acid, ethanol and methanol (analytical grade) were obtained from the Guangzhou Chemical Reagent Factory (Guangzhou, China). DMAB reagent: 0.5% (w/v) DMAB and 20% (v/v) sulfuric acid in ethanol. Chemical reference standards of saikosaponin **a** (lot number: 110777–200405) and saikosaponin **d** (lot number: 110778–200405) were supplied by the National Institute for the Control of Pharmaceutical and Biological Products (Beijing, China). Chemical reference of saikosaponin **c**, saikosaponin **f** and saikosaponin $\mathbf{b_2}$ were obtained from the Henan College of Traditional Chinese Medicine, China.

2.1.2. HPLC experiments

Acetonitrile HPLC grade was purchased from Merck, Darmstadt, Germany. Water of HPLC grade was prepared by the Simplicity water purification system (Millipore, Bedford, MA, USA). C_{18} SPE cartridge was obtained from Waters, Milford, MA, USA and 0.45 μm microporous membranes filter from Millipore.

2.2. Samples

Sixty-four batches of Chaihu samples were collected from different herbal markets or harvested from various habitats (Table 1). Among them, 31 lots of authenticated samples, including *B. chinense*, *B. scorzonerifolium*, *B. falcatum*, *B. longiradiatum*, *B. bicaule* and *B. marginatum* var. *stenophyllum*, were identified by botanists Prof. Z.D. Wang of Henan Science & Technology University, China and Prof. D.Q. Wang of Anhui University of Traditional Chinese Medicine, China. All authenticated samples were stored in the authors' laboratory.

2.3. HPTLC fingerprint experiment of saikosaponin

2.3.1. Preparation of sample solution

0.3 g dried and powdered herb (through sieve with 0.335 mm pore size) was added to 20 mL of a solution of 0.5% pyridine in methanol to prevent the degradation of saikosaponins **a** and **d** [16]. The mixture was refluxed twice on 80 °C water bath for 30 min and filtered afterwards. The filtrate was evaporated to dryness in a fume cupboard and reconstituted in 3 mL of water before the suspension was applied onto a C_{18} cartridge. After elution with 10 mL of 30% methanol and 20 mL of 80% methanol, successively, the 80% methanol fraction was evaporated to dryness and dissolved in 2 mL of methanol. The solution is subsequently filtered through a 0.45 μm membrane filter before use.

2.3.2. Preparation of references solution

Five milligrams of each saikosaponin reference in 5 mL of methanol, respectively.

Table 1
Sample source and species description.

Lots ID	Herbal species	Habitats
1–18	*B. chinense* DC.	Henan, Shaanxi, Anhui, Liaoning Provinces, China
19–20	*B. scorzonerifolium* Willd.	Anhui, Liaoning Provinces, China
21	*B. falcatum* L.	Sichuan Provinces, China
22–25	*B. bicaule* Helm.	Inner Mongolia, China
26–30	*B. longiradiatum* Turcz	Liaoning, Jilin Provinces, China
31	*B. marginatum* var. *stenophyllum* (Wolff) Shan et Y. Li	Tibet, China
32–64	Commercial samples	Shaanxi, Inner Mongolia, Tibet, Hebei, Hubei, Liaoning, Jilin, Sichuan, Guangdong, Henan, Anhui, Gansu Provinces, China

2.3.3. HPTLC chromatographic condition

The sample solutions were applied bandwise by means of an ATS4 auto-sampler (CAMAG, Muttenz, Switzerland) on a commercial 20 cm × 10 cm pre-coated HPTLC Silica gel 60-plate (Merck). The application conditions were: carrier gas, nitrogen; syringe delivery speed, 10 s/μL; application volume, 10 μL; bandwidth, 8 mm; space between two bands, 5 mm; distance from bottom, 15 mm. The sample-loaded plate was placed into a desiccator with phosphorus pentoxide and dried under vacuum for 2 h before development. Fifteen milliliters of mobile phase consisting of dichloromethane–ethyl acetate–methanol–water (30:40:15:3, v/v/v/v) was added into a twin-trough chamber, to saturate it for 15 min. The plate in the chamber was developed upward over a path of 8 cm and sprayed with DMAB reagent and heating at 105 °C on a TLC plate heater (CAMAG) until the colour of the saponins on the plate was distinct. The fluorescent image was examined under UV 365 nm by using a UV viewer cabinet (CAMAG). They were captured with a Digistore 2 documentation system (CAMAG). The excitation wavelength was 366 nm in reflection mode and the exposure time was 3 s.

2.4. HPLC-ELSD fingerprint experiment of saikosaponin

2.4.1. Preparation of sample and references solution

Same as HPTLC fingerprint experiment.

2.4.2. HPLC chromatographic condition

HPLC fingerprints were obtained by using an Agilent 1100 series HPLC instrument (Santa Clara, CA, USA) equipped with an E2000 ELSD detector (Alltech, Lexington, KY, USA). The analyses were performed on a Zorbax SB C_{18} column (250 mm × 4.6 mm, i.d., Agilent). The separation conditions were: injection volume, 20 μL; flow rate, 1.0 mL/min; column temperature, 35 °C. The mobile phase was acetonitrile (A)–water (B), the gradient elution schedule: 0 min, 25%A; 15 min, 35%A; 38 min, 45%A; 60 min, 60%A and ELSD conditions: drift tube temperature, 103 °C; carrier gas, compressed air; carrier gas flow, 2.1 L/min; splitter, off.

HPLC fingerprint method validations were carried out under the regulation of Chinese Pharmacopoeia Commission [17]. Accuracy, the RSD value of peak retention time of saikosaponin **a** in 5 runs of same sample solution was 1.50%. Reproducibility, the RSD value of peak area and peak retention time of saikosaponin **a** in 5-sample solution prepared from the same sample was 1.72% and 0.16%, respectively. Stability, the RSD value of peak area of saikosaponin **a** in 0, 1, 2, 4, 8 and 24 h were 1.68%. All of these results were in accordance with the requirement.

2.5. Chemometric experiments

2.5.1. Data pre-treatment

2.5.1.1. HPTLC experiment. The original HPTLC images were exported from winCATs TLC workstation (CAMAG) to Matlab R2007a engineering software (MathWorks, Natick, USA). First, a simple image warp procedure along the development direction (stretch or shrink) was performed to approximately adjust the shift of the R_f value of component bands between plates. Subsequently, a pixel matrix containing HPTLC profile vectors of a total of 64 samples' (512 pixel length for each row) was generated by calculating the mean value of each sample's image data array. Finally, the image matrix was converted from RGB colour space to grayscale intensity image and then implements data normalization (auto-scaling) [18] on each row of the matrix. The entire procedure is illustrated in Fig. 2.

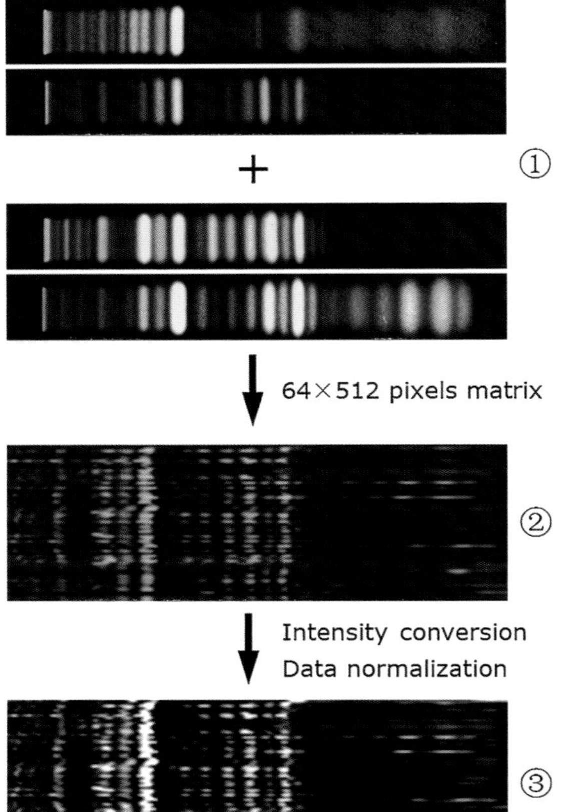

Fig. 2. Flowchart of HPTLC fingerprint image data pre-treatment procedure. (1) Individual HPTLC chromatograms of 64 batches of sample. (2) Sample HPTLC data set containing 512 pixel length profile of each sample (64 × 512 matrix). (3) Convert the matrix from RGB colour space to grayscale and then implement data normalization (auto-scaling) on each row.

2.5.1.2. HPLC experiment. After implemented peak detection and integration in ChemStation LC workstation (Agilent), every chromatographic peak in individual samples was aligned according to a given reference chromatogram by means of a nearest peak retention time match in order to eliminate the peak retention time shift between runs. Finally, the peak areas table containing aligned peaks of each sample were entered into Matlab for pattern recognition.

2.5.2. Common pattern generation

Both common patterns of HPTLC and HPLC-ELSD fingerprints for saikosaponins of root of *B. chinense* were generated to represent the characteristic peaks of this authenticated medicinal species. Fourteen lots of root of *B. chinense* were chosen to generate the common pattern by using the first quartile as threshold for frequency of peak occurrence in order to reject the abnormal peaks and means of median to calculate the characteristic peak areas.

2.5.3. Pattern recognition scheme of chromatographic fingerprints of Chaihu

To distinguish different herbal species (genuine vs. fake) and assess its quality (superior vs. inferior) was the primary goal of

Table 2
Training set/test set for chromatographic fingerprint pattern recognition of genus Bupleuri Radix samples.

Sample species	Training set/test set number	Target group	Misclassification (HPTLC/HPLC)			
			Expert panel	Similarity	ANN	k-NN
B. chinense	13/35	A	1.2/0.4	3/1	1/0	0/0
B. scorzonerifolium	1/1	A	0.4/0.0	1/0	0/0	0/0
B. bicaule	3/1	B	0.2/0.0	0/0	0/0	0/0
B. longiradiatum	3/2	B	1.2/0.0	1/0	2/0	0/0
B. chinense (inferior)	1/2	B	0.2/1.4	1/0	1/0	0/0
Unknown sample	0/1	Outlier	0.0/0.0	0/0	1/0	0/0
Correct classification (HPTLC/HPLC)			92.3%/95.7%	85.7%/97.6%	88.1%/100.0%	100.0%/100.0%

the chromatographic fingerprint analysis in quality control. Two classical supervised pattern recognition approaches and similarity analysis were conducted to compare their percentage correct classification with both HPTLC and HPLC-ELSD fingerprint data. A discrimination scheme based on experts panel was also conducted in order to further evaluate the performance of computer-aided classification [12]. In reference to Table 2 for the pattern recognition scheme, where the inferior samples were those with distinctly low saponins content or high concentration of saikosaponin $\mathbf{b_2}$, which was the degradative product of saikosaponin **d** [16] rendered by improper processes and/or storage procedures.

2.5.4. *Classification scheme of similarity analysis*

By means of the unsupervised classifier, similarity values of all samples were calculated with the common pattern in terms of correlation coefficient. A similarity threshold was determined by the rational value where its maximal number of sample could be correctly classified into qualified or unqualified groups.

2.5.5. *Classification scheme of Artificial Neural Network*

A three-layer feed-forward back-propagation ANN architecture (64-16-2) was established in the Matlab for HPTLC dataset pattern recognition after optimization [19]. The input layer was further compressed from 512 to 64 nodes in order to reduce the costs of calculation. A hidden layer with sufficient nodes was proven to be necessary after a preliminary comparison of performance with the two-layer structure. The output layer consisted of 2 nodes contained value spanning 0–1, one for the qualified samples (*B. chinense* and *B. scorzonerifolium*) and the other for all other herbal species and inferior samples. The herbal species predicted by the ANN was taken as the output node with the highest value. The implement parameters were as follows: transmission function, log sigmoid (input and hidden layer) and pure line (output layer); training function, Levenberg-Marquardt; adaptation learning function, gradient descent with momentum weight and bias; performance index, mean-square error. The network could quickly go to convergence after several iterations. Then the trained network now present with test dataset and a simple competition function was employed to compute the final result from the output nodes. Likewise a two-layer ANN network with similar structure was chosen for HPLC dataset classification, which was proved to be satisfactory.

2.5.6. *Classification scheme of k-nearest neighbors*

The *k*-nearest neighbors' algorithm was implemented for pattern recognition by using the so-called *weighed vote* formula to predict the herbal species based on the spatial distances between observation and target vectors:

$$V_{\text{Total}} = \sum_{i=1}^{k} \frac{V_i}{D_i} \quad (1)$$

where D_i is the Euclidean distance between sample and its *i*st nearest neighbor. *k* is the number of nearest neighbors. $k = 3$ is chosen after a preliminary validation.

2.5.7. *Classification scheme of experts panel*

A panel of 6 human expert volunteers was recruited from the staff of our lab. The test was implemented in single-blind mode, each volunteer was presented with training set chromatograms which were randomly marked 1, 2,..., and 5 according to their herbal species (Table 2). Then they were required to inspect and classify the 43 chromatograms in the test set.

However, the data delivered to the human expert panel is not identical with what presented to the computer-based classifier due to discrimination mechanism of human brains. Where the HPTLC dataset is not numeric array but the original colourful image; and HPLC-ELSD dataset is composed of chromatogram profiles instead of table of peak areas because human brain is more sensitive to image than numeric values in present context.

3. Results and discussion

3.1. *HPLC-ELSD and HPTLC saikosaponins fingerprint analysis of Chaihu*

As shown in Figs. 3 and 5, both HPLC-ELSD and HPTLC saikosaponins fingerprints of 64 lots of Chaihu samples were obtained. The fingerprint common patterns of *B. chinense* species based on both chromatographic techniques were generated (Figs. 4 and 6 and Table 3). Pattern recognition was conducted and the corresponding correct classification percentages of different chemometric methods are listed in Table 2.

However, the sample amount of certain local medicinal species was not enough due to difficulties of sample collection.

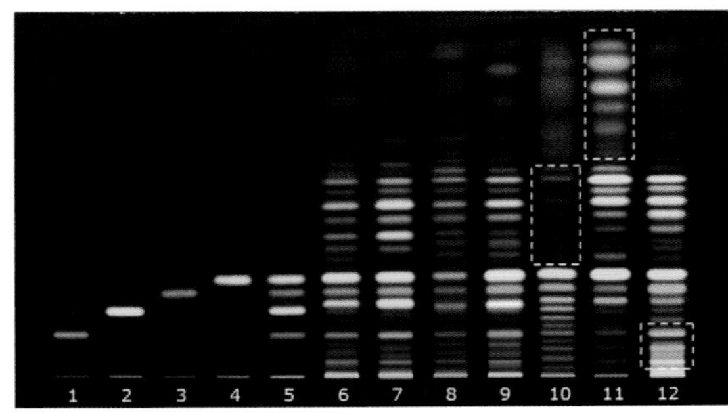

Fig. 3. HPTLC chromatogram (366 nm) of saponins of Bupleuri Radix. 1-4, saikosaponin references (1, c+f; 2, b_2; 3, a; 4, d); 5, reference mixture; 6,7, *B. chinense*; 8, *B. scorzonerifolium*; 9, *B. falcatum*; 10, *B. longiradiatum*; 11, *B. bicaule*; 12, *B. marginatum* var. *stenophyllum*.

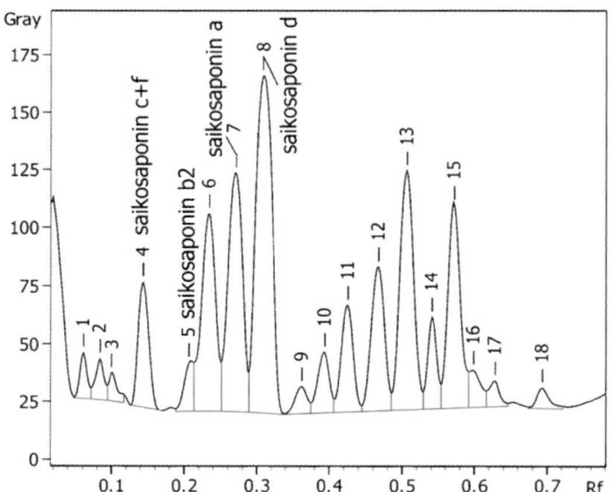

Fig. 4. Common pattern of HPTLC saponins fingerprint of *B. chinense* ($n = 14$).

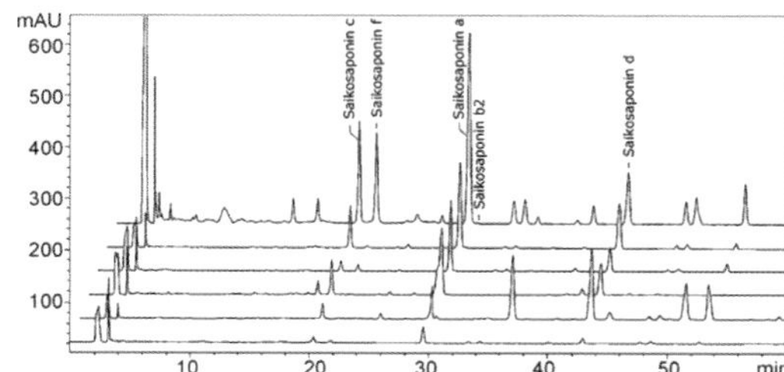

Fig. 5. HPLC-ELSD chromatograms of saponins of Bupleuri Radix. From top to bottom: *B. marginatum* var. stenophyllum, *B. falcatum*, *B. chinense*, *B. longiradiatum*, *B. bicaule*, *B. scorzonerifolium*.

Table 3
Characteristic peaks of HPLC-ELSD common pattern of *B. chinense*.

Peak no.	Approximate t_R (min)	Relative area	Compounds
1	20.35	0.12	Saikosaponin **c**
2	21.79	0.07	Saikosaponin **f**
3	25.33	0.01	
4	29.55	1.00	Saikosaponin **a**
5	29.97	0.01	Saikosaponin **b$_2$**
6	33.34	0.01	
7	34.26	0.03	
8	40.00	0.04	
9	42.92	0.37	Saikosaponin **d**
10	47.73	0.02	
11	48.61	0.04	
12	52.73	0.10	

Consequently, *B. falcatum* and *B. marginatum* var. *stenophyllum* were excluded from fingerprint identification with ignorance of their probable existence in the testing set of Chaihu commodities. As a result, ANN and SIMCA did not get sufficient training during pattern recognition especially in the complicated HPTLC fingerprint identification, thus the latter method was excluded from the pattern recognition scheme due to unacceptable misclassification ratio.

3.2. Current quality status of commercial crude drug of Chaihu and content distribution of saikosaponins in B. chinense

Both HPLC and HPTLC fingerprint classification results revealed that the chemical profiles of the mainstream of the commodities of Chaihu collected from herbal markets could be categorized into *B. chinense* cluster (26 lots). The other identified samples included inferior *B. chinense* (3 lots), *B. scorzonerifolium* (1 lot) and *B. bicaule* (3 lots). Fig. 7 illustrates the similarity analysis results of the authenticated genus *Bupleurum* samples. The profiles of *B. bicaule*, *B. longiradiatum* as well as inferior *B. chinense* were quite different from official species with many peaks that were absent or unique, thus they should be regarded as unauthentic and unqualified Chaihu herbs. It is notable that no toxic species of *B. longiradiatum* was found in current commercial samples. On the other hand, the differences between *B. scorzonerifolium*, *B. falcatum*, *B. marginatum* var. *stenophyllum* and *B. chinense* mainly concentrated on the small variance of peak ratios. More samples from these species will be collected to investigate their characteristic profile in further study.

Dramatic diversity of peak areas of saikosaponins **a** and **d** in *B. chinense* were observed. Their peaks areas both obeyed log normal distribution with a significant level of 5% through hypothesis testing (all peaks areas are within linear range of HPLC-ELSD calibration curves of saikosaponins **a** and **d** reference standards). This result proved again that the accumulation of the secondary metabolites in plants is influenced by enormous environmental factors as well as herbal processing and storage conditions. Too narrow and rigid quantitative limits will keep most of the commercial herbal raw materials away from market circulation, and yet too loose quantitative limit will have a negative impact on the quality of the commercial Chaihu raw materials and its final products. That is a universal problem on quantitative determination of marker components in herbal medicines.

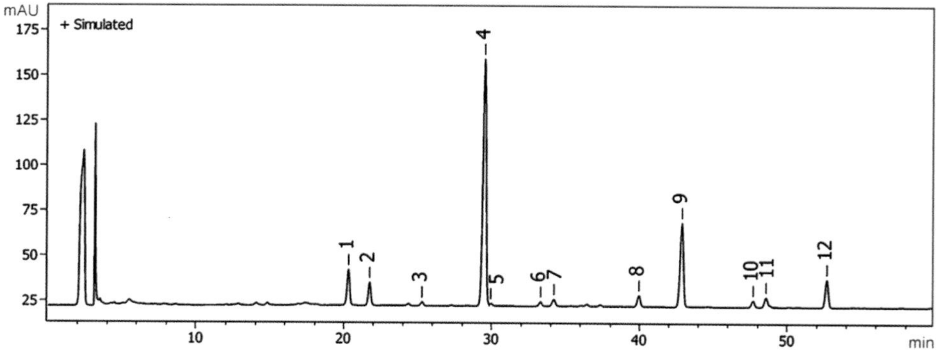

Fig. 6. Common pattern of HPLC-ELSD saponins fingerprint of *B. chinense* ($n = 14$).

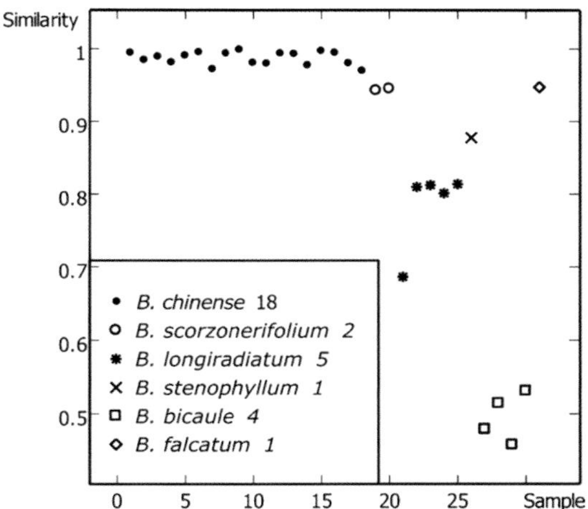

Fig. 7. Plot on correlation coefficient similarity result of different authenticated samples of *Bupleurum* spp.

3.3. Performance evaluation between HPTLC and HPLC-ELSD saikosaponins fingerprints

In HPLC-ELSD fingerprint of *B. chinense*, total 12 saponin-like peaks were confirmed by means of reference standards as well as comparison of their DAD spectra. In HPTLC approach, however, the fluorescent chromatogram obtained after derivatization revealed total 18 saponin-like bands. The fluorescent mode enhanced the sensitivity of TLC chromatogram but also increased the difficulty of TLC profile pattern recognition due to peak overlaps. Saikosaponins **c** and **f** were not separated from each other in present TLC condition.

In contrast with offline HPTLC fingerprint application (Fig. 2), HPLC profile is possessed with better resolution and reproducibility. Thus the correct classification percentages of total four pattern recognition methods of HPLC fingerprint identification were all higher or equal to HPTLC method (Table 2). However, the HPTLC method is more cost-effective and provides vivid colourful image for parallel comparison (Fig. 3). It is demonstrated in this study that the *k*-NN approach successfully utilized the features of TLC image and complemented the drawbacks of TLC to a considerable degree, such as lower reproducibility of components bands' colour and R_f value. Whereas colour adjustment, precise peak alignment and common pattern generation were all not necessary for this nonhierarchical clustering analysis method, *k*-NN exhibits great compatibility to poorly organized sample collection and achieved superior performance than any other mentioned methods. As the results indicated, *k*-NN method is more suitable on condition of HPTLC fingerprint identification while ANN method is in favor of HPLC fingerprint application.

Furthermore, it is noteworthy that data pre-treatment (normalization) is necessary for most of the pattern recognition methods in order to focus on the comparison of peak area ratios between different samples, otherwise the dramatic diversity of peak areas of intra-species samples often blur the classification boundaries between inter-species samples.

4. Conclusion

In this study, the current quality status of Chaihu in domestic materia medica markets of China has been investigated. A variable content of saikosaponins among different samples of medicinal species is observed, which calls for not only assessing the quality of the herbal medicine in question by pinpointing quantity of multiple marker components but also recognizing the entire fingerprint pattern for consistency assurance and authentication purpose. Chromatographic fingerprint analysis is the right technique to meet such requirement for developing universally comprehensive approaches for herbal preparation quality control. *k*-NN is the first choice for chromatographic profile pattern recognition based on TLC image. This study of Chaihu has revealed a general concern of quality inconsistency where distribution of principal ingredients in this herb varied from one batch to anther. Do we have a solution to this intrinsic inconsistency of herbal quality? We would propose that the problem could be tackled by taking the following pragmatic moves: (1) cultivated herbs are preferred to those grown in the wild habitat; (2) strictly implementing the GAP guideline in growing the medicinal herbs; (3) proprietary herbal product manufacturer may resort to using "standardized herbal extract" as the starting raw material for production instead of the raw herbs. A classic example can be demonstrated by the Ginkgo leaves product in Germany, where standardized extracts of qualified Ginkgo leaves (EGb761) serve as starting raw material. Such practice has guaranteed good batch-to-batch consistency of its final product and therefore sustains a worldwide market with handsome profit and reputation.

Acknowledgements

We would like to gratefully acknowledge the State Administration of Traditional Chinese Medicine, China and The Science and Technology Development Fund, Macau SAR, China for financial support (no. 2001ZDZX005 and no. 045/2005/A, respectively).

References

[1] Chinese Pharmacopoeia Commission, Pharmacopoeia of People's Republic of China, vol. 1, Chemical Industry Press, Beijing, 2005 (English Edition) p. 196.
[2] Chinese Pharmacopoeia Commission, Pharmacopoeia of People's Republic of China, vol. 1, People's Health Publishing House, Beijing, 1963 (in Chinese), p. 237.
[3] Japanese Pharmacopoeia Committee, The Japanese Pharmacopoeia, 14 ed. Ministry of Health, Labour and Welfare, Japan Tokyo, 2000, p. 876.
[4] Y. Ushio, Y. Oda, H. Abe, Int. J. Immunopharmacol. 13 (1991) 501.
[5] P. Bermejo Benito, M.J. Abad Martínez, A.M. Silván Sen, A. Sanz Gómez, L. Fernández Matellano, S. Sánchez Contreras, A.M. Díaz Lanza, Life Sci. 63 (1998) 1147.
[6] L.C. Chiang, L.T. Ng, L.T. Liu, D.E. Shieh, C.C. Lin, Planta Med. 69 (2003) 705.
[7] M.J. Hsu, J.S. Cheng, H.C. Huang, Br. J. Pharmacol. 131 (2000) 1285.
[8] The Editorial Committee on the Chinese Materia Medica of the State Administration of Traditional Chinese Medicine, Chinese Materia Medica, vol. 5, Shanghai Science and Technology Press, Shanghai, 1996 (Zhonghua Bencao, in Chinese), p. 909.
[9] P.G. Xiao, Modern Chinese Materia Medica, vol. 1, Chemical Industry Press, Beijing, 2002 (in Chinese) p. 784.
[10] X.Q. Li, Q.T. Gao, X.H. Chen, K.S. Bi, Biol. Pharm. Bull. 28 (2005 1736).
[11] P.S. Xie, S.B. Chen, Y.Z. Liang, X.H. Wang, R.T. Tian, R. Upton, J. Chromatogr. A 1112 (2006) 171.
[12] W.J. Welsh, W.K. Lin, S.H. Tersigni, E. Collantes, R. Duta, M.S. Carey, W.L. Zielinski, J. Brower, J.A. Spencer, T.P. Layloff, Anal. Chem. 68 (1996) 3473.
[13] N.P.V. Nielsen, J.M. Carstensen, J. Smedsgarrd, J. Chromatogr. A 805 (1998) 17.
[14] B.Y. Li, Y. Hu, Y.Z. Liang, L.F. Huang, C.J. Xu, P.S. Xie, J. Sep. Sci. 27 (2004) 581.
[15] A.M. van Nederkassel, M. Daszykowski, P.H. Eilers, Y.V. Heyden, J. Chromatogr. A 1118 (2006) 199.
[16] A. Shimaoka, S. Seo, H. Minato, J. Chem. Soc. [Perkin 1] 20 (1975 2043).
[17] Chinese Pharmacopoeia Commission, Guidance on chromatographic fingerprint experimental research of TCM injection (in Chinese), 2002.
[18] D.L. Massart, L. Kaufman, The Interpretation of Analytical Data by the Use of Cluster Analysis, Wiley, New York, 1983.
[19] S. Haykin, Neural Networks: A Comprehensive Foundation, Prentice Hall, New York, 1998.

Journal of Pharmaceutical and Biomedical Analysis 52 (2010) 452–460

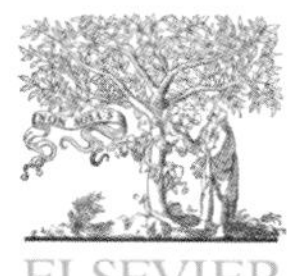

Contents lists available at ScienceDirect

Journal of Pharmaceutical and Biomedical Analysis

journal homepage: www.elsevier.com/locate/jpba

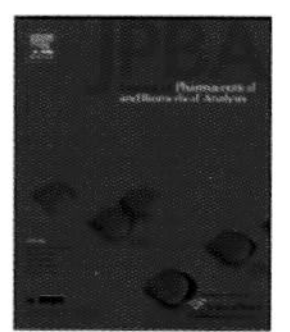

Chemical pattern-aided classification to simplify the intricacy of morphological taxonomy of *Epimedium* species using chromatographic fingerprinting

Pei-Shan Xie[a,*], Yu-Zhen Yan[a], Bao-Lin Guo[b], C.W.K. Lam[a], S.H. Chui[a], Qiong-Xi Yu[a]

[a] *Macau Institute for Applied Research in Medicine and Health, Macau University of Science and Technology, Macau*
[b] *Institute of Medicinal Plant Development, Chinese Academy of Medical Science and Peiking Union Medical College, Beijing, China*

ARTICLE INFO

Article history:
Received 12 August 2009
Received in revised form 7 January 2010
Accepted 9 January 2010
Available online 20 January 2010

Keywords:
Epimedium herb
Prenylated flavonoids
Bioactive-fraction-aided classification
HPLC fingerprinting
ABCI fingerprint region

ABSTRACT

Epimedium herb (Yinyanghuo), one of the popular Chinese materia medica, is a multiple species colony of *Epimedium* genus belonging to Berberidaceae. There are five species of *Epimedium* that have been officially adopted in Chinese Pharmacopoeia under the same crude drug name 'Yinyanghuo' comprising *Epimedium brevicornu*, *E. koreanum*, *E. sagittatum*, *E. pubescens*, and *E. wushanense*. In addition, non-official species like *E. acuminatum*, *E. miryanthum* and *E. leptorrhizum* are also mix-used. Frequently, the morphological taxonomical identification is very difficult during on-site inspection for species authentication in the market. Researchers are often bewildered by the multiple species ambiguity when putting this crude drug in use. Referring to the bioactive constituents that are vital for therapeutic efficacy, the key to clarifying the multiple species confusion should rely on analysis of the bioactive composition. It is well known that medicinal Epimedium herbs contain special C-8 prenylated flavonol glycosides which contribute to various bioactivities and the major four, epimedin A (A), epimedin B (B), epimedin C (C) and icariin (I), are unanimously used as bioactive markers for quality control. In this study, HPLC-DAD fingerprinting was performed for investigating the molecular spectrum of various *Epimedium* species. It was found that the four major flavonoids constitute the middle part of the chromatographic profiles to form a specific region (named as 'ABCI fingerprint region') being dominant in the HPLC profiles of all medicinal *Epimedium* species, and the five official species express five different 'ABCI' patterns (different peak: peak ratios). Our study found that the convergent tendency of the 'ABCI region' among multiple species of *Epimedium* could facilitate differentiation of complex commercial samples based on similar bioactive composition should confer similar bioactivities. Merging the different species that possess the same 'ABCI region' pattern into the same group can create a simpler bioactive-fraction-aided classification array by clustering the commercial samples into three bioactive ingredients-based fingerprint patterns – 'E.b. pattern', 'E.k. pattern' and 'extensive E.w. pattern'. This approach offers the feasibility of characterizing and quality-controlling complex samples in the same genus designated under a single herbal drug entity on the premise of possessing the same bioactive ingredients pattern and supported by long-term traditional usage.

1. Introduction

The Epimedium herb (Yinyanghuo), one of the popular Chinese materia medica (CMM), is a multiple species colony of genus *Epimedium* belonging to the Berberidaceae widely distributed in China. The aerial parts of five species have officially been adopted in Chinese Pharmacopoeia under the same crude drug name Yinyanghuo comprising the Short-horned epimedium herb[1] (*Epimedium brevicornu* Maxim.), Korean epimedium herb (*E. koreanum* Nakai), Sagittate epimedium herb (*E. sagittatum* (Sieb. & Zucc.) Maxim.), Pubescent epimedium herb (*E. pubescens* Maxim.) and Wushan mountain epimedium herb (*E. wushanense* T.S. Ying) [1]. In addition to the five official species, the aerial parts of Acuminate epimedium herb (*E. acuminatum*) and Tianpingshan mountain epimedium herb (*E. miryanthum* Stearn) have also been mix-used in the market. From the plant taxonomy point of view, *Epimedium* is an intricate genus for species classification [2,3]. Morphological

* Corresponding author. Tel.: +853 28836521.
E-mail addresses: psxie163@163.com, xiepeishan@gmail.com (P.-S. Xie).

[1] The English names of all the species despite 'Tianpingshan mountain epimedium herb' were cited from Xie Zong-wan "Chinese-Latin-English dictionary of official names of Chinese materia medica" 2004, Beijing, Beijing Science and Technology Publication House, 7-1205-1218. According to 'China Flora' Vol. 29, pp. 262–330, Short-horned epimedium herb should be '*E. brevicornu*', not '*E. brevicornum*'.

0731-7085/$ – see front matter © 2010 Elsevier B.V. All rights reserved.
doi:10.1016/j.jpba.2010.01.025

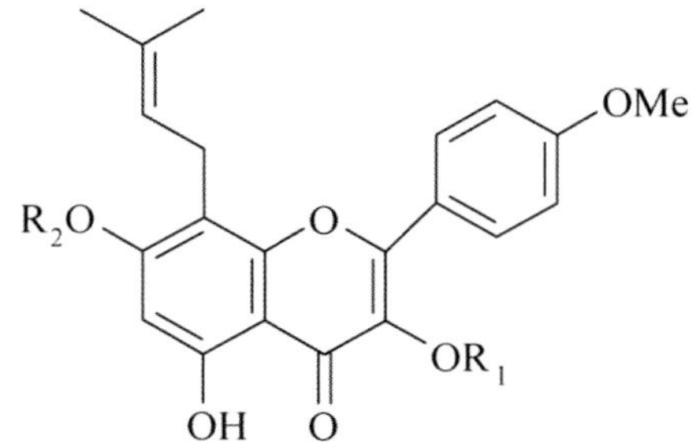

	R1	R2
1. icariin	Rha	Glc
2. epimedin A	Rha-Glc	Glc
3. epimedin B	Rha-Xyl	Glc
4. epimedin C	Rha-Rha	Glc

Fig. 1. Chemical structure of major prenylated flavonoids. Rha, rhamnose; Glc, glucose; Xyl, xylose.

variation of leaves within species and resemblance among species under the genus *Epimedium* makes it difficult to identify species properly; some subtle differentiation even baffled the taxonomist [4]. In certain cases the morphological taxonomical identification between species is too difficult during on-site inspection for species authentication among commercial samples in the market. Chemical and pharmacological experts and clinical practitioners are often bewildered by such species confusion when putting this crude drug in use. With such species uncertainty and mix-use, research studies or clinical observation cannot generate reliable results. There is a consensus that a single herbal drug name should exclusively designate only one species. However, a number of Chinese CMMs are historically composed of multiple species involved under a single entity. Given that the bioactive constituents are vital for therapeutic efficacy, the key to clarifying the multiple species confusion could be analysis of the bioactive composition. It is well known that the medicinal 'Epimedium herb' contain special C-8 prenylated flavonol glycosides which contribute to the immunomodulatory effect, osteoblastic proliferative activity and alleged sex hormone functions. Four major compounds epimedin A (A), epimedin B (B), epimedin C (C) and icariin (I) have been used as bioactive markers for quality control [5–11] (Fig. 1). Therefore selecting these major prenylated flavonoids as specific ingredients in Epimedium herb for further study is rational. In this study, high performance liquid chromatography coupled with diode array detector (HPLC-DAD) fingerprinting analysis was performed for studying the molecular spectrum of various *Epimedium* species. The aim was to investigate the possibility of applying such technique for clarifying the perplex problem of multiple species of *Epimedium* co-existing in the market.

2. Materials and methods

2.1. Crude drugs

Eighty-one batches of samples of 'Epimedium herb' (Yin Yang Huo) were collected from Guizhou, Henan, Sichuan, Shaanxi, Anhui, Guangxi, Jilin and Liaoning provinces over western, eastern and north-eastern China. Some of them were commercial samples. Species identification was conducted by Professor B.L. Guo of the Institute of Medicinal Plant Development, Beijing, China. The vouchers of the authenticated samples were deposited in Professor Guo's laboratory of the Institute of Medicinal Plant Development.

2.2. Chemical reference substances (CRS)

Epimedin A, epimedin B, epimedin C and icariin were provided by Professor. B. L. Guo or purchased from the National Institute for Control of Pharmaceutical and Biological Products, Beijing, China.

2.3. Chemicals

Acetonitrile and methanol (chromatographic grade) were purchased from Merck Co. Ltd., Germany, and ethanol and glacial acetic acid (analytical grade) from Guangzhou Chemicals, Guangdong, China. Deionized water was prepared by using a Milli-Q water purification system (Millipore Corp., Bradford, MA, USA).

2.4. Preparation of sample solution

Fifty millilitres of 50% ethanol was added onto 0.1 g of pulverized leaves and refluxed on a 100 °C water bath for 1 h. The filtrate was evaporated to dryness under reduced pressure. The residue was dissolved in 30% methanol, adjusted to 5 ml and, after standing overnight at about 4 °C in a refrigerator, filtered through a 0.45 μm membrane. The final filtrate constituted the sample solution for analysis.

2.5. Preparation of CRS solution

Five milligrams of each of epimedin A, epimedin B, epimedin C and icariin was dissolved in 50 ml of methanol.

2.6. HPLC equipment and conditions

The Agilent 1100 HPLC system with DAD and Agilent Chemstation software (Agilent, Palo Alto, CA, USA) and Chromatographic Fingerprinting Evaluation software (Chromafinger Solution 2005 software developed by Chromap Institute of Herbal Medicine Research, Zhuhai, China) were used in this study. The HPLC conditions were as follows: column, Agilent Zorbax Ecllipse Plus-C18 (particle size 5 μm, diameter 4.6 mm, length 250 mm); mobile phase, methanol–acetonitrile–0.5% acetic acid. The linear gradient elution was as in Table 1 with flow rate of 1.0 ml/min. Column temperature: 20 °C. Detection wavelength: 270 nm. Sample injection: 20 μl.

2.7. Data analysis

At first, the four major C-8 prenylated flavonoids in the HPLC profiles were attributed by comparison with the CRS – epimedin A, epimedin B, epimedin C and icariin. The fingerprint common patterns were generated by inputting the original data suits of all authenticated samples acquired from the HPLC workstation to the Fingerprint Solution software, the followed data processing simulated all the HPLC profiles one by one, and exhibited on the

Table 1
Elution gradient program.

Time (min)	Methanol (%)	Acetonitrile (%)	0.5% acetic acid (%)
0	0	12	88
30	0	25	75
45	0	25	75
45.01	11	23.5	65.5
60	11	23.5	65.5
65	4	35	61
85	4	35	61
90	0	50	50
100	0	50	50

computer's screen, aligning manually the major peaks by clicking the peaks apex in order to ensure correct recognition, the computer-simulated profile by averaging all the profiles data produced serves as the common pattern of the species. The similarity can be calculated and expressed by correlative coefficient, as well as principal component analysis (PCA) was also carried out.

2.8. Methodology validation

Validation of the HPLC fingerprint method was carried out under the regulation of Chinese Pharmacopoeia Commission [12]. Accuracy as represented by the relative standard deviation (RSD) of peak retention time of icariin in 5 runs of same sample solution was 2.2%. Reproducibility values as calculated from the RSD of peak area and peak retention time of icariin in 5-sample solution prepared from the same sample was 1.6% and 0.19%, respectively. Stability as assessed by the RSD value of peak area of icariin in 0, 1, 2, 4, 8 and 24 h averaged 1.8%. All of these results were in accordance with the requirements of the Chinese Pharmacopoeia Commission.

3. Results

3.1. Establishment of the common pattern of the five official species in Chinese Pharmacopoeia and designation of 'ABCI fingerprint' region

3.1.1. The common pattern of the official species of Epimedium

The common patterns of the HPLC profiles of the five official *Epimedium* species leaves, namely *E. koreanum* ($n = 5$), *E. brevicornu* ($n = 6$), *E. pubescence* ($n = 9$), *E. wushanense* ($n = 13$) and *E. sagittatum* ($n = 8$) showed the dominant specific region between the retention times of about 37–50 min (under the experimental condition in this study). It consisted of 5–7 peaks involving the four essential C-8 prenylated flavonoids – epimedin A (A) (peak 2), epimedin B (B) (peak 3), epimedin C (C) (peak 4) and icariin (I) (peak 6) as well as 1–3 minor unknown flavonoids peaks in between. It was named as 'ABCI fingerprint region' ('ABCI region' for short) [3]. This region in the chromatographic profile should be overwhelming in the qualitative identification and bioactivity-oriented QA/QC assessment of *Epimedium* (Fig. 2).

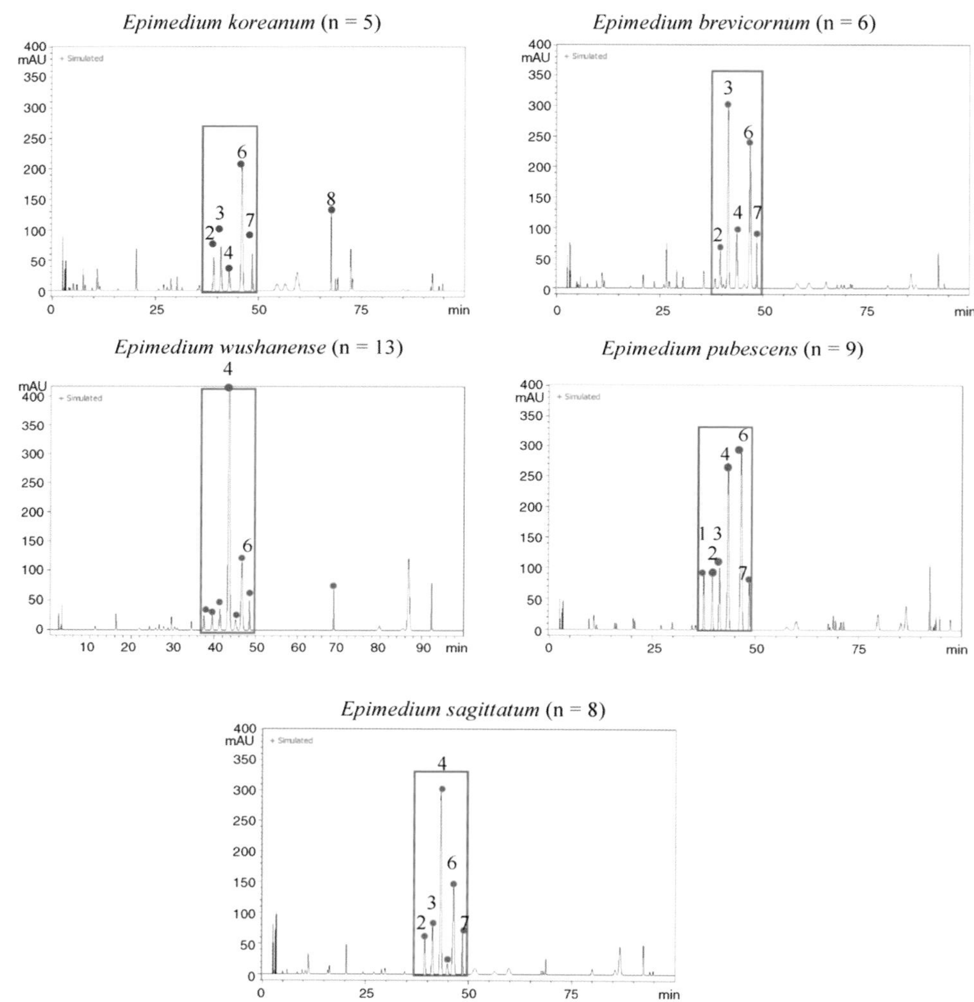

Fig. 2. The HPLC profiles' common patterns of the leaves of five official *Epimedium spp.* The dominant specific 'ABCI fingerprint regions indicated by red frame, cf. Fig. 3, 4.

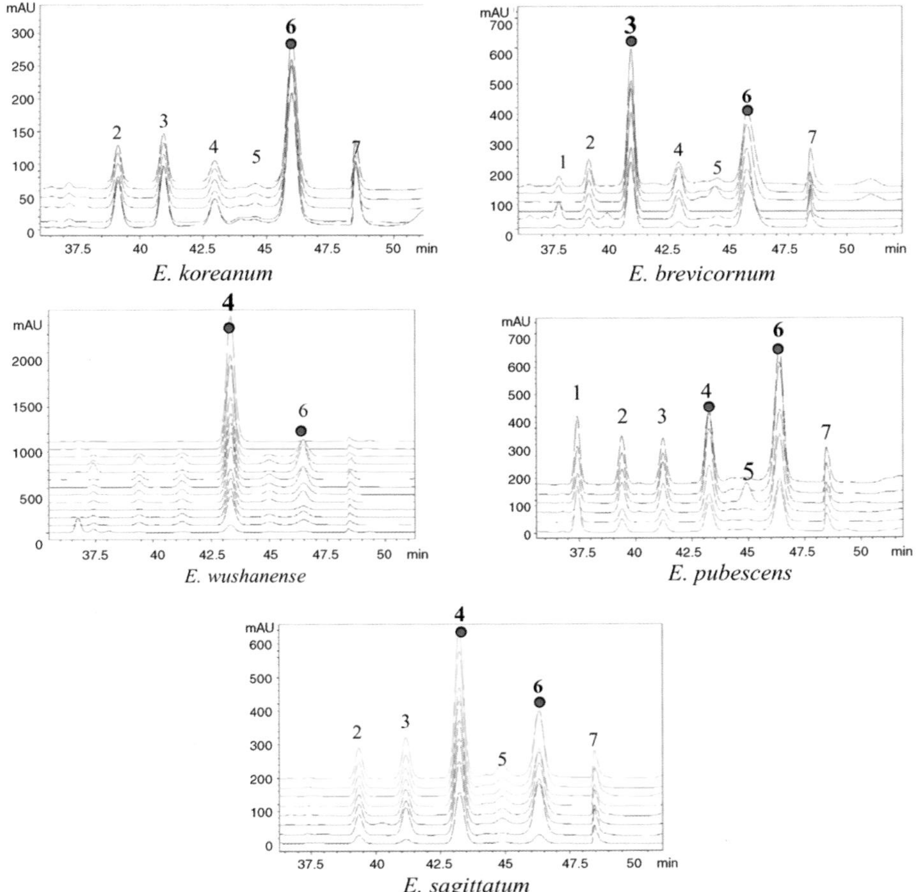

Fig. 3. ABCI region' (T_R 37 min – 50 min) of HPLC profiles of the official five *Epimedium* species (cf. Fig. 8). Peaks (1), (5), (7): unknown flavonoids; (2) epimedin A; (3) epimedin B; (4) epimedin C; (6) icariin.

3.1.2. Designation of specific 'ABCI region' fingerprints in the HPLC profiles of Epimedium species

Observing the 'ABCI fingerprint region' in the HPLC profiles of all the samples, a composition fluctuation was found among the five official species, particularly simultaneous regular elevation of one peak and decline of the other that occurred among peaks of epimedin C, icariin and epimedin B, constituting different characteristic fingerprints. Thus reading the absorbance abundance of the peaks alongside the *y*-axis, five species contributed five patterns and constituted the independent characters of the five official species. Briefly, the feature of *E. koreanum* was icariin (peak 6) being the strongest peak, named as 'E.k. pattern'; epimedin B (peak 3) tied with icariin (peak 6) constituted the distinct feature of *E. brevicornu*, named as 'E.b. pattern'; the sole epimedin C peak (peak 4) dominated the 'ABCI region' in *E. wushanense*, named as 'E.w. pattern'; the prevailing peaks of epimedin C (peak 4) followed by icariin (peak 6) of 'ABCI region' in *E. sagittatum* was named as 'E.s. pattern' and *E. pubescens*, named as 'E.p. pattern'. However, peak 4 was generally higher than peak 6 in 'E.s. pattern' and vice versa in 'E.p. pattern'. In terms of expression of the discrepancy by formulae, using small letter symbolizes weak peak, capital letter represents medium–stronger peak and capital bold letter indicates the strongest peak, the formula for 'E.k. pattern': 'a b c **I**'; for 'E.b. pattern': 'a **B** c I'; for 'E.p pattern': 'a b C **I**' or 'a b **C** I'; for 'E.s. pattern': 'a b **C** I' and for 'E.w. pattern': 'a b **C** i' (Figs. 3 and 4).

3.2. Principal component analysis (PCA) of 46 samples of Epimedium species

Taking HPLC profile of *E. koreanum* as reference, five patterns were categorized clearly. The first principal component (PC1) was epimedin C (score 0.68), and the second (PC2) was epimedin B and icariin (scores 0.70 and 0.69, respectively). These meant that the most influential factors for different *Epimedium* species were located in "ABCI region". With regard to the "shape" of ABCI region, it seems that the hydrophilic component of epimedin C which contains two moieties of rhamnose at C-3 position is the dominant in the 'E.w. pattern' (a b **C** i), 'E.s. pattern' (a b **C** I) and 'E.p. pattern' (a b C **I**), icariin (one rhamnose at C-3 position and almost insoluble in water) dominated in 'E.k. pattern' (a b c **I**). And the dominant peak in 'E.b. pattern' is epimedin B (a **B** c I) (Fig. 5).

3.3. Survey of non-official Epimedium species in the market

Plant taxonomical studies have reported that there are 47 species under the genus *Epimedium* distributed in China [3]. How-

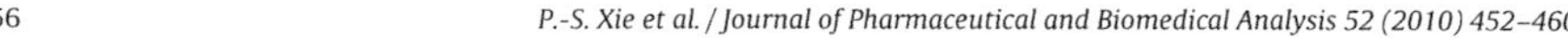

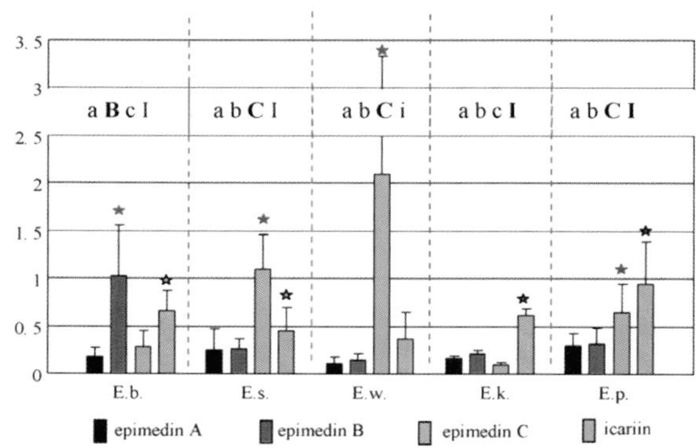

Fig. 4. Histogram of 'ABCI fingerprint region' of HPLC profiles of the five official Epimedium species based on the contents determined by HPLC quantitative analysis. (E.b.) *E.brevicornum*; (E.s.) *E.sagittatu*; (E.w.) *E. wushanense*; (E.k.) *E. koreanum*; (E.p.): *E. pubescens*.

ever, most species do not form commercial resources for medicinal use. Besides, several rich resources of non-official species have also been sold in some local crude drug markets in east China, north-west China and south China, blending contingently with the official species spread over several herbal drug markets and manufacturer's storehouses [2]. In this study, the leaves of eight non-official species: *E. acuminatum* Franch ($n=4$), *E. myrianthum* Stearn ($n=5$), *E. elongatum* Komarov ($n=2$), *E. dolichostemon* Stearn ($n=1$), *E. mikinorii* Stearn ($n=1$), *E. leptorrhizum* Stearn ($n=3$), *E. davidii* Franch ($n=2$) and *E. membranaceum* Franch ($n=2$) were analyzed. A comparative study on HPLC fingerprinting among those species with the five official species showed the following:

(1) *Convergence of 'ABCI region' pattern among species of Epimedium.* It was found that different species possibly shared the same 'ABCI region' pattern. Comparative observation showed that *E. acuminatum*, *E. myrianthum* and *E. mikinorii* samples displayed the same feature of 'E.s. pattern' (a b **C** I), while *E. dolichostemon* and *E. myrianthum* and its var. *jianheanse* showed 'E.w. pattern' composition (a b **C** i), and *E. elongatum* presented 'E.p. pattern' (a b C **I**) (Fig. 6). By all account, the existence of different species sharing the same bioactivity related to 'ABCI pattern' indicated the possibility of such species having similar biological activities and therapeutic efficacy.

(2) *Dissimilation of 'ABCI region' pattern within species of Epimedium.* In contrast, the chromatographic spectra with some individual *Epimedium* species were seen to deviate out of the original pattern possibly due to genetic or environmental influence. This is illustrated by *E. koreanum* and *E. sagittatum*. Compared with the normal samples, some samples collected from different habitats or in different seasons were found to exhibit almost blank "ABCI region" in their HPLC profiles (Fig. 7). This dissimilation suggests that these herbs cannot contribute the same efficacy as the normal ones. On the other hand, several samples of *E. brevicornu* exhibited 'E.p. pattern' and 'E.k. pattern'. Some samples of *E. davidii* possessed 'E.k. pattern' and two samples of *E. membranaceum* showed 'E.p. pattern'.

(3) *Lack of 'ABCI region' in E. leptorrhizum.* The aerial part of *E. leptorrhizum* has also been used as medicinal 'Epimedium herb' in the local market. However, the HPLC profile obtained in our study showed lack of 'ABCI region' or only a trace amount. This seemed not an occasional occurrence and similar observation on this species has also been published [3,5,13]. Considering this species is widely distributed and all the samples contained no or trace amount of ABCI, genetic alteration has probably occurred. Accordingly, *E. leptorrhizum* should be deleted from the list of medicinal Epimedium herb.

4. Discussion

Species authentication of herbal drugs is a prerequisite for ensuring their quality for clinical administration, pharmacological study, and quality control. However, not infrequently, multiple species are encountered in a single crude drug in CMM. This is a perplex historical problem because China has a vast territory and diverse plant varieties and regional custom of herbal crude drug usage. Designating any of the single species alone and depriving

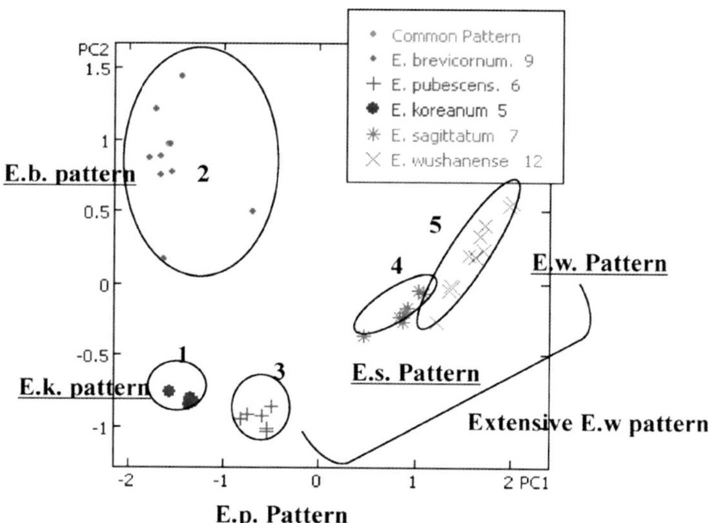

Fig. 5. The plot of Principle Component Analysis (PC1 – PC2) of 46 samples of *Epimedium* spp. Accumulated mean square: PC1 = 70.5%; PC2 = 86.9%.

the others for the sake of 'purifying' the resource of such crude drug is not rational. Yinyanghuo (Epimedium herb) is a typical example. Research studies of Epimedium herbs have shown the convergence in composition of active ingredients among species (Fig. 6A) facilitating their re-classification. On the other hand, dissimilation of active components within species (Fig. 7) results in some abnormal patterns. Some examples have broken down the boundaries of taxonomical species exposing the composition of

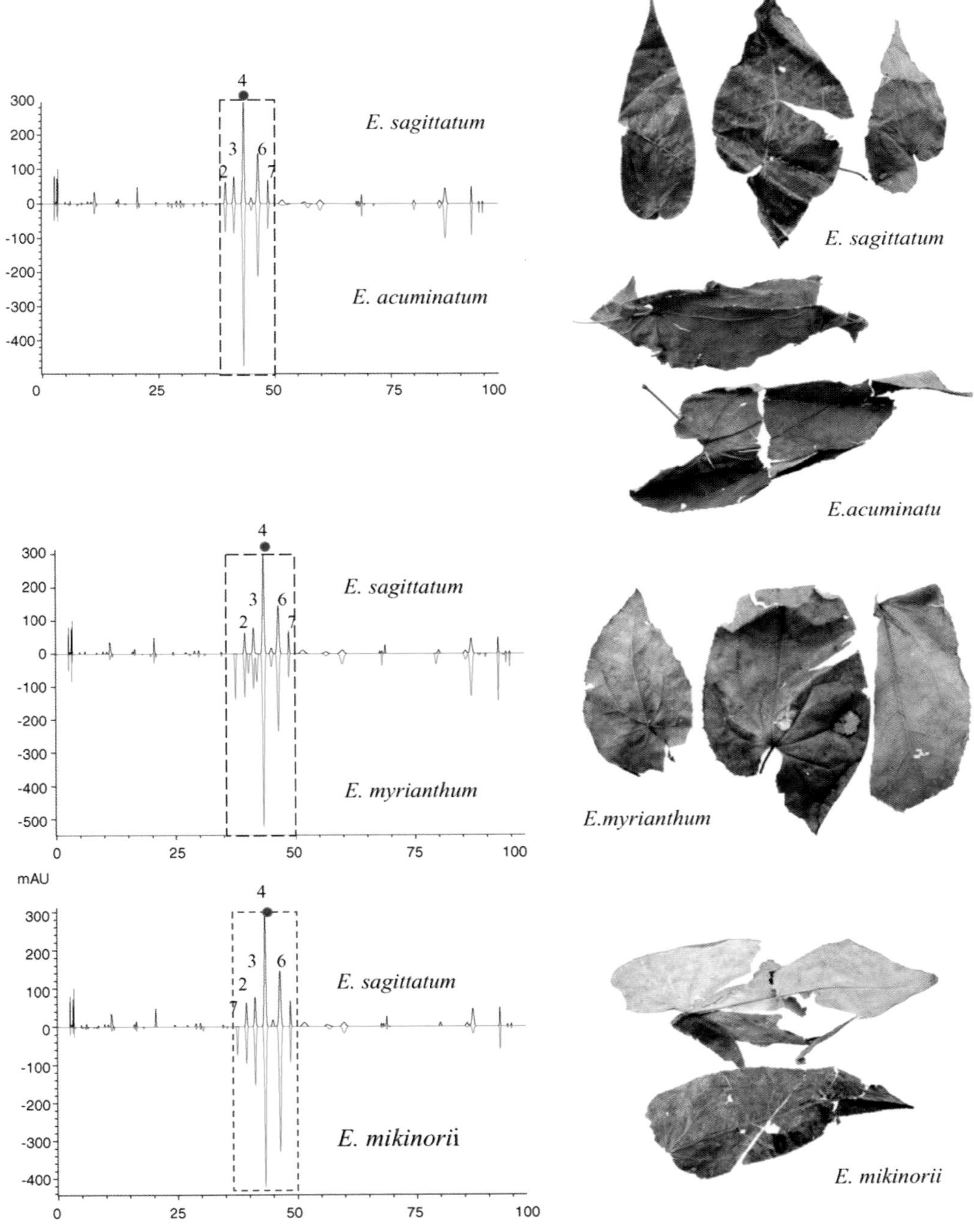

Fig. 6. Convergence tendency of 'ABCI region' in HPLC profiles of different species. *E. acuminatum*, *E. myrianthum*, *E. mikinorii* have similar pattern of *E. sagittatum* (a b **C** I); *E. longatum* has *E. pubescens* pattern (E.p. pattern: a b **C I**).

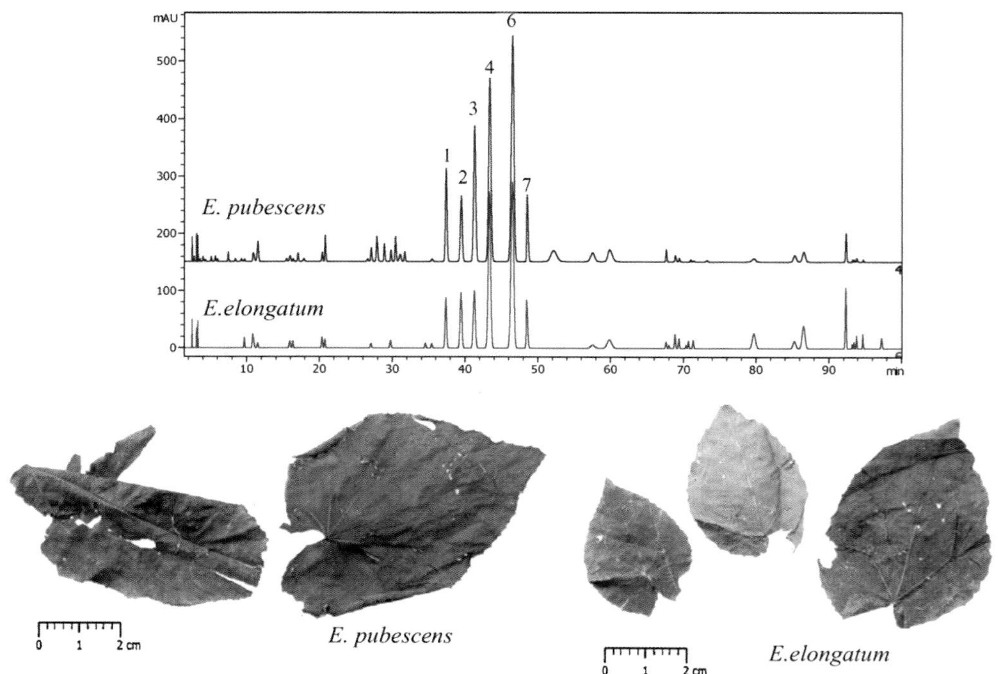

Fig. 6. (*Continued*).

ABCI region out of its original pattern (leaves of *E. brevicornu*) merged to other patterns. Both findings provide an alternative solution of simplifying the complex morphological taxonomy during on-sight inspection and for quality assurance in the manufacturing process. According to the composition of the "ABCI fingerprint region", all of the samples can be categorized into five patterns. Further converging the five patterns can be reduced to three patterns – 'extensive E.w. pattern' (including 'E.w.', 'E.p.', and 'E.s. patterns'), 'E.b. pattern' and 'E.k. pattern' (Fig. 8) expressed by Cluster Analysis and Classification Index (see below). Therefore it paved a practical way to alleviate the confusion of co-existence of multiple taxonomical species. For instance, if *E. wushanense* was selected for usage originally in a prescription or product, then *E. pubescens*, *E. sagittatum*, and *E. acuminatum* can be suggested as alternative entities based on sharing the same 'ABCI region' pattern.

Classification Index of leaves of Epimedium herb based on bioactive ingredients composition (ABCI fingerprint region).

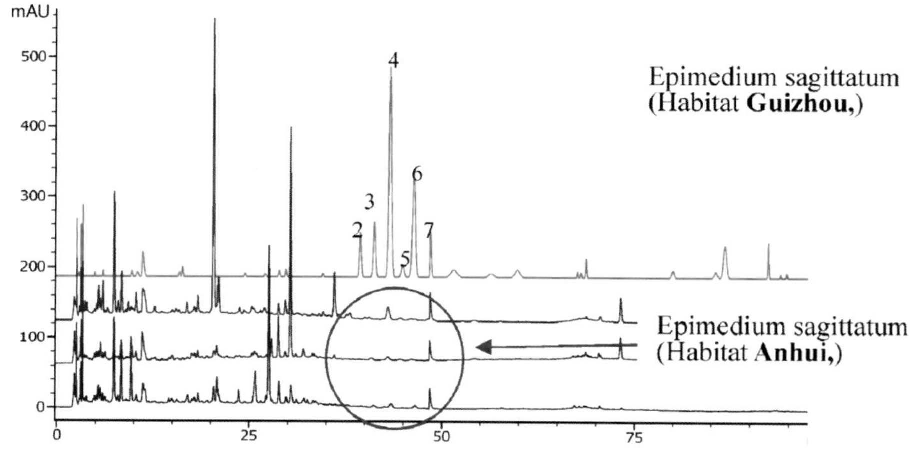

Fig. 7. HPLC profiles of *E. sagittatum* (leaves) from different habitats (top: grown in Guizhou province, southwest China; lower: three samples were grown in Anhui province, east China).

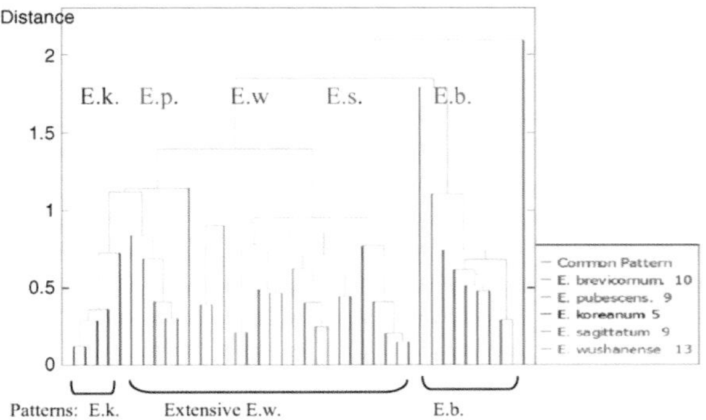

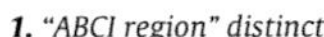

Fig. 8. Dendrogram of HPLC fingerprint cluster analysis. Converging all samples into three categories based on the composition of "ABCI region". E.k. pattern: dominant peak is icariin (**peak 6**); extensive E.w pattern: epimedin C (**peak 4**); E.b pattern: epimedin B (**peak 3**).

1. "ABCI region" distinct

1.1. Epimedin C (peak 4) dominant *(extensive E.w. pattern)*

*1.1.1. Epimedin **C** (peak 4) dominant exclusively (E.w. pattern) (a b **C** 5 i)*

E. wushanense

E. dolichostemon

E. myrianthum

E. myrianthum var. *jianheanse*

*1.1.2. Epimedin **C** (peak 4)>/<icariin (peak 6) (E.s. pattern) (a b **C** 5 I 7 or 1 a b **C** 5 **I** 7)*

E. sagittatum

E. acuminatum

E. myrianthum

E. mikinorii

E. pubescens

E. elongatum

E. brevicornu (from Gansu province)

1.2. Epimedin B (peak 3) dominant *(E.b. pattern) (1 a **B** c 5 I 7)*

E. brevicornu

1.3. Icariin (peak 6) dominant *(E.k. pattern) (a b c 5 **I** 7)*

E. koreanum

E. davidii

2. "ABCI region" blank (__null__) (dissimilated pattern)

E. leptorrhizum

The outliners of other species (for instance, samples of *E. sagittatum* grown in Anhui province, east China; occasional samples of *E. koreanum* and *E. brevicornu* grown in a narrow area of Wudu county, Minxian county in Gansu province)

Consistent content of the major bioactive C-8 prenylated flavonoids is another supporting factor for breaking down the boundary of the taxonomical species to merge the commodities of medicinal Epimedium herb into the same group based on the resembling 'ABCI region'. Comparing the integrated peak areas, the ratio of 'ABCI' amount, and total flavonoids amount (ABCI:total) of the samples with the same 'pattern', it is possible to estimate the relative amount of the main bioactive ingredients for quality evaluation. A set of unpublished quantitative data on 'ABCI' acquired by quantitative HPLC analysis in our lab demonstrated the concordance between precisely determined content and the estimation by integrated HPLC peaks (Fig. 9).

Some papers have been published on HPLC fingerprinting analysis [3,5,14,15] of *Epimedium* species. All of them focus on the "ABCI region" as the characteristics of HPLC profiles of Epimedium herbs for phytotaxonomy and quality analysis. As a typical example, B.L. Guo et al. attempted to delineate the subtle variation of the "ABCI peak group" of 35 species of *Epimedium* for differentiating the species more strictly. All the samples tested were divided into four main types and nine subtypes [5] to compile with the complex morphological taxonomic system devised by W.T. Stearn [16,17]. Plant taxonomy needs divergence strategy to distinguish the visual variance of the appearance in a subtle way to define the

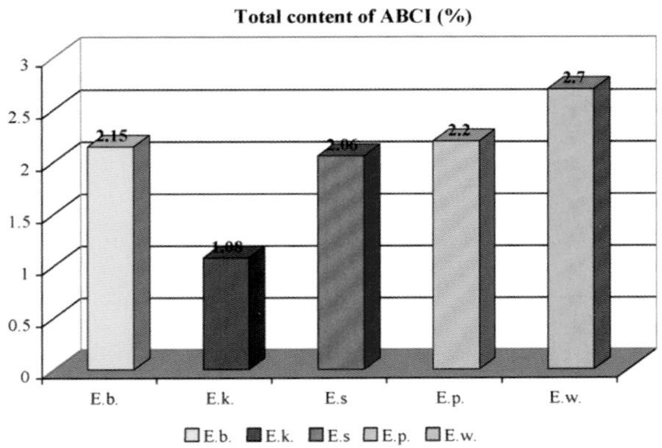

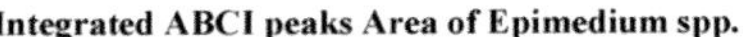

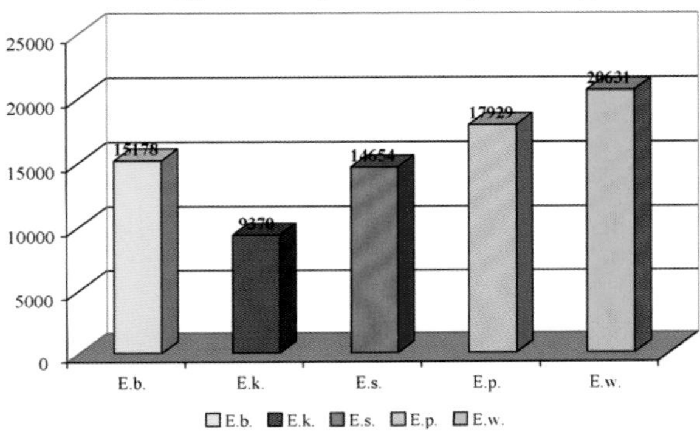

Fig. 9. Positive correlation between the quantitative data (above) and the integrated peaks area (lower) of total 'ABCI'. It showed the reconcilability of precise determined contents and relative quantities from the integrated peaks area of HPLC profiles. The latter is rough but effective and easily available.

uniqueness of species. The complex classification verified the diversity of the botanical kingdom. However, for solving the practical difficulty caused by multiple species herbal medicine commodities coexisted in the Chinese herbal drug market, divergence approach is obviously not the right choice. We need reverse thinking. Converging the different species that possess the same HPLC fingerprint pattern towards one group will facilitate the efficacious use of multiple species of Chinese herbal medicines like the case of Epimedium herb. Convergence or divergence depends on the final purposes.

Acknowledgement

We thank the Science and Technology Development Fund of Macao Government for financial support (Grant Number: 045/2005/A).

References

[1] Chinese Pharmacopoeia Commission, Chinese Pharmacopoeia I, Chemical Industry Press, Beijing, 2005, p. 229.

[2] B.L. Guo, P.G. Xiao, Comment on main species of Herba Epimedii, Chin. J. Chin. Mater. Med. 28 (2003) 303–307.

[3] Li Pei-kuan, B.L. Guo, W.H. Huang, Studies on fingerprinting and identification of main species of Herba Epimedii, Chin. J. Chin. Mater. Med. 33 (2008) 1662–1668.

[4] B.L. Guo, P.G. Xiao, The flavonoids in Epimedium L. and their taxonomic significance, Acta Phytotaxon. 37 (1999) 228–243.

[5] B.L. Guo, L.K. Pei, P.G. Xiao, Further research on taxonomic significance of flavonoids in Epimedium (Berberidaceae), J. Sys. Evol. 46 (2008) 874–885.
[6] S.P. Wong, P. Shen, L. Lee, J. Li, E.L. Yong, Pharmacokinetics of prenylflavonoids and correlations with the dynamics of estrogen action in sera following ingestion of a standardized Epimedium extract, JPBA 50 (2009) 216–223.
[7] Z.X. Shou, L. Shen, Y.P. Yang, J. Xie, P.Q. Zhou, L. Gao, Effects of epimedium total flavonoids on bone mineral density and bone metabolism-related indices in primary osteoporosis, J. Clin. Rehabil. Tissue Eng. Res. 13 (2009) 2191–2195.
[8] H. Wu, E.J. Lien, L.L. Lien, Chemical and pharmacological investigations of Epimedium species: a survey, Prog. Drug Res. 60 (2003) 1–57.
[9] M.K. Lee, Y.J. Choi, S.H. Sung, D.I. Shin, J.W. Kim, Y.C. Kim, Antihepatotoxic activity of icariin, a major constituent of *Epimedium koreanum*, Planta Med. 61 (1995) 523–526.
[10] S.P. Yap, P. Shen, M.S. Butler, Y. Gong, C.J. Loy, E.L. Yong, New estrogenic prenylflavone from *Epimedium brevicornum* inhibits the growth of breast cancer cells, Planta Med. 71 (2005) 114–119.
[11] K.M. Chen, B.F. Ge, H.P. Ma,.Y. Liu,.H. Bai, Y. Wang, Icariin, a flavonoid from the herb Epimedium enhances the osteogenic differentiation of rat primary bone marrow stromal cells, Pharmazie 60 (2005) 939–942.
[12] Chinese Pharmacopoeia Commission, Guidance on chromatographic fingerprint experimental research of TCM Injection (in Chinese) (2002).
[13] L.K. Pei, W.H. Huang, T.G. He, B.L. Guo, Systematic studies on quality of main species of 'herba epimedii', Chin. J. Chin. Mater. Med. 32 (2007) 2217–2222.
[14] C.Y. Huang, L.H. Zhao, L.H. Mei, Chin. Studies on the HPLC fingerprint of Epimedium brevicornum crude drug, J. Nat. Med. 1 (2003) 146–148.
[15] L.X. Wang, C.Z. Wang, X.D. Geng, Studies on the RPLC fingerprints and quality evaluation of Epimedium L, Crude drugs. Acta Chim. Sin. 64 (2006) 551–555.
[16] W.T. Stearn, Epimedium and Vancouveria (Berberidaceae), a monograph, J. Linn. Soc. 51 (1938) 409–535.
[17] W.T. Stearn, The Genus Epimedium and other Herbaceous Berberidaceae Including the Genus Podophyllium, Timber Press, Oregon, 2002.

Chinese Medicine, **2013, 4, 125-136**
Published Online December 2013 (http://www.scirp.org/journal/cm)
http://dx.doi.org/10.4236/cm.2013.44016

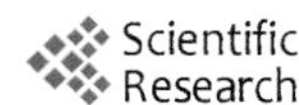

The Prospect of Application of Extractive Reference Substance of Chinese Herbal Medicines

Peishan Xie[1,2*], Shuangcheng Ma[3*], Pengfei Tu[4], Zhengtao Wang[5], Erich Stoeger[6], Daniel Bensky[7]
[1]Macau University of Science and Technology, Macau, China
[2]Guangdong UNION Biochemical Development Co. Ltd., Guangzhou, China
[3]National Institute for Food and Drug Control, Beijing, China
[4]Peking University Modern Research Center for Traditional Chinese Medicine, Beijing, China
[5]Shanghai University of Traditional Chinese Medicine, Shanghai, China
[6]Plantasia GmbH, Oberndorf, Austria
[7]Independent Scholar, Seattle, USA
Email: *psxie163@163.com, xps340112@gmail.com.com, *masc@nicpgbp.org.cn

Received September 21, 2013; revised October 26, 2013; accepted November 9, 2013

ABSTRACT

The emerging development of Extractive Reference Substance (ERS) is a methodology that meets the needs for quality control for Chinese Herbal Medicines (CHM) and respects the holistic viewpoint of Traditional Chinese Medicine (TCM) and its clinical use of multiple ingredients with synergistic effects. The convention of using just a selected few Chemical Reference Substances (CRS) cannot adequately assess the quality of intact CHM. A validated chemical spectrum of an ERS provides the global characteristics in order to more specifically identify and assess targeted CHM. This paper describes the fundamental concepts, potential significance, and basic criteria of ERS, along with methods of preparation and calibration. Given the diversity of CHM, the various problems that will occur in establishing the proper process of ERS will need to be solved in a step by step manner. The ERSs of *Ziziphi spinosae* semen and ERS of *Fritillaria thunbergii* bulbus are given as examples of the development of ERS and demonstrate why we are optimistic about the utility of this approach.

Keywords: Extractive Reference Substance (ERS); Chinese Herbal Medicine (CHM); ERS R & D Strategy; Holistic Quality Control

1. Introduction

The "reference substances" are indispensable substances for assessing the quality of Chinese herbal medicines (CHM) and their products. Currently, there are two kinds of available reference substances applied to Pharmacopoeia of People's Republic of China (ChP)—Herbal Reference Substance (HRS) and Chemical Reference Substance (CRS). HRS is used for microscopic and thin-layer chromatographic identification, while CRS is used for chromatographic identification and quantitative determination. Decades of practical experience have demonstrated the positive roles of HRS and CRS in routine CHM quality control; however some drawbacks have also become clear. While HRS is unequivocally necessary for microscopic identification, it is unsatisfactory for chemical identification (e.g., TLC identification) because of the fluctuation of the chemical composition between different individual substances. As for CRS, in addition to its merits for the attribution of the corresponding chemical compounds distributed in the herbal drugs, it acts as an external standard for assay of the target component [1]. The primary issues are limited varieties, less specificity for holistic identification of the complex composition of CHM, and expense and waste of natural resources. Furthermore, as widely argued, any arbitrarily selected CRS (chemical marker) is almost irrelevant to the synergic efficacy of an individual herbal drug, much less complex formulated herbal products [2-5]. The high cost and enormous waste of resources for obtaining a single pure CRS cannot be ignored. To make one gram of the pure chemical extract often requires dozens of kilograms of the herbal drug and an enormous amount of organic solvents. The final products of CRS are so costly that it is prohibitively expensive for testing some low-cost herbal

*Corresponding authors.

drugs. The higher purity is needed, the lower yield will be obtained, and the more expensive it will be for obtaining a single pure CRS. Moreover, the real signifycance of a few arbitrarily selected CRS for quality control of a multi-ingredient CHM is questionable at best. There is a consensus at present that the conventional QC approach must be changed. Recently, simultaneous determination of multiple components by HPLC has made rapid progress due to the increasingly sophisticated chromatography and MS^n detection technologies, and much more information relevant to the quality has been found [6-9]. However, the aforementioned principle problems on routine quality control still remain. On the other hand, the growing QC requirement of herbal drugs is challenging the drawbacks of CRS. So the adoption of the limited extractive reference substances (ERS) ("powdered extract" in USP) by the United States Pharmacopoeia (USP) aims to coordinate expediently with the QC requirement of the corresponding Dietary supplements in the USP. The ChP has now initiated the ERS program as a candidate of reference substances in the upcoming edition. Some researchers call the ERS as "Substitute reference substance" [10]. From the perspective of researchers, the use of ERS is not just an alternative reference substance, but an advanced approach for meaningful and comprehensive quality control to match the synergistic traits of CHM. As the secondary metabolites in the herbals, the bioactive ingredients compose the chemical pattern playing the role of fingerprint for identifying each taxonomic plant species; hence regardless of what isolated chemical markers are chosen as the targets for analysis, they will likely not be relevant to the synergistic mechanisms involved in the holistic approaches of TCM [11,12]. A full-view of a chemical profile of an ERS of the given CHM through chromatographic separation may sufficiently provide the evidence to assess the samples qualitatively and semi-quantitatively (see below). Therefore, ERS can be developed as a methodology for comprehensively oriented QC reference substances. To have the ERS of CHM mature into a fully formed method of quality control and identification, the criteria for developing the ERS of CHM need to be developed in a methodical manner. This paper presents the proposal and methodologies for how this can come to fruition.

2. Prerequisites for Establishment of ERS of CHM

Since the 1960s, the concept and the practice of quality control of Chinese herbal medicines (CHM) in the Chinese Pharmacopoeia (ChP) has followed the model of European herbal drugs in western pharmacopoeias like the British Pharmacopoeia (BP). In the 1960's, there were no other examples on how to formulate a reasonable quality standard for herbal medicines that could serve as a precedent. While at that time the only feasible way was to emulate the quality standard monograph of chemical medicines, this concept and strategy for quality control was doomed as it was rooted in the reductionist mindset of a single-compound-oriented analysis. Common sense tells us no one chemical ingredient can be responsible for the synergic efficacy of a herbal drug. One of the traits of CHM is of diverse curative effects in the context of the composition of the various formulas. This makes it impossible to pinpoint a single specific bioactive molecule as being responsible for the efficacy of a given CHM. In recent years, along with the rapid development of multivariable analytical technologies, facilities and algorithms, the publication on simultaneous determination of multiple ingredients in CHM has exploded. The new techniques remain very expensive and will tend to exhaust the expensive and scarce chemical references substances without any more ability to truly appreciate and control the inherent quality of CHM, particularly if theses approach come into effect in routine QC. Such a prospect leads to anxiety in the herbal medicine industries although such kind of research would be welcomed in academic circles. Other open-minded herbal analysts have considered how to develop appropriate strategies that utilize multivariable analysis pragmatically in a holistic manner. It is well known that specific chemical patterns in a plant can be revealed by chromatographic analysis. The acquired chromatographic profile represents the unique character for the given species which is called "chromatographic fingerprint". The chromatographic fingerprint generated from authentic species sample can be recognized as the criterion for identification of the target species. Once the criterion is established, the chromatographic fingerprint of a standardized Extractive of the given species is being able to act as the Extractive Reference Substance (ERS). To keep the full-view of the fingerprint (peak numbers, peak-peak ratio, integrated peaks area of the column chromatography (HPLC, GC etc.) or the total color image of the Planar chromatography (HPTLC) as a whole is very effective for chemical identification and assessment of the inherent quality, particularly at the stage we are at present with a lack of sufficient knowledge about the chemical bioactivity of CHM. We cannot assume at present which peaks in the fingerprint are indispensable, which are complementary and which are inessential and can be ignored in most cases when they only exist in trace amounts. Moreover, as the understanding of how to use CHM is the result of experience accumulated over thousands of years, the holistic approach of traditional Chinese Medicine (TCM) must be respected. Given this, it is impossible to pinpoint any single molecule for being responsible for the diverse effects of a complex CHM formula, the principle way in which CHM is used TCM practitioners. Understanding the fundamental characteristics of CHM is the cornerstone of development of ERS of CHM.

3. ERS—The Brand—New Reference Substance in Holism Manner for Assessing the Quality of CHM

Unlike HRS and CRS, the ERS of CHM has not yet achieved the status of a standard in spite of such limited adoption by the USP and ChP. In part, this is due to the suspicion that it is not yet truly feasible to be widely implemented. This is a normal concern at the early stages of development of any technique. There will be a process of trial and error until the method has been validated and shown to be reproducible. It will not become the panacea protocol for QA/QC of CHM. But we should take an optimistic attitude toward its research and development potential, as it will bring a new approach to the field of CHM's QC/QA: a chromatographic fingerprint as a reference that makes comprehensive quality control possible. The majority of the TCM manufacturers have always manufactured Chinese proprietary products using crude drugs as the starting materials. Given this, inconsistencies of the quality of the final products can be predicted. Over the last decade, some new emerging Chinese medicine industries have adopted new technologies and are instead using the herbal drug extracts as the starting materials. That is certainly a good beginning to improve QC/QA. Meeting the need for effective quality control of new products, ERS is also a powerful reference substance for the in-process QC. ChP get ready to launch the program of ERS of herbal medicines for upcoming edition of the Pharmacopoeia, which will undoubtedly rapidly drive forward the development of ERS.

The advantages of the ERS of CHM include:

- It can reflect the total detectable chemical characteristics of the herbal drug from a holistic view.
- It can accordingly ensure the consistent distribution of chemical ingredients batch-to-batch of the CHM products.
- The chemically attributed components in the ERS can easily be used as an available alternative for some known CRS for identification, while the intact chemical profile can provide a much more detailed quality evaluation.
- The integration value of the ERS can be used as a simple semi-quantitative analysis for quick reference.
- It is a cost/effective reference substances in quality control of CHM

4. Basic Requirements of ERS

Any kind of reference substance must meet the four basic universal requirements: Authenticity, Specificity, Consistency and Stability (ASCS). Focusing on the ERS, the primary requirements would be defined as follows: 1) The chromatographic fingerprint could reflect that of the original herbal drug, for example, the TLC image (fingerprint) of ERS basically conforms to that of the original drug. This fullfils the requirements for authenticity and specificity; 2) The physical appearance of the ERS must be robust, because most herbal drugs contain various hygroscopic components that are prone to soften and become sticky, so that the dry-powdered ERS deform. Therefore, keeping the ERS's appearance consistent is very important. The proper extraction technology should be carried out carefully to balance the diverse ingredients and principle components and be comparable with the chromatographic profiles of the original crude drugs, as well as maintaining a consistent appearance for the final ERS products. In order to fulfill the real needs, the ERS for identification and for full functionality (qualitative and quantitative) needs to take into account all four aspects of "ASCS", dealing with each aspect in turn to ensure that this project develops steadily.

Authenticity (A): Logically, the most basic source of the authenticated species of an herbal drug is from its original natural habitat. In reality, some of the so-called exemplary habitats (daodi in Chinese) have been migrating over time. For example, the exemplary habitat of the famous species of *Di-Huang* (Rehmannia radix) was originally in the Shanxi province of the north-west zone of China in ancient times, but it had migrated to Henan province in the Central plains zone of China by the early Ming Dynasty (1368-1644 AC). So nowadays, people know Henan province (Huaiqing county) as the exemplary habitat of *Di-Huang*. In the wake of increasing demand in recent decades, the area where *Di-Huang* is cultivated has been extended to a rather wide region. Furthermore, some Good Agriculture Practice (GAP) bases have been established beyond the original region. On the other hand, some of the original exemplary habitats of some Chinese herbal drugs have suffered environmental contamination resulting is a significant loss of quality. Additionally, as farmers have migrated to the cities, some areas that used to grow herbal drugs have been left uncultivated. Some examples of commonly-used Chinese herbal drugs that are still cultivated in the traditional exemplary habitats like *Dang-Gui* (Angelicae sinensis radix), *Chuan-Xiong* (Chuanxiong rhizoma), *Bai-Zhi* (Angelicae dahuricae radix), *Gan-Cao* (Glycyrrhizae radix et rhizoma) and Fu-Zi (Aconiti lateralis radix praeparata).

Wild-crafted Chinese herbal drugs have gradually declined due to overharvesting along with a decrease in their habitats, to the point where some have become endangered species. Therefore, we need to let go of any dogma regarding exemplary habitats given the reality of the situation today. While it is still preferable to collect samples of a given species from its traditional exemplary habitat if possible, often this is no longer practical and the next best approach is to obtain sufficient samples from the wholesale herbal drug markets in the main cities to ensure that they represent the main stream of the herbal distribution.

Ensuring authenticity is the first priority when dealing with the samples collected from outside the exemplary habitats. The basic testing should be carried out according to the standard in Chinese Pharmacopoeia including subjective observation of the appearance, the taste and smell, as well as chemical identification, testing and assay if necessary. Only the qualified samples can be involved in the list of candidates. It is worth noting that different samples from different habitat may have quite different chemical compositions. Sometimes, we may look at an unexpected astonishing picture in individual cases [13] (**Figure 1**).

Specificity (S): The ERS produced from the candidates of the given species must present a chemical ingredient pattern similar to the original crude drug in order to be considered of adequate quality. It has been well known that the most practical approach to this is to conduct chromatographic fingerprint analysis. Thin-layer chromatography method is preferred, as instant comparison is possible via the picture-like TLC image. A rough estimate can be done rapidly of the similarity among the sample images on the same plate via comparative observation of the bands numbers, band positions (Rf values), color and intensity (**Figure 2**); scanning profiles of the HPTLC images via corresponding digital software can be further comparative observation in detail and make more convincing assessment by similarity analysis [14] (**Figures 3** and **4**). HPLC fingerprint can be also applied for identification if necessary. Generally the validated chemical fingerprint of the ERS is sufficient to meet this basic requirement of an authentic herbal drug.

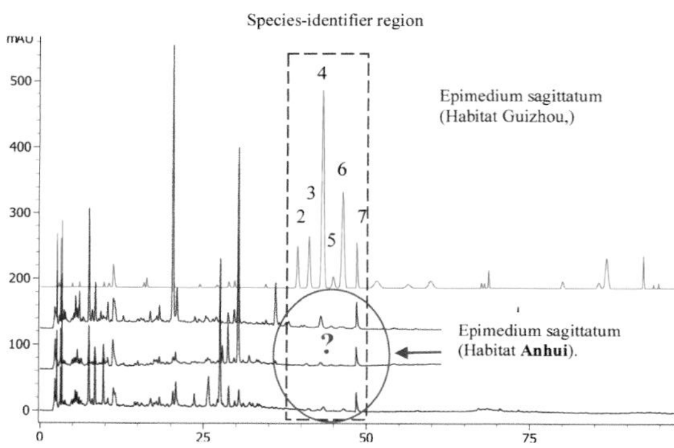

Figure 1. HPLC fingerprint of Epimedii herba (*Yin-Yang-Huo*) grown in different habitats. (2) epimedin A, (3) epimedin B, (4) epimedin C, (6) icariin. The three samples from the Anhui province showed none of the main bioactive flavonoids detected in "species Identifier region" of its HPLC fingerprint.

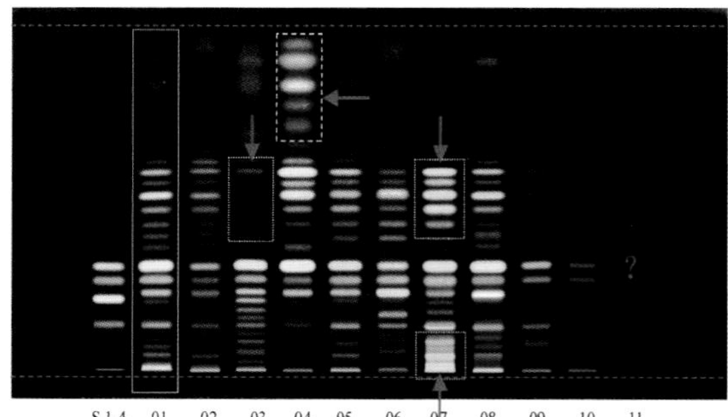

Figure 2. HPTLC fluorescence image of Bupleuri Radix (*Chai-Hu*). (S1): saikosaponin f; (S2) saikosaponin b2; (S3) saikosaponin a; (S4) saikosaponin d; (01) *Bupleurum chinense* DC.; (02) *B. scorzonerifolium* Willd; (03) *B. longiradiatum* Turcz; (04) *B. bicaule* Helm; (05) *B. polyclonum* Y. Li et S. L. Pan; (06) *B. wenchuanense* Shan et Y. Li (07) *B. marginatum* Wall. ex DC. var. *stenophyllum* (Wolff) Shan et Y. Li; (08) *B. falcatum* L; (09) *B. yinchowense* Shan et Y. Li; (10) *B. simithii* Wolff. var. *parvifolia* Shan et Y. Li; (11) *B. tenue* Huch. -Ham. ex D. Don. *Samples (01)-(09) roots; (10) (11) aerial parts.

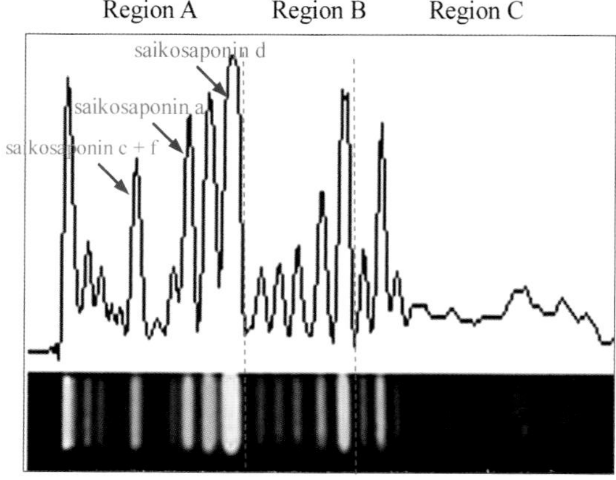

Figure 3. The digital scanning profile of the HPTLC fluorescence image of Bupleuri radix (Chai-Hu). (A): main saikosaponins region; (B): inter-species identifier region; (C) low-polarity region.

Consistency (C): A worrisome problem for ERS is inconsistencies between the chemical profiles of different batches. Therefore it is often a necessity to blend different batches of the ERS for adjustment of the ratio to reach a relatively consistent composition of the chemical ingredients based on the established common pattern of the chromatographic fingerprint and the semi-quantifiable data of the ERS.

Stability (S): The ERS must be sufficiently stable during the storage period. The tests for stability should therefore be conducted rigorously. Particularly, the phy-

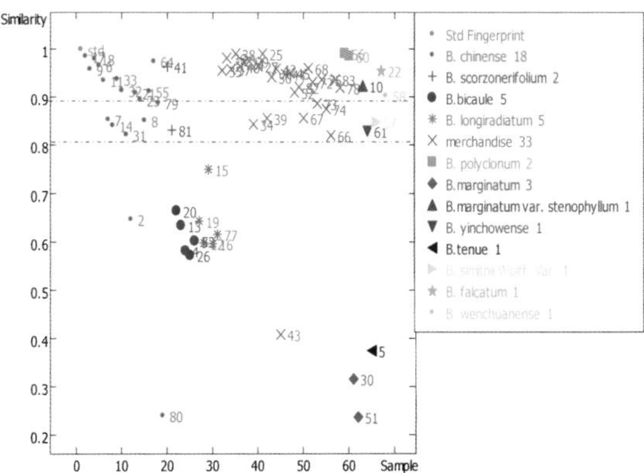

Figure 4. Similarity analysis of HPTLC fingerprint of Chai-Hu.

sical appearance of the ERS must be well preserved. Generally, stickiness or softening of the appearance of ERS that occurs during storage are common problems. The solution to such problems will rely on proper extractive technologies, packaging, and storage environments. Generally, some clean-up procedures have to be done in most cases during the preparation process, so we should as far as possible balance what needs to be removed and what needs to be retained. For example, proteins, sugars, some tannins might generally be removed during the process.

In brief, the acceptable ERS should conform to the following requirements:

- A qualified ERS must be produced from authenticcated samples of the reliable habitat and include sufficient samples from various sites. Consistent raw material is necessary.
- The detected chemical composition in the ERS must be as similar as possible to that in the original herbal drug. It means that the appearance of the HPTLC image or the major composition of the HPLC profile should be fairly similar to that of original herbal drugs.
- The chemical ingredients inter-batches must be generally consistent (it works when comparing between the HPLC fingerprint or the HPTLC image). If large amount of samples need to be compared concomitantly, the similarity analysis might be conducted, then the similarity between the batches of ERS should be assumed of >0.9 (calculated by cosine or correlated coefficient) among batches.
- The physical state of the ERS must be stable during storage. The extractives of most CHM are quite hygroscopic. This is the major problem during storage to which particular attention must be paid during the production stage. The volatile oils in the herbal drugs will be very unstable once it is extracted by e.g., steam-distillation. Special approach for its stability need to be developed.
- A fully functional ERS requires calibration of the contents of the specified markers (cf. Section 8).

5. Preparation of ERS of CHM

In principle, aqueous extraction is the closest simulation of aqueous decoction practiced in TCM. However, the traditional aqueous TCM decoction contains not only water-soluble components but also some insoluble substances in suspension as the decoction is ingested without prior fine filtration. A clear aqueous solution of the herbal drugs made in the laboratory, therefore, is not equivalent to the TCM decoction. Using 60% - 70% methanol or ethanol extraction is the reasonable protocol to approximate the real-world decoctions. The alternative option, if necessary, is to prepare two kinds of extracts; lipophilic and hydrophilic fractions depending on the need. Some special cases with special extraction procedure should be done according to those methods that have been developed previously.

The preparation procedure of ERS includes extraction, concentration and the final formation of the ERS. In addition to the conventional extraction methods, the eco-friendly extraction methods including ultrasonic, pressurized-solvent speed extraction, smashing tissue extraction, and High-performance, High-pressure, differentially Low-temperature Successive Extraction (HHLS). This last can could be selected if the method can bear the scale of the bulk products. Some clean-up steps need to be conducted with careful and reasonable measures. No matter which method is adopted, in-process quality control must be conducted. Which method of extraction is to be selected for use will depend on the properties of the particular herb to tailor-make the ERS of targeted herbal drug which is also a matter of trial and error. One final step is the stability test. Needless to say, the storage location should have a low temperature, low humidity, and be dark. In brief, no matter which preparation method was selected, the ultimate concern would focus on whether can the final ERS products guarantee the four essential principles—Authenticity, Specificity Consistency, and Stability (ASCS).

6. Establishing the Specification of the ERS Finished Product

The ERS of CHM must be certified. The typical characteristics should be validated with TLC, HPLC or GC fingerprint. The standard procedure and methodology should also be validated. The characteristics of the ERS and the chromatographic fingerprint are presented together with the certification of its equivalence with the crude drug of the original species (raw material). The specification of ERS includes the name of the entity, the equivalent ratio of ERS/raw material, description, identification, test, assay (for full-functional ERS) and storage.

Referring to the volatile ingredients (essential oils) of the herbal drug, particularly the monoterpenes or sesquiterpenes, the chemical pattern of which are unstable, the chemical pattern would seriously fluctuate and the end product will be hard to finalize, so it is almost impossible to provide usable ERS of volatile ingredients of herbal drugs. A tentative fresh-prepared the extractive as reference by using a small sealed pouch pack of the powdered authentic raw material in reserve might be an option (Solvent extraction should be feasible).

7. Examples of the Process and Application of ERS

The ERS of *Suan-Zao-Ren* (*Ziziphi spinosae* semen) and *Zhe-Bei-Mu* (*Fritillariae thunbergi* bulbus) are used here as examples to demonstrate a basis for the establishment of the ERS of CHM.

7.1. ERS of *Ziziphi spinosae* Semen) (ERS Suan-Zao-Ren)

Monograph of Chinese herbs "Extractive Reference Substances" (ERS).

ERS of *Ziziphi spinosae* semen (defatted).

ERS of *Suan-Zao-Ren* (defatted)—(SZR-ERS).

Code number: SZR-RSE 2012-02 (ERS 3).

7.1.1. Definition

Defatted extract of *Ziziphi spinosae* semen for use as the Extractive Reference Substance (ERS) of Ziziphi spinosae semen. The ERS of *Ziziphi spinosae* semen (Chinese name: *Suan-Zao-Ren)* is a light grayish brown dry powder, which is 70% ethanol extraction of defatted seeds of *Ziziphus jujuba* Mill. var. *spinosa* (Bunge) Hu ex H.F. Chou (Rhamnaceae). The amount of the final product is converted to the equivalent amount of the raw material as per the extraction ratio. The ratio of the ERS to the raw material is approximately 1:14 (g, ERS/g, crude drug).

It contains spinosin 14 mg/g; jujuboside A 10.5 mg/g; jujuboside B 5.5 mg/g (**Figure 5**).

7.1.2. Identification

1) Thin-layer chromatography identification (ChP 2010 Ed) (**Figure 6**).

2) Criteria:

The test is not valid unless the visible color TLC image of the ERS sample shows high similarity (>0.9, correlation coefficient). light grayish brown to bluish green bands of jujuboside A (Rf ca. 0.16) and jujuboside B (Rf ca. 3.3) to that of the crude drug sample solution; in addition, several other weak saponin bands as well as the residual seed oil band on the front of the image also appear. Under UV 366 nm light, a light yellowish blue fluorescence band corresponds to spinosin CRS (Rf ca. 0.44), accompanied by one just above the spinosin band and three weak fluorescence bands lower than the spinosin band as those appeared in the crude drug sample solution.

7.1.3. Consistency

More than ten batches of ERS of *Ziziphi spinosae* semen have been checked qualitatively and quantitatively.

Carry out the method for HPLC fingerprint (optional) (**Figure 7**).

Assay Chromatographic Conditions: According to the method in ChP 2010 ed [6].

7.2. ERS of *Fritillariae thunbergi* Bulbus) (ZBM-ERS) (ERS Zhe-Bei-Mu)

Monograph of Chinese herbs "Extractive Reference Substances" (ERS).

ERS of *Fritillariae thunbergii* bulbus.

ERS of *Zhe-Bei-Mu*—(ZBM-ERS).

Code number: ZBM-ERS 2012-04.

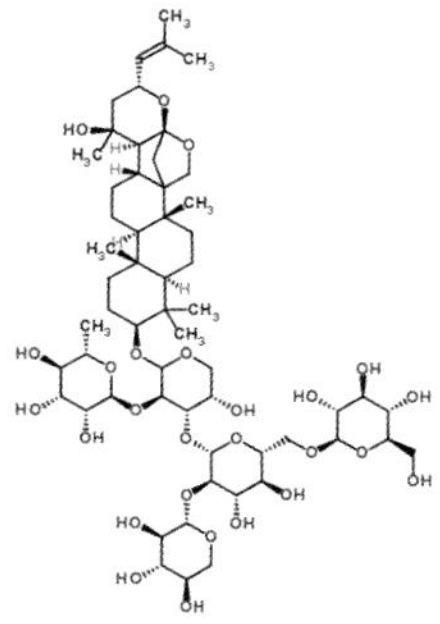

Jujuboside-a 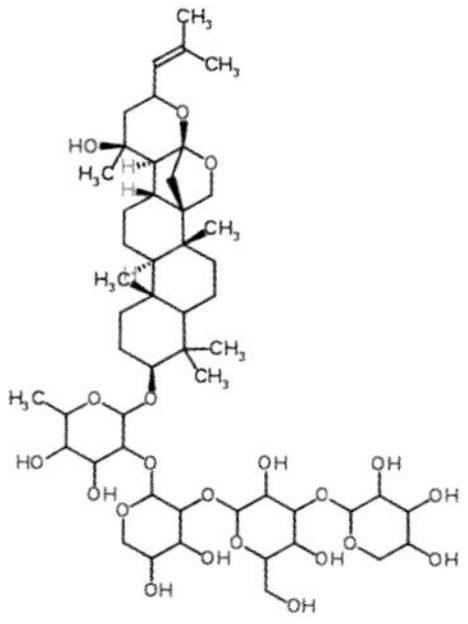 jujuboside-b 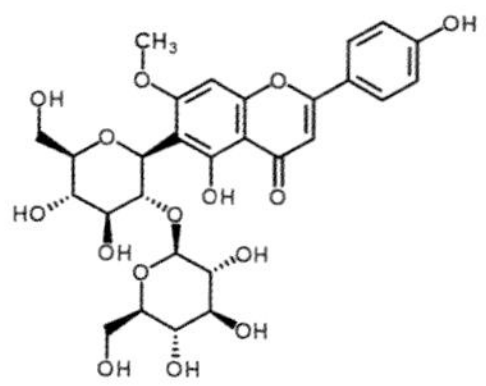 spinosin

Figure 5. The chemical structures of main saponins and flavonoid in *Ziziphi spinosae* semen (Suan-Zao-Ren).

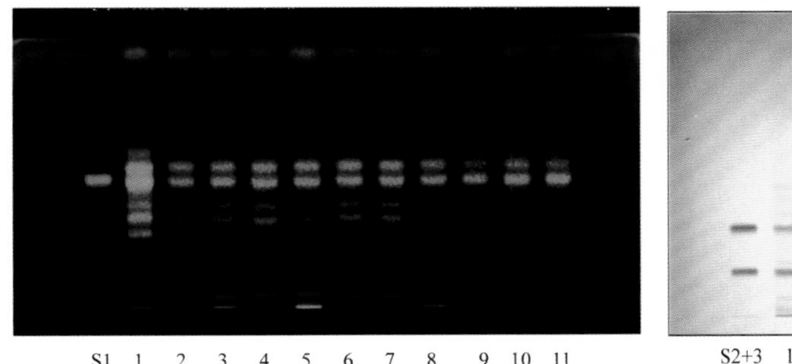

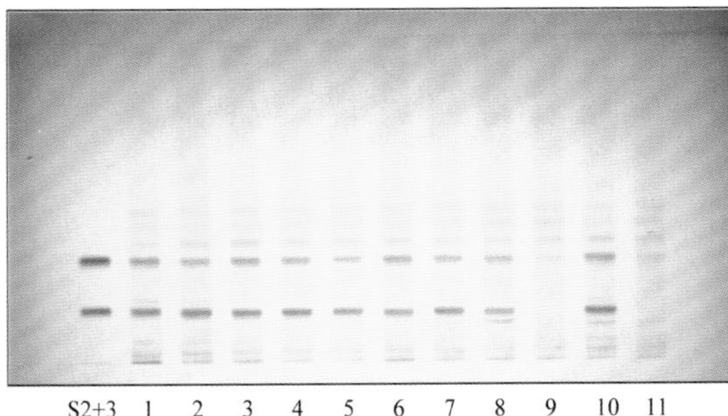

Figure 6. HPTLC images of *Ziziphi spinosae* semen (Suan-Zao-Ren). Above: fluorescence image of the flavonoids; Lower: visible color image of the saponin: (S1) spinosin; (S2) jujuboside A; (S3) jujuboside B; (1) ERS of defatted *Ziziphi spinosae* semen; (2)-(8) (10) commercial samples of *Ziziphi spinosae* semen; (9) (11): Adulterant (Ziziphi mauritianae semen). The HPTLC fluorescence (flavonoids) and visible color (saponin) images of the ERS of *Ziziphi spinosae* semen show that the authenticity and specificity of the ERS of *Ziziphi spinosae* semen are acceptable for a reference substance.

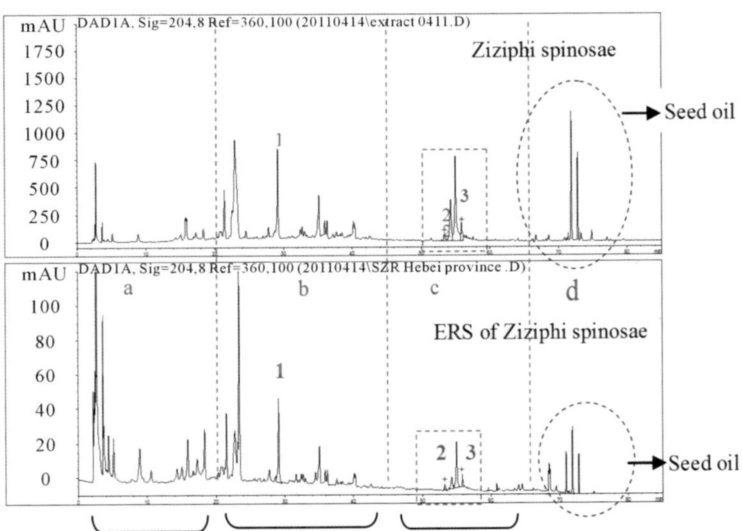

Figure 7. HPLC-DAD fingerprint of *Ziziphi spinosae* semen (above) and the ERS sample (lower). Peak (1): spinosin; (2): jujuboside (a); (3) jujuboside (b). The fingerprint can be divided into four sections for easy reorganization of the fingerprint's intact features. (a) alkaloids section; (b) flavonoids section; (c) saponin section; (d) seed oil section.

7.2.1. Definition

Extract of *Fritillariae thunbergii bulbus* (EFTB) for use as Extractive Reference Substance (ERS of *Fritillariae thunbergii* Bulbus). The EFTB is light yellowish gray dry powder, which is 70% ethanol extraction of the bulb of *Fritillaria thunbergii* Miq. The amount of the final product is converted to the equivalent amount of the bulb raw material as per the extraction ratio. The ratio of the ERS to the raw material is approximately 1: 10 (g/g).

It contains peimine 5.7 mg/g; peiminine 5.0 mg/g (**Figure 8**).

7.2.2. Identification

Carry out the method for thin-layer chromatography (ChP 2010 Ed.) (**Figures 9** and **10**).

Criteria: should demonstrate the same TLC pattern to the HRS's HPTLC image in which peimine (S1) and peiminine (S2) dominate with another light brownish orange band just above the band of peimine when sprayed with Dragendorff reagent and viewed under white light. The fluorescence image of EFTB generated by spraying 10% sulfuric acid ethanol solution observed under UV 366 nm is also very similar to that of the crude drug which consisted of about 10 fluorescence bands. That means the EFTB can be used as a reference substance for identification.

Confirmation: For testing the feasibility of this process, 11 batches of *Fritillariae thunbergii* bulbus (**FTB**) were peimine

peiminine

Figure 8. Chemical structure of alkaloids—peimine and peiminine.

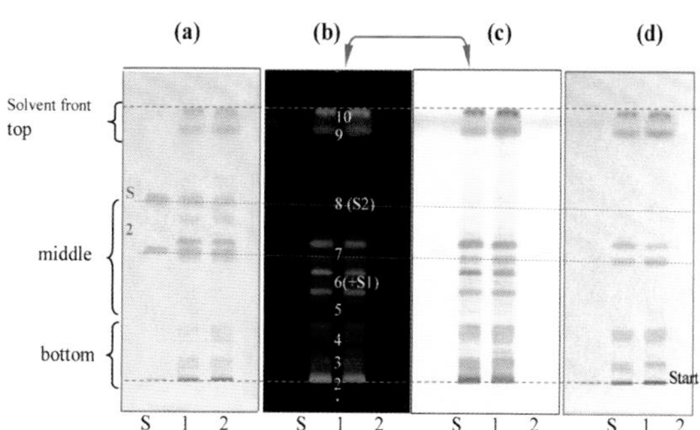

Figure 9 HPTLC images of ERS of *Fritillarae thunbergii* bulbus (Zhe-Bei-Mu) (1) and crude drug of *Fritillarae thunbergii* bulbus (2). (a): visualized by spraying Dragendorff reagent, (b): fluorescence under UV 365 nm after spraying sulfuric acid reagent, (c): the invert color image of (b); (d): visible image generated by spraying sulfuric acid reagent under white light. The main alkaloids—peimine (S1 ≈ band 6*, Rf ca. 0.46; and peiminine (S2 = band 8, Rf ca.0.65) stained brown bands with Dragendorff reagent. *The location of Peimine is very near to band 6 or they even overlap. The intact Fluorescence image consisted of mainly 10 blue or grayish blue fluorescence bands combined with the visible alkaloids image (a) constructed the characteristic fingerprint of FTB, the ERS of FTB (EFTB) provided very similar image with the crude drug. The legible invert color image (c) transformed from the fluorescence image (b) aided for more distinct observation.

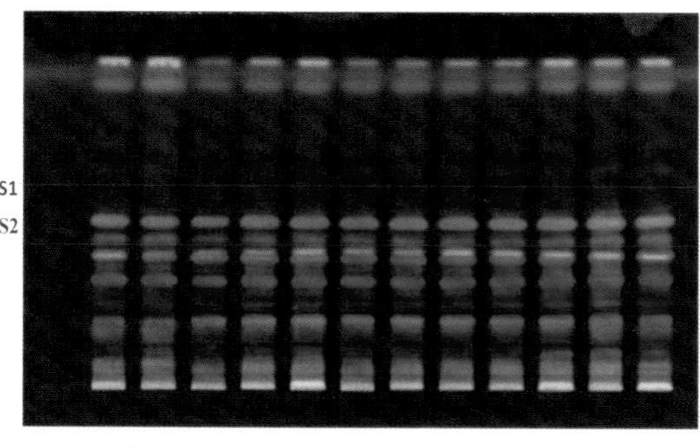

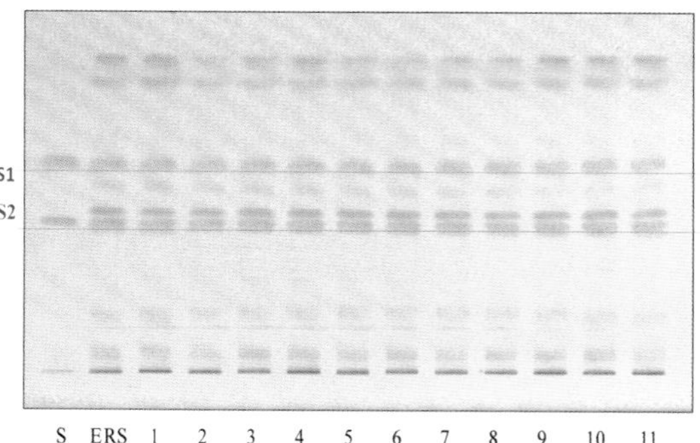

Figure 10. Application of ERS of Fritillariae thunbergii bulbus to 10 batches of Chinese herbal medicine—crude drug of Fritillariae thunbergii bulbus (FTB) T: 21℃ RH: 50%. (a)Fluorescence image after spraying 10% sulfuric acid/ethanol solution; (b) Visible color image of plate after spraying Dragendorff's reagent. (S1) = peimine; (S2) = peiminine; Track (1) ERS of FTB; (2)-(11) commercial crude drug—FTB The images show that the authenticity and specificity of the ERS of FTB are acceptable for a reference substance.

analyzed with the **EFTB** on the same plate, sample preparation and application was carried out quantitatively; the result showed the pattern of **EFTB**'s image was basically as same as that of the crude drug **FTB**.

HPLC fingerprint of ERS of FTB provided a rather simple profile. As the main aklaloids, peimine and peiminine were clearly separated. It can be quantitafied by external standard method for determining their contents (**Figure 11**).

8. Quantification Issue of ERS

The use of herbal reference extractive (=ERS) instead of pure reference substance for quantitative analysis is controversial. The issue in question is the nonequivalence between the herbal extractive reference and the corresponding pure substance due to the uncertain assigned value of the analyte, chromatographic resolution and stability [15]. Most analysts have also taken for granted

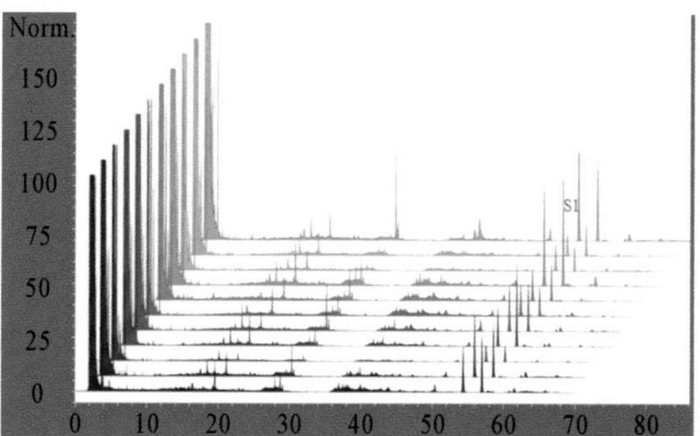

Figure 11. HPLC fingerprint of 11 batches of FTB express high similarity (cosine > 0.9) compared with ERS of FTB (S1: peimine, S2: peiminine).

that one should determine a single chemical marker precisely and accurately in a herbal drug as one does the chemical pharmaceuticals. This would be true if ERS for herbal quality control was synonymous with the CRS for QC of pure chemical medicine or natural single component product. However, the situation of CHM is completely different. Determining a chemical marker for the purpose of use in TCM has to take into consideration the fact that any chemical marker is just a few parts per thousand or even a few parts per ten thousand, when the intake dose of a prescribed herbal medicine is generally 10 - 30 g, even bigger, per potion as part of a compound formula that commonly uses 6 - 12 ingredients. This situation is obviously completely different than those that inolve pure chemical pharmaceuticals. In other words, it makes no sense to treat the herbal drug exactly the same as a chemical medicine [16]. This brings us to a fundamental question: what is the real important of determining accurately and precisely such a minute amount of one or few chemical marker(s) in a herbal medicine (except for toxic ingredients)?

We suggest that it is necessary to work out the appropriate and meaningful quantitative measurements in regards to Chinese herbal medicines. In fact, all accepted external standard quantitative determinations rely on the chromatographic integrated raw data (peak area). Why not use the integrated peak area under quantitative operation conditions to rapidly estimate the semi-quantity of the contents of the all peaks or appointed peaks at the same time as performing the chromatographic fingerprint? This would be an easy, rapid, and economical approach. The raw data is rough but practically reliable and useful. One example of its utility is demonstrated by the possibility of semi-quantitative estimation of the bioactive flavonoids in Epimedium leaves through chromatographic integrated data. It is well known that the C-8-prenylated flavonoids are special bioactive contents in *Epimedium* spp. with the main ones being epimedin A, epimedin B, epimedin C and Icariin, (ABCI). A set of integrative peaks area of ABCI acquired from HPLC fingerprint demonstrated the ratio of ABCI peaks being concordant with the precisely determined content by external standard assay [13] (**Figure 12**). Other examples—Coptidis Rhizoma and Ginseng Radix are shown herewith the same expected results (**Figures 13** and **14**). The only issue with this is how to set the measurement unit to make it generally acceptable. Furthermore, it would be possible for the quantitative determination of some appointed peaks by means of calibrated ERS, in which some known chemical components were determined by external standards [10]. Of course, a good resolution of the target peak and good reproducibility is the prerequisite for this method's utility. There is an example for comparison of the quantitative determinations between using CRS and ERS to determine the contents of spinosin, jujuboside A and jujuboside B in *Ziziphi spinosae* semen (*Suan-Zao-Ren*). The primary results seem acceptable in terms of herbal medicines (**Table 1**).

On the quantitative analysis, Helliwell practically suggested that the key consideration on the quantification by using Herbal Drug Preparation Reference Standard (≈RES), the content of specified constituent(s) is not an absolute value, but an assigned value determined by a specified method [17]. Our testing results by using the aforementioned method exemplified the feasibility of such a suggestion.

Our argument is that application of ERS is a more meaningful strategy for identification and semi-quantification for herbal drug quality assessment. It is true that there is still work to be done to improve the preparation and application of ERS to QA/QC for chromatographic identification and rapid quantifiable estimation and see how it can be performed in a cost-effective way. There are of course other problems that will need to be solved through trial and error, so that it is necessary to go forward one step at a time. As the saying goes that "the perfect can be the enemy of the good enough".

9. Discussion

The ERS of CHM is a new methodology as well as a subject of much debate. The first issue might be what the criterion is for pragmatic useful ERS. The essential feature of the qualified ERS for identification is that it should be able to represent consistently the detected intact characteristics of the original crude drug expressed by the chromatographic fingerprint. The chemical attribution of the elements in the profile can be pinpointed by advanced technologies combined with available CRS. Considering the variety and complexity of CHM, it would be unwarranted hurdle at the early stage if over-

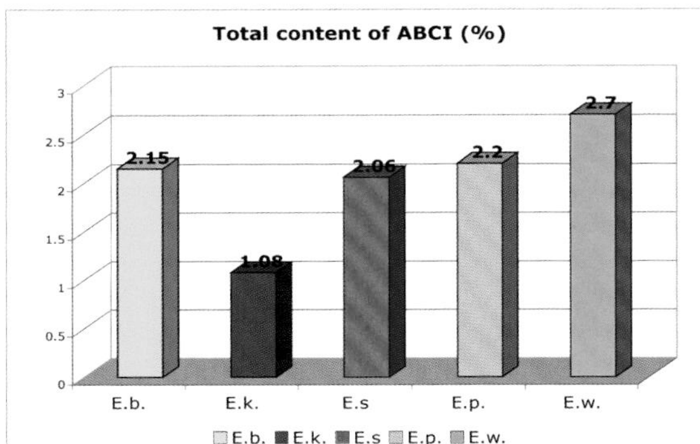

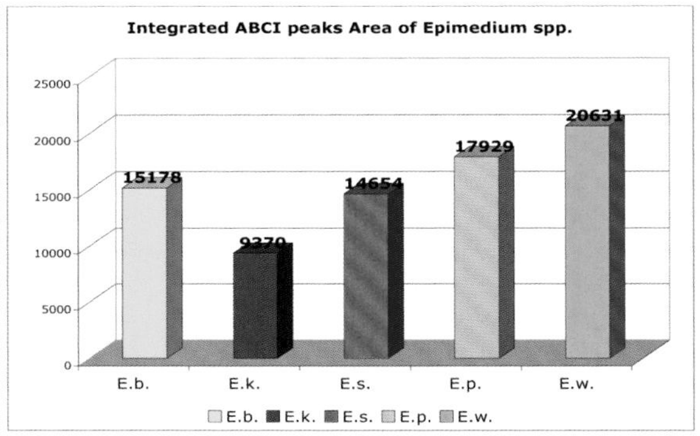

Figure 12. The comparative results of the contents of the total four C-8-prenylated flavonoids (ABCI) in epimedi herba. Light: External standard method; Right: the HPLC integrated peaks area.

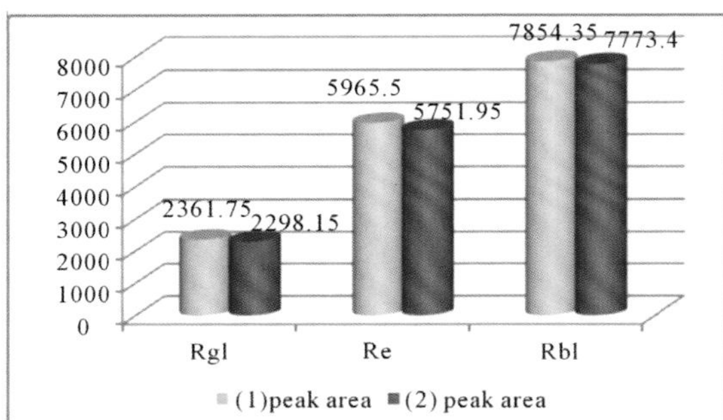

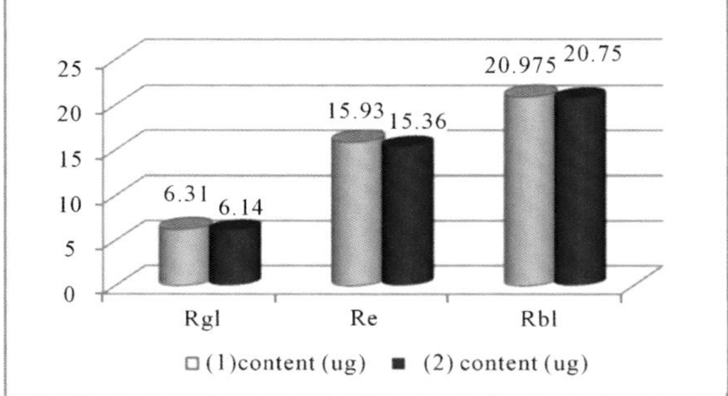

Figure 13. Comparison between integrated raw data (peak area) and external standard determination for assessing the quality of main ginsenosids in Extractive Ginseng.

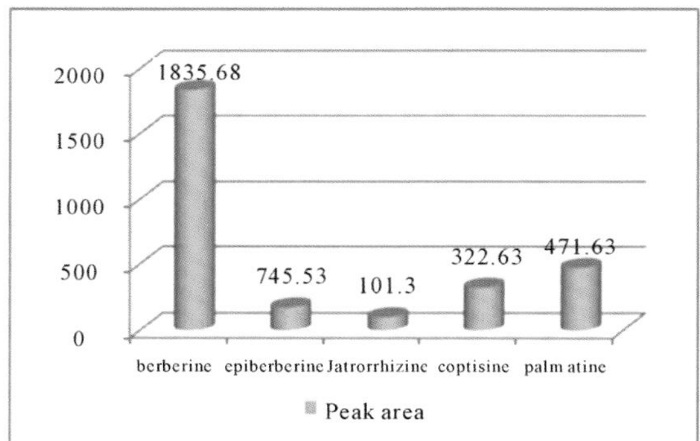

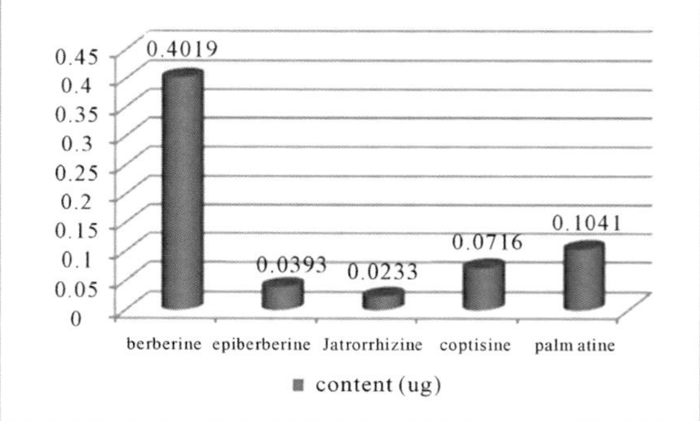

Figure 14. Comparison of the quantitative assessing between integrated raw data (peak area) and external standard method of five alkaloids in Extract of Coptidis. A rapid estimation of the contents of the five alkaloids, reading HPLC peak area value is comparable with the conventional external standard determination.

emphasizing the desire of chemical attribution in an ERS; successive exploration requires sustainable research. To be useful ERS will need to be done in a flexible manner so that it can be tailored to different situations for various types of samples. A "one-size fits all" would be impractical. The practical, economical, and relatively easily accomplished nature of ERS is a factor pushing this approach forward, particularly for the commercial and industrial field of CHM. We need to keep in mind that the conceptual integrity of the medicine and the fuzziness of many problems will direct the research and application of ERS works in concert with effective quality control of

Table 1. Table type styles (Table caption is indispensable).

	the content (% crude drug) a		
	By CRS	By ERS	RSD
spinosin	0.0632	0.0634	0.16
Jujuboside A	0.0523	0.0531	0.76
Jujuboside B	0.0268	0.0287	3.47

[a]Using the routine external standard determination method.

CHM. Preparing a qualified practical and economical ERS of CHM requires a certain amount of expertise and diligence. Referring to the full-functional ERS, a rapid quantifiable estimation of the bioactive fraction of the whole using acquired integration data from the chromatographic fingerprint is a practical issue. Calibrating the appointed target peaks in the ERS to serve as CRS to determine the sample tested is worth investigating.

10. Conclusion

There is a fundamental difference in outlook between the antagonistic-oriented approach of single chemical pharmaceuticals and the orientation of TCM towards balancing the human body's function. Strategies of meaningful quality control need to take into account the complexity of CHM. No work into the safety and efficacy can afford to ignore the synergic action exerted by multi-ingredients in the herbals according to TCM constructs. Research and application of ERS, a standardized extractive with its detectable chemical pattern for a given species, are becoming a new trend for reference substances used for herbal medicine quality control. The criteria on the ERS of CHM should pursue the Authenticity, Specificity, Consistency and Stability (ASCS) in a holistic manner. Overcoming the inertia generated by dogma needs to be done as soon as possible to achieve real meaningful quality control of Chinese herbal medicines.

11. Acknowledgements

We appreciate our team members, Shuai Sun, Li Shao, He Li, Ruiyin Wang, Longgang Guo, Tao Kang and Xiaofeng Li, for their participation in the experiments on preparation and quality analysis of ERS cited in this paper. We also thank David Glyn Pinder for his editing assistance.

REFERENCES

[1] S. L. Li, Q. B. Han, C. F. Qiao, J. Z. Song, C. L. Cheng and H. X. Xu, "Chemical Markers for the Quality Control of Herbal Medicines: An Overview," *Chinese Medicine*, Vol. 3, No. 7, 2008, pp. 1-16.

[2] A. Y. Leung, "Tradition- and Science-Based Quality Control of Chinese Medicines—Introducing the Phyto-True System," *Journal of AOAC International*, Vol. 93, No. 5, 2010, pp. 1355-1366.

[3] P. S. Xie and A. Y. Leung, "Understanding the Traditional Aspect of Chinese Medicine in Order to Achieve Meaningful Quality Control of Chinese Materia Medica," *Journal of Chromatography A*, Vol. 1216, No. 11, 2009, pp. 1933-1940. http://dx.doi.org/10.1016/j.chroma.2008.08.045

[4] P. S. Xie, "The Basic Requirement for Modernization of Chinese Herbal Medicine, Ping-Chung Leung , Annals of Traditional Chinese Medicine, Current Review of Chinese Medicine—Quality Control of Herbs and Herbal Material, 2," Chapter 1, 2006, pp. 1-10.

[5] S. S. Chitlange, "Chromatographic Fingerprint Analysis for Herbal Medicines: A Quality Control Tool," Pharmainfo.net, 2008. http://www.pharmainfo.net/

[6] S. L. Li, Y. X. Wang, L. H. Sheng and L. Yi, "Quality Evaluation of Radix Astragali through a Simultaneous Determination of Six Major Active Isoflavonoids and Four Main Saponins by High-Performance Liquid Chromatography Coupled with Diode Array and Evaporative Light Scattering Detectors," *JCA*, Vol. 1134, No. 1-2, 2006, pp. 162-169. http://dx.doi.org/10.1016/j.chroma.2006.08.085

[7] X. J. Chen, H. Ji, Q. W. Zhang, P. F. Tu, Y. T. Wang, B. L. Guo and S. P. Li, "A Rapid Method for Simultaneous Determination of 15 Flavonoids in Epimedium Using Pressurized Liquid Extraction and Ultra-Performance Liquid Chromatography," *JPBA*, Vol. 46, No. 2, 2008, pp. 226-235.

[8] C. L. Fan, J. W. Deng, Y. Y. Yang, J. S. Liu, Y. Wang, X. Q. Zhang, K. C. Fai, Q. W. Zhang and W. C. Ye, "Multi-Ingredients Determination and Fingerprint Analysis of Leaves From Ilex Latifolia Using Ultra-Performance Liquid Chromatography Coupled with Quadrapole Time-of -Flight Mass Sepctrometry," *JPBA*, Vol. 84, 2013, pp. 20-29.

[9] S. P. Li, C. M. Lai, Y. X. Gong, K. K. W. Kan, T. T. X. Dong, K. W. K. Tsim and Y. T. Wang, "Simultaneous Determination of Ergosterol, Nucleosides and Their Bases from Natural and Cultured Cordyceps by Pressurised Liquid Extraction and High-Performance Liquid Chromatography," *JCA*, Vol. 1036, No. 2, 2004, pp. 239-243.

[10] P. Yu, S. Lei, H. Y. Jing and S. C. Ma, "Discussion on Application and Technical Requirements of Substitute Refeemce Substance Method for Simultaneous Determination of Multi-Components in Traditional Chinese Medicine," *Chin. J. Pharm. Anal*, Vol. 33, No. 1, 2013, pp. 169-177.

[11] J. S. Zhang and C. H. Lu, "Philisophical Origins of Source of Traditional Medicine's Holism and Western Medicine's Reductionism," *Journal of Anhui Traditioanal Chinese Medicine College* (in Chinese), Vol. 18, No. 1, 1999, pp. 1-3.

[12] X. D. Tang and W. W. Wang, "TCM Research: Cultural Collision and System Biology," *World Science and Technology/Modernization of Traditionl Chinese Medicine and Materia Medica* (in Chinese), Vol. 9, No. 1, 2007, pp. 119-122.

[13] P. S. Xie, Y.-Z. Yan, B.-L. Guo, C. W. K. Lam, S. H.

Chui and Q.-X. Yu, "Chemical Pattern-Aided Classification to Simplify the Intricacy of Morphological Taxonomy of Epimedium Species Using Chromatographic Fingerprinting," *Journal of Pharmaceutical and Biomedical Analysis*, Vol. 52, No. 4, 2010, pp. 452-460. http://dx.doi.org/10.1016/j.jpba.2010.01.025

[14] R.-T. Tian, P.-S. Xie and H.-P. Liu, "Evaluation of Traditional Chinese Herbal Medicine: Chaihu (*Bupleuri radix*) by Both High-Performance Liquid Chromatographic and High-Performance Thinlayer Chromatographic Fingerprint and Chemometic Analysis," *Journal of Chromatography A*, Vol. 1216, No. 11, 2009, pp. 2150-2155. http://dx.doi.org/10.1016/j.chroma.2008.10.127

[15] P. S. Xie and S. P. Li, "Chapter 2: Back to the Future in Quality Control of Chinese Herbal Medicines/Quality Control: Developments, Methods and Applications," Nova Science Publishing Co. Ltd., 2013, pp. 47-68.

[16] M. Schwarz, B. Klier and H. Sievers, "Herbal Reference Standards," Planta Medica, No. 75, 2009, pp. 689-703.

[17] K. Helliwell, "Herbal reference Standards (Reader's Tribute)," *Pharmeuropa*, Vol. 18, No. 2, 2006, pp. 235-238.

Abbreviations

ChP = Pharmacopoeia of the Peoples Republic of China
CHM = Chinese Herbal Medicine
TCM = Traditional Chinese Medicine
CRS = Chemical Reference Substance
HRS = Herbal Reference Substance
ERS = Extractive Reference Substance
USP = The United States Pharmacopoeia
EuP = The European Pharmacopoeia

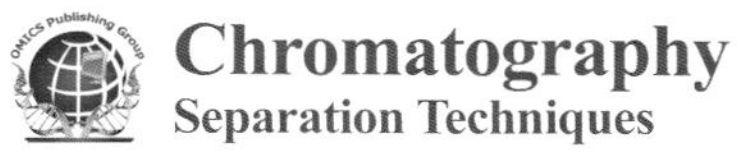

Chromatography Separation Techniques

Xie et al., J Chromatograph Separat Techniq 2014, 5:6
http://dx.doi.org/10.4172/2157-7064.1000249

Research Article Open Access

Value the Unique Merit of HPTLC Image Analysis and Extending its Performance by Digitalization for Herbal Medicines Quality Control

Pei-Shan Xie[1]*, Shuai Sun[2], Shunjun Xu[2] and Longgang Guo[1]

[1]*Guangdong UNION Biochemical Development Ltd. Co. Guangzhou, China*
[2]*Guangdong Wanzheng Pharmaceutical Corporation, Guangzhou, China*

Abstract

It is well known that High-Performance Thin Layer-Chromatography (HPTLC), the off-line planar chromatographic technique, has been employed in the pharmacopoeias of many countries for identification by virtue of its low-cost, less dependent on expensive equipment, flexible mobile phase composition and easy post-derivatization. In particular, the unique merit of HPTLC is able to provide the picture-like images of multiple samples in parallel on the same plate for instant viewing. In addition to the two dimension parameters (migration distance (R_f value), integration peak value), the attractive color image, as the third dimension parameter, enhances the potency of HPTLC identification. The bioactivity of herbal medicines released from its compound bioactive ingredients in a holistic manner. Therefore the detected total chemical composition in the image should be reasonably more meaningful to assessing the inherent quality than only any selected single marker constituent of the given herbal drug. A vivid colorful picture-like HPTLC image could be easily recognized but not described properly by words. Hence extending the plate spot/band capacity on the plate for involving the bioactive components as much as possible. Combining digitizing the HPTLC image, the acquired infographic (HPTLC image, the digital scanning profile and the integrated parameters) can be used for establishing the fingerprint common pattern of the given species. It can be coupled with chemometrics analysis for more effectively quantifiable assessing the inherit quality of the herbal drugs. In this paper we reported methodically some Chinese herbal drugs analysis via various levels for demonstration of the practical application in QC.

Keywords: Unique merit of HPTLC; Herbal drug image analysis; Digital fingerprinting; Meaningful quality control

Introduction

High-Performance Thin-Layer Chromatography (HPTLC) had its glorious past in the second half of last century [1-10]. As identification of herbal medicines, HPTLC is adopted widely in the monographs of the pharmacopeias in various countries. This open system of planar chromatographic technique provides picture-like chromatographic images of herbal medicines for identification analysis. Taking the advantage of its low-cost, less dependent on expensive equipment, flexible mobile phase composition, easy post-derivatization and the intact images of the multiple herbal samples in parallel on the same plate for being instant comparative viewing. Therefore it is still keeping active and alive in herbal medicines quality control nowadays [11-15]. In addition to the two dimension parameters of migration distance (retention time for HPLC, R_f value for HPTLC) and integration peaks area/height, the various visible or fluorescence images is uniquely the third dimension parameter for validation of the chromatograms. The specific chemical composition of the given species is expressed by the colorful image and often recognized impressively at the first sight, but is hard described by words properly [16]. Particularly herbal's bioactive ingredients are always a complex composition, opposite to the single chemical medicine, the herbal medicines play the role mainly of adjusting the unbalance of human body's functionality based on the holistic activities of multiple bioactive substances in the herbals [17]. It would be meaningful that assessing the inherent quality of the herbals through the spectrum of the total detectable ingredients by means of HPLC, HPTLC and GC etc. Amongst them, HPTLC image analysis is the most inexpensive, and being able to compare the multiple samples on the same plate for parallel quick discrimination.

Many papers have successively been published on the perspectives of TLC/HPTLC and its widely applications [13,14,18-30]. However, ignoring the standardized operation procedure and lack of fundamental knowledge on this open system chromatographic technique is not rare in general herbal medicine analysis laboratories So the inferior quality of HPTLC image of herbal medicines is still quite common which either reduces the TLC/HPTLC's due performance or diminishes the operator's interest, to say nothing about exploring the potential merit of HPTLC. From pragmatic view, in addition to strengthening the SOP of TLC/HPTLC, how to exploring its potential capability to enhance the performance in routine quality herbal medicines control is now still significant.

Exploring the potential merit of the image analysis would be the most concern for strengthening the power of HPTLC image analysis. There are some directions need to be solved. (1) How to extend the spot/band capacity on the HPTLC silica gel plate so as to disclose the composition detail as possible as can be done; (2) how to recognize and reckon the HPTLC image to meet the special requirement of the herbals identification and (3) how to use chemometric algorism to clarify logically the HPTLC images during bulk samples tested [31]. Through the selected Chinese herbal drugs the practical fruition of HPTLC image analysis are demonstrated as the following.

***Corresponding author:** Pei-Shan Xie, Guangdong UNION Biochemical Development Ltd. Co. Guangzhou, China, Tel: 86-13352836441; E-mail: psxie163@163.com

Received July 24, 2014; **Accepted** November 13, 2014; **Published** November 18, 2014

Citation: Xie PS, Sun S, Xu S, Guo L (2014) Value the Unique Merit of HPTLC Image Analysis and Extending its Performance by Digitalization for Herbal Medicines Quality Control. J Chromatograph Separat Techniq 5: 249. doi:10.4172/2157-7064.1000249

Citation: Xie PS, Sun S, Xu S, Guo L (2014) Value the Unique Merit of HPTLC Image Analysis and Extending its Performance by Digitalization for Herbal Medicines Quality Control. J Chromatograph Separat Techniq 5: 249. doi:10.4172/2157-7064.1000249

Experimental

Samples

Bupleuri radix (*Chai Hu*), Forsythiae frunctus (*Lian-Qiao*), Rehmanniae radix (*Di-Huang*), Salviae miltiorrhizae radix (*Dan-Shen*).

Instrument and reagent

Sample applicator (Automatic or semi-automatic), Twin-rough developing chamber, Reagent sprayer or HPTLC Reagent merging device, TLC visualizer (all from CAMAG, Muttenz, Switzerland); Pre-coated Silica gel 60 HPTLC plate (Merck, Germany); Dichloromethane, Chloroform, toluene, hexane, ethyl acetate, methanol, formic acid; p-Dimethylamino-benzaldehyde (DMAB), all are analytical grade).

Sample solution preparation

Generally take appropriate amount powdered herbal drugs, ultrasonicate twice with methanol/water for 30 min. Evaporated the filtrate or supernatant liquid to dryness, dissolve the residue with moderate solvent (e.g., methanol) and make it as sample solution (Table 1).

Chromatographic procedure

Unless otherwise stated, the total operation procedure followed the appendix of Chinese Pharmacopoeia Volume I and the operation guidance in the first chapter of The TLC Atlas of Chinese crude drugs in Chinese Pharmacopoeia [16]. The environment conditions in the lab is controlled, the temperature kept around at 20-25°C, relative humidity < 50%.

Sample application: appropriate amount of the sample solution and herbal reference substance (HRS) / chemical reference substance (CRS) / extractive reference substance (ERS) apply band-wise on the HPTLC silica gel plate. Band width: 8 mm, interval between bands: 4 mm; the sample-loaded plate is placed in a vacuum desiccator over P_2O_5 (anhydrous) till development for keeping the silica gel's activity.

Development

Ascending develops to 8 cm. T: 20-28°C, RH: 40% - 50%. (The developing chamber should be previous equilibration by the vapor of the mobile phase (solvent system) for 15 – 20 min, (put appropriate amount of solvent system in the one of the twin trough of the chamber beforehand).

Visualization

Dry the developed plate with hair dryer to remove the remnant solvent and visualize by means of spraying or dipping the corresponding reagents. Documentation is followed by using the appropriate facility such as TLC visualizer (CAMAG) or Digital camera (visual color image under white light).

Digital scanning

The profile of the HPTLC image can be digital scanned with corresponding software (the associated software installed in the TLC visualizer or other commercial independent software (e.g., Origin Pro) coupled with MS Excel or self-developed software for acquiring the image profile as well as the integrated of peaks area/height value.

The brief testing conditions of the species respectively listed in Table 1.

Documentation processing of post-chromatographic experiment

The herbal chromatographic image on the HPTLC plate can be instantly observed for identification. The general ensuing practice is to take photograph of the image via TLC visualizer or similar device for archiving. On the other hand, the HPTLC image can be scanned by means of TLC scanner to produce a curve profile with corresponding integration data (peak height/peak area) for quantitation. Alternatively the picture-like image photo, the permanent record which equals as viewing the HPTLC image on the plate, can do the same thing more rapid, low cost and convenient via software without any hardware. For ensuring the quality of the image photo, in addition to standardizing operation procedure of the experiment, the optical parameters for shot work should be carefully adjusted and recorded to ensure the photo as the original image as possible. Since the total chromatographic process goes under an open environment, some unexpected contamination possibly occurred when development and visualization, some requisite post-correction of the photo should be made appropriately through software. No matter how the image photo was processed, the resultant must closely resemble that of the direct real sight of the image.

Results

Bupleuri radix (*Chai- Hu*)

Visual differentiation of various species of *Bupleurum* [31,32]: The HPTLC fluorescence images of the roots of *Bupleurum chinense* DC (*Bei-Chai-Hu), B. scorzonerifolium* Willd (*Nan-Chai-Hu*), *B. falcatum* (San-Dao-Chai-Hu), *B. tenue* Huch. Ham. ex D. Don. (Xiao-Chai-Hu); *B. marginatum* Wall. ex DC. *var. stenophyllum* (Wolff) Shan et Y. Li (Xi-Zang-Chai-Hu), *B. marginatum* Wall. ex DC. (*Zhu-Ye-Chai-*

Chinese herbal drug	Sample solution	Developing solvent system	Visualization
Bupleuri radix (*Chai Hu*) [34,35]	ethanol extract (containing trace amount pyridine) – C18 cartridge clean-up – 80% eluate – methanol solution	dichloromethane-acetyl acetate- methanol-water (30:40:15:3)	Dimethylamino-benzaldehyde (DMAB) (2%) in sulfuric acid alcohol solution (10%), heat at 105°C for 1 min, observe fluorescence image
Forsythiae fructus (*Lian Qiao*) Unpublished data	ultrasonicate with acetone – methanol solution	(1) for higher polarity fraction:: chloroform – ethyl acetate – methanol – formic acid (30 : 5 : 10 : 1) (2) for lower polarity fraction: Toluene – ethyl acetate – 36% acetic acid (90 : 25 : 2)	10% sulphuric acid in ethanol, heated at 105°C until the bands color are distinct enough, examine the visible color images under day light and the fluorescence images under UV light at 366 nm.
Rehmanniae radix (*Di-Huang*) [37]	ultrosonicate at 40°C - centrifuge for 10 minutes (4000 r/min), use the supernatant as sample solution.	dichloromethane-ethyl acetate-methanol-water-glacial acetic acid (8:4:7:1:1)	2% anisaldehyde in 5% sulphuric acid ethanol solution, heat at 105°C until the color of the bands are clearly visible.
Salviae miltiorrhizae radix (*Dan Shen*) Unpublished data	• Lipophilic fraction: ultrasonicate with ethyl acetate extract – ethyl acetate solution; • Hydrophilic fraction: ultrasonic extract at 60°C with water, the filtrate added small amount 10% HCl, extracted by ethyl acetate – ethyl acetate solution	• Lipophilic fraction: n-Hexane - ethyl acetate - formic acid (30:10:0.5); • Hydrophilic fraction: toluene- ethyl acetate – methanol – formic acid (5:4:0.5 : 2)	• Lipophilic fraction: visible color image under day light; fluorescence-quenching image under UV 254 nm light • Hydrophilic fraction: 5%vanillin/conc. H_2SO_4 reagent; visible color image under day light;

Table 1: HPTLC experiment conditions of the species exemplified in this paper.

Citation: Xie PS, Sun S, Xu S, Guo L (2014) Value the Unique Merit of HPTLC Image Analysis and Extending its Performance by Digitalization for Herbal Medicines Quality Control. J Chromatograph Separat Techniq 5: 249. doi:10.4172/2157-7064.1000249

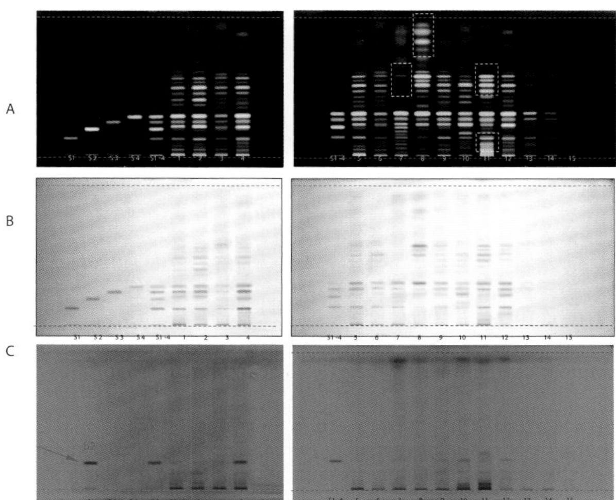

Figure 1: HPTLC image of Bupleuri radix (Chai-Hu)*. (A) HPTLC fluorescence image (365nm); (B) HPTLC visible color image; (C) HPTLC fluorescence-quenching image (254 nm), (saikosaponin b2 can be detected under UV 254nm as a fluorescence-quenching band). (S1): saikosaponin f; (S2) saikosaponin b2; (S3) saikosaponin a; (S4) saikosaponin d; (1)(2)(5): Bupleurum chinese, (3) (6):B. scorzonerifolium, (4) B. falcatum, (7) B. longiradiatum, (8) B.marginatum, (9) B. poly clonum, (10) B. wenchuanese, (11) B. marginatum var. stenophyllum, (12) B. falcatum, (13) B. yinchowense, (14) B. simithii var. parvifolium, (15) B. tenue.

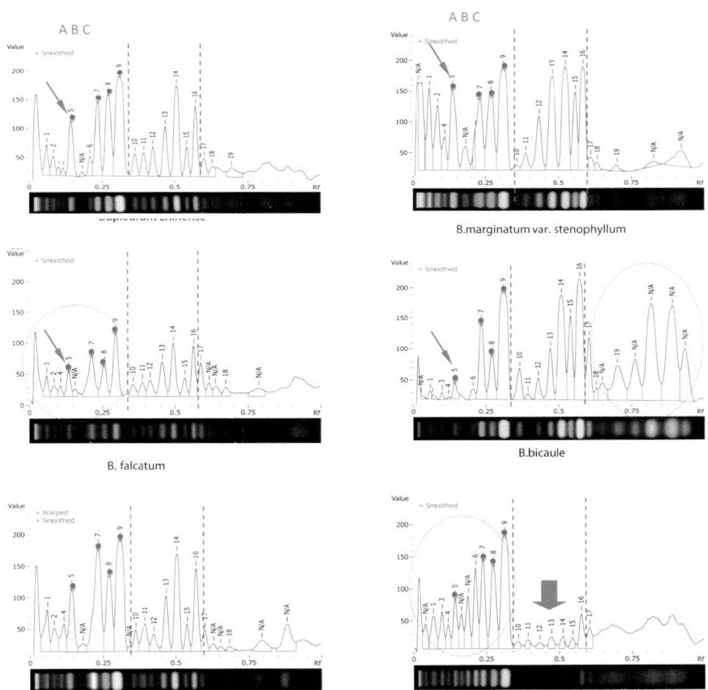

Figure 2: HPTLC fluorescence images and corresponding digital scanning profiles of 6 species of Bupleuri radix. (A): main saikosaponins region; (B): inter-species identifier region; (C) low-polarity ingredients region (cf. Figure 1).

Citation: Xie PS, Sun S, Xu S, Guo L (2014) Value the Unique Merit of HPTLC Image Analysis and Extending its Performance by Digitalization for Herbal Medicines Quality Control. J Chromatograph Separat Techniq 5: 249. doi:10.4172/2157-7064.1000249

Hu), *B. longiradiatum* Turcz (*Da-Ye-Chai-Hu*), *B. polyclonum* Y. Li et S. L. Pan (*Duo-Zhi-Chai-Hu*), *B. Wenchuanense* Shan et Y. Li (*Wen-Chuan-Chai-Hu*), *B. yinchowense* Shan et Y. Li (*Yin-Zhou-Chai-Hu*), *B. simithii* Wolff. *var. parvifolia* Shan et Y. Li (*Xiao-Ye-Yin-Chai-Hu*) are demonstrated as Figures 1 and 2.

The major hydrophilic bioactive ingredient in *Chai-Hu* roots is triterpenoid saponin named saikosaponin which can generate fluorescence under UV 365 nm whilst spraying the Reagent of Dimethylamino-benzoic acid (DMAB) (2% in sulfuric acid 10 % alcohol solution on the Plate). The formed HPTLC fluorescence color images of saikosaponins under UV 365 nm light illustrated the components composition of various species of Bupleurum (Figure 1). For easy recognition, the whole images are divided into three regions. Region (A) includes 9 peaks of the main saponins, all tested species share the common features, and except the root of *B. longiradiatum* contains more 2 peaks than the others. The digital scanning profiles of those images can be quantifiably compared the different concentration distribution among the tested species (Figure 2). Region (B) assigned as inter-species identifier. The peaks abundance in the image of *B.marginatum* var. *stenophyllum* is the highest and *B. longiradiatum* the lowest. Region (C) contains the low-polar ingredients, *B. bicauli* express specifically six stronger peaks in this region, and the species had barely some small irregular heaves in the profiles. All the features disclosed in the image and the corresponding digital scanning profiles.

Forthysiae fructus (*Lian-Qiao*)

Extended view of the detectable bioactive ingredients of *Lian-Qiao* by means of the seamless association of two fractions of HPTLC images: Forsythoside A and Forsythin (phyllyrin) are the main bioactive components of phenylethanol and lignan derivatives in Forsythiae fructus ('*Lian-Qiao*'). A HPTLC with the solvent system (A). Table 1 distinguishes clearly the two components in the fingerprint (image plus scanning curve profile) of phenylethanols fraction, but the low polar bioactive compounds crowd on the front edge of the image. As conventional practice, that part on the front edge would be neglected. But it involves bioactive ingredients too. For separation of such crowded constituents, the sample was dedicatedly developed on another plate by using solvent system (B) (Table 1). Connecting the two HPTLC images and their profiles constitutes the intact HPTLC fingerprint of '*Lian-Qiao*'. So the assessment of quality of *Lian-Qiao* is obviously far meaningful than the single image let alone the selecting one or two marker for identifiation. There are two grades of *Lian-Qiao*: the immature fruits (*Qing-Qiao*; "*Qing*" means immature here) and mature fruits (*Lao-Qiao*; "*Lao*" means aged, mature). The images of both polarities show that the *Qing-Qiao* contains consistent higher contents than that in the mature fruits (*Lao-Qiao*) (Figure 3). In methodology view, this example focus on how to select the boundary line to divided the two polarities fractions to ensure no overlapping of the components in the two fractions. From view point of herbal drugs application, it is obviously that content-consistent '*Qing-Qaio*' (immature fruits) is better than the '*Lao-Qiao*' (mature fruits).

Rehmanniae radix (*Di-Huang*)

Reveal the relationship between the dynamic change of the bioactive constituents and the transformation of "drug property" between the sun-dried drug and the steaming-processed drug.

Rehmanniae radix (*Di-Huang*) is the tuberous roots of *Rehmannia glutinosa* Libosch, belonging to the family Scrophulariaceae. There are two grades of *Di-Huang* available in the market: Sun-dried or mediate-heating dried drug (*Sheng-Di-Huang*, '*Sheng*' means raw) and steam-heating processed drug (*Shu-Di-Huang*, '*Shu*' means processed). The two kinds of *Di-Huang* have different clinical efficacy according to the traditional Chinese medicine's experience due to their different 'medical properties'. It was described that the '*Sheng-Di-Huang*' has 'cold' property and the *Shu-Di-Huang* has a 'warm' property. The change in herbal 'property' from 'cold' to 'warm' implies that some significant alteration of the inherent secondary metabolites in *Di-Huang* roots occurs before and after the steam-heating processing

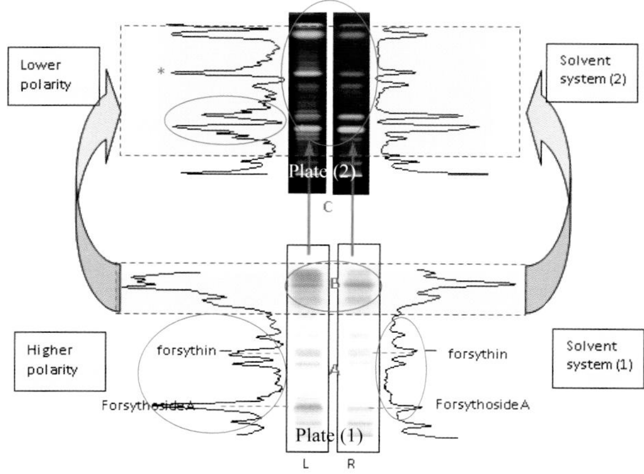

Figure 3: Extending separation capacity of HPTLC image and digital scanning profile of Forthysiae fructus with two plates associated seamlessly.
(L) immature fruits ('Qing-Qiao') **(R)** mature fruits ('Lao-Qiao')
A: visible color image; higher polarity fraction developed with solvent system (1);
B: lower-polarity fraction, squeezed on the front of the image (A);
C: fluorescence image of **B** (lower polarity fraction) developed with solvent system (2

Citation: Xie PS, Sun S, Xu S, Guo L (2014) Value the Unique Merit of HPTLC Image Analysis and Extending its Performance by Digitalization for Herbal Medicines Quality Control. J Chromatograph Separat Techniq 5: 249. doi:10.4172/2157-7064.1000249

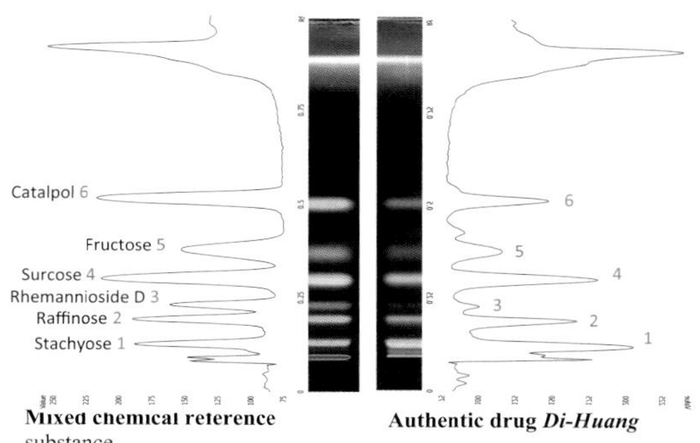

Figure 4: HPTLC images and digital scanning profiles Crude drug *Di-Huang*. Peaks: (1) stachyose; (2) raffinose; (3) rhemannioside D; (4) sucrose; (5) fructose; (6) catalpol

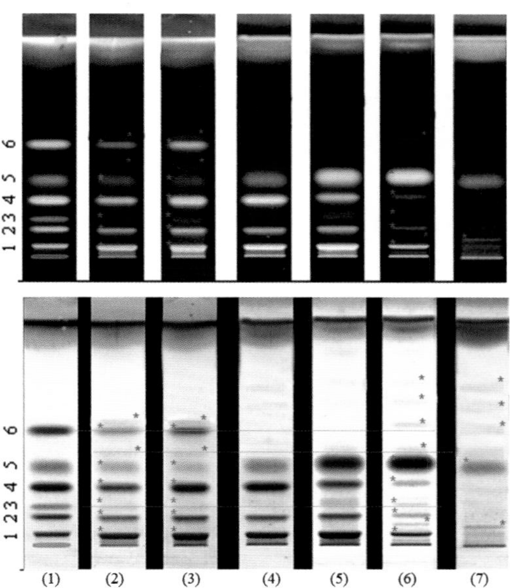

Figure 5: The HPTLC images of '*Di-Huang*' are divided four grades. (The figure below is the inverted color image from the upper fluorescence figure for more easy comparison), Track (1) Chemical reference substances: (1) stachyose, (2) raffinose, (3) rehmannioside D, (4) sucrose, (5) fructose, (6) catalpol Track (2) authentic sample of '*Sheng-Di-Huang*'; Track (3) commercial sample of '*Sheng-Di-Huang*' Track (4) similar appearance of the crude drug with the authentic sample (2) pattern, but catalpol exceptionally disappeared and the rehmanioside D was very weak. (cf. Figure 4) Track (5) – (6) the crude drugs appearances and the HPTLC pattern of the commercial samples were up to the description of '*Shu-Di-Huang*' in Chinese Pharmacopoeia, but the extent of hydrolysis of the saccharides differ, the monosaccharide – fructose increased drastically. Note that the stachyose (band 1) was relatively more stable than the others. Track (7) an over-steaming-processed sample of '*Shu-Di-Huang*', almost all the major ingredients disappeared or only residual amounts remained, but fructose being abundant. The blue stars marked in the invert color images (the figure below) showed some weak chemicals which are almost hard to be recognized under deep color background in the original fluorescence image.

cycles. The HPTLC images of *Di-Huang* unfolded the dynamic change of the iridoid glycosides and oligosaccharides, the two major bioactive constituents, from *Sheng-Di-Huang* to *Shu-Di-Huang*. The HPTLC fingerprints showed that the iridoids represented by catalpol in *Sheng-Di-Huang* could be easily decomposed by steam-heating, even disappeared in *Shu-Di-Huang*. The oligosaccharides including stachyose (tetrasaccharide), raffinose (trisaccharide) were gradually hydrolyzed into sucrose (disaccharide) and glucose and fructose (monosaccharide) by successive steam-heating cycles. But the stachyose was hydrolyzed steadily, hence it still existed in the proper processed roots, nevertheless the others disappeared from the fingerprint (Figures 4 and 5). Referring to bioactive research as reported in the literature, it could be understood the iridoids ingredients in *Sheng-Di-Huang* expressed mainly the 'cold' property, and the stachyose is the prime component in *Shu-Di-Huang* exerts seemingly the role of the 'warm' property [33].

Observation in depth will find the traditional processing method being uncontrollable so as to be difficult ensuring the consistent composition. The Principal Component Analysis (PCA) of the samples tested showed the dynamic change trends (Figure 6). It hints that the steam-heating process of *Di-Huang* should be improved to keep the oligosaccharides pattern consistent in the final processed entities (*Shu-Di-Huang*).

Salviae miltiorrhizae radix (*Dan-Shen*)

Comprehensive quality assessment of by multi-levels HPTLC fingerprint analysis: There are two kinds of bioactive compounds, diterpene quinones derivatives (lipophilic) and mono- and poly-phenols (hydrophilic) in the roots (Figure 7). As a cost/effective offline HPTLC technique plays the role for comprehensive control the quality in a holistic manner. The common patterns of the images both lipophilic and hydrophilic ingredients in *Dan-Shen* serve as the chemical fingerprint. Comparative observation disclosed The image pattern are very similar within the same species (Salvia *miltiorrhizae*),

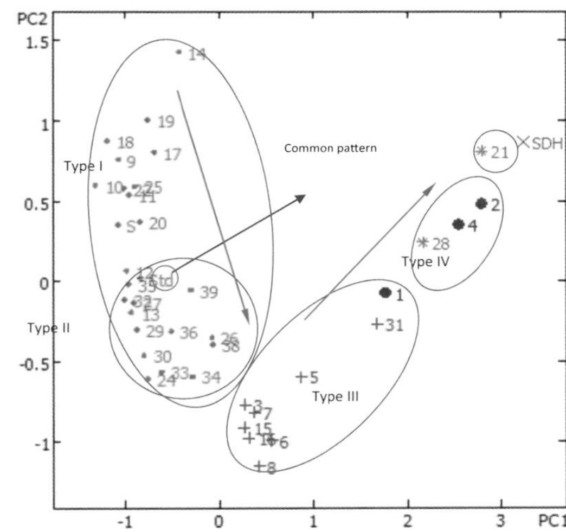

Figure 6: PCA projection plot of HPTLC fingerprint of *Di-Huang*. The dynamic change of the oligosaccharides accompanying the steam-processing caused some samples distance from the common pattern. The more lasting the steam-heating times, the more severe of hydrolysis of raffinose and sucrose into fructose will be. But the stachyose relatively stable (cf. Figure 5).

Citation: Xie PS, Sun S, Xu S, Guo L (2014) Value the Unique Merit of HPTLC Image Analysis and Extending its Performance by Digitalization for Herbal Medicines Quality Control. J Chromatograph Separat Techniq 5: 249. doi:10.4172/2157-7064.1000249

A B C D

E F G H

Figure 7: Chemical structure of major bioactive components in *Dan-Shen.* (A) Danshinone IIA; (B) Danshinone I; (C) Cryptotansheninone; (D) Dihydrotanshenone; (E) Salvanolic acid B; (F) Danshensu; (G) Rosmarinic acid; (H) protocatechualdehyde.

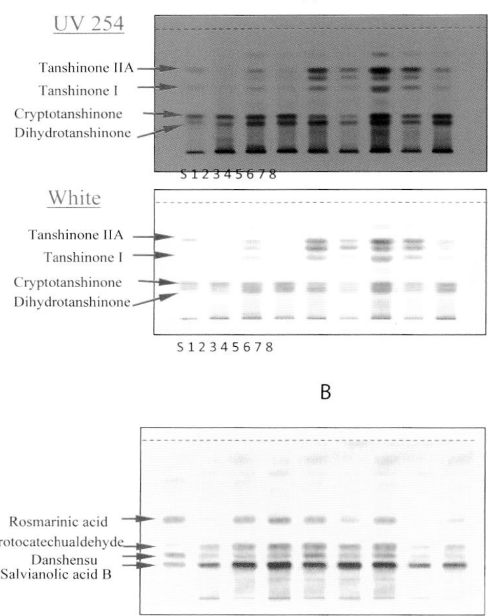

Figure 8: HPTLC fluorescence-quenching images and visible color images of *Dan-Shen.*
(A): Lipophilic fraction (fluorescence-quenching images and visible color images); (B): Hydrophilic fraction (visible color image); Track (S): CRS for lipophilic (upward): dihydrotanshenone. Cryptotanshenone, tanshenone I, tanshenone IIA; CRS for hydrophilic (upward): salvianolic acid B, danshensu, protocatechualdehyde, rosmarinic acid. Sample: (1) – (7) commercial samples of *Dan-Shen*; (8) authenticated Salvia multiorrhizae Radix (*Dan-Shen*).

but the concentration of the ingredients differ. That showed lower concentration should be inferior commerce. The patterns among different species (*S. militirrhizae, S.militirrhizae f. alba, S.prezewalski, S. castanea f. tomentosa*) are diverse each other. The associated two (lipophilic and hydrophilic ingredients) images strengthen the specificity for identification (Figures 8 and 9).

Discussion

1. A colorful picture-like HPTLC image of the herbal drugs is the unique advantage compared with the column chromatography. The examples in this paper demonstrated the vivid image is visually recognized and evaluated the quality in parallel among the various samples on the same plate. Particularly the subtle but significant specific part in some kindred species such as differenciation between the roots *Astraglus membranaceus* (AM; *Mo-jia-Huang-Qi*) and *A. membranaceus var. mongholicus* (AMM; *Meng-Gu-Huang-Qi*) in the HPTLC images counts on the subtle difference in the middle part of the images, which is hard to be literal described (Figure 10). Hence the elaborated high quality of HPTLC image is the vital prerequisite.
2. Offline operation of HPTLC is often daunting to the inadequate-trained practitioners. But the other side of offline makes flexible selection of the solvent systems (mobile phase), thus the separation would be much more selective and specific (Figure 11). Opposite to Reverse-phase HPLC, medium-polar to non-polar compounds are separated more effectively by HPTLC, so both HPTLC and HPLC are complementary separation techniques.
3. In HPTLC, the vapors of the solvent systems in the chamber also participates the chromatographic behavior and afford unique influence on the separation. Hence the solvent vapor is the 'third phase (vapor phase)' in addition to the mobile phase (solvent system) and the stationary phase (silica gel). That is the reason why the chamber often needs to be equilibrated with the solvent mixture for a certain time before developing in most cases [2].

Citation: Xie PS, Sun S, Xu S, Guo L (2014) Value the Unique Merit of HPTLC Image Analysis and Extending its Performance by Digitalization for Herbal Medicines Quality Control. J Chromatograph Separat Techniq 5: 249. doi:10.4172/2157-7064.1000249

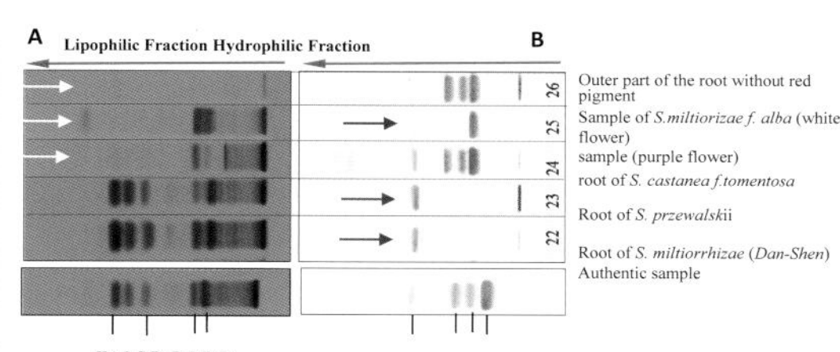

Figure 9: Differentiation among various species of *Dan-Shen* (Salvia spp.).
(A): Lipophilic fraction (fluorescence-quenching images);
(B): Hydrophilic fraction (visible color images)
CRS for lipophilic: (IIA) tanshenone IIA; (I) tanshenone I; (Dt) dihydrotanshenone; (C) Cryptotanshenone
CRS for hydrophilic: (B) salvianolic acid B; (D) danshensu; (P) protocatechualdehyde; (R) rosmarinic acid
Sample: (1) authenticated Salvia multiorrhizae Radix (*Dan-Shen*); (22)-(26) different species of *Salvia*.

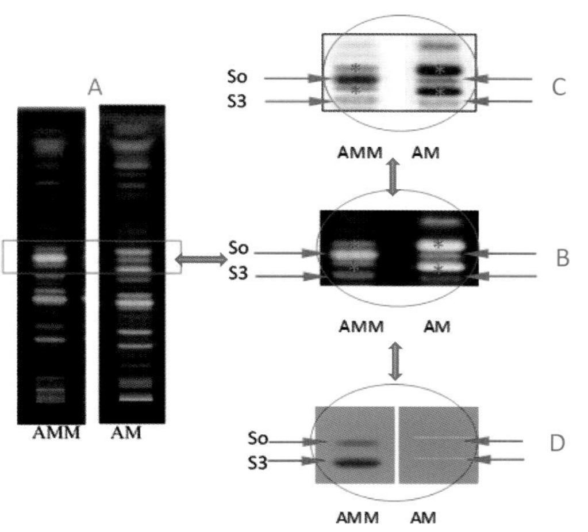

Figure 10: Partial detail of HPTLC image of the roots of two species of Astragalus (*Huang-Qi*) to show distinction between the two species: AMM = Astragalus membranaceus var. mongholicus; AM = Astragalus membranaceus (S_3) calyosin-7-O-glucoside; (So) ononin.
A: HPTLC fluorescence images of (L) Astragulus membranaceus (AM) and (R) A. membranaceus var. mongholicus (AMM)
B: Partial images of (A): The partial fraction of (A): AMM showed distinct light greyish-green fluorescence band of ononin (So), and greyish blue fluorescence band of clyosin-7-glucoside (S3); but AM showed two obvious light orange fluorescence bands of saponins (*), (So) and (S3) are very weak.
C: The invert color of image transferred from image (B) for clearer discern. AMM: the band (So) turned to dark purple color, (S3) turned to weak brownish yellow; AM: two saponin bands (*) turn to greyish blue color, (So) and (S3) are shallow.
D: The fluorescence-quenching image on silica gel 254 plate. The distinct fluorescence quenching bands of calyosin-7-glucoside (S3) and ononin (So) under UV 254 light in AMM are obvious but hard observed in AM.

4. The routine HPTLC can generally provide a better image of medium polarity components, but the low polarity components is often jam-packed on the front edge of the solvent on the plate by using the same solvent system. For disclosing the low polarity substances squeezed on the front edge on the first plate, the second development with suitable solvent system on another plate should be done to achieve the purpose. Hence the boundary of the both higher and lower polarity fractions must be defined in case unexpected overlap. The two images together virtually doubled the plate length. Seamless association of the two images constitutes the 'whole view' of the detectable bioactive compounds (Fig. 3). Generally, the bigger the gap between the two polarities fractions, the more easily affirming the boundary between both, then the more clarity of the whole image is recognized.

5. Multiple levels of visualization of the HPTLC image is another benefit for chromatographic identification. There are a lot of chemical reagents which react with the various metabolic compounds in the images of the herbals, various visible color, fluorescence as well as fluorescence-quenching HPTLC images can then be obtained. Two kinds of chemical reagents, the general reagents and special reagents, can fit to react with various categories of compounds [34]. For pilot screening test, multiple levels of visualized image can be produced on the same plate by means of spraying several reagents one-by-one sequentially if only the used reagents without interference each other. For example, it can be observed sequentially multiple levels of images from the same plate: (1) the compounds' original color image (e.g., some pigments), (2) fluorescence-quenching image (Silica gel 254 plate for aromatic compounds, observed under UV 254 nm), (3) the compounds original fluorescence image (UV 366nm, e.g., berberine, quinine, coumarins), (4) fumigating with ammonia vapor (some flavonoids, coumarins, anthroquinones), (5) spraying $AlCl_3$ reagent (some flavonoids, phenols), (5) then spraying selected $FeCl_3$ reagent (for mono- or poly-phenols) or Dragendorff reagent (alkaloids) or sulfuric acid ethanol/water solution (general reagent, generating fluorescence image of some of triterpenoids, steroids, saponins, some flavonoids, coumarins, saccharides observed under UV

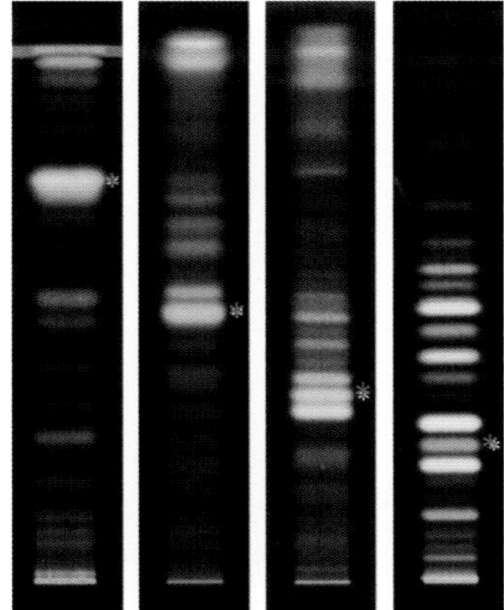

Figure 11: Comparison of different mobile phases used in the TLC analysis of Bupleurum. (The asterisk symbol shows the location of **saikosaponin a**).
1: chloroform-methanol-water (7:2:0.2);
2: ethyl acetate-methanol-water (8:2:1);
3: chloroform-ethyl acetate- methanol-water-acetic acid (20:40:22:9.5:0.5); lower layer after layering at 10°C
4: chloroform-ethyl acetate-methanol-water (20:40:20:10); lower layer after layering at 10°C.

366 nm) or vanillin or anisaldehyde/sulfuric acid (essential oils, saponins, saccharides) etc. [33]. Then the acquired successively various images can be investigated and documented sequentially on one plate. Thereby the multiple levels information (the possible compounds detected, the suitability of the mobile phase), positive or negative, in a very rapid, cost/effective way. It is most useful in screening pilot test for herbal drugs samples.

6. The obvious benefit is of easy-doing, low cost, no time bound, and suitable in general herbal laboratories, in-process quality control of the herbal industry and surveillance in the market. If using calibrated Extractive Reference Substance (ERS) replace the pure chemical standard substance as the external standard, it can be used for not only quantitative assay, but also for integrative quantifiable fingerprint analysis [35]. Furthermore, the infographic obtained from all the image and the corresponding parameters is aided by chemometric analysis makes the quality evaluation more legible (Figure 6).

Conclusion

By comparison, HPLC is mainly reversed phase chromatography suitable for analyzing higher or medium polarity compounds. The opposite, HPTLC is mainly normal phase chromatography in an open system. It is adept at separation of lower and medium polar compounds. Particularly, facing the complicated chemical composition in the herbal drugs, there are too many unknown ingredients to be separated satisfactory with any single separation technique as routine analysis. The both chromatographic techniques are complementary. Any undervaluing the merits of HPTLC should be unadvisable.

A satisfactory and reproducible experiment relies on the standardized operation, qualified instrument and relative consistent environment condition. In addition to the TLC ADC apparatus (CAMAG, Mutenz, Switzerland) for controlling the relative humidity, A well-designed small customized lab with controllable temperature and relative humidity will be easily assembled within about 10 m^2 area for keeping a consistent environmental condition. Anyway, the most important is the practitioners should participate a short-term pre-job-training by the eligible tutors.

Acknowledgement

The author thanks Yu-zhen Yan, He-ping Liu, Yu Zhao, for their contribution on the experimental works cited in this paper.

References

1. Geiss F (1987) Fundamentals of Thin Layer Chromatography. Huethig, Heidelberg.
2. Geiss F (1988) Role of the Vapor Phase in Planar Chromatography. J Planar Chromatogr – Mod TLC 1: 102.
3. Sherma J, Fried B (1991) Handbook of Thin Layer Chromatography. Marcel Dekker Inc., New York.
4. Kaiser RE (1988) Scope & Limitation of Modern Planar Chromatography. J Planar Chromatogr – Modern TLC 1: 182.
5. Sun YQ, et al. (1990) Thin layer chromatography scanning and its application in pharmaceutical analysis. Beijing. People's Medical Publishing House, Beijing, China.
6. Nyiredy S, Dallenbach-Toelke K, Sticher O (1988) The 'PRISMA' Optimization System in Planar Chromatography. J Planar Chromatogr – Modern TLC 1: 336.
7. Peishan X, Yuzhen Y (1987) HPTLC fingerprint identification of commercial ginseng drugs - reinvestigation of HPTLC of ginsenosides. Journal of High Resolution Chromatography and Chromatography Communication 10: 607-613.
8. Peishan X, Yuzhen Y, Haoquan Q, Qiaoling L (2001) Fluorophotometric thin-layer chromatography of ginkgo terpenes by postchromatographic thermochemical derivatization and quality survey of commercial ginkgo products. J AOAC Int 84: 1232-1241.
9. Fenimore DC, Davis CM (1981) High performance thin layer chromatography. Anal Chem 53: 252A–266A.
10. Peishan X, Yuzhen Y (1992) Optimization of the TLC of Proberberine Alkaloids and Fingerprint evaluation of the Coptis Rhizome [J]. J Planar Chromatogr - Modern TLC 5: 302 – 307.
11. Shrikumar S, Maheswari MU, Suganthi A, Ravi TK (2006) The growth of pharmaceutical industry is based on continuing success in producing new products whether they are used as therapeutic or prophylactic agents. The role of R&D is pivotal in this endeavor. Pharmainfo net.
12. Schibli A, Reich E (2005) Modern TLC: A Key Technique for Identification and Quality Control of Botanicals and Dietary Supplements. J Planar Chromatogr - Modern TLC 18: 34 -38.
13. Upton RT (2010) Use of high-performance thin layer chromatography by the American Herbal Pharmacopoeia. J AOAC Int 93: 1349-1354.
14. Reich E (2000) Chromatography: Thin-Layer (Planar). Historical Development, Reference Module in chemistry, molecular Science and chemical Engineering. Encyclopedia of Separation Science 834-839.
15. Kunle OF, Egharevba HO, Ahmadu PO (2012) Standardization of herbal medicines - A review, International Journal of Biodiversity and Conservation.
16. Peishan X, Zhong-zhi Q (2009) TLC Atlas of Chinese Crude Drugs in Pharmacopoeia of the People's Republic of China. Chinese Pharmacopoeia Commission. People's Medical Publishing House.
17. Xie PS, Leung AY (2009) Understanding the traditional aspect of Chinese medicine in order to achieve meaningful quality control of Chinese materia medica. J Chromatogr A 1216: 1933-1940.
18. Renger S (2000) Thin-Layer (Planar) Chromatography. Encyclopedia of Separation Science.
19. Wall PE (2000) Chromatography:Thin-Layer (Palnar) Spray Reagents. Reference Module in Chemistry, Molecular Science and Chemical Engineering. Encyclopedia of Seperation Science.
20. Wall PE (2000) Chromatography: Thin-Layer (Planar) |Densitometry and image Analysis, Reference Module in Chemistry, Molecular Science and Chemical Engineering, Encyclopedia of Seperation Science.
21. Biringanine G, Chiarelli MT, Faes M, Duez P (2006) A validation protocol for the HPTLC standardization of herbal products: application to the determination of acteoside in leaves of Plantago palmata Hook. f.s. Talanta 69: 418-424.
22. Rajani M, Kanaki NS (2008) Phytochemical standardization of herbal drugs and polyherbal formulations. Bioactive Molecules and Medicinal Plants. Springer, India.
23. Jain A, Lodhi S, Singhai AK (2009) Simultaneous estimation of quercetin and rutin in Tephrosia purpurea Pers by high performance thin layer chromatography. Asian J Tradit Med 4: 104-109.
24. Rajkumar T, Sinha BN (2010) Chromatographic fingerprint analysis of budmunchiamines in Albizia amara by HPTLC technique. Int J Res in Pharma Sci 3: 313.
25. Butz S, Stan HJ (1995) Screening of 265 pesticides in water by Thin-Lyer Chromatography with automated Multiple Development. Anal Chem 67: 620-630.
26. Ram M, Abdin MZ, Khan MA, Jha P (2011) HPTLC Fingerprint Analysis: A Quality Control for Authentication of Herbal Phytochemicals. High-Performance Thin-Layer Chromatography (HPTLC) 201: 105-116.
27. Milojkovic-Opsenica D, Ristivojevic P, Andric F, Trifkovic J (2014) Planar chromatographic systems in pattern recognition and fingerprint analysis. J Chemometrics.
28. Peishan X, Yuzhen Y, Haoquan Q, Qiaoling L (2001) Fluorophotometric Thin-Layer Chromatography of Ginkgo Terpenes by Postchromatographic Thermochemical Derivatization and Quality Survey of Commercial Ginkgo Products. J AOAC Int 84: 1232-1241.
29. Peishan X, Zhongzhi Q (2009) TLC Atlas of Chinese Crude Drugs in Pharmacopoeia of People's Republic of China. (English Edition), People's Medical Publishing House, Beijing, China.

Citation: Xie PS, Sun S, Xu S, Guo L (2014) Value the Unique Merit of HPTLC Image Analysis and Extending its Performance by Digitalization for Herbal Medicines Quality Control. J Chromatograph Separat Techniq 5: 249. doi:10.4172/2157-7064.1000249

30. Peishan X, Yuzhen Y (1992) Optimization of the TLC of Proberberine Alkaloids and Fingerprint evaluation of the Coptis Rhizome [J]. Journal of Planar Chromatography - Modern TLC 5: 302-307.

31. Tian RT, Xie PS, Liu HP (2009) Evaluation of traditional Chinese herbal medicine: Chaihu (Bupleuri Radix) by both high-performance liquid chromatographic and high-performance thin-layer chromatographic fingerprint and chemometric analysis. J Chromatogr A 1216: 2150-2155.

32. Liu HP, Xie PS, Tian RT (2008) HPTLC fingerprint analysis of bupleurum spp. (*Chai-Hu*) (Chinese). Trad Chin Drug Res & Clin Pharmacol 19: 39-42.

33. Xie PS, Guo LG, Zhao Y, Bensky D, Stoeger E (2014) Searching the clue of the relationship between the alteration of bioactive ingredients and the herbal 'property' transformation from raw Rehmanniae radix (Sheng-Di-Huang) to steam-heating-processed Rehmanniae radix (Shu-Di-Huang) by chromatographic fingerprint analysis. Chinese Medicine 5: 47-60.

34. Jork H, Funk W, Fischer W, Wimmer H (1990) Thin Layer Chromaatography. Physical and Chemical Detection Methods. VCH, Weinheim.

35. Xie PS, Ma SC, Tu PF, Wang ZT, Stoeger E, et al. (2013) The Prospect of Application of Extractive Reference Substance of Chinese Herbal medicines. Chinese Medicines 4: 125-136.

Citation: Xie PS, Sun S, Xu S, Guo L (2014) Value the Unique Merit of HPTLC Image Analysis and Extending its Performance by Digitalization for Herbal Medicines Quality Control. J Chromatograph Separat Techniq 5: 249. doi:10.4172/2157-7064.1000249

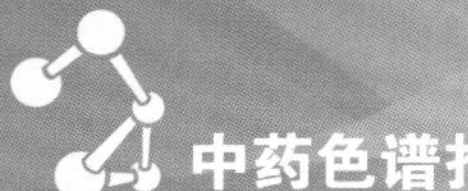

Chapter

Back to the future in quality control of Chinese herbal medicines

Peishan Xie [1] [a,b] Shaoping Li [2] [c,d]

a) Guangdong Union Biochemical Development Co. Ltd, China. b) Macau Institute for Applied research of Medicine and Health, Macao University of Science and Technology, Macao, SAR, China; c) Institute of Chinese Medical Science, University of Macau, Macao SAR, China d) State Key Laboratory of Quality Research in Chinese Medicine, University of Macau, Macao SAR, China

Abstract

Effective quality control of Chinese materia medica (CMM) has always been the priority for modernization of traditional Chinese medicine (TCM). Since the last 60's, quality control of CMM is based on monographs stipulated in the Chinese Pharmacopoeia (ChP). In general, the analysis is focusing on physical characteristics of the crude drug such as appearance, taste and odor, plus single marker assay and identification. This is modeled after pharmacopoeias in western countries and has been put into practice ever since. Considering the number of chemical entities present, the single marker model is hardly sufficient to evaluate the inherent quality of CMM. The creative utilization of herbal extracts as reference materials began to emerge in the 90's in official ChP, where TLC images were used for comparative identification rather than single markers. In the beginning of the 21st century, chromatographic fingerprinting technique is preferred amongst herbal analysts and now in steady progress. Simultaneous determination of multiple components is also a trend. The advance in molecular biology and pharmacology in recent years lure the herbal analysts in attempt to establish the relation between chemical profile and TCM's efficacy. But how the current single-molecule-targeted biological and pharmacological science meets the feature of synergistic mechanism of multiple ingredients of CMM is serious challenging. The advantages and disadvantages of different quality control models will be discussed further in this chapter.

1 xiepsnew@163.com
2 SPLi@umac.mo

Peishan Xie Shaoping Li

1 Introduction

The quality of Chinese Materia Medica (CMM) is fundamental for all facets related to the modernization of Traditional Chinese Medicine (TCM). Authenticated species and reliable quality is the basic requirement for any meaningful research. The elementary quality requirements of commonly used traditional Chinese medicines have been stipulated in the Chinese Pharmacopoeia (ChP). All raw materials of CMM and their related products in the market are governed by the regulatory authority according to the specifications in ChP. Despite the regulations, quality issues still cannot be resolved. Artificial adulterants, species confusion and improper processing of CMM slices for decoction (Yin Pian) and declined chemical contents are commonly encountered [1] . This presents a very challenging outlook for the modernization of TCM in future. If the origin or the quality of a plant cannot be affirmed, scientific research or clinical evaluation of the plant will not be meaningful.

In general, there is a time lag between technology development and modification of CMM specification in ChP. During the middle of last century, ChP has officially established a series of specifications applicable to commonly used CMMs. This approach is modeled after western pharmacopoeia such as British Pharmacopoeia for western herbal drugs since early 60th last century. This involves the selection of one or two chemical markers to determine the quality of the herb. This practice has been taken for granted for a long time. But for TCM practitioners who prescribe herbal medicine base on the intactness and the synergistic effect of multiple ingredients of the herbs, one single chemical entity is hardly sufficient to evaluate the quality of a particular herb. Hence, professional consensus seems to have shifted from single chemical marker oriented to comprehensive testing of the bioactive fraction or the total detectable ingredients analysis. Since the beginning of the century, chromatographic fingerprinting analysis and simultaneous chromatographic determination of multiple ingredients has emerged. Along with rapid development of biological and analytical technology, scientists are eager to unveil the mystery of TCM by exploring the relationship between synergistic bioactivity and chemical pattern. This chapter will address the current status and future perspectives of quality control of CMM.

2 Reductive versus Holistic

In modern Western medicine, the therapeutic aim is to antagonize pathological targets or eliminate pathogenetic factors to restore health, whereas in TCM, in addition to disease treatment, TCM does care about a person's well-being to achieve a harmony between either the interdependent multi-channel and multi-organ levels or human and environment. TCM does not focus solely on the disease defined by specific pathological changes as Western medicine does, but instead concentrates on the overall functional state of the patient. The diagnostic methodology of Western medicine focuses on the person's disease, but that of TCM focuses on the diseased person [2] . TCM is not just simply a medical system perceived by the west, "but a branch of philosophy and healing art, an important part of Chinese culture. Devoid of that culture context, it would be like a tree without roots" [3] . For example the Chinese herbal drugs, Coptis Rhizome (*Huanglian*) and Phellodendri Cortex (*Huangbo*), both contain mainly the alkaloid berberine, but the bioactive function differs from each other. Coptis Rhizome (*Huanglian*), according to TCM theory and practice, is for clearing the "abnormal hotness" in the middle part of the body; while Phellodendri Cortex (*Huangbo*) is for removing "dampness" and clearing "evil hotness" in the lower part of the body [4] . Cinnamon twig and cinnamon bark, the different part of the same tree – Cinnamomum cassia – share the same major chemical compound – cinnamaldehyde in their essential oils, the function of the twig is for "dissipating cold"; while the bark provides tonic to the "deficient kidney." It is apparent that berberine or cinnamaldehyde in combination with other ingredients exert a synergistic effect to achieve the desired therapeutic objective. It would be difficult for western modern science to comprehend and explain this phenomenon in conventional scientific terms. This clearly demonstrates that the reductive manner of utilizing one or two chemical markers (in this case, berberine and cinnamaldehyde) for quality control of CMM is insufficient, while taking the holistic approach may be more meaningful to assess herbal quality more comprehensively. For better quality control of CMM, the total specific chemical composition should be taken as the characteristics of the given species and appropriate analytical methods should be applied accordingly. For meaningful assessing quality, understanding the unique features of TCM is necessary [5] .

2.1 Integrity (Intactness)

TCM considers each CMM (plants, animals, minerals) as an indivisible entity. Prior to the development of analytical technology, herbs can only be identified through organoleptic characteristics (odor, taste, color and appearance) without any knowledge of chemical composition. Despite modern scientific studies, the effect of herbal medicine can only be attributed the holistic effect of the herb; various known and unknown ingredients act putatively in concert to produce the desired efficacy. This is also the basis and history that TCM professionals rely upon in their practice. To define the role of any one chemical molecule in producing the complex efficacy is almost not possible, nor would it fit into the TCM approach [6] . Therefore, in assessing the quality of a herb, it might be more realistic to focus on the intact ingredients and specific pattern of chemical compositions. As we understand that same species of a herb share the same common pattern of chemical composition and this would allow researchers to conduct qualitative and quantitative analysis more comprehensively.

2.2 Ambiguity (Fuzziness)

The concentrations of chemical ingredients in specific chemical pattern in a given species may fluctuate in a rather wide range among various samples due to internal and external environmental factors. So the concept of "exact identity" of the chemical composition is not appropriate among samples of intra species, rather "similarity' should be emphasized during assessing the quality. The allowance of the fluctuation must be settled by visual view combined with chemometric calculation.

The features both intactness and fuzziness of CMM lead the way of comprehensive assessing and control the quality[6].

3 Divergence or Convergence-Single component oriented versus components-ensemble oriented quality control

As time goes by, the quality control of TCM can be defined by 3 levels; namely, elementary, intensive and advanced level.

3.1 Elementary level

The elementary quality control is the official standard established by ChP. The standard of raw material and its finished product is defined by the manufacturing process specified. The current edition of ChP (2010) contains 2165 monographs of CMM and its finished products, CMM extracts and plant oils. The standards are established using conventional analytical methods. The monographs are similar to those that appear in the pharmacopoeias of other countries. The quality control includes the following:

(a) Source (species, part used and harvesting time)

(b) Description (macroscopic and organoleptic)

(c) Identification (microscopic characteristics and TLC)

(d) Total ash including acid-insoluble ash, heavy metals, residual pesticides, water soluble extractives

(e) Quantitative assay (HPLC of marker compounds, TLC and GC determination)

(f) Processing, traditional function, indications, dosage and storage.

The combination of quality control factors is a big improvement over old fashioned traditional assessment by TCM practitioners who rely mainly on personal experience by means of organoleptic evaluation. The analytical methods are commonly used and universally accepted. This would make implementation and enforcement a lot easier for industry circles and the authorities. There is however, more advanced research being carried out to further enhance the current quality control standards. Hopefully these enhancements will be adopted by the authorities for improvement on quality control of CMM.

3.2 Intensive level

Over the last 20 years, quality control has gradually evolved from "single component orientated" analysis to "components ensemble oriented" In the ChP 1990 edition, Volume I, "Crude Drug Reference" (CDR) was first introduced for TLC identification. The TLC image illustrates the secondary metabolite pattern of the herb and hence providing better identification than single marker alone [7,8]. (Fig. 1, 2)

Substantial advancement on analytical chemistry has enabled the transition of single component to multiple component markers. High Performance Liquid Chromatography (HPLC) coupled with diode array detector and MS has dominated over other analytical methods such as GC-MS, HPCE, NIR and NMR. Since the beginning of this century, simultaneous determination of multiple components [9 - 13] , and chromatographic fingerprinting [14] have successively emerged. The simultaneous determination of multiple components in CMM showed higher separation capacity with sophisticated instrument, but there is no intrinsic difference from single marker component, basic idea is still reductive.

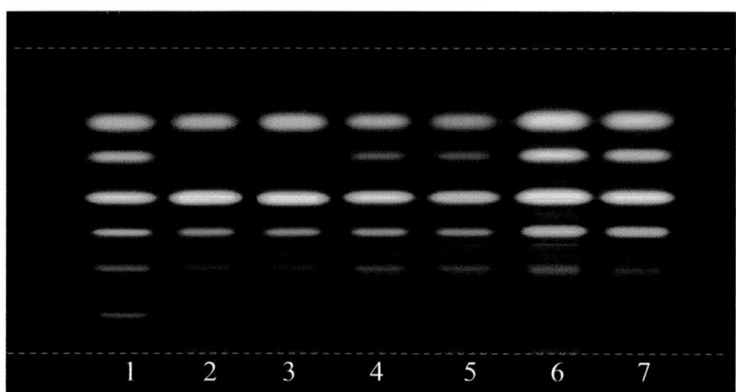

Fig. 1-1 HPTLC fluorescent images of the species of Coptidis Rhizoma
(1): CRS (top – bottom): coptisine, epi-berberine, berberine, palmatine, jatrorhizine, magnoflorine; Lanes: (2),(3): Coptidis teeta Rhizoma(*Yun-lian*); (4),(5): Coptidis deltoidea Rhizoma (*Ya-lian*); (6),(7): Coptidis chinese Rhizoma (*Wei-lian*)

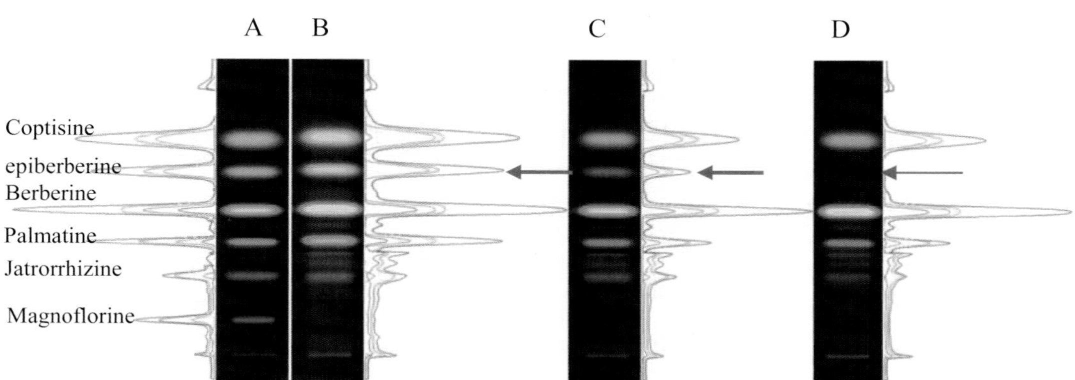

Fig.1-2 Common pattern of HPTLC fluorescence fingerprint of Coptis Rhizoma
(A): CRS; (B): Coptidis chinese Rhizoma (*Wei-lian*); (C): Coptidis deltoidea Rhizoma (*Ya-lian*); (D): Coptidis teeta Rhizoma(*Yun-lian*)
The intensity fluorescent band of epiberberine differentiated three official species of *Coptis* each other.

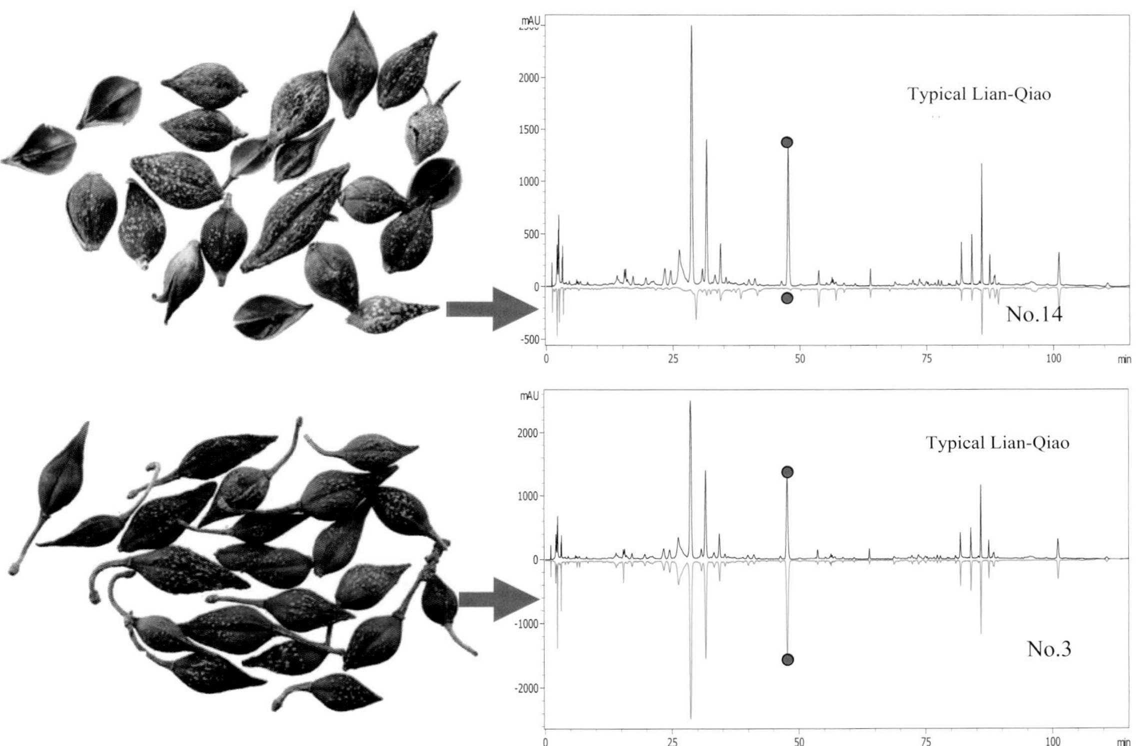

Fig.2 The quality of the fruits of Forsythiae Suspensae Fructus (*Lian Qiao*) assessed by HPLC fingerprint
● peak of forsythin

Compared with the typical sample, obvious decline all the peaks in sample (14) (above), the content of main active component – forsythin: 0.04%; sample (3) (below) show very similar profile to the typical sample, the content of forsythin: 0.95%. So the chromafinger tell that sample (3) is a high quality, while sample (14) is inferior.

The real meaning of "components-ensemble" should embrace the total detectable components rather than selecting or omitting any components by discretion. Based on the feature of intactness and fuzziness of TCM, comprehensive assessing the total detectable components as wholeness will be appropriate. Since TCM has been practiced for thousands of years, the safety and efficacies of CMM has been well documented. Therefore, we cannot arbitrarily discard or select the component for the evaluation of drug quality. Chromatographic fingerprinting preserves the detectable original intact chemical components pattern acquired through chromatographic analysis including known and unknown chemicals. This will serve for species authentication and potency evaluation and the pattern can be stored in the data library for further studies[4-5] . Furt her intensified research base on this concept is currently making steady progress.

3.3 Advanced level

Under the rapid development of analytical chemistry and advance in biotechnology, scientists are anxious to unravel the mysterious "black box" of TCM through chemical components and efficacy relationship research. The utilization of HPLC in combination or interchange with molecular pharmacology (metabolic fingerprint, chemo-bio-fingerprint) is by far the most popular method [15-21] . In vitro bioactivity studies with chemical components detected in the chromatogram is helpful in a sense for bio-active quality control; however, synergistic effects of CMM cannot be elucidated, as single molecules rather than the mixture of components were the focus of such studies. The conventional efficacy of CMM is based on ancient traditional culture and philosophy of TCM (vide supra) and cannot simply be explained by discipline of western medicine. Terminology such as "expel wind", 'running qi' (energy) and "nourish kidney" in defining the efficacies of CMM do not even exist in western science. Western medicine focuses on the pharmacological mechanism of the action of a chemical component with specific indications for ailments, therefore, it is very difficult to utilize western science to explain the philosophy of TCM [2] . If taking the western approach to CMM, CMM can only serve as a means of resource for new drug discovery, ignoring the Chinese tradition aspect.

Despite the totally different approach, there may be an opportunity for the two approaches coming together. Combining metabonomics, network pharmacology, genomics and systems biology may help in understanding the synergistic effect of CMM, but there is still a long way to go. However, from a quality control stand point, unveiling more chemical ingredients of herbal dugs through modern analytical science and their related pharmacological activities, though partial, is worthwhile to proceed.

Top priority should be placed in the quality control of CMM. Establishing a rational system of assessment is the key. One way is to take a single molecule with in-depth research for single lead discovery via a divergence view, another is taking CMM for comprehensive

4 Chromatographic fingerprint analysis based on holistic view

4.1 The features of Chromatographic (TLC, HPLC and GC) fingerprint

Chromatographic fingerprint is the rational approach in establishing CMM's specifications on holistic bases. The chromatographic fingerprint (TLC, HPLC, and GC) allows recognition of a particular herbal species through chromatographic profile, just like a photo identification of a person. The chromatographic fingerprint is the integral feature of a column chromatographic profile or planar chromatographic image (TLC) involving peaks number, order, relative location (retention time or Rf value), peak to peak ratio and band color (TLC image). All the parameters bound together constructing the chemical fingerprint serve as recognition indicators for species identification, because the distribution of a plant's secondary metabolites has its unique pattern inherited from its ancestor of the species. This is the foundation for establishing the fingerprin through chromatographic profile to identify a species [14] . In addition this technique can distinguish close kinship species such as ginseng (root of Pananx ginseng), American ginseng (root of P. quenquifolium) and notoginseng (root of Panax notoginseng) [7] (Fig 3). Another example is the two species of Astragalus (*Huangqi*)' (root of Astragalus membranaceus and *A. membranaceus var. mongholicus*) (Fig 4). The variation of concentrations among various samples of intra species can also be estimated according to the visual comparison and the acquired integration data (Fig 5, 6). At the early stage, the scientific publications on CMM present little about the chemicals and pharmacological actions. With limited knowledge on hand, it is very difficult to define all of the components in chromatographic profiles and find the link with the multiple pharmacological effects. The synergistic effects of various ingredients in the TCM formula are still operating under a "gray system" which we cannot yet elucidate. With that in mind, the total detectable ingredients from a chromatographic profile should not be clipped or disassembled. The total detectable ingredients present in a chromatographic profile as a whole should be treated as the fundamental elements for the establishment of the chromatographic fingerprint.

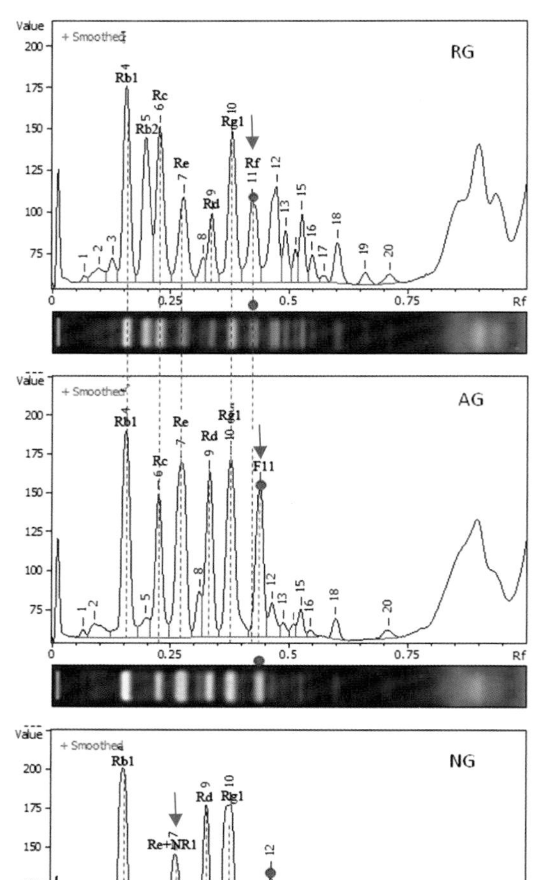

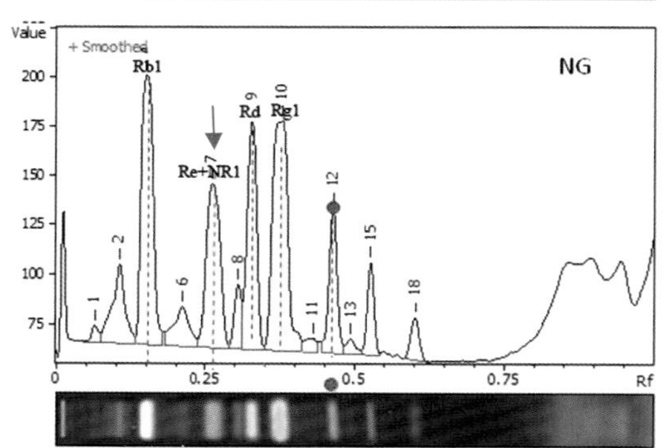

Fig.3 HPTLC fluorescence images and its digital scanning profiles of Asian ginseng (RG), American ginseng (AG) and Notoginseng (Sanqi) (NG).

The similar distribution of main ginsenosides (Rb1, Re, Rd, Rg1) illustrated largely identical among the three species of *Panax* but with minor but distinct difference those can still be discriminated (RG: unique saponin is Rf (RG peak 11), AG: unique saponin is peseudoginsenoside F11, (AG, peak 11), NG: unique peak is notoginsenoside R1 (overlapped with ginsenoside Re in the image and scanning profile under this condition).

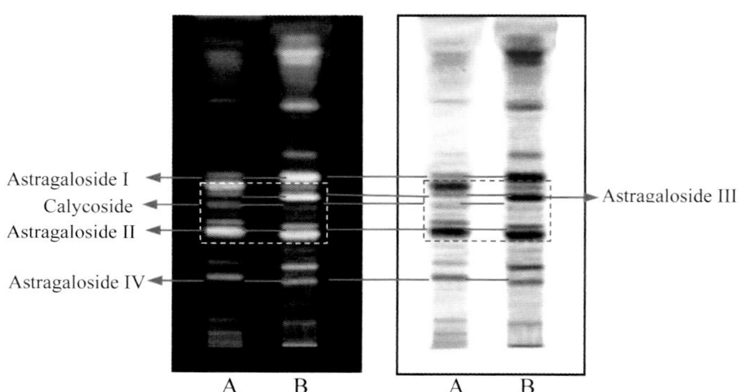

Fig. 4 Differentiation of two official species of Astraguli radix (*Huangqi*) by HPTLC fluorescence analysis

(Left: fluorescence image; Right: Inverse color image of the fluorescence image)

(A) Root of *Astragalus membranaceus var. mongholicus* (B) Root of *Astragalus membranaceus*

(Light brown fluorescent bands (inverse color: dark blue) represent saponins; others are isoflavonoids)

The colorful TLC images show a similar pattern, but tiny different distribution of the saponins and isoflavonoids help to distinguish between the two species of Astragali radix (*Huangqi*)..

Peishan Xie Shaoping Li

Epimedium koreanum (n = 5)

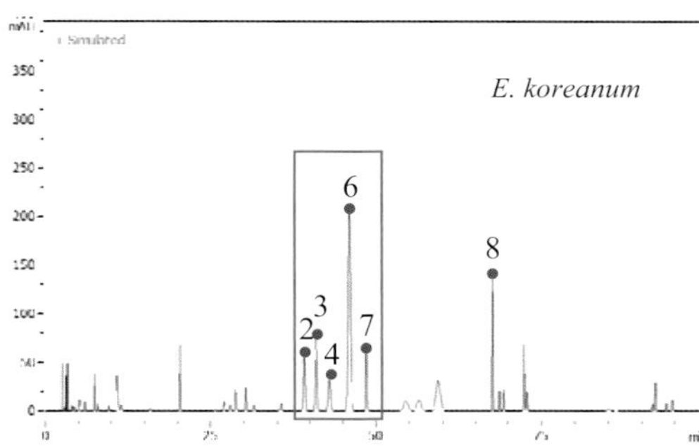

Epimedium brevicornum (n = 6)

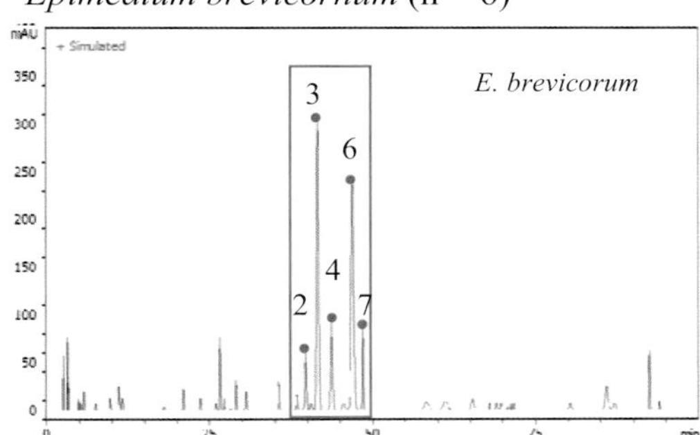

Epimedium wushanense (n = 13)

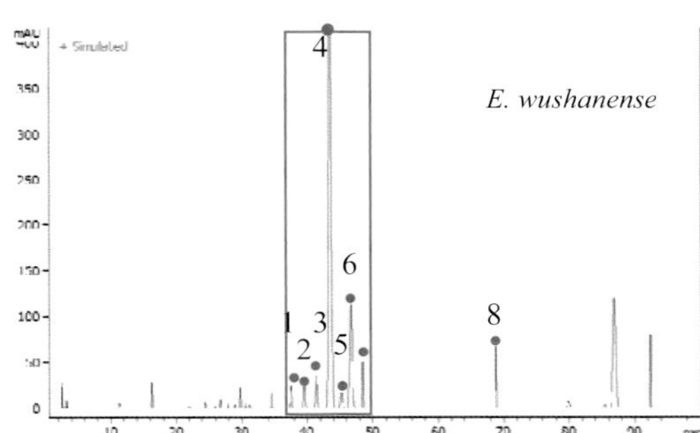

Epimedium pubescens (n = 9)

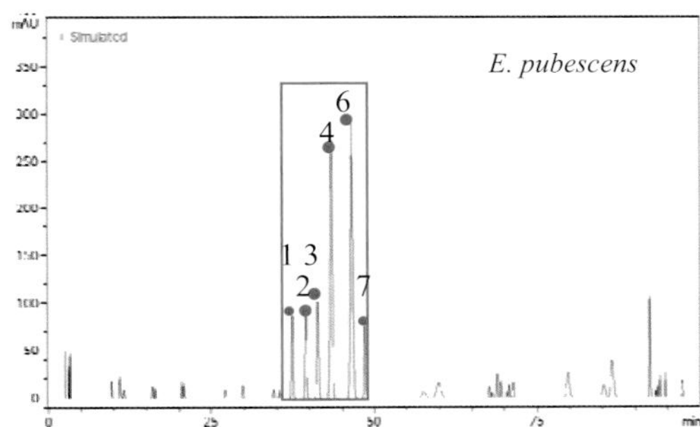

Epimedium sagittatum (n = 8)

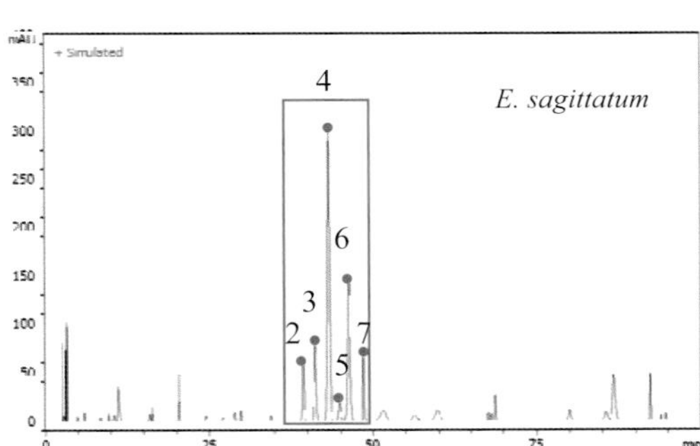

Fig. 5 The common pattern of HPLC profiles of the leaves of five official species of *Epimedii herba* (*Yinyanghuo*).

The dominant specific 'ABCI' distinguish regions indicated by red frame. The peak – peak ratio specified various species of Epimedium. (ABCI = epimedin **A**, epimedin **B**, epimedin **C**, **I**cariin)

Peak (2): epimedin A; peak (3): epimedin B; peak (4): epimedin C; peak (6): icariin.

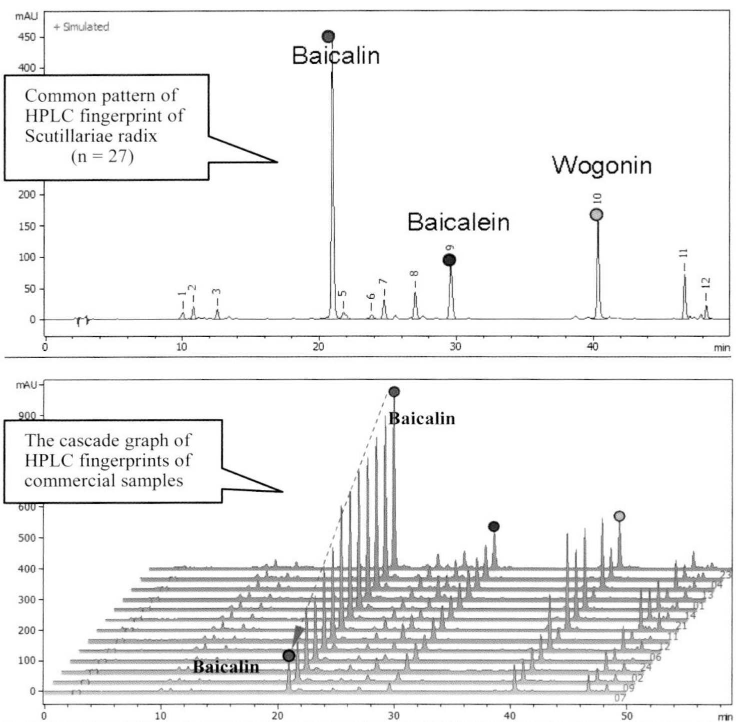

Fig.6 The common pattern of HPLC fingerprint of Scutillaiae radix (*Huangqin*) confirmed that the 27 of commercial samples yield high similarities (correlative coefficient: > 0.95), it means that the tested commercial samples are the same species. But intuitive observation of the chromatogram, the concentration distribution are fluctuated obviously, the content of baicalin, the main flavonoid, exemplifies the content among the samples are inconsistent i.e., approximately 6-fold between the min (2.4%) to max (13.7%).

It can be utilized for the authentication of species and assessment of quality for a single species or a compound formula product (Fig 3 – 5, 7, 8). Processing of a crude drug to increase potency or reduce toxicity is common in TCM, thus the changes of chemical ingredients can also be traced through a chromatographic fingerprint. (Fig.9) The chromatographic fingerprint is of great flexibility for quality control usage. Even the appearance of the 'naked' chromatographic fingerprint without deep insight can also work for distinguishing the false from the genuine product. It can also serve as 'quality data library' for sustainable in-depth study being relevant to the traditional aspect of Chinese medicine and modern biological technologies. That means the fingerprint can play QC/QA role at every developing stage. And the complex system of CMM with multiple variances will require comprehensive analysis in order to further understand how the system works.

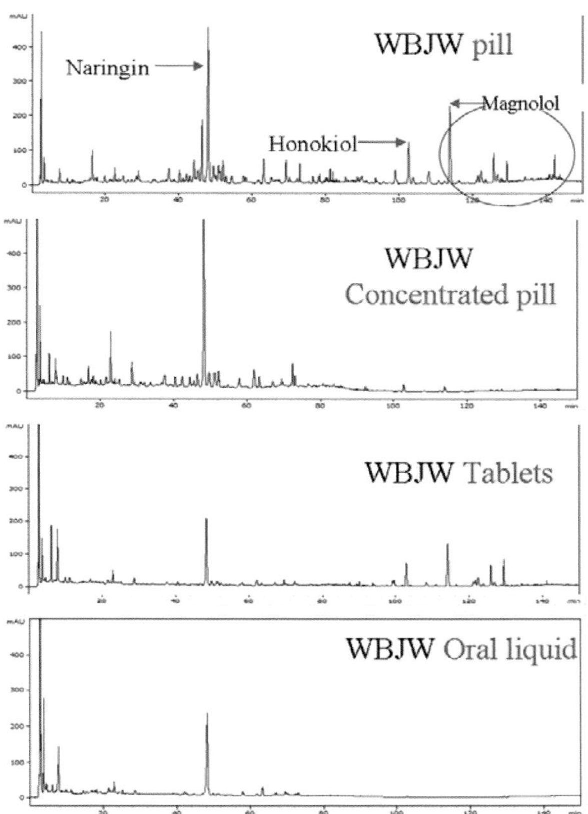

Fig.7 HPLC fingerprint of a compound formula Chinese medicine preparation – WBJW

Innovation of dosage forms of TCM industrial products from aged one is a trend in current TCM industries. But it doesn't assure that the new dosage forms with modified process will be certain of success without any analytical evidence. 'WBJW' is a typical example. The chemical components declined totally from traditional pill to concentrated pill, to tablets, and to oral liquid. So the claimed "new" dosage forms were verified a failure in comparison with the original 'WBJW pill'.

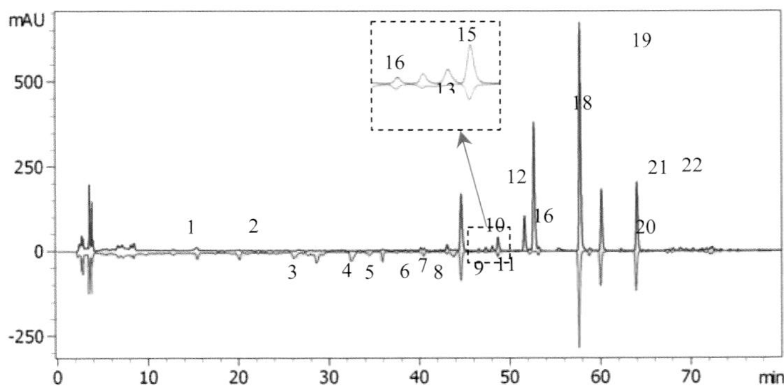

Fig.8 Comparison of the common pattern of sun-dried samples (A) and sulfur fumigated samples (B) of Angelica dahuricae Radix (*Baizhi*)

Peaks: (1) adenosine; (6) xanthotoxol; (10) xanthotoxin; (12) oxypeucedanin hydrate; (14) isopimpinellin; (16) bergatpen; (18) oxypeucedanin; (19) imperatorin; (21) cnidilin; (22) isoimperatorin.

The HPLC profile showed major coumarin components have deployed seriously in Sulfur-fumigated sample (B).

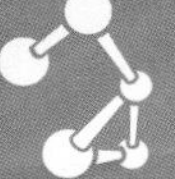

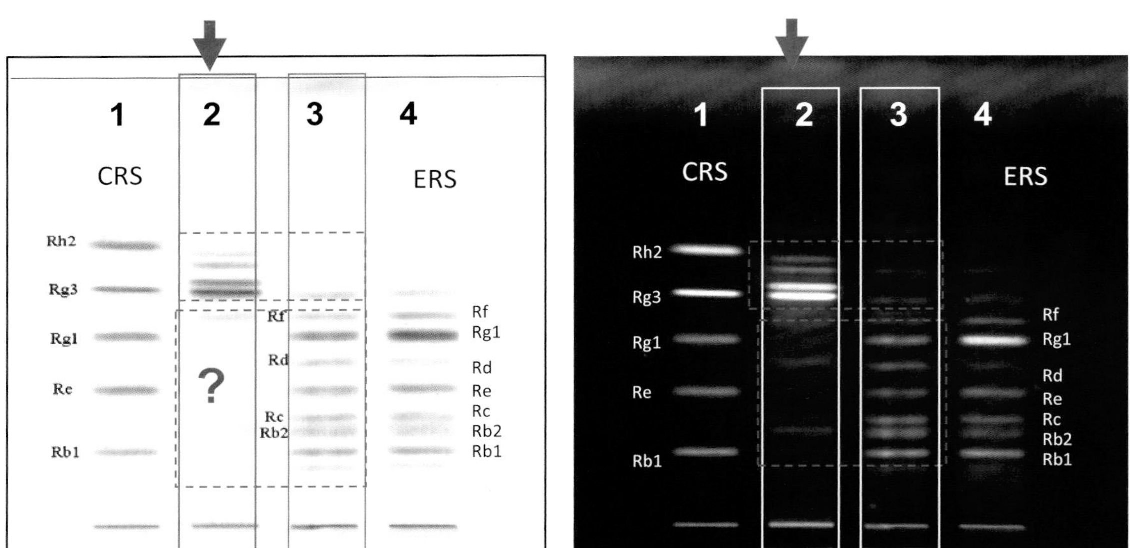

Fig. 9 The HPTLC fluorescence and day-light-visible image under of Ginseng radix (*Renshen*) show that the improper processing destroyed the main ginsenoside distribution

(1) Ginsenosides (Chemical Reference Substance; CRS) ; (2) deteriorated Ginseng extract sample; (3), raw material of 2; (4) ERS of ginseng root

By comparison of TLC fingerprint of Ginseng ERS (4), it showed that the raw material of ginseng (3) is genuine and the ginseng extract sample (2) made of (3) suffered loss of the main ginsenosides Rb1, Re and Rg1 etc. due to improper extraction condition.

4.2 The protocol for practical chromatographic fingerprint

4.2.1 Sample collection: In general, the best choice for a reference sample is from the original habitat of the species that is considered to be the "conventional genuine entity". Due to generations of development and urbanization and environmental changes, many natural habitats of famous herbal drugs have been changed or shifted to other areas. The changes in habitat and environmental factors have caused a fluctuation in the quality of many "conventional genuine entities". As a result, a more realistic approach will be to collect samples from various habitats with sufficient quantity instead of just relying on samples from the original habitat for chromatographic fingerprint determination. The normal accepted amount is 10 batches from various sources including that from the conventional habitat. Simple authentication of species by organoleptic examination according to the description in the ChP and/or the experience of seasoned herbal drug masters is the minimum requirement.

4.2.2 Sample solution preparation: Generally 70% methanol/ethanol is used as the solvent for extracting the ingredients involving a wider range of polarity in the herbal drug, unless otherwise stated. Preparing the sample solution would be suggested in a quantitative manner, thus, it can be not only for qualitative identification, but also for rapid estimation of the quantifiable data (integration peak area/height combined with visually comparison). Some common "impurities" such as sugar, protein, tannin, fatty oils and chlorophyll should be removed during the preparation of the sample solution through clean-up procedure (e.g., solid-liquid separation) in order to reduce any possible interference in the results of the analysis. Known toxic or harmful ingredients should be removed beforehand; otherwise, it must be marked in the chromatographic fingerprint.

4.2.3 Experiment : For practical purposes in the industry, common chromatographic techniques such as HPLC-DAD, HPTLC and GC are recommended. More sophisticated but expensive techniques should serve as back up for further evaluation. Make sure that the chromatographic profile can be duplicated under the same experimental conditions. The chromatographic fingerprints of various samples are then processed with appropriate software to generate a 'common pattern' based on average or median value. If significant variations appear in the sample fingerprints, carefully check the chromatographic profile of the questioned sample to see if sourcing is the cause. If so, the sample has to be replaced by another group and the questioned sample should be rejected. Adulteration of the sample can also be the cause.

4.2.3.1 Notice: Unless a particular fraction of the ingredients has already been identified with proven bioactivity, in general, the whole ingredients detected in the chromatogram should be accepted for identification. Sometimes a tiny difference between two chromatograms can make a distinction between two very closely related species, hence one cannot abandon any small peaks in favor of the bigger ones in case any tiny, but distinct, characteristic peak is neglected. A minimal threshold integration value has to be established to minimize noise interference of the chromatograph. In some rare instances, a chemical ingredient with high bioactivity may be beyond the detection limit under established chromatographic conditions, so a more sophisticated analysis has to be performed separately (e.g. triptolide from the root of *Tripterygium wilfordii*).

4.2.3.2 Chemical attribution of components in the chromatographic fingerprint: It is well known that chemical attribution of all peaks in a chromatogram through MS is very tedious work, so, as a chromatographic fingerprint, it is neither necessary nor possible to do so. The process of making a chromatographic fingerprint should focus on the pivotal ingredients for fingerprint identification and the bioactive ingredients with proven pharmacological or clinical effects

4.2.4 Evaluation of the chromatographic fingerprint: In assessing the chromatographic fingerprint among individual samples of the same species, one should look for similarities rather than a pattern that is identical to the common pattern. The higher the correlative coefficient (or cosine) $>$0.9) the more confident one can be in the identity of the sample. For more comprehensive evaluation, other chemometric analysis methods (principle component analysis (PCA), cluster analysis, pattern recognition, K-nearest neighbor analysis and neural network) can be included. In general, similarity calculation and PCA are sufficient. No matter which chemometric analysis is used, visual comparison and integrative analysis are indispensable. Relevant chemical information of the ingredients should be collected as much as possible. The integration data generated, including retention time, peak integration area, UV spectrum and MS data of molecular ion peaks with the fingerprint pattern could be packaged all together as a data/image of the original species for the evaluation parameters.

4.3 The disadvantage of chromatographic fingerprint

Fingerprinting analysis is based upon "comparative analysis" of the chromatographic profile of the reference sample and the sample in question. The test has to be carried out in parallel real time. This will pose difficulties should the evaluation be carried out in multiple sites. The difference in equipment and peripheral conditions between laboratories will create "matching problems", for example, the simplest problem is the shift of retention time expressed in different equipment and columns. This is one of the biggest obstacles for fingerprinting analysis. One way to resolve this problem is the utilization of "Extract Reference Substance" (ERS) of the species for on-site real time parallel testing with the sample to be tested. The practice should be recognized and standardized by the regulatory authorities with related technical guidelines and operating procedures.

5 The probability of standardized herbal extract as reference substance for quality control of Chinese herbal medicine

5.1 Extract Reference substance (ERS) of CMM versus single Chemical Reference substance (CRS)

CRS is used on a routine basis for analysis and the demand for it is steadily increasing. The supply is still limited and many are not available due to high cost. A few grams of CRS may consume from several kilograms up to several tons of raw material (For example, astragaloside IV contained in Astragalus root only 0.04%, that means that 4g CRS of astragaloside IV will consume at least 10 Kg of crude drug and waste an enormous quantity of organic solvents as well as labor). For obtaining several grams of Saikosaponin-a even ten tons of raw material had to be consumed. Let alone one or two CRS markers cannot truly reflect the full view of the fingerprint of the sample. Preparation and application of ERS may be a better strategy for quality evaluation of herbal medicine. The advantages of ERS are:

- It can reflect the total detectable chemical characteristics of the herbal drug.
- It can accordingly ensure the consistent distribution of chemical ingredients through modulation batch-to- batch.
- Some attributed components in the ERS can be used as an easily available alternative for chemical markers for identification.
- The integration value of the ERS can be used as a simple semi-quantitative analysis for quick reference.

5.2 Practical issue of ERS for identification

ERS can be classified into two categories: ERS for identification use and ERS for full functional (qualitative and quantitative) use.

5.2.1 The acceptable ERS should conform to the following requirements:

- A qualified ERS must be produced from authenticated samples of the original habitat and sufficient samples from various sites. Consistent raw material is very important.
- The ERS must reflect its chromatographic fingerprint in accordance with that of the crude drug.
- The chemical ingredients must be consistent with a similarity value of >0.9 (expressed by cosine or correlated coefficient) among various batches.
- The physical state of the ERS must be stable during storage.
- A fully functional ERS requires calibration of the contents of specified markers.

5.2.2 Preparation of the ERS

In principle, aqueous extraction is the closest simulation of aqueous decoction practiced in TCM. However, aqueous decoction contains water soluble components as well as insoluble mixture with no filtration prior to intake. It means that moderate polarity components are either partially dissolved or suspended in the decoction (suspension). A clear aqueous extract made in the laboratory therefore, is not equivalent to the TCM decoction. Using 60-70% methanol/ethanol extraction is a more reasonable protocol, unless an aqueous extract is specified. The alternative option is to prepare two kinds of extract; high polarity and low polarity. For example, Ganoderma contains two categories of bioactive ingredients: triterpenoic acids (low polarity) and polysaccharides (high polarity). The extract can either be prepared with alcohol or water or the both depending on the need.

Preparation procedure of ERS includes extraction, concentration and the final formation of the ERS. Preferred extraction methods include ultrasonic, pressurized-solvent speed extraction, smashing tissue extraction, etc. No matter which method is adopted, in-process quality control must be conducted. As to which method of extraction is to be used depends on the herb properties and is also a matter of trial and error. One final step is the stability test.

5.2.3 Workout the specification of ERS finished product

The ERS of CMM must be certified. The typical characteristics should be validated with TLC, HPLC or GC fingerprint. The standard procedure and methodology should also be validated. The characteristics of the ERS and the chromatographic fingerprint are presented together with the certification of its equivalence with the crude drug of the original species (raw material). The specification of ERS includes name of the entity, the equivalent ratio of ERS/raw material, description, identification, test, assay (for full-functional ERS) and storage.

5.3 The problem of ERS

According to M. Schwarz et al, the use of herbal reference extract (= ERS) instead of pure reference substance is controversial [22] . The issue in question is the nonequivalence between the herbal extract reference and the corresponding pure substance due to the uncertain assigned value of the analyte, chromatgraphic resolution and stability. This would be true if ERS for herbal quality control was synonymous with the chemical reference substance for QC of pure chemical medicine. However, determining a chemical marker in a herbal drug or a compound formula in which the chemical marker just a few parts per thousand, the situation would be very different. In other words, the herbal drug should not be treated exactly the same as chemical medicine. So we argue that ERS for identification and semi-quantification for herbal drug quality assessment should be more meaningful. It is certainly that preparation and application of ERS to QA/QC of herbal medicine will subject realistic workout.

6 Perspective of quality control of CMM

We have well known that CMM are usually used in intact single plant and/or multiple herbs in a compound formula which contains more than tens to hundreds or even thousands of components. Unlike chemical medicine, the therapeutic effect of CMM is usually derived from the integrating activity of multiple components, including active and relative compounds. These multiple components work 'synergistically' and could hardly be separated. In brief, **Active components** mean the chemical compounds with specific biological activity related to the therapeutic effects of CMM. **Relative components** mean the compounds which may have no specific action related to the efficacy of CMM but can definitely affect the therapeutic effects of active components through enhancing the solubility, improving the stability and/or increasing the bioavailability of active components [23] . For example, 5'-methoxyhydnocarpin (5'-MHC), a compound found in the same plant of *Berberis fremontii* as the alkaloid, had no antimicrobial activity alone but strongly potentiated (100 times enhanced) the action of berberine against *Staphylococcus aureus* [24].

The purpose of quality control is to ensure the safety and efficacy of CMM. Therefore, the ideal quality control of CMM should focus on their active and relative as well as toxic components, which mean the markers for quality control of CMM should be strongly correlated to their safety and efficacy. In other words, the selection of rational markers is the key for quality control of CMM, but it is now still far away from being satisfactory. At present, alternatively, Chromatographic fingerprint is widely considered as a powerful method for overall quality control of CMM, which could reflect their comprehensive characteristics. Anyhow, the effect of CMM could attribute to their components, though these components might be varied based on their therapeutic purpose, and difficult to elucidate using conventional method, a target driven single lead discovery program. Only three new drugs were discovered in 35000 samples from different tissues from 12000 plant species[25]. Actually, this program could not reflect the synergy of different components, which might contribute a vital role in the efficacy of active components. The main anti-depressed components of *Hypericum perforatum* are hypericin and hyperforin, but their function is closely related with the presence of rutin (if its content is higher than 3% in the extract). which alone without anti-depressant activity [26] . It is deduced that rutin exerts special activity in presence of hypericin and hyperforin. Based on the medicinal characteristics, a Chinese herb is similar to a western medicine formulation. The difference is that the active components are well known in the western medicine, and functions of the recipients are well defined; the synergist, absorption enhancer, solubilizer, stabilizer, and coloring agent correspond to individual component are also well known. But as many of the active components in CMM which are involved to form the total effect are unknown, thus the characterization of CMM is limited. Therefore, modern research should reveal not only the active components, but also the relative components, which affect the efficacy of active components. Only in this way, the overall knowledge of CMM can be improved and the efficacy of medication is guaranteed. Although the holistic function of CMM has been widely known, the poor discovery approaches of the relative components are the bottleneck in modern research on quality control of CMM, which eagerly wait to be solved.

The component-effect correlation analysis, combination of comparative chemistry and comparative pharmacology, is a helpful method. It can possibly identify the effective compounds of CMM as a whole. The strategy is by comparing the chemical components and pharmacological activities of extracts from the same CMM extracted with different methods or similar species of CMM extracted with the same method to unravel their relationship (Fig. 11). Based on this, the key components that influence the effects of CMM could be identiride [26, 27, 28]. However, considering the traditional aspect of Chinese medicine, exploring the therapeutic veracity linking to inherent quality of CMM may still do painstaking efforts.

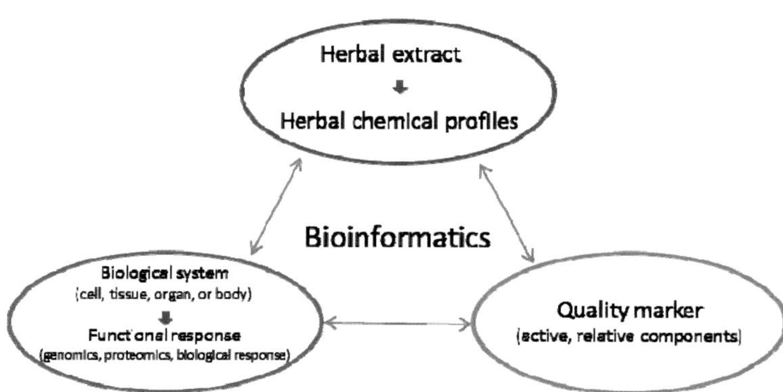

Fig. 10 Schematic representation of quality marker discovery through the linkage of functional response with multi-component herbal extract

7 Conclusion

The reductive approach on single active component in medicinal plant has had some success in the discovery of new drugs and the control of quality and safety. The synergic effects of multiple components in CMM however, cannot be elucidated; the inherent quality of Chinese herbal medicine cannot be assessed reasonably. The holistic approach on the other hand can provide more information about the characteristics of a herbal drug. Finding the ideal method for quality control of a herbal drug in relation to the chemical components as well as safety and efficacy is a challenge. Among various methods for quality control, chromatographic fingerprint is relatively a more pragmatic approach for the evaluation of quality and consistency of CMM. The sustainability and extendibility of chromatographic fingerprint provides great potential in the development of quality control in CMM. Simultaneous determination of multiple chemical components in herbal drugs and compound formulations is technically matured. It will only be beneficial if the target chemicals are reasonably selected. The disadvantage is that, the more chemical components are to be determined, the more reference substances are required. This will inevitably lead to soaring cost.

As reference substances, easy-available ERS could replace or co-exist with conventional CRS for effective identification and quality assessment. There will be much work to do for preparation, promotion and implementation of the ERS.

The ultimate purpose of quality control for CMM is to assure the efficacy and safety of herbal medicine. Modern advanced chemical, biological and pharmacological techniques will facilitate the understanding of the relationship between therapeutic mechanisms and chemical compositions. Taking into account the difference between Chinese and western medicine, there is still a long way before this can be accomplished. Poly-pharmacology and network pharmacology, for example, which embrace the concept of synergy may shine a light on this issue [29-32] and hopefully enhance the meaningful quality control on CMM.

Acknowledgements

The authors wish to thank Prof. Zhengtao Wang, Prof. Pengfei Tu, E. Stoeger, Yuzhen Yan, Shunjun Xu, Liu Yang for their valuable comments, thank Yuzhen Yan, Xianghong Wang, Heping Liu for their participation of experimental work and thank Eddie W.K. Cheung, Erich. Stoeger and Dan Bensky for helpful discussion and modification of the text.

References

[1] X. C. Long, Y. Y. Ma, *Quanguo zhongyaocai gouxisao zhinan* (Guidebook for Nation-wide Collection and Trade of Chinese medicines (in Chinese), Chapter II, p.155 - 263, (People's Medical Publishing House) (2010)

[2] W.Y. Jiang, Therapeutic wisdom in traditional Chinese medicine: a perspective from modern science, Trends in Pharmacological Sciences, **26** , 558 - 563 (2006)

[3] J. Qiu, A culture in the balance, Nature, **448,** 126 - 128 (2007)

[4] Y.Z. Liang, P. S. Xie, K. Chan, Perspective of Chemical fingerprinting of Chinese Herbs,

Planta Medica, **76**, 1997 – 2003 (2010)

[5] P. Xie, The basic requirement for modernization of Chinese herbal medicine // Ping-chung Leung , Annals of Traditional Chinese Medicine, Current review of Chinese medicine - Quality control of herbs and herbal material , Volume **2**, Chapter 1, p. 1 – 10 (2006)

[6] P.S. Xie, Albert Y. Leaung, Understanding the traditional aspect of Chinese medicine in order to achieve meaningful quality control of Chinese materia medica, JCA, **1216**, 1933 – 1940 (2009)

[7] P.S. Xie, Y. Z. Yan, HPTLC fingerprint identification of commercial ginseng drugs - reinvestigation of HPTLC of ginsenosides, J. of High Resolution Chromatog. and Chromatogr. Communication, **10**, 607–613, (1987)

[8] P. S. Xie, Y. Z. Yan, B. L. Guo, C.W.K. Lam, S.H. Chui, Q. X. Yu, Chemical pattern-aided classification to simplify the intricacy of morphological taxonomy of Epimedium species using chromatographic fingerprinting, Journal of Pharmaceutical and Biomedical Analysis **52**, 452–460 (2010)

[9] Z. Shi, J. T. He, T. T. Yao, W. B. Chang, M. P. Zhao, Simultaneous determination of cryptotanshinone, tanshinone I and tanshinone IIA in traditional Chinese medicinal preparations containing Radix salvia miltiorrhiza by HPLC, Journal of Pharmaceutical and Biomedical Analysis, **37**, , Pages 481–486 (2005)

[10] J. B. Wang, H. F. Li, C. Jin, Y. Qu, X. H. Xiao, Development and validation of a UPLC method for quality control of rhubarb-based medicine: Fast simultaneous determination of five anthraquinone derivatives, Journal of Pharmaceutical and Biomedical Analysis, **47,** 765–770 (2008)

[11] X.J. Chen, B.L. Guo, S.P. Li,, Q.W. Zhang, P.F. Tu, Y.T. Wang, Simultaneous determination of 15 flavonoids in Epimedium using pressurized liquid extraction and high-performance liquid chromatography, Journal of Chromatography A,Volume **1163**, 96–104 (2007)

[12] H. Wei, L. N. Sun, Z. G. Tai, S.H. Gao, W. Xu, W. S. Chen, A simple and sensitive HPLC method for the simultaneous determination of eight bioactive components and fingerprint analysis of Schisandra sphenanthera, Analytica Chimica Acta, **662**, 97–104 (2010)

[13] F. Qin, J. Huang, X. J. Qiu, S.H. Hu, X. Huang, Quality Control of Modified *Xiaoyao San* through the Determination of 22 Active Conponents by Ultra-Performance liquid Chromatography, Journal of AOAC International, **94**, 1778-1784 (2011)

[14] P. S. Xie, S. B. Chen, Y. Z. Liang, X.H. Wang, R. T. Tian, R. Upton, Chromatographic Fingerprint analysis - a rational approach for quality assessment of traditional Chinese herbal medicine, JCA, **1112**, 171 – 180 (2006)

[15] X. D. Huang, L. Kong, X. Li, X.G. Chen, M.Guo, H. F. Zou, Strategy for analysis and screening of bioactive compounds in traditional Chinese medicines, Journal of Chromatography B, **812**,(1-2), 71-84 (2004)

[16] X. Y. Su, L. Kong, X. Li, X. G. Chen, M. G., H. F. Zou, Screening and analysis of bioactive compounds with biofingerprinting chromatogram analysis of traditional Chinese medicines targeting DNA by microdialysis/HPLC, Journal of Chromatography A, **1076**, , 118-126 (2006)

[17] Vassiliki Exarchou, Yiannis C. Fiamegos, Teris A. van beek, Christos nanos, Jacques vervoort, Hyphenated chromatographic techniques for the rapid screening and identification of antioxidants in methanolic extract of pharmaceutically used plants, JCA, **1112**, 293 - 302 (2006)

[18] X. Lei, L. Kong, H. F. Zou, H. Ma, L. Yang, Evolution of the interaction of bioactive compounds in Cortex Pseudolarix and radix Stephaniae by the microdialysis probe coupled with high performance liquid chromatography-mass spectrometry, JCA, **1216,** 2179 - 2184 (2009)

[19] Y. Wang, L.g Kong, X. Y. Lei, L. H. Hu, H. F. Zou, Ed Welbeck, S.W. Annie Blign, Z.T. Wang, Comprehensive Two-dimensional high-performance liquid chromatography system with immobilized liposome chromatography column and reverse-phase column for separation of complex traditional Chinese medicine Longdan Xiegan Decoction, JCA, **1216,** 2185 - 2191(2009)

[20] K. Qin, H. Cai, X. Liu, T. Lu, Q. Fang, Z. Yao, Z. Xu, B. Cai., Screening and analysis of the multiple absorbed bioactive components and metabolites of *Baihe Zhimu Tang* by the metabolic fingerprinting technique and liquid chromatography/diode array detection-electrospray ionization-mass spectrometry.Pharmacogn Mag,, **7 1**,77-85(2011)

[21] P. Wang, Y. Liang, N. Zhou, B. Chen, L. Yi, Y. Yu, Z. Yi., Screening and analysis of the multiple absorbed bioactive components and metabolites of Dangguibuxue decoction by the metabolic fingerprinting technique and liquid chromatography/diode-array detection mass spectrometry, Rapid Commun Mass Spectrum, **21**, 99-106 (2007)

[22] Michael Schwarz, Bernhard Klier, Hartwig Slevers, Herbal Reference Standards, Planta Med., **75,** 689 – 703 (2009)

[23] S.P. Li, J. Zhao, B. Yang, Strategies for quality control of Chinese medicines. J. Pharm.

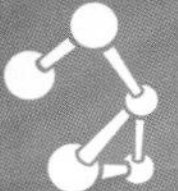

Biomed. Anal. **55**, 802-809 (2011)

[24] F.R. Stermitz, P. Lorenz, J.N. Tawara, L.A. Zenewicz, K. Lewis. Synergy in a medicinal plant: antimicrobial action of berberine potentiated by 5′-methoxyhydnocarpin, a multidrug pump inhibitor. Proc Natl Acad Sci USA **97**, 1433–1437 (2000)

[25] R. Yuan, Y. Lin, Traditional Chinese Medicine: an approach to scientific proof and clinical validation. Pharmacol Ther., **86**, 191–198 (2000)

[26] M. Noldner, K. Schotz, Rutin is essential for the antidepressant activity of *Hypericum perforatum* extracts in the forced swimming test, Planta Med. **68,** 577-580 (2002)

[27] S.P. Li, J. Zhao, Z.M. Qian, J. Li, Advanced development of chromatography in screening and identification of effective compounds in Chinese materia medica, Sci. Sin.: Chim. **40**, 651-667 (2010)

[28] Y.W. Liu, J.L. Gao, J. Guan, Z.M. Qian, K. Feng, S.P. Li, Evaluation of antiproliferative activities and action mechanisms of extracts from two species of Ganoderma on tumor cell lines, J. Agric. Food Chem. **57**, 3087-3093 (2009)

[29] J. Gertsch, Botanical Drugs, Synergy, and Network Pharmacology: Forth and Back to Intelligent Mixtures, Planta Medica, 77,1086–1098（2011）

[30] H. Wagner, Ulrich-Merzenich, The Future of Phytopharmaceuticals - Synergistic Mechanisms Synergy research: Approaching a new generation of phytopharmaceuticals. Phytomedicine **16**,97-110 (2009)

[31] P. Tian, Convergence, West meets East, Nature Supplement Traditional Medicine, **480**, S82 - S83 (2011)

[32] Z. Xu, Modernization: One step at a time, Nature Supplement Traditional Medicine, **480**, S90 – S92 (2011)

索 引

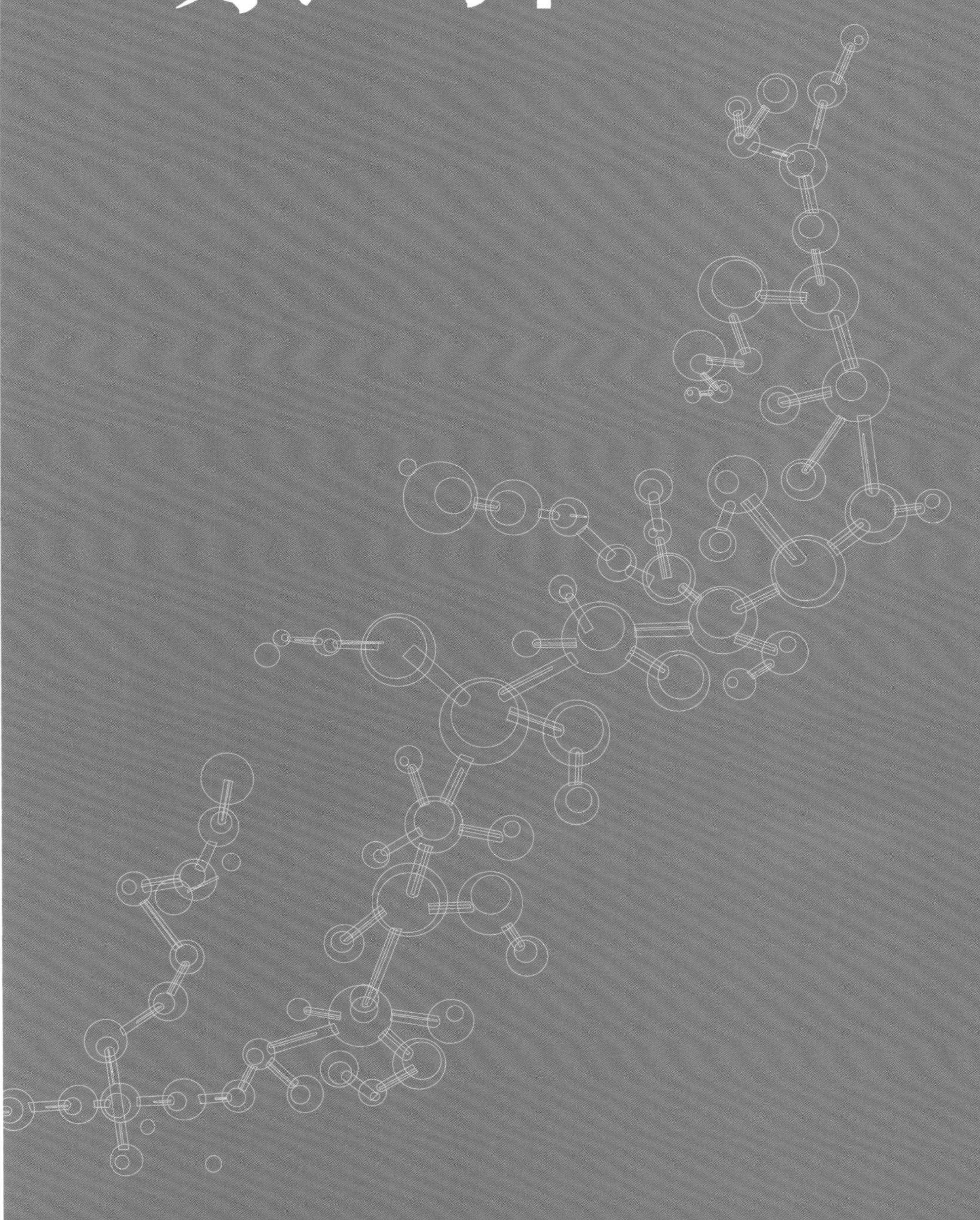

药材中文名笔画索引

药材拉丁名索引

原植物拉丁学名索引